詳解 薬理学

熊本大学大学院生命科学研究部教授　香　月　博　志
星　薬　科　大　学　教　授　　成　田　　　年　編集
近　畿　大　学　薬　学　部　教　授　川　畑　篤　史

東京　廣川書店　発行

執筆者一覧（五十音順）

石川　智久	静岡県立大学薬学部教授
大矢　　進	名古屋市立大学大学院医学研究科教授
香月　博志	熊本大学大学院生命科学研究部教授
加藤　伸一	京都薬科大学教授
川畑　篤史	近畿大学薬学部教授
葛巻　直子	星薬科大学准教授
酒井　寛泰	星薬科大学准教授
佐藤　久美	北海道科学大学薬学部教授
砂金　信義	元帝京平成大学薬学部教授
関口　富美子	近畿大学薬学部准教授
髙栗　　郷	北海道科学大学薬学部准教授
千葉　義彦	星薬科大学教授
成田　　年	星薬科大学教授
櫨　　　彰	愛知学院大学薬学部教授
樋口　善博	元鈴鹿医療科学大学薬学部教授
平藤　雅彦	医療創生大学薬学部特任教授
弘瀬　雅教	岩手医科大学薬学部教授
森　　友久	星薬科大学教授

詳解　薬理学

編者　香月　博志
　　　成田　　年
　　　川畑　篤史

平成27年 8 月20日　初版発行©
平成29年 1 月30日　 2 刷発行
令和 2 年 3 月30日　 3 刷発行

発行所　株式会社　廣川書店

〒113-0033　東京都文京区本郷3丁目27番14号
電話 03(3815)3651　FAX 03(3815)3650

序

　病を治す，すなわち医療の実践の場において「くすり」は古来より重要な役割を果たしてきた．近年の生命科学等の急速な発展に伴い，再生医療をはじめとした新たな技術の選択肢の登場も含めて医療の高度化・多様化が顕著な傾向となっているものの，医療において「くすり」の果たす役割は依然として大であり，今後もくすりの存在価値が減ずることはないものと思われる．

　医療の現場において医薬品を適正に使用するためには，医薬品のさまざまな特性を熟知しておく必要がある．特に，医薬品は本来的に生体への何らかの働きかけをもって身体の不調を取り除くものであることから，医薬品の特性のなかでも薬理作用に関する深い知識は，医薬品の使用や新規医薬品の研究開発を担う人材にとって不可欠な素養といえる．

　本書は，医薬品のスペシャリストたる薬剤師および医薬品研究開発者となる人材の養成を使命の一つとする薬系大学・薬学部での薬理学の授業で用いられることを想定して企画・作成されたものである．折しも，6年制薬学教育の指針となる薬学教育モデル・コアカリキュラムが平成25年末に改訂され，平成27年度以降入学者を対象とした新指針に基づくカリキュラムが各大学において開始されたところであろう．そこで本書では，新コアカリキュラムのE1「薬の作用と体の変化」およびE2「薬理・病態・薬物治療」のSBOのうち，薬理学の講義で扱われるべき内容を網羅し，薬理学に関する広範囲の知識を系統立てて習得できるように構成した．また，薬が生体に及ぼす作用を正しく理解するためには，生体のはたらきについても相応の知識が必要となる．そこで第2章全体，およびその他の多くの章の冒頭にはC7「人体の成り立ちと生体機能の調節」などのSBOに対応する内容を盛り込み，薬理学の理解をより一層深めてもらうことを企図した．結果として，いくつか重複する記述が別々の章に含まれるケースも生じたが，各章の内容の理解を妨げないために重複部分もあえて残してある．各章の執筆を担当された諸先生のご尽力により，生命科学を基盤とした薬理学の現在を深く学べる高水準の教科書が出来上がったものと自負している．薬学生だけでなく医学生・看護学生，あるいは医療現場で活躍する薬剤師・医師・看護師，さらには医薬品研究開発従事者など，医薬品の最新知識を必要とする諸君・諸兄姉に是非手に取ってもらいたい．

　さて，米国食品医薬品局（FDA）によって新たに認可された医薬品の数は，1996年をピークとして年々減少の一途をたどっていたが，2010年あたりからこの傾向に歯止めがかかり，ここ数年の新薬の登場数はやや増加傾向にある．ゲノム情報の活用やハイスループットスクリーニング，コンビナトリアルケミストリーなど，創薬関連技術の進歩とあいまっていわゆるゲノム創薬の成果が徐々に現われつつあるといったところであろうか．本邦においても，2010年以降の新有効成分含有医薬品の申請件数は毎年30件以上を数え，新たな作用機序に基づく医薬品の顔ぶれも増えてきている．第一版となる本書では，現時点で得られる最新情報をなるべく盛り込むように努めたが，本書は今後も数年おきに改訂を行い，医薬品・医療の進歩を余すところなく伝える役割を果たして行きたいと考えている．

　最後に，本書の刊行にあたってひとかたならぬご尽力をいただきました廣川書店社長 廣川治男氏，常務取締役 廣川典子氏，花田康博氏，荻原弘子氏に厚く御礼申し上げます．

2015年7月

編者一同

目　次

第1章　総　論 … 1

1-1. 薬理学とは …（香月博志）1
1-2. 薬の作用 …（葛巻直子）2
- 1-2-1. 薬理作用の分類 … 2
- 1-2-2. 主作用，副作用，有害作用，有害事象 … 3
- 1-2-3. 薬物受容体 … 4
- 1-2-4. 受容体以外の主な薬物作用点 … 16
- 1-2-5. 薬理作用の基礎理論 … 19

1-3. イオンチャネルとトランスポーター …（川畑篤史，関口富美子）26
- 1-3-1. イオンチャネル … 26
- 1-3-2. ナトリウムチャネル … 28
- 1-3-3. カリウムチャネル … 30
- 1-3-4. カルシウムチャネル … 33
- 1-3-5. TRP（transient receptor potential）チャネル … 37
- 1-3-6. クロライドチャネル … 39
- 1-3-7. イオントランスポーター … 41

1-4. 薬物の体内動態と薬効発現 …（石川智久）43
- 1-4-1. 薬物の体内動態 … 43
- 1-4-2. 生体膜の透過 … 44
- 1-4-3. 吸　収 … 45
- 1-4-4. 分　布 … 47
- 1-4-5. 代　謝 … 49
- 1-4-6. 排　泄 … 50

1-5. 薬物の選択・用法・用量の変更が必要となる要因 …（石川智久）52
- 1-5-1. 個人差 … 52
- 1-5-2. 年齢的要因 … 53
- 1-5-3. 妊　娠 … 55

1-6. 薬物相互作用 …（石川智久）55
- 1-6-1. 薬力学的相互作用 … 55
- 1-6-2. 薬物動態学的相互作用 … 56

1-7. 耐性，薬物依存性 …（石川智久）59
- 1-7-1. 耐　性 … 60
- 1-7-2. 薬物依存性 … 61

第2章　生理活性物質 … 63

2-1. カテコールアミン …（石川智久）63

- 2-1-1. 生体内におけるカテコールアミン ... 63
- 2-1-2. カテコールアミンの分布 ... 66
- 2-1-3. 受容体と細胞内情報伝達 ... 67

2-2. アセチルコリン （酒井寛泰，葛巻直子） 72
- 2-2-1. アセチルコリンの分布 ... 72
- 2-2-2. アセチルコリンの生合成 ... 72
- 2-2-3. アセチルコリンの貯蔵と遊離 ... 73
- 2-2-4. アセチルコリンの分解 ... 73
- 2-2-5. アセチルコリンの受容体ならびに生理作用 ... 74

2-3. セロトニン （酒井寛泰，葛巻直子） 76
- 2-3-1. セロトニンの分布 ... 76
- 2-3-2. セロトニンの生合成と代謝 ... 76
- 2-3-3. セロトニン受容体 ... 77
- 2-3-4. セロトニンの生理・薬理作用 ... 78

2-4. ヒスタミン （酒井寛泰，葛巻直子） 79
- 2-4-1. ヒスタミンの分布，生合成と代謝 ... 79
- 2-4-2. ヒスタミンの受容体と生理作用 ... 81

2-5. 神経性アミノ酸 （葛巻直子） 82
- 2-5-1. グルタミン酸 ... 82
- 2-5-2. GABA ... 84
- 2-5-3. グリシン ... 86

2-6. 生理活性ペプチド （葛巻直子） 87
- 2-6-1. オピオイド ... 87
- 2-6-2. オレキシン ... 89
- 2-6-3. エンドセリン ... 90
- 2-6-4. アンギオテンシン ... 91
- 2-6-5. ブラジキニン ... 93
- 2-6-6. ナトリウム利尿ペプチド ... 94

2-7. 生理活性ヌクレオチド・ヌクレオシド （葛巻直子） 95
- 2-7-1. プリンヌクレオチド（ATP および ADP） ... 95
- 2-7-2. アデノシン ... 96

2-8. 一酸化窒素 （千葉義彦） 97

2-9. エイコサノイド （千葉義彦） 99
- 2-9-1. エイコサノイド概論 ... 99
- 2-9-2. エイコサノイド関連薬 ... 101

2-10. サイトカイン （千葉義彦） 102
- 2-10-1. インターロイキンファミリー ... 103
- 2-10-2. インターフェロンファミリー ... 103
- 2-10-3. 腫瘍壊死因子ファミリー ... 104
- 2-10-4. ケモカインファミリー ... 104

- 2-10-5. 造血因子 ……………………………………………………………… 105
- 2-10-6. 細胞増殖因子 ………………………………………………………… 105
- 2-10-7. TGF-β ファミリー ……………………………………………… 107
- 2-10-8. アディポカイン ……………………………………………………… 107

2-11. ビタミン …………………………………………………（香月博志）108
- 2-11-1. 水溶性ビタミン ……………………………………………………… 108
- 2-11-2. 脂溶性ビタミン ……………………………………………………… 111

2-12. ホルモン …………………………………………………（香月博志）115
- 2-12-1. ホルモンとは ………………………………………………………… 115
- 2-12-2. 視床下部および下垂体ホルモン …………………………………… 115

第3章 自律神経系に作用する薬物 ………………………（大矢 進）141

3-1. 自律神経系概論 ……………………………………………………… 141
- 3-1-1. 自律神経系の解剖学 ………………………………………………… 141
- 3-1-2. 自律神経系の機能 …………………………………………………… 142
- 3-1-3. 自律神経系の神経伝達物質，受容体サブタイプと器官応答，細胞内情報伝達 ……… 143

3-2. 交感神経に作用する薬物 …………………………………………… 149
- 3-2-1. アドレナリン受容体作動薬 ………………………………………… 149
- 3-2-2. アドレナリン受容体拮抗薬（遮断薬） …………………………… 156
- 3-2-3. 交感神経遮断薬 ……………………………………………………… 163

3-3. 副交感神経に作用する薬物 ………………………………………… 164
- 3-3-1. ムスカリン受容体作動薬（コリン作動薬） ……………………… 165
- 3-3-2. アセチルコリンエステラーゼ阻害薬 ……………………………… 166
- 3-3-3. ムスカリン受容体拮抗薬（抗ムスカリン薬，抗コリン薬） …… 168

3-4. 自律神経節に作用する薬物 ………………………………………… 171
- 3-4-1. 自律神経節刺激薬 …………………………………………………… 171
- 3-4-2. 自律神経節遮断薬（節遮断薬） …………………………………… 172

第4章 体性神経系に作用する薬物 ………………（川畑篤史，関口富美子）175

4-1. 局所麻酔薬 …………………………………………………………… 175
- 4-1-1. 局所麻酔薬の作用機序 ……………………………………………… 175
- 4-1-2. 局所麻酔薬の薬理作用 ……………………………………………… 176
- 4-1-3. 局所麻酔薬の作用持続性 …………………………………………… 177
- 4-1-4. 局所麻酔薬の副作用 ………………………………………………… 177
- 4-1-5. 局所麻酔薬各論 ……………………………………………………… 178
- 4-1-6. 局所麻酔薬の適用法 ………………………………………………… 179

4-2. 運動神経系に作用する薬物 ………………………………………… 180
- 4-2-1. 骨格筋の興奮収縮連関 ……………………………………………… 180
- 4-2-2. 神経筋接合部遮断薬 ………………………………………………… 180
- 4-2-3. その他の筋弛緩薬 …………………………………………………… 183

4-2-4. 筋弛緩回復薬：コリンエステラーゼ阻害薬 ………… 184
4-2-5. 中枢性筋弛緩薬 ………… 184

第5章　中枢神経系に作用する薬物 ………… 187

5-1. 中枢神経系概論：解剖と機能 ………… （成田　年）187
5-1-1. 大　脳 ………… 187
5-1-2. 間　脳 ………… 189
5-1-3. 中脳・延髄・橋 ………… 189
5-1-4. 小　脳 ………… 190
5-1-5. 脊　髄 ………… 190

5-2. 全身麻酔薬 ………… （成田　年）191
5-2-1. 全身麻酔の定義 ………… 191
5-2-2. バランス麻酔 ………… 191
5-2-3. 全身麻酔の経過 ………… 191
5-2-4. 全身麻酔薬の作用機序 ………… 193
5-2-5. 吸入麻酔薬 ………… 193
5-2-6. 静脈麻酔薬 ………… 196
5-2-7. 麻酔前投薬 ………… 198
5-2-8. アルコール ………… 198

5-3. 催眠薬 ………… （成田　年）199
5-3-1. 睡眠の生理 ………… 199
5-3-2. 睡眠障害（睡眠関連病態） ………… 200
5-3-3. ベンゾジアゼピン系催眠薬および類縁薬 ………… 201
5-3-4. バルビツール酸系催眠薬 ………… 206
5-3-5. その他の催眠薬および鎮静薬 ………… 208

5-4. 抗不安薬 ………… （成田　年）210
5-4-1. 神経症と心身症 ………… 210
5-4-2. 不安障害 ………… 211
5-4-3. 強迫性障害 ………… 212
5-4-4. 心的外傷後ストレス障害 ………… 212
5-4-5. 不安障害の治療に用いられる薬物 ………… 213

5-5. 抗てんかん薬 ………… （成田　年）216
5-5-1. てんかんとは ………… 216
5-5-2. てんかんの診断・分類 ………… 216
5-5-3. 抗てんかん薬 ………… 217

5-6. 鎮痛薬 ………… （成田　年）224
5-6-1. 痛覚伝達系概論 ………… 224
5-6-2. オピオイドとオピオイド受容体 ………… 227
5-6-3. 麻薬性鎮痛薬 ………… 228
5-6-4. 麻薬拮抗性鎮痛薬 ………… 232

5-6-5.	麻薬拮抗薬	233
5-6-6.	非ステロイド性抗炎症薬（NSAIDs）	233
5-6-7.	解熱性鎮痛薬（ピリンおよび非ピリン性解熱鎮痛薬）	234
5-6-8.	WHO方式三段階除痛ラダー	234
5-6-9.	鎮痛補助薬	234
5-6-10.	片頭痛の病態	236
5-6-11.	片頭痛治療薬	237

5-7. 中枢興奮薬 （佐藤久美）239

5-7-1.	中枢興奮薬	239
5-7-2.	大脳皮質興奮薬	239
5-7-3.	脳幹興奮薬	242
5-7-4.	脊髄型興奮薬（ストリキニーネ）	242
5-7-5.	食欲抑制薬（マジンドール）	243

5-8. 統合失調症治療薬（抗精神病薬） （佐藤久美）243

5-8-1.	統合失調症	243
5-8-2.	統合失調症の病因	244
5-8-3.	統合失調症治療薬（抗精神病薬）	245
5-8-4.	定型抗精神病薬	245
5-8-5.	非定型抗精神病薬	250

5-9. 気分障害治療薬 （佐藤久美）252

5-9-1.	気分障害	252
5-9-2.	うつ病の神経基盤	252
5-9-3.	抗うつ薬	254
5-9-4.	気分安定化薬	259

5-10. パーキンソン病治療薬 （佐藤久美）261

5-10-1.	パーキンソン病	261
5-10-2.	パーキンソン病の病態	262
5-10-3.	ドパミン神経変性の原因	263
5-10-4.	パーキンソン病治療薬	263

5-11. アルツハイマー型認知症治療薬 （佐藤久美）270

5-11-1.	認知症	270
5-11-2.	アルツハイマー病の病理的特徴・病因	270
5-11-3.	アルツハイマー病の症状	272
5-11-4.	アルツハイマー病治療薬	272

5-12. 脳血管疾患治療薬 （佐藤久美）273

5-12-1.	脳血管疾患	273
5-12-2.	脳梗塞	274
5-12-3.	脳出血	274

5-13. 薬物依存 （森　友久）278

| 5-13-1. | 薬物依存と薬物乱用 | 278 |

5-13-2. 依存形成薬物に対する法規制 ……………………………………………… 279
5-13-3. 依存性薬物の種類と作用 …………………………………………………… 279
5-13-4. 依存性薬物の分析 …………………………………………………………… 284
5-13-5. 薬物依存の評価方法 ………………………………………………………… 285
5-13-6. 薬物依存の治療 ……………………………………………………………… 285

第6章　免疫系に作用する薬物 （千葉義彦）287
6-1. 免疫系概論 …………………………………………………………………… 287
6-1-1. 免疫担当細胞 ………………………………………………………………… 287
6-1-2. 自然免疫 ……………………………………………………………………… 288
6-1-3. 獲得免疫 ……………………………………………………………………… 288
6-1-4. 自己免疫疾患 ………………………………………………………………… 290
6-1-5. アレルギー …………………………………………………………………… 291
6-2. 免疫抑制薬 …………………………………………………………………… 293
6-2-1. カルシニューリン阻害薬 …………………………………………………… 294
6-2-2. 細胞増殖阻害薬 ……………………………………………………………… 295
6-2-3. 副腎皮質ステロイド ………………………………………………………… 297
6-2-4. 生物学的製剤 ………………………………………………………………… 298
6-2-5. 免疫系を抑制するその他の薬物 …………………………………………… 300
6-3. 免疫強化薬 …………………………………………………………………… 301
6-3-1. 免疫グロブリン製剤 ………………………………………………………… 301
6-3-2. インターフェロン製剤 ……………………………………………………… 301
6-3-3. その他のサイトカイン関連薬 ……………………………………………… 303
6-3-4. 非特異的免疫賦活薬 ………………………………………………………… 303
6-3-5. その他の免疫系活性化薬 …………………………………………………… 303
6-3-6. ワクチン製剤 ………………………………………………………………… 304
6-4. アレルギー疾患とその治療薬 ……………………………………………… 305
6-4-1. アレルギー疾患 ……………………………………………………………… 305
6-4-2. 抗アレルギー薬 ……………………………………………………………… 307

第7章　抗炎症薬 （平藤雅彦）315
7-1. 炎症応答概論 ………………………………………………………………… 315
7-1-1. 炎症反応とは ………………………………………………………………… 315
7-1-2. 急性炎症反応 ………………………………………………………………… 315
7-1-3. 慢性炎症反応 ………………………………………………………………… 318
7-1-4. 炎症時の全身反応 …………………………………………………………… 318
7-1-5. 炎症反応のメディエーター ………………………………………………… 318
7-2. ステロイド性抗炎症薬 ……………………………………………………… 320
7-2-1. 副腎皮質ホルモン概論 ……………………………………………………… 320
7-2-2. 構造活性相関 ………………………………………………………………… 320

7-2-3.	抗炎症作用機序	322
7-2-4.	副作用	323
7-2-5.	ステロイド性抗炎症薬各論	324

7-3. 非ステロイド性抗炎症薬 … 326
- 7-3-1. NSAIDs の適応 … 326
- 7-3-2. 抗炎症作用機序 … 326
- 7-3-3. 薬理作用 … 328
- 7-3-4. 副作用 … 328
- 7-3-5. NSAIDs 各論 … 329

7-4. 解熱鎮痛薬 … 335
- 7-4-1. 非ピリン系（アニリン系） … 335
- 7-4-2. ピリン系（ピラゾロン系） … 336

7-5. 酵素製剤（消炎酵素剤） … 336
- 7-5-1. 作用機序 … 336
- 7-5-2. 酵素製剤各論 … 336

第8章 骨・関節・カルシウム代謝に作用する薬物 （川畑篤史，関口富美子）339

8-1. 関節リウマチ治療薬 … 339
- 8-1-1. 関節リウマチの病態と治療薬選択 … 339
- 8-1-2. 治療薬各論 … 339

8-2. 変形性関節症の病態と治療薬 … 344

8-3. 骨粗鬆症治療薬 … 344
- 8-3-1. 骨・カルシウム代謝概論 … 344
- 8-3-2. 骨粗鬆症の病態 … 345
- 8-3-3. 骨粗鬆症治療薬各論 … 347

8-4. その他のカルシウム代謝異常疾患治療薬 … 350

第9章 循環器系に作用する薬物 … 351

9-1. 循環器系概論 （石川智久）351
- 9-1-1. 心　臓 … 351
- 9-1-2. 血管系 … 355

9-2. 抗不整脈薬 （弘瀬雅教）358
- 9-2-1. 不整脈の病態 … 358
- 9-2-2. 抗不整脈薬の分類 … 360
- 9-2-3. 抗不整脈薬各論 … 360

9-3. 心不全治療薬 （弘瀬雅教）367
- 9-3-1. 急性・慢性心不全の病態 … 367
- 9-3-2. 心不全治療薬の分類 … 369
- 9-3-3. 心不全治療薬各論 … 369

9-4. 虚血性心疾患治療薬 （弘瀬雅教）375

- 9-4-1. 虚血性心疾患（狭心症，心筋梗塞）の病態 …… 376
- 9-4-2. 抗狭心症薬の分類 …… 377
- 9-4-3. 抗狭心症薬各論 …… 377

9-5. 高血圧治療薬 （弘瀬雅教）383
- 9-5-1. 高血圧症の病態 …… 383
- 9-5-2. 高血圧症治療薬の分類 …… 384
- 9-5-3. 高血圧症治療薬各論 …… 384
- 9-5-4. 高血圧症治療薬の選択・併用・禁忌・薬物相互作用 …… 391

9-6. 昇圧薬・低血圧治療薬 （石川智久）395
- 9-6-1. 低血圧症 …… 395
- 9-6-2. ショック …… 395
- 9-6-3. ドパミン作用薬 …… 396
- 9-6-4. アドレナリン作用薬 …… 396

9-7. 末梢循環障害治療薬 （石川智久）396
- 9-7-1. 末梢循環障害治療薬 …… 396
- 9-7-2. 肺高血圧症治療薬 …… 398

第10章 血液・造血器系に作用する薬物 …… 401

10-1. 血液凝固・線溶系概論 （平藤雅彦）401
- 10-1-1. 止血機構 …… 401
- 10-1-2. 血小板血栓形成 …… 402
- 10-1-3. 血液凝固系 …… 403
- 10-1-4. 線維素溶解（線溶）反応 …… 405

10-2. 血栓塞栓症治療薬（抗血栓薬） （平藤雅彦）406
- 10-2-1. 血栓塞栓症の病態 …… 406
- 10-2-2. 抗血小板薬 …… 406
- 10-2-3. 抗凝固薬 …… 411
- 10-2-4. 血栓溶解薬（線溶薬） …… 417

10-3. 止血薬 （平藤雅彦）418
- 10-3-1. 血管強化薬（血管補強薬） …… 418
- 10-3-2. 凝固促進薬 …… 419
- 10-3-3. 抗線溶薬（抗プラスミン薬） …… 419
- 10-3-4. 局所止血薬 …… 420

10-4. 播種性血管内凝固症候群（DIC）治療薬 （平藤雅彦）420
- 10-4-1. DIC の病態 …… 420
- 10-4-2. DIC 治療薬各論 …… 421

10-5. 血友病治療薬 （平藤雅彦）421
- 10-5-1. 血友病の病態 …… 421
- 10-5-2. 血友病治療薬各論 …… 422

10-6. 造血器概論 （砂金信義）422

| 10-6-1. 造血組織 | 422 |
| 10-6-2. 造血の機構 | 422 |

10-7. 血液疾患 （砂金信義）424

10-7-1. 貧 血	424
10-7-2. 多血症（赤血球増加症）	429
10-7-3. 白血球減少症（顆粒球減少症／無顆粒球症）	429
10-7-4. 白血病	430
10-7-5. 血小板減少症	431

第11章 泌尿器系・生殖器系に作用する薬物 （川畑篤史，関口富美子）433

11-1. 利尿薬 433
| 11-1-1. 腎臓の機能，尿生成機構 | 433 |
| 11-1-2. 利尿薬各論 | 435 |

11-2. 腎不全・ネフローゼ症候群治療薬 440
| 11-2-1. 急性・慢性腎不全の病態と治療薬 | 440 |
| 11-2-2. ネフローゼ症候群の病態と治療薬 | 441 |

11-3. 尿崩症治療薬 442

11-4. 過活動膀胱・低活動膀胱治療薬 442
11-4-1. 排尿・蓄尿の神経性制御	442
11-4-2. 過活動膀胱治療薬各論	443
11-4-3. 低活動膀胱治療薬各論	445

11-5. その他の泌尿器疾患治療薬 445

11-6. 前立腺肥大症の病態と治療薬 446
11-6-1. 前立腺肥大症の病態	446
11-6-2. 前立腺肥大症治療薬	446
11-6-3. 前立腺肥大に伴う排尿障害の治療薬	447

11-7. 勃起不全治療薬 448
| 11-7-1. 陰茎の勃起 | 448 |
| 11-7-2. 勃起不全改善薬 | 449 |

11-8. 男性性腺機能不全治療薬 449

11-9. 妊娠・分娩・避妊に関連して用いられる薬物 449
11-9-1. 性周期概論	449
11-9-2. 排卵誘発薬	450
11-9-3. 子宮収縮薬・子宮弛緩薬	450
11-9-4. 経口避妊薬	452

11-10. その他の生殖器系疾患治療薬 452
| 11-10-1. 子宮内膜症の病態と治療薬 | 452 |
| 11-10-2. 子宮筋腫の病態と治療薬 | 453 |

第12章　呼吸器系に作用する薬物 ……………………………（櫨　彰）455
12-1. 呼吸器系概論 …………………………………………………………455
12-1-1. 肺・気道の生理学 …………………………………………455
12-1-2. 呼吸調節 ……………………………………………………457
12-1-3. 呼吸興奮薬 …………………………………………………458
12-1-4. 呼吸鎮静薬 …………………………………………………460
12-2. 鎮咳薬 …………………………………………………………………460
12-2-1. 咳嗽反射 ……………………………………………………460
12-2-2. 中枢性鎮咳薬 ………………………………………………461
12-2-3. 末梢性鎮咳薬 ………………………………………………462
12-3. 去痰薬 …………………………………………………………………463
12-3-1. 気道分泌と機能 ……………………………………………463
12-3-2. 去痰薬 ………………………………………………………464
12-4. 気管支喘息治療薬 ……………………………………………………465
12-4-1. 気管支平滑筋の神経支配 …………………………………465
12-4-2. 気管支喘息の病態 …………………………………………467
12-4-3. 気管支喘息治療薬 …………………………………………467
12-5. 慢性閉塞性肺疾患 ……………………………………………………473
12-5-1. 慢性閉塞性肺疾患の病態 …………………………………473
12-5-2. 慢性閉塞性肺疾患の治療薬 ………………………………473
12-6. 間質性肺炎 ……………………………………………………………473
12-6-1. 間質性肺炎の病態 …………………………………………473
12-6-2. 間質性肺炎の治療薬 ………………………………………474
12-7. その他の呼吸器疾患 …………………………………………………474
12-7-1. 睡眠時無呼吸症候群 ………………………………………474
12-7-2. 呼吸窮迫症候群 ……………………………………………475

第13章　消化器系に作用する薬物 ………………………………（加藤伸一）477
13-1. 消化器系概論 …………………………………………………………477
13-1-1. 消化管の構造と機能 ………………………………………477
13-1-2. 食　道 ………………………………………………………478
13-1-3. 胃 ……………………………………………………………478
13-1-4. 胃液分泌の調節 ……………………………………………479
13-1-5. 小腸および大腸 ……………………………………………480
13-1-6. 消化管の神経性機能調節 …………………………………481
13-1-7. 肝臓・胆嚢・膵臓の構造と機能 …………………………481
13-2. 消化性潰瘍治療薬 ……………………………………………………483
13-2-1. 消化性潰瘍の病態 …………………………………………483
13-2-2. 胃食道逆流症の病態 ………………………………………484
13-2-3. 消化性潰瘍治療薬各論 ……………………………………484

13-3. 健胃・消化促進薬 ………………………………………………………………………… 490
13-3-1. 健胃薬 ……………………………………………………………………………… 490
13-3-2. 消化薬 ……………………………………………………………………………… 490
13-4. 消化管運動改善薬 …………………………………………………………………… 491
13-5. 催吐薬・制吐薬 ……………………………………………………………………… 493
13-5-1. 嘔吐の機序 ……………………………………………………………………… 493
13-5-2. 催吐薬 …………………………………………………………………………… 494
13-5-3. 制吐薬 …………………………………………………………………………… 494
13-6. 瀉下薬（下剤/抗便秘薬）・止瀉薬 ……………………………………………………… 496
13-6-1. 便秘と下痢の病態 ……………………………………………………………… 496
13-6-2. 瀉下薬 …………………………………………………………………………… 497
13-6-3. 止瀉薬 …………………………………………………………………………… 499
13-7. 機能性消化管障害の病態と治療薬 ……………………………………………………… 500
13-8. 炎症性腸疾患の病態と治療薬 ………………………………………………………… 501
13-8-1. 炎症性腸疾患の病態 …………………………………………………………… 501
13-8-2. 炎症性腸疾患の治療薬 ………………………………………………………… 501
13-9. 痔の病態と治療薬 …………………………………………………………………… 503
13-10. 肝疾患の病態と治療薬 ……………………………………………………………… 503
13-10-1. 肝疾患の病態 ………………………………………………………………… 503
13-10-2. 肝疾患治療薬 ………………………………………………………………… 504
13-11. 胆道疾患治療薬 …………………………………………………………………… 507
13-12. 膵臓疾患治療薬 …………………………………………………………………… 508

第14章 代謝系・内分泌系疾患と薬物 ……………………………………………………… 511
14-1. 糖尿病 ……………………………………………………………（髙栗　郷）511
14-1-1. 糖尿病の診断基準 ……………………………………………………………… 511
14-1-2. 糖尿病の分類と治療 …………………………………………………………… 511
14-1-3. 膵β細胞におけるインスリン分泌機構 ……………………………………… 511
14-1-4. 肝臓，骨格筋および脂肪細胞に糖代謝調節機構 …………………………… 512
14-1-5. インスリン製剤 ………………………………………………………………… 513
14-1-6. 経口糖尿病治療薬 ……………………………………………………………… 515
14-1-7. インクレチン関連薬 …………………………………………………………… 518
14-2. 脂質異常症 ………………………………………………………（髙栗　郷）520
14-2-1. リポタンパク質の代謝経路 …………………………………………………… 520
14-2-2. 脂質異常症治療薬 ……………………………………………………………… 521
14-3. 高尿酸血症・痛風 ………………………………………………（髙栗　郷）525
14-3-1. 血中尿酸濃度調節機構 ………………………………………………………… 525
14-3-2. 高尿酸血症・痛風治療薬 ……………………………………………………… 526
14-4. 成長ホルモン関連薬 ……………………………………（川畑篤史，関口富美子）527
14-4-1. 成長ホルモン …………………………………………………………………… 527

14-4-2. 下垂体性巨人症，先端巨大症の治療薬 ······ 528
14-4-3. 下垂体性小人症の治療薬 ······ 528
14-5. 甲状腺ホルモン関連薬 ······ （川畑篤史，関口富美子）529
14-5-1. 甲状腺ホルモン ······ 529
14-5-2. 甲状腺機能亢進症の病態と治療薬 ······ 530
14-5-3. 甲状腺機能低下症の病態と治療 ······ 531
14-6. 副腎皮質ホルモン関連薬 ······ （川畑篤史，関口富美子）532
14-6-1. 副腎皮質ホルモン ······ 532
14-6-2. アルドステロン症の病態と治療 ······ 534
14-6-3. 糖質コルチコイド関連薬 ······ 534
14-6-4. クッシング症候群の病態と治療 ······ 536
14-6-5. アジソン病の病態と治療 ······ 537

第15章　感覚器・皮膚に作用する薬物 ······ （香月博志）539

15-1. 眼球の構造と機能調節機構 ······ 539
15-2. 緑内障の病態と治療薬 ······ 540
15-2-1. 緑内障の病態 ······ 540
15-2-2. 緑内障治療薬 ······ 540
15-3. 縮瞳薬・散瞳薬 ······ 543
15-4. 白内障の病態と治療薬 ······ 544
15-4-1. 白内障の病態 ······ 544
15-4-2. 白内障治療薬 ······ 545
15-5. 加齢黄斑変性症の病態と治療薬 ······ 545
15-5-1. 加齢黄斑変性症の病態 ······ 545
15-5-2. 加齢黄斑変性症治療薬 ······ 546
15-6. めまいの病態と治療薬（鎮暈薬） ······ 547
15-6-1. めまいの病態 ······ 547
15-6-2. めまい治療薬 ······ 548
15-7. 褥瘡・皮膚潰瘍の病態と治療薬 ······ 549
15-7-1. 褥瘡・皮膚潰瘍の病態 ······ 549
15-7-2. 褥瘡・皮膚潰瘍治療薬 ······ 550
15-8. 角化症・乾癬の病態と治療薬 ······ 551
15-8-1. 角化症・乾癬の病態 ······ 551
15-8-2. 角化症・乾癬治療薬 ······ 552
15-9. 皮膚真菌症の病態と治療薬 ······ 553
15-10. アトピー性皮膚炎の病態と治療薬 ······ 554
15-10-1. アトピー性皮膚炎の病態 ······ 554
15-10-2. アトピー性皮膚炎治療薬各論 ······ 554
15-11. その他の皮膚疾患の病態と治療薬 ······ 555
15-11-1. 蕁麻疹 ······ 555

15-11-2. 接触皮膚炎 ... 556
15-11-3. 光線過敏症 ... 556

第16章　感染症と薬物　（樋口善博）557

16-1. 抗菌薬概論 ... 557
16-1-1. 抗感染症薬（化学療法薬）とは ... 557
16-1-2. 感染症薬の分類 ... 557
16-1-3. 作用機序 ... 558
16-1-4. 薬剤耐性と耐性獲得機構 ... 560

16-2. 抗菌薬各論 ... 561
16-2-1. ペプチドグリカン細胞壁合成を阻害する薬物 ... 561
16-2-2. 細菌のタンパク質合成を阻害する薬物 ... 568
16-2-3. 細菌の核酸合成を阻害する薬物 ... 572
16-2-4. 細菌の細胞膜機能を障害する薬物 ... 575

16-3. 抗真菌薬 ... 577

16-4. 抗ウイルス薬 ... 579
16-4-1. ウイルスの分類 ... 579
16-4-2. 抗ヘルペスウイルス薬 ... 579
16-4-3. 抗インフルエンザウイルス薬 ... 582
16-4-4. 抗HIV薬 ... 583
16-4-5. 抗肝炎ウイルス薬 ... 584
16-4-6. その他の抗ウイルス薬 ... 585

16-5. 抗寄生虫薬 ... 585
16-5-1. 抗原虫薬 ... 585
16-5-2. 抗蠕虫薬（駆虫薬） ... 586

16-6. 消毒薬 ... 586
16-6-1. 手指消毒薬 ... 587
16-6-2. 環境消毒薬 ... 588

第17章　悪性腫瘍と薬物　（砂金信義）589

17-1. 悪性腫瘍概論 ... 589
17-2. 悪性腫瘍の治療における薬物治療の位置づけ ... 591
17-3. 抗悪性腫瘍薬各論 ... 591
17-3-1. 抗悪性腫瘍薬の種類 ... 591
17-3-2. 細胞周期と抗悪性腫瘍薬の関係 ... 592
17-3-3. 抗悪性腫瘍薬（各論） ... 593

17-4. 薬物治療の実際 ... 612

第18章　解毒薬　（香月博志）617

18-1. 薬物・毒物中毒と標準治療 ... 617

- **18-2.** 重金属中毒治療薬 …………………………………………………………… *618*
- **18-3.** 薬理学的拮抗薬 ……………………………………………………………… *619*
- **18-4.** 放射性同位元素除去薬 ……………………………………………………… *620*
- **18-5.** その他の解毒薬・中毒治療薬 ……………………………………………… *620*

索 引 ……………………………………………………………………………………… *623*

1 総論

1-1. 薬理学とは

薬理学 pharmacology とは，一言で表現すると"薬物と生体との相互作用に関する事象を扱う学問"のことである．ここでの薬物は，「医薬品，医療機器等の品質，有効性及び安全性の確保等に関する法律」において定義されるところの医薬品にほぼ相当するが，この定義には収まらないものも含む．例えば，身体の構造や機能に影響を及ぼすことを目的とはしないが，生体に適用するとそのような効力を発揮しうる化合物群（毒物や環境化学物質）なども薬理学の対象となる．また，生体内において内因性に合成され，生体機能を調節する上で重要な役割を担う種々の生理活性物質も，薬理学を論じる上で欠かせない存在である．

> **医薬品，医療機器等の品質，有効性及び安全性の確保等に関する法律（旧 薬事法）第 2 条 抜粋**
> この法律で「医薬品」とは，次に掲げる物をいう．
> 一　日本薬局方に収められている物
> 二　人又は動物の疾病の診断，治療又は予防に使用されることが目的とされている物であって，機械器具等（機械器具，歯科材料，医療用品，衛生用品並びにプログラム（電子計算機に対する指令であって，一の結果を得ることができるように組み合わされたものをいう．以下同じ．）及びこれを記録した記録媒体をいう．以下同じ．）でないもの（医薬部外品及び再生医療等製品を除く．）
> 三　人又は動物の身体の構造又は機能に影響を及ぼすことが目的とされている物であって，機械器具等でないもの（医薬部外品，化粧品及び再生医療等製品を除く．）

薬物が生体に働きかけること（薬物→生体）によって生体側に生じる現象を解析する学問を，特に**薬力学** pharmacodynamics（PD）といい，これが狭義の薬理学に相当する（図 1-1）．一方，生体に投与された薬物は，吸収されて体内に分布し，代謝・分解を経て排泄される．これは生体の側が薬物に対して働きかけること（薬物←生体）によって生じる現象と捉えることができ，これらの現象を解析する学問を**薬物動態学** pharmacokinetics（PK）という．本書では狭義の薬理学，すなわち薬力学に重点を置いて論じるが，必要に応じて薬物動態に関する重要事項も取り上げる．実際，薬物が生体に及ぼす作用は，当該薬物の薬物動態学的性質によって大きく左右される．薬力学的パラメータと薬物動態学的パラメータとを組み合わせて薬物の治療効果を解析する手法を **PK/PD 理論** PK/PD theory という．

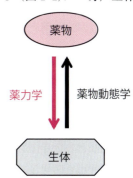

図 1-1．薬理学の概念

薬理学の根幹にある薬物と生体との相互作用（薬物→生体，薬物←生体）を理解するためには，まず薬物そのものの物理化学的性質，器官・組織・細胞レベルでの生体の成り立ちや生理機能，さらには薬物適用の対象となる疾患の病理・病態などに関して広く理解しておくことが必要である．したがって，薬理学は，物理化学・生理学・解剖学・生化学・分子生物学・病理学などの多様な学問領域を基盤として成り立つ学問であるといえる．

1-2. 薬の作用

1-2-1. 薬理作用の分類

薬物が生体に及ぼす作用を**薬理作用** pharmacological action という．生体にはその働きを定常状態に保とうとする性質（**恒常性** homeostasis）があり，外界の環境が変化した際も生体の機能は一定のバランスを保っている．病気にかかった状態とは，生体恒常性が破綻した状態と言い換えることもできる．薬物は，その薬理作用によって生体を構成する器官・組織・細胞の機能をさまざまに調節することができる．薬物治療の主たる目的は，生体機能の正常化を助け，恒常性を回復させることで病的状態の緩解を促すことである．

薬物が生体機能に影響を与える様式は，以下のように要素別に分類できる．

a 興奮作用と抑制作用

薬物が器官，組織あるいは細胞の機能を亢進する作用を**興奮作用** stimulant action といい，機能を低下する作用を**抑制作用** inhibitory action という．興奮作用の例としては，中枢神経系に対するカフェインの作用や，心臓に対するアドレナリンの作用（心拍数増加・心筋収縮力増大）が挙げられる．抑制作用の例としては，中枢神経系に対する全身麻酔薬や催眠薬の作用などがある．

b 直接作用と間接作用

薬物が，細胞や臓器に直接働きかけて発現する作用を**直接作用** direct action（一次作用 primary action）といい，その結果他の器官の機能を間接的に変化させる場合を**間接作用** indirect action（二次作用 secondary action）という．ジギタリス（強心配糖体）を例にとると，直接作用は強心作用（心拍出量の増加作用）である．一方，ジギタリスは腎臓には直接作用しないが，強心作用によって全身の循環状態が改善されるため，利尿作用が得られる．これは間接作用に相当する．

c 局所作用と全身作用

薬物が適用部位に限定して現す作用を**局所作用** local action といい，適用部位から吸収された後に循環系を介して全身に分布し，他の部位に作用が及ぶ場合を**全身作用** systemic action という．局所麻酔薬が皮膚・粘膜等の適用部位において知覚神経を麻痺させる作用は，局所作用の代表例である．一方で全身麻酔薬は，静脈注射や吸入により投与されると，全身循環を介して中枢神経系に達し，意識消失などの全身作用を示す．

局所作用を期待して薬物を投与した場合であっても，その作用が全身に及ぶことがある．例えば，アドレナリンβ受容体を遮断するチモロールやカルテオロールは，点眼薬として緑内障の治療に用

いられるが，1滴の点眼でも体循環に移行し，気管支喘息を悪化してしまうことがある．

d 速効性作用と遅効性作用

薬物投与後に速やかに作用が発現する場合を**速効性作用** immediate action といい，数時間～数日以上を経て作用が徐々に現れる場合を**遅効性作用** delayed action という．アドレナリン β_2 受容体に作用するプロカテロールは，吸入で適用されると速やかに気管支を拡張させ，気管支喘息発作の症状を緩解する（速効性作用）．一方，抗凝固薬であるワルファリンの作用は，肝臓での血液凝固関連因子の産生阻害を介して発揮されるため，抗凝固作用の発現までに12時間以上を要する（遅効性作用）．さらには抗うつ薬のように，投与開始から作用発現まで1～2週間以上を要する薬物もある．

e 一過性作用と持続性作用

薬物の作用の持続が極めて短い場合を**一過性作用** transient action といい，作用持続時間が長い場合を**持続性作用** prolonged action という．アドレナリンを静脈内注射した時に生じる血圧上昇作用は一過性であるが，レセルピンの血圧下降作用などは持続性である．

f 選択的作用と非選択的作用

薬物が特定の器官，組織，細胞あるいは受容体にのみ強く作用する場合を**選択的作用** selective action という．一般に疾患の治療においては，選択的作用をもつ薬物が利用されることが多い．これは，疾患と関係のない器官や組織に対する作用がなるべく現れないようにするためである．これに対して，生体の器官や組織等に対して普遍的に作用が現れる場合を**非選択的作用** nonselective action あるいは**一般作用** general action という．例えば，ロクロニウムの骨格筋弛緩作用は，神経筋接合部において限定的に発現する選択的作用である．一方で高濃度のエタノールは，種々の細胞の機能を非選択的に抑制する．

g 特異的作用と非特異的作用

ある薬物が特定の受容体や酵素のみに結合して作用する場合を**特異的作用** specific action といい，いくつかの受容体（または酵素）に作用する場合を**非特異的作用** nonspecific action という．アセチルコリンはアセチルコリン受容体を，アドレナリンはアドレナリン受容体を，それぞれ特異的に刺激する．一方，定型抗精神病薬のクロルプロマジンは，ドパミン受容体，アドレナリン受容体，セロトニン受容体など複数の種類の受容体を非特異的に遮断する．

1-2-2. 主作用，副作用，有害作用，有害事象

薬物の作用のうち，治療目的に合致した有用な作用を**主作用** principal action という．また，治療上不要な作用を**副作用** side action（side effect）という．さらに，副作用のうちで，生体にとって不利にしかならない作用を**有害作用** adverse reaction あるいは**毒性** toxicity という．疼痛抑制に用いられる麻薬性鎮痛薬のモルヒネの場合，その鎮痛効果は主作用であり，便秘や嘔気/嘔吐といった消化器系症状の誘発は副作用である．また過量のモルヒネは，呼吸抑制（有害作用）をもたらす．

ある薬物の主作用と副作用は，その薬物をどのような目的で用いるかによって変わる場合がある．例えば，アレルギー症状の寛解に用いられるジフェンヒドラミンの内服薬は，副作用として眠気を誘発する．一方でジフェンヒドラミンは，眠気を誘発する作用を主作用として捉えることで，入眠補助

を目的とした一般用医薬品としても用いられている．

主作用，副作用，有害作用はいずれも薬物自体のもつ性質を指す用語であるが，**有害事象 adverse event** はこれらとは異なる概念の用語である．有害事象とは，薬物が投与された後に生じた，あらゆる好ましくない医療上の症状あるいは疾患などを指す．薬物投与後に起きた出来事であるという時系列が重要であり，薬物と当該事象との間に因果関係があるかどうかに関わらず用いられる用語である．

1-2-3. 薬物受容体

薬物が生体に対して薬理作用を発現するためには，生体内の作用点に達することが必要である．薬物と相互作用する生体分子の多くはタンパク質であり，特に細胞膜上の受容体タンパク質は多くの薬物の作用発現において重要な役割を担う．**受容体 receptor** は，内因性の生理活性物質や神経伝達物質を特異的に認識し，結合することで細胞内に情報を伝達する．外因性に生体内に取り込まれた薬物もこれらの受容体に結合し，種々の細胞内情報伝達系に影響を与えることにより，細胞・臓器・生体の機能を調節して治療効果を示す．受容体に対する特異的結合能をもつ物質は，**リガンド ligand** と総称される．

生体には多くの受容体が発現しており，それぞれ異なる生理的役割をもっている．受容体には，細胞膜上に存在するものの他に，細胞質または核に存在する核内受容体がある（図1-2）．

細胞膜上に発現している受容体は，構造と機能の違いにより，さらにイオンチャネル内蔵型受容体，Gタンパク質共役型受容体，酵素活性内蔵型受容体などに分類される．生理活性物質や薬物は，受容体タンパク質の細胞外に露出した領域に結合する．一方，核内受容体には，ステロイドホルモンやビタミンD_3などの細胞膜を通過することが可能である脂溶性の高いリガンドが結合する．核内受容体-リガンド複合体は，DNA上の特定の塩基配列に結合して遺伝子発現を調節し，細胞機能を変化させる．

a 細胞膜受容体

多くの情報伝達物質，生理活性物質や薬物は，細胞膜上の受容体へ結合することで細胞内にシグナルを伝える（表1-1）．受容体刺激によって生み出されたシグナルが，さらに細胞内のシグナル伝達に関わる分子群の

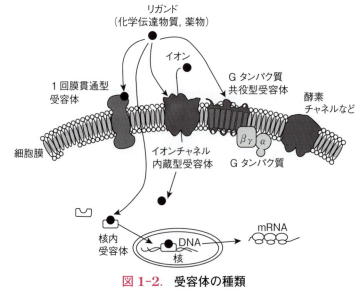

図 1-2. 受容体の種類
（最新基礎薬理学，p.11（2011）廣川書店より引用転載）

表 1-1. 主な細胞膜受容体の分類

型	1. イオンチャネル内蔵型	2. Gタンパク質共役型	3. 酵素活性内蔵（チロシンキナーゼ）型
受容体の例	ニコチン受容体 GABA$_A$受容体，グリシン受容体 NMDA型グルタミン酸受容体　他	アドレナリン受容体 ムスカリン受容体 オピオイド受容体　他	インスリン受容体 EGF受容体　他
ペプチド鎖の構造	（チャネルを形成）	（Gタンパク質との相互作用部位）	（チロシンキナーゼ）
ペプチド鎖の膜貫通回数	4〜5回	7回	1回

（最新基礎薬理学, p.12 (2011) 廣川書店より引用転載）

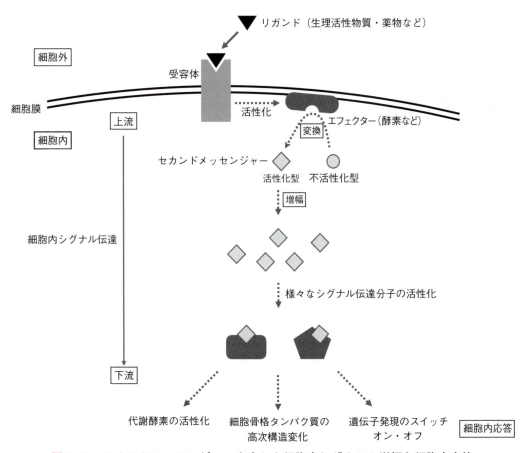

図 1-3. セカンドメッセンジャーを介した細胞内シグナルの増幅と細胞内応答

活性化や生成を惹起することで，シグナルが"上流"から"下流"へ伝搬する．最終的には，代謝に関わる酵素の活性や細胞骨格タンパク質の高次構造の変化，あるいは遺伝子発現のスイッチオン・オフなどが惹起される．こうした細胞内のシグナル伝達経路は以下のような性質をもつ（図1-3）．

① 薬物が受容体を起点として，シグナルを細胞内に伝達する．
② 受容体刺激を介して細胞内に伝えられたシグナルは増幅される．シグナル強度が増すことで，数個の細胞外情報伝達分子でも大きな細胞内応答を引き起こすことが可能となる．
③ 複数のシグナル伝達経路を介して生じた共通の細胞内シグナルは，統合された上で一つのシグナルとして伝達される．
④ 細胞内シグナルはいくつかのシグナル伝達経路あるいはエフェクタータンパク質に配分され，情報の流れを分岐させて複雑な応答を引き起こす．

1）イオンチャネル内蔵型受容体

細胞外液と細胞内液ではイオンの組成が大きく異なっており，細胞膜を隔ててイオンの濃度勾配が形成されている（図1-4）．具体的には，ナトリウムイオン（Na^+）や塩化物イオン（Cl^-）の細胞内濃度は細胞外濃度に比べて低い．また，カルシウムイオン（Ca^{2+}）やマグネシウムイオン（Mg^{2+}）も細胞内濃度が低く保たれている．逆に，カリウムイオン（K^+）の濃度は細胞質内のほうが細胞外よりも高い．こうした濃度勾配の形成には，イオンポンプによる能動輸送が関与している．

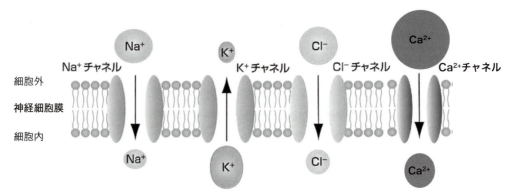

図1-4. 細胞内外の各イオン濃度の平衡
〇の大きさは各イオン濃度の局在比を示す．
イオンチャネルは濃度勾配に従ってイオンを透過させるため，Na^+，Cl^- は細胞内へ流入し，K^+ は細胞外へ流出する．

表1-2. 主なイオンチャネル内蔵型受容体作動薬の分類

	受容体	透過するイオン	発現分布	イオンチャネルを刺激／拮抗した際の生理作用			
イオンチャネル内蔵型	N_N（自律神経節）	Na^+, Ca^{2+}	自律神経節	刺激	自律神経機能↑	拮抗	自律神経機能↓
	N_M（骨格筋）	Na^+	骨格筋	刺激	骨格筋収縮	拮抗	骨格筋弛緩
	NMDA	Ca^{2+}	神経細胞（脳）	刺激	神経活動↑	拮抗	神経活動↓
	$GABA_A$	Cl^-	神経細胞（脳）	刺激	神経活動↓（催眠）	拮抗	神経活動↑（覚せい）

N_N：神経型ニコチン受容体
N_M：筋肉型ニコチン受容体

脂質二重膜層で形成されている細胞膜は，それ自体ではイオン透過性をほとんどもたないが，細胞膜上には平常時に開口している K⁺ チャネルが発現しているため，ある程度の K⁺ 透過性がある．したがって，主として K⁺ の濃度勾配に均衡する形で細胞膜を隔てた電位勾配（細胞内が細胞外に対して負の電位）が形成されている．K⁺ の濃度勾配のみを考慮してネルンストの式より求められる**静止膜電位** resting membrane potential の値は約 -90 mV である．ただし実際の細胞では，Na^+ や Cl^- などの弱い透過性も電位勾配の形成に寄与するため，静止膜電位は K⁺ のみで得られる理論値よりは小さくなることが多い．神経細胞の場合，静止膜電位は -70 mV 程度である．

　神経伝達物質等のリガンドが細胞膜上に存在するイオンチャネル内蔵型受容体に結合すると，チャネルが開口し，特定の陽イオンもしくは陰イオンの細胞膜透過性が飛躍的に増大する（表1-2）．その結果，当該イオンの濃度勾配に従って細胞膜電位が一過性に変化する．また，Ca^{2+} 透過性をもつイオンチャネルが開口した場合は，細胞外からの Ca^{2+} の流入により，Ca^{2+} 依存性の細胞内シグナルが駆動される．

① **陽イオン透過型**

　神経伝達物質のうち，アセチルコリン，セロトニン，グルタミン酸および ATP に対するイオンチャネル内蔵型受容体は，陽イオンを選択的に透過させる．ニコチン性アセチルコリン受容体，セロトニン 5-HT₃ 受容体，グルタミン酸 NMDA 受容体および non-NMDA 受容体，そして P2X 受容体がこれに相当する（第2章2, 3, 5, 7節参照）．いずれも，類似の構造を有する細胞膜貫通型のサブユニットタンパク質が複数会合した形をとっており，サブユニット複合体の中心部にイオンを通過させるチャネル孔（ポア）が形成されている．神経伝達物質やその他の**アゴニスト**（用語については後述）が結合すると，ポアが開口して一価の陽イオンである Na^+ と K^+ が透過する．**ニコチン性アセチルコリン受容体** nicotinic acetylcholine receptor の場合は，4回膜貫通型の受容体サブユニットタンパク質が5量体を形成しており，2か所のアゴニスト結合部位にアセチルコリンが結合すると，チャネ

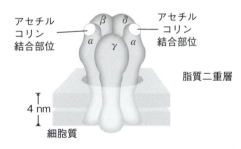

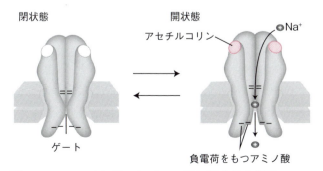

図 1-5. ニコチン性アセチルコリン受容体の構造

ルが開口する（図1-5）．

陽イオン透過型受容体チャネルが活性化すると，細胞膜電位は静止膜電位から0 mV付近に向かって変化（脱分極）する．これは，Na^+濃度とK^+濃度の和が細胞内と細胞外とでほぼ等しいため，Na^+とK^+の両者の透過性が増大した状態においては，膜を隔てた電位勾配を規定するイオンの濃度勾配が消失するためである．実際には，神経伝達物質の分解・再取込みなどにより，受容体チャネルの活性化は短時間で終了するため，脱分極応答は速やかに減衰する．また通常，受容体チャネルの活性化のみで0 mVまでの大きな脱分極が起きることはない．しかし，陽イオン透過型受容体チャネルの活性化による細胞膜の脱分極は，細胞膜上の種々の電位依存性イオンチャネルの活性化の引き金となる．特に，電位依存性Na^+チャネルの活性化は，神経細胞に活動電位 action potentialを発生させる．電位依存性Ca^{2+}チャネルの活性化は，細胞内でのCa^{2+}依存性酵素等の活性化を引き起こす．

NMDA受容体，P2X受容体，あるいは特定のサブユニット構成をもつnon-NMDA受容体やニコチン性アセチルコリン受容体は，Na^+とK^+に加えてCa^{2+}に対しても高い透過性を示す．これらの受容体チャネルを通して直接流入したCa^{2+}も，Ca^{2+}依存性の細胞内シグナル伝達に関与しうる．

② **陰イオン透過型**

抑制性神経伝達物質であるγ-アミノ酪酸（GABA）およびグリシンに対するイオンチャネル内蔵型受容体は，Cl^-透過性である（第2章5節参照）．GABA受容体サブタイプのうちGABA$_A$とGABA$_C$受容体がこれに相当する．グリシン受容体については，イオンチャネル型受容体のみが知られている．いずれも，相同サブユニットが5量体として会合し，中心部に陰イオンチャネルを形成する．各サブユニットは4回膜貫通型タンパク質であり，第2膜貫通部位がチャネルポアの壁面に向く形となる．

神経細胞の細胞膜上に発現しているこれらの受容体がアゴニストによって活性化されると，細胞膜のCl^-透過性が大きく増加する．この時，細胞の膜電位はCl^-の平衡電位に向けて変化するため，細胞は過分極状態となる．このような膜電位の変化は，興奮性のシナプス伝達（陽イオン透過型受容体チャネルの開口）による細胞膜の脱分極に拮抗し，神経細胞の興奮性を抑える．加えて，Cl^-チャネルの開口に伴う細胞膜の電気抵抗の低下がshunting効果（オームの法則$V = R \cdot I$に従い，興奮性の陽イオン電流が同じ大きさであっても，膜の電気抵抗が低下していると脱分極の振幅は小さくなる）をもたらすことによっても，興奮性シナプス伝達による脱分極が抑制される．

2）Gタンパク質共役型受容体

Gタンパク質（GTP結合タンパク質）共役型受容体 G protein-coupled receptor（GPCR）は，7回膜貫通型の構造を有する．神経伝達物質や薬物などが受容体に結合すると，細胞膜の内側に存在するGタンパク質が受容体に結合する．次いで，Gタンパク質に結合しているグアノシン二リン酸（GDP）がグアノシン三リン酸（GTP）に置き換わり，これが引き金となって酵素やイオンチャネルの機能が修飾される（図1-6，表1-3）．

GPCRと共役する三量体Gタンパク質は，αサブユニットと，強固に結合した$\beta\gamma$サブユニット二量体から構成される．GTPがαサブユニットに結合すると，受容体からαサブユニットと$\beta\gamma$サブユニットが解離し，それぞれ別のエフェクタータンパク質に作用する．Gタンパク質にはいくつかの種類があり，**促進性Gタンパク質**（Gs：stimulatory）はサイクリックAMP（cAMP）の合成酵素である**アデニル酸シクラーゼ** adenylate cyclaseを活性化する．**抑制性Gタンパク質**（Gi：inhibitory）は逆にアデニル酸シクラーゼ活性を抑制する．また$\beta\gamma$サブユニットは，K^+チャネルの活性化やCa^{2+}

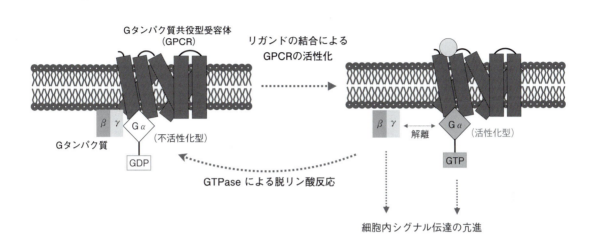

図1-6. GDPからGTPへの変換反応によるGタンパク質サブユニットの活性化

チャネルの抑制をもたらす（図1-7）．**Gqタンパク質**は，細胞膜リン脂質の加水分解を触媒する**ホスホリパーゼC** phospholipase C を活性化する（図1-8）．

　GPCRが関与するシグナル伝達の代表例を以下に記す．交感神経が興奮すると，神経終末からノルアドレナリンが遊離され，心臓ではβ_1受容体に結合する．β_1受容体の刺激により，Gsタンパク質がGTP結合型となり，解離したGTP結合型αサブユニットがアデニル酸シクラーゼと結合して，これを活性化する（図1-9）．活性化したアデニル酸シクラーゼによって生成された**サイクリックAMP**（cAMP）は，タンパク質リン酸化酵素である**プロテインキナーゼA** protein kinase A（PKA；Aキナーゼともいう）を活性化する．PKAは，細胞膜上の電位依存性L型Ca^{2+}チャネルをリン酸化することにより，Ca^{2+}チャネルの開口率を高め，細胞外からのCa^{2+}の流入を促進する．細胞内に流入したCa^{2+}は，小胞体内のCa^{2+}プールから細胞質へのCa^{2+}の遊離を誘発する（Ca^{2+}-induced Ca^{2+} release：CICR）．この結果，心筋収縮力が増強される．ここでcAMPは，外部からの情報により細胞内の反応を調節する役割を果たしているので，**セカンドメッセンジャー** second messenger と呼ばれる．また，活性型PKAは核内に移行して，特定の転写調節因子をリン酸化する能力も有する．リン酸化された転写調節因子は，標的遺伝子群全体の転写を促進するようになる．この種のシグナル伝達経路は，内分泌細胞におけるホルモンの合成や，脳において長期記憶に関わるタンパク質の産生など，多くの反応を調節している．

　副交感神経は，心筋の機能に対して交感神経と逆方向の調節を行う．副交感神経が興奮すると，神経終末からアセチルコリンが遊離し，これが洞房結節や心房筋細胞のムスカリン受容体（M_2受容体）に結合する．M_2受容体刺激によりGiタンパク質が活性化するため，アデニル酸シクラーゼが抑制され，細胞内cAMP量が減少する．この結果，心房筋の収縮力は低下する．

　血管においては，交感神経終末から遊離されたノルアドレナリンは，血管平滑筋細胞膜上のアドレ

表 1-3. 主な G タンパク質共役型受容体作動薬の分類

作動薬	受容体	トランスデューサー	エフェクター	セカンドメッセンジャー	その後の過程
ノルアドレナリン アドレナリン サルブタモール ドパミン プロスタグランジン E_2, I_2 ヒスタミン バソプレシン アデノシン	β_1 β_1, β_2 β_2 D_1 EP_2, IP, DP H_2 V_2 A_{2A}, A_{2B}	Gs	(1) アデニル酸シクラーゼ（活性化） (2) Ca^{2+}チャネル開口 (3) K^+チャネル開口	cAMP ↑	プロテインキナーゼ A（活性化） → 細胞内 Ca^{2+} ↑ （例：心収縮力↑） → 細胞内 K^+ ↓（過分極） （例：気管支拡張）
ノルアドレナリン ドパミン GABA アセチルコリン セロトニン オピオイド アデノシン	α_2 D_2 $GABA_B$ ムスカリン(M_2) 5-HT_1 μ, δ, κ A_1, A_3	Gi	(1) アデニル酸シクラーゼ（抑制） (2) K^+チャネル開口（Kチャネル）	cAMP ↓	プロテインキナーゼ A（抑制） （例：AChの心収縮力抑制作用） 過分極 （例：AChの心拍数減少作用）
ノルアドレナリン アセチルコリン ヒスタミン セロトニン ロイコトリエン サブスタンス P PAF プロスタグランジン $F_{2\alpha}$ プロスタグランジン E_1 トロンボキサン A_2 エンドセリン アンギオテンシン バソプレシン	α_1 ムスカリン(M_1, M_3) H_1 5-HT_2 LT(B_1, D_4) NK_1 PAF FP EP_1 TP ET_A, ET_B AT_1 V_1	Gq	ホスホリパーゼ C（活性化）	PI 代謝回転亢進（PI response） インシトール三リン酸(IP_3)↑ → ジアシルグリセロール(DG)↑ →	→ 細胞内 Ca^{2+} ↑ プロテインキナーゼ C（活性化）

（薬学教育センター［編］薬理学, p.15（2013）改変）

ナリン α_1 受容体に結合する．α_1 受容体と共役した Gq タンパク質が活性化され，これがホスホリパーゼ C を活性化する．この酵素は，ホスファチジルイノシトール二リン酸を**イノシトール三リン酸** inositol trisphosphate（IP_3）と**ジアシルグリセロール** diacylglycerol（DAG）に分解する．IP_3 と DAG は，いずれもセカンドメッセンジャーとして働く．すなわち，IP_3 は細胞内において小胞体膜上の IP_3 受容体に作用し，小胞体から細胞質に Ca^{2+} を放出させる．細胞質中に放出された Ca^{2+} は，Ca^{2+} 結合タンパク質であるカルモジュリンと複合体を形成し，Ca^{2+}/カルモジュリン依存性タンパク質キナーゼを活性化する（図1-8）．この酵素が平滑筋の構造タンパク質の一つであるミオシンの軽鎖をリン酸化し，平滑筋を収縮させる．一方，DAG は細胞膜に残り，Ca^{2+} とともに働いて，細胞質から細胞膜へと移動してくる**プロテインキナーゼ C** protein kinase C（PKC：C キナーゼともいう）を活性化する．PKC は，特定の細胞内タンパク質群をリン酸化して，シグナルをさらに広く伝える．

　GPCR は，多くの神経伝達物質，ホルモン，オータコイドの受容体として，生体反応を引き起こしている．ここで説明した以外にも多くの GPCR が存在する（第2章参照）．

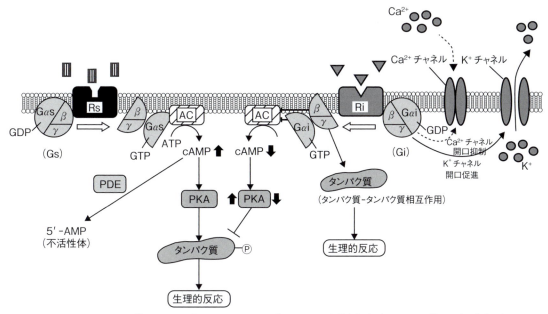

図 1-7. Gs サブユニットあるいは Gi サブユニット活性化を介したシグナル伝達経路

AC：アデニル酸シクラーゼ
PDE：ホスホジエステラーゼ
Rs：Gs 共役受容体
Ri：Gi 共役受容体

（新薬理学テキスト，p.17（2011）廣川書店より引用転載）

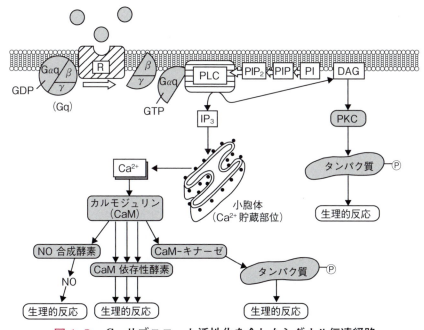

図 1-8. Gq サブユニット活性化を介したシグナル伝達経路

PLC：ホスホリパーゼ C
PIP$_2$：ホスファチジルイノシトール二リン酸
DAG：ジアシルグリセロール
IP$_3$：イノシトール 1,4,5-三リン酸

（新薬理学テキスト，p.18（2011）廣川書店より引用転載）

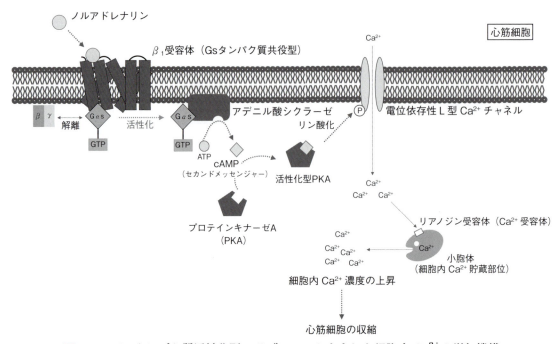

図 1-9. Gs タンパク質活性化型 α サブユニットを介した細胞内 Ca^{2+} の増加機構
［例］心臓：電位依存性 Ca^{2+} チャネルのリン酸化→細胞内 Ca^{2+} 濃度上昇→心収縮力増強

G タンパク質を標的とする細菌毒素

コレラ毒素や百日咳毒素は，ADP リボシルトランスフェラーゼ活性を有し，NAD（ニコチンアミドアデニンヌクレオチド）の ADP リボシル部分を，それぞれ Gs および Gi の α サブユニットの特定アミノ酸残基に転移させる．Gq はコレラ毒素や百日咳毒素によって影響を受けない．

i) コレラ毒素：Gαs の 201 番目のアルギニン残基を ADP リボシル化することで，Gαs のもつ GTP 加水分解酵素活性を消失させるので，活性型 Gαs が保持される．その結果，アデニル酸シクラーゼが活性化し続け，細胞内 cAMP 濃度が増加する．

ii) 百日咳毒素：Gαi の C 末端から 4 番目のシステイン残基を ADP リボシル化することで，G タンパク質の受容体との共役を阻害するので，受容体からの情報が Gi に伝わらなくなる．百日咳毒素処理と未処理の細胞や臓器を用いてその生体応答を比較することにより，細胞内シグナル伝達に Gi が介在しているか否かを調べることができる．

iii) その他の細菌毒素：ジフテリア毒素はペプチド伸長因子（EF-2）を ADP リボシル化して不活性化し，タンパク質合成を阻害する．EF-2 は，三量体 G タンパク質とはタイプが異なるが，やはり GTP 結合タンパク質の一種である．

3）酵素活性内蔵型受容体

酵素活性内蔵型受容体は細胞膜を 1 回貫通する構造をとり，細胞質内側に酵素活性を有するドメインを内蔵している．このタイプの受容体で最も多いのは，インスリン受容体や上皮成長因子（EGF）受容体をはじめとする**チロシンキナーゼ型受容体** receptor tyrosine kinase（RTK）である．その他に，セリン/トレオニンキナーゼ活性ドメインを内蔵するトランスフォーミング増殖因子-β（TGF-β）受容体ファミリーや，グアニル酸シクラーゼ活性ドメインを内蔵するナトリウム利尿ペプ

チド受容体などがある．

① **チロシンキナーゼ型**

　チロシンキナーゼ型受容体は，リガンドが結合すると二量体を形成し，お互いの受容体タンパク質のチロシンキナーゼドメイン内にあるチロシン残基をリン酸化し合う．すると，細胞内の複数のシグナル伝達関連分子が，リン酸化部位およびその近傍のアミノ酸配列を認識して受容体に結合する．この結合によってシグナル分子複合体が形成され，下流の細胞内シグナルが同時多発的に伝えられる（図 1-10）．

　チロシンキナーゼ型受容体の下流シグナルの一つに **MAP キナーゼ**（mitogen-activated protein kinase：MAPK）カスケードがある（図 1-11）．セリン/トレオニンキナーゼである MAPK は，細胞の増殖・分化やストレス応答に関与する．チロシンキナーゼ型受容体が活性化されると，低分子量 G タンパク質である Ras が活性化される．Ras は次いで MAPKKK（Raf）を活性化する．Raf は MAPKK（MEK）をリン酸化し，リン酸化により活性化した MEK は ERK（extracellular signal-regulated kinase：細胞外シグナル調節キナーゼ）をリン酸化・活性化する．ERK は，転写調節因子などの様々なエフェクタータンパク質をリン酸化し，遺伝子の転写調節機能を変化させる．遺伝子発

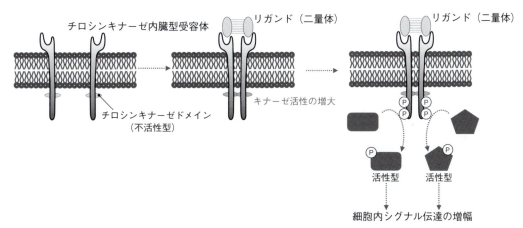

図 1-10．チロシンキナーゼ型受容体（RTK）の自己リン酸化を介したシグナル伝達

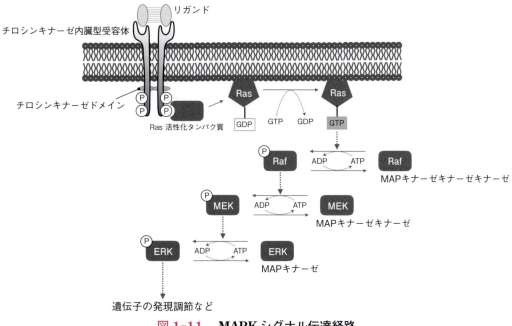

図 1-11．MAPK シグナル伝達経路

現パターンが変動することで，細胞の増殖，分化誘導，生存維持などの効果が発現する．MAPK カスケードには，古典的 MAPK である ERK の活性化に至る上記の経路の他に，MAPK ファミリーメンバーである JNK（c-Jun *N*-terminal kinase）あるいは p38 の活性化に至るストレス応答の経路がある．

チロシンキナーゼ型受容体シグナルはまた，細胞骨格の構造を直接かつ迅速に変化させることにより，細胞の形態変化や細胞の移動を調節する．細胞の成長，増殖，分化，生存，移動の異常はがん発生の条件でもあり，チロシンキナーゼ型受容体を介するシグナル伝達の異常は，がん発症の主因の一つとして知られている．

② セリン/トレオニンキナーゼ型受容体

細胞内にセリン/トレオニンキナーゼドメインを有する TGF-β 受容体は，タイプⅠとタイプⅡの受容体タンパク質の複合体で構成されている（図 1-12）．TGF-β は，まずタイプⅡ受容体を介してタイプⅠ受容体をリン酸化する．その後，タイプⅠ受容体が Smad ファミリータンパク質（遺伝子調節タンパク質）の Smad2/3 をリン酸化する．その結果，Smad2/3-Smad4 複合体が形成され，この複合体が核に移行して遺伝子転写を引き起こす．これにより，増殖，分化，細胞死など様々な細胞応答・運命が制御される．TGF-β スーパーファミリーに属する骨形成タンパク質 bone morphogenic protein（BMP）の受容体も同様の機構（ただし，Smad2/3 ではなく Smad1/5/8 が動員される）を介して遺伝子転写を調節する．

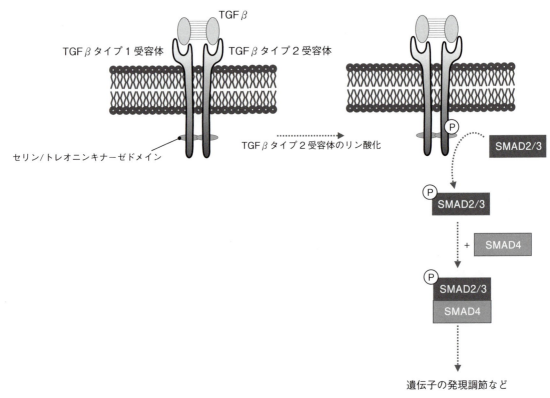

図 1-12．**TGFβ/Smad シグナル伝達経路**

③ グアニル酸シクラーゼ型受容体

ナトリウム利尿ペプチド受容体は，細胞内にグアニル酸シクラーゼドメインを有している．受容体が刺激されると，細胞内でサイクリック GMP の産生が増加する（第2章6節参照）．

4) その他の細胞膜受容体

インターロイキン，インターフェロン，造血因子などのサイトカインの受容体の多くは，細胞内で Janus キナーゼ（JAK）ファミリーと連関しており，いわゆる **JAK-STAT シグナル伝達系**を駆動する（図1-13）．JAK は，サイトカイン受容体に常に結合した状態で存在する細胞質内チロシンキナーゼであり，受容体刺激により活性化されると，遺伝子発現調節タンパク質である STAT（signal transducer and activator of transcription）をリン酸化する．この経路は，細胞膜受容体からのシグナルを核に伝える最短ルートの一つであり，リン酸化された STAT は核に移行して標的遺伝子の転写を促進する．例えばインターフェロン-α は，ウイルス感染細胞から産生され，他の細胞上に発現しているインターフェロン受容体に結合して JAK-STAT シグナルを駆動することにより，感染への抵抗性を高めるタンパク質の合成を指示する（第6章3節参照）．また，下垂体前葉ホルモンであるプロラクチン（第2章12節参照）の受容体も JAK-STAT シグナル系と連関しており，これが乳腺細胞に

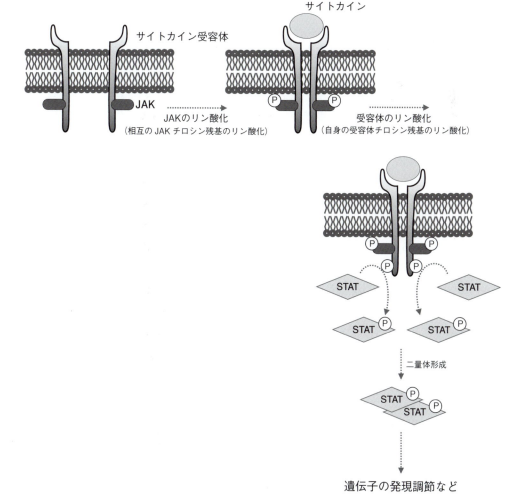

図 1-13．JAK-STAT シグナル伝達経路

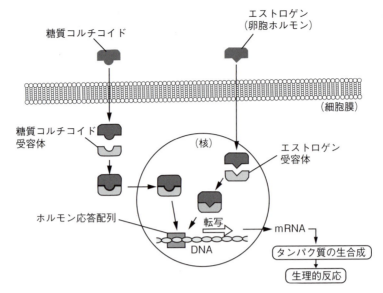

図 1-14. 核内受容体を介したシグナル伝達
(新薬理学テキスト, p.22（2011）廣川書店より転用)

おける乳汁タンパク質の合成を指令する遺伝子の転写を促進する.

b　核内受容体

　ホルモンのなかには，細胞膜上の受容体には結合せずに細胞膜を通過して細胞内に到達し，細胞質あるいは核内に存在する受容体タンパク質に結合して作用を発揮するものがある（図 1-14）．このような細胞内の受容体タンパク質群は，核内受容体スーパーファミリーと呼ばれており，ヒトでは 48 種のメンバーが同定されている．副腎皮質ホルモンや性ホルモンのようなステロイドホルモン，甲状腺ホルモン，ビタミン D_3，レチノイン酸などの受容体がこれにあたる（第 2 章 11 節，12 節参照）．糖質コルチコイド受容体（GR）などは，リガンドが結合していない時は他のタンパク質と複合体を形成した状態で細胞質に存在しており，リガンドが結合すると核内に移行して，二量体の形で標的遺伝子プロモーター上の特定の塩基配列を認識して結合し，転写を調節する．一方，エストロゲン受容体（ER）は，リガンドの結合していない状態でも核内に存在し，リガンドが結合すると二量体を形成して DNA に結合する．さらに，レチノイン酸受容体（RAR）の場合は，リガンド非存在下においても別の核内受容体であるレチノイド X 受容体（RXR）とのヘテロ二量体の形で DNA に結合した状態で存在しており，リガンドが結合すると基本転写装置複合体を動員する．このように，受容体の種類によって非刺激時の細胞内局在は各々異なるが，リガンドの結合した核内受容体が一種の転写調節因子として機能するという点は共通している．核内受容体の制御する遺伝子転写によって，特定のタンパク質（酵素やサイトカインなど）の産生量が変化することで，細胞の機能が修飾される．

1-2-4.　受容体以外の主な薬物作用点

a　イオンチャネルとイオントランスポーター

　細胞膜上に発現しているイオンチャネルやイオントランスポーターも，受容体と並んで重要な薬物作用点である．それらの詳細については主に本章 3 節で述べるので，ここでは概略を記す．
　イオンチャネル内蔵型受容体だけでなく，イオンチャネルそのものにも薬物が作業する.
　イオンチャネルは，膜電位の変化やその他の細胞内外環境の変化を感知して開閉し，細胞膜を通

した特定のイオンの透過性を調節する膜貫通タンパク質複合体である．神経細胞や心筋細胞のような興奮性細胞においては，脱分極に応じて開口する電位依存性Na^+チャネルや電位依存性K^+チャネルは，細胞膜の興奮状態を規定する重要なイオンチャネルである．これらのチャネルの活性を抑制する薬物は，抗てんかん薬，局所麻酔薬，抗不整脈薬などとしての適応がある．一方，上皮組織におけるNa^+輸送などに関わるアミロライド感受性上皮型Na^+チャネルは，ある種の利尿薬によって遮断される．膵臓β細胞に発現しているATP感受性K^+チャネルは，細胞内のATP/ADP比が増大すると閉鎖するチャネルであり，スルホニル尿素系などの糖尿病治療薬の標的である．

細胞膜の脱分極に応じて開口するチャネルのもう一つの重要なカテゴリーは，電位依存性Ca^{2+}チャネルである．細胞外からのCa^{2+}の流入は，細胞内でのさまざまなCa^{2+}依存性シグナルの活性化において重要な役割を担っている．特に，神経終末からの神経伝達物質の遊離や，心筋および平滑筋の収縮反応には電位依存性Ca^{2+}チャネルの活性化が深く関わっている．電位依存性L型Ca^{2+}チャネルの阻害薬（いわゆるカルシウム拮抗薬）は，高血圧，不整脈，狭心症といった循環器系疾患の治療に頻用される．また，一部の抗てんかん薬は，T型Ca^{2+}チャネルに対する阻害作用を有する．

細胞膜を通過したイオンの流出入は，イオンチャネルの他にイオントランスポーターの働きによっても制御されている．例えば，細胞膜内外のNa^+とK^+の濃度勾配は，能動輸送によってNa^+の細胞外への排出とK^+の細胞内への取込みを行うNa^+,K^+-ATPaseが働くことで形成されている．強心配糖体は，Na^+,K^+-ATPaseを阻害することで間接的に細胞内Ca^{2+}濃度を高め，心筋収縮力を増大させる．また，胃の壁細胞にはプロトンを細胞外に排出するH^+,K^+-ATPase（プロトンポンプ）が存在する．プロトンポンプ阻害薬は，胃酸分泌を低下させるため，消化性潰瘍などの治療に用いられる．

腎尿細管には多くの種類のトランスポーターが存在し，水分・電解質代謝，すなわち尿の生成過程に関わっている．チアジド系利尿薬はNa^+-Cl^-共輸送体を，ループ利尿薬はNa^+-K^+-$2Cl^-$共輸送体を抑制する．腎尿細管には，グルコースや尿酸といったイオン以外の物質を輸送するトランスポーターも発現しており，それぞれ糖尿病や痛風を適応疾患とする治療薬の標的となっている．

イオン以外の物質輸送に関わるトランスポーターのうち，薬物治療において重要なものとして神経伝達物質のトランスポーターがある．ドパミン，ノルアドレナリン，セロトニンといったモノアミン系神経伝達物質を遊離する神経終末には，いったん遊離された神経伝達物質を再び取り込むトランスポーターが発現しており，選択的セロトニン再取込み阻害薬（SSRI）やセロトニン・ノルアドレナリン再取込み阻害薬（SNRI）は，うつ病の治療に用いられている．

b 酵 素

酵素は，種々の生理活性物質，細胞内シグナル分子およびその他の生体成分の生合成反応や分解反応，修飾反応などを触媒することにより，生体機能の調節において重要な働きを担っている．したがって，それらの生体内化学反応に関わる種々の酵素は，薬物の作用点としても重要である（表1-4）．

アセチルコリンエステラーゼは，神経終末から遊離されたアセチルコリンを直ちにコリンと酢酸に分解する酵素である．この酵素を阻害すると，シナプス間隙でのアセチルコリンの濃度が高くなるため，アセチルコリンの作用が増強されることとなる．すなわち，アセチルコリンエステラーゼ阻害薬は，生理活性物質（この場合はアセチルコリン）の分解を阻害することで治療効果を発揮する薬物であり，アルツハイマー型認知症などの中枢神経疾患の他，副交感神経効果器官の関わる種々の末梢臓器疾患などに適応がある．

表 1-4. 酵素を介する薬理作用発現

酵素	効果	薬物処理により発現する作用	薬物名
アデニル酸シクラーゼ	促進	心筋細胞内 cAMP の上昇→心機能促進	コルホルシンダロパート（AC5）
グアニル酸シクラーゼ	促進	細胞内の cGMP レベルの上昇→血管弛緩	一酸化窒素（NO），ニトログリセリン，リオシグアド
コリンエステラーゼ	阻害	コリン作動性効果（縮瞳，眼内圧低下，消化管運動促進，骨格筋興奮作用など）	フィゾスチグミン，ネオスチグミン，ドネペジル，リバスチグミン，ガランタミン
ホスホジエステラーゼ	阻害	平滑筋細胞内 cAMP・cGMP 量の上昇→平滑筋弛緩（気管支，腸管，陰茎海綿体）	テオフィリン
ホスホジエステラーゼ	阻害	心筋細胞内 cAMP 量上昇→心筋収縮力増大	パパベリン，シルデナフィル（PDE5），ミルリノン（PDE3）
ホスホジエステラーゼ	阻害	血小板内 cAMP・cGMP 上昇→血小板凝集阻害	ジピリダモール（PDE3），シロスタゾール（PDE3）
Na^+, K^+-ATPase（Na-K ポンプ）	阻害	細胞内 Na^+ の増加を起こし結果として細胞内 Ca^{2+} の増加により，心筋の収縮力増加→強心作用	ジギトキシン，ジゴキシン
H^+, K^+-ATPase（プロトンポンプ）	阻害	胃の壁細胞から H^+ 分泌を阻害→胃酸産生抑制→抗潰瘍作用	オメプラゾール，ランソプラゾール，エソメプラゾール
キサンチンオキシダーゼ	阻害	尿酸の生合成を阻害して，血中尿酸を低下→痛風を改善	アロプリノール
アンギオテンシン変換酵素	阻害	アンギオテンシンⅠ→アンギオテンシンⅡの過程が阻害→高血圧症を改善	カプトプリル，エナラプリル
B 型モノアミンオキシダーゼ（MAO-B）	阻害	脳内におけるドパミン分解抑制	セレギリン，ラサギリン
カテコール-o-メチル基転移酵素（COMT）	阻害	末梢における L-Dopa 分解阻害	エンタカポン
シクロオキシゲナーゼ（COX）	阻害	プロスタグランジンの生合成阻害→抗炎症，解熱，鎮痛作用	インドメタシン，ジクロフェナク，アスピリン，ロキソプロフェン
炭酸脱水酵素	阻害	腎における H^+ 産生を阻害→Na^+, H^+ 交換を阻害→尿細管での Na^+ 再吸収阻害→利尿	アセタゾラミド，ドルゾラミド
HMG-CoA 還元酵素	阻害	肝臓におけるコレステロール生合成の阻害→血中コレステロール濃度の低下	プラバスタチン，シンバスタチン
GABA トランスアミナーゼ	阻害	GABA の分解抑制→シナプス間隙 GABA 濃度↑→抗てんかん作用	バルプロ酸
アルドース還元酵素	阻害	グルコースからソルビトールへの変換を阻害→ソルビトール蓄積による細胞障害を改善→糖尿病合併症を予防	エパルレスタット
プラスミン	阻害	フィブリンの分解を阻害→止血	トラネキサム酸
α-グルコシダーゼ	阻害	α-グルコシダーゼを阻害→食後の腸内での急激なグルコースの生成を抑制→血糖上昇を抑制	アカルボース，ボグリボース
ビタミン K エポキシド還元酵素	阻害	ビタミン K の活性化を阻害→ビタミン K 依存性の血液凝固因子生合成の抑制（肝）→抗凝血作用	ワルファリン
トロンビン	阻害	トロンビン阻害→抗凝血作用	ヘパリン，アルガトロバン
トロンボキサン合成酵素	阻害	トロンボキサン A_2 の生合成を阻害→気管支喘息時の気道過敏性や脳卒中時の脳血管れん縮を抑制	オザグレル
ジヒドロ葉酸還元酵素	阻害	葉酸を核酸合成に必要な活性型葉酸に変換するジヒドロ葉酸還元酵素を阻害→チミジル酸（T）合成やプリン（A, G）合成系を抑制して細胞増殖を抑制	メトトレキサート

一方,生理活性物質や生体成分の産生に関わる酵素を阻害することで治療効果を発揮する薬物もある.例えば,アスピリンをはじめとする非ステロイド性抗炎症薬 non-steroidal anti-inflammatory drugs（NSAIDs）は,シクロオキシゲナーゼを阻害して,炎症時に遊離される種々のプロスタグランジン類の合成を抑制する.カプトプリルは,アンギオテンシン変換酵素（ACE）を阻害することで,強い血管収縮作用をもつアンギオテンシンⅡの生成を抑制するため,高血圧の治療に用いられる.プラバスタチンなどのスタチン系薬は,コレステロールの生合成に関わる HMG-CoA 還元酵素を阻害するので,脂質異常症の治療薬として用いられている.尿酸の産生に関わるキサンチンオキシダーゼを阻害する薬物は,痛風に適用される.

1-2-5. 薬理作用の基礎理論

a アゴニストとアンタゴニスト

アゴニスト agonist（**作動薬**,**刺激薬** stimulant）は,受容体に結合し,受容体を活性化することでシグナル伝達を促進し,細胞内応答を引き起こす化合物の総称である.人工的に得られた化合物の他,体内で生合成されて細胞外情報伝達物質として機能する生理活性物質の多くが含まれる.

これに対して,**アンタゴニスト** antagonist（**拮抗薬**,**遮断薬** blocker）は,それ自身だけでは何ら細胞応答を引き起こさないが,アゴニストが同時に存在する場合は,アゴニストによる受容体の活性化,もしくはそれ以降のシグナル伝達を妨げるなどして,アゴニストの薬理作用を阻害する薬物である.

b 用量反応関係

一般に,薬の効果は投与量（用量）の増加に伴って増大する.薬物の用量と薬理効果との関係,すなわち用量反応関係を図示したものを**用量-反応曲線** dose-response curve という.アゴニストの用量もしくは濃度を変化させて生体の反応を記録し,横軸を対数表示にしてグラフを描くと,一般的にはシグモイド（S字）曲線が得られる（図1-15）.典型的な用量反応関係においては,アゴニストがすべての受容体に結合したときに最大反応が得られる.

薬物の用量は,少量から徐々に増加させると,無効量,有効量（治療量）,毒性量,致死量の段階を踏む.薬理効果を示す用量,すなわち薬の有効量（治療量）は,最小有効量と最大有効量で表すことができる.薬物の薬効,中毒症状,致死反応はいずれも,用量（濃度）の対数値を横軸にとるとシグモイド曲線を描く（図1-15）.

薬物の効力の指標として,**50%有効量** effective dose 50%（ED_{50}）が用いられる.ED_{50} は,薬物を生体に適用した際に誘発される反応の最大値を100%とした時に,50%の反応を引き起こすことのできる薬物の用量を指す.培養細胞や摘出組織標本などに薬物を適用する場合は,薬物量を濃度で表現するので,EC_{50}（effective concentration 50%）と表記される.ED_{50} または EC_{50} の値が小さいほど,薬物の受容体に対する**親和性** affinity が高く,少量で薬物の効果が現れる.

アゴニストの効力の指標として pD_2 も用いられる.pD_2 値は,ED_{50} の負の対数値（$-\log ED_{50}$）に相当する.pD_2 値が大きいほど,受容体への親和性が高く,少量で効果を発揮するアゴニストである.

致死的効果については,**50%致死量** lethal dose 50%（LD_{50}）が指標として用いられる.LD_{50} は,

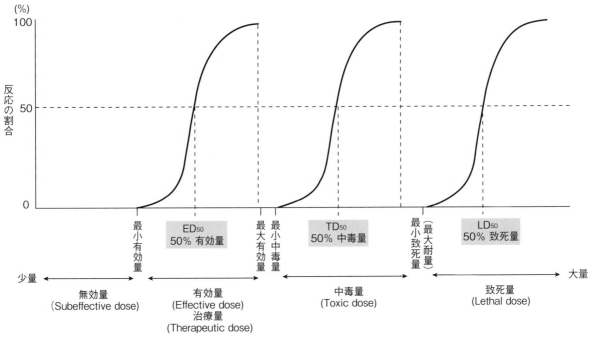

図 1-15. 用量-反応曲線

ある個体群に薬物を適用した時に50％の個体が死に至る用量である．また中毒量についても同様に，**50％中毒量** toxic dose 50％（TD_{50}）が指標となる．TD_{50} や LD_{50} の値が小さいほど，その薬物は急性中毒が出現しやすく，逆に大きいほど中毒が出現しにくい．また，治療効果を発揮する用量の目安である ED_{50} と，中毒作用や致死的効果の目安である TD_{50} および LD_{50} との間の差が大きいほど，その薬物の安全性は高いと考えられる．**治療係数** therapeutic index（治療指数，**安全域** safety margin ともいう）とは，TD_{50}/ED_{50} もしくは LD_{50}/ED_{50}（TD_{50} もしくは LD_{50} を ED_{50} で除した値）のことであり，薬物の安全性の指標の一つである．治療係数が大きいほど，その薬物は安全性が高いといえる．

c 固有活性

典型的なアゴニスト（**完全アゴニスト** full agonist）の場合，十分量を適用すると生体の反応は100％に達する．一方，完全アゴニストと同様に受容体に結合するが，十分量を適用しても最大反応が100％に達しない薬物があり，それらは**部分アゴニスト** partial agonist と呼ばれる．さらには，受容体上でアゴニストと同じ部位に結合し，アゴニストと競合する**競合的アンタゴニスト** competitive antagonist は，それ自身では生体反応を引き起こさない（図1-16）．

固有活性 intrinsic activity（または**内活性**）は，これらの性質の異なる薬物群を共通の概念で捉えるための係数である．すなわち，固有活性は各薬物の受容体刺激作用を係数で表したものであり，0～1の値をとる．完全アゴニストの固有活性は1，完全アンタゴニストの固有活性は0であり，部分アゴニストの固有活性はそれらの中間の値（0＜固有活性＜1）をとる．なお，部分アゴニストは，完全アゴニストの共存下ではその作用を減弱させるので，アンタゴニストとしての性質も有する（部分アンタゴニスト）．

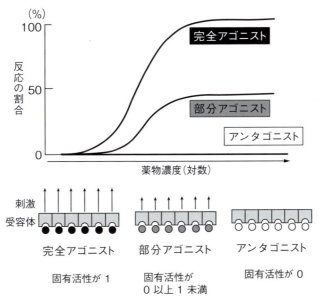

図 1-16. 完全アゴニスト，部分アゴニスト，アンタゴニストの用量-反応曲線

d 受容体理論

　薬物の用量-反応曲線は，数学的にはどのように表されるのであろうか．以下，受容体Rに対するアゴニスト活性を有する薬物Aについて考える．薬物Aの遊離濃度を[A]，薬物の結合していない受容体の濃度を[R]，薬物-受容体複合体の濃度を[AR]とする．さらに，薬物Aの固有活性をαとする．薬物と受容体との結合/解離は可逆的反応であり，以下の式が成り立つ．

$$[A] + [R] \underset{k_2}{\overset{k_1}{\rightleftarrows}} [AR] \tag{1}$$

なお，k_1およびk_2は反応の速度定数である．式（1）における右方向への反応速度は$k_1[A][R]$，左方向への反応速度は$k_2[AR]$であり，平衡状態において両者は等しいので

$$k_1[A][R] = k_2[AR]$$

これを変形すると

$$K_D = k_2/k_1 = \frac{[A][R]}{[AR]} \tag{2}$$

ここで，K_Dは**解離定数** dissociation constant と呼ばれる定数である．薬物と受容体の組合せによって固有の値をとり，数値が小さいほど薬物と受容体との親和性が高いことを意味する．

　次に，薬物Aの薬理効果の大きさE（最大反応に対する割合）は，薬物Aの受容体占有率（全受容体数に対して，薬物が結合している受容体数の割合）と固有活性αによって規定される．したがって，以下の式（3）が成り立つ．

$$E = \frac{[AR]}{[R] + [AR]} \alpha = \frac{\alpha}{[R]/[AR] + 1} \tag{3}$$

式（2）より$[R]/[AR] = K_D/[A]$であり，これを式（3）に代入すると

$$E = \frac{\alpha}{K_D/[A] + 1} \tag{4}$$

となる．薬物濃度[A]がK_Dに対して十分大きい場合は，式（4）の右辺の分母は1に近づき，$E =$

α となる．これは「薬物濃度が十分に高い時には，その薬物の固有活性に対応した最大反応が得られる」ことを意味する．また，[A] が K_D と等しい場合は，右辺の分母が 2 となるため，$E=\alpha/2$ となる．これは「最大反応の 1/2（50%）の反応を引き起こす薬物濃度は K_D の値に等しい」ということを意味する．つまり，数値の上では **$EC_{50}=K_D$** である．

e　Scatchard プロット

薬物の受容体に対する解離定数 K_D を実際に求める手法として，受容体結合実験がある．対象とする受容体を発現している細胞膜標本に，放射性同位元素などで標識した薬物を種々の濃度で適用し，結合/解離が平衡状態に達した後で，結合型と遊離型の薬物を分離定量する．測定値として結合型薬物濃度（B）と遊離型薬物濃度（F）が得られるが，これらはそれぞれ，上記の式（2）における [AR] と [A] に相当する．また，総受容体濃度を B_{max} とすると，$B_{max} = [R] + B$ なので，$[R] = B_{max} - B$ となる．これらを式（2）に代入すると

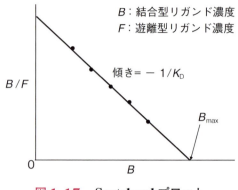

図 1-17． Scatchard プロット

$$K_D = \frac{[A][R]}{[AR]} = \frac{F(B_{max}-B)}{B}$$

これをさらに変形すると

$$\frac{B}{F} = \frac{1}{K_D}(B_{max}-B) \quad (5)$$

B に対して B/F をプロットすると（これを**スキャッチャードプロット** Scatchard plot という），式（5）の関係に基づいて，x 軸切片が B_{max}，傾きが $-1/K_D$ となる直線が得られる（図 1-17）．これにより，定数である K_D と B_{max} の値が求められる．

f　余剰受容体

式（2）からもわかるように，薬物の薬理効果を媒介する薬物-受容体複合体の濃度 [AR] は，薬物濃度 [A] と受容体濃度 [R] の積によって規定される（$[AR]=[A][R]/K_D$）．したがって，[A] が小さくても [R] が十分に大きい場合は，[AR] の値が大きくなるので，薬理効果も大きく現れる．実際，受容体の発現量が多い標本においては，薬物の受容体占有率が 100% に達していなくても，生体反応が最大に達することがある．最大反応が得られている状態において薬物の結合していない受容体を**余剰受容体** spare receptor（予備受容体）という．余剰受容体が存在する場合は，式（4）の関係が成立しなくなり，EC_{50} 値は K_D 値よりも小さくなる．

g　アンタゴニストの分類

アンタゴニスト（拮抗薬，遮断薬）は，アゴニストの効果発現を妨げる化合物であるが，その作用様式によっていくつかのタイプに分類できる．まず，受容体に結合するもの（受容体遮断薬）と結合しないもの（非受容体遮断薬）に分けられる．受容体遮断薬はさらに，アゴニストと同じ部位に結合するか否か，また受容体への結合が可逆的であるか否かにより細分される．

1）受容体遮断薬
① アゴニスト結合部位に結合するもの

受容体上のアゴニストが結合する部位と同じ部位に結合し，かつその結合が可逆的である受容体遮断薬は，**競合的アンタゴニスト** competitive antagonist（競合的拮抗薬，競合的遮断薬）と呼ばれる（図 1-18）．その名の通り，受容体への結合においてアゴニストと競合する．一定用量の競合的アンタゴニスト存在下においてアゴニストの用量反応関係を調べると，競合的アンタゴニストの存在しない場合と比べて用量-反応曲線は右方向（高用量側）にシフトする．つまり，競合的アンタゴニストの存在下で，アゴニスト単独適用時と同じ大きさの薬理効果を得るためには，より高用量のアゴニストが必要となる．アゴニストが十分量適用されると，すべての受容体がアゴニストで占有されるため，アゴニストにより惹起される最大反応の大きさは変わらない．

一方，受容体遮断薬がアゴニスト結合部位に結合するものの，その結合が不可逆的である場合は，

（1）競合的拮抗と非競合的拮抗について

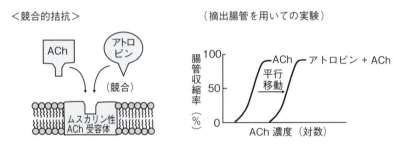

アセチルコリン（ACh）による腸管収縮反応を抑制する

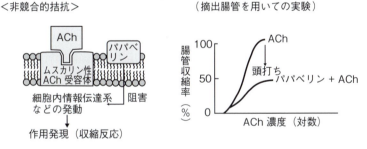

ACh による腸管収縮反応を抑制する

（2）pA₂ 値と pD′₂ 値について

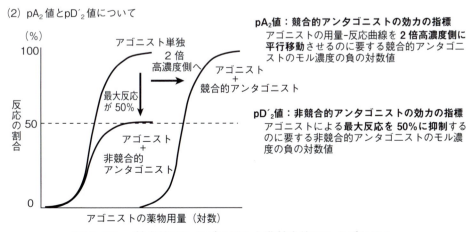

pA₂ 値：競合的アンタゴニストの効力の指標
アゴニストの用量-反応曲線を **2 倍高濃度側に平行移動**させるのに要する競合的アンタゴニストのモル濃度の負の対数値

pD′₂ 値：非競合的アンタゴニストの効力の指標
アゴニストによる**最大反応を 50％に抑制する**のに要する非競合的アンタゴニストのモル濃度の負の対数値

図 1-18．競合的アンタゴニストと非競合的アンタゴニスト

非競合的な拮抗作用が現れる．すなわち，アゴニストの用量を増しても受容体に結合したアンタゴニストが結合部位から追い出されることはないので，アゴニストの受容体占有率は100％に達しない．このような**非競合的アンタゴニスト** non-competitive antagonist 存在下でのアゴニストの用量-反応曲線は，いわゆる頭打ちとなり，最大反応が100％よりも小さくなる．

② **アロステリック部位に結合するもの**

アロステリック部位を介したシグナル抑制作用（ネガティブアロステリックモジュレーター）酵素活性中心部以外で，受容体の構造と酵素活性を調節する部位をアロステリック部位という．ネガティブアロステリックモジュレーターは受容体のアロステリック部位に可逆的に結合し，受容体の構造を変化させることにより，リガンドが受容体のオルソステリック部位へ結合することを抑制する．ネガティブアロステリックモジュレーターとの共処置により，作動薬の最大反応が抑制される．一方，ポジティブアロステリックモジュレーターは受容体のアロステリック部位に結合することにより，リガンドのオルソステリック部位への結合を促進する薬物のことである．例えば，催眠作用や抗不安作用のあるベンゾジアゼピン系受容体作動薬は，$GABA_A$受容体のベンジアゼピン結合部位，すなわちアロステリック部位に結合し，内因性GABAの$GABA_A$受容体への結合を促進させることにより，薬理作用を発揮する．

2）非受容体遮断薬

受容体に対する結合能力をもたないが，アゴニストの薬理作用に対する遮断あるいは拮抗作用をもつ化合物は，非受容体遮断薬に分類される．アゴニストによる受容体活性化以降の細胞内シグナル伝達機構を阻害することによって薬理作用の発現を妨げる薬物群や，当該アゴニストとは別の受容体等に作用し，逆方向の細胞応答を誘発することによって結果的にアゴニストの効果を打ち消してしまう薬物群などがこれに含まれる（このような拮抗様式を**機能的拮抗** functional antagonism あるいは**生理学的拮抗** physiological antagonism という）．機能的拮抗もアゴニストに対して非競合的であり，アゴニストの惹起する反応の最大値は，機能的拮抗作用を示す非受容体遮断薬の存在下では減少する（図1-18参照）．また別の例として，ある種のサイトカインを標的とした抗体医薬のように，アゴニスト（サイトカイン）のほうに結合してアゴニストと受容体との結合を妨げるタイプの非受容体遮断薬もある（このような拮抗様式は**化学的拮抗** chemical antagonism ともいう）．

h　Schild プロットと pA_2

シルドプロット Schild plot は，競合的アンタゴニストの作用の強さを求めるための解析手法である．アゴニストAの薬理作用の用量反応関係を，種々の濃度の競合的アンタゴニストBの存在下で調べ，用量比DR（dose ratio）を求める．DRとは，Bの存在下においてある大きさの反応を引き起こすAのモル濃度[A]を，Bの非存在下において同じ大きさの反応を引き起こすAのモル濃度$[A]_0$で割ったもの（$[A]/[A]_0$）である．Bのモル濃度[B]とDRとの間には，以下の関係が成り立つ．

$$DR - 1 = [B]/K_B \tag{6}$$

上記の式（6）は，以下の条件に基づいて立てた連立方程式より導かれる．

・アゴニストAは，受容体に可逆的に結合し，その解離定数はK_Dである．
・競合的アンタゴニストBは，受容体に可逆的に結合し，その解離定数はK_Bである．
・「受容体総数」＝「リガンドの結合していない受容体」＋「Aの結合した受容体」＋「Bの結合した受容体」

式（6）の両辺の対数をとると

$$\log(DR - 1) = \log[B] - \log K_B \tag{7}$$

したがって，横軸にBのモル濃度の対数値，縦軸に（DR-1）の対数値をとると，傾きを1とする直線が得られる．これがSchildプロットである（図1-19）．

また，競合的拮抗薬の作用強度を表す指標としてpA$_2$が用いられる．pA$_2$は「アゴニスト単独時の用量-反応曲線を2倍だけ高用量側にシフトさせるのに必要な競合的アンタゴニストのモル濃度の負対数」と定義される．この時の競合的アンタゴニストBのモル濃度を[B$_2$]とすると，pA$_2$の定義は式（8）のように表される．

$$pA_2 = -\log[B_2] \tag{8}$$

この時，DR=2であるから，式（7）より$\log[B_2] = \log K_B$となり，式（8）と合わせて

$$pA_2 = -\log K_B \tag{9}$$

となる．すなわちpA$_2$は，受容体に対する競合的アンタゴニストの解離定数（すなわち親和性）を直接反映する指標である．また，式（9）を式（7）に代入すると$\log(DR-1) = \log[B] + pA_2$となる．したがって，Schildプロットの横軸切片からpA$_2$が求められる．pA$_2$値が大きいものほど，競合的アンタゴニストとしての作用が強いといえる．

pA$_2$は，競合的アンタゴニストのみを対象とした効力指標であり，非競合的アンタゴニストの場合は，Schildプロットにおいて傾きを1とする直線は得られない．そこで，非競合的アンタゴニストの効力の指標としては，pA$_2$

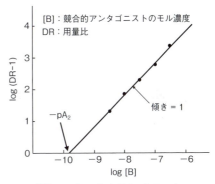

図 1-19. Schildプロット

ではなくpD$'_2$が用いられる．pD$'_2$は「アゴニスト単独で惹起される最大反応を50％にする非競合的アンタゴニストのモル濃度の負対数」である（図1-18）．pD$'_2$もpA$_2$と同様に，値が大きいものほどアンタゴニストとしての作用が強い．

i 逆アゴニスト

単純化された受容体理論においては，受容体は，アゴニストの結合していない状態では不活性であり，アゴニストが結合してはじめて活性化されるものと仮定されている．しかし，実際の受容体はタンパク質分子で構成されており，その不活性状態と活性化状態の違いは受容体タンパク質（あるいはタンパク質複合体）のコンフォメーションの違いによって説明される．したがって，受容体分子については，平常時（薬物非存在下）においても以下の平衡関係が成立していると考えることができる．

"不活性状態のコンフォメーション" ⇌ "活性化状態のコンフォメーション"

さらに，このことから次のことが言える（図1-20）．

1) アゴニストが結合していない状態においても活性化状態になっている受容体が一定量存在する．そのような受容体の活性を**構成的活性** constitutive activity という．実際にヒスタミンH$_3$受容体などのように強い構成的活性を示す受容体が知られている．
2) アゴニストは，上記の平衡状態を右側へシフトさせる化合物である．
3) アゴニストとは逆方向，すなわち上記の平衡状態を左側へシフトさせる化合物も存在しうる．

この3）に該当する化合物を**逆アゴニスト** inverse agonist と呼ぶ．活性化状態の受容体を不活性化状態に導く薬物であり，受容体の構成的活性を減弱させる．一般にアンタゴニストとして認知されている薬物の中にも，逆アゴニスト活性を有するもの（したがって，厳密には逆アゴニストに分類されるもの）が多数存在することが明らかになってきている．

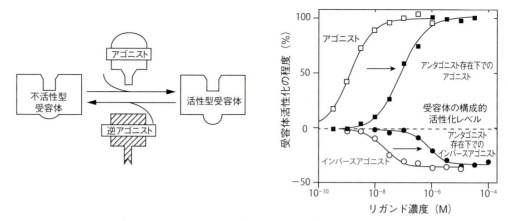

図 1-20. 逆アゴニストの概念
(新薬理学テキスト，p10（2011）廣川書店より引用・改変)

1-3. イオンチャネルとトランスポーター ion channels and transporters

　イオンは水溶性であるためリン脂質二重層からなる細胞膜を通過できないが，細胞膜を貫通するタンパク質の内部の親水性小孔（イオンチャネルのポア）やイオントランスポーターを介して細胞内外へと移動する．**イオンチャネル**は，イオンの濃度勾配および電気的勾配を利用して急速なイオンの拡散を調節するのに対して，**イオントランスポーター**は濃度勾配に逆らってイオンを輸送するタンパク質で，ATPのエネルギーを利用した**能動輸送系** active transport と，能動輸送によって形成されたイオン濃度勾配のエネルギーを利用した**共輸送系** symport や**交換輸送系** antiport に分類される．Na^+，Ca^{2+}，Cl^-の濃度は細胞内に比べ細胞外で高く，K^+濃度は逆に細胞外より細胞内で高い状態に維持されている．この濃度勾配はイオンチャネルの開口による細胞の電気的興奮調節に必須であり，この濃度勾配の形成には様々なイオントランスポーターが寄与している．

1-3-1. イオンチャネル

　電位依存性チャネルは，**ポア**，**イオン選択フィルター**，**ゲート**，**電位センサー**から構成され，ポアとイオン選択フィルターはイオン選択性を決定し，ゲートと電位センサーはそれぞれチャネルの扉と開閉制御を行っている（図 1-21）．電位依存性以外のチャネルには電位センサーはなく，リガンド結合や機械的刺激，細胞内のCa^{2+}やATP濃度などがゲートの開閉制御に関与する．

　イオンチャネルは，イオン選択性により，Na^+**チャネル**，K^+**チャネル**，Ca^{2+}**チャネル**，Cl^-**チャネル**と**非選択性カチオンチャネル**（Na^+，K^+，Ca^{2+}の選択性がほとんどないチャネル）に分類され

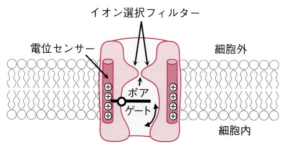

図 1-21. 電位依存性チャネルの模式的構造

る．また，チャネルの開閉機構の調節メカニズムにより，**電位依存性チャネル**，**リガンド作動性チャネル（イオンチャネル内蔵型受容体）**，**機械受容性チャネル**などに分類される．各種イオンチャネルについては以下の各項目で紹介するので，ここではチャネル開閉機構調節メカニズムによる分類について簡単に述べる．

a 電位依存性チャネル

　細胞膜電位変化を感知して開口するチャネルで，電位依存性のNa^+チャネル，Ca^{2+}チャネル，K^+チャネル，Cl^-チャネルがある．Cl^-チャネルの構造は不明な点が多いが，その他の電位依存性チャネルの構造は詳しく解析されている．チャネルのポアを形成するタンパク質はαサブユニットと呼ばれ，電位依存性Na^+チャネルとCa^{2+}チャネルのαサブユニットは，6回膜貫通（6TM）領域（S1〜S6）からなる一つの単位（ドメイン）が四つタンデムに連なった構造を有する．このαサブユニットのドメインⅠ〜Ⅳには，イオン選択フィルターとして機能するP領域（S5とS6間の細胞外リンカー）が一つずつ存在し，四つのP領域が中心に集まりポアを形成している（図1-22A）．各ドメインの第4セグメント（S4）には陽性電荷をもつアミノ酸残基が周期的に存在し，電位センサーとして機能している．一方，電位依存性K^+チャネルのαサブユニットはS1〜S6の6TM領域と一つのP領域からなり，四つのαサブユニットが集まって一つのチャネルを形成する4量体構造をとる

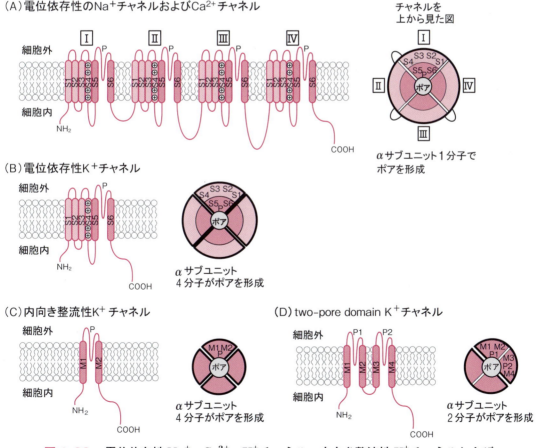

図1-22．電位依存性Na^+，Ca^{2+}，K^+チャネル，内向き整流性K^+チャネルおよびtwo-pore domain K^+チャネルのαサブユニット構造
S：セグメント，P：ポア，M：膜貫通領域．

（図1-22B）．一方，電位依存性のない内向き整流性K^+チャネルはM1とM2の2回膜貫通（2TM）領域とP領域だけをもち，この構造は電位依存性K^+チャネルのS5, S6領域とP領域に相当する（図1-22C）．4回膜貫通（4TM）型のtwo-pore domain K^+チャネルは，2TM型K^+チャネルが二つタンデムに連なった構造をしており，2量体でポアを形成する（図1-22D）．電位依存性のNa^+, Ca^{2+}, K^+チャネルは相同性が高いことから，進化の過程で2TM型イオンチャネルから4TM型，6TM型イオンチャネルが出現し，その後に現在のNa^+チャネル，Ca^{2+}チャネルが現れたと推測されている．

b　リガンド作動性チャネル（イオンチャネル内蔵型受容体）

ニコチン様アセチルコリン受容体，セロトニン5-HT_3受容体，グルタミン酸受容体のNMDA, AMPA, カイニン酸受容体，$GABA_A$受容体，グリシン受容体，ATP受容体のP2X受容体などがあり，3～5量体でポアを形成する．興奮性神経伝達物質（アセチルコリン，セロトニン，グルタミン酸）およびATPの受容体は非選択性カチオンチャネルで，Na^+とCa^{2+}流入により脱分極を起こし，抑制性伝達物質（GABA, グリシン）の受容体はCl^-チャネル内蔵型で，Cl^-流入により過分極を起こす．

c　機械受容性チャネル

皮膚機械受容器や内耳有毛細胞などにおいて，機械的刺激により興奮する機械受容性チャネルである．機械受容性チャネルの分子実体は長年同定されていなかったが，近年，transient receptor potential（TRP）チャネルファミリーのTRPA1, TRPV2, TRPV4などが機械受容性チャネルとして機能することが示唆されている．

1-3-2.　ナトリウムチャネル

細胞内のNa^+濃度は10～15 mM程度と常に細胞外のNa^+濃度135～145 mMより10～15倍程度低く保たれており，この濃度勾配の維持には**Na^+, K^+-ATPase（Na^+, K^+ポンプ）**が中心的な役割を担っている．Na^+チャネルは，この濃度勾配を利用して細胞内へNa^+を流入させることで，① 神経，心筋，骨格筋における活動電位の発生，② 上皮細胞におけるNa^+および水の輸送，③ 浸透圧調節，④ 細胞外Na^+濃度の維持，などに寄与している．Na^+チャネルには，**電位依存性Na^+チャネル**，**Na_xチャネル**，**アミロライド感受性上皮型Na^+チャネル**（表1-5），および神経伝達物質により活性化される**Na^+チャネル内蔵型受容体**があるが，イオンチャネル内蔵型受容体については，後述の生理活性物質の項目で述べるのでここでは割愛する．

a　電位依存性Na^+チャネル

電位依存性Na^+チャネル voltage-dependent Na^+ channel（**Na_v**）は，ポアを形成するαサブユニット（～260 kDa）と，チャネルの電位依存性や開口頻度，細胞膜へのトラフィッキング調節に関わるβサブユニット（30～40 kDa）から成る（図1-23）．哺乳類において，αサブユニットは$Na_v1.1$～$Na_v1.9$の9種類が，βサブユニットは$Na_v\beta1$～$Na_v\beta4$の4種類がクローニングされており（表1-5），各αサブユニットは1～2個のβサブユニットと複合体を形成していると考えられている．αサブユニットの第Ⅲ，第Ⅳドメインをつなぐ細胞内ループ（**チャネル不活性化部位**）は，脱分極して数ms以内でみられる速いチャネル不活性化に関与しており，チャネルポアを内側から塞ぐと考えられている．9種類のNa_v1ファミリーのうち，$Na_v1.4$は骨格筋にのみ発現するが，それ以外のチャネルはすべて神経系に発現しており，$Na_v1.1$, $Na_v1.2$, $Na_v1.3$および$Na_v1.6$は主に中枢神経系に，

表 1-5. Na⁺チャネルを構成するサブユニット，発現分布および阻害薬

分類	サブユニット	チャネル	分布	TTX感受性	TTX以外の阻害薬
電位依存性 Na⁺チャネル	α	$Na_v1.1$	脳，洞房結節	○	リドカイン，メキシレチン，フェニトイン，サキシトキシン
		$Na_v1.2$	脳，末梢神経	○	
		$Na_v1.3$	脳，末梢神経	○	
		$Na_v1.4$	骨格筋	○	μ-コノトキシンGⅢA
		$Na_v1.5$	心筋，骨格筋（胎児）	×	
		$Na_v1.6$	脳，末梢神経，ランビエ絞輪	○	リドカイン，メキシレチン，フェニトイン
		$Na_v1.7$	末梢神経（感覚神経を含む）	○	
		$Na_v1.8$	末梢神経（感覚神経を含む）	×	
		$Na_v1.9$	末梢神経（感覚神経を含む）	×	―
	β	$Na_vβ1$	神経，心筋，骨格筋	×	―
		$Na_vβ2〜4$	神経，心筋	×	
Na_xチャネル	α	Na_x	肺，子宮，心筋，グリア，末梢神経（感覚神経を含む）	×	―
アミロライド感受性上皮型 Na⁺チャネル	α	α-ENaC	腎臓，肺，大腸	×	アミロライド（αサブユニットに結合）トリアムテレン（結合するサブユニットは不明）
	β	β-ENaC	腎臓，肺，大腸，脳，末梢神経	×	
	γ	γ-ENaC	腎臓，肺，大腸，脳，末梢神経	×	
	δ	δ-ENaC	脳，末梢神経，膵臓，精巣，卵巣	×	

TTX：テトロドトキシン，―：不明．

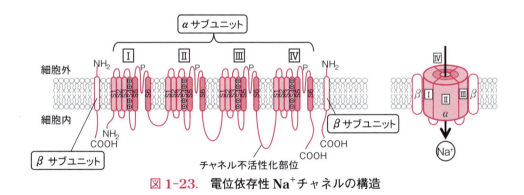

図 1-23. 電位依存性Na⁺チャネルの構造

$Na_v1.7$，$Na_v1.8$および$Na_v1.9$は末梢神経系に発現している．$Na_v1.5$は主に心筋に発現しているが，胎生期では骨格筋にも発現が認められている．フグ毒のテトロドトキシン（TTX）は多くの電位依存性Na⁺チャネルに細胞外から結合してチャネルを遮断するが，$Na_v1.5$，$Na_v1.8$，$Na_v1.9$はTTX非感受性であることが知られている．βサブユニットは，神経および心筋において$Na_vβ1〜Na_vβ4$すべての発現が認められているが，骨格筋には$Na_vβ1$だけが発現している．

b Na_xチャネル

Na_xチャネルは，哺乳類の10番目の電位依存性Na⁺チャネルとしてクローニングされたαサブユニットであり，他のNa_v1と高い相同性をもつが，電位依存性を示さない．Na_xチャネルは感覚性脳

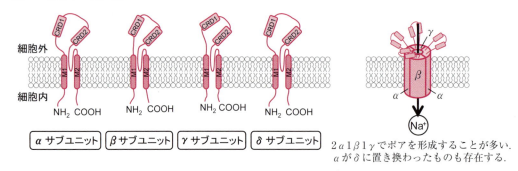

図1-24. アミロライド感受性上皮型Na⁺チャネルの構造
CRD：cysteine-rich domain

室周囲器官のグリア細胞に発現が認められており，脳脊髄液中のNa⁺濃度調節に寄与していると考えられている．

c アミロライド感受性上皮型Na⁺チャネル

アミロライド感受性上皮型Na⁺チャネル epithelial Na⁺ channel（**ENaC**）は，腸管や腎尿細管，肺胞などの上皮組織および神経系においてNa⁺輸送に寄与するイオンチャネルで，2回膜貫通型の構造をもつα，β，γ，δサブユニットが構成成分としてクローニングされている（表1-5）．ENaCのポアは，2個のα，1個のβおよび1個のγサブユニットで構成されるものと，2個のδ，1個のβおよび1個のγサブユニットで構成されるものが存在すると考えられている（図1-24）．遺伝子変異によるENaCの機能亢進では食塩感受性高血圧症を，機能低下では高カリウム血症性アシドーシスを伴うNaCl喪失をきたすことが知られている．カリウム保持性利尿薬のトリアムテレンは，腎臓集合管の管腔側に発現するENaCを直接遮断してNa⁺と水の再吸収を抑制する．

1-3-3. カリウムチャネル

細胞内外のK⁺濃度は，Na⁺の場合とは反対に，細胞外で低く（約5 mM），細胞内で高く（約150 mM）維持されており，この濃度勾配の維持には**Na⁺,K⁺-ATPase（Na⁺,K⁺ポンプ）**が寄与している．この濃度勾配を利用したK⁺チャネル開口による細胞外へのK⁺流出は，①静止膜電位の維持，②活動電位発生からの再分極，③過分極による細胞興奮性の抑制，④K⁺分泌，などに寄与している．また，K⁺チャネルの中には，常時活性化された状態にあるものがあり，そのチャネルが遮断されると脱分極が発生して細胞は興奮する．K⁺チャネルは，補助サブユニットを含めると100種類以上の遺伝子群から構成されているが，αサブユニットの構造から，6回膜貫通型の**電位依存性K⁺チャネル**と**Ca²⁺活性化K⁺チャネル**，2回膜貫通型の**内向き整流性K⁺チャネル**，4回膜貫通型の**two-pore domain K⁺チャネル**に分類される（図1-22，表1-6）．K⁺チャネルは，不整脈，虚血性心疾患，糖尿病などの疾患治療薬の標的分子である．

a 電位依存性K⁺チャネル

電位依存性K⁺チャネル voltage-dependent K⁺ channel（**K$_v$**）は，静止膜電位付近では閉じており，脱分極によって活性化されるチャネルで，活性化後すぐに不活性化され一過性の外向き電流（K⁺流出）を流すものと，不活性化は起こらず持続的に外向き電流を流すものがある（表1-6）．興奮性細胞である神経，心筋，骨格筋に発現しており，活動電位の持続時間および発火頻度の調節に関与す

表 1-6. K^+チャネルのαサブユニット

分類	電流の特徴	チャネル(別名)	活性化と調節	機能	遮断薬	活性化薬
電位依存性 6TM 1P	遅延性整流性外向き(I_K)	K_v1[$K_v1.4$以外], $K_v2\sim3$, K_v7, K_v10	脱分極により持続的に活性化	再分極に関与. 活性抑制は歩調どり電位の形成に関与.	4-AP, TEA, キニジン, アミオダロン, ニフェカラント, ソタロール	—
	一過性外向き(I_A)	$K_v1.4$, $K_v3\sim4$	脱分極により活性化され, 直後に不活性化	興奮頻度調節に関与.	4-AP, TEA, キニジン	
	内向き整流性	K_v11		再分極に関与.		
	電流なし	$K_v5\sim6$, $K_v8\sim9$		K^+チャネルとしての機能はない.	—	
	—	K_v12				
Ca^+活性化 6TM 1P	大コンダクタンス外向き(I_{BK})	$K_{Ca}1$(BK)	脱分極と細胞内Ca^{2+}濃度上昇により活性化	過分極を引き起こすことで細胞の興奮性を調節.	カリブドトキシン, イベリオトキシン, パキシリン	—
	小コンダクタンス外向き(I_{SK})	$K_{Ca}2$(SK)	細胞内Ca^{2+}濃度上昇により活性化		アパミン, タマピン, USL1684	
	中間コンダクタンス外向き(I_{IK})	$K_{Ca}3$(IK)			カリブドトキシン, TRAM34	
	Na^+活性化外向き	$K_{Ca}4$	細胞内Na^+とCl^-, 脱分極により活性化	—	TEA	
	pH感受性外向き	$K_{Ca}5$	細胞内アルカリ化により活性化			
内向き整流性 2TM 1P	内向き整流性(I_{Kr})	$K_{ir}1\sim4$, $K_{ir}7$	常時活性化	K^+分泌. 静止膜電位維持. 心筋再分極.	Ba^{2+}, Cs^+	—
		$K_{ir}5$	細胞内H^+により活性化	pHセンシング機構.		
	ADP依存性	$K_{ir}6.1$	細胞内ADPにより活性化	血管平滑筋の筋緊張性調節.	グリベンクラミド, トルブタミド, ナテグリニド(SURに結合し抑制)	—
	ATP感受性($I_{K(ATP)}$)	$K_{ir}6.2$(K_{ATP})	細胞内ATP濃度上昇により抑制	膵β細胞:インスリン分泌調節, 脳:酸素・グルコース感知, 心臓, 脳:虚血に対する細胞保護		ニコランジル, ミノキシジル
two-pore domain 4TM 2P	—	$K_{2P}1\sim18$ [$K_{2P}8$, 11, 14はない]	常時活性化されており, 静止膜電位の維持に関与すると考えられている.	—	—	—

TM:膜貫通領域, P:ポア形成領域, 4-AP:4-アミノピリジン, TEA:テトラエチルアンモニウム, SUR:スルホニル尿素受容体

る．K_v の構造は，6回膜貫通型の α サブユニット 4 個が集まってポアを形成する 4 量体から成り，S1 〜 S4 の膜貫通領域が電位センサーとして機能する（図 1-22B）．α サブユニットの遺伝子は K_v1 〜 12 の 12 クラスがあり，サブファミリーの分類を合わせると 40 種類がクローニングされている．これら α サブユニットのうち，K_v1.1 の遺伝子 *KCNA1* は発作性失調 1 型，K_v7.1 の遺伝子 *KCNQ1* は 1 型 QT 延長症候群，K_v11.1 の遺伝子 *KCNH2* は 2 型 QT 延長症候群の原因遺伝子であることが示されている．K_v チャネル阻害薬であるキニジン，アミオダロン，ニフェカラント，ソタロールは，Vaughan Williams 分類Ⅲ群の抗不整脈薬で，活動電位の再分極を抑制して心筋の活動電位持続時間を延長し，不応期を延長させることによりリエントリー性不整脈を抑制する．

b　Ca^{2+} 活性化 K^+ チャネル

Ca^{2+} 活性化 K^+ チャネル Ca^{2+}-activated K^+ channel（**K_{Ca}**）は，細胞内 Ca^{2+} 濃度上昇により活性化されるチャネルで，シングルチャネルコンダクタンス（抵抗の逆数で電流の流れやすさを示す）の違いから，大（Big）コンダクタンス K_{Ca}（BK）チャネル，小（Small）コンダクタンス K_{Ca}（SK）チャネル，および BK と SK の中間のコンダクタンスをもつ中間（Intermediate）コンダクタンス K_{Ca}（IK）チャネルに分類される（表 1-6）．BK チャネルは細胞内 C 末側に Ca^{2+} 結合領域を有し，この領域へ Ca^{2+} が直接結合することで活性化される．一方，SK および IK チャネルは，細胞内 C 末側にカルモジュリン結合領域を有し，この領域に結合しているカルモジュリンに Ca^{2+} が結合して活性化される．BK チャネルは，K_v チャネルと同様に，膜貫通領域 S1 〜 S4 に電位センサーとして機能する領域をもつため脱分極によっても活性化されるが，IK および SK チャネルは電位非依存性である．

c　内向き整流性 K^+ チャネル

内向き整流性 K^+ チャネル inwardly rectifying K^+ channel（**K_{ir}**）は，K^+ の平衡電位（約 − 90 mV）より深い膜電位側（過分極側）で強い内向き電流（K^+ 流入）を起こすチャネルであるが，平衡電位より脱分極側の膜電位では，細胞内のポリアミンや Mg^{2+} により外向き電流が抑制されているため，外向き電流は弱い．K_{ir} チャネルの α サブユニットは，2 回膜貫通領域と 1 個のポア領域からなり，ホモあるいはヘテロ 4 量体を形成している（図 1-22C）．膵臓 β 細胞からのインスリン分泌調節に関わる **ATP 感受性 K^+（K_{ATP}）** チャネルは，その機能発現に**スルホニル尿素受容体** sulfonylurea receptor（**SUR**）を必要とし，K_{ir}6 の α サブユニット 4 個と SUR 4 個が集まった 8 量体の構造をもつ（図 1-25）．K_{ATP} チャネル遮断薬のグリベンクラミド，トルブタミド，ナテグリニドは，SUR に結合

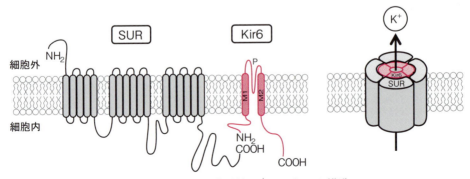

図 1-25．ATP 感受性 K^+ チャネルの構造

Kir6 の α サブユニット 4 個とスルホニル尿素受容体（SUR）4 個が集まり 8 量体でチャネルを形成する．

してK$_{ATP}$チャネルを抑制し膜を脱分極させることで,電位依存性Ca^{2+}チャネルからCa^{2+}を流入させて膵臓β細胞からのインスリン分泌を促進させるので,これらK$_{ATP}$チャネル遮断薬は2型糖尿病治療薬に使用されている.また,ニコランジルはK$_{ATP}$チャネルを開口させ,冠動脈平滑筋の膜電位を過分極させるとともに,分子内から一酸化窒素を遊離して冠動脈平滑筋を弛緩させ,冠血管の血流量を増加させるので,虚血性心疾患の治療に使用される(表1-6).脱毛症治療に使用される一般用医薬品の主成分であるミノキシジルもK$_{ATP}$チャネル開口作用を有するが,その毛成長メカニズムの詳細は不明である.

d two-pore domain K$^+$チャネル

two-pore domain K$^+$(K$_{2P}$)チャネルは,2回膜貫通(2TM)領域と一つのポア領域をもつタンパク質がタンデムに2個つながったαサブユニット構造をもつため,一つのサブユニットにポア形成領域が2個存在し,2量体を形成することでチャネル機能を示す(図1-22D).K$_{2P}$チャネルは,これまでに15種類がクローニングされているが,他のK$^+$チャネルに比べると生理的な機能や調節機構に関する解析は進んでいない.電気生理学的特性から,**漏洩(Leak)K$^+$電流**を担っていると考えられ,静止膜電位の維持に関与していることが示唆されている(表1-6).

1-3-4. カルシウムチャネル

細胞外のCa^{2+}濃度は約2 mMと他の主要なイオン(Na$^+$,K$^+$,Cl$^-$)の細胞外濃度に比べると低いが,静止時の細胞内Ca^{2+}濃度は100 nM以下と非常に低く保たれているため,細胞内・外のCa^{2+}濃度勾配は10,000倍以上となっている.この濃度勾配の維持には,細胞膜および小胞体(細胞内Ca^{2+}貯蔵部位)の膜に発現する**Ca^{2+}-ATPase(Ca^{2+}ポンプ)**による細胞外へのCa^{2+}汲み出しおよび小胞体へのCa^{2+}取り込みと**Na$^+$-Ca^{2+}交換体**による細胞外へのCa^{2+}汲み出しが寄与している.小胞体内のCa^{2+}濃度も1 mM程度と細胞内濃度より非常に高いため,細胞内Ca^{2+}濃度上昇は,細胞外からのCa^{2+}流入および小胞体からのCa^{2+}放出の両方により引き起こされる.細胞内Ca^{2+}濃度上昇により制御される細胞機能は,筋収縮,細胞運動,分泌,伝達物質放出,受精,発生,免疫,代謝,シナプス可塑性,遺伝子発現など多岐にわたる.また,Ca^{2+}流入により引き起こされる膜の脱分極は,心筋におけるペースメーカー電位や活動電位の発生にも寄与する.細胞外Ca^{2+}流入には**電位依存性Ca^{2+}チャネル**および**受容体共役型Ca^{2+}チャネル**が,小胞体Ca^{2+}放出には**リアノジン受容体**および**イノシトール三リン酸** inositol trisphosphate(**IP$_3$**)**受容体**が関与する.受容体共役型Ca^{2+}チャネルは,その活性化機構や電気生理学的性質から非選択性カチオンチャネルの**TRP(transient receptor potential)チャネルスーパーファミリー**に含まれることが明らかにされたことから,TRPチャネルの項において解説する.電位依存性Ca^{2+}チャネルの阻害薬は,高血圧,不整脈,虚血性心疾患,てんかん,慢性疼痛などの様々な疾患治療に使用されている.

a 電位依存性Ca^{2+}チャネル

1)電位依存性Ca^{2+}チャネルの構造と特徴

電位依存性Ca^{2+}チャネル voltage-dependent Ca^{2+} channel(**VDCC**)は,脱分極で開口するCa^{2+}選択性チャネルで,活性化する電圧により,**高電位活性化** high voltage-activated(**HVA**)VDCC(-40〜-30 mV付近から活性化)と**低電位活性化** low voltage-activated(**LVA**)VDCC(-60 mV付近から活性化)に大きく分類される.HVA-VDCCは,阻害薬に対する感受性により**L型**,**P/Q型**,**N**

型，**R型**に分類されるが，LVA-VDCCには**T型**のみが存在する（表1-7）．HVA-VDCCの構造は，ポアを形成するα_1サブユニットと，補助サブユニットとしてβサブユニット，α_2/δサブユニット，γサブユニットの5量体で構成されていると考えられている（図1-26）．一方，LVA（T型）-VDCCはα_1サブユニットのみで構成されていると考えられている．VDCCはいずれも持続的な脱分極状態により不活性化され（**電位依存性不活性化**），この不活性化はLVA（T型）-VDCCにおいて顕著にみられる．HVA-VDCCでは，細胞内Ca^{2+}濃度上昇によるカルモジュリン依存性の不活性化機構（Ca^{2+}

表1-7. 電位依存性Ca^{2+}チャネルのα_1サブユニット

分類	型	チャネル	α_1サブユニット	補助サブユニット	分布	機能	遮断薬
高電位活性化（HVA）電位依存性Ca^{2+}チャネル	L	$Ca_v1.1$	α_{1S}	$\alpha_2\delta, \beta, \gamma$	骨格筋	興奮収縮連関，ホルモン分泌，シナプス可塑性，持続的伝達物質放出（網膜），遺伝子発現	Cd^{2+} DHP系 ベラパミル ジルチアゼム
		$Ca_v1.2a$	α_{1C}	$\alpha_2\delta, \beta, \gamma$	心筋		
		$Ca_v1.2b$			平滑筋		
		$Ca_v1.2c$			脳，心筋，下垂体，副腎		
		$Ca_v1.3$	α_{1D}	α_2, β, δ	内分泌細胞，脳		
		$Ca_v1.4$	α_{1F}	—	網膜，脊髄，リンパ組織		
	P/Q	$Ca_v2.1$	α_{1A}	$\alpha_2\delta, \beta, \gamma$	脳，心筋，膵臓β細胞，下垂体	神経伝達物質放出，ホルモン分泌	ω-アガトキシンIVA
	N	$Ca_v2.2$	α_{1B}	$\alpha_2\delta, \beta, \gamma$	脳，末梢神経		ω-コノトキシンGVIA
	R	$Ca_v2.3$	α_{1E}	$\alpha_2\delta, \beta, \gamma$	脳，心筋，精巣，下垂体	神経伝達物質放出，長期増強，心筋の興奮収縮連関，ホルモン分泌	Cd^{2+}, Ni^{2+} SNX-482
低電位活性化（LVA）電位依存性Ca^{2+}チャネル	T	$Ca_v3.1$	α_{1G}	補助サブユニットはないと考えられている	脳，心筋，末梢神経，卵巣，臍帯，平滑筋，精子，内分泌腺，肺	ペースメーカー電位の形成，反復性発火，神経伝達物質放出，ホルモン分泌，平滑筋の筋緊張調節，細胞増殖，精子の運動調節	エトスクシミド ミベフラジル エホニジピン（DHP系） NNC 55-0396 Ni^{2+}, Zn^{2+} ($Ca_v3.2$)
		$Ca_v3.2$	α_{1H}		脳，腎臓，肝臓，心筋，末梢神経，平滑筋，精子，内分泌腺，肺		
		$Ca_v3.3$	α_{1I}		脳，末梢神経（感覚神経を含む）		

—：不明，HVA：high voltage-activated，LVA：low voltage-activated，DHP：ジヒドロピリジン

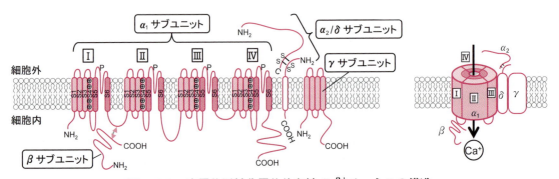

図1-26. 高電位活性化電位依存性Ca^{2+}チャネルの構造

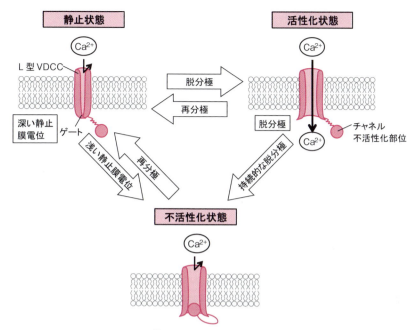

図 1-27. L型電位依存性 Ca²⁺ チャネル（L型 VDCC）の膜電位による状態変化

依存性不活性化）も存在し，これは $Ca_v1.2$ のL型 VDCC において顕著にみられる．

L型 VDCC は**ジヒドロピリジン（DHP）誘導体**（ニフェジピン，ニカルジピンなど），**ジルチアゼム**，**ベラパミル**などの Ca^{2+} チャネル遮断薬（**Ca^{2+} 拮抗薬**）の標的分子で，このうち DHP 系 Ca^{2+} 拮抗薬は心筋に比べ血管平滑筋に対して選択性が高いため主に高血圧症に対して適用されている一方，ジルチアゼムおよびベラパミルは不整脈および虚血性心疾患の治療に使用されている（第9章 循環器系に作用する薬物の項目を参照）．DHP 系 Ca^{2+} 拮抗薬の血管選択性については，L型 VDCC のチャネル状態に依存した DHP 系 Ca^{2+} 拮抗薬の親和性の違いで説明される．L型 VDCC は他の電位依存性チャネルと同様に膜電位に依存して「静止状態」，「活性化状態」および「不活性化状態」の三つの状態をとる（図 1-27）．DHP 系 Ca^{2+} 拮抗薬はこのうち不活性化状態の L型 VDCC に極めて選択性が高いことが知られており，静止膜電位が浅い血管平滑筋では不活性化状態のチャネルが多いため，静止膜電位の深い心筋よりも低濃度で阻害効果を示すと考えられている．

2）電位依存性 Ca^{2+} チャネルを介したシグナル機構

① **骨格筋**：活動電位により横行小管に存在する L型 VDCC［DHP 受容体（$Ca_v1.1$）］の立体構造が変化することで，近接する筋小胞体のリアノジン受容体が開口し筋小胞体から Ca^{2+} が放出される（図 1-28A）．

② **心筋**：心筋の L型 VDCC［DHP 受容体（$Ca_v1.2$）］は活動電位により開口して細胞外から Ca^{2+} を流入させる．この流入により増加した細胞内 Ca^{2+} は，筋小胞体のリアノジン受容体を活性化し筋小胞体から Ca^{2+} を放出させる（**Ca^{2+}-induced Ca^{2+} release, CICR**）（図 1-28B）．また，洞房結節および房室結節における活動電位の脱分極相（0 相）には L型 VDCC からの Ca^{2+} 流入が，ペースメーカー電位である 4 相には T型 VDCC からの Ca^{2+} 流入が関与する．

③ **平滑筋**：腸管や子宮平滑筋などにおける活動電位の脱分極相に L型 VDCC からの Ca^{2+} 流入が関与する．血管平滑筋ではほとんど活動電位は発生しないが，静止膜電位が浅いため L型 VDCC が持

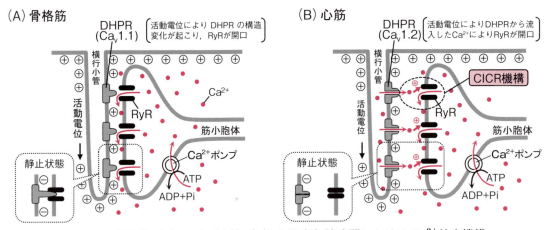

図1-28. 骨格筋（A）および心筋（B）の興奮収縮連関におけるCa^{2+}放出機構
DHPR：ジヒドロピリジン受容体，RyR：リアノジン受容体，CICR：Ca^{2+}-induced Ca^{2+} release

続的に弱く活性化しており，L型VDCCからの持続的Ca^{2+}流入による自発性筋緊張がみられる．
④ **膵臓ランゲルハンス島β細胞**：グルコース刺激により細胞内ATP濃度が増加すると，K$_{ATP}$チャネルの不活性化が起こり，膜は脱分極する．この脱分極により活性化されたL型VDCCからのCa^{2+}流入によりインスリン分泌が促進される．
⑤ **神経**：神経終末に発現するN型，P/Q型，R型のVDCCは，活動電位により活性化されてCa^{2+}を流入させ神経伝達物質放出を引き起こす．神経細胞の樹状突起や細胞体に発現するL型VDCCからのCa^{2+}流入は核内へのシグナル伝達や遺伝子発現に重要である．視床におけるT型VDCCは，睡眠時の特徴的な脳波の形成に関与する．鈍い痛みを伝える一次知覚神経のC線維には3種類のT型VDCCのうちCa$_v$3.2が豊富に発現しており，疼痛の発症に関与する．てんかんの治療に使用されるガバペンチンおよび神経障害性疼痛の治療薬プレガバリンは，HVA-VDCCの補助サブユニットである$α_2δ$と結合してCa^{2+}流入を抑制する遮断薬で，興奮性神経からの神経伝達物質放出を抑制して，抗てんかん作用や抗侵害受容作用を示すと考えられている．

b　Ca^{2+}放出チャネル

1）リアノジン受容体 ryanodine receptor（RyR）

リアノジン受容体（**RyR**）は，細胞内Ca^{2+}貯蔵部位である小胞体（筋細胞では筋小胞体）に発現しており，小胞体からのCa^{2+}放出を起こすチャネルで，RyR-1（骨格筋型），RyR-2（心筋型），RyR-3（脳型）の3種類のサブタイプがクローニングされている．植物アルカロイドのリアノジンは，選択的にRyRに結合してチャネルを開口固定させる．いずれも4量体でチャネルを形成しており，細胞内Ca^{2+}濃度上昇により活性化される特徴（**Ca^{2+}によるCa^{2+}放出，Ca^{2+}-induced Ca^{2+} release, CICR**）を有する．CICR機構は，心筋における興奮収縮連関のCa^{2+}シグナルに関わっている他（図1-28B），血管平滑筋では細胞膜直下で自発的にみられる局所的な一過性Ca^{2+}放出（Ca^{2+}スパーク）にも関与している．Ca^{2+}スパークは近傍の大コンダクタンスCa^{2+}活性化K$^+$（BK）チャネルを活性化して平滑筋を過分極させる．RyRは骨格筋の興奮収縮連関におけるCa^{2+}シグナルにも関与しているが，心筋の場合とは異なり，CICR機構ではなくジヒドロピリジン受容体（DHPR）とRyRのタンパク質構造間の直接的な相互作用がCa^{2+}放出制御に関与している（図1-28A）．

2) イノシトール三リン酸（IP$_3$）受容体 inositol trisphosphate receptor（IP$_3$R）

イノシトール三リン酸受容体（IP$_3$R）は，RyR と同様に小胞体膜上に発現する Ca^{2+} 放出チャネルで，Gq タンパク質共役受容体を介したホスホリパーゼ Cβ（PLCβ）やチロシンキナーゼ内蔵型受容体を介した PLCγ の活性化により産生される IP$_3$ が結合することで Ca^{2+} 放出を起こす．IP$_3$R-1，IP$_3$R-2，IP$_3$R-3 の 3 種類がクローニングされており，4 量体でチャネルを形成する．脳や平滑筋では IP$_3$R-1，肝臓では IP$_3$R-2，外分泌腺では IP$_3$R-3 が主に発現しているが，いずれの細胞においてもすべてのサブタイプの発現が認められており，発現比率の違いが IP$_3$R 機能の多様性に関与すると考えられている．IP$_3$R は，Ca^{2+} ウェーブと呼ばれる細胞内のあるポイントから始まった Ca^{2+} 濃度上昇が減衰することなく一定の速度で他の部位に伝搬していく反応や，Ca^{2+} オシレーションと呼ばれる Ca^{2+} 濃度上昇と低下を繰り返す反応に関与しており，IP$_3$R を介したこのような複雑でダイナミックな Ca^{2+} シグナルが，平滑筋収縮，シナプス可塑性，免疫，受精，発生分化，転写など様々な細胞機能の制御に関与している．

1-3-5. TRP（transient receptor potential）チャネル

TRP（transient receptor potential）チャネルは，1989 年に同定されたショウジョウバエの光受容応答変異株の原因遺伝子，*trp* 遺伝子から命名された**非選択性陽イオンチャネル**で，ヒトでは TRPC（canonical），TRPV（vanilloid），TRPM（melastatin），TRPA（ankyrin），TRPP（polycystin），TRPML（mucolipin）の六つのサブファミリー，27 種類のチャネルがクローニングされている（表 1-8）．α サブユニットの構造は電位依存性 K$^+$ チャネルと同様に，6 回膜貫通型で第 5，第 6 膜貫通領

表 1-8. TRP（transient receptor potential）チャネルの分類

チャネル分類	活性化物質・刺激（特徴）	分　布	機　能
TRPC（TRPC1〜7）（ヒト：TRPC2 の発現なし）	受容体刺激による PLC 活性化，Ca^{2+} ストア枯渇，機械伸展刺激，低浸透圧などにより活性化	広範の組織に発現	ストア作動性 Ca^{2+} チャネル（SOC），受容体作動性 Ca^{2+} チャネル（ROC），ストレッチ活性化型 Ca^{2+} チャネル（SAC）
TRPV（TRPV1〜6）	温度，機械刺激，低浸透圧刺激，酸，化学刺激物質（カプサイシン，メントールなど）により活性化	感覚神経，脳，脊髄	熱，酸，機械的刺激に対する侵害受容，炎症時の痛覚過敏発症，浸透圧センサー
TRPM（TRPM1〜8）	温度，活性酸素，細胞内 Ca^{2+} 濃度上昇，メントール，脱分極などにより活性化	広範の組織に発現	温度センサー，味覚，腎臓における Ca^{2+} 吸収調節，心臓のペースメーカー電位形成
TRPA（TRPA1）	化学刺激物質（アリルイソチオシアネート，シンナムアルデヒド，アリシン），カンナビノイド，細胞内 Ca^{2+} 濃度上昇，アルカリ活性酸素	感覚神経，腸管クロム親和性細胞	刺激性化学物質センサー，温度センサー，痒み
TRPML（TRPML1〜3）	酸	広範の組織に発現	—
TRPP（TRPP2, 3, 5）	細胞内 Ca^{2+}	—	—

—：不明，PLC：ホスホリパーゼ C，SOC：store-operated Ca^{2+} channel，ROC：receptor-operated Ca^{2+} channel，SAC：stretch-activated Ca^{2+} channel

域の間にポア領域である細胞外リンカーをもち，4量体でチャネルを形成しているが（図1-29A），第4膜貫通領域に電位センサーとして機能する特徴的なアミノ酸配列を有するのはTRPM8だけである．多くのTRPチャネルは陽イオンを非選択的に通す特徴を有するので，活性化によりNa$^+$とCa^{2+}の流入を引き起こす．TRPチャネルには，受容体共役型Ca^{2+}チャネルとして機能するもの，温度やpH，浸透圧，機械的刺激，活性酸素，化学刺激物質に対するセンサーとして機能するものなど，多種多様な機能を有するものが含まれる（表1-8）．

TRPCチャネルファミリーは，主に受容体共役型Ca^{2+}チャネルとして機能するグループで，ほとんどの組織において発現が認められている．TRPCチャネルの活性化は，主に受容体刺激によるホスホリパーゼC（PLC）活性化に引き続いて起こり，その機構として，PLC活性化により産生されるジアシルグリセロール（DAG）による直接的活性化（受容体作動性Ca^{2+}チャネル receptor-operated Ca^{2+} channel：ROC），およびIP$_3$による小胞体からのCa^{2+}放出に続くストアCa^{2+}枯渇による活性化

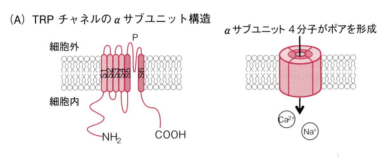

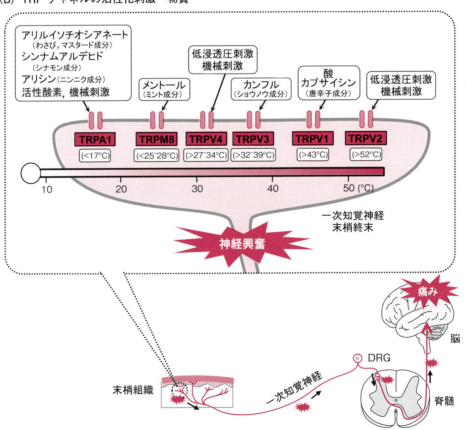

図1-29．**TRPチャネルの構造とチャネル活性化刺激および物質**

（ストア作動性 Ca^{2+} チャネル store-operated Ca^{2+} channel：SOC）などが知られている．また，TRPC チャネルはストレッチ活性化 Ca^{2+} チャネル stretch-activated Ca^{2+} channel（SAC）として働くことも示されている．

TRPV1～4，TRPM8 および TRPA1 は一次知覚神経に発現し，温度センサーとして機能していることが示されている（図 1-29B）．TRPV1 は，トウガラシの辛味成分であるカプサイシンや酸の受容体でもあり，通常 43℃ 以上の熱で活性化されるが，炎症時には体温付近（36℃～）の温度でも活性化されるようになり痛覚過敏を引き起こす．この活性化温度閾値の低下が起こる機序として，炎症性伝達物質のプロスタグランジン E_2 や腫瘍壊死因子 α（TNFα）などの作用による TRPV1 リン酸化の関与が考えられている．TRPV1 刺激物質のカプサイシンは，TRPV1 の脱感作や知覚神経末梢終末部の退縮を介して痛みを遮断することが知られており，海外では，カプサイシンを高用量（8%）含む局所パッチ剤が帯状疱疹後神経痛治療薬として使用されている．TRPM8 は，低温（<25～28℃）の温度センサーで，ミント成分のメントールでも活性化され冷涼感を伝える．TRPA1 は，TRPM8 より低温（<17℃）で働く温度センサーとしての機能以外に，化学刺激物質や活性酸素，機械刺激のセンサーとして働くことが示されている（図 1-29B）．

TRP チャネルは，慢性疼痛，循環器疾患，肺疾患，皮膚疾患，神経変性疾患，炎症，癌など多くの疾患への関与が示唆されており，さらに，TRP チャネルの遺伝子異常によるチャネル病も TRPC6（巣状文節糸球体硬化症など）や TRPV4（脊椎骨端骨幹端異形成症，変容性骨異形成症など）で報告されている．

1-3-6. クロライドチャネル

細胞外の Cl^- 濃度は 96～110 mM で，体液電解質中の主要な陰イオンである．一方，細胞内 Cl^- 濃度は，中枢神経細胞において 5～8 mM であるが，赤血球では 85 mM と細胞の種類により大きく異なっているため，Cl^- チャネルを通る Cl^- の移動方向や膜電位変化は細胞ごとに異なっており複雑である．ほとんどの Cl^- チャネルは，Cl^- 以外の I^-，Br^-，F^- などの無機陰イオン（アニオン）や，NO_3^-，SCN^-，HCO_3^-，さらにグルタミン酸やアスパラギン酸などのアミノ酸アニオンにも透過性を示すことから，一般にアニオンチャネルとも呼ばれる．Cl^- チャネルは，**ClC Cl^- チャネル**，**CFTR**（cystic

表 1-9. Cl^- チャネルの分類

分　類	チャネル	分　布	特徴・機能
ClC	ClC-1	骨格筋	電位依存性 Cl^- チャネル，膜電位の安定化
	ClC-2	広範の組織に発現	細胞の膜電位，体積，Cl^- 量の調節
	ClC-3～7		細胞内小胞膜に発現，小胞内酸性化促進
	ClC-Ka, Kb	腎臓	尿細管の Cl^- 輸送
CFTR	CFTR	気管支，腸，膵管の上皮細胞，汗腺	cAMP/PKA 依存性 Cl^- チャネル，上皮細胞・汗腺における分泌
容積活性化	VAAC	広範の組織に発現	細胞容積調節
Ca^{2+} 依存性	TMEM 16A	腺房細胞，上皮細胞，平滑筋，知覚神経	消化酵素分泌，Cl^- 分泌，平滑筋の緊張性調節，痛覚過敏
	TMEM 16B	嗅覚受容神経	嗅覚？

CFTR：cystic fibrosis transmembrane conductance regulator，VAAC：volume-activated anion channel，TMEM：transmembrane proteins with unknown function，cAMP：サイクリック AMP，PKA：プロテインキナーゼ A fibrosis transmembrane conductance regulator）**Cl⁻チャネル**，**容積活性化 Cl⁻チャネル**，**Ca²⁺依存性 Cl⁻チャネル**および **Cl⁻チャネル内蔵型受容体**に分類されるが，Cl⁻チャネル内蔵型受容体は生理活性物質の項で述べるのでここでは割愛する（表1-9）．GABA$_A$ 受容体などの Cl⁻チャネル内蔵型受容体以外の Cl⁻チャネルについては，他のイオンチャネルに比べ，構造，調節機構，生理的役割などについて詳細な検討が進んでおらず不明な点が多い．

a　ClC Cl⁻チャネル

ClC Cl⁻チャネルは ClC-1〜7 と ClC-Ka，ClC-Kb の9種類が知られており，いずれも1個のポアを有する10〜12回膜貫通型のサブユニット2個が会合して2量体となり，2個のポアを有する二連式 double-barreled 構造を形成していると考えられている．ClC-1 は主に骨格筋に発現が認められており，細胞膜電位の安定化と活動電位の再分極促進に寄与している．広範な組織において発現が認められている ClC-2〜7 のうち，ClC-2 は細胞膜に発現し膜電位調節や細胞容積調節，Cl⁻分泌への関与が示唆されているが，ClC-3〜7 は細胞膜には発現しておらず，細胞内小胞の膜に存在し，Cl⁻勾配と共役した H⁺ 輸送系として小胞内の酸性化を促進していると考えられている．ClC-Ka，ClC-Kb は腎臓および内耳に限局して発現しており，腎臓では尿細管において血液側への Cl⁻ 輸送に関与している．ClC ファミリーには数種類の遺伝病が報告されており，ClC-1 遺伝子の変異は先天性ミオトニー，ClC-5 遺伝子変異は Dent 病（近位尿細管障害と腎石灰化），ClC-7 遺伝子変異は Albers-Schönberg 病（常染色体優性大理石骨病），ClC-Kb 遺伝子変異は Bartter 症候群（ヘンレループの太い上行脚の機能不全による低血圧，低カリウム血症などを呈する症候群）］に関与することが知られている．ClC-2 チャネル活性化薬のルビプロストンは，腸管腔内への Cl⁻ と水分泌促進作用により便を軟かくする下剤として使用されている．

b　CFTR Cl⁻チャネル

CFTR（cystic fibrosis transmembrane conductance regulator）は，欧米人に高頻度に発症する常染色体劣性慢性閉塞性肺疾患である外分泌機能低下を特徴とした囊胞性線維症 cystic fibrosis の原因遺伝子として同定され，後に，多くの上皮細胞に発現し，プロテインキナーゼA（PKA）により活性化される Cl⁻チャネルであることが判明した．CFTR は，12回膜貫通領域と ATP 結合領域および制御領域からなる典型的な ABC（ATP-binding cassette）輸送体の構造を有しており，チャネルの開口には PKA による制御領域のリン酸化と ATP 結合領域における ATP 加水分解が必要である．CFTR は上皮細胞において管腔側へ Cl⁻ と水を輸送する Cl⁻チャネルであるが，さらに，細胞外への ATP 遊離作用や，他のチャネルや交換体などの活性を調節する制御タンパク質としての機能も有する．

c　容積活性化 Cl⁻チャネル

容積活性化 Cl⁻チャネル（あるいは**容積活性化陰イオンチャネル** voltage-activated anion channel：**VAAC**）は，細胞膨化により開口して細胞容積の修復に関与するアニオンチャネルで，広範の組織において機能が認められているが，その分子実体はまだ解明されていない．電気生理学的特徴から**容積感受性外向き整流性陰イオンチャネル** volume-sensitive outwardly rectifying anion channel（VSOR）が主に VAAC として働くと考えられているが，**Maxi Cl⁻チャネル**（他の Cl⁻チャネルの10〜100倍のコンダクタンスを有する）や ClC-2 も容積感受性があることが知られている．

d Ca^{2+}活性化 Cl^-チャネル

Ca^{2+}活性化 Cl^-チャネル Ca^{2+}-activated Cl^- channel（**CaCC**）は細胞内 Ca^{2+} 濃度上昇により活性化される Cl^- チャネルで，腺房細胞や上皮細胞の Cl^- 分泌に関与することが示されていたがその分子実体は不明である．近年，TMEM16A（transmembrane protein with unknown function 16A）および TMEM16B が CaCC として機能する可能性が示されている．TMEM16 は 8 回膜貫通領域をもつサブユニットが 2 量体を形成して陰イオンチャネルとして機能していると考えられているが，ポア領域や Ca^{2+} 結合部位は不明である．

1-3-7. イオントランスポーター

イオントランスポーターには，ATP のエネルギーを利用して濃度勾配と逆方向へイオンを輸送する**能動輸送系**と，イオンの濃度勾配と電位差をエネルギー源として，2〜3 種類のイオンを同じ方向に輸送する**共輸送系**，および膜内外にある 2 種類のイオンを交換する**交換輸送系**がある（図 1-30）．

a 能動輸送系

1）Na^+, K^+-ATPase

すべての細胞の細胞膜に発現しており，3 分子の Na^+ を細胞外へ汲み出し，2 分子の K^+ を細胞内へ取り込むことで，細胞内外の Na^+ および K^+ の濃度勾配の維持と細胞膜電位の形成に寄与している．強心配糖体のジギタリス製剤（ジゴキシン，デスラノシド）は，Na^+, K^+-ATPase 阻害により細胞内外の Na^+ 濃度勾配を減少させて Na^+-Ca^{2+} 交換体の働きを抑制し，その結果，細胞外への Ca^{2+} 汲み出しを遅延させて強心作用を示す．

2）Ca^{2+}-ATPase

すべての細胞において細胞膜および小胞体膜に発現しており，細胞外への Ca^{2+} 汲み出しと小胞体

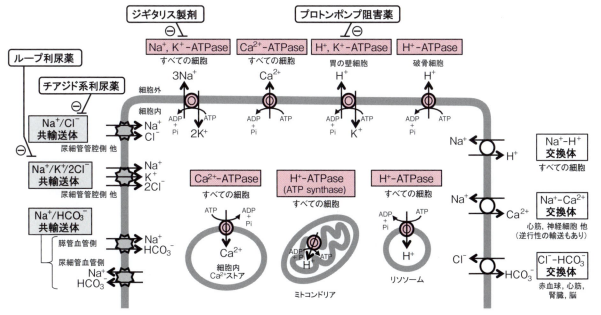

図 1-30. イオントランスポーター

内への Ca^{2+} 取り込みに寄与し，細胞質の Ca^{2+} 濃度を 100 nM 以下に維持している．プロテインキナーゼ C（PKC）や PKA は Ca^{2+}-ATPase 活性を促進する．

3）H^+,K^+-ATPase

胃粘膜壁細胞の内腔側に発現しており，H^+ を細胞外へ，K^+ を細胞内へ輸送して胃酸分泌に寄与する．H^+,K^+-ATPase は，壁細胞基底膜側に発現する各種受容体刺激により活性化されたプロテインキナーゼ C（PKC）や PKA によって活性化される．オメプラゾールなどのプロトンポンプ阻害薬 proton pump inhibitor（PPI）は，H^+,K^+-ATPase を不可逆的に阻害して持続的に胃酸分泌を抑制する．

4）H^+-ATPase

すべての細胞において，ミトコンドリアの内膜およびリソソーム膜に発現している．ミトコンドリアの H^+-ATPase は，電子伝達系の酵素群の働きにより形成された H^+ の濃度勾配を利用して ATP を生合成する．リソソーム膜の H^+-ATPase は細胞質から小胞内へ H^+ を輸送してリソソーム内の酸性化に寄与する．また，H^+-ATPase は破骨細胞にも発現しており，細胞外へ汲み出された H^+ は，Cl^- チャネルから分泌された Cl^- と反応して HCl となり，骨を溶解させる．

b 共輸送系

1）Na^+/Cl^- 共輸送体

腎臓遠位尿細管の管腔側および骨芽細胞などに発現しており，Na^+ と Cl^- を細胞内へ輸送する．チアジド系利尿薬（ヒドロクロロチアジドなど）は Na^+/Cl^- 共輸送体を阻害して Na^+ と水の再吸収を抑制することで利尿作用を示す．

2）$Na^+/K^+/2Cl^-$ 共輸送体

腎臓ヘンレループ太い上行脚の管腔側，赤血球，心筋，神経細胞，内皮細胞，上皮細胞に発現しており，主に細胞内外の Na^+ 濃度勾配を利用して Na^+，K^+，Cl^- を細胞内へ輸送する．ループ利尿薬（フロセミド，ブメタニドなど）は $Na^+/K^+/2Cl^-$ 共輸送体を阻害して Na^+ と水の再吸収を抑制することで強力な利尿作用を示す．

3）Na^+/HCO_3^- 共輸送体

腎臓近位尿細管の血管側および膵管の血管側などに発現している．腎臓では Na^+ と HCO_3^- を細胞外へ輸送し，これらイオンの再吸収に寄与する．膵管ではこれらイオンを細胞内へ輸送し，細胞内で増加した HCO_3^- は Cl^--HCO_3^- 交換体や CFTR により管腔側へ分泌される．

c 交換輸送系

1）Na^+-H^+ 交換体

すべての細胞の細胞膜に発現しており，細胞内外の Na^+ 濃度勾配を利用して H^+ を細胞外へ輸送する．細胞内 pH が 6.0 で最大に活性化され，pH7.0 では完全に不活性化される．

2）Na^+-Ca^{2+} 交換体

通常は細胞内外の Na^+ 濃度勾配を利用して Ca^{2+} を細胞外へ輸送するが，脱分極などにより細胞内

Na^+ 濃度が上昇した場合では逆行性輸送が起こる．心筋における細胞内 Ca^{2+} 排出機構および活動電位のプラトー相における Ca^{2+} 流入機構に関与する．

3）Cl^--HCO_3^- 交換体

赤血球，心筋，腎臓，脳などの細胞膜に発現しており，細胞内外の Cl^- 濃度勾配を利用して HCO_3^- を細胞外へ輸送する．細胞内の pH 調節や細胞内 Cl^- 濃度調節に関与する．細胞内アルカリ化や細胞内 Ca^{2+} 濃度上昇，PKC 活性化などにより機能が促進される．

1-4. 薬物の体内動態と薬効発現

1-4-1. 薬物の体内動態

生体に投与された薬物の多くは，腸管などから吸収されて循環系に入り，体内の各組織に分布し，毛細血管の細孔や内皮細胞を透過したのちに，細胞間隙や細胞膜上，あるいは細胞内の標的分子に作用する．作用部位に十分な量の薬物が到達して初めて薬効が発現する．すなわち，作用部位における薬物濃度が薬理作用の強さを決定する．また，薬効だけでなく副作用の発現も，作用部位における薬物濃度に依存する．一方で，投与された薬物の一部は，肝臓などで代謝され，胆汁中や尿中に排泄される．作用部位における薬物濃度は，こうした薬物の体内動態により決定される．つまり，副作用を抑え，十分な薬効を得るためには，薬物の体内動態を把握することは必要不可欠である．この過程は，**吸収** absorption，**分布** distribution，**代謝** metabolism，**排泄** excretion の頭文字をとって **ADME** と呼ばれる．また，薬物の体内動態を定量的に理解するためのパラメーターとして，**バイオアベイラビリティ** bioavailability，**クリアランス** clearance，**分布容積** volume of distribution，**生物学的半減期** biological half-life などが用いられる．

a　バイオアベイラビリティ

バイオアベイラビリティ bioavailability（生物学的利用能）は，投与された薬物が生体内でどう利用されるのかを示す指標であり，投与された薬物が全身循環血中に到達する量を示す**量的バイオアベイラビリティ（生体内利用率）** extent of bioavailability（EBA）と，到達するまでの速度を示す**速度的バイオアベイラビリティ** rate of bioavailability（RBA）により定義される．静脈内投与以外の経路での投与の場合は，吸収性や初回通過効果などによりバイオアベイラビリティは減少する．

全身循環血液中に入った薬物量は，直接測定することはできない．そこで，その指標として血中薬物濃度の時間経過を表した**血中薬物濃度-時間曲線** area under the concentration-time curve（AUC）が利用される．静脈内投与時の AUC を 100％とした相対値として表すことが多い．経口投与の場合であれば，

$$量的バイオアベイラビリティ（\%） = \frac{経口投与 AUC}{静脈内投与 AUC} \times 100$$

により算出される．

b クリアランス

クリアランス clearance は，投与された薬物が体内から除去される能力を示すパラメーターである．肝臓では薬物代謝酵素による代謝と胆汁中への排泄により，腎臓では尿中への排泄により薬物が除去される．クリアランス（CL）は，

$$CL = \frac{定常状態における薬物の消失速度}{定常状態における血中薬物濃度}$$

で表され，単位時間あたりに薬物が除去される量を体積に換算したもの（体積/時間）で表される．クリアランスが大きい薬物は除去されやすいことを示しており，血中薬物濃度は速く低下する．

c 分布容積

分布容積 volume of distribution（V_d）は体内薬物量と血中薬物濃度の関係を表すパラメーターで，

$$体内薬物量（A）= 血中薬物濃度（C）× 分布容積（V_d）$$

で表され，生体内での薬物の分布の程度を示す仮想上の容積である．血漿タンパク結合率の高い薬物の場合，血漿中に存在する薬物が多くなるため，分布容積は小さくなる．

d 生物学的半減期

生物学的半減期 biological half-life（$t_{1/2}$）は，投与直後の血中薬物濃度（C_0）が半分の血中薬物濃度になるまでに要する時間と定義される．血中薬物濃度の時間的推移が一次速度式に従う線形1-コンパートメントモデルの場合，消失速度定数を k_e とすると，血中薬物濃度（C）は，

$$C = C_0 \cdot e^{-k_e \cdot t}$$

となる．$t = t_{1/2}$，$C = C_0/2$ を代入することで，

$$t_{1/2} = \frac{\ln 2}{k_e} = \frac{0.693}{k_e}$$

の関係式が得られる．循環血液中の薬物は，代謝および排泄によって減少し，血中薬物濃度は減っていく．生物学的半減期が小さい薬物は，循環血液中からの消失が速いことを意味する．

1-4-2. 生体膜の透過

薬物が膜を透過できるかどうかは，薬物の体内動態を決定する最も大きな因子である．腸管からの吸収，中枢への分布，肝細胞への取り込み，腎尿細管での再吸収など，薬物の体内動態で膜透過性が影響する過程は多い．薬物が膜を透過する方式には，**拡散** diffusion と**輸送** transport がある．

a 拡散

拡散は濃度勾配に従って膜を透過する**受動輸送**の一つであり，**脂質拡散**と**水性拡散**に分類される．生体膜はリン脂質を主成分とする脂質二重層であるため，薬物はほとんどの場合，脂質拡散により膜を透過する．脂質拡散は薬物の脂溶性 lipophilicity（疎水性 hydrophobicity）に依存する．脂溶性の高い薬物は細胞外から膜内に溶け込んで蓄積し，その後，濃度の低い細胞質へと移行する．

薬物の多くは弱酸か弱塩基であり，イオン化している分子は脂質拡散では透過しないため，薬物の拡散のしやすさは pH により変化する．弱酸性薬物は陰イオンとプロトンに可逆的に解離し（$HA \rightleftharpoons H^+ + A^-$），弱塩基性薬物はプロトンが付加して陽イオンになる（$BH^+ \rightleftharpoons B + H^+$）．あ

るpHにおける薬物のイオン化の程度は，pK_a（解離定数 dissociation constant の$-\log$値）を用いてHenderson-Hasselbalchの式

$$\log \frac{(\text{プロトン付加型})}{(\text{プロトン解離型})} = pK_a - pH$$

により算出できる．酸性pHでは弱酸性薬物は非イオン型，弱塩基性薬物は陽イオン型（プロトン付加型）が多く，塩基性pHでは弱酸性薬物は陰イオン型，弱塩基性薬物は非イオン型（プロトン解離型）が多くなる．弱酸性薬物は酸性pHの方が，弱塩基性薬物は塩基性pHの方が非イオン型が多くなるため，脂質拡散により膜を透過しやすい．

一方，水性拡散は親水性hydrophilicの薬物でも膜の透過が可能な**受動輸送**である．毛細血管の細孔や上皮細胞の間隙を介した薬物の移行などがある．

b 輸 送

電荷を帯びている薬物や分子サイズの大きな薬物は，拡散では膜を透過しにくい．こうした薬物の中には，膜に存在する**トランスポーター** transporter（輸送体）を介した輸送によって膜を透過するものもある．薬物輸送を行うトランスポーターは，ABC（ATP binding cassette）トランスポーターとSLC（solute cassette）トランスポーターの二つの主要なスーパーファミリーに分類される（第1章3節参照）．ABCトランスポーターはATPの加水分解エネルギーを利用した一次性能動輸送を行うトランスポーターであり，ATPase活性をもちポンプと呼ばれる．P-糖タンパク質はその代表例である．一方，SLCトランスポーターはATPのエネルギーを用いず，**促進拡散**やイオン輸送と共役した**二次性能動輸送（共輸送，逆輸送）**を行う．有機アニオントランスポーターなど数多くのトランスポーターがこのファミリーに属する．ABCトランスポーターは細胞からの薬物の排泄を，SLCトランスポーターは薬物の取込みおよび排泄のいずれかを行っている．

1-4-3. 吸 収

薬物の吸収とは，体内に投与された薬物が循環している血液やリンパ液の中に移行する過程をいう．薬物の性質や剤形，投与経路の違いにより，吸収の速度や量は変わってくる．経口投与は最も簡便で経済的であるが，投与された薬物は消化管から吸収されると全身循環に入る前に門脈を経て肝臓へと送られ，そこで代謝や胆汁排泄を受ける可能性がある．また，小腸で吸収される際に代謝を受ける薬物もある．このように，投与された薬物が全身循環に入る前に不活性化されたり排泄されたりすることを**初回通過効果** first-pass effect という．

a 経口摂取による吸収

経口摂取した薬物は主に小腸から吸収される．強酸性である胃の内腔で非イオン型が多くなる酸性薬物は胃からも吸収されるが，その絶対量は少ない．錠剤やカプセル剤は，消化管内で製剤が**崩壊**，**分散**し，薬物が**溶解**してから吸収される．この薬剤の**溶解速度**は，薬の作用発現に大きく影響する．逆に，この溶解速度を利用して，長時間，緩徐に作用するような薬剤をつくることもでき

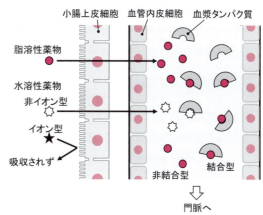

図 1-31. 小腸からの薬物の吸収

る．小腸の粘膜には輪状ヒダがあり，絨毛という突起で覆われている．さらに絨毛は円柱上皮細胞で覆われ，その細胞表面に微絨毛という小突起がある．そのため，小腸は極めて大きな表面積を有し，吸収に適している．小腸からの吸収は脂質拡散により行われ，脂溶性の高い薬物は拡散により上皮細胞の細胞膜を透過して間質へと移動し血液に入る（図1-31）．ただし，微絨毛の膜表面近傍には，**非撹拌水層**と呼ばれる流動性が抑えられた水層が存在するため，脂溶性が高く，生体膜透過性が高い薬物の場合は，非撹拌水層における拡散速度も薬物の吸収過程に大きく影響を及ぼす．小腸から吸収された薬物は門脈に集まり，肝臓に運ばれて初回通過効果を受けた後に，全身循環へと移行する．なお，極めて脂溶性の高い薬物の一部は，小腸から吸収された後，上皮細胞内で脂質運搬体であるキロミクロンに取り込まれてリンパ管系へと移行し，鎖骨静脈部において全身循環と合流するため，初回通過効果が回避される．

b　口腔粘膜からの吸収

　口腔粘膜から吸収された薬物は内頸静脈に入り，肝臓を経ずに直接心臓に達するので初回通過効果を回避できる．口腔粘膜からの吸収は主に脂質拡散によって起こり，脂溶性の高い薬物で初回通過効果を大きく受ける薬物に適している．口腔粘膜に投与される剤形には，舌下錠や口腔用スプレー剤，バッカル錠などがある．狭心症発作治療薬であるニトログリセリン舌下錠はその代表例である．

c　肺からの吸収

　ガス状および揮発性薬物や薬物溶液を霧状にしたエアゾール剤は，吸入により肺胞や気管粘膜から吸収させることができる．肺胞は毛細血管と薄い肺胞上皮細胞で隔てられているだけであり，さらに肺胞の表面積は大きく，毛細血管も密に存在することから，この経路による薬物の循環系への移行は迅速に行われ，また初回通過効果を回避できる．こうした全身作用を期待した投与（経肺投与）とは別に，肺疾患などに対する局所作用を目的とした投与もある．例えば，喘息治療に用いられる副腎皮質ステロイドやアドレナリン β_2 アゴニストの吸入剤などは，作用部位に局所適用することで，全身性の副作用を回避している．

d　直腸からの吸収

　直腸上部の上直腸静脈から吸収された薬物は，門脈に入って肝臓に到達するため初回通過効果を受けるが，中直腸静脈や下直腸静脈から吸収された薬物は，肝臓を経ずに総骨静脈から下大静脈に入るので初回通過効果を受けない．初回通過効果を大きく受ける薬物，胃内で不安定な薬物，消化管障害を生じやすい薬物などの投与部位として適している．また，短時間で薬効を期待するときや，乳児や老人など経口投与の困難な人などへの適用にも適している．

e　皮膚からの吸収

　皮膚は表皮，真皮，皮下組織で構成される．表層にある表皮の角質層が脂質障壁として働くため，皮膚からの薬物の吸収は一般に悪い．角質層の透過は脂質拡散によるため，脂溶性の高い薬物ほど吸収はよい．なお，角質層は水を含むと膨潤して細胞間隙が大きくなり，薬物の透過性が増大する．これを利用したのが，皮膚表面をフィルムなどで覆う密封療法（ODT療法）である．また，真皮は透過性がよいので，擦過や火傷などで角質層が損傷を受けた皮膚では薬物の吸収がよくなる．皮膚からの吸収は，局所作用を目的とした薬剤への適用が主であるが，① 長時間にわたって血中濃度を一定

に維持できる，② 投与量と適用期間の調節が容易である，③ 初回通過効果を回避できる，④ 経口投与ができない患者でも簡便に適用できる，といった利点があり，全身作用を目的とした薬剤にも適用されている．しかし，薬物の皮膚透過速度は一般に遅く，適用できる薬物は限られている．皮膚に投与される剤形には，軟膏剤，貼付剤，パップ剤，テープ剤などがある．

f 注射部位からの吸収

注射部位には，皮内，皮下，筋肉内などがある．低吸収率や初回通過効果などにより十分な血中濃度が得られない場合や，短時間での薬効を期待したい場合などに適用される．筋肉内には血管が多いので，筋肉内注射は皮下注射に比べ吸収が速い．静脈内注射には吸収の過程はなく，薬効発現は最も迅速であるが，一方で副作用も起こしやすい．

1-4-4. 分 布

薬物の分布とは，吸収により体循環系に移行した薬物が人体の各組織に運搬された後，組織内に移行するまでの一連の過程をいう．組織内の毛細血管に到達した薬物は，① 毛細血管壁を透過し，② 組織細胞外液へ移行し，そして ③ 組織細胞内へ移行する．薬物の各組織への分布は，分子量や脂溶性などといった薬物の物理化学的性質に加えて，血液量，毛細血管の透過性，血漿タンパク結合性などによって影響される．血液量が比較的多い腎臓，肝臓，脳などでは分布速度は速い．それに対して，大部分の内臓や骨組織，脂肪組織では血液量が少なく分布速度が遅い．

a 毛細血管の透過性

毛細血管壁の形状は組織により異なり，連続内皮，有窓内皮，不連続内皮に分類される．連続内皮は最も一般的な血管壁であり，薬物は細胞膜や細孔を透過して分布する．有窓内皮は腎や小腸，内分泌腺などに存在し，血管内皮に部分的に薄くなった円形の窓（フェネストラ）があり，低分子物質が透過できる．不連続内皮は，肝臓や脾臓，骨髄など限られた組織に存在し，低分子物質だけでなく高分子物質も透過できる．

b 血漿タンパク結合性

多くの薬物は，血液内では血漿タンパク質であるアルブミンや α_1-酸性糖タンパク質などと可逆的に結合し，結合型と非結合型の間に動的平衡が保たれた状態で循環している．アルブミンは酸性薬物をはじめとする多くの薬物と結合し，α_1-酸性糖タンパク質は塩基性薬物と結合する．血漿タンパク質と結合する割合（**血漿タンパク結合率**）は薬物によって異なり，また薬物の血中濃度や血漿タンパク質の量などによっても変化する．毛細血管壁を透過し，組織に移行して薬理作用を示せるのは非結合型である．一方，結合型はほとんどの組織で毛細血管壁を通過できず，薬理作用を示さない．血漿タンパク結合率の高い薬物は，その多くが結合型として血漿中に存在するため，分布容積（V_d）は小さくなる．非結合型の状態で組織に移行した薬物は，今度は組織において組織タンパク質との間で結合型と非結合型の動的平衡状態となる．

c 脳への移行

吸収された薬物が脳組織へ移行する経路としては，血液から直接脳へ移行する経路と血液から脳脊髄液を経て脳へ移行する経路の二つがあるが，前者では**血液脳関門** blood-brain barrier（BBB），後

者では**血液脳脊髄関門** blood-cerebrospinal fluid barrier（BCSFB）という障壁が存在する．

1）血液脳関門

血液脳関門の実体は，毛細血管を構成する内皮細胞である．脳の毛細血管の内皮細胞は，アストロサイトの影響により密に接着した密着結合 tight junction を形成しており，毛細血管から脳組織への薬物の移行が制限されている（図1-32）．脳組織へ移行するためには，薬物は毛細血管内皮細胞の膜を透過しなければならず，脂溶性が高く，分子量が小さい薬物ほど透過しやすい．また，血液脳関門には多くのトランスポーターが発現しており，グルコースやアミノ酸は親水性ではあるが脳内へ取り込まれ，一方，脳内に移行した薬物の一部はP-糖タンパク質などにより毛細血管へ排出される．

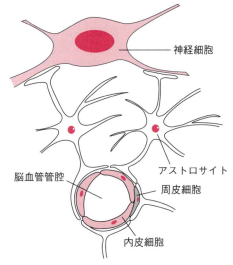

図 1-32．血液脳関門

2）血液脳脊髄関門

血液脳脊髄関門の実体は，脈絡叢を構成する上皮細胞である．脈絡叢は，側脳室，第三脳室，第四脳室のすべての脳室内に膨出した組織で，脳脊髄液の約50%を分泌している．脈絡叢は毛細血管を上皮細胞が包むような構造をしており，薬物は毛細血管を透過したあと，上皮細胞を透過しないと脳脊髄液に移行できない．ここの毛細血管は有窓内皮であり透過性は高いが，上皮細胞が密着結合を形成することで，薬物の移行を制限している．

d　胎児への移行

妊婦へ投与された薬物は母体血から胎盤を経て胎児血へと移行するが，胎児へ移行した薬物が胎児に対して毒性を示す可能性は高い．そこで，母体と胎児の間には**血液胎盤関門**があり，薬物の移行を制限している．母体血と胎児血との間には胎盤の絨毛が存在し，その外層を構成する上皮細胞である

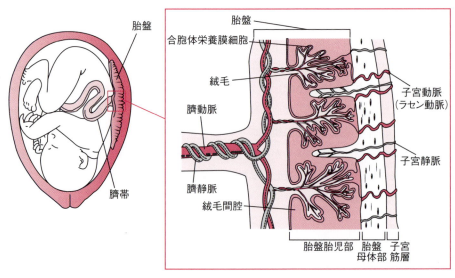

図 1-33．血液胎盤関門

合胞体性栄養膜細胞 syncytiotrophoblast が薬物移行の障壁となっている．母体血中の薬物はこの細胞を透過しないと胎児血へ移行できない（図 1-33）．しかし，すべての薬物移行を制御できるわけではなく，解熱鎮痛抗炎症薬，抗てんかん薬，抗生物質，経口抗糖尿病薬など血液胎盤関門を通過しやすい薬物も多く，胎児に影響を及ぼす．薬物の移行は脂質拡散が主であるため，脂溶性の高い薬物，血漿タンパク結合率の低い薬物は胎児へ移行しやすい．また，胎盤には ABC トランスポーターが発現しており，薬物を母体血へ排出する．

1-4-5. 代　謝

　薬物の代謝とは，吸収された薬物が薬物代謝酵素による**生体内変化**を受けることである．薬物は生体にとっては異物であり，生体ではこれを不活性化して生体外に排泄しようとする防御機構が働く．代謝は原則として薬物の親水性を増加させる．親水性が増加すると膜透過性が低下し，尿細管からの再吸収が減少して排泄が増加する．一方，薬物によっては代謝されることで活性をもつようになるものもあり，こうした薬物は**プロドラッグ** prodrug と呼ばれる．代謝は，薬物代謝酵素の基質特異性と親和性に起因し，その発現量によって大きく影響される．代謝は主に肝臓で行われるが，腎臓，肺，皮膚，小腸，胎盤などでも行われる．

　小腸から吸収された薬物は門脈に集まり肝臓を通過する．その際，脂溶性の高い薬物の血漿タンパク質非結合型が肝細胞に取り込まれ，さらに薬物代謝酵素の基質となるものが代謝を受ける．すなわち，肝臓で代謝されるのは門脈血中の薬物の一部であり，肝臓を通過した血液中では，代謝され変化した代謝産物と代謝されなかった未変化体が共存する．経口投与された薬物が全身循環系に入る前に肝臓で初回通過効果を受けると，生物学的利用能は低下する．ただし，代謝産物のすべてが不活性化体というわけではなく，代謝産物でも活性を示すものもあり，むしろ活性が増大する場合もある．活性をもつ薬物が代謝後どの程度残っているか，排泄されやすい親水性に変化した薬物がどの程度存在するかが，薬理効果の発現にとって重要である．

　薬物代謝反応は，第 I 相反応である酸化，還元，加水分解と第 II 相反応である抱合とに大別される．

a　第 I 相反応

　第 I 相反応では，薬物のヒドロキシ化，エポキシ化，脱アルキル，脱アミノなどの酸化反応や，ニトロ基，アゾ基，オキシドなどの還元，エステル，アミド，ヒドラジドなどの加水分解が起こり，ヒドロキシ基やアミノ基，カルボキシ基などの極性基が生成あるいは導入される．

　酸化反応の多くは，肝臓のミクロソームに存在する薬物代謝酵素，**シトクロム P450** cytochrome P450（CYP）により行われる．CYP は約 500 のアミノ酸残基からなり，活性部位にヘムをもつヘムタンパク質である．多くの分子種が存在し，分子種ごとに代謝する薬物が異なる．各分子種は基質特異性ではなくアミノ酸配列の相同性に基づいて命名されており，接頭語 CYP に続いてファミリーを示すアラビア数字，サブファミリーを示すアルファベット，分子種を示すアラビア数字の組合せで表される．ヒトにおいて薬物代謝に主に関与している CYP は，CYP1A2，CYP2C9，CYP2C19，CYP2D6，CYP2E1，CYP3A4 である．CYP は主に肝臓に存在するが，それ以外にも消化管や腎，肺，脳，皮膚など多くの臓器に少量ではあるが存在する．

b　第 II 相反応

　第 I 相反応により生成あるいは導入された極性基に，生体内極性成分が結合してさらに極性が増

す抱合反応が第II相反応である．抱合には，① UDP グルクロン酸 UDP glucuronic acid（UDPGA）を補酵素として UDP-グルクロン酸転移酵素 UDP-glucuronosyltransferase（UGT）により触媒される**グルクロン酸抱合**，② 活性硫酸 3′-phosphoadenosine-5′-phosphosulfate（PAPS）を補酵素として硫酸基転移酵素 sulfotransferase（ST）により触媒される**硫酸抱合**，③ グルタチオン S-転移酵素 glutathione S-transferase（GST）によりグルタチオンと結合する**グルタチオン抱合**などがある．極性が増すだけでなく，負の電荷を帯びることにより尿細管において有機アニオントランスポーターによって分泌されることも腎臓での排泄増加につながる．また，アセチル-CoA を補酵素として N-アセチル基転移酵素 N-acetyltransferase（NAT）により触媒される**アセチル抱合**は，芳香族アミンやスルホンアミドのアミノ基をアセチル化する抱合反応である．

1-4-6．排　泄

　薬物の排泄とは，体内の薬物が未変化体のまま，あるいは代謝を受けた後に体外に排出されることである．多くの薬物は腎臓から尿中に排泄されるが，肝臓から胆汁中に排泄され最終的に糞便中に排泄される薬物も比較的多い．その他にも，乳汁，唾液，呼気などへ薬物が排泄される場合もある．

a　腎排泄

　腎臓の尿生成機能をもつ構成単位はネフロンと呼ばれる．ネフロンは，糸球体とボーマン嚢からなる腎小体と尿細管から成り，腎臓1個あたり約100万個存在する．各々のネフロンは ① **糸球体ろ過**，② **尿細管分泌**，③ **尿細管再吸収**の三つの機能を有する．糸球体ろ過により生成された原尿のうち，約99％が再吸収される．

　輸入細動脈を通って糸球体毛細血管へ流れ込んだ血液中の薬物の一部は，糸球体でろ過され，ボーマン嚢に入り尿細管へと移行する．分子量約5,000のイヌリンが糸球体でろ過されることから，それより小分子の薬物のほとんどは，荷電のいかんにかかわらず糸球体で自由にろ過されると考えら

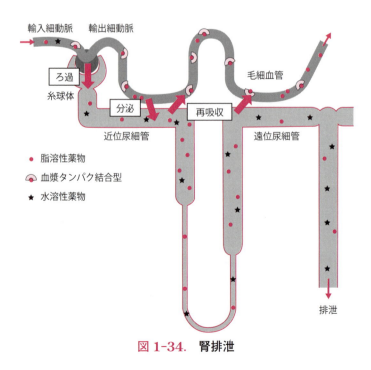

図 1-34．腎排泄

れる.ただしアルブミンのような高分子はろ過されないため,血漿タンパク結合型薬物はろ過されず,非結合型薬物のみがろ過の対象となる.糸球体でろ過されなかった薬物は,輸出細動脈を経て尿細管周囲を走行する毛細血管に流れ込む.ここで薬物の一部は,有機アニオントランスポーター(OAT)や有機カチオントランスポーター(OCT),P-糖タンパク質(MDR)などを介した能動輸送により尿細管に分泌される.一つのトランスポーターがさまざまな薬物の尿細管分泌を行っている.そこで,血中の薬物濃度が高いとトランスポーターによる尿細管分泌の**飽和**が起こり,薬物のクリアランスの低下や併用薬物による薬物相互作用の原因となる.一方,尿細管に分泌された薬物の一部は,尿細管周囲の毛細血管に再吸収される.薬物の再吸収は多くの場合,尿細管細胞の細胞膜を透過する脂質拡散により行われ,分子サイズが小さく,脂溶性の高い薬物が再吸収され,親水性の高い薬物は再吸収されずに排泄される.

以上のことから,薬物の腎排泄量は,

(腎排泄量)=(糸球体ろ過量)+(尿細管分泌量)−(尿細管再吸収量)

と表せる.ほとんどの薬物はこの過程で排泄されるため,腎障害のある患者への薬物投与は注意が必要な場合が多い.

b 胆汁中排泄

一部の薬物および代謝産物は,肝臓から分泌される胆汁中に入る.胆汁は一時的に胆嚢に貯蔵されるが,その後総胆管から十二指腸へ分泌され,最終的に糞便中に排泄される.薬物は,血液中から類洞(シヌソイド)を通ってDisse腔(細胞管腔)に移行した後,肝細胞血管側膜を拡散あるいは能動輸送により透過して肝実質細胞に取り込まれる.肝実質細胞で代謝された代謝産物,あるいは薬物の未変化体は,さらに毛細胆管側膜を拡散あるいは能動輸送により透過して毛細胆管へと移行し,胆汁中に取り込まれる.細胆管側膜には,P-糖タンパク質などのABCトランスポーターの発現が確認されている.これらのトランスポーターにより輸送されやすい薬物は,胆汁中に排泄されやすい.また,分子量が大きく(約500以上),極性基をもつものが胆汁中に排泄されやすく,抱合体,特にグルクロン酸抱合体は胆汁中に排泄されやすい.

胆汁酸とともに十二指腸に排泄された薬物の代謝産物は,消化酵素や腸内細菌により分解を受け,

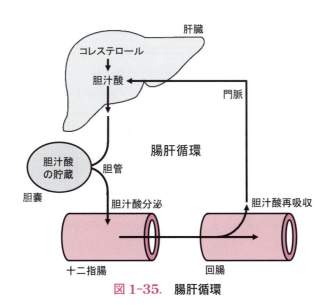

図 1-35. 腸肝循環

胆汁酸とともに小腸より再び吸収される場合がある．これを**腸肝循環** enterohepatic circulation と呼ぶ（図 1-35）．こうした薬物は腸と肝臓の間を循環してなかなか排泄されないため，血中薬物濃度が維持され作用は持続する．腸肝循環を受ける薬物として，インドメタシン，クロルプロマジン，クロラムフェニコール，バルプロ酸，モルヒネ，ジゴキシンなどがあげられる．

1-5. 薬物の選択・用法・用量の変更が必要となる要因

1-5-1. 個人差

薬物を服用した時に，人によって効き方に違いがあることも多い．これは，薬物が作用部位に到達する量や速度の違い，すなわち吸収・分布・代謝・排泄の違い（薬物動態学的相違）に起因する場合と，作用部位での薬物に対する反応性の違い（薬力学的相違）に起因する場合とがある．

a 薬物動態学的相違

個人差を生じる要因として最もよく知られているのは代謝の違いである．薬物が受ける初回通過効果には個人差があり，これは薬物代謝酵素の量や活性の違いによるところが大きい．中でもシトクロム P450（CYP）の遺伝子多型は，血中薬物濃度の個人差を生み出す大きな要因である．特に一塩基のみが異なっている場合を**一塩基多型** single nucleotide polymorphisms（SNPs）と呼び，CYP には数多くの SNPs が報告されている．ワルファリンに対する *CYP2C9* 遺伝子多型，プロトンポンプ阻害薬（PPI）に対する *CYP2C19* 遺伝子多型などは，治療方針の決定などに利用されている．また，併用している薬物や食事，環境などの外的因子も，薬物代謝酵素の発現量や活性に影響を及ぼす．さらに，P-糖タンパク質をコードしている *MDR1* 遺伝子など，薬物の排泄を担うトランスポーターにも遺伝子多型の存在が知られている．

体格による薬物の分布の違いが個人差の原因となる場合もある．一般的に脂溶性薬物は脂肪に分布しやすいため，肥満患者では薬物が脂肪に分布して蓄積されやすく，たとえ血中の薬物が体外に排泄されても脂肪から血中に溶出してくるため，血中濃度がなかなか低下せず，薬物の作用時間は長くなる．肥満患者に脂溶性の高い薬物を投与する際には，投与量や投与間隔などに注意が必要である．

さらに，患者の病気の状態が個人差の原因になる場合も多い．特に肝臓や腎臓の機能が低下している患者では，薬物の代謝や排泄が十分に機能せずに血中濃度が高くなり，薬効が強く現れる可能性が高い．慢性腎臓病など腎機能が低下している患者に対して腎排泄型薬物を投与する場合は，腎機能マーカーである eGFR（estimated glomerular filtration rate：糸球体ろ過速度予測値）を推算して投与設計を行う．

b 薬力学的相違

作用部位での血中薬物濃度が同じでも，薬物が標的分子に作用してから反応が現れるまでに関与する分子，すなわち受容体や酵素の発現量などの違いにより，薬効や副作用発現に違いが出る場合もある．この場合も，遺伝的な違いや，併用している薬物，食事，環境などの外的因子が影響を及ぼす場合が考えられる．

1-5-2. 年齢的要因

　小児および高齢者における薬物動態，すなわち吸収・分布・代謝・排泄は成人とは異なるため，薬物の投与設計に際しては特別な注意が必要である．また，年齢による薬物動態の違いは個人差が大きいことにも留意すべきである．

a　小児への薬物投与

1）吸　収

　新生児（出生後4週未満）では胃酸分泌能が低く胃内酸性度が弱いため，薬物の溶解速度が遅い．また，胃内容排出速度が遅く，腸蠕動運動も弱いため，消化管中の薬物滞留時間が長い．さらに，胆汁分泌や腸管粘膜の未発達も加わり，新生児での薬物の小腸からの吸収は遅い．乳児（4週以上，1歳未満）になるとこれらの因子は成人に近づき，成人と同等な吸収が行われるようになる．一方，小児では直腸投与による吸収は速く，その血中濃度の上昇は静脈投与の場合とほぼ同等である．

2）分　布

　新生児や乳児は，体重あたりの体内総水分量の割合が成人に比べて高い．そのため，細胞外液に分布する水溶性薬物を新生児に投与する場合，成人よりも血中濃度が低値となる．したがって，新生児や乳児で有効な血中濃度を得るためには，体重あたりの投与量を増やす必要がある．逆に体内の脂肪量は少ないため，脂溶性薬物の分布容積は小さく，体重あたりの投与量を少なくすべきである．また，生後10～12か月後までは血漿アルブミンやα_1-酸性糖タンパク質の産生能が低いため，新生児や乳児は成人よりも血漿タンパク結合率が低く，非結合型薬物の増加による副作用の出現などに注意が必要である．

3）代　謝

　新生児におけるCYP活性は非常に低い．そのため，新生児ではCYPで代謝される薬物の血中濃度は高くなり，副作用が生じやすい．投与量は慎重に検討する必要がある．また，UDP-グルクロン酸転移酵素の作用も未熟であり，グルクロン酸抱合を受けて排泄される薬物の投与にも注意すべきである．なお，薬物代謝酵素活性は生後数週間で急速に上昇し，乳児期には成人と同程度まで発達する．肝臓の発育は他の臓器よりも早いため，幼児期における体重あたりの肝臓の重量は成人よりも大きく，薬物代謝酵素活性はむしろ高い．なお，発達過程によるCYPの発現変化は分子種により異なる．CYP3A4やCYP2Cは生後1週間以内に発現するのに対し，CYP1A2の発現は生後1～3か月後となる．

4）排　泄

　新生児の糸球体ろ過速度は低く，腎排泄型薬物の血中半減期は長くなる．しかし，腎排泄機能は比較的早く発達し，乳児期にほぼ成人と同じレベルにまで達する．また，新生児では尿のpHが成人よりも酸性であるため，成人に比べて塩基性薬物は排泄されやすく，酸性薬物は排泄されにくい．

5）小児薬用量

　小児への薬物投与は，一般的には経験則から安全とされる量から投与を開始する．小児への薬用量は，成人との体表面積比より計算された投与量が最も安全かつ有効と考えられており，体表面積比に

近似した計算式であるAugsbergerの式を用いて小児薬用量を求める方法が汎用されている.

$$\text{Augsbergerの式：} \quad 小児薬用量 = 成人量 \times \frac{年齢 \times 4 + 20}{100}$$

また，Augsbergerの計算式から求めた小児薬用量を近似の整数比として作成されたvon Harnackの換算表が，その簡便さから臨床では広く用いられている.

von Harnackの換算表

3か月	6か月	1歳	3歳	7.5歳	12歳	成人
1/6	1/5	1/4	1/3	1/2	2/3	1

b 高齢者への薬物投与

年齢を重ねるにつれて，種々の臓器の生理機能は低下し，各臓器における血流速度が低下するため，薬物作用は増強され有害作用が発現しやすくなる.また，疾病状態が薬物作用に影響することも多い.さらに，多種多数の薬物やサプリメントを摂取している場合も多いため，薬物相互作用に留意が必要である.

1) 吸 収

消化管の機能は他の臓器に比べると加齢による変化が少ないことが知られている.高齢者では，胃酸分泌の低下や胃内容排出時間の延長，腸蠕動運動の低下などが認められるものの，薬物動態に及ぼす影響は小さい.

2) 分 布

高齢者では，体内総水分量が減少し体脂肪は増加するため，水溶性薬物の分布容積は小さくなり血中薬物濃度が増加するのに対し，脂溶性薬物の分布容積は大きくなり血中薬物濃度は低下する.また，加齢により血漿中の総タンパク質濃度はあまり変わらないが，その組成が変化するため，その影響は薬物によって異なる.すなわち，加齢によりアルブミン濃度は著しく低下するため，アルブミンと主に結合する酸性薬物は非結合型が増加して，組織への分布の増加により作用が増強されるとともに血漿クリアランスが増大する.一方，α_1-酸性糖タンパク質は増加するため，α_1-酸性糖タンパク質と主に結合する塩基性薬物は非結合型が減少し作用が減弱される.

3) 代 謝

加齢により，CYPなどの薬物代謝酵素の発現や活性の低下，および肝血流量の減少などにより，肝臓における薬物代謝は低下し，薬物の生物学的半減期の延長や血中濃度の上昇が起こり，有害作用が発現しやすくなる.特に第Ⅰ相反応への影響が顕著である.一方，第Ⅱ相反応はあまり加齢による影響を受けない.

4) 排 泄

高齢者における薬物動態の変化に最も影響するのが腎排泄である.加齢に伴う心拍出量の減少は，腎血流量を減少させ，糸球体ろ過速度の低下をもたらす.そのため，高齢者では腎排泄型薬物の血中

半減期が長くなり，作用の増強や有害作用の発現などが起こりやすい．また，高齢者では尿細管分泌能も低下するため，尿細管分泌が主な排泄経路となっている薬物の血中半減期も延長される．

5）薬力学的変化

高齢者では，薬物動態学的変化だけでなく薬力学的変化も生じていることがある．薬物の血中濃度が一定でも，作用が鈍化する薬物もあれば，鋭敏になる薬物もある．高齢者の薬物感受性は，モルヒネ，ジアゼパム，ワルファリンなどでは増大し，トルブタミドやβブロッカーなどでは低下することが知られている．

1-5-3. 妊 娠

妊娠中は，血漿中のプロゲステロン濃度の上昇により胃内容排出速度の低下や腸蠕動運動の低下が起こり，また胃酸分泌の減少も起こるため，薬物の吸収はやや低下する．一方，体内総水分量は増加するがタンパク質の生成速度は上昇しないため，血漿タンパク濃度が低下し，血漿タンパク結合率が低下する．さらに，妊娠中は心拍出量の増加により肝臓や腎臓の血流量が増大し，薬物の代謝や腎排泄の亢進をもたらす．

1-6. 薬物相互作用

複数の薬物を併用すると，単独で使用した場合とは作用の強さや作用時間に違いが生じることがある．このように併用した薬物が影響しあい薬効が変化することを**薬物相互作用**といい，併用により作用が増大する場合を**協力作用**，作用が減少する場合を**拮抗作用**と呼ぶ．薬物相互作用の原因としては，薬理作用に由来するもの（**薬力学的相互作用** pharmacodynamic drug interaction）と薬物の体内動態に由来するもの（**薬物動態学的相互作用** pharmacokinetic drug interaction）があげられる．薬物相互作用により薬効が増強されると副作用の発現につながることもあり，特に注意が必要である．

1-6-1. 薬力学的相互作用

薬力学的相互作用は，併用した薬物が同一の受容体に作用する場合や，作用部位は異なるが標的分子が同じ場合などに認められる．薬物の併用による効果が単独の効果の和と同じ場合を**相加作用** additive effect，単独の効果の和よりも強まる場合を**相乗作用** synergistic effect，単独の効果の和よりも弱まる場合を**拮抗作用** antagonistic effect と呼ぶ．

a 相加作用

同一の受容体に作用し，用量反応関係が類似した複数の薬物を併用した場合などに，併用の効果が単独の効果を積算した形で現れる．これを相加作用と呼ぶ．30％の薬効を示す薬物 A と 20％の薬効を示す薬物 B との併用により 50％の薬効が現れるような場合である．

b 相乗作用

結合部位は異なるが同じ標的分子に作用して薬効を強めあう薬物を併用した場合や，作用自体は全く異なるが，薬物 A の作用が薬物 B の作用を増強する場合などに，併用により単独の効果を積算し

た以上の効果が現れる．これを相乗作用と呼ぶ．30%の薬効を示す薬物 A と 20% の薬効を示す薬物 B との併用により 50% を超える薬効が現れるような場合である．例えば，ベンゾジアゼピン系催眠薬をアルコール摂取時に服用すると，ともに $GABA_A$ 受容体に働いて相乗作用による強い鎮静効果が現れる．また，慢性心不全の治療に用いられるループ利尿薬とジギタリスを併用すると，ループ利尿薬により生じる低カリウム血症がジギタリスによる Na^+ ポンプ抑制作用を増強して，ジギタリス中毒が現れやすくなる．ただし，後者のように，ある薬物の作用が別の薬物により著しく増強されて中毒作用が現れるような場合は，相乗作用とは区別してポテンシエーション potentiation と呼ぶこともある．

c 拮抗作用

拮抗作用は同一の受容体に作用するアゴニストとアンタゴニストを併用した場合や，完全アゴニストに部分アゴニストを併用した場合などに観察される．例えば，麻薬性鎮痛薬であるモルヒネでの治療中に非麻薬性鎮痛薬であるブプレノルフィンを投与するとモルヒネによる鎮痛効果は拮抗作用により減弱する．また，作用部位は異なるが逆の作用を示す薬物の併用によっても拮抗作用は観察される．例えば，交感神経興奮薬と副交感神経興奮薬の併用は，互いの作用を弱める．こうした拮抗作用は，生理学的拮抗あるいは機能的拮抗と呼ばれる．

1-6-2. 薬物動態学的相互作用

薬物動態学的相互作用は，吸収，分布，代謝，排泄といった薬物の体内動態に薬物が及ぼす影響により生じる相互作用である．ある薬物 A の体内動態が，併用した別の薬物 B による影響を受けると，作用部位における薬物 A の濃度が変化して効果が増強あるいは減弱される．例えば，薬物 B により薬物 A の吸収の促進，血漿タンパク結合の減少，代謝酵素活性の低下，排泄の低下が生じる場合には，薬物 A の効果が増強される．

a 吸収における薬物相互作用

経口投与された薬物の多くは，胃および小腸上部で溶解され，小腸から吸収される．吸収における薬物相互作用に関係する因子としては，消化管内 pH の変化，**胃内容排出速度** gastric emptying rate (GER) の変化，腸内細菌叢の変化などがあげられる．

1）消化管内 pH の変化

薬物の多くは弱酸か弱塩基であり，消化管内 pH によりイオン型と非イオン型の割合が変化する．そのため，胃酸分泌に影響する薬物や胃酸を中和する薬物などを併用すると，脂質拡散による薬物の吸収が影響を受ける（本章 4 節を参照）．

2）胃内容排出速度の変化

薬物の胃内にとどまる時間が長い，すなわち胃内容排出速度が低いほど，薬物の吸収は遅くなる．そのため，胃内容排出速度を変化させる薬物，例えばムスカリン受容体拮抗薬のように消化管運動を抑制するような薬物の併用は，吸収速度に影響する．胃内で分解を受けやすい薬物も，胃内容排出速度を変化させる薬物との併用は注意を要する．

3) 腸内細菌叢の変化

　腸内細菌により代謝や不活性化を受ける薬物の場合，抗菌薬による腸内細菌叢の変化が薬効に影響することがある．例えば，ジギタリスは腸内細菌により不活性化されるため，抗菌薬の併用はジギタリスの吸収を高め，ジギタリス中毒のリスクを上げることになる．

4) その他の因子

　吸着性や結合性など薬物の物理化学的性質が併用薬の吸収に影響する場合がある．例えば，脂質異常症治療薬であるコレスチラミンは陰イオン交換樹脂であり，酸性薬物などと結合して直接吸収を抑制するほか，胆汁酸と結合してミセル形成を抑えることで脂溶性薬物の吸収を阻害する．また，2価，3価の金属カチオンを含む鉄剤（Fe^{2+}）や制酸剤（Mg^{2+}，Al^{3+}）とテトラサイクリン系抗生物質，ニューキノロン系抗生物質，ビスホスホネート薬などを併用すると，難溶性のキレートを形成するため吸収が阻害される．

　腸管のトランスポーターや代謝酵素の競合阻害や誘導が併用薬の吸収に影響する場合もある．例えば，抗結核薬であるリファンピシンは，腸管上皮細胞におけるP-糖タンパク質の発現を誘導するため，P-糖タンパク質の基質となり消化管管腔へ汲み出されるジゴキシンやベラパミル，キニジン，シクロスポリン，ドキソルビシンなど多くの薬物の吸収を阻害する．また，P-糖タンパク質の基質となる薬物を複数併用すると，P-糖タンパク質に対する競合阻害が起こり，消化管管腔への汲み出しが抑制され，薬物の吸収が増加する．

b　分布における薬物相互作用

　多くの薬物は血液中で血漿タンパク質と可逆的に結合し，結合型と非結合型の間に動的平衡が保たれた状態で循環している．非結合型薬物のみが血液中から組織へと移行して効果を発揮するため，薬物の生体内での分布は非結合型の割合によって大きく影響される（本章4節を参照）．そのため，複数の薬物を併用した場合，薬物と血漿タンパク質との結合力の強さの違いに起因した薬物相互作用が起こる．すなわち，血漿タンパク質との結合力の強い薬物と併用すると，結合力の弱い薬物は非結合型の割合が増加することになる（表1-10）．特に，ワルファリンのように血漿タンパク結合率は高いが結合力の弱い薬物は，この薬物相互作用の影響を大きく受けるため注意が必要である．また，薬物の分布がトランスポーターを介して行われる場合には，同じトランスポーターを介して輸送される薬物を併用すると，トランスポーターの競合により分布が影響される．併用薬がトランスポーターの阻害あるいは誘導を起こす場合も，薬物の分布に影響が生じる．

表1-10．薬物の血漿タンパク質への結合力

血漿タンパク質との結合力	
強い薬物	弱い薬物
サリチル酸系 NSAIDs サルファ剤 フィブラート系薬	メトトレキサート ワルファリン フェニトイン ナテグリニド トルブタミド

c　代謝における薬物相互作用

　薬物代謝酵素シトクロムP450（CYP）の発現や活性に影響する薬物は多く，薬物を併用する場合に最も注意すべきなのがCYPによる代謝に基づく薬物相互作用である．ある薬物の代謝を担うCYPの発現が併用薬により誘導されると，代謝が促進されて薬効が減弱される．逆に，併用薬あるいはその代謝物がCYPを阻害する場合には薬効が増強される．また，併用する薬物が同一のCYPで代

謝される場合も，CYP との結合が競合するために代謝が抑制される．表 1-11 に，ヒトにおいて薬物代謝に主に関与している CYP とその基質となる代表的な薬物，および誘導する薬物，阻害する薬物を示した．これらの組合せで薬物を併用すると，薬物相互作用による薬効の増強・減弱が生じる．また，CYP が関連した食物と薬物との相互作用も知られている．健康食品として流通しているセント・ジョーンズ・ワート（セイヨウオトギリソウ）には CYP3A4 を誘導する作用があり，グレープフルーツジュースには CYP3A4 を阻害する作用がある．

　CYP 以外に薬物により誘導や阻害を受ける薬物代謝酵素としては，UDP-グルクロン酸転移酵素（UGT）や，キサンチンオキシダーゼ，モノアミンオキシダーゼ（MAO）などがあげられる．UGT は，パニペネムなどのカルバペネム系抗生物質やカルバマゼピン，フェニトインなどの抗てんかん薬により誘導され，一方，抗てんかん薬であるバルプロ酸により阻害される．これらの薬物とグルクロン酸抱合を受ける薬物との併用は注意が必要である．キサンチンオキシダーゼは，その特異的阻害薬が高尿酸血症治療薬として使用されている（アロプリノール，フェブキソスタットなど）．アザチオ

表 1-11．CYP で代謝される主な薬物とその誘導薬および阻害薬

代謝酵素	主な基質薬物	誘導薬	阻害薬
CYP1A2	プロプラノロール テオフィリン オランザピン イミプラミン	リファンピシン フェノバルビタール フェニトイン カルバマゼピン	ニューキノロン系抗菌薬 フルボキサミン
CYP2C9	ワルファリン トルブタミド フェニトイン ジクロフェナク イブプロフェン ロサルタン	リファンピシン フェノバルビタール フェニトイン カルバマゼピン	バルプロ酸
CYP2C19	オメプラゾール ジアゼパム	リファンピシン フェノバルビタール フェニトイン カルバマゼピン	オメプラゾール シメチジン アミトリプチリン
CYP2D6	イミプラミン ミアンセリン ペルフェナジン ハロペリドール ガランタミン カルテオロール	リファンピシン フェノバルビタール フェニトイン	キニジン パロキセチン シメチジン
CYP2E1	アセトアミノフェン	エタノール	エタノール ジスルフィラム
CYP3A4	Ca^{2+}拮抗薬 シクロスポリン ジアゼパム ロフラゼプ酸エチル ゾルピデム カルバマゼピン リドカイン エリスロマイシン ドネペジル ブプレノルフィン フェンタニル	リファンピシン フェノバルビタール フェニトイン カルバマゼピン リトナビル	シメチジン ベラパミル アゾール系抗真菌薬 マクロライド系抗菌薬 リトナビル メサドン

プリンやメルカプトプリンはキサンチンオキシダーゼにより代謝されるため，その阻害により血中濃度が上昇して副作用の発現リスクが高くなる．モノアミンオキシダーゼも，そのB型の特異的阻害薬であるセレギリンがパーキンソン病治療薬として使用されている．高用量ではA型モノアミンオキシダーゼも阻害してセロトニンの代謝を抑制するため，フルボキサミンやミルナシプランなどのセロトニン再取込みを阻害する抗うつ薬との併用は，セロトニンの過剰によるセロトニン症候群の副作用が現れるリスクを高める．

d　排泄における薬物相互作用

腎臓からの排泄においても薬物相互作用による影響が現れる．糸球体ろ過，尿細管分泌，尿細管再吸収の各過程で併用薬による影響を受ける．

1）糸球体ろ過

糸球体での薬物のろ過量は，血漿タンパク結合率と腎血流量により影響される．一般的に，血漿タンパク質と結合した薬物はろ過されず，併用薬により薬物の血漿タンパク結合率が変化すると排泄量も変化する．また，腎血流量も糸球体ろ過量に影響するため，輸入細動脈を弛緩させる薬物を併用すると，腎血流量が増加するとともに糸球体圧も上昇するため，糸球体ろ過量が増加して薬物の排泄が増加する．

2）尿細管分泌

薬物の尿細管分泌はトランスポーターを介して行われるため，同一のトランスポーターを介して分泌される薬物を併用した場合は競合が起こり，薬物の分泌が抑制され，排泄が低下する．また，トランスポーターとの親和性の強い薬物との併用は親和性の弱い薬物の分泌を阻害し，トランスポーターを阻害する薬物との併用は尿細管分泌を低下させる．

3）尿細管再吸収

尿細管においては非イオン型分子が再吸収される．尿中に存在する薬物のイオン型と非イオン型との動的平衡は，尿のpHによって変化する．そのため，尿のpHを変化させる薬物との併用は，薬物の腎排泄量に影響する．尿のpHが低くなると，酸性薬物は非イオン型が多くなるため，再吸収されやすくなり排泄が抑制される．一方，pHが高くなるとイオン型が多くなるため，再吸収されにくくなり排泄が促進される．塩基性薬物の場合はその逆になる．

1-7.　耐性，薬物依存性

薬物を長期間繰り返し投与すると，薬効が時間経過とともに減退し，同じ効果を得るためにはより多くの用量が必要になる場合がある．これは身体の薬物に対する生理的順応状態であり，この状態を**耐性** tolerance という．なお，遺伝的要因により，ある薬物に対して先天性に感受性が低い，あるいは非感受性である場合も耐性と呼ぶ．逆に，長期連用により薬物の効力が増加することもあり，これを**感作** sensitization と呼ぶ．また，長期連用後に薬物摂取を中止すると，精神的あるいは身体的に薬物の摂取を強く欲する状態になる．これを**薬物依存** drug dependence という．薬物に対する耐性が

生じると投与量が増え，投与量が増えると薬物依存が形成されやすくなる．そして，薬物依存が形成されると，連用によりさらに強い耐性が生じ，さらに投与量の増量が必要となるという悪循環に陥りやすい．

1-7-1. 耐 性

薬物耐性は，その発現機構の違いにより，代謝耐性と組織耐性に分類される．

a 代謝耐性

薬物の長期連用により，薬物動態の変化が生じることによって形成される耐性を代謝耐性と呼ぶ．投与された薬物が薬物代謝酵素の発現を誘導し，その結果，当初の投与量で得られる血中濃度よりも，連用後の血中濃度が低くなってしまう場合などが該当する．例えば，抗てんかん薬であるフェノバルビタールは主に CYP2C9 により，そしてカルバマゼピンは主に CYP3A4 により代謝されるが，これらの薬物には CYP 誘導作用があるため，長期連用により代謝が促進されて効果が減弱する．

b 組織耐性

薬物の繰り返し投与により，薬物による作用を受ける側に変化が生じることによって形成される耐性を**組織耐性**あるいは**機能耐性**と呼ぶ．組織耐性は，主として受容体およびその下流の細胞内シグナル伝達系の反応性が低下する**脱感作** desensitization により生じる．脱感作はイオンチャネル内蔵型受容体でしばしば観察され，細胞内 Ca^{2+} 濃度の上昇や受容体のリン酸化などにより引き起こされる．また，G タンパク質共役型受容体（GPCR）でも脱感作が観察される（図 1-36）．GPCR が受容体アゴニストで長時間刺激されると，細胞内に存在する G タンパク質共役型受容体キナーゼ（GRK）が活性化され，それにより活性型 GPCR の C 末端ドメインがリン酸化される．リン酸化された活性型 GPCR にはアダプタータンパク質であるアレスチン arrestin が結合し，それにより受容体と G タンパク質との相互作用が損なわれる脱共役 uncoupling が生じる．また，活性型 GPCR に結合したアレスチンは，コートタンパク質であるクラスリン clathrin を動員して，クラスリン被覆小胞による受容

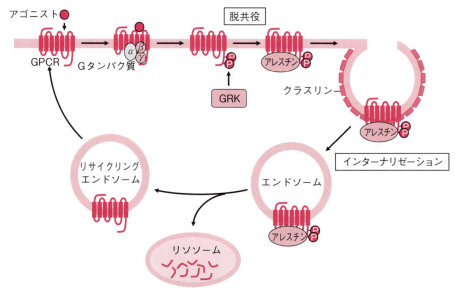

図 1-36. G タンパク質共役型受容体の脱感作

体の内部移行（**インターナリゼーション** internalization）を引き起こす．内部移行した受容体の一部は分解されて，受容体数の減少（**ダウンレギュレーション** down-regulation）が起こる．GPCR の C 末端ドメインはプロテインキナーゼ A やプロテインキナーゼ C によるリン酸化を受けることも知られており，脱共役をもたらす．なお，実験などで薬物を短時間のうちに反復投与した場合に，薬物の効果が急速に減弱する現象を，特に**タキフィラキシー** tachyphylaxis と呼ぶ．

c 交叉（差）耐性

ある薬物に対して耐性が形成された場合に，その薬物と同じまたは類似の作用機序をもつ薬物や類似の化学構造をもつ薬物に対しても耐性が生じることを**交叉耐性** cross tolerance という．この現象は，抗生物質，抗がん剤などさまざまな薬物でみられる．

1-7-2. 薬物依存性

薬物を長期連用していると，その薬物を精神的あるいは身体的に強く欲する状態に陥り，薬物の使用を中止しようとしても，容易に中止できなくなることがある．こうした状態を**薬物依存** drug dependence という．薬物の長期連用により生体がその薬物に適応した状態になり，薬物の中止により使用前にはなかった症状や使用前よりもさらに強い不快や有害作用が現れることを**離脱症状**（**禁断症状**，**退薬症候**）という．薬物依存には，この離脱症状を伴う**身体依存** physical dependence と，伴わない**精神依存** psychological dependence とがある．

薬物依存を形成する薬物は共通して精神依存を形成し，その摂取により陶酔感や多幸感が得られる．精神依存では，薬物摂取を中止しても身体的な不調は現れないが，薬物摂取への強迫的欲求（**渇望**）が起こり，これが原因となって薬物の使用を容易にやめることができなくなり，薬物を手に入れるための**薬物探索行動**が誘発される．一方，身体依存を形成する薬物を連用すると，薬物の効果の減弱や消失が生じ，渇望だけでなく離脱症状も現れる．この離脱症状から逃れようと，さらに渇望が増強される．すなわち，身体依存は精神依存を強める．薬物依存を形成する主な薬物を表 1-12 に示す．一般に，アンフェタミン類やコカインなどの中枢興奮作用を示す薬物は精神依存のみを形成し，一方，アルコールやバルビツール酸誘導体，オピオイド鎮痛薬など中枢抑制作用を示す薬物は，精神依存に加えて身体依存も形成する（表 1-12）．

表 1-12. 薬物の依存性

薬 物	中枢作用	精神依存	身体依存	法規制
オピオイド鎮痛薬	抑制	＋＋＋	＋＋＋	麻薬（麻薬及び向精神薬取締法）
コカイン	興奮	＋＋＋	－	麻薬（麻薬及び向精神薬取締法）
アンフェタミン類（メタンフェタミン等）	興奮	＋＋＋	－	覚せい剤（覚せい剤取締法）
バルビツール酸誘導体	抑制	＋＋	＋＋＋	－
アルコール	抑制	＋＋	＋＋	－
ニコチン	興奮（抑制）	＋	±	－

2 生理活性物質

2-1. カテコールアミン

　カテコールアミンはチロシンから生合成されるモノアミンで，ベンゼン環のオルト位に2個のヒドロキシ基を有するカテコールとアミンを含む側鎖から構成される．内因性生理活性物質としてのカテコールアミンは，ドパミン dopamine（DA），ノルアドレナリン noradrenaline（NAd），アドレナリン adrenaline（Adr）の三つが存在する．

2-1-1. 生体内におけるカテコールアミン

a　生合成

　カテコールアミンは，側鎖にフェニル基をもつアミノ酸である **L-チロシン** L-tyrosine から **L-ドパ** L-DOPA（L-dihydroxyphenylalanine）を経て，ドパミン，ノルアドレナリン，アドレナリンの順に生合成される．**チロシンヒドロキシラーゼ** tyrosine hydroxylase（TH）により L-チロシンから L-

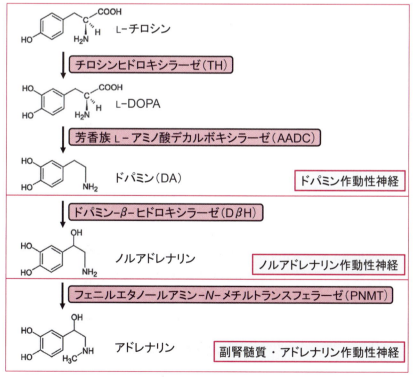

図2-1．カテコールアミンの生合成

ドパに，**芳香族 L-アミノ酸デカルボキシラーゼ** aromatic L-amino acid decarboxylase（AADC）により L-ドパからドパミンに，**ドパミン-β-ヒドロキシラーゼ** dopamine-β-hydroxylase（DβH）によりドパミンからノルアドレナリンに，そして**フェニルエタノールアミン-N-メチルトランスフェラーゼ** phenylethanolamine-N-methyltransferase（PNMT）によりノルアドレナリンからアドレナリンに変換される．カテコールアミン生合成の律速酵素は TH であり，この酵素は交感神経や副腎髄質の刺激により活性化される．ドパミン作動性神経は DβH を含まず，またノルアドレナリン作動性神経は PNMT を含まないため，それぞれの神経における最終産物はドパミンとノルアドレナリンとなる．PNMT は主に副腎髄質に存在する（図 2-1）．TH は L-チロシンに対する基質選択性があるが，AADC，DβH，PNMT は基質選択性が低い．例えば，AADC は，5-ヒドロキシトリプトファンをセロトニン（5-ヒドロキシトリプタミン）に，パーキンソン病治療薬であるドロキシドパ droxidopa をノルアドレナリンに変換する．また，DβH は高血圧治療薬であるメチルドパ methyldopa をメチルノルアドレナリンに変換する．

b 代　謝

カテコールアミンは，細胞内では主として**モノアミンオキシダーゼ** monoamine oxidase（MAO）により，細胞外では主に**カテコール-O-メチルトランスフェラーゼ** catechol-O-methyltransferase（COMT）により代謝され，生理活性を失う．MAO はモノアミンのアミノ基をアルデヒド基に酸化する酵素で，ミトコンドリア外膜に局在する．ヒトの MAO には MAO-A と MAO-B の 2 種のアイソザイムが存在し，MAO-A は主にノルアドレナリンやアドレナリン，セロトニンを，MAO-B は主にドパミンを基質とする．一方，COMT は生体内に広く分布しているが，主にシナプス後膜の細胞外部位に存在し，カテコールの 2 位のヒドロキシ基を O-メチル化してメトキシ基とする．MAO や COMT などにより，最終的にドパミンはホモバニリン酸 homovanillic acid（HVA）に，ノルアドレナリンおよびアドレナリンはバニリルマンデル酸 vanillylmandelic acid（VMA）に代謝される（図 2-2）．

c 貯　蔵

カテコールアミンは，神経終末ではシナプス小胞と呼ばれる貯蔵顆粒に貯蔵されている．神経細胞内に中性アミノ酸トランスポーターにより取り込まれた L-チロシンから L-ドパを経て生成されたドパミンや神経終末から遊離され再取込みされたカテコールアミンは，**小胞モノアミントランスポーター** vesicular monoamine transporter（VMAT）によりシナプス小胞に取り込まれる（図 2-3）．VMAT は N 末端と C 末端が細胞質側に位置する 12 回膜貫通型のプロトンアンチポーターであり，2 分子のプロトンを小胞内から排出することにより 1 分子のモノアミンを小胞内に取り込む．シナプス小胞には，小胞内のプロトンを濃縮するための H^+-ATPase が存在し，高濃度プロトンを含み電気的に陽性な小胞内部環境が構築され，プロトンの電気化学的勾配が形成される．これがプロトンアンチポーターの動力源となり，濃度勾配に逆らう方向でドパミンを小胞内に輸送する．VMAT には VMAT1 と VMAT2 の 2 種類のサブタイプが存在し，VMAT1 は主に副腎髄質のクロム親和性細胞や腸管の腸クロム親和性細胞などにある有芯小胞の膜上に存在し，VMAT2 は主に交感神経系や中枢神経系のモノアミン作動性神経終末にあるシナプス小胞の膜上に存在する．静穏作用や交感神経抑制作用を示すレセルピン reserpine は，VMAT を不可逆的に阻害することによりシナプス小胞のカテコールアミンを枯渇させる．交感神経節後神経や中枢ノルアドレナリン作動性神経のシナプス小胞には

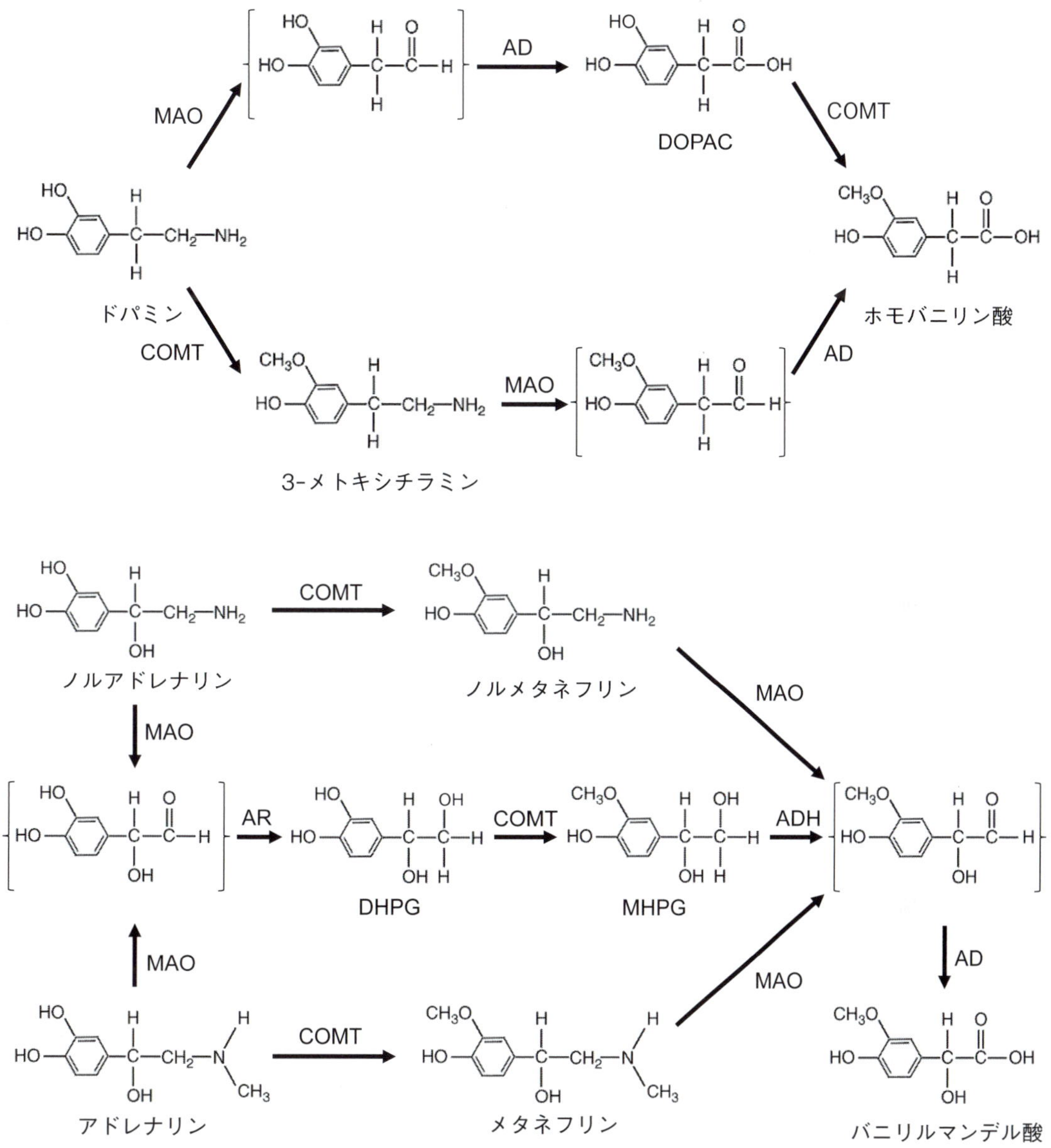

図 2-2. カテコールアミンの代謝

AD：aldehyde dehydrogenase, AR：aldehyde reductase, ADH：alcohol dehydrogenase, DHPG：3,4-dihydroxyphenylglycol, MHPG：3-methoxy-4-hydroxyphenylglycol

DβH が存在し，ドパミンからノルアドレナリンが生成される．中枢アドレナリン作動性神経や副腎髄質ではさらに PNMT が存在し，ノルアドレナリンからアドレナリンが生成される（図 2-1）．

d　遊　離

　神経終末まで活動電位が伝わり，それによりシナプス前膜に存在する電位依存性 Ca^{2+} チャネル（交感神経節後神経では N 型 Ca^{2+} チャネルが存在）が開口して Ca^{2+} 流入が生じると，シナプス小胞の膜とシナプス前膜とが融合し，開口分泌 exocytosis によってシナプス小胞に貯蔵されているカテコールアミンがシナプス間隙に遊離される（図 2-3）．シナプス小胞にはカテコールアミン以外にも ATP や生理活性ペプチド（ニューロペプチド Y など）などが含まれており，これらも一緒に遊離さ

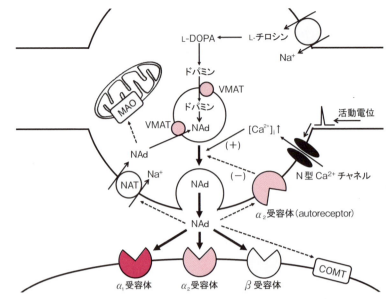

図 2-3. 交感神経節後神経終末におけるノルアドレナリン（**NAd**）の動態

れる．シナプス前膜には**自己受容体**（オートレセプター autoreceptor）が存在し，遊離されたカテコールアミンは自己受容体に作用して自分自身の遊離を抑制する（ネガティブフィードバック）．ドパミン作動性神経では D_2 受容体，ノルアドレナリン作動性神経とアドレナリン作動性神経では α_2 受容体が自己受容体として機能しており，いずれも $G_{i/o}$ 共役型である．これらの自己受容体の活性化は，$G_{i/o}$ を介して，G タンパク質共役型内向き整流性 K^+ チャネルの活性化による膜の過分極，電位依存性 Ca^{2+} チャネルの抑制，アデニル酸シクラーゼの阻害による細胞内 cAMP の減少により，カテコールアミンの遊離抑制を引き起こす．なお，交感神経節後神経には軸索上に**バリコシティー** varicosity と呼ばれる瘤状の膨らみがあり，ここにシナプス小胞が集積され神経終末として機能している．

e 再取込み

神経終末からシナプス間隙に遊離されたカテコールアミンは，主として神経終末に再取込みされることにより不活性化される．この再取込みはモノアミントランスポーターにより行われる．モノアミントランスポーターは輸送するモノアミンの違いにより，**ドパミントランスポーター** dopamine transporter（DAT），**ノルアドレナリントランスポーター** noradrenaline transporter（NAT），**セロトニントランスポーター** serotonin transporter（SERT）に分類される．いずれも 12 回膜貫通型の Na^+/Cl^- 依存性トランスポーターで，Na^+ の濃度勾配を駆動力として，Na^+，Cl^- との共輸送によりモノアミンを細胞内へと輸送する（図 2-3）．

2-1-2. カテコールアミンの分布

ノルアドレナリンは末梢では交感神経節後神経に存在する．一方，中枢では主に橋・延髄，特に青斑核にノルアドレナリン作動性神経の細胞体が存在し，大脳皮質や海馬をはじめ広く脳全体に投射している．ノルアドレナリンはこれらの神経の終末から遊離され，神経伝達物質として機能する．

アドレナリンは主に副腎髄質のクロム親和性細胞に存在し，ホルモンとして遊離される．中枢神経系にはアドレナリン作動性神経が存在するが，その分布は限られている．

ドパミンは主に中枢神経系に存在し，ドパミン作動性神経の細胞体は主に中脳に存在する．中脳の黒質緻密部から大脳基底核の線条体へ投射している神経（黒質線条体路），中脳の腹側被蓋野から大脳辺縁系に投射している神経（中脳辺縁路），腹側被蓋野から大脳皮質前頭連合野に投射している神経（中脳皮質路），視床下部漏斗核（弓状核）から下垂体間葉や正中隆起へ投射する神経（漏斗下垂体路）が主要なドパミン作動性神経である．

2-1-3. 受容体と細胞内情報伝達

神経終末や副腎髄質から遊離されたカテコールアミンは，シナプス後膜や標的細胞に存在する受容体に結合し，細胞内情報伝達系を介して様々な生理反応を引き起こす．

a　アドレナリン受容体

ノルアドレナリンとアドレナリンは，親和性の特性に違いはみられるものの，共にアドレナリン受容体に結合して作用する．ノルアドレナリンは自律神経系の神経伝達物質であることから，その受容体であるアドレナリン受容体は筋組織や分泌組織など末梢の広範囲な組織に分布している．アドレナリン受容体は，1948 年に Raymond Ahlquist により平滑筋に対する反応性の違いから，α 受容体と β 受容体の 2 種類のサブタイプに分類された．その後，効力実験や受容体結合実験などにより，α 受容体は α_1 受容体と α_2 受容体の 2 種類のサブタイプに，β 受容体は β_1, β_2, β_3 受容体の 3 種類のサブタイプに細分類された．さらに，遺伝子クローニングなどにより，α_1 受容体には α_{1A}, α_{1B}, α_{1D} 受容体の 3 種類，α_2 受容体には α_{2A}, α_{2B}, α_{2C} 受容体の 3 種類のサブタイプの存在が示されている．これらのアドレナリン受容体はすべて 7 回膜貫通型の G タンパク質共役型受容体 G-protein coupled

表 2-1. アドレナリン受容体の分類

分類		GP	シグナル伝達系	分布	機能	親和性
α_1	α_{1A} α_{1B} α_{1D}	$G_{q/11}$	PLC 活性化	血管	収縮	Ad≧NAd≫Iso
				尿道括約筋	収縮	
				瞳孔散大筋	収縮（散瞳）	
α_2	α_{2A} α_{2B} α_{2C}	$G_{i/o}$	AC 抑制 VDCC 抑制 K^+ チャネル活性化	交感神経節後神経シナプス前膜	NAd の遊離抑制	Ad≧NAd≫Iso
				膵 β 細胞	インスリン分泌抑制	
β_1		G_s	AC の活性化	心臓	心拍数上昇 心収縮力増強	Iso＞Ad＝NAd
				腎臓	レニン分泌促進	
β_2				気管支平滑筋	気管支弛緩	Iso＞Ad≫NAd
				消化管平滑筋	消化管弛緩	
				子宮平滑筋	子宮弛緩	
				冠動脈，肺，骨格筋の血管	血管弛緩	
				肝臓	グリコーゲン分解促進	
β_3				脂肪組織	脂肪分解促進	Iso＝NAd＞Ad
				膀胱排尿筋	排尿筋収縮	

Ad：アドレナリン，NAd：ノルアドレナリン，Iso：イソプレナリン，PLC：ホスホリパーゼ C, AC：アデニル酸シクラーゼ，VDCC：電位依存性 Ca^{2+} チャネル

receptor（GPCR）であり，α_1 受容体は $G_{q/11}$ と，α_2 受容体は $G_{i/o}$ と，そして β 受容体は G_s と共役してシグナルを伝達している（表 2-1）．

1) α_1 受容体

$G_{q/11}$ と共役する α_1 受容体を刺激すると，主に**ホスホリパーゼ Cβ** phospholipase Cβ（PLCβ）の活性化を介して，細胞膜成分であるホスファチジルイノシトール二リン酸 phosphatidylinositol 4,5-bisphosphate（PIP$_2$）のホスホジエステル結合を加水分解し，**イノシトール三リン酸** inositol 3,4,5-trisphosphate（IP$_3$）とジアシルグリセロール 1,2-diacylglycerol（DAG）を産生する．IP$_3$ は水溶性の分子で細胞質に拡散し，小胞体膜上で Ca^{2+} 遊離チャネルとして働いている IP$_3$ 受容体に作用して，小胞体からの Ca^{2+} 遊離を引き起こす．遊離された Ca^{2+} は，カルモジュリン依存性プロテインキナーゼⅡなどの Ca^{2+} 感受性酵素やカルシウム活性化カリウムチャネルなどの Ca^{2+} 感受性イオンチャネルなどの活性調節を介して，様々な生理作用を発揮する．一方，DAG は細胞膜に局在し，様々な細胞内シグナル伝達を制御する**プロテインキナーゼ C** protein kinase C（PKC）を活性化する．また，α_1 受容体刺激は，MAP キナーゼ mitogen-activated protein kinase の活性化を介して増殖シグナルを促進する作用や，ホスホリパーゼ A$_2$ phospholipase A$_2$（PLA$_2$）の活性化を介して細胞膜からアラキドン酸を遊離させる作用なども示す．内因性アゴニストであるアドレナリンとノルアドレナリンの α_1 受容体に対する効力はほぼ等しい．

α_1 受容体は末梢では主に交感神経節後神経のシナプス後膜に局在し，血管，瞳孔散大筋，内尿道括約筋，前立腺などの平滑筋を収縮させる作用を示す．α_1 受容体作用薬は，本態性低血圧症やショックによる低血圧などに対して昇圧薬として用いられる．また，鼻粘膜や結膜への投与により，局所血管を収縮させて鼻閉や結膜充血を改善する薬として用いられる．一方，α_1 受容体遮断薬は血管拡張による血圧降下や，内尿道括約筋や前立腺平滑筋の弛緩による排尿障害の改善を目的として用いられる．

2) α_2 受容体

$G_{i/o}$ と共役する α_2 受容体を刺激すると，主に**アデニル酸シクラーゼ** adenylate cyclase の抑制が生じ，細胞内**サイクリック AMP**（cAMP）レベルの減少がもたらされ，**プロテインキナーゼ A** protein kinase A（PKA）の活性低下などを介して様々な細胞内反応が引き起こされる．また，α_2 受容体刺激は G タンパク質共役型内向き整流性 K$^+$ チャネルの活性化を引き起こす．この作用は G$_i$ の $\beta\gamma$ サブユニットのチャネルに対する直接作用による．さらに，α_2 受容体は G$_o$ を介して電位依存性 Ca^{2+} チャネルを抑制する作用も示す．その他にも，$\beta\gamma$ サブユニットを介した PLCβ の活性化や MAP キナーゼの活性化などが知られている．

α_{2A} 受容体は，主に交感神経節後神経終末のシナプス前膜，および中枢のノルアドレナリン作動性神経やアドレナリン作動性神経終末のシナプス前膜に存在する**自己受容体**として，ノルアドレナリンやアドレナリンの遊離を抑制するネガティブフィードバックを担っている．また，これら以外の神経（例えばセロトニン作動性神経，GABA 作動性神経，ドパミン作動性神経）の神経終末にも α_{2A} 受容体は存在しており，神経伝達物質の遊離を抑制する作用を示す．こうした受容体は**ヘテロ受容体** heteroreceptor と呼ばれる．ヘテロ受容体の刺激は鎮静作用や鎮痛作用などに関係している．α_2 受容体はシナプス後膜にも存在しており，α_{2B} 受容体は子宮や動脈の収縮に，α_{2C} 受容体は静脈の収縮や皮膚血管の冷却による収縮に関与する．

$α_2$受容体作用薬は，中枢$α_2$受容体刺激による交感神経系の抑制を介した機序により作用する，中枢性降圧薬として高血圧の治療に用いられる．

3）β受容体

β受容体はいずれのサブタイプもG_sと共役しており，受容体刺激により解離した$G_sα$サブユニットは**アデニル酸シクラーゼ**を活性化し，ATPをcAMPに変換する．セカンドメッセンジャーであるcAMPは，主にPKAの活性化による種々のタンパク質リン酸化反応を引き起こす．PKAは二つの調節サブユニットと二つの触媒サブユニットの複合体で構成され，cAMPが調節サブユニットに結合すると触媒サブユニットが解離して活性型となり，種々のタンパク質のセリン/トレオニン残基をリン酸化する．例えば，転写因子であるCRE結合タンパク質（CREB；cAMP response element binding protein）はPKAによりリン酸化され活性化される．cAMPはその他に，環状ヌクレオチド依存性チャネルcyclic nucleotide-gated ion channels（CNGチャネル）の活性化や，グアニンヌクレオチド交換因子guanine nucleotide exchange factor（GEF）であるEpac（exchange protein directly activated by cAMP）の活性化などを引き起こす．cAMPはその後，**ホスホジエステラーゼ** phosphodiesterase（PDE）により5′-AMPへと加水分解される．

$β_1$受容体は，心機能の促進（収縮力，自動能，刺激伝導系の促進），腎傍糸球体細胞からのレニン分泌の促進などを担っている．心房筋および心室筋細胞の$β_1$受容体を刺激すると，活性化されたPKAにより，細胞膜の電位依存性Ca^{2+}チャネルがリン酸化されて細胞外からのCa^{2+}流入が増大するとともに，筋小胞体Ca^{2+}ポンプsarcoplasmic endoplasmic reticulum Ca^{2+}-ATPase（SERCA）の抑制タンパク質であるホスホランバンphospholambanがリン酸化されて，SERCAによる小胞体へのCa^{2+}取込みが促進される．そのため，心筋の拡張期における弛緩が促進されるとともに，筋小胞体のCa^{2+}貯蔵量の増加がもたらされ，収縮期における筋小胞体からリアノジン受容体ryanodine receptor（RyR）を介したCa^{2+}遊離量が増えて心筋の収縮が促進される（図2-4）．RyRもPKAによりリン酸化されるとCa^{2+}遊離活性が上昇し，収縮力増強に寄与する．しかし，PKAによるRyRの過リン酸化は，筋小胞体からのCa^{2+}リークを引き起こして遅延後脱分極delayed afterdepolarization（DAD）の原因となる．洞房結節の$β_1$受容体を刺激すると，活性化されたPKAにより電位依存性Ca^{2+}チャネルがリン酸化されて活性が促進され，第4相（緩徐脱分極相）および第0相（脱分極相）の傾き

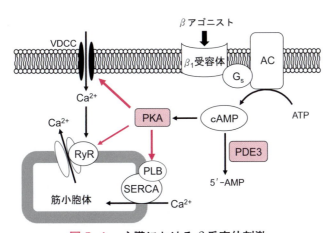

図2-4．心臓におけるβ受容体刺激

AC：アデニル酸シクラーゼ，VDCC：電位依存性Ca^{2+}チャネル
PLB：ホスホランバン

が急になり，心拍数の増加をもたらす．このようにβ_1受容体は心機能調節に大きく関わっており，β_1受容体作用薬は強心薬として用いられる．また，心筋細胞ではcAMPはホスホジエステラーゼ3（PDE3）により分解されるため，PDE3阻害薬が強心薬として用いられる．

β_2受容体は，気管支，子宮，腸管などの平滑筋細胞，冠動脈，肺や骨格筋の動脈など一部の血管平滑筋細胞，肝細胞，心筋細胞などに存在し，平滑筋弛緩作用やグリコーゲン分解促進作用，糖新生促進作用などを示す．β_2受容体作用薬は気管支拡張薬，子宮弛緩薬，血管拡張薬として用いられる．

β_3受容体は，当初ラットの脂肪細胞で発見され，その後，骨格筋や胃，大腸，気管，血管，膀胱の平滑筋で存在が確認されている．褐色脂肪細胞のβ_3受容体を刺激すると，脱共役タンパク質1 uncoupling protein 1（UCP1）が生成され，ミトコンドリアで脱共役が起こり，熱が産生される．また，白色脂肪細胞ではリパーゼの活性化により脂肪の分解が促進される．平滑筋ではβ_3受容体刺激は弛緩作用を示し，β_3受容体作用薬は膀胱平滑筋を弛緩させて過活動膀胱を抑制する薬として用いられている．

内因性アゴニストであるアドレナリンとノルアドレナリンのβ_1受容体に対する効力にはほとんど差はないが，β_2受容体に対するノルアドレナリンの効力はアドレナリンに比べて著しく弱い．また，β_3受容体に対してはノルアドレナリンの方がアドレナリンよりも効力が強い．

b ドパミン受容体

ドパミン受容体は，古典的にはシナプス後膜のみに存在するD_1受容体とシナプス前膜と後膜の両方に存在するD_2受容体とに分類されていた．その後，遺伝子クローニングなどにより，D_3，D_4，D_5の3種類のドパミン受容体サブタイプの存在が示され，現在ではドパミン受容体は5種類のサブタイプに細分類されている．ドパミン受容体はすべてGタンパク質共役型受容体GPCRであり，G_s共役型の**D_1様受容体** D_1 receptor family（D_1，D_5受容体）と$G_{i/o}$共役型の**D_2様受容体** D_2 receptor family（D_2，D_3，D_4受容体）とに大別される（表2-2）．

1）D_1様受容体

D_1およびD_5受容体はG_s共役型であり，D_1様受容体D_1 receptor familyに分類される．D_1様受容体を刺激すると，G_sを介してアデニル酸シクラーゼが活性化され細胞内cAMPレベルが上昇する．その後の機序はまだ不明の点が多いが，線条体ではPKAによってプロテインホスファターゼインヒビターであるDARPP-32（dopamine and cAMP regulated phosphoprotein of 32 kDa）がリン酸化され

表2-2. ドパミン受容体の分類

分類		GP	シグナル伝達系	分布	
				中枢	中枢外
D_1様	D_1	G_s	AC活性化	尾状核，被殻，嗅結節，側坐核 海馬，視床下部	血管平滑筋 腎尿細管
	D_5				
D_2様	D_2	$G_{i/o}$	AC抑制 VDCC抑制 K^+チャネル活性化	尾状核，被殻，歯状回，下垂体	CTZ 胃，網膜
	D_3			側坐核，カレハ島	
	D_4			前頭前野，中脳	

GP：Gタンパク質，AC：アデニル酸シクラーゼ，VDCC：電位依存性Ca^{2+}チャネル
CTZ：化学受容器引き金帯

る．リン酸化された DARPP-32 は，プロテインホスファターゼ1（PP-1）を抑制するため，PKA によるリン酸化を介した作用が増強される．

中枢における D_1 受容体は，主に線条体や大脳辺縁系といったドパミン作動性神経の支配領域で，シナプス後膜受容体として存在している．しかし，その中枢での作用は複雑で不明な点が多い．線条体の D_1 受容体は，運動の制御を司っている大脳皮質-基底核ループの直接路を促進する作用を示す．一方，D_5 受容体は主に海馬や視床下部などに存在し，D_1 受容体よりもドパミン親和性が高いが，生理的機能は不明である．

末梢におけるドパミン受容体の分布は限られているものの，内臓の血管や腎臓におけるドパミンの D_1 様受容体を介した作用が知られている．ただし，ドパミンは中用量でアドレナリン β_1 受容体，高用量でアドレナリン α_1 受容体を刺激するため，循環系に対するドパミン受容体の作用を正確に評価することは難しい．血管に分布している D_1 様受容体は主に D_5 受容体であり，細胞内 cAMP レベルの上昇を介して血管平滑筋を弛緩させる．特に腎動脈に対する拡張作用は顕著で，末梢血管抵抗をほとんど変化させることなく腎血流量を上昇させ，糸球体ろ過量を増加させることができるため，ドパミンはショック時などに利用される．また，腎近位尿細管細胞の管腔膜に存在する Na^+/H^+ 交換輸送体や側底膜に存在する Na^+/K^+-ATPase をドパミンは D_1 様受容体を介して抑制し，腎臓における Na^+ 再吸収を抑制することで利尿効果を示す．

2）D_2 様受容体

D_2，D_3，D_4 受容体は $G_{i/o}$ 共役型であり，D_2 様受容体 D_2 receptor family に分類される．D_2 様受容体を刺激すると，G_i を介してアデニル酸シクラーゼが抑制され，細胞内 cAMP が減少する．その他にも，D_2 様受容体刺激により，G_i の $\beta\gamma$ サブユニットを介した G タンパク質共役型内向き整流性 K^+ チャネルの活性化や MAP キナーゼの活性化が生じる．また，G_o を介した電位依存性 Ca^{2+} チャネルの抑制も起こる．

D_1 様受容体の遺伝子が単一エクソンであるのに対し，D_2 様受容体の遺伝子には 3～6 個のイントロンが存在し，スプライスバリアントの存在が認められている．例えば D_2 受容体には，414 アミノ酸からなる short type の D_{2S} 受容体と第 3 細胞内ループに 29 アミノ酸残基が挿入された long type の D_{2L} 受容体の 2 種類のスプライスバリアントが存在する．D_{2L} 受容体はシナプス後膜に，D_{2S} 受容体はシナプス前膜に発現しており，D_{2S} 受容体は D_{2L} 受容体よりもドパミン親和性が高い．

D_2 受容体は，主に線条体や大脳辺縁系，下垂体で認められる．線条体の D_{2L} 受容体は GABA 作動性神経である中型有棘神経に発現が多く認められ，錐体外路系運動調節に関与する大脳皮質-基底核ループの間接路を抑制する機能を示す．D_{2L} 受容体刺激は DARPP-32 の抑制をもたらす．この機序として二つの経路が考えられており，1）G_i の α サブユニットを介して，アデニル酸シクラーゼの抑制→細胞内 cAMP レベルの低下→ PKA の抑制が起こり，リン酸化 DARPP-32 が減少する経路と，2）G_i の $\beta\gamma$ サブユニットを介して，PLC の活性化→細胞内 Ca^{2+} 濃度の上昇→カルシニューリンの活性化が起こり，活性型 DARPP-32 の脱リン酸化が促進される経路である．さらに，D_{2L} 受容体刺激は種々のイオンチャネル活性にも影響する．一方，D_{2S} 受容体は主にドパミン作動性神経の自己受容体として機能する．また，下垂体前葉に存在する D_2 受容体はプロラクチン分泌の抑制という生理的機能を担い，化学受容器引き金帯 chemoreceptor trigger zone（CTZ）に存在する D_2 受容体は嘔吐を誘発する．

D_3 受容体は，D_2 受容体よりもドパミン親和性の高い自己受容体として，辺縁系の側坐核やカレハ

島 island of Calleja に多く認められる．また，D_4 受容体は，D_2 受容体よりもドパミン親和性が高いシナプス後膜受容体として，大脳皮質前頭前野や脳幹などに高発現がみられる．D_4 受容体には多数の多型が認められており，統合失調症をはじめ，注意欠陥過活動性障害 attention deficit hyperactivity disorder（ADHD）や物質依存症などの精神疾患への関連が示されている．

末梢では，胃のコリン作動性神経に D_2 様受容体が存在し，アセチルコリンの遊離を抑制して胃の運動を緩和する．また，網膜における抑制性ドパミン作動性神経による光受容や概日リズムなどの調節は D_2 様受容体を介して行われる．

2-2. アセチルコリン

アセチルコリン acetylcholine（ACh）は，神経伝達物質の中でも早期に構造や機能が解明されたものであり，1914 年に Henry H. Dale によって発見された．その後，Otto Loewi（1921）はカエル摘出心標本を用いて，迷走神経刺激中に採取した心灌流液を別の標本の心臓に処置し，心収縮が抑制されることを明らかにし，ACh が神経伝達物質であることを証明した．von Baeyer（1986）は，ACh を初めて化学合成した．

2-2-1. アセチルコリンの分布

ACh は，末梢神経系（自律神経および運動神経）および中枢神経系において機能する重要な神経伝達物質である．末梢神経系では，自律神経（交感神経および副交感神経）や運動神経の神経伝達に関わる．脳神経あるいは脊髄に起始核を有する運動神経（下位運動ニューロン）の軸索は，ACh を遊離する神経終末を骨格筋に送っており，神経筋接合部を構成する．副交感神経は節前線維，節後線維のいずれの神経終末からも ACh が遊離され，交感神経においては節前線維の神経終末より，ACh が遊離される．交感神経の節後線維のほとんどはノルアドレナリンを伝達物質として用いているが，汗腺を支配する交感神経節後線維は，例外的に ACh を遊離する．

中枢神経系においても，ACh を伝達物質とする神経系（コリン作動性神経）の存在が明らかとなっている．例えば，線条体の介在ニューロンから遊離される ACh は，線条体内の局所神経回路においてドパミンと機能的に拮抗して運動機能の調節に関わる．また，前脳基底部の神経核群（内側中隔野や Meynert 基底核など）から大脳皮質や海馬に投射するコリン作動性神経は，記憶や学習などの脳の高次機能に関与することが知られている．

この他，免疫系細胞，血管内皮細胞，胎盤などのさまざまな非神経系細胞・組織においても ACh の生合成が行われ，それぞれの細胞・組織の機能調節に関わることが明らかになってきている．

2-2-2. アセチルコリンの生合成

ACh は，コリンとアセチル CoA から**コリンアセチル基転移酵素** choline O-acetyltransferase（ChAT）により合成される（図 2-5）．ChAT は細胞質に存在する可溶性タンパク質であり，神経細胞体において合成され，軸索を経て神経終末部に運ばれる．神経終末部の細胞質が ACh の主な生合成の場となる．また，コリン作動性神経終末には，ACh 生合成の材料となるコリンを効率よく細胞質内へ取り込む高親和性コリントランスポーターが発現している．12 回膜貫通型タンパク質である高親和性コリントランスポーターは，グルコーストランスポーターファミリーに属しており，Na^+ の

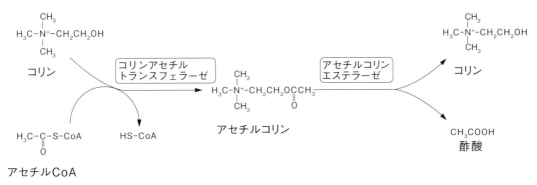

図 2-5. アセチルコリンの生合成と代謝

濃度勾配に依存してコリンを輸送する（図2-6）．神経活動（活動電位の発射）が持続的であっても，通常は神経終末部のAChが枯渇することはないが，コリンの供給がACh生合成の律速段階となる．

2-2-3. アセチルコリンの貯蔵と遊離

神経終末部の細胞質内で合成されたAChは，シナプス小胞に取り込まれる．この取込みを担うのは小胞アセチルコリントランスポーター vesicular acetylcholine transporter（VAChT）である．VAChTは12回膜貫通型の輸送タンパク質であり，プロトン勾配を利用して，小胞からのH^+の流出と共役した小胞へのAChの取込みを媒介する．シナプス小胞に蓄えられたAChは，神経終末に活動電位が到達すると，開口放出（エキソサイトーシス）によりシナプス間隙に遊離される．開口放出過程では，活動電位による膜電位変化を感知した電位依存性Ca^{2+}チャネルの活性化が引き金となり，細胞内Ca^{2+}濃度の増加によって，シナプス小胞膜と形質膜との融合を制御するSNAREタンパク質複合体が動員される．**ボツリヌス毒素** botulinum toxin は，SNAREタンパク質を分解することで運動神経終末からのACh遊離を妨げる．ボツリヌス毒素は極めて強力な毒素として知られるが，医薬品としては眼瞼けいれんの治療などへの適応がある（第4章2節参照）．

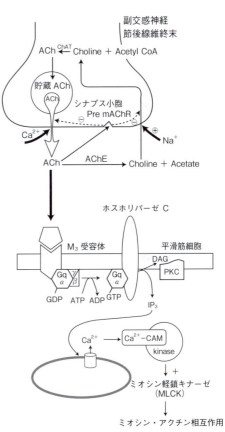

図 2-6. コリン作動性神経終末と効果器（平滑筋）の応答

コリン作動性神経終末には前シナプス性ACh受容体（M_2およびM_4受容体）が存在し，負のフィードバック機構を構成している．遊離したAChがこれら自己受容体に作用すると，神経終末からのさらなるAChの遊離や神経終末へのコリンの取込みが抑制される．

2-2-4. アセチルコリンの分解

細胞外に遊離されたAChは，**アセチルコリンエステラーゼ** acetylcholinesterase（AChE）によって速やかに分解され，コリンと酢酸になる（図2-5）．この分解によってAChの神経伝達は終了する．

ACh を分解する酵素としては，シナプス前膜・後膜に発現している AChE（真性コリンエステラーゼ）の他に，血中に存在するブチリルコリンエステラーゼ（偽性コリンエステラーゼ）が知られている．コリンエステラーゼに対して阻害活性をもつ薬物（コリンエステラーゼ阻害薬）は，シナプス間隙の ACh 濃度を増大させるため，さまざまな疾患に対して臨床応用されている．

ACh の分解によって生じたコリンは，再び高親和性コリントランスポーターによってシナプス前終末に取り込まれ，ACh の生合成に再利用される（図2-6）．

2-2-5. アセチルコリンの受容体ならびに生理作用

ACh の受容体は，ニコチン性 ACh 受容体とムスカリン性 ACh 受容体に大別され，それぞれ ACh のニコチン様作用（骨格筋や神経節での刺激作用）とムスカリン様作用（副交感神経支配器官での刺激作用）を媒介する（表2-3）．

a　ニコチン性アセチルコリン受容体 nicotinic acetylcholine receptor（nAChR）

nAChR は，陽イオン選択性のイオンチャネル内蔵型受容体であり，ACh やニコチンが結合すると，Na^+，K^+，Ca^{2+} のイオン透過性が亢進する．nAChR は神経筋接合部（骨格筋細胞），自律神経節（節後神経細胞体），副腎髄質（クロム親和性細胞），中枢神経系などに分布する．nAChR は，類似構造をもつサブユニットが会合した5量体として機能する（図1-5参照）．α（1〜10の10種類），β（1〜4の4種類），γ，δ，ε の17種類のサブユニットが存在し，nAChR はそれらの組合せにより骨格筋 muscle 型（N_M）と神経 nerve 型（N_N）に大別される．各サブユニットは，分子内に4か所の膜貫通領域（M1〜M4）を有しており，会合した5個のサブユニットそれぞれの M2 領域がチャネル孔（ポア）に面した配置をとる．受容体へのアゴニストの結合には α サブユニットが関与し，1つの受容体に対して2分子のアゴニストが結合すると，受容体チャネルが開口する．

N_M 受容体は，2個の $\alpha 1$ サブユニットと各1個の $\beta 1$，δ，ε（もしくは γ）サブユニットの会合した5量体で構成される．胎生発達期の未熟な骨格筋細胞には γ サブユニットを含む受容体（非シナプス型 N_M 受容体）が発現しているが，運動神経による骨格筋支配が完成するにつれ，ε サブユニットを含む成体型（シナプス型）の N_M 受容体に置き換えられる．成体の骨格筋を除神経すると，非シナプス型 NM 受容体の発現が速やかに亢進する．N_M 受容体を遮断する**ベクロニウム** vecuronium などの薬物は，筋弛緩薬として用いられる．

表2-3. 主なアセチルコリン受容体サブタイプ

サブタイプ	情報伝達系	主な分布	主な機能
N_M	陽イオンチャネル	骨格筋	筋収縮
N_N	陽イオンチャネル	中枢神経 自律神経節	神経興奮
M_1	$G_{q/11}$ 共役	中枢神経 自律神経節 胃	神経興奮 胃酸分泌促進
M_2	$G_{i/o}$ 共役	心臓	心拍数減少 心筋収縮力低下
M_3	$G_{q/11}$ 共役	副交感神経支配臓器（心臓以外）	腺分泌促進 平滑筋収縮 血管拡張（NO 産生を介する）

N_N 受容体は，自律神経節や中枢神経系に発現しており，N_M 受容体とはサブユニットの構成が異なる（N_M 受容体の構成サブユニットは N_N 受容体には含まれない）．自律神経節に発現している N_N 受容体は，α サブユニットと β サブユニットからなるヘテロ5量体（$\alpha 3\alpha 5\beta 4$ や $\alpha 3\alpha 5\beta 2\beta 4$），あるいは同一の α サブユニット（$\alpha 7$）からなるホモ5量体の構造をとる．中枢神経系の N_N 受容体は，$\alpha 7$ のホモ5量体や，$\alpha 4\beta 2$ のヘテロ5量体が主なサブユニット構成となっているが，その他にもさまざまなサブユニット構成をもつ N_N 受容体の存在が示唆されている．**バレニクリン** varenicline は，$\alpha 4\beta 2$ 型 N_N 受容体の部分作動薬であり，禁煙補助薬として用いられる．

b ムスカリン性アセチルコリン受容体 muscarinic acetylcholine receptor（mAChR）

mAChR は G タンパク質共役型受容体であり，$M_1 \sim M_5$ の5種類のサブタイプが存在する．M_1, M_3, M_5 は $G_{q/11}$ タンパク質と，また M_2 と M_4 は $G_{i/o}$ タンパク質と共役する（表2-3）．mAChR は副交感神経の効果器に多く存在し，心臓機能の抑制（M_2），平滑筋の収縮（M_3, M_2），分泌腺の刺激（M_3, M_1）などを担う．また中枢神経系，末梢神経系にも広く分布して神経伝達の修飾に関与する．

① **M_1 受容体**：中枢神経系，自律神経節，分泌腺などに分布する．自律神経節におけるコリン作動性の速い興奮性シナプス伝達は，ACh 刺激による N_N 受容体チャネルの開口によるものであるが，節後神経細胞には M_1 受容体も発現しており，K^+ チャネルの活性化による遅い興奮性シナプス後電位の発生に関わっている．また，胃における M_1 受容体の刺激は，胃酸分泌を亢進する．M_1 受容体選択的遮断薬の**ピレンゼピン** pirenzepine は，胃酸分泌抑制薬として消化性潰瘍などに適用される（第13章2節参照）．

② **M_2 受容体**：心臓に対する副交感神経（心臓迷走神経）の支配を媒介する受容体サブタイプである．心房筋の M_2 受容体の刺激は，$G_{\beta\gamma}$ サブユニットの動員を介して K^+ チャネルを活性化し，洞房結節のペースメーカー電位の立上がりを抑制して心拍数を減少させる．心室筋では，アデニル酸シクラーゼの抑制による細胞内 cAMP 量の減少が，L 型 Ca^{2+} チャネル活性化の抑制などを介して心筋収縮力を低下させる．

③ **M_3 受容体**：心臓以外の多くの副交感神経支配臓器に発現している．M_3 受容体の刺激は，唾液腺，気管支，膵臓などからの腺分泌を亢進し，また気管支，消化管，膀胱などの平滑筋を収縮させる．いずれも，$G_{q/11}$ タンパク質を介したホスホリパーゼ C の活性化とイノシトール三リン酸の産生が，細胞質内 Ca^{2+} 濃度の増大を引き起こすことによる（図2-6）．血管では，M_3 受容体は平滑筋細胞だけでなく内皮細胞にも発現しているため，内皮細胞上の M_3 受容体が刺激されることによって，一酸化窒素（NO）の産生を介して血管平滑筋は弛緩する．

一般に，ACh のムスカリン様作用はニコチン様作用よりも強力である．ムスカリン様作用は**アトロピン** atropine により完全に抑制される．動物における知見では，アトロピン投与後に比較的大量のアセチルコリンを投与すると，血圧の上昇をきたすことが知られている．これは ACh のニコチン様作用によって，交感神経節や副腎髄質が興奮するためである．この現象を ACh の血圧反転現象という．神経節遮断薬やアドレナリン作動性神経遮断薬によって，この血圧上昇を抑制することができる．

ACh の作用は極めて一過性であるが，これは ACh が血液や組織に存在するコリンエステラーゼによって速やかに加水分解されるためである．コリンエステラーゼ阻害薬である**ネオスチグミン** neostigmine などの薬物は，ACh の分解を抑制することにより，ACh の作用を増強かつ持続させる．

アセチルコリン塩化物 acetylcholine chloride は，臨床では麻酔後の腸管麻痺，急性胃拡張，円形脱毛症に適用される．

2-3. セロトニン

　セロトニン serotonin，すなわち 5-ヒドロキシトリプタミン 5-hydroxytryptamine（5-HT）は生理活性アミンの一つで，動植物に広く分布する．Vittorio Erpsamer（1933）が，消化管壁の収縮を促進する化合物を消化管から分離した．1947 年，これと同じ化合物が Irvine Page と Maurice Rapport によって血小板から分離され，「血管の緊張度（*tonus*）を高める作用をもつ血中の（*sero-*）物質」の意から，セロトニンと名づけられた．

2-3-1. セロトニンの分布

　人体中には約 10 ミリグラム程度のセロトニンが存在しており，そのうち約 90％は消化管粘膜のクロム親和性細胞（エンテロクロマフィン enterochromaffin 細胞）内に存在している．ストレスなどが原因で，慢性的に下痢や便秘，腹痛をくり返す疾患である過敏性腸症候群 irritable bowel disease（IBS）などの症状にもセロトニンが関連していると考えられている．残りの 10％のセロトニンのうち 8％は血小板内にあり，全身血液循環を通じて体内を巡る．血液中のセロトニンは，血小板凝集/血液凝固作用や，血管を含む平滑筋の収縮作用などがあり，この収縮作用が片頭痛の原因の一つであると考えられている．残りのわずか 2％が中枢神経系に存在しており，脳内のセロトニンはヒトの精神面に大きな影響を与えると考えられている．

　セロトニンを分泌するエンテロクロマフィン細胞は，胃腸管粘膜の底部に広く分布している．中枢神経系においては，セロトニン含有神経の細胞体は下位脳幹部の縫線核群（B_1〜B_9）と呼ばれる神経核群に局在しており，セロトニン作動性神経線維はそれらの起始核から大脳皮質，海馬，視床，脊髄など多くの脳部位に投射している．

2-3-2. セロトニンの生合成と代謝

　生体内のセロトニンは，トリプトファンからトリプトファン 5-ヒドロキシラーゼ tryptophan hydroxylase（TPH）および芳香族 L-アミノ酸脱炭酸酵素 aromatic L-amino acid decarboxylase（AADC）による 2 段階の酵素反応によって合成される（図 2-7）．TPH はセロトニン生合成の律速酵素であり，TPH1 と TPH2 の 2 種類のアイソザイムが存在することが知られており．TPH1 は主に末梢のセロトニン産生細胞に，TPH2 は主に中枢のセロトニン作動性神経細胞に発現している．TPH1 欠損マウスでは血中のセロトニン濃度が約 95％低下し，TPH2 欠損マウスでは中枢神経系のセロトニン含量が約 95％低下することから，末梢と中枢におけるそれぞれのアイソザイムの重要性が示唆されるが TPH1 と TPH2 両者を欠損したマウスにおいても血中，中枢ともに数％のセロトニンは残存する．そのため，TPH 非依存的な合成経路もセロトニンの存在する可能性が考えられる．

　脳内の松果体では，セロトニンから 2 段階の反応を経て**メラトニン** melatonin が生合成される（図 2-7）．メラトニンは睡眠・覚醒リズムの調節に関わる生理活性物質であり，メラトニン受容体作動薬の**ラメルテオン** ramelteon は不眠症の治療に適用される（第 5 章 3 節参照）．

　エンテロクロマフィン細胞の分泌顆粒，セロトニン作動性神経終末のシナプス小胞，および血小板

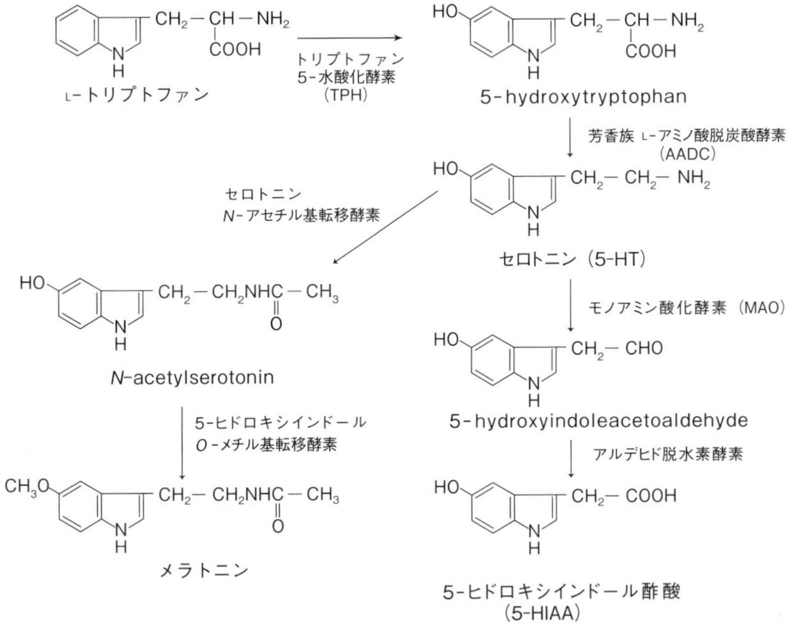

図 2-7. セロトニンおよびメラトニンの生合成/分解経路

　顆粒へのセロトニンの取込みは，小胞モノアミントランスポーター（VMAT）を介して行われる．エンテロクロマフィン細胞では VMAT1 が，神経終末と血小板では VMAT2 が発現している．

　細胞外から細胞内へのセロトニンの取込みを行うトランスポーター（セロトニントランスポーター；SERT）は 12 回膜貫通型の細胞膜タンパク質であり，セロトニン神経や血小板に発現している．血小板にはセロトニン産生酵素はほとんど発現しておらず，血小板内のセロトニンは，エンテロクロマフィン細胞から分泌されたセロトニンが血流に入り，トランスポーターを介して血小板に取り込まれたものである．セロトニントランスポーターを阻害すると細胞外のセロトニンの基底濃度が上昇し，また一時的にセロトニン濃度が上昇した際にその減衰が遅くなるため，標的細胞に対するセロトニンの作用が増強される．抗うつ薬にはセロトニントランスポーター阻害作用をもつものが多い．

　セロトニンはモノアミン酸化酵素 monoamine oxidase（MAO），さらにアルデヒド脱水素酵素によって代謝されて 5-ヒドロキシインドール酢酸（5-HIAA）に変換される．MAO には MAO_A と MAO_B のアイソザイムが存在するが，セロトニンは主に MAO_A によって代謝される．

2-3-3. セロトニン受容体

　セロトニン受容体は $5\text{-}HT_1$ から $5\text{-}HT_7$ の 7 種類のサブファミリーから構成される．$5\text{-}HT_1$，$5\text{-}HT_2$，$5\text{-}HT_5$ にはさらにサブタイプが存在する．陽イオン選択的イオンチャネル内蔵型受容体である $5\text{-}HT_3$ 受容体を除くと，いずれのサブタイプも GTP 結合タンパク質に共役する 7 回膜貫通型受容体である．$5\text{-}HT_1$ および $5\text{-}HT_5$ 受容体は $G_{i/o}$ と，$5\text{-}HT_2$ 受容体は $G_{q/11}$ と，$5\text{-}HT_4$，$5\text{-}HT_6$，$5\text{-}HT_7$ 受容体は G_s とそれぞれ共役する（表 2-4）．種々の疾患に対する治療薬の作用点として特に重要なものを以下にまとめる．

① **$5\text{-}HT_1$ 受容体**：$5\text{-}HT_1$ 受容体サブファミリーのうち，$5\text{-}HT_{1A}$ 受容体は中枢神経系のセロトニン作動性神経細胞体に発現しており，自己受容体としてセロトニン遊離を抑制的に調節する．$5\text{-}HT_{1A}$ 受容体刺激作用を有する**タンドスピロン** tandospirone は，抗不安薬として用いられる（第 5 章 4 節参照）．$5\text{-}HT_{1B/1D}$ 受容体は脳血管に発現しており，刺激されると頸動脈-静脈吻合の血管収縮を

表 2-4. 薬物作用に関与する主なセロトニン受容体サブタイプ

サブタイプ	情報伝達系	主な分布	主な機能
5-HT$_{1A}$	G$_i$ 共役	縫線核 海馬	セロトニン遊離抑制
5-HT$_{1B/1D}$	G$_i$ 共役	脳血管, 三叉神経	血管収縮, 神経興奮抑制
5-HT$_{2A}$	G$_q$ 共役	血小板 平滑筋(血管, 消化管, 気管支) 大脳皮質 海馬	血小板凝集 平滑筋収縮 神経興奮
5-HT$_3$	陽イオンチャネル	末梢神経 延髄	神経興奮 嘔吐反応惹起
5-HT$_4$	G$_s$ 共役	腸神経叢	伝達物質遊離促進 消化管運動促進

起こす.また,血管周囲の神経終末からの炎症惹起性神経ペプチドの遊離を抑制する.これらの作用に基づき,5-HT$_{1B/1D}$ 受容体刺激作用を有する**スマトリプタン** sumatriptan をはじめとするトリプタン系薬は,片頭痛治療薬として用いられる(第 5 章 6 節参照).

② **5-HT$_2$ 受容体**:5-HT$_2$ 受容体サブファミリーには 5-HT$_{2A}$〜5-HT$_{2C}$ の三つのサブタイプが含まれる.5-HT$_{2A}$ 受容体は,中枢神経系,消化管,血小板などに発現しており,セロトニンの血小板凝集促進作用は 5-HT$_{2A}$ 受容体の刺激を介して生じる.血小板凝集阻害薬の**サルポグレラート** sarpogrelate は,5-HT$_{2A}$ 受容体を遮断する(第 10 章 1 節参照).中枢神経系においては,セロトニン作動性神経は脳部位特異的にドパミン作動性神経の機能を調節しており,強力な 5-HT$_{2A}$ 受容体遮断作用を有する**リスペリドン** risperidone や**ペロスピロン** perospirone などの**セロトニン・ドパミンアンタゴニスト**(SDA)は,統合失調症の陽性症状・陰性症状いずれに対しても改善効果をもたらす(第 5 章 8 節参照).

③ **5-HT$_3$ 受容体**:5-HT$_3$ 受容体は,モノアミン系神経伝達物質受容体のなかで唯一のイオンチャネル内蔵型受容体である.ニコチン性アセチルコリン受容体と同様に,類似の構造を有するサブユニットがホモ 5 量体〔(5-HT$_{3A}$)$_5$〕あるいはヘテロ 5 量体〔(5-HT$_{3A}$)$_2$(5-HT$_{3B}$)$_3$〕として陽イオン選択的イオンチャネルを形成する.末梢神経や,延髄の孤束核,化学受容器引き金帯(CTZ)などに発現しており,特に嘔吐反射への関与が知られている.すなわち,抗がん薬によって刺激された腸粘膜内のエンテロクロマフィン細胞からセロトニンが遊離されると,これが求心性迷走神経終末や CTZ の 5-HT$_3$ 受容体を刺激して嘔吐を引き起こす.**インジセトロン** indisetron や**グラニセトロン** granisetron などの 5-HT$_3$ 受容体拮抗薬は,抗がん薬の副作用として引き起こされる嘔吐を抑制する目的で使用される(第 13 章 5 節参照).

④ **5-HT$_4$ 受容体**:5-HT$_4$ 受容体は,末梢組織では心臓や腸神経叢などに,中枢神経系では海馬に発現している.消化管のアセチルコリン作動性神経に発現している 5-HT$_4$ 受容体の刺激は,神経終末からのアセチルコリン遊離を促進する.5-HT$_4$ 受容体の部分作動薬である**モサプリド** mosapride は,胃腸運動調整薬として慢性胃炎などに適用される(第 13 章 4 節参照).

2-3-4. セロトニンの生理・薬理作用

内因性および外因性のセロトニンは,種々の受容体サブタイプの刺激を介して多彩な作用を示す.

① 循環系への作用：少量のセロトニンは，5-HT$_{1B}$ および 5-HT$_{1D}$ 受容体を介して交感神経終末からのノルアドレナリン遊離を抑制する．この結果血管拡張を起こし，皮膚の潮紅が発現する．一方で，血管平滑筋に発現している 5-HT$_{2A}$ 受容体の刺激は，血管を収縮させる．また，血小板に発現している 5-HT$_{2A}$ 受容体は，セロトニンの血小板凝集促進作用を媒介する．セロトニンは，心臓に対しては 5-HT$_4$ 受容体を介する直接作用および 5-HT$_3$ 受容体を介した交感神経終末からのノルアドレナリン遊離促進作用により，心筋収縮力および心拍数の増加を引き起こす．

② 平滑筋への作用：低濃度のセロトニンは，消化管の平滑筋に存在する 5-HT$_2$ 受容体（腸管では 5-HT$_{2A}$，胃では 5-HT$_{2B}$）を介して平滑筋を収縮させる．また，腸神経節の 5-HT$_3$ および 5-HT$_4$ 受容体の刺激によるアセチルコリンの遊離を介した間接作用により，消化管運動を亢進させる．気管支喘息患者では，気管支平滑筋の 5-HT$_2$ 受容体を介して収縮反応を惹起する．

③ 神経系に対する作用：ヒトにおける中枢神経系でのセロトニンの主な作用には，生体リズム・神経内分泌・睡眠・体温調節・情動・摂食行動などの調節がある．脳内セロトニンの生合成を阻害すると，強い不眠が現れる．また視床下部外側部（摂食中枢）のセロトニンの増加は，摂食行動を抑制する．統合失調症やうつ病などの精神疾患にも脳内セロトニン神経系が関与するものと考えられており，5-HT$_{2A}$ 受容体遮断作用を有するセロトニン・ドパミンアンタゴニストは統合失調症治療薬として，神経終末のセロトニントランスポーター阻害作用をもつ**フルボキサミン** fluvoxamine や**パロキセチン** paroxetine などの**選択的セロトニン再取込み阻害薬**（SSRI），および**ミルナシプラン** milnacipran などの**セロトニン・ノルアドレナリン再取込み阻害薬**（SNRI）は，抗うつ薬として用いられる（第5章9節参照）．一方，リゼルグ酸ジエチルアミド lysergic acid diethylamide（LSD）をはじめとする一連の幻覚薬 hallucinogen は，脳内の 5-HT$_{2A/2C}$ 受容体を刺激することによって幻覚や異常行動を誘発する．

2-4. ヒスタミン

Dale と Laidlaw（1919）は，モルモットにヒスタミンを静注すると気道攣縮をはじめとするアナフィラキシー反応が発現することなどを報告し，ヒスタミンが生体内において生理活性物質として働くことを示した．また Weiss ら（1928）は，ヒトにおいてもヒスタミンの静注が喘息や鼻炎などの症状を惹起することを明らかにした．ヒスタミンは，末梢組織における炎症ならびに胃酸分泌の重要なメディエーターとして働き，また中枢神経系の神経伝達物質としても働く．ヒスタミンの作用の一つは覚醒維持の補助であり，抗ヒスタミン薬のもつ眠気の副作用は中枢神経系での作用を介するものと考えられている．

2-4-1. ヒスタミンの分布，生合成と代謝

ヒスタミンは，L-ヒスチジンからヒスチジン脱炭酸酵素による1段階の反応で生合成される（図2-8）．ヒスチジン脱炭酸酵素は，ピリドキサールリン酸を補酵素として必要とする．末梢組織における主なヒスタミン産生細胞は，マスト細胞（肥満細胞），好塩基球などの顆粒球，エンテロクロマフィン様細胞（ECL 細胞）である．肺，気管，皮膚などに存在するヒスタミンはそのほとんどがマスト細胞由来であり，マスト細胞内の分泌顆粒に蓄えられたヒスタミンは，抗原刺激などに応じて細胞外に放出される．中枢神経系には，ヒスタミンを神経伝達物質として遊離する神経細胞が存在す

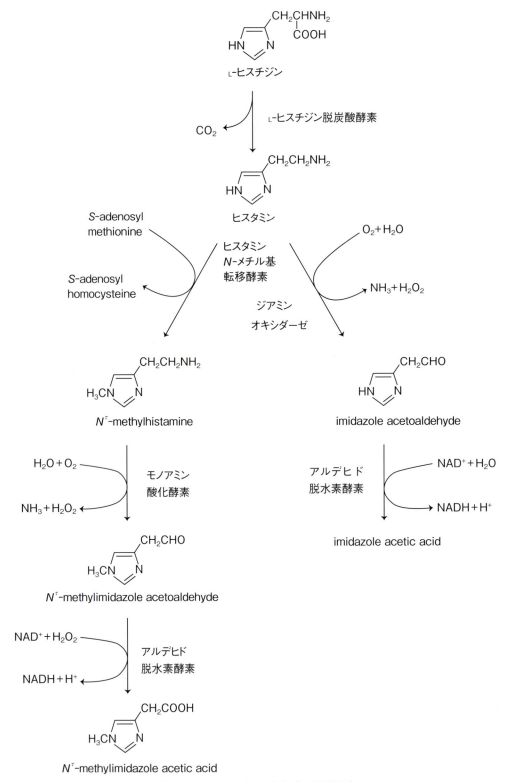

図 2-8. ヒスタミン生合成/分解経路

る．ヒスタミン作動性神経細胞の細胞体は視床下部の結節乳頭核に局在しており，大脳皮質，海馬，視床，視床下部，延髄など脳内の広範囲に神経投射を形成している．

　ヒスタミンの代謝には二つの経路がある．哺乳類の脳においては，ヒスタミンの多くはヒスタミン

N-メチル基転移酵素 histamine N-methyltransferase（HMT）によりメチル化され，さらにモノアミン酸化酵素 B（MAO_B）により酸化され，メチルイミダゾール酢酸となり排出される．もう一つの代謝経路では，ジアミンオキシダーゼ diamine oxidase（DAO）によるヒスタミンの酸化によって生じたイミダゾールアセトアルデヒドから，アルデヒド脱水素酵素の働きによってイミダゾール酢酸が生成し，排出される（図2-8）．

2-4-2. ヒスタミンの受容体と生理作用

　ヒスタミン受容体には H_1 から H_4 のサブタイプが存在する．いずれも GTP 結合タンパク質に共役する受容体である．脳では，それらサブタイプのすべてが発現している．薬物の薬理作用を理解する上では，特に H_1 受容体と H_2 受容体が重要である（表2-5）．

　H_1 受容体は，$G_{q/11}$ タンパク質を介してホスホリパーゼ C を活性化する．これにより生成されたジアシルグリセロールとイノシトール三リン酸が，それぞれプロテインキナーゼ C の活性化と小胞体からの Ca^{2+} の動員を引き起こす．H_1 受容体は，気管支平滑筋細胞，血管内皮細胞，心臓などの多くの末梢組織，および中枢神経や知覚神経に発現している．H_1 受容体は特に，アレルギー反応に深く関与することが知られている．マスト細胞の脱顆粒により局所で遊離されたヒスタミンは，H_1 受容体の刺激を介して血管拡張や血管透過性亢進，気管支平滑筋の収縮などを引き起こす．ヒスタミンの血管拡張作用は，血管内皮細胞の H_1 受容体が刺激されることによって，血管拡張性物質（NO およびプロスタグランジン I_2）の産生・遊離が促進されることで発現する．また，H_1 受容体の刺激によって毛細血管や後毛細血管小静脈の血管内皮細胞が収縮し，細胞間隙が生じることで血管透過性の亢進と浮腫が生じる．H_1 受容体の拮抗薬（いわゆる抗ヒスタミン薬）はアレルギー性疾患の治療に用いられるが，第一世代の抗ヒスタミン薬は中枢神経系に移行する性質をもつために，脳機能を調節するヒスタミン神経の働きを抑えて鎮静作用を示すものが多い．一方で，ケミカルメディエーター遊離抑制作用などを併せもつ第二世代抗ヒスタミン薬の多く（**エピナスチン** epinastine, **フェキソフェナジン** fexofenadine など多数）は，中枢移行性をもたず中枢性副作用をほとんど発現しないので，抗アレルギー薬として頻用される（第6章4節参照）．なお，中枢性の H_1 受容体拮抗作用をもつ**ジフェンヒドラミン** diphenhydramine などは，制吐薬としての適応がある（第13章5節参照）．

　H_2 受容体は G_s タンパク質を介してアデニル酸シクラーゼと共役しており，cAMP 産生量の増加とプロテインキナーゼ A の活性化を引き起こす．H_2 受容体は，胃の壁細胞，心筋，血管平滑筋，中枢神経系などに発現しているが，特に胃酸分泌を担う胃の壁細胞に発現している H_2 受容体は，薬物治療の観点において重要である．胃粘膜内のヒスタミン産生細胞であるエンテロクロマフィン様細胞（ECL細胞）から遊離されるヒスタミンは，壁細胞の H_2 受容体を刺激してプロトンポンプ（H^+,K^+-ATPアーゼ）を活性化し，胃酸の分泌を促進する．胃酸の分泌は，ヒスタミンの他にもアセチルコリンやガストリンによっても制御されているが，H_2 受容体拮抗薬にはこれらすべての胃酸分泌促進

表2-5. 薬物作用に関係する主なヒスタミン受容体サブタイプ

サブタイプ	共役 G タンパク質	主な分布	主な機能
H_1	$G_{q/11}$	気管支平滑筋 血管内皮細胞	気管支収縮 血管拡張 血管透過性亢進
H_2	G_s	胃壁細胞	胃酸分泌促進

機構に対する抑制効果がある．ラニチジン ranitidine，ファモチジン famotidine などの H_2 受容体拮抗薬は，消化性潰瘍や逆流性食道炎の代表的な治療薬として用いられている（第 13 章 2 節参照）．

H_3 受容体と H_4 受容体はいずれも G_i タンパク質と共役する．H_3 受容体は，アゴニスト非存在下においても比較的強い恒常的活性を示す受容体である．ヒスタミン作動性神経終末や他の神経伝達物質作動性神経終末に発現しており，神経伝達物質の遊離を抑制的に調節する．H_4 受容体は，主に骨髄系細胞（好中球，好酸球，マスト細胞，リンパ球など）に発現しており，細胞走化性の亢進などにより炎症応答を調節する．

2-5. 神経性アミノ酸

タンパク質を構成する α-アミノ酸あるいは非タンパク質構成アミノ酸のうち，中枢神経系において神経伝達物質として機能するものを神経性アミノ酸と総称する．興奮性の神経性アミノ酸にはグルタミン酸やアスパラギン酸などがあり，抑制性の神経性アミノ酸には γ-アミノ酪酸 γ-aminobutyric acid（GABA）やグリシンなどがある．

2-5-1. グルタミン酸

グルタミン酸 glutamate は，中枢神経系における主要な興奮性神経伝達物質であり，記憶，学習，認知などの脳高次機能に関与する．また，グルタミン酸神経伝達の異常が精神疾患，疼痛，薬物依存，神経細胞死などを引き起こす要因の一つとして考えられている．

a　グルタミン酸の生合成と代謝

グルタミン酸は，クエン酸回路の中間体である α-ケトグルタル酸（α-KG）がアミノ基転移を受けて生合成されるが，神経終末部ではグルタミナーゼによりグルタミンからもつくられ，小胞グルタミン酸トランスポーターを介してシナプス小胞に取り込まれる．シナプス間隙に遊離されたグルタミ

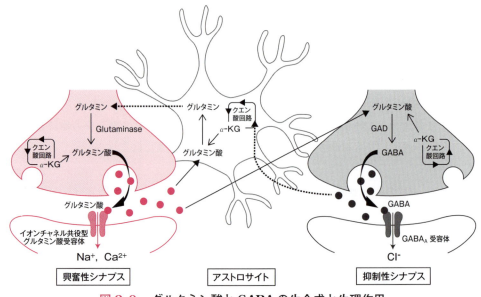

図 2-9．グルタミン酸と GABA の生合成と生理作用

酸はグルタミン酸受容体に結合するが，その後速やかに細胞膜上のトランスポーターを介してアストロサイトに取り込まれ，グルタミンに変換される．アストロサイト内で合成されたグルタミンは，細胞外に放出され，ニューロンはこれを取り込んでグルタミン酸に変換して再利用する（図2-9）．このようなグルタミン酸代謝に異常をきたして細胞外のグルタミン酸が高濃度になると，神経細胞が過剰に興奮し，細胞死が誘導される．これをグルタミン酸の**興奮毒性** excitotoxicity と呼ぶ．グルタミン酸は血液脳関門を透過しないので，脳内のグルタミン酸は脳内で生合成され，循環系から脳に供給されることはない．

b グルタミン酸の受容体と生理作用

グルタミン酸受容体はイオンチャネル内蔵型とGタンパク質共役型に大別され，またイオンチャネル内蔵型は **NMDA**（N-メチル-D-アスパラギン酸）**受容体**と非NMDA受容体に分類される．非NMDA受容体はさらに **AMPA**（α-amino-3-hydroxy-5-methyl-4-isoxazole propionic acid）**受容体**とカイニン酸受容体に分類される．AMPA受容体を構成するサブユニットとしてGluR1〜GluR4が，カイニン酸受容体を構成するサブユニットとしてGluR5〜GluR7とKA1およびKA2が同定されている．AMPA受容体チャネルは主にNa^+とK^+を透過するが，サブユニットの構成によってはCa^{2+}も透過させる．AMPA受容体は，グルタミン酸作動性シナプスにおける**興奮性シナプス後電位** excitatory postsynaptic potential（EPSP）の発生に関わる主要な受容体であり，グルタミン酸による速い興奮性神経伝達を担っている．シナプス後細胞膜上のAMPA受容体の数は，シナプス伝達の強度（EPSPの振幅）に反映される．AMPA受容体遮断作用を有するペランパネル perampanel は，てんかんの部分発作の抑制に有効であり，海外では既に臨床適用されている．

NMDA受容体は，NR1サブユニット2分子とNR2サブユニット（NR2A〜2D）2分子のヘテロ4量体で構成されている．NMDA受容体チャネルの活性化には，アゴニストであるグルタミン酸の他に，共アゴニストとしてグリシンあるいはD-セリンが必要である．グルタミン酸はNR2サブユニットに，グリシン/D-セリンはNR1サブユニットに結合する（図2-10）．NMDA受容体チャネルは，Na^+やK^+に加えてCa^{2+}に対しても高い透過性を示すが，静止膜電位付近ではチャネルポア内部にMg^{2+}が結合し，不活性状態となっている．細胞膜が脱分極するとチャネルポアからMg^{2+}が解離し，さらにアゴニストと共アゴニストの結合によってチャネルが開口して細胞内にCa^{2+}

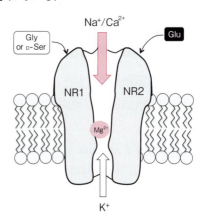

図2-10．NMDA受容体の構造

が流入する．中枢神経細胞の樹状突起棘上に発現しているNMDA受容体チャネルが開口して，樹状突起棘内のCa^{2+}濃度が増加すると，Ca^{2+}/カルモジュリン依存性プロテインキナーゼⅡの活性化を介してシナプス後膜におけるAMPA受容体密度が増加し，シナプス伝達効率が高まる．これは**長期増強現象** long-term potentiation（LTP）と呼ばれるシナプス可塑性の一形態であり，学習・記憶の分子・細胞レベルにおける基盤と考えられている．

全身麻酔薬の**ケタミン** ketamine は，NMDA受容体チャネルの遮断により麻酔作用を発現する（第5章2節参照）．また，中等度〜高度のアルツハイマー型認知症に適用される**メマンチン** memantine は，NMDA受容体チャネルの低親和性遮断薬である（第5章11節参照）．メマンチンは低親和性の遮断薬であるため，グルタミン酸作動性シナプスにおける正常なシナプス伝達やシナプス可塑性には

影響を及ぼさず，認知症患者脳内のグルタミン酸神経伝達の乱れを解消する働きがあるものと推定されている．

Gタンパク質共役型のグルタミン酸受容体は，**代謝型グルタミン酸受容体** metabotropic glutamate receptor（mGluR）と呼ばれている．mGluR1～mGluR8のサブタイプがあり，mGluR1およびmGluR5（グループⅠ mGluR）はG_qと共役してホスホリパーゼCを活性化する．mGluR2およびmGluR3（グループⅡ mGluR）と，mGluR4，mGluR6～8（グループⅢ mGluR）は，$G_{i/o}$と共役してアデニル酸シクラーゼの抑制やK^+チャネル活性化，Ca^{2+}チャネル抑制などをもたらす．これらの受容体はグルタミン酸作動性シナプスのシナプス後細胞，シナプス前終末，およびシナプスを取り巻くアストロサイト上に発現しており，興奮性シナプス伝達の制御に関わっている．

2-5-2. GABA

GABAは中枢神経系に高濃度に存在する抑制性神経伝達物質であり，神経細胞の興奮（脱分極）を抑制する．GABA作動性神経は主に，大脳皮質や海馬をはじめとする脳内諸部位の介在ニューロンとして局所の神経回路の興奮を制御している．脳局所回路を制御するこれらの介在ニューロンの軸索は比較的短いものであるが，遠隔部位への長い軸索投射を形成しているGABA作動性ニューロンも一部に存在している．例えば，線条体から中脳黒質や淡蒼球へ投射するGABA神経は，錐体外路系の一部を構成して運動機能の調節に関わる．また，延髄上部の前庭神経核などに投射する小脳プルキンエ細胞もGABA作動性ニューロンであることが知られている．

GABA作動性神経系の機能不全は，グルタミン酸による興奮性神経伝達との間のバランスの変調をきたすことで，不安，不眠，てんかんなどを含むさまざまな精神神経系疾患の病態に関わるものと考えられる．

a　GABAの生合成と代謝

GABAの生合成は主にGABA作動性ニューロンで行われる．GABAは血液脳関門を透過せず，脳内のGABAは脳内のグルタミン酸から生合成される．すなわち，クエン酸回路のα-ケトグルタル酸（α-KG）から合成されたグルタミン酸，または細胞外から取り込まれたグルタミン酸がグルタミン酸脱炭酸酵素 glutamic acid decarboxylase（GAD）による脱炭酸反応を受けることでGABAが生成する（図2-9）．GADはビタミンB_6を補酵素とするため，ビタミンB_6欠乏症ではGABAが減少する．

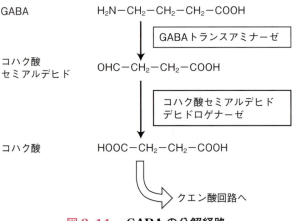

図2-11．GABAの分解経路

分解過程においては，GABA は **GABA トランスアミナーゼ** GABA transaminase によってコハク酸セミアルデヒドに変換され，クエン酸回路に戻される（図 2-11）．抗てんかん薬および双極性障害治療薬として用いられる**バルプロ酸** valproic acid は，比較的高用量においては GABA トランスアミナーゼを阻害して GABA の分解を抑制する（第 5 章 5 節・9 節参照）．

b　GABA の受容体と生理作用

GABA 受容体は，$GABA_A$ 受容体，$GABA_B$ 受容体，$GABA_C$ 受容体に大別される．$GABA_A$ 受容体と $GABA_C$ 受容体は，Cl^- を選択的に透過させるイオンチャネル内蔵型受容体であり，$GABA_B$ 受容体は G タンパク質共役型受容体である．

1）イオンチャネル内蔵型（$GABA_A$，$GABA_C$）受容体

イオンチャネル内蔵型 GABA 受容体を構成するサブユニットについては，19 種のアイソフォーム（$\alpha 1 \sim 6$, $\beta 1 \sim 3$, $\gamma 1 \sim 3$, $\rho 1 \sim 3$, δ, ε, θ, π）が同定されているが，中枢神経系の $GABA_A$ 受容体を構成する主なサブユニットは α, β および γ であり，なかでも $\alpha 1$, $\beta 2$, $\gamma 2$ の 2:2:1 あるいは 2:1:2 の構成による 5 量体が最も多く発現している．一方で，これらとは異なる組合せの 5 量体で構成された $GABA_A$ 受容体も脳内に広く分布しており，脳部位や神経細胞の種類によって発現パターンが異なっている．

$GABA_A$ 受容体のアゴニスト結合部位は，α サブユニットと β サブユニットの細胞外ドメインにより形成されている（図 2-12）．GABA 作動性神経終末から遊離された GABA が $GABA_A$ 受容体に 2 分子結合すると，受容体チャネルが開口し，Cl^- の透過性亢進（通常は Cl^- の細胞内への流入）により**抑制性シナプス後電位** inhibitory postsynaptic potential（IPSP）が発生する．$GABA_A$ 受容体チャネルが活性化されると，シナプス後細胞の細胞膜は過分極を起こす．チャネルの開口に伴う膜抵抗の低下（shunting 効果）と相まって，興奮性シナプス伝達による膜の脱分極が打ち消されるため，活動電位の発射が妨げられる．

$GABA_A$ 受容体には，アゴニスト結合部位の他にさまざまな薬物の結合する部位が存在し，これらの部位へのリガンドの結合によって受容体チャネルの機能はアロステリックな調節を受ける．抗て

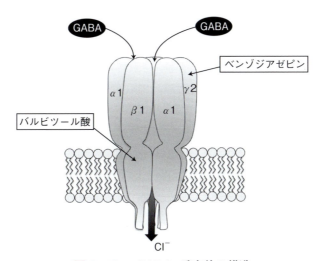

図 2-12．$GABA_A$ 受容体の構造
サブユニットの組合せ［$(\alpha 1)_2 (\beta 1)_2 \gamma 2$］は一例を示す．

んかん薬や静脈麻酔薬などとして用いられる**バルビツール酸誘導体** barbiturates は，$GABA_A$ 受容体上のアロステリック部位に結合すると，アゴニスト結合時の受容体チャネルの開口確率を増大させる（高濃度ではアゴニスト非存在下でも受容体チャネルを開口させる）．催眠薬，抗不安薬，抗てんかん薬など幅広い臨床応用のある**ベンゾジアゼピン系薬物** benzodiazepines は，バルビツール酸誘導体の結合部位とは別のアロステリック部位に結合し，やはりアゴニスト結合によって引き起こされる $GABA_A$ 受容体チャネルの開口を促進する（第5章3節参照）．バルビツール酸誘導体の $GABA_A$ 受容体への結合には β サブユニットの存在が必須である．一方，ベンゾジアゼピン系薬物は，$\alpha 1 \sim 5$ サブユニットのいずれかと $\gamma 2$ サブユニットを含む $GABA_A$ 受容体にのみ結合する．このようなサブユニット選択性の相違が，バルビツール酸誘導体とベンゾジアゼピン系薬物の薬理作用の相違の一因となっていると考えられる．ベンゾジアゼピン系薬物の結合部位は ω 受容体とも呼ばれ，$\alpha 1$ サブユニットを含む $GABA_A$ 受容体は ω_1 受容体，$\alpha 1$ サブユニットを含まないベンゾジアゼピン結合性 $GABA_A$ 受容体は ω_2 受容体に分類される．この他，揮発性麻酔薬やアルコールなども $GABA_A$ 受容体に結合してチャネル機能を亢進する．一方，かつて蘇生薬として用いられたピクロトキシン picrotoxin は，$GABA_A$ 受容体 Cl^- チャネル部に結合してその機能を遮断し，中枢興奮作用をもたらす．

　$GABA_C$ 受容体は ρ サブユニットのヘテロ5量体で構成され，網膜，脊髄，上丘などにかなり限定的に発現している．薬物応答性は $GABA_A$ 受容体と大きく異なり，バルビツール酸誘導体やベンゾジアゼピン系薬物に対する感受性をほとんどもたない．

2）Gタンパク質共役型（$GABA_B$）受容体

　$GABA_B$ 受容体には，$GABA_BR1$ と $GABA_BR2$ の2種のサブタイプの存在が知られている．いずれもGタンパク質共役型受容体に特徴的な7回膜貫通型の構造をとる膜タンパク質であるが，それぞれ単独では受容体として機能せず，両者がヘテロ2量体を形成することで初めてアゴニスト結合後の細胞内情報伝達系の駆動が可能になる．アゴニストの高親和性結合部位は $GABA_BR1$ に存在する．シナプス前終末に発現している $GABA_B$ 受容体は主に $G_{i/o}$ と共役しており，刺激されると細胞内 cAMP 量の減少や Ca^{2+} チャネルの機能抑制を引き起こす．神経終末への Ca^{2+} 流入が抑制されることで，神経伝達物質の遊離が抑制される．またシナプス後細胞上の $GABA_B$ 受容体は主に $G_{q/11}$ と共役し，ホスホリパーゼCの活性化を介して内向き整流性 K^+ チャネルの機能亢進などを引き起こすため，神経細胞の過分極を誘導（遅い IPSP を発生）することで，神経細胞の興奮を抑制する．$GABA_BR1$ にはスプライスバリアントの存在（$GABA_BR1a$ と $GABA_BR1b$）が知られており，各バリアントによって駆動する細胞内情報伝達系の種類が異なることも報告されている．$GABA_B$ 受容体アゴニストの**バクロフェン** baclofen は中枢性筋弛緩薬として，脳血管障害や外傷後遺症などによる痙性麻痺に適用される（第4章2節参照）．

2-5-3. グリシン

　グリシン glycine は，中枢神経系において GABA とともに抑制性シナプス伝達を担う．セリンヒドロキシメチルトランスフェラーゼの働きによってセリンからグリシンが生合成される経路が存在する．主として延髄や脊髄といった下位中枢の介在ニューロンより遊離され，グリシン受容体を活性化して神経細胞の興奮を抑制する．脊髄前根の下位運動ニューロンの細胞体に神経終末を送る Renshaw 細胞がグリシン作動性ニューロンであることがよく知られている．

　グリシン受容体は，$GABA_A$ 受容体と同様，5個のサブユニットが会合して形成されたリガンド作

動性の Cl⁻ 選択的イオンチャネルである．グリシン受容体を構成するサブユニットとして α1 〜 α4 および β1 が同定されており，成熟した神経細胞に発現しているグリシン受容体は α サブユニット 3 分子と β サブユニット 2 分子より成る 5 量体である．アゴニスト結合部位は α サブユニットに存在する．マチン種子に含まれるアルカロイドのストリキニーネ strychnine は，グリシン受容体のアゴニスト結合部位に対する競合的遮断薬であり，脊髄反射を亢進し，けいれんを誘発する．

一方で，脳内のグリシンは，グルタミン酸 NMDA 受容体の共アゴニストとして，興奮性神経伝達の調節にも直接関わっている．

2-6. 生理活性ペプチド

生理活性ペプチドとは，生体内で前駆体タンパク質より産生され，生理機能上重要な役割をもつペプチドである．局所で産生され，微量でも強力に生理応答を惹起することから，細胞間情報伝達物質として生体の恒常性を保つ上で重要な役割を担っている．代表的な生理活性ペプチドとして，主に神経系に作用するオピオイドやオレキシン，循環器系や平滑筋などに作用するエンドセリンやアンギオテンシン，さらにブラジキニンやナトリウム利尿ペプチドなどが知られている．

2-6-1. オピオイド

オピオイド opioid の発見は，けしの実に含まれるアヘン opium が起源であり，19 世紀初頭にはその主成分としてモルヒネが単離された．1975/1976 年には，生体内に存在するモルヒネ様物質，いわゆる"内因性オピオイドペプチド"が発見された．これまでに，内因性オピオイドペプチドとしてエンケファリン，エンドルフィン，ダイノルフィン，エンドモルフィンなどが単離・同定されている．1990 年代には μ，δ および κ オピオイド受容体の遺伝子がクローニングされ，その構造や機能が分子レベルから明らかにされている．オピオイドは，主に鎮痛薬として臨床で使用されているが，他にも鎮咳作用，呼吸抑制作用，催吐作用，消化管運動抑制作用など多彩な生理応答を誘発する．また，オピオイドの使用により多幸感が得られることから，薬物依存との関わりも非常に大きい．

a 内因性オピオイドペプチド

現在までに 20 種以上のオピオイド様ペプチドが確認されている．それらは主にエンドルフィン endorphin 系，エンケファリン enkephalin 系，ダイノルフィン dynorphin 系に分類される（表 2-6）．

エンドルフィン系の β-エンドルフィンは，主に μ オピオイド受容体に作用する．285 アミノ酸残基からなるプロオピオメラノコルチン proopiomelanocortin（POMC）から，スプライシングにより 91 アミノ酸残基の β-リポトロピンが産生され，さらに β-リポトロピンから 31 アミノ酸残基の β-エンドルフィンが産生される．β-エンドルフィン含有神経細胞体は，視床下部弓状核，背内側核ならびに下垂体に豊富に存在する．

δ オピオイド受容体に主に作用する内因性オピオイドペプチドとして，エンケファリン系のメチオニンエンケファリン（Met-enk）およびロイシンエンケファリン（Leu-enk）がある．これらは，プレプロエンケファリン（プロエンケファリン A）のプロセシングにより産生される．Leu-enk は，プロダイノルフィン（プロエンケファリン B）からも生成する．エンケファリン含有神経細胞体は，大脳皮質や線条体に多く，また視床下部室傍核ではエンケファリンとオキシトシンとの共局在が認めら

表 2-6. 内因性オピオイドのアミノ酸配列

メチオニン-エンケファリン	Tyr-Gly-Gly-Phe-Met
ロイシン-エンケファリン	Tyr-Gly-Gly-Phe-Leu
β-エンドルフィン	Tyr-Gly-Gly-Phe-Met-Thr-Ser-Glu-Lys-Ser-Gln-Thr-Pro-Leu-Val-Thr-Leu-Phe-Lys-Asn-Ala-Ile-Ile-Lys-Asn-Ala-Tyr-Lys-Lys-Gly-Glu
ダイノルフィン A（1-17）	Tyr-Gly-Gly-Phe-Leu-Arg-Arg-Ile-Arg-Ile-Arg-Pro-Lys-Leu-Lys-Trp-Asp-Asn-Gln
エンドモルフィンⅠ	Tyr-Pro-Trp-Phe-NH$_2$
エンドモルフィンⅡ	Tyr-Pro-Phe-Phe-NH$_2$

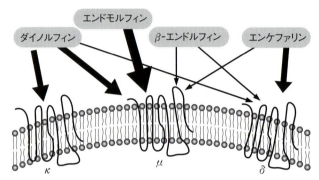

図 2-13. 内因性オピオイドペプチドとオピオイド受容体

れる．エンケファリンは，末梢では胃や腸に豊富に存在する．

κオピオイド受容体に作用する内因性オピオイドペプチドとして，ダイノルフィン系のダイノルフィンAおよびBが知られている．これらは，プロダイノルフィンのプロセシングにより生成する．ダイノルフィン含有神経細胞体は，大脳皮質や線条体，海馬，扁桃体，視床下部，中脳水道灰白質ならびに脊髄に分布している．

上記の内因性オピオイドペプチド群の受容体サブタイプ選択性はあまり高くなく，交差性があることも報告されている．一方，1997年に米国のZadinaらのグループにより，エンドモルフィン-Ⅰおよびエンドモルフィン-Ⅱが脳から分離精製された．従来の内因性オピオイドペプチドは，共通構造としてN末端にTyr-Gly-Gly-Phe-Met（あるいはLeu）の配列を有しているのに対し，4アミノ酸残基より成るエンドモルフィンは，N末端にTyr-Pro配列を有するのが特徴的である．エンドモルフィンはμオピオイド受容体に対してのみ結合能を有することや，μオピオイド受容体に対する親和性がβ-エンドルフィンのそれに比べて高いこと，さらにはエンドモルフィン含有神経の局在がほぼμ受容体の分布と一致することなどが明らかにされている．このような経緯から現在では，エンドモルフィン類がμオピオイド受容体の選択的な内因性リガンド候補として考えられている（図2-13）．

b　オピオイド受容体と生理作用

オピオイド受容体の3種のサブタイプ（μ，δ，κ）は，いずれも7回膜貫通型のGタンパク質共役型受容体であり，G_iと共役して細胞内に情報を伝達する．内因性オピオイド含有神経と各オピオイド受容体は生体内に幅広く存在していることから，生体における様々な生理応答を調節していると考

表 2-7. オピオイド受容体サブタイプの特徴

	μ（MOP）受容体	δ（DOP）受容体	κ（KOP）受容体
内因性リガンド	β-エンドルフィン，エンドモルフィンⅠ，エンドモルフィンⅡ	メチオニン-エンケファリン，ロイシン-エンケファリン	ダイノルフィン
作動薬	モルヒネ，コデイン，ペチジン，フェンタニル，オキシコドン，トラマドール	メチオニン-エンケファリン，ロイシン-エンケファリン	ケトシクラゾシン，ナルフラフィン
選択的作動薬	DAMGO	DPDPE，SNC-80	U50,488H，U69,593
選択的拮抗薬	β-フナルトレキサミン（β-FNA）	ナルトリンドール（NTI）	ノルビナルトルフィミン（nor-BNI）
生理機能	鎮痛，吐き気，呼吸抑制，多幸感，身体・精神依存，鎮咳，徐脈，神経伝達物質の遊離抑制など	幻覚，興奮，鎮痛，情動，身体・精神依存，神経伝達物質の制御	鎮痛，依存性への拮抗，鎮静，鎮咳，縮瞳，徐脈，利尿，嫌悪感
脳内分布	大脳皮質，視床，扁桃核，青斑核，孤束核，黒質など	大脳皮質，側坐核など	脊髄，線条体，側坐核，孤束核，視床下部など

えられる（表2-7）.

内因性オピオイドペプチドは，外傷・ストレスなどの侵害刺激により産生・放出され，鎮痛あるいは情動関連の生理応答を示す．μ，δ，κ受容体はいずれも鎮痛作用に関与しているが，強力な鎮痛作用発現にはμ受容体が重要であると考えられる．**モルヒネ** morphine をはじめとして，現在臨床適用されているオピオイド鎮痛薬のほとんどがμ受容体作動薬である（第5章6節参照）．μオピオイドの鎮痛作用は，脊髄ならびに中脳，延髄，大脳皮質に存在するμ受容体の刺激によって痛覚伝達が遮断されることで発現する．また，μおよびδ受容体は報酬・多幸感に関与することが明らかにされている．特に，β-エンドルフィンは中脳腹側被蓋野のμ受容体に作用することでGABA作動性神経を抑制し，脱抑制によって中脳辺縁系ドパミン神経を活性化して多幸感をもたらすと考えられる．オピオイドの精神依存形成においても，この機構の関与が考えられている．一方，慢性疼痛下においては中脳腹側被蓋野のμ受容体が脱感作しており，μオピオイドの脳内ドパミン遊離促進作用が減弱しているため，オピオイド鎮痛薬による疼痛コントロール下では精神依存はほとんど形成されない．

κ受容体作動薬は，鎮痛作用のみならず鎮静作用や抗瘙痒作用を示す．**ナルフラフィン** nalfurafine は，抗瘙痒薬として臨床で用いられている．また近年の研究から，κ受容体は血管にも豊富に存在しており，発生初期の血管発生や腫瘍血管新生においてκ受容体は抑制性に働いていることが明らかにされている．

2-6-2. オレキシン

オレキシン orexin は，1998年に櫻井博士らによりオーファン受容体の内因性リガンドとして同定された神経ペプチドである．オレキシン-Aとオレキシン-B（別名ヒポクレチン1，ヒポクレチン2）の二つのアイソペプチドがある．これらは共通の前駆体（プレプロオレキシン）から生成され，2種類のGタンパク質共役型受容体，OX_1 および OX_2 受容体に作用する．

オレキシンは，摂食行動の制御系と睡眠・覚醒の制御系に深く関係している．オレキシンを産生するニューロンは，摂食中枢とされる視床下部外側野，近接する視床下部脳弓周囲野，および視床

下部後部に局在している．オレキシンを中枢に投与すると摂食量が増加する．一方，スタンフォード大学の遺伝性ナルコレプシーのイヌを用いた研究において，OX_2 受容体遺伝子に突然変異の挿入が認められた．オレキシン遺伝子欠損マウスや OX_2 受容体の遺伝子欠損マウスは，ヒトのナルコレプシーと酷似した睡眠・覚醒の異常を示す．さらにはナルコレプシー患者の死後脳においてオレキシンニューロンが消失していることや，患者の 90% 以上に髄液中オレキシン-A 濃度の著しい低下が認められることが明らかになっている．米国では，髄液中オレキシン-A 濃度はナルコレプシーの診断基準に取り入れられている．オレキシン受容体作動薬や拮抗薬は，睡眠障害や不眠症のほか，摂食障害，うつ病などにも有効な治療薬として期待されている．オレキシン受容体拮抗薬の**スボレキサント** suvorexant は不眠症に適用される．

2-6-3. エンドセリン

エンドセリン endothelin は，1988 年に柳沢博士らのグループによって，強力な血管収縮作用を有する生理活性物質としてブタ大動脈血管内皮細胞培養上清から同定された．エンドセリンの血管収縮作用は他のホルモン類よりも強力であり，ラットに静注すると 1 時間以上も持続する強力な昇圧反応が観察される．

エンドセリンは 21 アミノ酸残基で構成されており（図 2-14），作用の発現には C 末端のトリプトファン残基，分子内の 2 対のジスルフィド結合，およびこれにより形成されるループ構造が必要である．エンドセリンには，エンドセリン-1（ET-1）〜エンドセリン-3（ET-3）の 3 種の異性ペプチドが知られており，血管内皮細胞から産生される ET-1 の生理活性が最も強い．

a　エンドセリンの生合成

トロンビンや炎症性サイトカインなどの液性因子がエンドセリンの産生を促進する．また，血管内皮細胞が低酸素状態 hypoxia や血流によるずり応力 shear stress に曝露された場合にも，エンドセリンの産生が引き起こされる．これらの刺激により，血管内皮細胞内で前駆体であるプレプロエンドセリンが合成され，これがさらに細胞内でプロセシングを受けてビッグエンドセリンが産生される．細胞外に遊離したビッグエンドセリンは，血管内皮細胞上に存在するエンドセリン変換酵素によってエンドセリンを生じる（図 2-15）．エンドセリン mRNA の発現は，心筋や腎臓，肺，脳，子宮においても認められ，腎不全や心不全などに伴う血中エンドセリン濃度の上昇も報告されている．

b　エンドセリンの受容体と生理作用

エンドセリンの受容体は，G タンパク質共役型の ET_A 受容体と ET_B 受容体の 2 種類のサブタイプが報告されている．エンドセリンの血管における作用として，一過性の血管拡張と，それに引き続く持続的な血管収縮が引き起こされることが特徴的である．これには，血管内皮細胞における ET_B 受容体を介した NO の放出による血管拡張作用と，大動脈平滑筋における ET_A 受容体を介した血管収

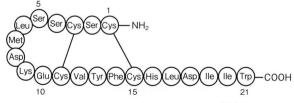

図 2-14．エンドセリン-1 の構造

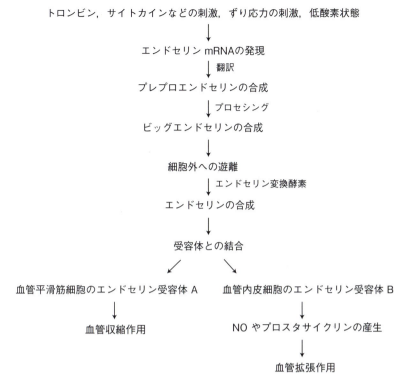

図 2-15. エンドセリンの生合成と生理作用

縮作用が関与していると考えられている（図 2-15）．また，ET_B 受容体は大静脈平滑筋にも存在し，刺激により静脈の収縮をもたらす．ET-1 は，ET_A 受容体を介して心筋収縮作用も示す．エンドセリンは肺高血圧，心不全，腎不全といった病態との関連性が指摘されており，サブタイプ非選択的エンドセリン受容体拮抗薬である**ボセンタン** bosentan や ET_A 受容体選択的拮抗薬である**アンブリセンタン** ambrisentan は，肺動脈性肺高血圧症の治療薬として使用されている（第 9 章 5 節参照）．

2-6-4. アンギオテンシン

アンギオテンシン angiotensin は，**レニン-アンギオテンシン系** renin-angiotensin system（RAS）のカスケードの一役を担い，昇圧作用を示す生理活性ペプチドとして生体の恒常性を保っている．血圧低下や循環血液量の低下に伴って産生される．生体内においてアンギオテンシンは，血管の収縮や循環血液量の調節を担っていることから，高血圧の成立や維持，動脈硬化の発症と維持に重要な役割を果たしている．アンギオテンシンはⅠ〜Ⅳの 4 種の存在が知られている．なかでも，**アンギオテンシンⅡの活性が最も強い**．アンギオテンシンⅡ〜Ⅳは心臓の収縮力を高め，細動脈を収縮させることで血圧を上昇させる．アンギオテンシンⅠは血圧上昇効果をもたない．

a アンギオテンシンの生合成

アンギオテンシンの前駆体であるアンギオテンシノーゲン angiotensinogen は，452 個のアミノ酸残基で構成されるタンパク質である．アンギオテンシン産生系には，循環血中で働くレニン-アンギオテンシン系と，特に病的な状態の組織で働く組織レニン-アンギオテンシン系とがある．古典的な血中レニン-アンギオテンシン系は，肝臓で合成されて血中に分泌されたアンギオテンシノーゲンが出発点となる．血圧が下降すると，腎臓の傍糸球体細胞からタンパク質分解酵素である**レニン** renin

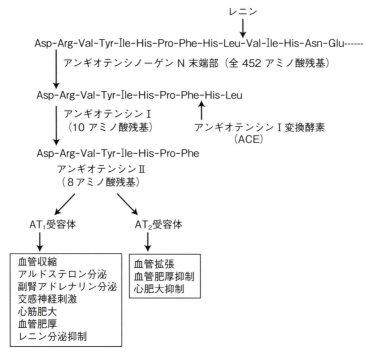

図2-16. アンギオテンシンの生合成と生理作用

が分泌される．レニンの働きによって，血中アンギオテンシノーゲンのN末端部から10アミノ酸残基からなるアンギオテンシンⅠが切り出される．アンギオテンシンⅠはその後，血中や血管内皮細胞表面に存在する**アンギオテンシン変換酵素** angiotensin converting enzyme（ACE）の働きによって，C末端の2残基が切断され，8アミノ酸残基からなるアンギオテンシンⅡへと変換される（図2-16）．

組織レニン-アンギオテンシン系では，心臓，血管，腎臓，膵臓などの組織局所で産生されたアンギオテンシノーゲンが，同じく局所で産生されたレニンによって切断されてアンギオテンシンⅠを生じ，さらに組織内マクロファージ由来のACEの働きによってアンギオテンシンⅠからアンギオテンシンⅡが生成される．組織アンギオテンシン産生系におけるアンギオテンシンⅠからアンギオテンシンⅡへの変換には，マスト細胞由来の酵素であるキマーゼ chymase も関与する．

アンギオテンシンⅡはさらに，アミノペプチダーゼやカルボキシペプチダーゼ（ACE2）の働きによってアンギオテンシンⅢやアンギオテンシンⅣへと変換される．

b　アンギオテンシンの受容体と生理作用

アンギオテンシンⅡは，血管平滑筋に作用して強力に血管を収縮させる他，副腎皮質の球状層に作用して鉱質コルチコイドであるアルドステロンの産生を刺激することや，脳下垂体に作用して抗利尿ホルモンであるバソプレシンの産生を刺激することが知られている．また，副腎髄質からのアドレナリンの遊離や交感神経終末からのノルアドレナリンの遊離を促進し，交感神経刺激作用を示す．

アンギオテンシンⅡ受容体には，Gタンパク質共役型受容体であるAT_1受容体とAT_2受容体の2種類のサブタイプがある．AT_1受容体は，血管平滑筋，肺，肝臓，腎臓，副腎，卵巣，脾臓，脳に分布し，アンギオテンシンⅡの血管収縮作用，血管壁肥厚作用，動脈硬化作用，心筋収縮力増強作用，心筋肥大作用などを媒介する（図2-17）．一方，AT_2受容体を介する作用は逆に，血管拡張や抗動脈硬化作用が主体である．

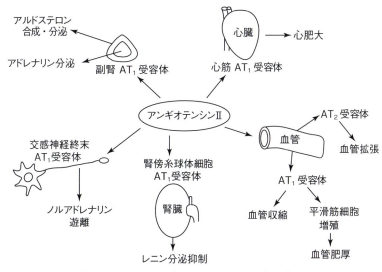

図 2-17．アンギオテンシン II の生理作用

血管収縮作用は，アンギオテンシン II および III が細動脈の血管平滑筋に分布する AT₁ 受容体に作用することで発現する．AT₁ 受容体刺激は，G_q を介してホスホリパーゼ C を活性化し，小胞体からの Ca^{2+} の動員によって細胞質内 Ca^{2+} 濃度を上昇させるので，血管平滑筋が収縮する．細動脈の収縮により，血圧は急速に上昇する．また，アンギオテンシン II により産生の促進されたアルドステロンやバソプレシンが腎臓に作用すると，それぞれ尿細管での Na^+ と Cl^- 再吸収の亢進，集合管での水再吸収の促進がもたらされるため，その結果生じる循環血液量の増加は緩徐な血圧上昇につながる．

AT₁ 受容体への刺激が長期間持続すると，血管や心臓に著しい負荷がかかり，血管平滑筋細胞や心筋細胞の増殖が促進されることで血管肥厚・心筋肥大が惹起される．AT₁ 受容体は，G_q の他に G_i や $G_{12/13}$ とも共役することが知られており，心血管系組織再構築作用には $G_{12/13}$ との共役を介する効果が関わると考えられている．

臨床では，アンギオテンシン II の作用を防ぐことを企図した多くの種類の ACE 阻害薬や AT₁ 受容体拮抗薬 angiotensin receptor blocker（ARB）が高血圧治療薬として用いられている．一部の ACE 阻害薬は慢性心不全への適応がある．レニン阻害薬の**アリスキレン** aliskiren も高血圧に適用される（第 9 章 3 節・5 節参照）．

2-6-5．ブラジキニン

ブラジキニン bradykinin は，血圧降下作用を示す生理活性ペプチドである．炎症や発痛，気道収縮にも関与することが報告されており，生体において多彩な生理応答を示す．

a　ブラジキニンの生合成

ブラジキニンは，血漿カリクレイン-キニン系および組織カリクレイン-キニン系の 2 種類の生合成経路から産生される．血漿カリクレイン-キニン系においては，血漿中に存在する前駆タンパク質であるキニノーゲン kininogen をタンパク質分解酵素である血漿カリクレイン kallilrein が分解することで，ブラジキニンが産生される．一方，組織カリクレイン-キニン系においては，腎臓や外分泌腺（唾液腺，汗腺など）に存在する組織カリクレインがキニノーゲンを分解し，カリジン kalidin を産生する．さらに，このカリジンがトリプシンなどのアミノペプチダーゼにより分解されることで，ブラ

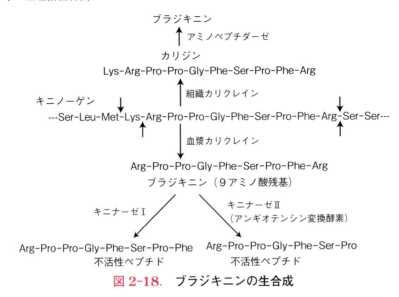

図 2-18. ブラジキニンの生合成

ジキニンが産生される（図2-18）．ある種のヘビ毒は，キニノーゲンからブラジキニンを産生する酵素を含んでおり，それにより動物の血圧を下げる．ブラジキニンは，生体内のキニナーゼⅠおよびキニナーゼⅡにより不活性化される．キニナーゼⅡはアンギオテンシン変換酵素（ACE）と同一の酵素である．したがって，ACE阻害薬を服用する患者ではブラジキニンの分解が抑制されてしまうため，空咳などの呼吸器系の異常が現れないように注意が必要である．

b　ブラジキニンの受容体と生理作用

　ブラジキニン受容体には，Gタンパク質共役型受容体であるB_1受容体とB_2受容体の2種類のサブタイプが知られている．いずれのサブタイプも$G_{q/11}$およびG_iと共役する．正常組織に発現している受容体サブタイプは主としてB_2であり，ブラジキニンの生理作用は主にB_2受容体を介して発現する．B_1受容体は，組織傷害や炎症などの病態時に発現が増大する．

　ブラジキニンの主な生理作用として，発痛作用，炎症作用，平滑筋収縮作用（気管支・腸管・子宮），血管拡張作用が知られている．ブラジキニンの発痛作用は，プロスタグランジンE_2により増強される．血管拡張は，ブラジキニンが血管内皮細胞に作用して，血管弛緩物質（NOやプロスタグランジンI_2など）を遊離させることによって引き起こされる．

2-6-6.　ナトリウム利尿ペプチド

　ナトリウム利尿ペプチド natriuretic peptide は，心臓に負荷がかかった際に分泌され，心負荷を軽減させる生理活性物質である．主に心房で産生される心房性ナトリウム利尿ペプチド（ANP）と，心室で産生される脳性ナトリウム利尿ペプチド（BNP）が知られる．またC型ナトリウム利尿ペプチド（CNP）は，脳，血管内皮細胞や病巣のマクロファージから分泌される．ANPは28アミノ酸残基，BNPは32アミノ酸残基，CNPは22アミノ酸残基から構成されるが，いずれも1対の分子内ジスルフィド結合により形成された17アミノ酸残基の環状構造を有している（図2-19）．これらのペプチドは，利尿作用や降圧作用を示し，心負荷を軽減させる．ナトリウム利尿ペプチドの血中濃度は，急性および慢性心不全患者において重症度に比例して増加することから，心不全の病態把握に有用である．

ナトリウム利尿ペプチドが結合する受容体として3種類の受容体が存在することが報告されている．これらの受容体は，グアニル酸シクラーゼ活性ドメインを細胞内に有することから，GC-A，GC-B，GC-Cの名称が使用されていたが，最近はNRP1（GC-A），NRP2（GC-B），NRP3（GC-C）の名称に統一されてきている．NRP1とNRP2は，細胞外のリガンド結合部位と細胞内のグアニル酸シクラーゼドメインを有する1回膜貫通型構造をとる．リガンドが受容体に結合すると，細胞内cGMP濃度が増加し，cGMP依存性プロテインキナーゼ（プロテインキナーゼG）が活性化される．一方，NRP3は同じく1回膜貫通型（ホモ二量体）タンパク質であるが，細胞内のグアニル酸シクラーゼドメインをもたないことから，ナトリウム利尿ペプチドの血中からの除去に関わるクリアランス受容体であると考えられている．ANPとBNPはNRP1に，CNPはNRP2に作用する．

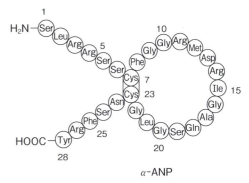

図2-19．心房性ナトリウム利尿ペプチドの構造

ナトリウム利尿ペプチドは，血管平滑筋に存在する受容体に作用することで血管拡張作用を示す．また腎臓の受容体に作用し，Na^+排泄を促進することで利尿作用を示す．加えて，副腎皮質アルドステロンの分泌抑制作用やレニン分泌抑制作用をもち，レニン-アンギオテンシン系と拮抗する（表2-8）．臨床的には，ヒトANPである**カルペリチド** carperitide が急性心不全の治療薬として用いられる（第9章3節参照）．

表2-8．ナトリウム利尿ペプチドの生理作用

末梢作用	中枢作用
① 利尿，ナトリウム利尿作用 ② 血管拡張作用 ③ ホルモン分泌抑制作用 　　アルドステロン 　　レニン 　　バソプレシン ④ 血管内皮，平滑筋細胞 　　増殖，肥大抑制作用	① 飲水抑制作用 ② 食塩嗜好性の抑制作用 ③ 降圧作用 ④ ホルモン分泌抑制作用 　　バソプレシン 　　ACTH

2-7. 生理活性ヌクレオチド・ヌクレオシド

代表的な生理活性ヌクレオチドであるATPや生理活性ヌクレオシドであるアデノシンなどのプリン関連化合物は，すべての細胞内に存在し，エネルギー代謝を制御し，細胞機能を調節している．一方で近年では，ATPやアデノシンなどが細胞外情報伝達物質としても多彩な役割を果たしていることが明らかとなっている．

2-7-1. プリンヌクレオチド（ATPおよびADP）

ATPは，アデノシンを基本構造としてリン酸基が三つ結合したものである．神経細胞のシナプス前終末部ではシナプス小胞内に蓄えられている神経伝達物質と共存しており，シナプス小胞の開口放

出によって神経伝達物質とともに細胞外に遊離される．ATPはまた，神経細胞だけでなくグリア細胞などからも遊離されることが知られている．

ATP受容体（P2受容体）は，イオンチャネル内蔵型のP2X受容体とGタンパク質共役型のP2Y受容体に大別される（図2-20）．さらに，P2XにはP2X$_1$〜P2X$_7$の7種のサブタイプが，P2YにはG$_{q/11}$と共役するP2Y$_1$，P2Y$_2$，P2Y$_4$，P2Y$_6$，G$_{q/11}$およびG$_s$と共役するP2Y$_{11}$，G$_{i/o}$と共役するP2Y$_{12}$〜P2Y$_{14}$の計8種のサブタイプが知られている．P2X受容体チャネルは陽イオン選択的で，主にNa$^+$やCa^{2+}などの細胞内への流入に関与する．組織傷害によって細胞から漏出したATPは，一次知覚神経の自由終末に発現しているP2X受容体（P2X$_3$など）を刺激し，知覚神経の脱分極を誘発するため，急性痛が引き起こされる．一方で，ミクログリアに発現しているP2X4やP2Y$_{12}$受容体が漏出したATPを感知し，傷害部位へのミクログリアの遊走が起こ

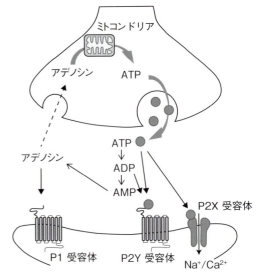

図2-20. 細胞外情報伝達物質としてのATPおよびアデノシン

る．またこれとは別のメカニズムを介して，P2X4あるいはP2Y$_{12}$受容体は慢性疼痛にも関与している．

血小板細胞膜上に発現しているP2Y$_{12}$受容体は，血小板自身の産生するADPによって傍分泌的に活性化され，血小板凝集を促進する．逆に，ATPはP2Y$_1$受容体に作用して血小板凝集を抑制する．これらを含め，ATPは受容体を介して伝達物質の放出の調整・平滑筋の収縮・痛覚・味覚・炎症反応など様々な生理現象に関与している．P2Y$_{12}$受容体を不可逆的に遮断する**クロピドグレル** clopidogrelや**プラスグレル** prasugrelは，血小板凝集阻害薬として血栓・塞栓症の治療などに適用される（第10章2節参照）．

2-7-2. アデノシン

アデノシン adenosineは，生体のほとんどの細胞が産生するプリン代謝物である．アデノシンはATPの分解産物であるが，細胞膜上の受容体を介して細胞機能を制御し，鎮静や睡眠，血管拡張作用などを発揮する（図2-20）．アデノシンの受容体であるP1受容体は，A$_1$，A$_{2A}$，A$_{2B}$，A$_3$のサブタイプに分けられ，いずれもGタンパク質共役型である．ATPが痛覚過敏を引き起こすのに対し，アデノシンはA$_1$受容体に作用し，G$_i$タンパク質を介してATP依存性K$^+$チャネルを活性化させ，細胞を過分極させるので鎮静作用を引き起こす．また，アデノシンはA$_{2A}$およびA$_{2B}$受容体を介して血管平滑筋細胞内のcAMPを増加させ，血管拡張を引き起こす．虚血状態や酸素需要の高まった組織では，アデノシンの産生が増大し，生じたアデノシンが局所の血管拡張物質として働くことによって，血流量が確保される．

アデノシン受容体は中枢神経系にも発現しており，アデノシンと類似の構造を有する**カフェイン** caffeineは，A$_{2A}$受容体を遮断して中枢のドパミン神経伝達を修飾し，覚醒効果をもたらす．また，A$_{2A}$受容体は線条体の中型有棘神経細胞に入力するGABA作動性神経終末に発現しており，この受容体を遮断すると線条体から淡蒼球への出力が抑制される．A$_{2A}$受容体拮抗薬である**イストラデフィリン** istradefyllineは，パーキンソン病治療薬として臨床適用されている（第5章10節参照）．

2-8. 一酸化窒素

　血管内皮細胞は種々の生理活性物質を産生・遊離し，恒常性の維持に深く関与している．なかでも，血管内皮細胞由来弛緩因子 endothelium-derived relaxing factor（EDRF）の一つとして**一酸化窒素** nitric oxide（NO）が見出され，この極めてシンプルで不安定なガス状物質の生体内情報伝達物質としての位置付けが確立された．NO は，**NO 合成酵素** NO synthase（NOS）によりL-アルギニンを基質として産生される．NOS には3種類のアイソフォームが存在しており，発見された順番からNOS1，NOS2およびNOS3と命名されたが，その発現部位や様式を理解しやすいnNOS（神経型 neuronal），iNOS（誘導型 inducible），eNOS（内皮型 endothelial）の呼称が用いられることが多い．

　血管内皮細胞にはeNOS（NOS3）が発現しており，細胞質内 Ca^{2+} 濃度の増加により Ca^{2+}-カルモジュリン複合体が形成されると，eNOSが活性化される．血管内皮細胞における細胞質内 Ca^{2+} 濃度上昇のメカニズムとして，細胞膜に発現しているアセチルコリン M_3 受容体，ヒスタミン H_1 受容体，ブラジキニン B_1 あるいは B_2 受容体，ロイコトリエン $CysLT_1$ 受容体などの G_q タンパク質共役型受容体の活性化や，ずり応力 shear stress 等の機械的刺激による細胞外からの Ca^{2+} 流入などがある．産生された NO は直ちに拡散して，血管内皮細胞自身や近傍の平滑筋細胞などの細胞膜を容易に通過する．血管平滑筋細胞内に到達した NO は，**可溶性グアニル酸シクラーゼ** soluble guanylate cyclase（sGC）を活性化する．sGC の活性化により血管平滑筋細胞内で cyclic GMP（cGMP）の産生が促進されてプロテインキナーゼ G protein kinase G（PKG）が活性化され，活性化 PKG によるリン酸化反応を介して細胞膜および筋小胞体膜の Ca^{2+} ポンプ（Ca^{2+}-ATPase）の活性化や K^+ チャネルの活性化，Ca^{2+} チャネルの抑制などが引き起こされ，その結果血管平滑筋細胞は弛緩する（図2-21；第9章1節も参照）．また，拡散した NO が血小板に到達すると，同様に cGMP 産生増加を介した細胞内 Ca^{2+} 濃度の低下が引き起こされ，血小板の機能は抑制される．

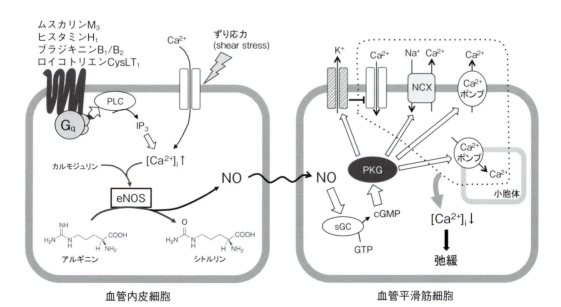

図2-21．NO の血管内皮細胞における産生機構，および血管平滑筋弛緩作用の機序

PLC：ホスホリパーゼC，IP_3：イノシトール三リン酸，sGC：可溶性グアニル酸シクラーゼ，PKG：プロテインキナーゼG，NCX，Na^+-Ca^{2+} 交換輸送．

ある種の神経細胞には nNOS (NOS1) が発現しており，eNOS と同様に Ca^{2+}-カルモジュリン依存的に活性化され，神経伝達物質として NO を遊離する．中枢神経系の nNOS 由来の NO は，シナプス可塑性などに関与している．末梢神経系ではおもに非アドレナリン非コリン作動性神経 non-adrenergic, non-cholinergic (NANC) nerves に nNOS が存在し，神経伝達物質として遊離される NO は消化管平滑筋や気管支平滑筋，膀胱括約筋（内尿道括約筋）などの平滑筋を弛緩させる．eNOS と nNOS はそれぞれ，主として血管内皮細胞および神経細胞に恒常的に発現している構成型 NOS constitutive NOS (cNOS) であり，これらの NOS から比較的低濃度で限局的に遊離される NO は種々の生理機能の調節において重要な役割を演じている．

iNOS (NOS2) は誘導型酵素であり，炎症時にサイトカイン刺激等により新たに発現誘導される．おもにマクロファージや好中球などの炎症細胞に発現誘導されるが，血管平滑筋細胞や内皮細胞，心筋細胞など多彩な細胞種で発現誘導されることも知られている．iNOS の活性化は Ca^{2+} 非依存的であり，比較的高濃度の NO を持続的に産生することにより，炎症時に生体を障害する作用にもつながる．その一方，iNOS 由来の NO は感染防御にも働き，特に NO とスーパーオキシドラジカル ($O_2^{·-}$) との反応生成物であるペルオキシ亜硝酸イオン peroxynitrite ($ONOO^-$) は強い殺菌作用を示す．

薬物治療の観点においては，主として NO の平滑筋弛緩作用に基づいて種々の循環器疾患や泌尿・生殖器疾患に対する NO 関連医薬品の適応がある．

ニトログリセリン nitroglycerin，**硝酸イソソルビド** isosorbide dinitrate，**亜硝酸アミル** amyl nitrite，**ニコランジル** nicorandil，**ニトロプルシドナトリウム** sodium nitroprusside といったいわゆる硝酸薬は，冠血管等の平滑筋に到達すると平滑筋細胞内で NO を遊離し，平滑筋を弛緩させる（第9章4節参照）．ニトログリセリン，硝酸イソソルビド，亜硝酸アミル，ニコランジルは狭心症や心筋梗塞などの治療に，ニトロプルシドナトリウムは手術時の低血圧維持などに用いられる．また，高血圧治療などに用いられるアドレナリン $α$，$β$ 受容体遮断薬の**ニプラジロール** nipradilol は，NO 供与体としても作用する．

シルデナフィル sildenafil，**バルデナフィル** vardenafil および**タダラフィル** tadalafil は，ホスホジエステラーゼ-5 phosphodiesterase-5 (PDE5) の選択的阻害薬であり，cGMP の分解を阻害することにより内因性 NO の作用を増強する．PDE5 は海綿体血管や肺動脈に豊富に存在しており，PDE5 阻害薬はこれら血管の NO による弛緩を強く増強するため，勃起不全や肺動脈性肺高血圧症の治療に用いられる（第9章7節，第11章7節参照）．また，前立腺部や膀胱括約筋（内尿道括約筋）にも PDE5 が豊富に存在しており，PDE5 の選択的阻害によりこれら組織の NO による弛緩が増強されて排尿を容易にするため，前立腺肥大症に伴う排尿困難の治療にも用いられる（2015年5月現在，タダラフィルのみに適応あり）．

リオシグアト riociguat は，sGC の NO に対する感受性を高める作用，および sGC を直接活性化させる作用を有しており，これら二つの作用を介して cGMP の産生を促進する．肺動脈に作用して平滑筋を弛緩させるとともに，血小板に作用してその機能を抑制するため，慢性血栓塞栓性肺高血圧症の治療に用いられる（第9章7節参照）．

2-9. エイコサノイド

2-9-1. エイコサノイド概論

各種細胞に刺激が加わると，細胞内の**ホスホリパーゼA_2** phospholipase A_2（PLA_2）が活性化され，細胞膜あるいは核膜のリン脂質から**アラキドン酸** arachidonic acid が生成する．アラキドン酸は，**シクロオキシゲナーゼ** cyclooxygenase（COX）により**プロスタグランジン類** prostaglandins（PGs）および**トロンボキサン類** thromboxanes（TXs）に（図 2-22)，また 5-**リポキシゲナーゼ** 5-lipoxygenase（5-LOX）により**ロイコトリエン類** leukotrienes（LTs）に代謝される（図 2-23)．これらの代謝経路は**アラキドン酸カスケード**と呼ばれる．アラキドン酸代謝物には極めて微量で強い生理活性を示す物質が多い．アラキドン酸カスケードにより産生される生理活性物質のうち，COX の下流の代謝産物である PGs と TXs を合わせて**プロスタノイド** prostanoids と呼び，プロスタノイドと LTs を合わせて**エイコサノイド** eicosanoids と呼ぶ．細胞の種類によっておもに産生されるエイコサノイドの種類が異なることが多いが，これはアラキドン酸カスケードに関与する酵素の発現が細胞の種類によって異なるためである．例えば，血管内皮細胞においてはおもに PGI_2 が，血小板においてはおもに TXA_2 が産生される．

これらアラキドン酸代謝物は，標的細胞の細胞膜受容体に結合することによってその作用を発揮する．プロスタノイドである PGD_2 や PGE_2, TXA_2 の受容体はそれぞれ DP 受容体，EP 受容体，TP 受容体（thromboxane prostanoid receptor）などと命名されている．また，LTs のうち LTC_4, LTD_4, LTE_4 は，いずれもその構造中にシステイン残基を有することからシステイニルロイコトリエン cysteinyl leukotrienes と呼ばれる．システイニルロイコトリエンの受容体は CysLT 受容体，LTB_4

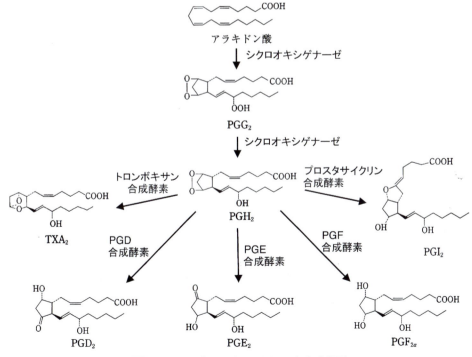

図 2-22. プロスタノイドの生合成経路

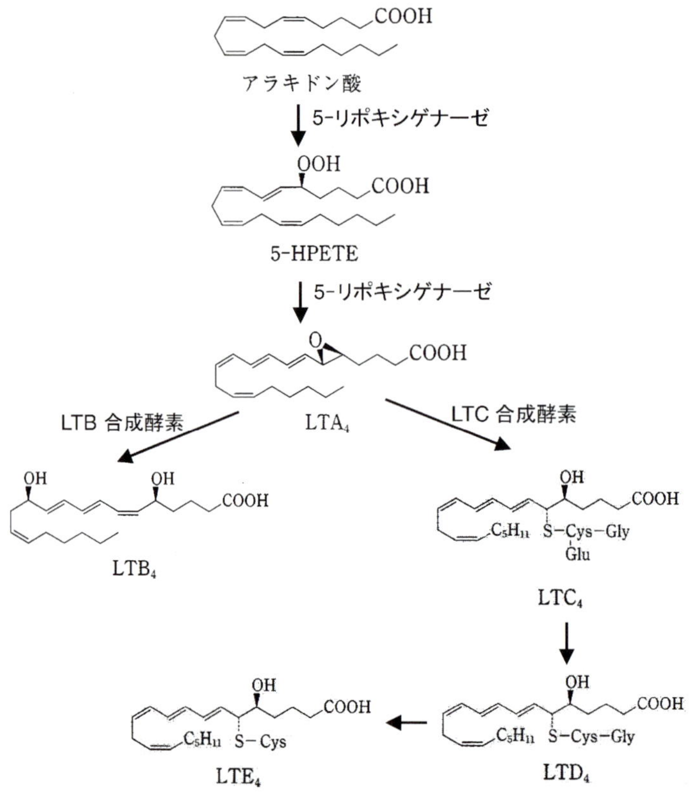

図 2-23. ロイコトリエン類の生合成経路

表 2-9. エイコサノイドの受容体と生理・薬理作用

エイコサノイド	受容体	細胞内情報伝達	おもな生理・薬理作用
PGD_2	DP	cAMP ↑	気管支収縮，血管収縮（腸間膜血管・冠血管・鼻粘膜血管など），血管拡張（肺血管など）
PGE_2	EP_1	Ca^{2+} ↑	平滑筋収縮
	EP_2	cAMP ↑	血管・気管支拡張
	EP_3	cAMP ↑ or ↓	平滑筋収縮，胃酸分泌抑制，発熱，痛覚過敏
	EP_4	cAMP ↑	骨吸収，免疫抑制
$PGF_{2\alpha}$	FP	cAMP ↑	平滑筋（子宮・気管支）収縮
PGI_2	IP	cAMP ↑	血小板凝集抑制，血管・気管支拡張，胃酸分泌抑制
TXA_2	TP	IP_3/DG ↑	血小板凝集促進，血管・気管支収縮
LTB_4	BLT_1	IP_3/DG ↑	白血球遊走促進
	BLT_2	cAMP ↓	
LTC_4/LTD_4	$CysLT_1$	Ca^{2+} ↑	気管支収縮，血管透過性亢進
	$CysLT_2$	Ca^{2+} ↑	

の受容体はBLT受容体と命名されている．EP₁受容体やEP₂受容体などのように，各受容体にはいくつかのサブタイプが存在する場合もあるが，いずれのエイコサノイド受容体も7回膜貫通型の三量体GTP結合タンパク質共役型受容体である．表2-9にエイコサノイド受容体とおもな生理・薬理作用を挙げる．各エイコサノイドの作用は，臓器や細胞の種類によって大きく異なるものもあるので注意を要する．

2-9-2. エイコサノイド関連薬

a　エイコサノイド産生阻害薬

アラキドン酸カスケードは，PLA_2により膜リン脂質からアラキドン酸が切り出されることで開始される．**糖質コルチコイド** glucocorticoid 関連薬は，内因性PLA_2阻害タンパク質として知られるアネキシンA_1を発現誘導してPLA_2活性を抑制するとともに，PLA_2の転写自体も抑制してエイコサノイド産生を阻害し，これが抗炎症作用の一部を担っている（第7章2節参照）．グリチルリチン製剤にも糖質コルチコイドと同様の作用があると考えられている．そのほか，頭部外傷等による意識障害などの治療に用いられるシチコリン citicoline，急性膵炎や汎発性血管内血液凝固症（DIC）の治療に用いられるガベキサート gabexate やナファモスタット nafamostat，狭心症治療などに用いられるジラゼプ dilazep などにもPLA_2阻害作用がある．また，**イコサペント酸エチル** ethyl icosapentate は，おもに血小板細胞膜リン脂質中のエイコサペンタエン酸（EPA）含量を増加させ，細胞膜のアラキドン酸代謝を競合的に阻害することによりTXA_2産生を抑制して，血小板凝集を抑制する．

アスピリン aspirin，**インドメタシン** indomethacin，**ジクロフェナク** diclofenac，**ロキソプロフェン** loxoprofen などの酸性**非ステロイド性抗炎症薬** non-steroidal anti-inflammatory drugs（NSAIDs）は，COXを阻害しておもにPGsの産生を低下させ，解熱・鎮痛，抗炎症作用を示す．また，低用量アスピリンは，比較的選択的に血小板のCOXを阻害することが可能で，血小板におけるTXA_2の産生を低下させ，抗血小板作用（血小板凝集抑制作用）を発揮する（第7章3節参照）．

オザグレル ozagrel は，TXA_2合成酵素を阻害することによりTXA_2の産生を低下させ，抗血小板作用（血小板凝集抑制作用）や気管支喘息患者の気道過敏性抑制作用を示す（第10章2節，第12章5節参照）．気管支喘息の治療にはオザグレル塩酸塩の経口投与が，くも膜下出血術後の脳血管攣縮や脳血栓症の治療にはオザグレルナトリウムの点滴静注が用いられる．

現在のところ選択的5-LOX阻害薬は臨床では用いられていないが，抗アレルギー薬に分類される第二世代抗ヒスタミン薬のうち，アゼラスチン azelastine やオキサトミド oxatomide に5-LOX阻害作用のあることが確認されている．

b　エイコサノイド受容体遮断薬

TP受容体拮抗薬として**セラトロダスト** seratrodast と**ラマトロバン** ramatroban が現在臨床で用いられている．ラマトロバンにはDP_2受容体拮抗作用もあり，好酸球のDP_2受容体を遮断することによりその活性化を抑制する．セラトロダストは気管支喘息の長期管理に，ラマトロバンはアレルギー性鼻炎の治療に用いられる（第6章5節参照）．

選択的CysLT受容体拮抗薬として，**プランルカスト** pranlukast，**モンテルカスト** montelukast，**ザフィルルカスト** zafirlukast がある．いずれの薬物も$CysLT_1$受容体に対する選択性が高く，LTD_4による気管平滑筋収縮を強く抑制するため，気管支喘息の長期管理薬として用いられる．プランルカ

ストとモンテルカストはアレルギー性鼻炎の治療にも用いられる．なお，アゼラスチン azelastine やエピナスチン epinastine，オキサトミド oxatomide など，第二世代抗ヒスタミン薬に分類される抗アレルギー薬の多くは CysLT 受容体拮抗作用も併せもつ（第6章5節参照）．

c エイコサノイド受容体作動薬

PGE$_1$ 製剤の**アルプロスタジル** alprostadil や PGE$_1$ 誘導体製剤の**リマプロストアルファデクス** limaprost alfadex は，EP 受容体を刺激して血管平滑筋拡張や血小板凝集抑制作用を示す．慢性動脈閉塞症や閉塞性血栓血管炎等に伴う末梢循環障害や皮膚潰瘍の改善などに用いられる（第9章7節参照）．

同じく PGE$_1$ 誘導体である**ミソプロストール** misoprostol と**オルノプロスチル** ornoprostil は，胃粘膜壁細胞の EP 受容体を刺激し，胃酸分泌抑制作用や粘膜防御機構増強作用を示す．PGE$_2$ 誘導体の**エンプロスチル** enprostil とともに，消化性潰瘍の治療に用いられる（第13章2節参照）．

ゲメプロスト gemeprost は，妊娠中期における治療的流産に用いられる PGE$_1$ 誘導体である．子宮収縮作用と子宮頸管開大作用を示す．PGE$_2$ 誘導体の**ジノプロストン** dinoprostone と PGF$_{2\alpha}$ 製剤の**ジノプロスト** dinoprost は，妊娠末期における陣痛誘発・陣痛促進等に用いられる（第11章9節参照）．

緑内障の治療に用いられる PGF$_{2\alpha}$ 誘導体の**ラタノプロスト** latanoprost，**タフルプロスト** tafluprost，**トラボプロスト** travoprost は，ぶどう膜強膜流出経路からの房水流出を促進する（第15章2節参照）．

PGI$_2$ 製剤の**エポプロステノール** epoprostenol，PGI$_2$ 誘導体の**ベラプロスト** beraprost および**トレプロスチニル** treprostinil は，血小板および血管平滑筋の IP 受容体を刺激して血管拡張作用および血小板凝集抑制作用を発揮する．肺動脈圧および肺血管抵抗を低下させることで，肺動脈性肺高血圧症に対する有効性を示す．ベラプロストは，慢性動脈閉塞症にも適用される（第9章7節参照）．

慢性便秘症に適用される**ルビプロストン** lubiprostone は，プロスタグランジン類の代謝産物であるプロストン prostone 系化合物で，PGE$_1$ と構造が類似している．腸管上皮に多く存在する ClC-2 クロライドチャネルを選択的に活性化し，腸管管腔内への Cl$^-$ 分泌を介して浸透性の水分分泌を促進することにより便を軟化して，排便を促進する．EP$_1$ および FP 受容体にほとんど活性を有さないが，EP$_2$ および EP$_3$ 受容体にはごく弱い活性を示す．

2-10. サイトカイン

サイトカイン cytokines は「細胞（cyto）が産生する因子（kine）」という意味を有し，白血球などの血球細胞，線維芽細胞，上皮細胞などから産生され，種々の細胞間の情報伝達を担う多種多様なタンパク質の総称である．産生・遊離されたサイトカインは，標的細胞の特異的受容体に作用して細胞内情報伝達経路を活性化し，その生物活性を示す．一般に，ある一つのサイトカインは多種類の細胞が産生する能力を有しており，さらにその標的細胞は多種類に及び，産生細胞自身に**自己分泌** autocrine 的に作用したり，近傍の細胞に**傍分泌** paracrine 的に作用したり，より遠隔の細胞に**内分泌** endocrine 的に作用したりする．サイトカインの特徴として「異なるサイトカインが類似の機能を有する（機能の重複性）」や「一つのサイトカインでも標的細胞の種類や状態により異なった機能を発揮する（機能の多能性）」が挙げられる．

これまでに様々な機能を有するサイトカインが発見されている．これらは，インターロイキン interleukin（IL）ファミリー，インターフェロン interferon（IFN）ファミリー，腫瘍壊死因子 tumor necrosis factor（TNF）ファミリー，ケモカイン chemokine ファミリー，造血因子 hematopoietic factor，細胞増殖因子 cell growth factor，神経栄養因子 neurotrophic factor，アディポカイン adipokine などに分類されることが多い．

2-10-1．インターロイキンファミリー

リンパ球から産生される生理活性因子の総称としてリンホカイン lymphokines，単球・マクロファージから産生される生理活性因子の総称としてモノカイン monokines などと古くは呼ばれていたが，これらの生理活性因子は白血球より産生されて白血球に作用することから，細胞間（inter-）・白血球（leukocyte → -leukin）より**インターロイキン** interleukin（IL）という統一名称が付けられるようになった．ILs には番号が付され，その番号は概ね遺伝子がクローニングされた順番を表しており，ヒトでは現在までに遺伝子レベルで IL-1 ～ IL-38 が発見されている．このうち IL-8 は現在，ケモカイン（次頁参照）の一つとして分類される．

セルモロイキン celmoleukin と**テセロイキン** teceleukin は遺伝子組換え IL-2 製剤であり，キラー T 細胞や NK 細胞などの活性化や増殖促進等によって免疫応答を賦活して抗腫瘍作用を示し，血管肉腫に（テセロイキンは腎癌にも）適応がある．一方，体内で産生・分泌された ILs の作用を阻害するために，ILs 自体あるいはその受容体に対する抗体製剤が用いられる．例として，**カナキヌマブ** canakinumab（抗 IL-1β 抗体，クリオピリン関連周期性症候群に適用），**ウステキヌマブ** ustekinumab（抗 IL-12/23 p40 抗体，乾癬に適用），**セクキヌマブ** secukinumab（抗 IL-17A 抗体，乾癬に適用），**バシリキシマブ** basiliximab（抗 IL-2α 受容体抗体，腎移植後の急性拒絶反応の抑制に適用），**トシリズマブ** tocilizumab（抗 IL-6 受容体抗体，関節リウマチに適用）が挙げられる．

2-10-2．インターフェロンファミリー

インターフェロン interferon（IFN）は，生体内への種々のウイルスや病原体などの異物の侵入，あるいは腫瘍細胞に応答して産生される．ウイルス増殖を抑制する因子として発見されたことから，ウイルス干渉因子（interference factor）の意より命名された．IFN はⅠ型サブファミリー，Ⅱ型サブファミリー，IFN-λ サブファミリーおよび IL-10 サブファミリーの四つにおもに分類される．IFN-α や IFN-β はⅠ型サブファミリーに，IFN-γ はⅡ型サブファミリーに属する．IFNs の発現は，ウイルス 2 本鎖 RNA やリポ多糖 lipopolysaccharide（LPS）による Toll 様受容体 Toll-like receptors（TLRs）刺激，あるいは生体への異物侵入時に産生される IL-1，IL-2，IL-12，TNF などによって誘導され，抗ウイルス作用（抗ウイルスタンパク質産生），腫瘍増殖抑制作用やマクロファージ活性化作用などを介して免疫活性を促進する．

現在国内で販売されているインターフェロン（IFN）製剤として，IFNα 製剤，IFNβ 製剤および IFNγ 製剤がある．IFNα 製剤は，おもに B 型あるいは C 型肝炎の治療に用いられる．IFNβ 製剤は，天然型 IFNβ のほか遺伝子組換え型である IFNβ-1a，IFNβ-1b があり，天然型 IFNβ は B 型・C 型肝炎や悪性腫瘍の治療に用いられ，IFNβ-1a および IFNβ-1b は多発性硬化症の治療に用いられる．IFNγ 製剤は，悪性腫瘍の治療などに用いられる．

2-10-3. 腫瘍壊死因子ファミリー

TNFαは，腫瘍細胞に壊死を誘導する因子として発見されたサイトカインである．現在，TNFファミリーはTNFα，リンホトキシンα lymphotoxin α，Fasリガンド Fas ligand や TRAIL，OX40リガンド（OX40L），RANKリガンド（RANKL），APRILなど20種類近くが同定されている．一般的には細胞のアポトーシス apoptosis を誘導する活性を有する（図2-24）が，例えばRANKLが破骨細胞の分化を制御するなど細胞の増殖や機能の制御，炎症反応にも関与している．TNFファミリーサイトカインはTNFSF（TNF superfamily）と番号を組み合わせた体系的な命名もされており，ヒトでは現在までにTNFSF1からTNFSF20までの17種類（16，17，19は欠番）の遺伝子の存在が確認されている．

体内で産生・分泌されたTNFα（TNFSF2）の作用を阻害するために，TNFα自体に対する抗体製剤，あるいはTNFαを捕捉する可溶性受容体タンパク質（デコイ受容体）製剤が用いられる．TNFαに対する抗体製剤として**アダリムマブ** adalimumab，**インフリキシマブ** infliximab，**ゴリムマブ** golimumab，**セルトリズマブペゴル** certolizumab pegol があり，関節リウマチなどの自己免疫疾患の治療に用いられる．デコイ受容体製剤の**エタネルセプト** etanercept も関節リウマチの治療に用いられる．RANKL（TNFSF11）の抗体製剤**デノスマブ** denosumab は，骨粗鬆症や多発性骨髄腫などの治療に用いられる．

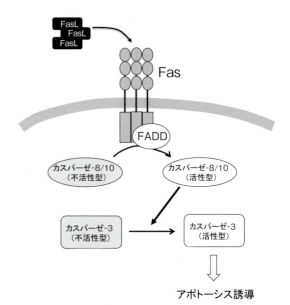

図 2-24． Fas リガンド（FasL）のアポトーシス誘導作用に関わるシグナル伝達経路
FADD：Fas-Associated protein with Death Domain.

2-10-4. ケモカインファミリー

ケモカインファミリーは，Gタンパク質共役型受容体を介して作用を発現する比較的分子量の小さいサイトカインの一群である．もともと白血球などの遊走を引き起こし炎症の形成に関与する因子として同定されたが，免疫系以外にも血管や神経などにおけるさまざまな機能が見出されている．ケモカインは構造上の違いからCCケモカイン，CXCケモカイン，CケモカインおよびCX3Cケモカインに分類され，ヒトでは現在までに40種類以上のケモカインが同定されている．

CCケモカインは，N末端側に二つのシステイン残基（C）が連続している一次構造をとる．ヒトでは現在までにCCL1からCCL28までの24種類の遺伝子の存在が確認されている（CCL6，CCL9，CCL10およびCCL12は未確認）．代表的なCCケモカインとして macrophage inflammatory protein-1α（MIP-1α）（CCL3），エオタキシン eotaxin（CCL11），thymus and activation-regulated chemokine（TARC）（CCL17）などがあり，T細胞，顆粒球などの浸潤・活性化に関与する．

CXCケモカインは，N末端側の二つのシステイン残基（C）の間にその他のアミノ酸（X）が一つ存在するという配列（CXCモチーフ）を有する．ヒトでは現在までにCXCL1からCXCL17までの16種類の遺伝子の存在が確認されている（CXCL15は未確認）．CXCケモカインには，もっとも代表

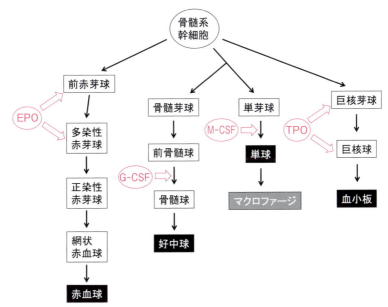

図 2-25. 血球の増殖・分化過程に作用する造血因子
EPO：エリスロポエチン，TPO：トロンボポエチン．

的なケモカインである IL-8（CXCL8）が含まれる．IL-8 は，炎症性の刺激によりマクロファージや線維芽細胞等から産生され，おもに好中球の局所浸潤に重要な役割を演じている．

近年，CC ケモカイン受容体 4（CCR4）に対する抗体製剤として**モガムリズマブ** mogamulizumab が上市された．モガムリズマブは，CCR4 を高発現している腫瘍細胞に結合し，抗体依存性細胞障害 antibody-dependent cellular cytotoxicity（ADCC）をもたらして抗腫瘍効果を発揮する．

2-10-5. 造血因子

血球系細胞の増殖・分化を促進するサイトカインを造血因子という．造血因子は，造血幹細胞の生存に関与し，また造血前駆細胞や各系列前駆細胞の増殖・分化を誘導する（図2-25）．**エリスロポエチン** erythropoietin はおもに腎臓で産生・分泌されるサイトカインで，赤血球の増殖・分化に必須である．**トロンボポエチン** thrombopoietin は，肝細胞や骨髄細胞から産生・分泌されるサイトカインであり，血小板の産生に必須である．

エポエチンアルファ epoetin alfa，**エポエチンベータ** epoetin beta や**ダルベポエチンアルファ** darbepoetin alfa などのエリスロポエチン製剤は，腎性貧血に用いられる．顆粒球コロニー形成刺激因子（G-CSF）製剤として**レノグラスチム** lenograstim，**フィルグラスチム** filgrastim や**ナルトグラスチム** nartograstim などがあり，がん化学療法などによる好中球減少症に用いられる．**ミリモスチム** mirimostim は，単球・マクロファージコロニー形成刺激因子（M-CSF）製剤であり，骨髄移植後などの顆粒球増加促進に用いられる．トロンボポエチン様作用を示す薬物として**ロミプロスチム** romiplostim や**エルトロンボパグ** eltrombopag が血小板減少症の治療に用いられる（第10章6～7節参照）．

2-10-6. 細胞増殖因子

我々の体内では細胞増殖因子と呼ばれるサイトカインが合成され，細胞の増殖，分化，運動性の調

節や機能維持に働いている．その名称の通り細胞増殖を促進するものが多いが，増殖抑制作用やアポトーシス抑制作用を有するもの，発生過程の特定時期のみに発現して分化を促進し組織の形態形成に関与するもの，組織障害時のみに発現してその修復に関与するものなど，多様な作用が見出されている．多くは標的細胞のチロシンキナーゼ内蔵型受容体に結合して細胞内情報伝達を活性化し，細胞増殖を促進する．

a EGFファミリー

発見の経緯から**上皮細胞増殖因子** epidermal growth factor（EGF）と命名された因子のほか，ベータセルリン betacellulin，エピレグリン epiregulin，トランスフォーミング細胞増殖因子-α transforming growth factor-α（TGF-α）などがある．皮膚表皮細胞や粘膜上皮細胞のほか，血管内皮細胞や線維芽細胞などの増殖を促進する．EGF受容体（EGFR/ErbB1）は，チロシンキナーゼ内蔵型受容体であるErbBファミリー（ErbB1〜ErbB4）に属し，EGFが結合すると細胞の増殖や分化の調節にかかわるさまざまな細胞内シグナル伝達経路が動員される（図2-26）．

EGFRに対する抗体製剤の**セツキシマブ** cetuximab は，EGFR陽性の治癒切除不能な進行・再発の結腸・直腸癌，および頭頸部癌に適用される．同じくEGFR抗体の**パニツムマブ** panitumumab は，KRAS遺伝子野生型の治癒切除不能な進行・再発の結腸・直腸癌に適応がある．

b VEGFファミリー

脈管形成（胚形成期に新たに血管がつくられること）および血管新生（既存の血管から分枝伸長して血管を形成すること）やリンパ管新生に関与している一群のサイトカインで，**血管内皮細胞増殖因子** vascular endothelial growth factor（VEGF）のほか，血小板由来成長因子 platelet-derived growth factor（PDGF），アンギオポエチン angiopoietin，エフリン ephrin，セマフォリン semaphorin などが含まれる．腫瘍の増殖や転移にも関与しており，腫瘍細胞から産生・分泌されるVEGFは，腫瘍組織内に血管を新生させ，増殖が盛んな腫瘍細胞に栄養や酸素を取り込むことを可能にする．

VEGFに対する抗体製剤として**ベバシズマブ** bevacizumab や**ラニビズマブ** ranibizumab があり，

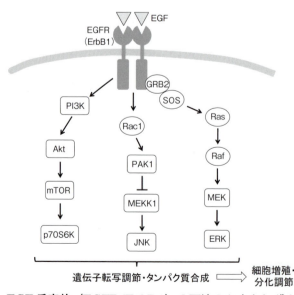

図2-26．EGF受容体（EGFR/ErbB1）の下流のおもなシグナル伝達経路

VEGFを捕捉する可溶性受容体タンパク質（デコイ受容体）製剤として**アフリベルセプト** aflibercept がある．ベバシズマブは抗悪性腫瘍薬として，ラニビズマブとアフリベルセプトは加齢黄斑変性症などの眼科疾患治療薬として用いられる．

c　FGFファミリー

線維芽細胞増殖因子 fibroblast growth factor（FGF）は，線維芽細胞の増殖に関与する因子として発見されたが，種々の細胞に多様な効果をもたらす多機能性サイトカインである．一般的には増殖促進因子として作用するが，増殖抑制作用や形態学的効果なども示す．多くの発生の過程に関与するとともに，成熟組織では血管新生や創傷治癒の過程などに関与している．遺伝子としてはFGF-1からFGF-23までの存在が知られているが，このうちFGF-15はヒトでは確認されていない．FGF-2の遺伝子組換え製剤である**トラフェルミン** trafermin は，褥瘡・皮膚潰瘍に適応がある．

d　神経成長因子ファミリー

神経成長因子 nerve growth factor（NGF）ファミリーは，神経細胞の成長促進，神経突起伸展や生存維持に関与する．**脳由来神経栄養因子** brain-derived neurotrophic factor（BDNF），ニューレグリン neuregulin，グリア細胞由来神経成長因子 glial cell-derived neurotrophic factor（GDNF）などがある．GDNFは，ドパミン作動性神経，運動神経，知覚神経，交感神経などの神経細胞の生存を促進する．

e　その他

その他の細胞増殖因子として，肝細胞増殖因子 hepatocyte growth factor（HGF），インスリン様成長因子 insulin-like growth factor（IGF）などがある．結合組織増殖因子 connective tissue growth factor（CTGF）は，軟骨細胞の増殖，成熟，肥大化，石灰化の促進作用や血管内皮細胞の増殖・遊走促進作用，血管新生作用，骨芽細胞の増殖・分化促進作用などを有する．オンコスタチンM oncostatin M（OSM）は，線維芽細胞や平滑筋細胞などの増殖を刺激するほか，造血や炎症反応にも関与している．

2-10-7.　TGF-βファミリー

トランスフォーミング細胞増殖因子-β transforming growth factor-β（TGF-β）をはじめとするこのファミリーのサイトカインは，標的細胞の特異的受容体に結合した後にSmadと呼ばれる細胞内情報伝達タンパク質の活性化を介して，増殖・分化を促進するという特徴を有する．TGF-$β_1$～TGF-$β_4$のほか，骨形成タンパク質 bone morphogenetic protein-1（BMP-1）～BMP-15，growth differentiation factor-1（GDF-1）～GDF-11，アクチビン activin やインヒビン inhibin などが知られている．発生段階から成体の恒常性維持，疾病など多彩な生体プロセスの制御に関与している．

2-10-8.　アディポカイン

脂肪細胞から分泌されるサイトカインを総称して**アディポカイン** adipokine（アディポサイトカイン）という．アディポカインはおもに動脈硬化の発症・進展に関与しており，動脈硬化予防的に作用する**レプチン** leptin や**アディポネクチン** adiponectin などと，動脈硬化促進的に作用する TNF-α や plasminogen activator inhibitor-1（PAI-1），heparin binding-epidermal growth factor-like growth factor（HB-EGF）などが知られている．レプチンは，白色脂肪細胞から分泌されて視床下部満腹中枢に作用し，食欲を抑制する．アディポネクチンは，小型化した脂肪細胞から産生されてインスリン感受性を促進する．**メトレレプチン** metreleptin は，ヒトレプチンのN末端にメチオニンが1残基付加された遺伝子組換え型ヒトレプチン製剤である．脂肪萎縮症に適用される．

2-11. ビタミン vitamins

ビタミンは，生体の機能を維持する上で必須の微量栄養素であり，水溶性ビタミンと脂溶性ビタミンに大別される．水溶性ビタミンは主に**補酵素** coenzyme の構成因子として働いている．脂溶性ビタミンには，核内受容体を介して生理作用を発揮するものもある．ほとんどのビタミンは体内で生合成されないため，通常は食物として体外から摂取することで補給される．ビタミンが欠乏すると，それぞれに特有のビタミン欠乏症が生じる．一方，過剰に摂取した場合，脂溶性ビタミンは体内に蓄積されやすく，ビタミン過剰症が起こりうる．水溶性ビタミンは，体内から速やかに排泄されるため，過剰症は通常起こらない．

ビタミン関連薬物は，ビタミン欠乏症に対する補充療法の目的で用いられる．いくつかの脂溶性ビタミン関連薬物は，ビタミン欠乏症以外の特定の疾患に対する適応がある．

2-11-1. 水溶性ビタミン water-soluble vitamins

a ビタミン B_1 vitamin B_1（チアミン thiamine）

生体内では，補酵素である**チアミンピロリン酸** thiamine pyrophosphate（TPP）の形で機能する．TPPの生体内での主な役割は炭水化物代謝への関与であり，ピルビン酸のアセチル補酵素A（アセチルCoA）への変換に関わるピルビン酸デヒドロゲナーゼ pyruvate dehydrogenase や，ペントースリン酸経路のトランスケトラーゼ transketolase の補酵素として機能する．

チアミンが欠乏すると，いわゆる**脚気** beriberi と称される多発性の末梢神経障害を生じる．また，チアミン欠乏の影響が中枢神経系に及んだ状態が**ウェルニッケ脳症** Wernicke's encephalopathy であり，これを治療せずに放置すると記憶障害や作話症を伴う**コルサコフ症候群** Korsakoff syndrome を引き起こす．アルコール依存症患者は，チアミン欠乏症に陥るリスクが高い．これには，アルコール多飲に伴う食事摂取量の減少と栄養バランス不全に加え，腸管からのチアミンの吸収効率の低下が関係すると考えられている．

チアミン

b ビタミン B_2 vitamin B_2（リボフラビン riboflavin）

フラビンモノヌクレオチド flavin mononucleotide（FMN）あるいはフラビンアデニンジヌクレオチド flavin adenine dinucleotide（FAD）のいずれかの形で，コハク酸デヒドロゲナーゼ succinate dehydrogenase，アシルCoAデヒドロゲナーゼ acyl-CoA dehydrogenase，モノアミンオキシダーゼ monoamine oxidase（以上FAD），NADHデヒドロゲナーゼ NADH dehydrogenase（以上FMN）などのいわゆるフラビン酵素の補酵素とし

リボフラビン

て機能し，生体内での種々の酸化還元反応に関与する．

食物より摂取されたリボフラビンは，特異的輸送機構によって上部消化管から容易に吸収される．リボフラビンの欠乏症は単独で起こることはほとんどなく，他の栄養素・ビタミン欠乏症が併発する．リボフラビン欠乏に帰せられる症状には，咽喉痛，口角炎，口唇炎，顔面の脂漏性皮膚炎などがある．

c ナイアシン niacin（ビタミン B_3 vitamin B_3）

ナイアシンとは，**ニコチン酸** nicotinic acid および**ニコチンアミド（ニコチン酸アミド）** nicotinamide の総称である．トウモロコシを多食する国で見られる疾患であるペラグラ pellagra の研究により，ナイアシンの欠乏が本疾患の原因であることが20世紀半ばまでに証明された．生体内では，**ニコチンアミドアデニンジヌクレオチド** nicotinamide adenine dinucleotide（NAD^+）あるいは**ニコチンアミドアデニンジヌクレオチドリン酸** nicotinamide adenine dinucleotide phosphate（$NADP^+$）の形で，組織呼吸に必須の酸化還元反応を触媒する種々の酵素の補酵素として機能する．

ニコチン酸は食事から摂取される他，肝臓においてアミノ酸のトリプトファン tryptophan から生合成される．トウモロコシのタンパク質はトリプトファン含量が少なく，これがナイアシン欠乏を原因とするペラグラとトウモロコシ多食との関係を説明する．ペラグラは，皮膚炎，下痢，認知症を三主徴とし，現代においては主に慢性アルコール依存症やタンパク質性エネルギー栄養失調を背景として発症する．

d パントテン酸 pantothenic acid

当初，酵母菌の成長に必須の物質として同定され，ビタミン B_5 とも呼ばれていた．「至るところに」を意味するギリシャ語から命名されており，実際食物中にも広く分布しているため，食事性欠乏症に陥ることはまずない．体内では補酵素A（CoA）の形で，種々のカルボン酸を活性化し，アシル基転移反応に関与する．

e ビタミン B_6 vitamin B_6

ビタミン B_6 は**ピリドキシン** pyridoxine，**ピリドキサール** pyridoxal，**ピリドキサミン** pyridoxamine の総称で，生体内では**ピリドキサール $5'$-リン酸** pyridoxal 5'-phosphate（ピリドキサールリン酸 pyridoxal phosphate）の形で機能する．アミノ基の転移反応やアミノ酸の脱炭酸反応を司る酵素の補酵素としてアミノ酸代謝に関与しており，トリプトファンからのニコチン酸の生合成，モノアミン系神経伝達物質の生合成過程や**γ-アミノ酪酸** γ-aminobutyric acid（GABA）の合成・分解にも関与す

ピリドキシン：R＝CH_2OH
ピリドキサール：R＝CHO
ピリドキサミン：R＝CH_2NH_2

ピリドキサール $5'$-リン酸

る．レボドパ levodopa の末梢組織での脱炭酸反応を促進し，パーキンソン病治療効果を減弱させる．

食事由来のビタミン B_6 は，胃腸管から容易に吸収される．ビタミン B_6 欠乏症は通常単独では起こりにくいが，欠乏した場合，末梢神経炎（手根管症候群），口唇炎，脂漏性皮膚炎，けいれん様発作を生じることがある．抗結核薬**イソニアジド** isoniazid は，ピリドキサールあるいはピリドキサールリン酸と結合してヒドラゾンを形成し，ビタミン B_6 の補酵素としての機能を喪失させる．そのため，イソニアジドによる末梢神経炎等の副作用発現を予防する目的でピリドキシンが用いられる．ビタミン B_6 欠乏状態は，抗リウマチ薬**ペニシラミン** penicillamine の長期投与によっても起こることがある．

f　ビタミン B_{12} vitamin B_{12}（シアノコバラミン cyanocobalamin）

ポルフィリン様骨格の中心にコバルト（Co）原子を有し，Co に結合する一置換基のみが異なるシアノコバラミン，**メチルコバラミン** methylcobalamin，**アデノシルコバラミン** adenosylcobalamin 等がビタミン B_{12} 同族体と総称される．体内ではメチルコバラミンあるいはアデノシルコバラミンの形で，メチル基転移反応や分子内転移反応に関与する．

食事中に含まれるビタミン B_{12} は，胃の壁細胞から分泌される糖タンパク質である**内因子** intrinsic factor と結合し，回腸の粘膜細胞にある能動輸送系を介して吸収される．ビタミン B_{12} 欠乏症は，造血系および神経系の障害となって現れる．ビタミン B_{12} の介在するメチル基転移反応は核酸塩基（チミジル酸 thymidylic acid）の合成に関わるため，欠乏による DNA 合成の低下は**巨赤芽球性貧血** megaloblastic anemia を招く．特に，内因子の分泌不全によるビタミン B_{12} の消化管吸収不全が原因となって生じる巨赤芽球性貧血を**悪性貧血** malignant anemia と呼ぶ．神経系障害は，病理学的には神経軸索を取り巻く**ミエリン鞘** myelin sheath の障害を伴い，症状は四肢の知覚異常やふらつきに始まり，錯乱，記憶喪失等に至ることがある．神経系障害の機序の詳細は不明であるが，メチオニンの S-アデノシルメチオニンへの変換障害が関与するとの説がある．

シアノコバラミン：R＝CN
メチルコバラミン：R＝CH_3
アデノシルコバラミン：R＝adenosyl

g　葉酸 folic acid

ビタミン B 群に分類される必須栄養素であり，**テトラヒドロ葉酸** tetrahydrofolic acid の形でメチル基やホルミル基などの炭素単位の転移反応（C_1 転移反応）の補酵素として働く．転移反応の際にはテトラヒドロ葉酸→**5,10-メチレンテトラヒドロ葉酸** 5,10-methylenetetrahydrofolic acid →**ジヒドロ葉酸** dihydrofolic acid →テトラヒドロ葉酸と順次変換し，C_1 の受け渡しを担う．この C_1 転移反応は，ビタミン B_{12} の介在するメチル基転移反応と協同してチミジル酸の合成（デオキシウリジル酸のデオキシチミジル酸への変換の際

テトラヒドロ葉酸

5,10-メチレンテトラヒドロ葉酸

のメチル化反応）に関わる．したがって，葉酸欠乏はビタミン B_{12} 欠乏と同様に巨赤芽球性貧血を招く．葉酸はこの他に，アミノ酸代謝やプリンヌクレオチドの合成などにも関与する．葉酸は新鮮緑色野菜や肉類等に多く含まれ，通常の食事で概ね必要量が摂取できるが，妊娠中・授乳中などで葉酸需要が増大している場合は，薬剤としての葉酸補給が考慮される．

抗悪性腫瘍薬・免疫抑制薬の**メトトレキサート** methotrexate は葉酸代謝拮抗薬であり，核酸合成の阻害によってがん細胞・免疫担当細胞の増殖を抑制する．

h　ビオチン biotin

ビタミンHとも称されるビタミンB群物質である．アセチル CoA カルボキシラーゼ acetyl CoA carboxylase やピルビン酸カルボキシラーゼ pyruvate carboxylase の補酵素として炭酸固定反応に関与する．食事中に豊富に含まれ，また腸内細菌によっても合成されるため，欠乏症を起こすことはまれである．薬剤としては，内服あるいは注射で湿疹，尋常性痤瘡などに適応がある．

i　ビタミン C vitamin C（アスコルビン酸 ascorbic acid）

壊血病 scurvy を予防する抗壊血病因子として見出された．体内ではアスコルビン酸とその酸化型の**デヒドロアスコルビン酸** dehydroascorbic acid との間で相互変換し，生体内での多くのヒドロキシル化反応およびアミド化反応における補助因子として機能する．特に，**コラーゲン** collagen の生合成過程において，プロコラーゲン中のプロリン残基およびリシン残基のヒドロキシプロリン残基およびヒドロキシリシン残基への変換に関与する．壊血病の症状として見られる創傷治癒不全，歯肉炎，毛細血管破裂による斑状出血は，主としてこのコラーゲン生合成不全によって生じる．また，副腎皮質ステロイドの産生にも関わるとされる．

アスコルビン酸は生体内の抗酸化物質の一つとして，酸化ストレスに対する生体防御においても役割を担うと考えられている．薬物としては，ビタミンC欠乏症の治療・予防の他に，毛細管出血，副腎機能障害，骨折時の骨基質形成・骨癒合促進，光線過敏性皮膚炎などに適応がある．

2-11-2.　脂溶性ビタミン lipid-soluble vitamins

a　ビタミン A vitamin A（レチノール retinol）

レチノールは一級アルコールであり，動物の組織，特に肝臓にエステル型として存在する．側鎖の二重結合は *cis-trans* の立体配座が可能であり，幾何異性体間の相互変換は生体内で容易に起こりうる．生体内において重要な働きを担うビタミンA関連誘導体は，動物性食品由来のレチノールや緑黄色野菜由来の **β-カロテン** *β*-carotene から生成する**レチナール** retinal および**レチノイン酸** retinoic acid である．

全 *trans* -レチノール：R=CH₂OH
全 *trans* -レチナール：R=CHO
全 *trans* -レチノイン酸：R=COOH

レチナールは，網膜における**光受容機構** phototransduction において重要な役割を担う．**視細胞** photoreceptor cell の桿体外節に存在する光受容タンパク質の**ロドプシン** rhodopsin は，タンパク質

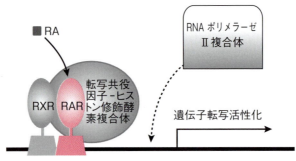

図 2-27. レチノイン酸（RA）による RAR-RXR ヘテロ二量体を介した遺伝子転写活性化機構

オプシン opsin に発色団のレチナールが共有結合した分子である．光を吸収したロドプシンは，オプシンと全 trans-レチナール all-trans-retinal に分解される．全 trans-レチナールはその後 11-cis-レチナール 11-cis-retinal に変換され，オプシンと結合してロドプシンを再生する．ビタミン A が欠乏すると，桿体視覚が影響を受けることにより，暗順応が徐々に低下し，夜盲症を呈する．

レチノイン酸は，胎児の発育，上皮組織の細胞増殖・分化，免疫機能の増強など，さまざまな生物活性を有する．これらの作用の多くは，特異的な受容体を介して発現する．レチノイン酸関連化合物（**レチノイド** retinoid）の受容体は**レチノイン酸受容体** retinoic acid receptor（RAR）および**レチノイド X 受容体** retinoid X receptor（RXR）と名付けられている．それぞれ α, β, γ のサブタイプがあり，いずれも**核内受容体** nuclear receptor として特定の標的遺伝子の発現を調節する．全 trans-レチノイン酸 all-trans-retinoic acid は RAR のリガンドであり，9-cis-レチノイン酸 9-cis-retinoic acid は RAR および RXR のリガンドである．RAR と RXR はリガンド非存在下においてもヘテロ二量体として DNA 上の特定の塩基配列に結合しており，リガンドが結合すると転写共役因子（コアクチベーター）-ヒストン修飾酵素複合体を動員し，RNA ポリメラーゼⅡを含む転写複合体による遺伝子転写を開始させる（図 2-27）．RXR は，RAR 以外のいくつかの核内受容体（甲状腺ホルモン受容体，ビタミン D 受容体，ペルオキシソーム増殖因子活性化受容体など）ともヘテロ二量体を形成し，それらの核内受容体による遺伝子転写調節に関与する．

ビタミン A 欠乏症は，重度の欠乏で誘発される上記の夜盲症以外に，より軽度な欠乏で誘発される表皮の角質化等の皮膚病変を特徴とする．一方，所要量を大幅に超えたレチノイドの摂取は過剰症を引き起こすことがある．過剰症は特に小児において発現しやすい．慢性レチノイド中毒の主な症状には，皮膚乾燥，皮膚炎，骨過形成，頭痛，食欲不振，疲労感などがある．急性中毒症状は，睡眠欲求，頭蓋内圧亢進による激しい頭痛，めまい，嘔吐などを特徴とする．また，妊娠第 1 三半期において過剰摂取されたレチノイドは，催奇形性をもたらす．

レチノイド関連薬には，急性前骨髄球性白血病 acute promyelocytic leukemia の治療薬である**トレチノイン** tretinoin（全 trans-レチノイン酸）と**タミバロテン** tamibarotene がある．これらの薬物は RAR に作用することで，前骨髄球の白血球への分化を促す．また，角化性皮膚疾患に対してビタミン A および**エトレチナート** etretinate が適用される．**トレチノイントコフェリル** tretinoin tocoferil はビタミン A とビタミン E のエステル結合体で，褥瘡・皮膚潰瘍治療薬として用いられる．

b ビタミン D vitamin D

ビタミン D には D_2 から D_7 まで 6 種の同族体が知られており，そのうち主要なものは植物性の**エルゴカルシフェロール** ergocalciferol（ビタミン D_2）と動物性の**コレカルシフェロール** cholecalciferol

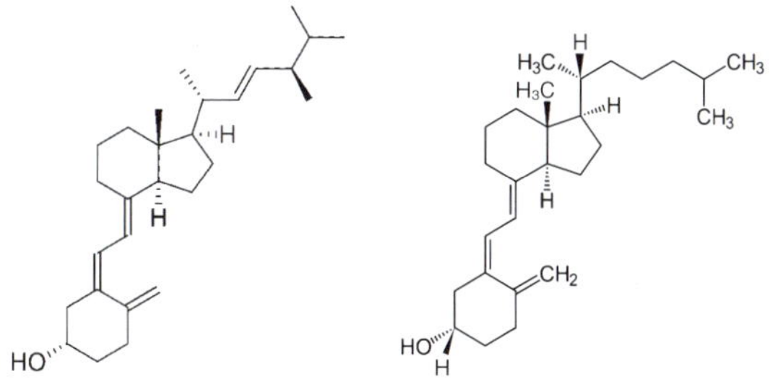

エルゴカルシフェロール　　コレカルシフェロール

（ビタミン D_3）である．ビタミン D_2 および D_3 はいずれも食物から摂取されるか，あるいはそれぞれエルゴステロール ergosterol および 7-デヒドロコレステロール 7-dehydrocholesterol（7-DHC）から体内で合成される．7-DHC は，メバロン酸経路を経てコレステロールが生合成される際の最終段階の中間産物であるが，皮膚組織では 7-DHC からコレステロールを生成する酵素活性が低いため，7-DHC は皮膚に蓄積している．皮膚に紫外線が照射されると 7-DHC がビタミン D_3 に変換される．ビタミン D_3 は，さらに肝ミクロソームの **25-ヒドロキシラーゼ** 25-hydroxylase，腎ミトコンドリアの **1α-ヒドロキシラーゼ** 1α-hydroxylase の働きにより**活性型ビタミン D_3** active vitamin D_3（1α, 25-$(OH)_2$-D_3：**カルシトリオール** calcitriol）に変換されて生理活性を発揮する（図 2-28）．

活性型ビタミン D_3 は，カルシウム代謝・骨代謝の調節において重要な役割を担っている．すなわち，小腸上皮細胞においては Ca^{2+} 結合タンパク質の発現を増大し，Ca^{2+} およびリン酸の消化管吸収を促進する．骨組織においては，**骨芽細胞** osteoblast による骨基質タンパク質の産生を増大させて骨形成を促すとともに，**破骨細胞** osteoclast の分化を誘導して骨吸収も促進することにより，正常な**骨リモデリング** bone remodeling を維持する．さらに活性型ビタミン D_3 には，カルシウム代謝・骨代謝とは別に細胞の増殖・分化を調節する作用があり，悪性腫瘍細胞の増殖を抑制して分化誘導を起こすことが知られる．

活性型ビタミン D_3 の生理活性を媒介する受容体として，核内受容体の一種である**ビタミン D 受容体** vitamin D receptor（VDR）が同定されている．リガンドの結合した VDR は RXR とのヘテロ二量体の形で転写共役因子や RNA ポリメラーゼ等を動員し，特定の遺伝子の発現を調節する．

ビタミン D 欠乏は，食事からのビタミン D の摂取不足や，紫外線照射不足によるビタミン D の生合成低下などにより生じ，小児では骨の成長障害が特徴のくる病，成人では非石灰化骨基質の蓄積を特徴とする骨軟化症を引き起こす．一方ビタミン D 過剰症は，高カルシウム血症を引き起こす．小

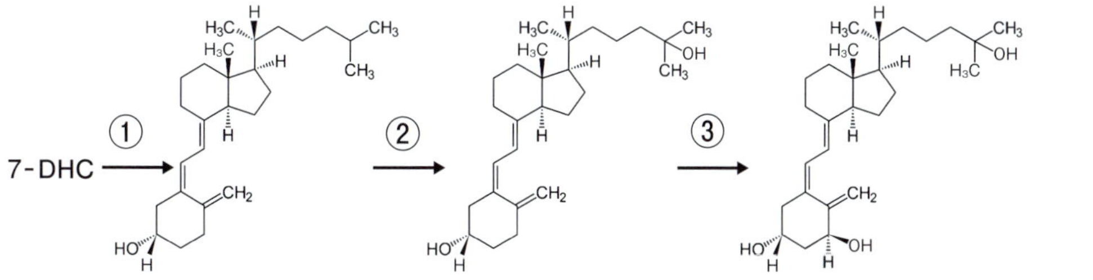

図 2-28．7-デヒドロコレステロール（7-DHC）から活性型ビタミン D_3（カルシトリオール）の生合成経路

① UV 照射による開裂；② 25-ヒドロキシラーゼ（CYP27A1）によるヒドロキシ基付加；③ 1α-ヒドロキシラーゼ（CYP27B1）によるヒドロキシ基付加

児のビタミンD過剰による高カルシウム血症は成長を停止させ，一度発症すると身長不足は完全に回復しないとされる．

活性型ビタミンD_3および関連薬には，骨粗鬆症や副甲状腺機能低下症等のカルシウム代謝関連疾患，および尋常性乾癬等の皮膚疾患に対する適応がある．

c　ビタミンE vitamin E（トコフェロール tocopherol）

ビタミンEは，元々ラットの妊娠を維持するのに必須の因子として見出された．ビタミンE活性を有する天然のトコフェロール同族体が8種類知られている．このうち**d-α-トコフェロール** d-α-tocopherol が最も強い生物活性をもち，動物組織中の含量も90％以上を占める主要なビタミンEである．

トコフェロール

ビタミンEの生物活性には，その抗酸化的性質が大きく関係している．トコフェロールは，フリーラジカルを捕捉し，生体膜の構成成分である不飽和脂肪酸の酸化を防ぐ．ラジカル捕捉により生成したトコフェロキシラジカルは，アスコルビン酸などの他の生体内抗酸化物質の働きによりトコフェロールに再生される．

実験動物におけるビタミンE欠乏は，生殖機能障害の他，筋ジストロフィー様の壊死性筋障害，歩調障害等の神経症状などを引き起こす．ビタミンEの毒性は低く，過剰症はほとんど起こらない．

d　ビタミンK vitamin K

血液凝固カスケードに関わる複数の**凝固因子** coagulation factor の生合成に必須の栄養素である．天然のビタミンKは，植物由来の**フィトナジオン** phytonadione（K_1）と，グラム陽性菌由来の**メナキノン類** menaquinones（K_2）である．

フィトナジオン（vitamin K_1）

凝固系第Ⅱ因子（プロトロンビン prothrombin），第Ⅶ因子，第Ⅸ因子，第Ⅹ因子は肝臓で生成する．これらはまず，不活性な前駆体タンパク質として生合成されるが，ビタミンK依存性カルボキシラーゼの働きに

メナキノン類（vitamin K_2）

より，複数のグルタミン酸残基がγ-カルボキシグルタミン酸 γ-carboxyglutamate 残基に変換される．この変換によって各因子はCa^{2+}結合性を獲得し，細胞膜リン脂質表面に結合して凝固カスケードに関与できるようになる．ビタミンK欠乏下では，グルタミン酸残基が変換されず凝固活性をもたない PIVKA（protein induced by vitamin K absence or antagonist）が血中に出現する．また同様に，骨基質タンパク質の一つであるオステオカルシン osteocalcin も，ビタミンKの働きによるγ-カルボキシグルタミン酸残基の生成によってCa^{2+}が結合できるようになり，骨形成タンパク質として機能する．

ビタミンKは多くの食品に含まれるのに加え，腸内細菌により合成されるため，摂取不足は起こりにくいが，腸管吸収不全などが原因となってビタミンK欠乏症に陥ることがある．ビタミンK欠乏は低プロトロンビン血症，およびそれに伴う血液凝固障害と出血傾向の増大を招く．また骨塩量の低下や骨折とも関連する．

ビタミンK_2の一種である**メナテトレノン** menatetrenone は骨粗鬆症治療薬としての適応がある．

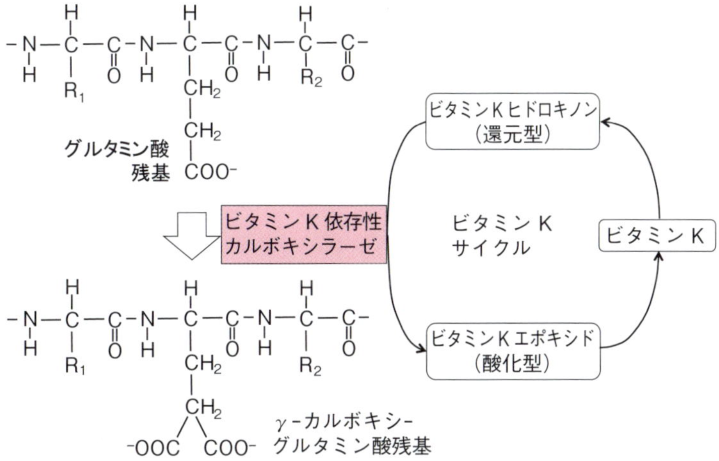

図 2-29. ビタミン K 依存性カルボキシラーゼによる γ-カルボキシグルタミン酸残基の生成

抗凝固薬の**ワルファリン** warfarin は，ビタミン K 拮抗薬である．ワルファリンの過剰投与により有害作用が発現した場合，フィトナジオンが適用される．

2-12. ホルモン

2-12-1. ホルモンとは

　古典的概念における**ホルモン** hormone とは，「内分泌器官 endocrine organ から分泌された後に血流を介して運搬され，遠隔部位の標的細胞に作用を及ぼす細胞外情報伝達物質」と定義される．視床下部や下垂体後葉から血中に分泌されるホルモンは神経細胞（ニューロン）由来であり，これを特に**神経内分泌** neuroendocrine とも呼ぶ．また，内分泌に特化した器官以外においてもホルモンを分泌する細胞が分布している例（消化管や脂肪組織など）が種々見出されている．

　ホルモンは，体内のさまざまな標的器官・組織・細胞の機能を調節することによって，生体恒常性の維持において極めて重要な役割を担っている．そのため，ホルモンの分泌や作用発現に異常をきたすと，ときに重篤な疾患を誘発することとなる．一方で，ホルモンの作用を利用・調節することにより，さまざまな疾患に対して有効性の高い治療が可能となる．本節では，古典的定義におけるホルモンのうち，薬物治療との関係の深いものを中心に概説する．

2-12-2. 視床下部および下垂体ホルモン

　脳底部に位置する**視床下部** hypothalamus は，間脳の一部を構成しており，摂食，体温，エネルギー消費，概日リズムなどの調節を含む生体の恒常的活動を支える上で必須の機能を担っている．視床下部には，他の脳部位と同様に脳内で神経回路網を構成するニューロンの他に，ホルモンを分泌する神経分泌ニューロンが存在する．神経分泌ニューロンは大型細胞と小型細胞に大別される．大型細胞は，軸索末端を下垂体後葉に送っており，下垂体後葉ホルモンとして**バソプレシン** vasopressin あるいは**オキシトシン** oxytocin を分泌する．小型細胞由来のホルモン（視床下部ホルモン）群は，正中隆起の下垂体門脈系を介して血中に遊離された後，下垂体前葉に作用して下垂体前葉ホルモンの分

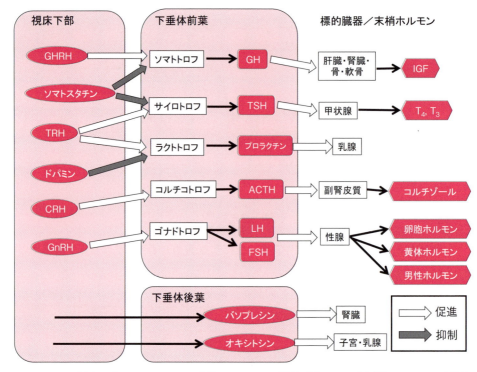

図 2-30. 視床下部ホルモン，下垂体ホルモン，標的臓器および末梢ホルモンの関係

泌を正または負に調節する．血中に分泌された下垂体前葉ホルモンは，各々の標的器官・組織に作用する．いくつかの下垂体前葉ホルモンの標的器官は内分泌器官であり，それら内分泌器官からのホルモン分泌が下垂体前葉ホルモンによって調節される（図 2-30）．

a 視床下部ホルモン

1) 成長ホルモン放出ホルモン growth hormone-releasing hormone（GHRH）

44 アミノ酸残基よりなるペプチドである．下垂体前葉の成長ホルモン産生細胞（ソマトトロフ somatotroph）に作用し，**成長ホルモン growth hormone（GH）の合成および分泌を促進する**．GHRH 製剤である**ソマトレリン** somatorelin，および GH 分泌促進物質 growth hormone secretagogue（GHS）受容体アゴニスト作用を有する**プラルモレリン** pralmorelin は，GH 分泌不全症・GH 分泌不全性低身長の診断に用いられる．

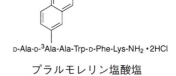

プラルモレリン塩酸塩

2) ソマトスタチン somatostatin

14 アミノ酸残基（SST_{1-14}）もしくは 28 アミノ酸残基（SST_{1-28}）よりなるペプチドである．視床下部ホルモンとしてのソマトスタチンは，下垂体前葉のソマトトロフ somatotroph およびサイロトロフ thyrotroph に作用し，それぞれ GH および**甲状腺刺激ホルモン** thyroid stimulating hormone（TSH）の分泌を抑制する．また膵臓からの**インスリン** insulin および**グルカゴン** glucagon，腎臓からの**レニン** renin の分泌も抑制する．ソマトスタチン産生細胞は，中枢神経系，末梢神経系，消化管，膵臓ランゲルハンス島にも分布しており，胃液・膵液の分泌抑制，消化管吸収抑制などの作用も有する．ソマトスタチン誘導体の**オクトレオチド** octreotide は，消化管ホルモン産生腫瘍，先端巨大症・下垂体

```
            ┌─────────────────────────────────────────┐
H-Ala-Gly-Cys-Lys-Asn-Phe-Phe-Trp-Lys-Thr-Phe-Thr-Ser-Cys-OH
```
ソマトスタチン$_{1-14}$

```
            S────────────────S   H  H
            |                |   |  |
D-Phe-Cys-Phe-D-Trp-Lys-Thr-Cys-N-C-C-CH₃
                                  | |
                                  OH
                                  |
                                  CH₂
                                  |
           ·2CH₃COOH              OH    オクトレオチド酢酸塩
```

```
                    O      ┌─────────────────────┐
                    ‖      |                     |
              ─CH₂-C─Cys-Tyr-D-Trp-Lys-Val-Cys-Thr-NH₂ · xH₃C-COOH
                    |
                    H NH₂
                    ランレオチド酢酸塩
```

巨人症などに適用される．同じくソマトスタチン誘導体の**ランレオチド** lanreotide は，先端巨大症・下垂体巨人症への適応がある．

3）甲状腺刺激ホルモン放出ホルモン thyrotropin-releasing hormone（TRH）

pGlu-His-Pro-NH$_2$ の構造をもつトリペプチドで，下垂体前葉においてサイロトロフからの TSH の分泌，**ラクトトロフ** lactotroph **からのプロラクチン** prolactin **の分泌**をいずれも促進する．TRH 製剤の**プロチレリン** protirelin は，下垂体の TSH およびプロラクチン分泌機能検査に用いられる．またプロチレリンおよび TRH 誘導体の**タルチレリン** taltirelin は，脊髄小脳変性症における運動失調改善に適応がある．これらの薬物は，中枢神経系内に分布する TRH 受容体に作用し，モノアミン神経系の活性化や脊髄反射増強作用などによって運動失調を改善するとされる．プロチレリンは，頭部外傷・くも膜下出血における遷延性意識障害にも適用される．

プロチレリン　　　　タルチレリン水和物

4）ドパミン dopamine

視床下部弓状核や脳室周囲核から視床下部ホルモンとして放出されたドパミンは，下垂体前葉ラクトトロフのドパミン D$_2$ 受容体刺激を介して，プロラクチンの分泌を持続的に抑制する．D$_2$ 受容体アゴニスト作用を有する麦角アルカロイド誘導体の**テルグリド** terguride，**ブロモクリプチン** bromocriptine，**カベルゴリン** cabergoline は，高プロラクチン血性排卵障害や下垂体腺腫，乳汁漏出症，産褥性乳汁分泌抑制に用いられる．

テルグリド

5）副腎皮質刺激ホルモン放出ホルモン corticotropin-releasing hormone（CRH）

41 アミノ酸残基よりなるペプチドホルモンであり，下垂体前葉のコルチコトロフ corticotroph に作用し，**プロオピオメラノコルチン** proopiomelanocortin の合成を促進し，**副腎皮質刺激ホルモン** adrenocorticotropic hormone（ACTH）や β-エンドルフィン，メラニン細胞刺激ホルモンなどの分泌を促進する．ヒト CRH である**コルチコレリン** corticolerin は，視床下部・下垂体・副腎皮質ホルモ

ン分泌機能検査に用いられる．

6）性腺刺激ホルモン放出ホルモン gonadotropin-releasing hormone（GnRH）

10 アミノ酸残基よりなるペプチドホルモンで，**ゴナドトロピン放出ホルモン**，あるいは**黄体形成ホルモン放出ホルモン** luteinizing hormone-releasing hormone（LHRH）とも呼ばれる．下垂体前葉のゴナドトロフ gonadotroph に作用し，性腺刺激ホルモン，すなわち**黄体形成ホルモン** luteinizing hormone（LH）と**卵胞刺激ホルモン** follicle-stimulating hormone（FSH）の分泌を促進する．GnRH 製剤の**ゴナドレリン** gonadorelin は，下垂体 LH 分泌機能検査に用いられる．また，生体内での GnRH の分泌は断続的・拍動性のパターンを示し，これが LH および FSH の正常な分泌を促す．ゴナドレリンの間欠投与は，視床下部器質性障害やゴナドトロピン単独欠損症での視床下部性性腺機能低下症などに適用される．一方，GnRH 受容体の持続的刺激は受容体の脱感作を起こすため，LH および FSH の分泌を抑制し，それに伴って性ホルモンの分泌も著しく抑制される．数種の GnRH 誘導体が臨床適用されており（図 2-31），**ブセレリン** buserelin や**ナファレリン** nafarelin は，子宮内膜症，子宮筋腫に適用される．また**ゴセレリン** goserelin や**リュープロレリン** leuprorelin は子宮内膜症，閉経前乳癌，前立腺癌等への適応がある．さらに近年，GnRH 受容体遮断薬がいくつか開発されており，**デガレリクス** degarelix は前立腺癌に，**セトロレリクス** cetrorelix と**ガニレリクス** ganirelix は調節卵巣刺激下における早発排卵防止に用いられる．

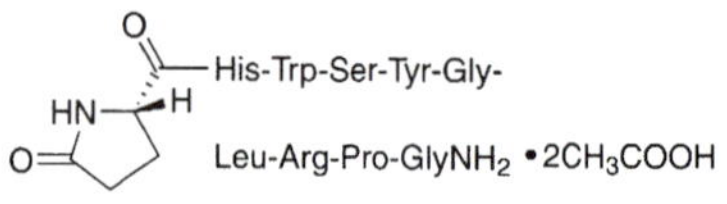

ゴナドレリン酢酸塩

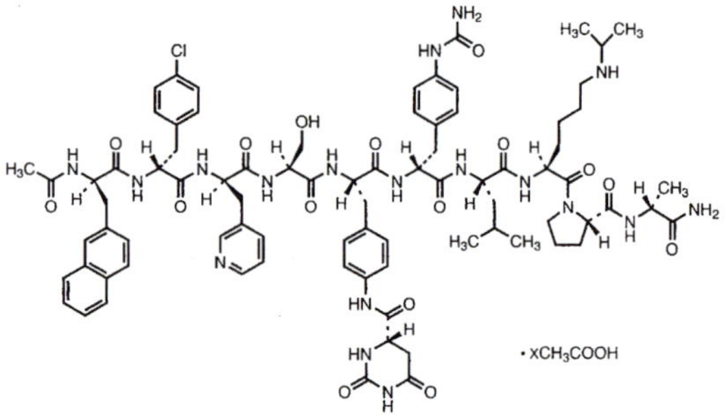

デガレリクス酢酸塩

H-5-oxo-Pro-His-Trp-Ser-Tyr- D-Ser(t-C_4H_9)-

Leu-Arg-Pro-NHC_2H_5　　•CH_3COOH

ブセレリン酢酸塩

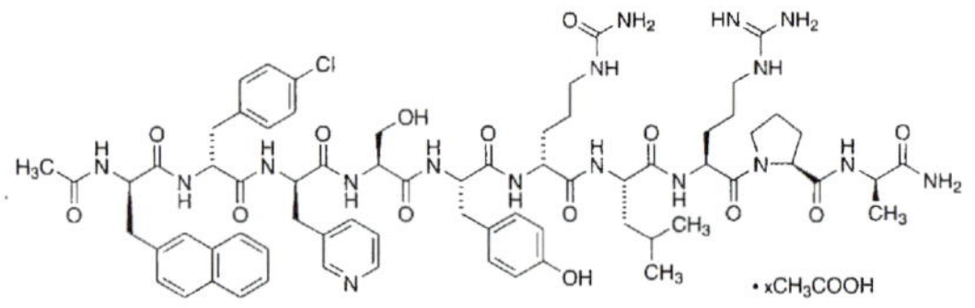

セトロレリクス酢酸塩

5-oxo-Pro-His-Trp-Ser-Tyr-D-Leu-Leu-Arg-Pro-NH-CH_2CH_3

•CH_3COOH

リュープロレリン酢酸塩

図 2-31．GnRH 関連薬

b　下垂体前葉ホルモン

1）成長ホルモン growth hormone（GH）

GH にはいくつかのアイソフォームが知られているが，主要な型は 191 アミノ酸残基より成るタンパク質である．GH は細胞膜上の GH 受容体に結合し，JAK-STAT シグナル系を駆動させて作用を発現する（図 2-32）．ホルモン作用としては，標的細胞に対する直接作用（抗インスリン作用）に加え，**インスリン様成長因子-I** insulin-like growth factor-I（IGF-I；**ソマトメジン C** somatomedin C）

の産生を介して発現する間接作用（身長増加，タンパク質同化，電解質作用）がある．抗インスリン作用は，脂肪分解促進，肝での糖新生促進，筋・脂肪組織での糖利用抑制で，血糖および血中遊離脂肪酸を増加させる．身長増加作用は，長骨の骨端軟骨部のタンパク質同化およびコンドロイチン硫酸合成の促進と軟骨内骨形成の促進に基づく．遺伝子組換え型ヒトGHの**ソマトロピン** somatropin は，GH分泌不全性低身長やTurner症候群など，骨端線閉鎖を伴わない疾患の低身長に適用される．一方，GH誘導体でGH受容体拮抗作用を有する**ペグビソマント** pegvisomant は，先端巨大症におけるIGF-Iの分泌過剰状態および諸症状の改善に用いられる．

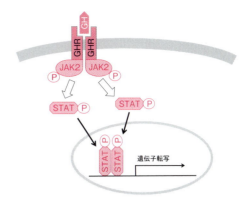

図 2-32. 成長ホルモン受容体（GHR）と連関するJAK-STATシグナル系

なお，遺伝子組換えIGF-Iである**メカセルミン** mecasermin は，GH抵抗性の成長障害の改善やインスリン受容体異常症，脂肪萎縮性糖尿病などに適用される．

2）甲状腺刺激ホルモン thyroid-stimulating hormone（TSH）

α および β の二つのサブユニットから成る糖タンパク質である．α サブユニットは，黄体形成ホルモン（LH）および卵胞刺激ホルモン（FSH）のそれと共通である．TSHに特有の β サブユニットは，ヒトでは112アミノ酸残基から成る．甲状腺ろ胞細胞上のGタンパク質共役型のTSH受容体に結合し，甲状腺ホルモンの生合成および分泌に関わる種々の過程を促進する（d. 甲状腺ホルモンの項参照）．

3）プロラクチン prolactin

ラクトトロフから分泌されるプロラクチンは，乳汁分泌の誘発と維持において重要な役割を担うホルモンである．主要なアイソフォームは199アミノ酸残基からなり，構造上では成長ホルモン（GH）に類縁のタンパク質である．また，プロラクチン受容体はGH受容体と同様，リガンドが結合すると二量体を形成してJAK-STATシグナルを駆動させる．プロラクチンの分泌は視床下部ホルモンのドパミンによって抑制されているため，ドパミン D_2 受容体遮断作用を有する**定型抗精神病薬** typical antipsychotics などは副作用として血中プロラクチン値を上昇させる．

4）副腎皮質刺激ホルモン adrenocorticotropic hormone（ACTH）

39アミノ酸残基よりなるペプチドで，下垂体前葉の**コルチコトロフ** corticotroph において前駆体糖タンパク質の**プロオピオメラノコルチン** proopiomelanocortin（POMC）より生成される．分泌されたACTHは副腎皮質細胞のメラノコルチン受容体に作用し，糖質コルチコイドの産生を促進する．全長のACTHと同等の生物活性を有するACTH$_{1-24}$（**テトラコサクチド** tetracosactide）は，副腎皮質機能検査に用いられる他，点頭てんかん，気管支喘息，関節リウマチ，他剤無効のネフローゼ症候群に対する適応がある．

Ser―Tyr―Ser―Met―Glu―His―Phe―Arg―Trp―Gly―Lys―Pro―Val―Gly―Lys―Lys―Arg―Arg―Pro―Val―Lys―Val―Tyr―Pro　・6CH$_3$COOH

テトラコサクチド酢酸塩

5）性腺刺激ホルモン gonadotropic hormone

ゴナドトロフ gonadotroph から分泌される**黄体形成ホルモン** luteinizing hormone（LH）と**卵胞刺激ホルモン** follicle-stimulating hormone（FSH）を総称して性腺刺激ホルモン，あるいは**ゴナドトロピン** gonadotropin と呼ぶ．両者はいずれも α および β の 2 種のサブユニットから成り，α サブユニットは TSH と共通である．

女性においては，FSH は卵巣の卵胞発育を促進する．また LH と協同して**卵胞ホルモン** estrogen の合成・分泌を促進し，排卵を起こす．月経周期の中間点における LH の大放出（LH surge）が排卵の引き金となる．LH はその後，**黄体** corpus luteum を形成させ，**黄体ホルモン** progestin の分泌を促進する．男性においては，FSH は精巣の精細管の成長を促進し，**男性ホルモンであるテストステロン** testosterone とともに精子形成を維持する．また LH は，精巣の間質細胞（ライディッヒ Leydig 細胞）に作用し，テストステロンの合成・分泌を促進する（図2-33）．そのため，男性における LH は**間質細胞刺激ホルモン** interstitial cell stimulating hormone（ICSH）とも呼ばれる．

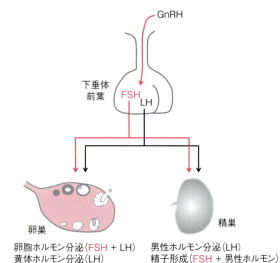

図 2-33．卵巣・精巣に対する性腺刺激ホルモンの作用

妊婦尿から抽出された**ヒト絨毛性ゴナドトロピン** human chorionic gonadotropin は，無排卵症，機能性子宮出血，下垂体性男子性腺機能低下症，思春期遅発症などに適用される．閉経期婦人尿から抽出された**ヒト下垂体性性腺刺激ホルモン** human menopausal gonadotropin（HMG）は，間脳性あるいは下垂体性無月経の排卵誘発に用いられる．**フォリトロピンベータ** folitropin beta は，遺伝子組換え型 FSH 製剤で，視床下部-下垂体機能障害に基づく無排卵における排卵誘発に適用される．同じく遺伝子組換え型 FSH 製剤の**ホリトロピンアルファ** folitropin alpha は，排卵誘発の他，低ゴナドトロピン性男子性腺機能低下症における精子形成誘導に用いられる．

c　下垂体後葉ホルモン

1）バソプレシン vasopressin

9 アミノ酸残基からなるペプチドで（図2-34），**抗利尿ホルモン** antidiuretic hormone（ADH）とも称される．視床下部の視索上核および室傍核の神経細胞で合成され，軸索輸送によって運ばれて下垂体後葉に貯留された後，刺激に応じて分泌される．バソプレシンの分泌は，血漿浸透圧上昇や血液量減少などによって促進され，エタノールによって抑制される．

バソプレシン受容体は G タンパク質共役型で，V_{1a}，V_{1b}，V_2 の 3 種のサブタイプが知られている．バ

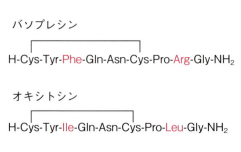

図 2-34．バソプレシンとオキシトシンの構造比較

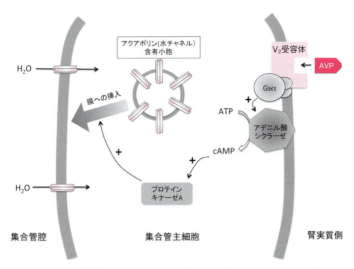

図 2-35. 腎集合管におけるバソプレシン（AVP）の作用
Gs と共役する V_2 受容体の刺激が，プロテインキナーゼ A を介してアクアポリン-2 の細胞膜への移行を促進し，水の再吸収を増加させる．

ソプレシンの主要な作用である抗利尿作用（尿量減少作用）は，腎での尿生成過程における水の再吸収促進による．腎の Henle 係蹄上行脚と集合管上皮にはバソプレシン V_2 受容体が発現しており，V_2 受容体が刺激されるとアデニル酸シクラーゼ-cAMP 系を介して水チャネルである**アクアポリン-2** aquaporin-2 の管腔側細胞膜上での発現が増大する．これが細胞膜の水透過性を増大させ，水の再吸収が促進される（図 2-35）．バソプレシン V_{1a} 受容体は，血管平滑筋，心筋，大腸平滑筋，中枢神経系に広く分布し，バソプレシンの昇圧作用や腸管蠕動運動亢進作用などを媒介する．V_{1b} 受容体は，下垂体前葉において副腎皮質刺激ホルモン放出ホルモン（CRH）による副腎皮質刺激ホルモン（ACTH）の分泌を増強する．

バソプレシンの注射製剤は，中枢性尿崩症と腎性尿崩症の鑑別に用いられる．また V_{1a} 受容体への作用を期待して腸内ガス除去や食道静脈瘤出血の緊急処置にも適用される．バソプレシン誘導体の**デスモプレシン** desmopressin は，V_2 受容体特異性の高いアゴニストであり，血中半減期も長く，中枢性尿崩症や，尿浸透圧・尿比重の低下に伴う夜尿症に適用される．また，凝固系第VIII因子の体内貯蔵分を放出させる作用があり，軽症・中等症の血友病 A や type I・IIA の von Willebrand 病の治療にも適用される．一方，V_2 受容体拮抗薬の**モザバプタン** mozavaptan は，異所性のバソプレシン産生腫瘍によるバソプレシン分泌過剰症の治療に用いられる．また同じく V_2 受容体選択的拮抗薬の**トルバプタン** tolvaptan は，心不全や肝硬変に伴う体液貯留のうち，ループ利尿薬等の他の利尿薬で効果不十分な場合に用いられる．

デスモプレシン酢酸塩水和物

モザバプタン塩酸塩

トルバプタン

2) オキシトシン oxytocin

バソプレシンと同じく9アミノ酸残基からなるペプチドで，バソプレシンの構造中の2アミノ酸残基を置換した形をとっている（図2-34）．乳頭刺激や腟および子宮下部の拡大が下垂体後葉からのオキシトシン分泌に対する求心性刺激となる．分娩時に子宮平滑筋を収縮させ，また授乳時には乳腺平滑筋を収縮させて乳汁射出を起こす．子宮平滑筋は，妊娠末期および分娩直後においてオキシトシン感受性が最大になる．オキシトシンの注射剤は，分娩誘発，微弱陣痛，弛緩性子宮出血などに適応がある．

d 甲状腺ホルモン thyroid hormone

チロシン誘導体の**トリヨードチロニン** triiodothyronine（T_3）および**チロキシン** thyroxine（T_4）を甲状腺ホルモンと称する．甲状腺実質組織は，ろ胞と呼ばれる直径 50〜900 μm の中空構造で満たされている．ろ胞を形づくる細胞が**ろ胞上皮細胞** thyroid follicular cell であり，ろ胞腔内には甲状腺ホルモンが前駆体の形で貯蔵されている．甲状腺ホルモンの生合成は，チロシン残基に富む糖タンパク質である**チログロブリン** thyroglobulin のろ胞上皮細胞における合成に始まる．ろ胞上皮細胞は，Na^+-I^-共輸送体を通してヨウ化物イオン（I^-）を取り込む性質があり，また**甲状腺ペルオキシダーゼ** thyroid peroxidase を発現している．甲状腺ペルオキシダーゼは，チログロブリン分子内のチロシン残基のヨウ素化と縮合を触媒する．こうしてT_3とT_4は，チログロブリンに結合した状態でろ胞腔内にコロイドとして蓄えられる．チログロブリン結合型甲状腺ホルモンは，その後エンドサイトーシスによってコロイド小滴としてろ胞上皮細胞に取り込まれ，リソソーム酵素の働きによって遊離型

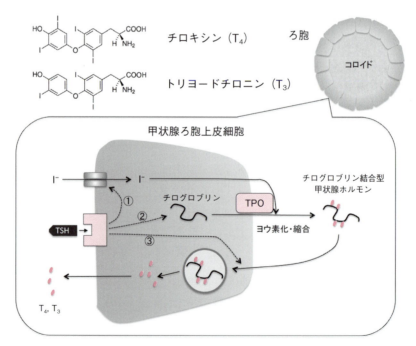

図 2-36. 甲状腺ホルモンの産生・分泌機構

ろ胞上皮細胞は，チログロブリンを合成するとともにI^-を取込み，甲状腺ペルオキシダーゼ（TPO）の働きによってチログロブリン結合型甲状腺ホルモンを産生する．チログロブリン結合型甲状腺ホルモンは，コロイドとしてろ胞腔に蓄えられるが，再びろ胞上皮細胞にコロイド小滴として取り込まれ，T_4およびT_3を遊離し，細胞外へ分泌する．甲状腺刺激ホルモン（TSH）は，ろ胞上皮細胞における①I^-の取込み，②チログロブリンの合成，③コロイド小滴の取込みを促進する．

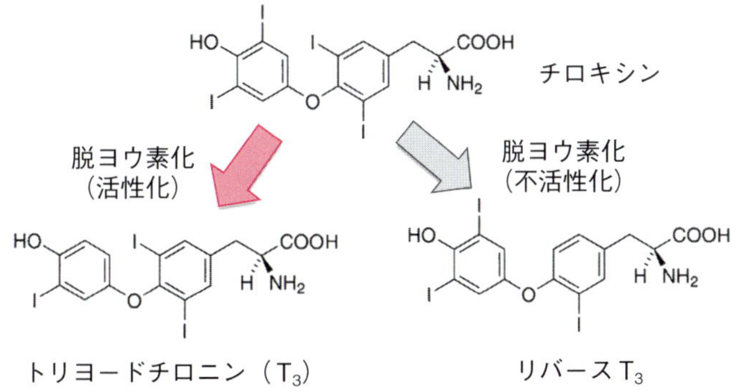

図 2-37. T_4 の脱ヨウ素化による T_3 およびリバース T_3 の生成

の T_3 および T_4 となり，血中に分泌される．甲状腺刺激ホルモン（TSH）は，ろ胞上皮細胞による I^- の取り込みやコロイド小滴のエンドサイトーシスを促進し，甲状腺ホルモン分泌を増大させる（図2-36）．

血中の甲状腺ホルモンは大部分が T_4 であり，また T_4 と T_3 のいずれも血中ではほとんどがチロキシン結合グロブリン thyroxine-binding globulin に結合している．T_4 は末梢組織（主に肝臓）において脱ヨウ素化を受け，T_3 およびリバース T_3 を生成する（図2-37）．リバース T_3 は生物学的に不活性であり，T_3 は T_4 に比べて生物活性が 5〜10 倍強い．

甲状腺ホルモン受容体 thyroid hormone receptor（TR）は核内受容体ファミリーに属し，ホモ二量体，あるいは同じく核内受容体である**レチノイドX受容体**（RXR）とのヘテロ二量体としてDNAの特定の塩基配列に結合し，遺伝子転写を調節する．甲状腺ホルモンは，多くの臓器の成長・発育に必要であり，特に胎児脳の発育に重要な役割を果たす．生後半年以内の甲状腺ホルモン不足は，精神発達遅滞を特徴とするクレチン症を招く．成長期以外においても，組織の酸素消費を高めて基礎代謝率を増加させ，熱産生を増大する．また，心筋のアドレナリン β 受容体の発現を増加する作用があり，心臓のカテコールアミン感受性を高める．肝臓の低密度リポタンパク質（LDL）受容体を増加させる作用もあり，血中コレステロールを低下させ，脂肪分解を促進する．

T_4 製剤の**レボチロキシン** levothyroxine，T_3 製剤の**リオチロニン** riothyronine は，甲状腺機能低下症などに適用される．甲状腺ペルオキシダーゼ阻害薬の**プロピルチオウラシル** propylthiouracil および**チアマゾール** thiamazole は，甲状腺ホルモンの産生を抑制するため，**バセドウ病** Basedow disease などの甲状腺機能亢進症に適用される（第 14 章 5 節参照）．

e　カルシトニン calcitonin

カルシトニンは，甲状腺の傍ろ胞細胞（C細胞）から分泌される 32 アミノ酸残基のペプチドホルモンであり，血中 Ca^{2+} 濃度を抑制的に調節する上で重要な役割を担っている．血中 Ca^{2+} 濃度が増大すると，C細胞でのカルシトニンの合成と分泌が促進される．

カルシトニンの受容体はGタンパク質共役型であり，Gs を介してアデニル酸シクラーゼを活性化する．カルシトニンは，骨組織においては破骨細胞に直接作用して，破骨細胞の機能を低下させて骨吸収を抑制し，血中への Ca^{2+} およびリン酸の放出を抑制する．腎臓では，Ca^{2+} とリン酸の尿中排泄を促進する．カルシトニン受容体は中枢神経系にも発現しており，カルシトニンおよびその誘導体には鎮痛作用が認められる．

関連薬物として，ヒトカルシトニンよりも生物活性の強い**サケカルシトニン** calcitonin（salmon），

およびウナギカルシトニンの誘導体である**エルカトニン** elcatonin がある．サケカルシトニンは骨粗鬆症における疼痛に，エルカトニンは骨粗鬆症における疼痛，高カルシウム血症，骨ページェット病に適応がある（第8章3節参照）．

f　副甲状腺ホルモン

副甲状腺ホルモン parathyroid hormone（PTH）はパラトルモン，上皮小体ホルモンとも呼ばれる84アミノ酸残基からなるペプチドである．**カルシトニン**とともに血中 Ca^{2+} 濃度調節に重要な役割を担うホルモンであり，カルシトニンとは逆に血中 Ca^{2+} を増加させる方向に働く．副甲状腺（別名：上皮小体）の細胞には，細胞外 Ca^{2+} 濃度を感知するGタンパク質共役型の**カルシウム受容体** calcium-sensing receptor が発現している．カルシウム受容体と連関する細胞内シグナル伝達系として，アデニル酸シクラーゼ-プロテインキナーゼA経路やホスホリパーゼC-プロテインキナーゼCおよびイノシトールリン酸経路が知られている．これらシグナル伝達系との詳細な関連性は不明であるが，血中 Ca^{2+} 濃度の低下は副甲状腺ホルモンの分泌を促進し，血中 Ca^{2+} 濃度の上昇は副甲状腺ホルモンの分泌を抑制する．

Gタンパク質共役型の**PTH受容体** parathyroid hormone receptor は，G_s との共役でアデニル酸シクラーゼを活性化する．G_q との共役でイノシトールリン脂質代謝を動員することも知られている．PTHは骨芽細胞に作用し，破骨細胞分化因子を発現させて破骨細胞を増加させ，骨吸収を促進する．また腎臓の遠位尿細管では，Ca^{2+} の再吸収とリン酸の排泄を増加させるとともに，活性型ビタミン D_3 の合成に関わる 1α-ヒドロキシラーゼの発現を増大させる．これらの作用はいずれも血中 Ca^{2+} 濃度を高める方向に働く（図2-38）．ある種の癌細胞は，PTHに類似のサイトカイン（parathyroid hormone-related protein：PTHrP）を分泌し，高カルシウム血症を引き起こす．

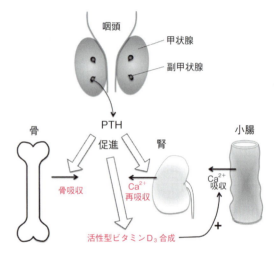

図2-38． 血中 Ca^{2+} 濃度調節に関わる副甲状腺ホルモン（PTH）の作用

PTHは持続的に作用すると上記のように骨吸収を促進するが，薬剤として間欠的に投与すると，骨形成促進作用を発揮する．そのため，合成ヒト PTH_{1-34} である**テリパラチド** teriparatide は，骨折の危険性の高い骨粗鬆症に対する適応が認められている（第8章3節参照）．テリパラチドは，低カルシウム血症の鑑別診断（Ellsworth-Howard試験）にも用いられる．

g　膵臓ホルモン

1）インスリン insulin

膵臓ランゲルハンス島の β（B）細胞から分泌されるホルモンで，21アミノ酸残基よりなるA鎖と30アミノ酸残基よりなるB鎖が2か所のジスルフィド結合で会合した形を取っている．生合成過程においては，まず前駆体ペプチドである110アミノ酸残基の**プレプロインスリン** prepro-insulin が生成し，小胞体内腔に取り込まれると24アミノ酸残基のシグナルペプチド部分が切断される．小胞体内で折り畳まれて分子内ジスルフィド結合が形成されて**プロインスリン** pro-insulin となる．その

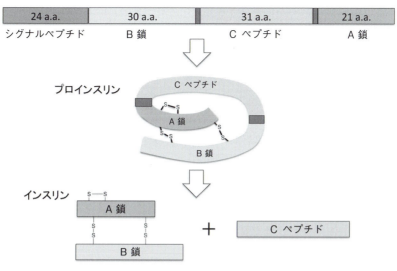

図 2-39. インスリンの生合成過程

後，ゴルジ装置を経て分泌顆粒へと移行する過程で，**プロホルモン変換酵素** prohormone convertase（PC2 および PC3）とカルボキシペプチダーゼ H の働きによりインスリンと **C ペプチド** C peptide が生成し，分泌顆粒に蓄えられる（図 2-39）．

① インスリン分泌の調節

グルコース glucose は，インスリン分泌の生理的な起始刺激物質として最も重要であり，単独でインスリン分泌を増加させる．これに対し，アルギニンなどのアミノ酸，脂肪酸，**グルカゴン** glucagon，**インクレチン** incretin 類などは，グルコース存在下でインスリン分泌を増強する促進刺激物質である．逆に，**ソマトスタチン** somatostatin や**アドレナリン** adrenaline は，インスリンの分泌

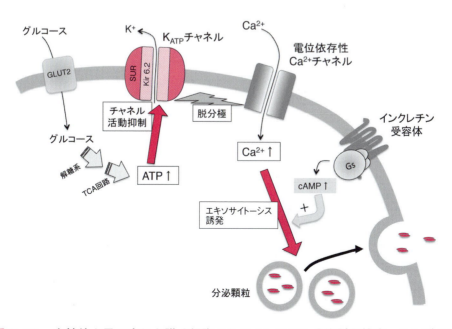

図 2-40. 血糖値上昇に応じた膵 β 細胞からのインスリン分泌誘発機序，およびインクレチンによる促進的調節

を抑制する．

グルコースは，β細胞形質膜上の**グルコーストランスポーター** glucose transporter（GLUT2）を介する促進拡散により細胞内に取り込まれる．細胞内に取り込まれたグルコースはエネルギー代謝の基質となり，ATP産生をもたらすため，細胞外グルコース濃度（血糖値）が高くなるとβ細胞内のATP濃度が高まることとなる．一方で，β細胞形質膜には**ATP感受性K^+チャネル** ATP-sensitive K^+ channel（K_{ATP}チャネル）も発現している．β細胞のK_{ATP}チャネルは，K^+チャネル部を構成する$Kir_{6.2}$と**スルホニル尿素受容体** surfonylurea receptor（SUR）との複合体であり，細胞内のATPが$Kir_{6.2}$に結合するとチャネルが閉鎖するという性質をもつ．したがって，細胞内ATP濃度が高まると，K_{ATP}チャネルが閉鎖することによってβ細胞は脱分極性の膜電位変化を起こす．すると，同じく形質膜上に発現している**電位依存性Ca^{2+}チャネル** voltage-dependent Ca^{2+} channelが脱分極に応じて開口し，細胞内へCa^{2+}を流入させる．細胞内Ca^{2+}濃度の上昇は，分泌顆粒のエキソサイトーシス（開口分泌）を誘発し，インスリンの分泌をもたらす（図2-40）．

② インスリン受容体

インスリン受容体は，細胞膜外でインスリンと結合する2個のαサブユニットと，細胞膜貫通タンパク質でチロシンキナーゼドメインを内蔵する2個のβサブユニットとがS-S結合で連結されたヘテロ四量体の形をとっている（図2-41）．受容体へのインスリンの結合は，細胞内でチロシンキナーゼを活性化し，これによってβサブユニットが自己リン酸化されるとともに，**インスリン受容体基質** insulin receptor substrate（IRS）タンパク質ファミリーやShcタンパク質がリン酸化される．これらのアダプタータンパク質を介してPI3-キナーゼ，Akt，非定型プロテインキナーゼC（aPKC），Ras-MAPキナーゼ経路などが活性化され，さまざまな生理作用が発揮される．

③ インスリンの生理・薬理作用

インスリン受容体はほとんどすべての細胞に発現しているが，特に骨格筋，脂肪，肝臓における発現が多い．骨格筋では，グルコースの取込みを促進する．これは，PI3-キナーゼを介するシグナル伝達系により，骨格筋の**グルコーストランスポーター**（GLUT4）の細胞膜上の発現量が増加すること

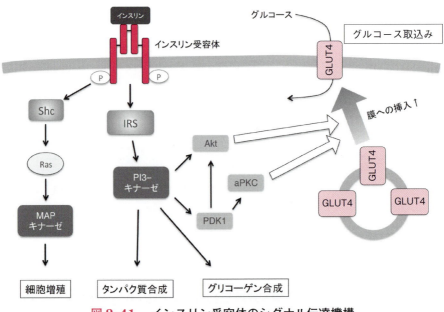

図2-41．インスリン受容体のシグナル伝達機構

による（図2-41）．また**グリコーゲン合成酵素** glycogen synthase を活性化し，グリコーゲンを蓄積させる．アミノ酸取込みやタンパク質合成に対する促進作用も認められる．脂肪組織においても骨格筋と同様の機序を介してグルコースの取込みを促進する他，トリグリセリドの合成を促進し，分解を抑制する．また，脂肪酸合成酵素の発現増大を介して脂肪酸の合成も促進する．さらに肝臓においてもグリコーゲンと脂肪の合成を促進し，糖新生とグリコーゲン分解を抑制する．グリコーゲン合成の促進に伴って，肝臓のグルコース取込みは二次的に増加する．

④ **インスリン関連薬**

インスリンおよびその誘導体は，糖尿病に対するインスリン療法に用いられる．K_{ATP} チャネル遮断作用を有するスルホニル尿素系薬やアミノ酸誘導体は，インスリン分泌促進作用があり，糖尿病治療薬として用いられている（第14章1節参照）．

2）グルカゴン

膵臓ランゲルハンス島のα（A）細胞から分泌されるホルモンで，29アミノ酸残基の単鎖ペプチドである．前駆体ペプチドの**プレプログルカゴン** prepro-glucagon は，179アミノ酸残基のペプチドで，膵臓α細胞の他，消化管L細胞や中枢神経系において発現しており，細胞種によってプロセシングの様式が異なる．α細胞ではグルカゴンが生成するが，消化管L細胞でのプレプログルカゴンのプロセシングは，**グルカゴン様ペプチド** glucagon-like peptide（GLP）-1 および GLP-2 を生成する（図2-42）．

膵α細胞からのグルカゴンの分泌は，アミノ酸や交感神経刺激，低血糖によって促進され，グルコース，脂肪酸，インスリン，ソマトスタチンによって抑制される．

グルカゴン受容体はGタンパク質共役型であり，グルカゴンは主として cAMP 産生増加を介して生理活性を示すが，ホスホリパーゼC経路も活性化する．肝臓においてはプロテインキナーゼAを活性化する結果，グリコーゲン合成酵素の活性が抑制されるとともに，グリコーゲンリンホスホリラーゼが活性化されることで，グリコーゲンの合成抑制・分解促進が起こる．解糖系酵素の抑制と糖新生系酵素の活性化も起こす．また脂肪組織において脂肪分解を促進する作用がある．心筋収縮力増加作用，消化管弛緩・蠕動抑制作用などもある．

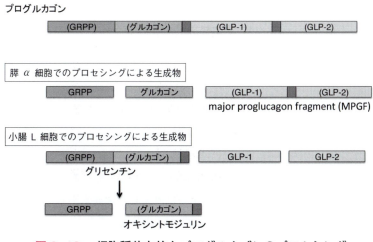

図2-42. 細胞種依存的なプログルカゴンのプロセシング
GRPP：グリセンチン関連膵ポリペプチド．

グルカゴン製剤は，低血糖発作に対する救急処置に用いられる．また，蠕動運動を抑制するので，消化管のX線・内視鏡検査の前処置にも使用される．

h 消化管ホルモン

1）ガストリン gastrin

胃幽門前庭部および小腸上部に分布するG細胞から分泌されるペプチドで，プレプロガストリンから種々の長さのペプチドとして生成されるが，34，17あるいは14アミノ酸残基から成るものが主要な型である．ガストリンの分泌は，摂食に伴う迷走神経の興奮や，食物の流入による胃内のpHの上昇によって刺激される．ガストリンは，胃体部に分布する胃底腺の壁細胞に直接作用して，胃酸の分泌を促進する．また，胃底腺の底部に存在する**エンテロクロマフィン様細胞** enterochromaffin-like cell（ECL細胞）にも作用し，ECL細胞からのヒスタミンの分泌の促進を介する間接的な作用によっても壁細胞からの胃酸の分泌を促進する（図2-43）．ガストリン受容体は胃の平滑筋にも発現しており，ガストリンによって刺激されると胃運動は亢進する．

Gタンパク質共役型であるガストリン受容体の刺激は，ホスホリパーゼCβ活性化とイノシトールリン脂質代謝亢進をもたらし，細胞内Ca^{2+}濃度の増大とプロテインキナーゼCの活性化に至る．壁細胞に対するガストリンの直接作用は，プロテインキナーゼCを介する**H^+, K^+-ATPアーゼ** H^+, K^+-ATPase（プロトンポンプ）の活性化によるものである．

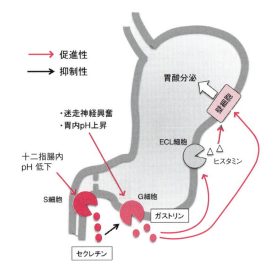

図2-43． ガストリンおよびセクレチンによる胃酸分泌調節

2）セクレチン secretin

27アミノ酸残基よりなるペプチドで，十二指腸および空腸に分布するS細胞から分泌される．胃内容物が十二指腸へと流入し，十二指腸内のpHが低下するとセクレチンの分泌が刺激される．セクレチンは，G細胞に作用してガストリンの分泌を抑制することにより，胃酸の分泌および胃運動の亢進を抑制する（図2-43）．また，膵臓からの重炭酸イオン（HCO_3^-）の外分泌を亢進し，十二指腸内のpHを上昇させる．

3）インクレチン

グルコース依存性インスリン分泌刺激ポリペプチド glucose-dependent insulinotropic polypeptide（GIP）と**グルカゴン様ペプチド-1** glucagon-like peptide-1（GLP-1）を総称して**インクレチン**（Intestine Secretion Insulin）と呼ぶ．GIPは十二指腸と空腸近位部のK細胞から，GLP-1は下部小腸のL細胞から，いずれも食事摂取によって消化管に流入した栄養素が刺激となって分泌される．Gタンパク質共役型のGIP受容体とGLP-1受容体は膵β細胞に発現しており，刺激されると細胞内cAMPを増加させる．これがCa^{2+}依存性のインスリン分泌過程において増幅経路として作用し，血糖依存的にインスリン分泌を促進する（図2-40）．また，インクレチンには膵β細胞のアポトーシ

スを抑制する細胞保護作用もある．膵 α 細胞からのグルカゴン分泌に対しては，GIP は促進的に，GLP-1 は抑制的に作用する．この他，GIP は脂肪細胞に作用して脂肪蓄積を促進する．GLP-1 は，肝臓でのグルコース取込み増加作用，グルコース産生抑制作用や，胃運動抑制作用などが知られている．

インクレチン関連薬は現在，糖尿病治療薬として頻用されている（第 14 章 1 節参照）．

i 副腎皮質ホルモン

副腎は，左右の腎臓の上部に位置する内分泌器官であり，中胚葉由来の皮質と外胚葉由来の髄質よりなる．副腎皮質は，いわゆる副腎皮質ホルモンとして**糖質コルチコイド** glucocorticoid および**鉱質コルチコイド** mineralocorticoid と呼ばれる**ステロイドホルモン** steroid hormone を産生する．副腎皮質組織は，表層に近い側から球状層，束状層，網状層の 3 層より構成されており，球状層は鉱質コルチコイド（**アルドステロン** aldosterone）を，束状層は糖質コルチコイド（**コルチゾール** cortisol）を合成・分泌する．網状層からは副腎アンドロゲンとしてアンドロステンジオンが合成・分泌される（図 2-44）．

ステロイドホルモンとは，**コレステロール** cholesterol を出発点として副腎皮質や性腺等で生合成されるホルモンの総称であり，副腎皮質ホルモンの他に，卵胞ホルモン，黄体ホルモン，男性ホルモンが含まれる．分子内に 4 個の環をもつ cyclopentanoperhydrophenanthrene 骨格が基本構造であり，各ホルモンに特徴的な置換基や二重結合の有無が各々の特異的な生物活性発現に関係している．副腎皮質ホルモンとしての活性発現には，A 環の 4,5 位間の二重結合，および 3 位のケトン基が必要である（図 2-45）．11 位のヒドロキシ基は糖質コルチコイド作用に必須であり，17 位のヒドロキシ基は糖質コルチコイド作用を高める．

1）副腎皮質ホルモンの生合成

ミトコンドリア酵素のシトクロム P450scc（CYP11A1）によって触媒されるコレステロールから**プレグネノロン** pregnenolone への変換が，すべてのステロイドホルモン合成の第一段階である．副腎皮質ではその後，3β-ヒドロキシステロイド脱水素酵素 3β-hydroxysteroid dehydrogenase（3β-HSD），17-ヒドロキシラーゼ 17-hydroxylase（P450c17；CYP17），21-ヒドロキシラーゼ 21-hydroxylase（P450c21；CYP21），11-ヒドロキシラーゼ 11-hydroxylase（P450c11；CYP11B1）の働きにより，糖質コルチコイドの**コルチゾール** cortisol が産生される．ラットやマウスでは副腎皮質

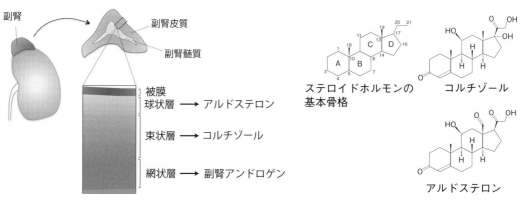

図 2-44．副腎皮質の層構造　　　図 2-45．副腎皮質ホルモンの構造

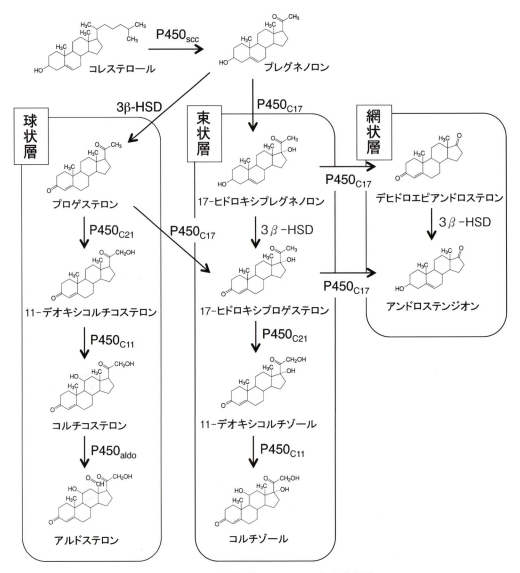

図 2-46. 副腎皮質ホルモンの生合成経路

に 17-ヒドロキシラーゼが発現していないため，コルチコステロン corticosterone が主要な糖質コルチコイドとなっている．一方，鉱質コルチコイドのアルドステロン aldosterone は，プレグネノロン以下，21-ヒドロキシラーゼおよび 18-ヒドロキシラーゼ 18-hydroxylase（P450aldo；CYP11B2）の働きにより産生される（図 2-46）．

2）副腎皮質ホルモンの分泌調節

コルチゾールの産生・分泌は，視床下部-下垂体-副腎系により調節されている（図 2-47）．すなわち，視床下部の神経分泌ニューロン由来の副腎皮質刺激ホルモン放出ホルモン（CRH）は，下垂体前葉からの副腎皮質刺激ホルモン（ACTH）の分泌を促す．ACTH は，副腎皮質束状層において 17-ヒドロキシラーゼや 11-ヒドロキシラーゼの発現を増大し，コルチゾールの産生を促進する．一方で，分泌されたコルチゾールは，視床下部・下垂体前葉・副腎皮質に作用し，各部位からのホルモンの分泌を抑制する（フィードバック抑制）．

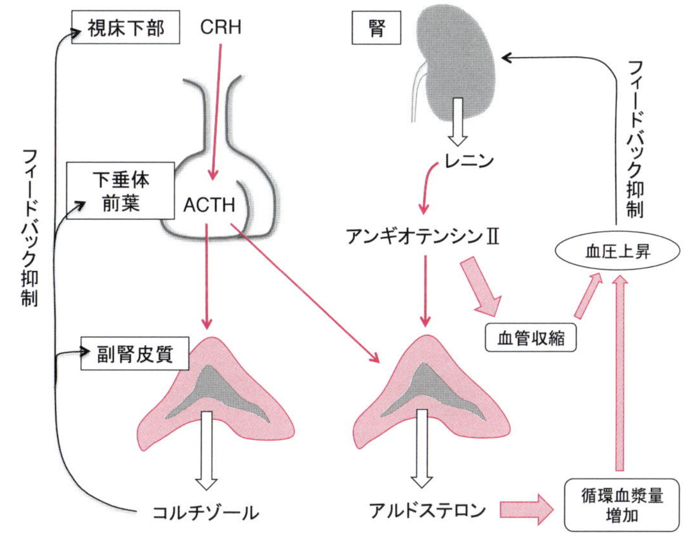

図 2-47. 副腎皮質ホルモンの分泌調節機構

　アルドステロンの産生・分泌は，コルチゾールと同様にACTHによる促進的調節を受けるが，より重要な調節機構はレニン-アンギオテンシン系 renin-angiotensin system によるものである．アンギオテンシンIIや高カリウム血症は，18-ヒドロキシラーゼの発現を誘導し，アルドステロンの産生を促進する．アルドステロンおよびアンギオテンシンIIの作用により血圧が上昇すると，腎からのレニン放出が抑制され，アンギオテンシンIIの産生が妨げられる．

3）糖質コルチコイドの生理・薬理作用

　糖質コルチコイドは，体内の恒常性を維持する上で必須のホルモンであり，様々な器官・組織に作用を及ぼす．

　糖質コルチコイドは，主に**糖質コルチコイド受容体** glucocorticoid receptor（GR）を介してその作用を発現する．GRは核内受容体であり，リガンドの結合していない状態では**熱ショックタンパク質** heat shock protein（HSP）と複合体を形成して細胞質に存在している．リガンドであるコルチゾールは脂溶性が高く，細胞膜を通過して細胞質に移行し，GRに結合する．リガンドの結合したGRはHSPと解離して二量体を形成し，核内に移行する．核内においてGR二量体は，標的遺伝子のプロモーター領域に存在する特定の**糖質コルチコイド応答配列** glucocorticoid response element（GRE）に結合し，転写共役因子や基本転写装置を動員し，遺伝子転写を促進する（図2-48）．

① 物質代謝に及ぼす作用

　肝臓においてグリコーゲンの分解と糖新生を促進することにより，血糖値を上昇させる．脂肪組織では脂肪分解が促進し，血中遊離脂肪酸が増加する．一方で，長期的には**リポタンパク質リパーゼ** lipoprotein lipase が誘導されることにより，顔面や体幹部では脂質の合成が促進され，脂肪が沈着する．そのため，**クッシング症候群** Cushing syndrome などの糖質コルチコイド過剰症では，野牛肩や満月様顔貌といった特徴的な所見が見られる．骨格筋や皮膚などにおいては，タンパク質異化が促進され，血中へのアミノ酸遊離が増加する．タンパク質異化作用により，皮膚の菲薄化，筋萎縮，小児の成長障害を起こす．

② 免疫抑制作用

　細胞性免疫と液性免疫のいずれも抑制する．ヘルパーT細胞によるインターロイキン（IL）-2の産

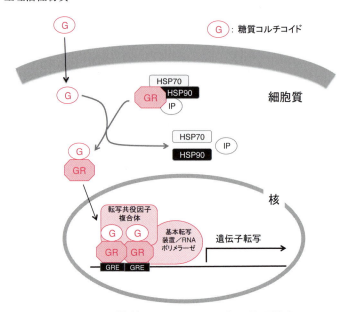

図 2-48. 糖質コルチコイドの作用発現機序
GR：糖質コルチコイド受容体，GRE：糖質コルチコイド応答配列，HSP：熱ショックタンパク質，IP：イムノフィリン．

生を抑制し，細胞傷害性 T 細胞の分化を抑制する．また，リンパ球の抗原反応性を抑制する．マクロファージの貪食作用やサイトカイン産生能を抑制し，遅延型過敏症を抑制する．大量の糖質コルチコイドは，抗体産生を抑制する．移植片の抗原放出抑制や抗原産生細胞の感作阻害などにより，移植片拒絶反応が抑制される．

③ 抗炎症作用

GR により発現が促進されるタンパク質の一つである**アネキシン A1** annexin A1（別名**リポコルチン** lipocortin）は，糖質コルチコイドの抗炎症作用発現に寄与する．すなわちアネキシン A1 は**ホスホリパーゼ A_2** phospholipase A_2 を阻害し，細胞膜からのアラキドン酸の遊離を阻害することにより，炎症応答に関わる**エイコサノイド** eicosanoid 類の産生を抑制する．この他に GR の刺激は，転写因子である NF-κB や AP-1 の機能を阻害して，炎症に関連する遺伝子の発現を抑制する．この転写因子機能阻害効果は，リガンドの結合した GR 単量体とヒストン脱アセチル化酵素との複合体により発揮される．

④ その他の作用

中枢神経の興奮を高め，気分を高揚させる．大量では胃における胃酸およびペプシンの産生を増加させ，消化性潰瘍のリスクを高める．腸管からのカルシウムの吸収を抑制するとともに，腎臓からのカルシウムの排泄を促進させることで，副甲状腺ホルモンの分泌を増加させ，骨粗鬆症を招く．末梢血中の赤血球と好中球を増加させ，リンパ球・単球・好酸球は減少させる．

4）糖質コルチコイド関連薬

Addison 病 Addison disease などの副腎皮質機能低下症に対しては，コルチゾールの補充療法が行われる．また，糖質コルチコイド作用を高めた合成糖質コルチコイドは，免疫系や炎症応答の関わる疾患を中心に，さまざまな臨床応用がある（第 14 章 6 節参照）．

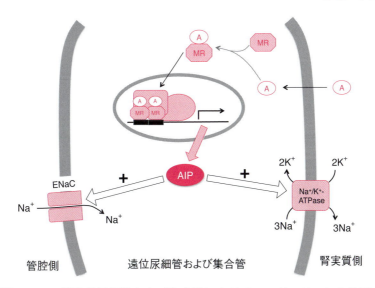

図 2-49. 腎遠位尿細管および集合管におけるアルドステロンの作用
A：アルドステロン，MR：鉱質コルチコイド受容体，AIP：aldosterone-induced protein，
ENaC：上皮性 Na^+ チャネル．

メチラポン metyrapone は 11β-ヒドロキシラーゼを阻害し，コルチゾールの生合成を抑制する．Cushing 症候群の治療，および下垂体の ACTH 分泌予備能の測定に用いられる．17-ヒドロキシラーゼを阻害する**ミトタン** mitotane は，Cushing 症候群および副腎癌に対する適応がある．

5）鉱質コルチコイドの生理・薬理作用

　内因性鉱質コルチコイドの**アルドステロン** aldosterone は，核内受容体である**鉱質コルチコイド受容体** mineralocorticoid receptor（MR）を介して作用を発現する．アルドステロンが結合すると，MR は核内に移行し，DNA 上の鉱質コルチコイド応答配列 mineralocorticoid response element（MRE）に結合して下流の遺伝子転写を制御する．MR は腎臓，大腸，唾液腺など，GR と比較して限られた器官・組織に発現している．コルチゾールは MR に対してアルドステロンと同等の親和性を有するが，MR の発現している組織には 11β-ヒドロキシステロイド脱水素酵素（11-HSD）も発現しており，コルチゾールはコルチゾン cortisone に変換されて鉱質コルチコイド作用を発揮しない仕組みとなっている．腎臓において MR は遠位尿細管および集合管に発現しており，アルドステロンが作用すると，これらの細胞内で AIP（aldosterone-induced protein）の発現を誘導する．AIP は，尿細管腔側での**上皮性 Na^+ チャネル** epithelial Na^+ channel（ENaC）の膜上での発現増大，血管基底膜側での **Na^+,K^+-ATP アーゼ** Na^+,K^+-ATPase の膜上発現増大および活性化などの働きにより，Na^+ の尿細管再吸収を促進し，体内への水と Na^+ の貯留を引き起こす（図 2-49）．

6）鉱質コルチコイド関連薬

　フルドロコルチゾン fludrocortisone は，9α 位にフッ素を導入したコルチゾール誘導体であり，糖質コルチコイド作用と鉱質コルチコイド作用がともに高められている．Addison 病などの副腎皮質機能低下症に対して用いられる．

フルドロコルチゾン酢酸エステル　　トリロスタン

一方，MR受容体拮抗薬（抗アルドステロン薬）の**スピロノラクトン** spironolactone，**エプレレノン** eplerenone，**カンレノ酸** kanrenoic acid は，**カリウム保持性利尿薬**として高血圧症，心性浮腫，原発性アルドステロン症等に適用される（第11章1節参照）．**トリロスタン** trilostane は，3β-ヒドロキシステロイド脱水素酵素を可逆的に阻害する薬物であり，特発性アルドステロン症，手術適応とならない原発性アルドステロン症，Cushing症候群に適応がある．

j 性ホルモン sex hormone

性ホルモンは，**卵胞ホルモン** estrogen，**黄体ホルモン** progestin，**男性ホルモン** androgen の総称であり，これらはいずれもステロイド骨格を有するステロイドホルモンである．主に性腺から分泌されて生殖器系の発達や生殖機能の維持において必須の役割を果たすホルモンであるとともに，生殖関連以外の器官・組織に対しても様々な作用を及ぼす．

1）卵胞ホルモン estrogen（エストロゲン）

① 卵胞ホルモンの生合成

主として卵巣（卵胞・黄体）の合成・分泌する**エストラジオール** estradiol（E_2）と**エストロン** estrone（E_1），および主として胎盤の合成・分泌する**エストリオール** estriol（E_3）が，内因性のエストロゲンである（図2-50）．いずれもステロイド骨格のA環が芳香環となっており，この構造がエストロゲン作用に必須である．卵胞の内莢膜細胞や顆粒膜細胞では，コレステロールからプレグネノロン，デヒドロエピアンドロステロンを経て生成するアンドロステンジオンが，A環の芳香化を触媒する**アロマターゼ** aromatase によってエストロンに変換される．さらに，17-ヒドロキシステロイド脱

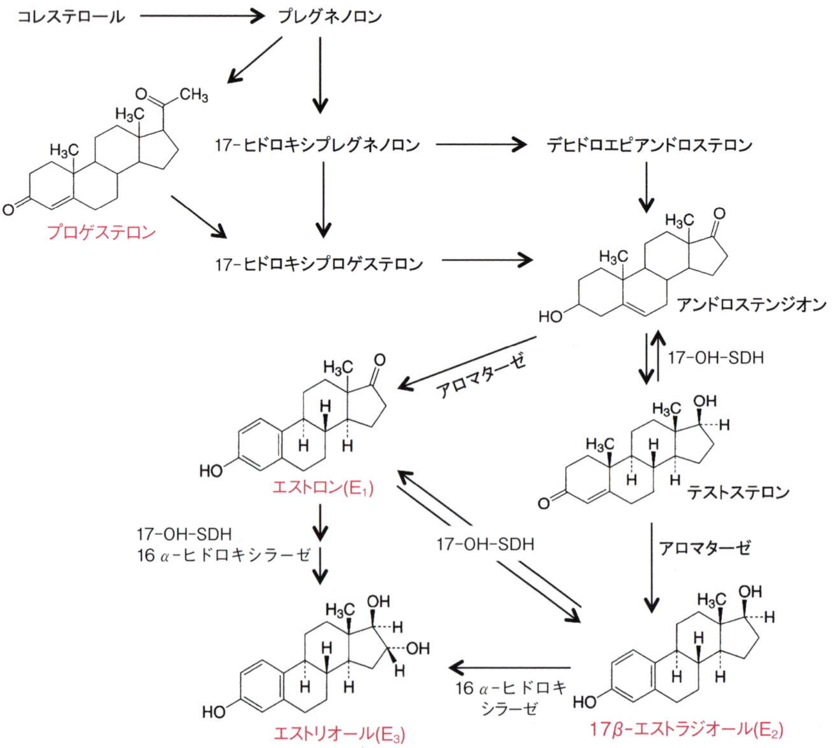

図2-50. 卵胞ホルモンおよび黄体ホルモンの生合成経路
17-OH-SDH：17-ヒドロキシステロイド脱水素酵素．

水素酵素がエストロンを基質とし，エストラジオールを生成する．一方，胎盤は，胎児肝に由来するヒドロキシデヒドロエピアンドロステロンを合成中間体として利用し，エストリオールを産生する．この他，精巣Sertoli細胞，肝臓，脂肪細胞，視床下部などでもエストロゲンが生成される．

② 卵胞ホルモンの分泌調節

卵胞ホルモンの分泌は，視床下部-下垂体系の制御を受けており，下垂体前葉から分泌される性腺刺激ホルモン，すなわち卵胞刺激ホルモン（FSH）と黄体形成ホルモン（LH）が卵胞ホルモンの合成・分泌を促進する．FSHは，卵胞の顆粒膜細胞においてアロマターゼ活性を亢進し，卵胞ホルモンの合成を促進する．LHは，卵胞の内莢膜細胞においてアンドロステンジオンの産生を促進し，これが顆粒膜細胞での卵胞ホルモン合成に利用される．分泌された卵胞ホルモンは下垂体前葉からのLHおよびFSHの分泌に対して通常抑制をかけているが（フィードバック抑制），月経周期の中間期において血中濃度の増大した卵胞ホルモンは逆にLHの分泌を一過性に促進し，これがLHサージおよび排卵の引き金となる（図2-51）．

③ 卵胞ホルモンの生理・薬理作用

卵胞ホルモンの受容体は**エストロゲン受容体**estrogen receptor（ER）と称される核内受容体で，αとβのサブタイプがある．エストロゲン受容体はリガンドが結合していない状態では，単量体として核内に存在する．アゴニストが結合すると，ERはホモ二量体あるいは$\alpha\beta$のヘテロ二量体としてDNA上の**エストロゲン応答配列**estrogen response element（ERE）に結合する．もしくは，AP-1やSP1といった他の転写因子と連関してDNAに結合する．いずれの場合も特定の転写共役因子を動員し，下流の遺伝子の転写を誘導する．一方で，アンタゴニストが結合した場合は，やはり二量体形成

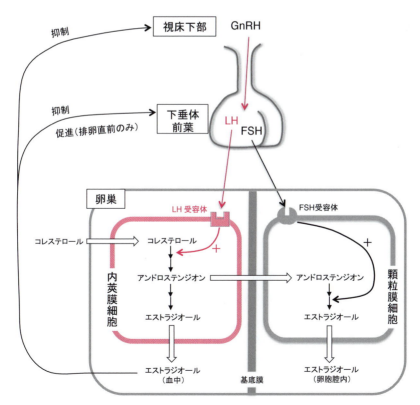

図 2-51. 卵巣からの卵胞ホルモンの産生・分泌の調節機構，および卵胞ホルモンによるフィードバック制御

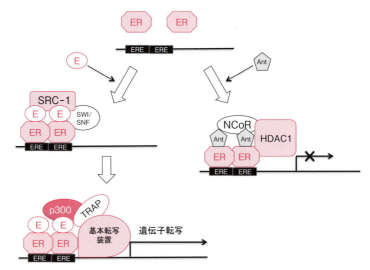

図 2-52. エストロゲン受容体による遺伝子転写調節
アゴニスト（E）が結合すると，ステロイド受容体コアクチベーター 1（SRC-1），SWI/SNF，p300，TRAP といったコアクチベーター群が動員され，遺伝子転写を誘導する．一方，アンタゴニスト（Ant）が結合すると，核内ホルモン受容体コリプレッサー（NCoR）やヒストン脱アセチル化酵素 1（HDAC1）などの動員により，遺伝子転写は抑圧される．

と ERE への結合が促進されるものの，コリプレッサーやヒストン脱アセチル化酵素などが動員されることによって，下流の遺伝子の転写が抑圧される（図 2-52）．なお，ER についてはこのような古典的な核内受容体としての役割以外に，種々の細胞の細胞質内でのシグナル伝達因子として，MAP キナーゼや PI3-キナーゼの活性化などに関与する事例も報告されている．

　卵胞ホルモンは，女性の思春期の成長や二次性徴の発現に重要である．また，黄体ホルモンと協同して，月経周期の制御において必須の役割を果たす．生殖器系に対する具体的な作用としては，子宮内膜の増殖促進作用がある．また卵管の筋収縮性を亢進し，これは卵子の子宮への移動時間に影響を及ぼす．子宮頸部では粘液量・水分量を増加し，精子の侵入を促進する．子宮筋層の律動性収縮を亢進する．

　卵胞ホルモンは物質代謝にも影響を与え，特に骨代謝においては骨組織からの IL-1，IL-6，TNF-α などの骨吸収促進因子の分泌を減少させることによって破骨細胞の減少と活動抑制をもたらし，骨吸収を抑制する．また肝臓への作用を介して血中の高密度リポタンパク質（HDL）の増加，低密度リポタンパク質（LDL）の減少，血液凝固因子や血中のホルモン結合タンパク質の増加をもたらす．

　卵胞ホルモンはまた血管内皮細胞からの NO 産生を増加させる作用があるが，これは Src と連関した細胞質内エストロゲン受容体による MAP キナーゼや PI3-キナーゼの動員を介した内皮型 NO 合成酵素 endothelial nitric oxide synthase（eNOS）の活性化による．

④ 卵胞ホルモン関連薬

　卵胞ホルモンおよびその誘導体は，原発性性腺機能不全，更年期障害，前立腺癌に対する適応がある．また，黄体ホルモン関連薬との合剤で経口避妊薬として用いられる（第 11 章 9 節参照）．器官・組織選択的にエストロゲン受容体作動薬あるいは拮抗薬活性を示す**選択的エストロゲン受容体調節薬** selective estrogen receptor modulator（SERM）は，それぞれ骨粗鬆症あるいは乳癌の治療薬として用いられている（第 8 章 3 節，第 17 章 3 節参照）．エストロゲン受容体拮抗薬の**クロミフェン**

clomifene は，排卵誘発に適用される．卵胞ホルモンの生合成を抑制するアロマターゼ阻害薬は，閉経後乳癌に適用される．

2) 黄体ホルモン
① 黄体ホルモンの生合成
　主として黄体や胎盤が合成・分泌する**プロゲステロン** progesterone が内因性の黄体ホルモンである．コレステロールからプレグネノロンを経由し，3β-ヒドロキシステロイド脱水素酵素によってプロゲステロンが合成される（図 2-50）．

② 黄体ホルモンの分泌調節
　卵胞ホルモンの場合と同様に，黄体ホルモンの分泌は視床下部-下垂体系の制御を受ける．黄体の形成・維持に特に重要な役割を担うのが黄体形成ホルモン（LH）であり，黄体からのプロゲステロンの合成・分泌は LH によって促進される．分泌されたプロゲステロンは，視床下部からの GnRH（LHRH）の拍動性分泌の頻度を減少させる一方で，黄体期における LH の分泌量を増加させる（図 2-53）．

③ 黄体ホルモンの生理・薬理作用
　黄体ホルモンの作用を媒介する受容体は核内受容体の**黄体ホルモン受容体** progesterone receptor（PR）であり，リガンドが結合すると二量体として DNA 上の特定の黄体ホルモン応答配列 progesterone response element（PRE）に結合して遺伝子転写を調節する．

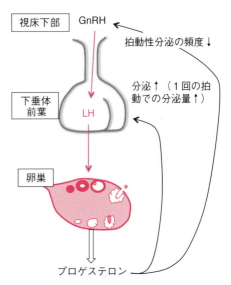

図 2-53. 黄体ホルモン（プロゲステロン）の分泌制御機構とプロゲステロンによるフィードバック調節

　黄体ホルモンは，視床下部-下垂体系へのフィードバック制御により GnRH と LH の分泌を調節することで，月経周期を制御する．生殖器系においては，卵胞ホルモンの子宮内膜増殖作用を抑制し，子宮内膜を増殖性から分泌性に変化させて受精卵の着床に適した状態を誘導する．また卵胞ホルモンとは逆に，卵管の筋収縮性を低下させ，子宮頸部の水分量を減少させる．子宮筋のオキシトシン感受性を低下させ，子宮筋層の律動性収縮を抑制して，妊娠を維持する．乳腺においては卵胞ホルモンと協同的に働き，その発達を促す．

　黄体ホルモンはこの他に，中枢神経系に作用して鎮静・催眠効果をもたらす．また抗アルドステロン作用を示し，代償的にアルドステロンの分泌を増加させて体内への水分貯留を生じる．

④ 黄体ホルモン関連薬
　プロゲステロン誘導体は，卵胞ホルモン関連薬との併用で更年期障害の治療や経口避妊薬としての適応がある．また子宮内膜症の治療にも用いられる（第 11 章 9 節，10 節参照）．

3) 男性ホルモン
① 男性ホルモンの生合成
　内因性の主要な**男性ホルモン** androgen（アンドロゲン）は，主として精巣の Leydig 細胞が合成・分泌する**テストステロン** testosterone と，テストステロンの還元により生成する**ジヒドロテストステロン** dihydrotestosterone である．Leydig 細胞におけるテストステロンの生合成は，ステロイドホル

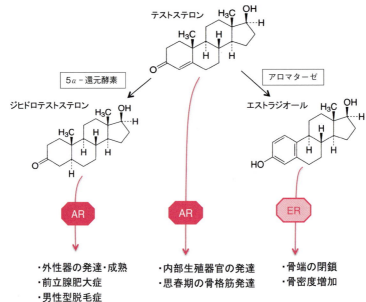

図 2-54． テストステロンのジヒドロテストステロンとエストラジオールへの変換，および各ホルモンにより媒介される主な生理作用
AR：アンドロゲン受容体，ER：エストロゲン受容体．

モン共通の合成中間体であるプレグネノロンを起点として複数の経路を介するが，デヒドロエピアンドロステロンおよびアンドロステンジオンを経る合成が優先的に進行する（図 2-50 参照）．また卵巣や副腎皮質で産生されるアンドロステンジオンの一部もテストステロンに変換されて男性ホルモン作用を示す．血中に分泌されたテストステロンは，標的組織に発現している 5α-還元酵素 5α-reductase によって，テストステロンよりも生物活性の強いジヒドロテストステロンに変換される（図 2-54）．

② 男性ホルモンの分泌調節

下垂体前葉から分泌される LH は，間質細胞刺激ホルモン interstitial cell stimulating hormone (ICSH) とも呼ばれ，精巣におけるテストステロン合成を刺激する主要な因子である（図 2-33）．女性では，LH は黄体に作用してテストステロンの産生を促す．

③ 男性ホルモンの生理・薬理作用

テストステロンとジヒドロテストステロンはいずれも核内受容体である**アンドロゲン受容体** androgen receptor（AR）に結合して生理作用を発揮する．卵胞ホルモンなどと同様に，リガンドの結合した AR は二量体として DNA 上の男性ホルモン応答配列 androgen response element（ARE）に結合し，遺伝子転写を促進する．ジヒドロテストステロンは，テストステロンと比較して AR に対する親和性が高いため，強い生理活性を発揮する．

テストステロンの生理作用には，テストステロン自身として AR を介して発現する作用，およびジヒドロテストステロンに変換された上で AR を介して発現する作用に加えて，**エストラジオール** estradiol に変換されてエストロゲン受容体を介して発現する作用が含まれる（図 2-54）．すなわちテストステロンはエストラジオールの前駆体でもあり，アロマターゼの働きによってエストラジオールに変換される．

男性ホルモンの主要な作用は，男性化作用とタンパク質同化作用に集約される．内部生殖器官の胎生期発達は主にテストステロンによって，また外性器の胎生期の分化や思春期の成熟は主にジヒドロ

テストステロンによって制御される．精子形成過程は，テストステロンと卵胞刺激ホルモン（FSH）の協同的作用を必要とする．成人に見られる前立腺肥大や男性型脱毛は，ジヒドロテストステロンが長期的に作用することによってもたらされる．タンパク質同化作用については，テストステロンが思春期の骨格筋量および筋強度を増大させ，また骨端軟骨の成長を加速させる．一方，骨端軟骨の成熟に伴う骨端の閉鎖や，骨密度を維持する効果も認められるが，これらはテストステロンのエストラジオールへの変換を介して発現する作用と考えられている．

④ **男性ホルモン関連薬**

テストステロン誘導体である**メチルテストステロン** methyltestosterone やテストステロンエステル（**テストステロンエナント酸エステル** testosterone enanthate など）は，男子性腺機能不全や男子不妊症に適応がある．またタンパク同化ステロイドと呼ばれる**メテノロン** metenolone は，テストステロンのタンパク質同化作用を強化して男性化作用を弱めた誘導体であり，骨粗鬆症，慢性腎疾患，悪性腫瘍，手術後・外傷・熱傷による著しい消耗状態に適用される．AR拮抗薬（抗アンドロゲン薬）は，前立腺肥大症や前立腺癌の治療に用いられる（第11章6節，第17章3節参照）．ジヒドロテストステロンの生合成を抑制する5α-還元酵素阻害薬のうち，**デュタステリド** dutasteride は前立腺肥大症に適用される（第11章6節参照）．同じく5α-還元酵素阻害薬である**フィナステリド** finasteride は，男性における壮年性脱毛症の進行遅延に用いられる．

メチルテストステロン　　テストステロンエナント酸エステル　　メテノロン酢酸エステル

デュタステリド　　フィナステリド

3 自律神経系に作用する薬物

3-1. 自律神経系概論

3-1-1. 自律神経系の解剖学

神経系は，**中枢神経系** central nervous system と**末梢神経系** peripheral nervous system から構成される．また，末梢神経系には，**自律神経系** autonomic nervous system と**体性神経系** somatic nervous system がある．自律神経系は，心臓，各種平滑筋，分泌腺の機能を調節する神経系であり，末梢から脳に情報を伝達する**求心性神経** afferent nerve と，脳から脊髄を介して末梢に情報を伝達する**遠心性神経** efferent nerve に区別される．

自律神経系は，**交感神経系** sympathetic nervous system と**副交感神経系** parasympathetic nervous system に分類される．交感神経系と副交感神経系は，解剖学的に異なる形態をしており，一部例外はあるが同一器官の機能を互いに相反する方向に調節している（**拮抗的二重支配**）（図 3-1）．体性神経系は，求心性神経の知覚神経 sensory nerve と遠心性神経の運動神経 motor nerve に分類され，運動，呼吸などを制御する．

図 3-1 に示すように，自律神経系の遠心性神経は，**節前線維** preganglionic nerve と**節後線維** postganglionic nerve，および両神経線維がシナプスを形成する**自律神経節** autonomic ganglion を介して臓器にシグナルを伝達する．

1）交感神経系

交感神経系では，節前線維は脊髄の主に胸髄と腰髄から投射され，脊髄に近い**交感神経幹** truncus sympathicus で神経節をつくり，一つの神経節が多数（20 以上）の節後線維とシナプスを形成する．そのため，1 本の節前線維の興奮が複数の節後線維の興奮を引き起こす．一般的に，交感神経系の節前線維は短く，節後線維は長い．また，副腎は例外であり，節前線維が直接副腎髄質クロム親和性細胞に達している（図 3-2）．

2）副交感神経系

副交感神経では，節前線維は脳幹と仙髄から投射され，前者は迷走神経を介して胸腹腔の内臓器官，神経・顔面神経・舌咽神経を介して眼・顔・舌などの器官の近傍で神経節をつくり，後者は骨盤神経を介して下部大腸・直腸・膀胱・生殖器の近傍で神経節をつくる．1 本の節前線維は，1 本の節後線維とシナプスを形成する．一般的に，副交感神経系の節前線維は長く，節後線維は短い（図 3-2）．

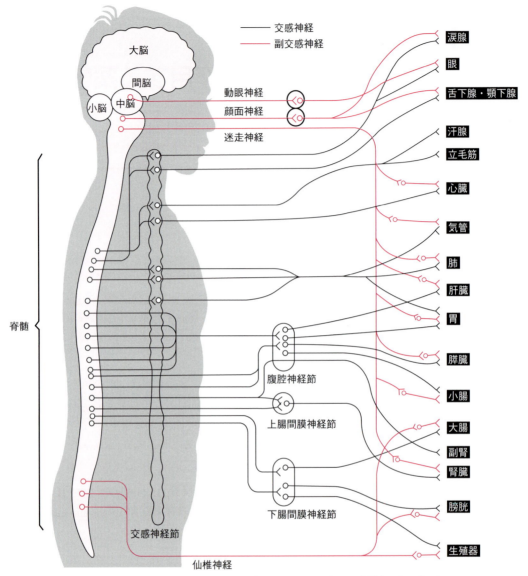

図 3-1. ヒト臓器における交感神経系および副交感神経系の支配

3-1-2. 自律神経系の機能

多くの臓器が拮抗的二重支配を受けているが，交感神経と副交感神経の支配の程度は同じではない．どちらか一方が優位に働いており，自律神経節遮断薬の投与により，どちらが優位かを知ることができる（表 3-1）．血管では，自律神経節遮断薬により弛緩反応を介して血圧降下が現れるため，交感神経系が優位であることがわかる．一方，心臓や気管支では，頻脈や気管支拡張が現れるため，副交感神経系が優位であることがわかる．交感神経系が優位な臓器として，血管平滑筋，瞳孔散大筋が挙げられる．一方，副交感神経系が優位な臓器として，心臓，消化管・膀胱・気管支平滑筋，瞳孔括約筋，唾液腺が挙げられる．

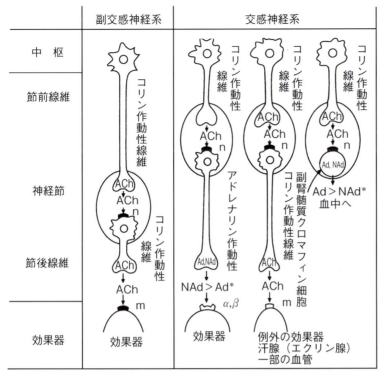

図 3-2. 副交感神経と交感神経

＊ NAd＞Ad は交感神経節後線維の神経終末部からシナプス間隙に神経伝達物質としてノルアドレナリンが多く放出され，Ad＞NAd は副腎髄質のクロム親和性（クロマフィン）細胞から血液にホルモンとしてアドレナリンが多く分泌されることを示す．ほとんどの交感神経節後線維の神経終末部からNAd が放出されるが，一部例外として汗腺・骨格筋内の血管平滑筋ではアセチルコリン（ACh）が，クロマフィン細胞から Ad が放出される．

3-1-3. 自律神経系の神経伝達物質，受容体サブタイプと器官応答，細胞内情報伝達

a 歴 史

1904 年に Elliott は，交感神経系においてアドレナリンが神経伝達に関与することを報告した．また，1946 年に von Euler（1970 年ノーベル生理学・医学賞受賞）は，交感神経支配臓器の抽出物中にノルアドレナリンがアドレナリンよりも大量に含まれていることを明らかにした．1948 年に Ahlquist は，二つの異なるアドレナリン α（血管収縮作用に関与）および β（血管拡張作用，心機能亢進作用）受容体 adrenoceptor が存在するという仮説を立てた．その後 10 年間は麦角アルカロイドのような α 受容体遮断薬のみが知られていたが，1958 年に β 受容体の部分刺激薬ジクロロイソプレナリンが合成され，1962 年に最初の β 受容体遮断薬プロネサロールが臨床使用された．しかし，プロネサロールの治療係数が小さかったため，その後プロプラノロールが使用されるようになった．

1904 年に Dixon は，副交感神経系における伝達に化学物質が関与していることを報告した．1914 年に Dale は，副交感神経の興奮による効果とアセチルコリンの作用が類似していることに着目し，アセチルコリンの作用をムスカリン様作用とニコチン様作用に分類した．1921 年に Loewi はカエルの心臓を用いて迷走神経刺激に化学物質が関与することを実験的に明らかにし，これを Vagusstoff と命名した（1926 年に Vagusstoff はアセチルコリンであることが判明した）．Dale は，アドレナリ

表3-1. 自律神経系による各臓器の機能調節

効果器		交感神経興奮 受容体	交感神経興奮 反応	副交感神経興奮 受容体	副交感神経興奮 反応
眼	瞳孔散大筋	α_1	収縮（→散瞳）		——＊
	瞳孔括約筋		——＊	M_3	収縮（縮瞳）
	毛様体筋	β_2	弛緩	M_3	収縮
肺	気管平滑筋	β_2	弛緩	M_3	収縮
	気道分泌	α_1, β_2	抑制, 促進	M_3	促進
心臓	洞房結節	β_1	心拍数増加	M_2	心拍数減少
	房室結節	β_1	伝導速度増加	M_2	伝導速度減少
	心房筋	β_1	収縮力増加	M_2	収縮力低下
	心室筋	β_1	収縮力増加	M_2	収縮力低下
血管	皮膚・粘膜	α_1, α_2	収縮		拡張
	腹部内臓	$\alpha_1 > \beta_2$	収縮		——＊
	冠状血管	$\beta_2 > \alpha_1$	拡張		——＊
	骨格筋	$\beta_2 > \alpha_1$	拡張		——＊
肝臓	グリコーゲン分解	α_1, β_2	促進		
胃腸	平滑筋	α, β	弛緩	M_3	収縮
	括約筋	α_1	収縮	M_3	弛緩
膀胱	排尿筋	β_2	弛緩	M_3	収縮
	括約筋	α_1	収縮	M_3	弛緩
生殖器	陰茎	α_1	射精		
子宮	妊娠	α_1	収縮		
	非妊娠	β_2	弛緩		
腺分泌	唾液腺	α	粘稠液少量	M_3	希薄液多量
		β	アミラーゼ分泌		
	汗腺	M	促進		——＊
	胃腺		抑制（?）	M_3	促進
脂肪組織		β_1, β_3※	脂肪分解促進		——＊

——：反応起こらない　　＊：神経支配がないか, あっても弱い　　M：ムスカリン
※：β_1；白色脂肪組織, β_3；褐色脂肪組織

ン作動性 adrenergic とコリン作動性 cholinergic という用語を提案した人物である（1935年）.

b　神経伝達物質

　自律神経系の主な神経伝達物質は, **アセチルコリン** acetylcholine と**ノルアドレナリン** noradrenaline である. 交感神経系および副交感神経系の節前線維は, アセチルコリンを神経伝達物質とするため, **コリン作動性神経** cholinergic neuron と呼ばれ, アセチルコリンは神経節の節後線維に存在するニコチン受容体に結合してシグナルを伝達する. 交感神経節後神経は, 神経終末からノルアドレナリンを遊離し（**アドレナリン作動性神経**）, 支配臓器の**アドレナリン受容体**を刺激する（図3-2）. 例外的に汗腺を神経支配する交感神経節後線維のみは, アセチルコリンを伝達物質とする. 副交感神経節後線維は, コリン作動性であり, 神経終末からアセチルコリンを遊離し, 支配臓器のムスカリン受容体を刺激する.

アドレナリン作動性神経（アドレナリン受容体を刺激）
・交感神経節後線維

コリン作動性神経（ニコチン受容体を刺激）
- 交感神経節前線維
- 副交感神経節前線維
- 副腎髄質を神経支配する交感神経節前線維

コリン作動性神経（ムスカリン受容体を刺激）
- 副交感神経節後線維
- 汗腺を神経支配する交感神経節後線維

c 伝達物質の生合成と不活性化

1) アセチルコリンの生合成と不活性化（図3-3）

① アセチルコリン（ACh）は，自律神経節前線維および副交感神経節後線維の神経終末に取り込まれたコリンとアセチルCoAから**コリンアセチルトランスフェラーゼ** choline acetyltransferase（ChAT）の働きにより生合成される．

② 生合成されたAChはシナプス小胞に貯蔵された後，神経興奮が神経終末に伝播されると細胞内Ca^{2+}上昇により**開口分泌** exocytosisを起こし，シナプス間隙に放出される．

③ 遊離したAChは，**ニコチン受容体** nicotinic receptorまたは**ムスカリン受容体** muscarinic receptorを刺激した後，**アセチルコリンエステラーゼ** acetylcholinesterase（AChE）により速やかにコリンと酢酸に分解されて不活性化する．

④ コリンは，**コリントランスポーター** choline transporter（CHT1）により再び神経終末に取り込まれ，AChの生合成に利用される．

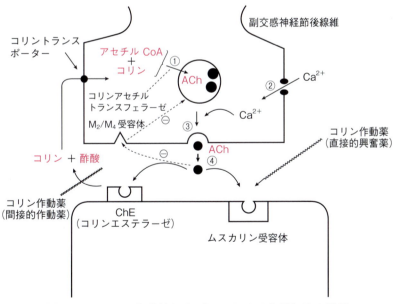

図3-3. コリン作動性シナプスにおける化学伝達の機構

① コリン作動性神経終末でコリンとアセチルCoAからコリンアセチルトランスフェラーゼによってアセチルコリン（ACh）が合成され，シナプス小胞に貯蔵される．
② 神経終末の細胞膜が脱分極し，Ca^{2+}が細胞内に流入する．
③ 細胞質Ca^{2+}上昇によってシナプス小胞が細胞膜に融合し，AChが開口分泌される．
④ 遊離したAChが，ムスカリン受容体を刺激して副交感神経興奮症状が発現する．
　伝達に関与しなかったAChはコリンエステラーゼ（ChE）でコリンと酢酸に分解される．コリンはコリントランスポーターにより再取込みされ，再びAChの合成に使用される．

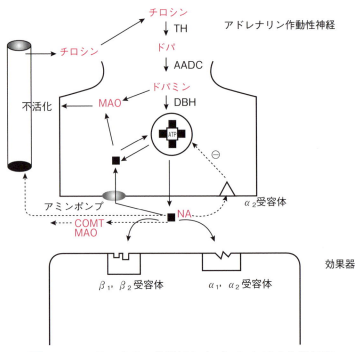

図 3-4. アドレナリン作動性シナプスにおける化学伝達
NA：ノルアドレナリン

2）カテコールアミンの生合成と不活性化（図3-4）

カテコールアミンとは，化学構造にカテコール核とアミン構造をもつ化合物の総称である（図3-5）.

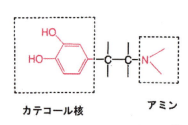

図 3-5. カテコールアミンの基本化学構造

① 細胞内に取り込まれた**チロシン** tyrosine からチロシン水酸化酵素 tyrosine hydroxylase（TH）により**ドパ** dopa（3,4-dihydroxyphenylalanine, L-DOPA），次いで，芳香族 L-アミノ酸脱炭酸酵素 aromatic L-amino acid decarboxylase（AADC）あるいはドパ脱炭酸酵素 dopa decarboxylase の作用により**ドパミン** dopamine となり，シナプス小胞に取り込まれる.

② 小胞内でドパミンはドパミン β-水酸化酵素 dopamine β-hydroxylase（DBH）によってノルアドレナリン（NAd）に変換されて貯蔵される．一方，副腎髄質のクロム親和性細胞では，フェニルエタノールアミン-N-メチル転移酵素 phenylethanolamine-N-methyltransferase（PNMT）でメチル化されてアドレナリンとなる（図3-6）.

③ 交感神経興奮が神経終末に伝達されると，細胞内 Ca^{2+} 上昇により開口分泌が起こり，ノルアドレナリンが遊離され，シナプス間隙に放出される.

④ 遊離したノルアドレナリンは，シナプス後膜の $α_1$ 受容体と結合して交感神経興奮作用を現す．また，シナプス前膜の $α_2$ 受容体と結合するとノルアドレナリンの遊離は抑制される（→**過剰な交感神経興奮作用の抑制**）.

⑤ 遊離したノルアドレナリンの大部分は，ノルアドレナリントランスポーター noradrenaline transporter（NAT）により神経終末に取り込まれ，小胞モノアミントランスポーター2 vesicular monoamine transporter 2（VMAT2）によりシナプス小胞に再取込みされる．分解酵素として，**モ**

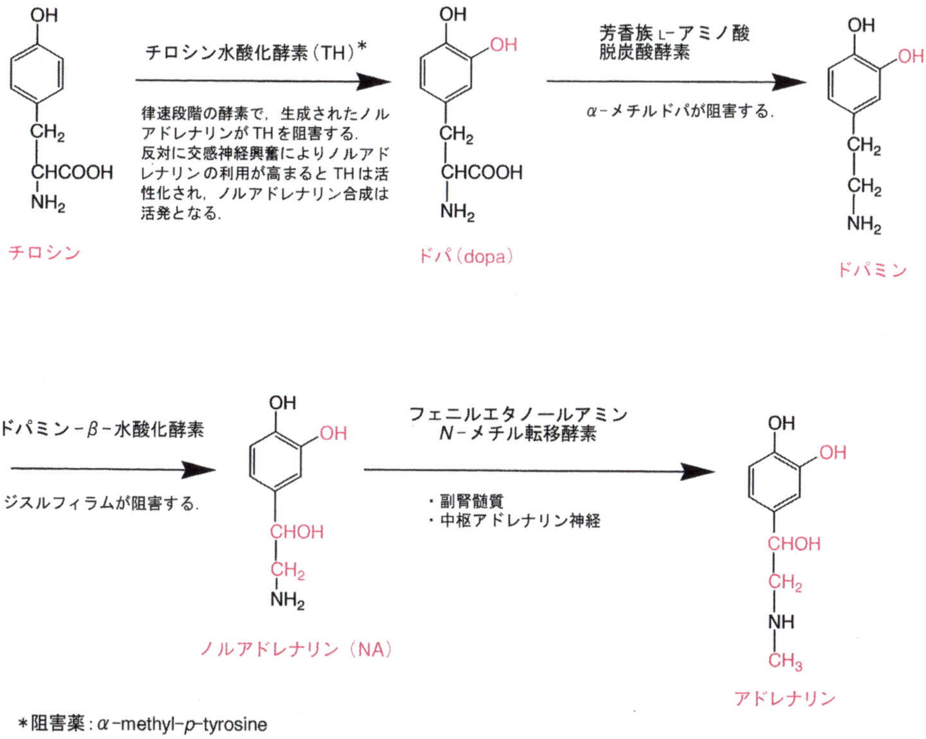

図3-6. カテコールアミンの生合成経路

ノアミンオキシダーゼ monoamine oxidase（MAO）とカテコール-*O*-メチルトランスフェラーゼ catechol-*O*-methyltransferase（COMT）がある（図3-4）．

MAO
　β-フェニルメチルアミン類の側鎖を酸化的脱アミノ化する酵素．カテコールアミンの分解には，アドレナリン作動性神経内ミトコンドリアにある MAO が重要である．MAO には，神経内に分布する MAO_A と神経外に分布する MAO_B が存在する．前者は，ノルアドレナリン，セロトニンを基質とし，後者は，ドパミン，チラミンを基質とする．セレギリンは MAO_B 阻害薬であり，パーキンソン病の治療に用いられる．

COMT
　カテコール核の *meta* 位のヒドロキシ基をメチル化する酵素．体内のいたるところに分布している．フロプロピオンはCOMT阻害薬であり，肝胆道疾患，膵疾患における鎮痙薬として使用される．

d　受容体サブタイプ，細胞内情報伝達と器官応答

1）アドレナリン受容体の細分類と細胞内情報伝達

　アドレナリン受容体は，α受容体とβ受容体に大別され，それぞれ $α_1$, $α_2$ と $β_1$, $β_2$, $β_3$ のサブタイプに分類される．すべてのサブタイプが，Gタンパク質共役型受容体である．さらに $α_1$ 受容体は，$α_{1A}$, $α_{1B}$, $α_{1D}$ の3種類に細分類される．$α_1$ 受容体刺激により，瞳孔散大筋収縮（散瞳），血管平滑筋収縮，尿道・前立腺平滑筋収縮（蓄尿・排尿障害）が現れる．血管平滑筋収縮には $α_{1B}$ 受容体が寄与しており，尿道・前立腺平滑筋収縮には $α_{1A}$ および $α_{1D}$ 受容体が関与している．夜間頻尿の原因となる膀胱刺激症状は膀胱に発現する $α_{1D}$ 受容体が関与する．また，$α_{1A}$, $α_{1D}$ 受容体の選択的阻害薬は，前立腺肥大症による排尿障害（尿閉）に適応される．$α_2$ 受容体は，$α_{2A}$, $α_{2B}$, $α_{2C}$ の3種類に細分類

表 3-2. α_1 受容体と器官の関係

臓器	部位	受容体	反応
眼	瞳孔散大筋	α_1	収縮
血管	血管平滑筋	α_1	収縮
肝臓	グリコーゲン分解	α_1	血糖上昇
膵臓	β 細胞	α_1	分泌抑制
膀胱	括約筋	α_1	収縮
唾液腺		α_1	粘稠性，少量分泌
脂肪細胞		α_1	脂肪分解促進

表 3-3. β 受容体と器官の関係

臓器	部位	受容体	反応
眼	毛様体筋	β_2	弛緩（遠視）
心臓	洞房結節 心房 心室	β_1	心拍数増加 収縮力増加 収縮力増加
動脈	冠血管 骨格筋血管 内臓・腎	β_2	血管拡張
静脈		β_2	血管拡張
肺	気管支筋	β_2	気管支拡張
肝臓	グリコーゲン分解	β_2	血糖上昇
胃腸	運動と緊張	β_1, β_2	運動抑制
腎臓	レニン分泌	β_1	レニン分泌促進
膀胱	排尿筋	β_2, β_3	弛緩
子宮	非妊娠，妊娠子宮	β_2	弛緩
唾液腺		β	アミラーゼ分泌
脂肪細胞		β_1, β_3	脂肪分解促進

される．α_{2A} 受容体は，交感神経抑制作用，鎮痛作用（下降性神経抑制），鎮静作用に，α_{2B} 受容体は，血管収縮作用に，α_{2C} 受容体は，血小板凝集，鎮痛作用，行動調節，インスリン分泌抑制作用に関与する．α_1 受容体は，G_q と共役するため，ホスホリパーゼ C（PLC）を活性化し，イノシトール三リン酸（IP_3）とジアシルグリセロール（DAG）の産生を促進し，細胞内 Ca^{2+} 濃度の上昇やプロテインキナーゼ C の活性化を惹起する（表3-2）．一方，α_2 受容体は，G_i と共役するためアデニル酸シクラーゼ活性を抑制し，細胞内 cAMP 量を減少させる．β 受容体は，G_s と共役するためアデニル酸シクラーゼを活性化し，細胞内 cAMP 量を増加させる（表3-3）（第2章1節参照）．

2）アセチルコリン受容体の細分類と細胞内情報伝達

アセチルコリン受容体は，ムスカリン受容体 muscarinic receptor とニコチン受容体 nicotinic receptor に分類される．Henry Dale は，1914年に初めてアセチルコリン（ACh）受容体の機能的分

表 3-4. M 受容体と器官の関係

臓器	部位	受容体	反応
眼	瞳孔括約筋	M_3	収縮
血管	血管内皮細胞	M_3	弛緩
心臓	心房	M_2	心拍数減少 心房収縮力減少 伝導速度減少
肺	気管支筋	M_3	収縮
膀胱	膀胱平滑筋	M_3	収縮

類を行った．彼は，コリン作動性節後神経終末部に対する ACh の作用はムスカリン（後述）の作用に類似し，一方，ACh およびその関連化合物の作用はニコチン（後述）の作用に類似することを見出した．ムスカリン受容体は，G タンパク質共役型受容体であり，M_1, M_2, M_3 受容体という代表的なサブタイプが存在する．副交感神経節後線維，交感神経節後線維支配下の効果器に存在し，M_1 と M_3 は，G_q と共役するため，PLC を活性化し，IP_3 と DAG の産生を促進し，細胞内 Ca^{2+} 濃度の上昇やプロテインキナーゼ C の活性化を惹起する．また，M_2 受容体は，G_i と共役するためアデニル酸シクラーゼ活性を抑制し，細胞内 cAMP 量を減少させる（表3-4）．また，ニコチン受容体は，イオンチャネル内蔵型受容体であり，運動神経－骨格筋接合部に存在する N_M（Muscle 型）受容体と，自律神経節，副腎髄質，中枢神経系シナプスに存在する N_N（Neuron 型）受容体に細分類される（詳細は第2章2節参照）．

3）器官応答

基本的には，交感神経に支配される平滑筋では，α_1 受容体受容体刺激により収縮が促進され，β_2 受容体刺激により抑制される．一方，副交感神経に支配される平滑筋では，M_3 受容体刺激により収縮が促進され，β_2 受容体刺激により抑制される．心臓では，β_1 受容体刺激により陽性変力作用，陽性変時作用が見られ，M_2 受容体刺激により，陰性変力作用，陰性変時作用が見られる．眼では，α_1 受容体刺激により，瞳孔散大筋が収縮して散瞳し，M_3 受容体刺激により瞳孔括約筋が収縮して縮瞳する．

3-2. 交感神経に作用する薬物

3-2-1. アドレナリン受容体作動薬

ノルアドレナリンは，交感神経終末部で合成・貯蔵され，神経刺激や薬物刺激（エフェドリンやアンフェタミン）によって貯蔵部位から遊離される．交感神経節後線維の奏功器官に交感神経が興奮した時と同様の効果を現す薬物をアドレナリン受容体作動薬 adrenergic drug（交感神経様作用薬 sympathomimetic）と呼び，その作用によって直接型，間接型，混合型に分類される（図3-7）．

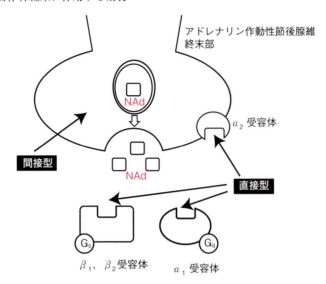

図 3-7. 直接型，間接型および混合型アドレナリン受容体作動薬

直接型：臓器に存在するアドレナリン受容体を直接刺激する薬物
　　　　例：α受容体作動薬，β受容体作動薬
間接型：交感神経終末からノルアドレナリンを遊離させる薬物
　　　　例：チラミン，アンフェタミンなど
混合型：直接型と間接型の両方の特徴を併せもつ薬物
　　　　例：ドパミン，エフェドリン

3-2-1-1. アドレナリン受容体作動薬の分類

小腸粘膜や肝臓に存在する分解酵素（MAO，COMT）によって代謝されるカテコールアミンと，分解酵素の影響を受けない非カテコールアミンに分類される．そのため，カテコールアミンは，経口投与は不可である．また，カテコールアミンは血液脳関門を通過しないため，中枢作用はない．

a　カテコールアミン

1）直接型

① **アドレナリン** adrenaline（非選択的 $\alpha + \beta$ 刺激作用→ $\beta_1 = \beta_2 > \alpha_1 = \alpha_2$）

副腎髄質のクロム親和性細胞において主に生合成される（約80％）．α受容体にもβ受容体にも親和性が高い．

［心血管系への作用］（図 3-8）
- 心収縮力と心拍数の増大（陽性変力作用，陽性変時作用，陽性変伝導作用）（β_1 作用）→ 心拍出量の増大
- 細動脈（皮膚・粘膜・腎臓）の収縮（α_1 作用）
- 細動脈（骨格筋など）の弛緩（β_2 作用）

アドレナリン反転：アドレナリン単独の静脈内投与では β_2 作用による細動脈弛緩反応を α_1 作用による血管収縮反応が上回るため血圧が上昇するが，α_1 受容体遮断薬（後述）を前投与するとβ作用のみが現れ，血圧が低下する．

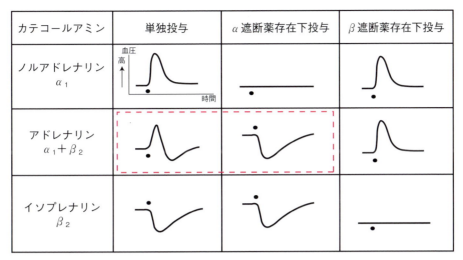

図 3-8. カテコールアミンの静脈内投与（一過性）による血圧変化
赤の破線で囲んだ部分は「アドレナリンの血圧反転」と呼ばれる．

[他の臓器への作用]
- 散瞳（α_1 作用：瞳孔括約筋の収縮）
- 気管支拡張（β_2 作用：気管支平滑筋の弛緩）
- 消化管運動の低下（β_2 作用：消化管平滑筋の弛緩）
- グリコーゲン分解促進（血糖値上昇）（β_2 作用）
- 膀胱の弛緩（β_2 作用：膀胱平滑筋の弛緩）
- 脂肪分解促進（β_1 作用）
- 子宮筋の弛緩（β_2 作用：子宮平滑筋の弛緩）

適応：1. 血管収縮薬として局所麻酔薬の作用持続（α_1 作用），2. 散瞳（局所的に）（α_1 作用），3. 充血除去や止血（α_1 作用），4. アナフィラキシーショックの救急治療における気管支拡張（β_2 作用），陽性変力作用（β_1 作用），血管収縮作用（α_1 作用）

> **アドレナリンとエピネフリン**：アドレナリンは，高峰譲吉と上中啓三により 1900 年にウシの副腎から結晶化された．日本やヨーロッパではアドレナリンという名称であるが，米国ではエピネフリンという名称である．エピネフリンはアメリカの John Jacob Abel によりヒツジの副腎から単離された．

アドレナリンのプロドラッグ（＝アドレナリンエステル）として**ジピベフリン** dipivefrin がある．眼圧低下作用を示し（第 15 章参照），慢性開放隅角緑内障に対する適応がある．散瞳を起こすため，閉塞隅角緑内障には禁忌である．

② **ノルアドレナリン** noradrenaline（α_1 刺激作用 → $\alpha_1 > \alpha_2 > \beta_1 \gg \beta_2$）

交感神経節後線維の神経伝達物質である（90% 以上）．α_1，α_2，β_1 受容体に対する親和性が高く，β_2 受容体に対して低い．

[心血管系への作用]
- 細動脈の収縮 → 末梢血管抵抗を上昇させる（α_1 作用）
- 陽性変力作用，陽性変時作用，陽性変伝導作用（β_1 作用）

適応：1. 手術や外傷を受けた時の血圧の維持（α_1 作用），2. 散瞳（α_1 作用）

表 3-5. アドレナリン受容体刺激薬の構造

$$\underset{4}{\overset{3}{\underset{5}{\bigcirc}}}-\underset{\beta}{CH}-\underset{\alpha}{CH}-NH$$

	2	3	4	5	β	α	N
○アドレナリン	H	OH	OH	H	OH	H	CH_3
○ノルアドレナリン	H	OH	OH	H	OH	H	H
○イソプレナリン	H	OH	OH	H	OH	H	$CH(CH_3)_2$
○ドパミン	H	OH	OH	H	H	H	H
○ドブタミン	H	OH	OH	H	H	H	①
チラミン	H	H	OH	H	H	H	H
アンフェタミン	H	H	H	H	H	CH_3	H
メタンフェタミン	H	H	H	H	H	CH_3	CH_3
エフェドリン	H	H	H	H	OH	CH_3	CH_3
メチルエフェドリン	H	H	H	H	OH	CH_3	$(CH_3)_2$
フェニレフリン	H	OH	H	H	OH	H	CH_3
サルブタモール	H	CH_2OH	OH	H	OH	H	$C(CH_3)_3$

① $-CH(CH_3)CH_2CH_2-C_6H_4-OH$
薬物の左に○を付けたものはカテコールアミンであり, MAO や COMT により分解される.

③ **イソプレナリン** isoprenaline（非選択的 $\beta_1 + \beta_2$ 刺激作用 → $\beta_1 = \beta_2 \gg \alpha$）

　生体には存在しない合成化合物である. 強力な β 受容体刺激薬であり, α 受容体に対する親和性はほとんどない.

［心血管系への作用］
・陽性変力作用, 陽性変時作用, 陽性変伝導作用（β_1 作用）
・細動脈の弛緩（β_2 作用）→ 末梢血管抵抗低下（血圧低下）
　＊拡張期血圧は低下し, 収縮期血圧は不変か上昇する.

［他の臓器への作用］
・気管支拡張（β_2 作用）

適応：1. 気管支喘息, 2. 心拍出量低下
副作用：頻脈, 低血圧, 振戦

④ **ドブタミン** dobutamine

　ドパミン誘導体である. 選択的 β_1 受容体刺激作用により, 心臓において陽性変力作用を現す. COMT により分解されるので, 内服では無効.

適応：1. 強心薬-急性循環不全（点滴静注で使用）, 2. 器質的な心疾患, または手術による心収縮力低下が原因となる心機能代償不全症

2）混合型

　直接作用と間接作用の両方を現す.

① **ドパミン** dopamine

　ドパミン受容体（D_1, D_2）刺激作用とともに, β_1 作用と弱い α 作用を現す.

適応：1. 心原性ショック

b　非カテコールアミン

　カテコール構造をもたないため, MAO や COMT で分解されないので<u>経口投与が可能</u>であり, 作

用持続時間が長い．血液脳関門を通過するため，中枢興奮作用を発現する．直接作用型，間接作用型，混合型に分類される．

1）直接型アドレナリン作動薬
① アドレナリン α_1 受容体刺激薬（図 3-9）
- フェニレフリン phenylephrine，エチレフリン etilefrine，メトキサミン methoxamine，ミドドリン midodrine，ナファゾリン naphazoline

血管平滑筋を収縮させて，血圧を上昇させる．また，ナファゾリンは粘膜血管を収縮させるため，結膜炎，鼻閉などに充血除去の目的で局所に投与される（点眼薬，点鼻薬）．ミドドリンはプロドラッグである（脱グリシン体のデスグリミドドリンに変換されて作用を現す）．

適応：本態性低血圧，起立性低血圧，ショックの治療薬，散瞳薬，充血除去薬

② アドレナリン α_2 受容体刺激薬（図 3-9）
- クロニジン clonidine

クロニジンの降圧作用は，感冒のために点鼻薬として自分で使用した内科医が発見した．脳のアドレナリン α_2 受容体（後シナプス）に対するアゴニストであり，交感神経活性を抑制し，血圧を下降させる．イミダゾリン化合物である．また，高用量で交感神経終末の末梢アドレナリン α_2 受容体（前シナプスに分布）を活性化し，ノルアドレナリン遊離抑制の負のフィードバックを増強する．起立性および運動時低血圧を起こすことなく血圧を下降させる．α_2 受容体アゴニストは眼圧降下作用があるため，**アプラクロニジン**がレーザー術後眼圧上昇防止剤として使用される（点眼剤）．

副作用：幻覚，錯乱，口渇，眠気，徐脈，起立性低血圧がある．突然あるいは徐々に退薬しても反跳性高血圧を起こすことがある（α_1 遮断薬で防止でき，β 遮断薬との併用では悪化する）．

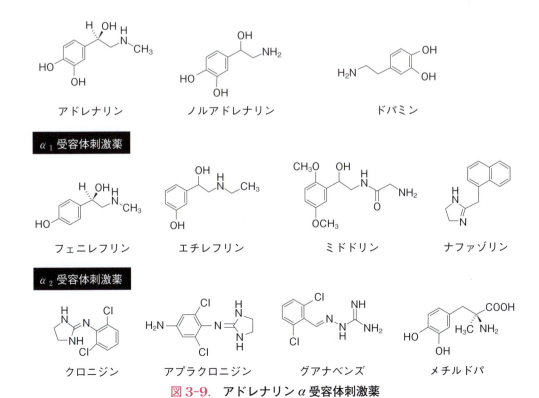

図 3-9．アドレナリン α 受容体刺激薬

類薬として，グアンファンシン，**グアナベンズ** guanabenz がある．

・**メチルドパ** methyldopa

脳幹の血管運動中枢に作用する．ノルアドレナリン合成酵素の基質であり，ドパ脱炭酸酵素によりα-メチルノルアドレナリンに変換される．α-メチルノルアドレナリンはMAOにより代謝されることなく，選択的にα_2受容体を刺激する．クロニジンと同様の機序で血圧降下を引き起こす．α-メチルノルアドレナリンの末梢作用は臨床的に重要ではない．

適応：通常の高血圧治療には第一選択薬ではないが，妊娠時高血圧に使用される．

副作用：1. 鎮静作用（頻繁に起こる），2. 悪夢・抑うつ・不随意運動，白血球減少，血小板減少，肝炎，3. 女性化乳房・乳汁分泌（ドパミン経路の抑制によるプロラクチン分泌抑制）

③ アドレナリンβ_1受容体刺激薬（図3-10）

・**デノパミン** denopamine

ドブタミンと同様に選択的β_1刺激作用を現し，強心薬として適応される．非カテコールアミンであるため，COMTにより分解されず内服薬として使用できる．

④ アドレナリンβ_2受容体刺激薬（図3-10）

β_2受容体刺激により，血管，気管，子宮などの平滑筋を弛緩させる．イソプレナリン類似の化学構造を有している．主として，気管支拡張作用に着目して気管支喘息治療薬に適応される．

　第一世代：メトキシフェナミン，トリメトキノール

　第二世代：**サルブタモール** salbutamol，**テルブタリン** terbutaline，**ピルブテロール** pirbuterol

　第三世代：**プロカテロール** procaterol，**クレンブテロール** clenbuterol，**マブテロール** mabuterol，**サルメテロール** salmeterol，**ホルモテロール** formoterol，ツロブテロール

第一世代から第二世代になるに従い，α作用が消失し，第二世代から第三世代になるに従いβ_1に対するβ_2選択性が高まり，作用持続時間が長くなった．

副作用：1. 低カリウム血症，動悸，頻拍，振戦，頭痛，悪心，消化器障害，2. 高血圧症，冠動脈疾患，うっ血性心不全，甲状腺機能亢進症，糖尿病の患者に対する使用は注意，3. 頻回投与により効力低下（β_2受容体数の減少による）

・**リトドリン** ritodrine，**イソクスプリン** isoxsuprine

子宮平滑筋弛緩作用を利用して，切迫早産流産，月経困難症の治療薬に用いられる．

イソクスプリンは，末梢循環障害（ビュルガー病，レイノー病，閉塞性動脈硬化症，血栓性静脈炎，静脈血栓症，糖尿病による末梢血管障害）に適用される．

⑤ アドレナリンβ_3受容体刺激薬（図3-10）

・**ミラベグロン** mirabegron

膀胱平滑筋弛緩作用を利用して，過活動膀胱における尿意切迫感，頻尿および切迫性尿失禁に適用される．抗コリン薬による副作用である口渇，便秘などを比較的起こしにくい．主には中高年の女性を対象に使用される．

2）間接型アドレナリン作動薬

交感神経終末部からノルアドレナリンを遊離させて交感神経興奮様作用を現す．頻回投与により，タキフィラキシーを起こす．

・**チラミン** tyramine：作用はノルアドレナリンに準じる．

熟成チーズやドライソーセージなどの食品に多く含まれているが，チラミン含有食品を通常量摂

β₁ 受容体刺激薬

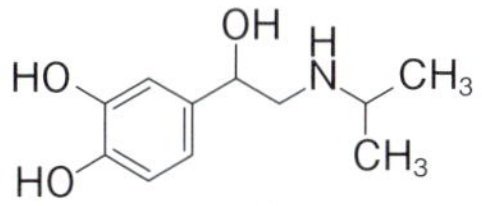

- dl-体
- l-体 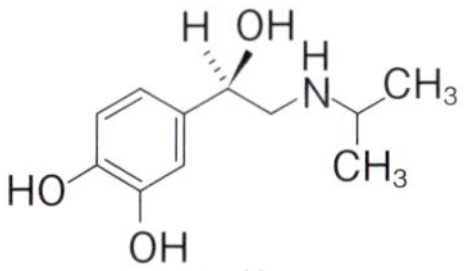
- イソプレナリン
- ドブタミン 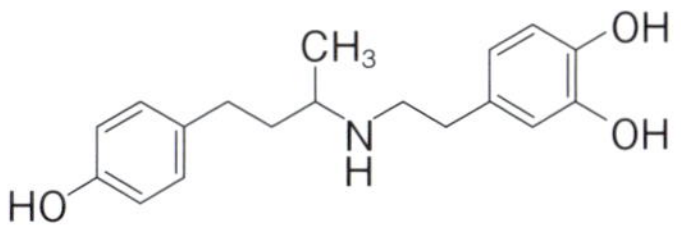
- デノパミン 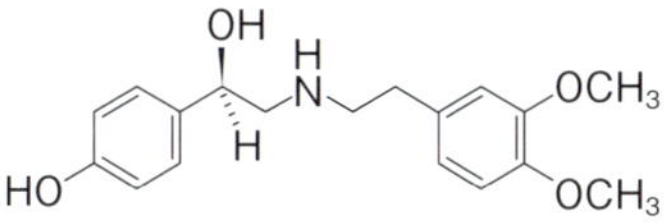

β₂ 受容体刺激薬

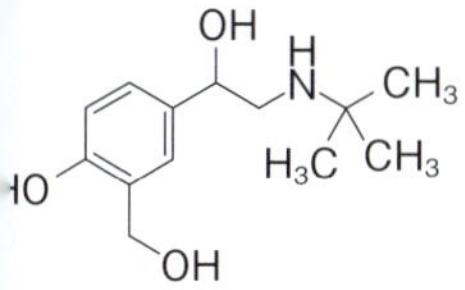

- サルブタモール 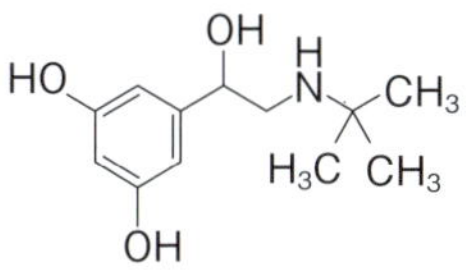
- テルブタリン 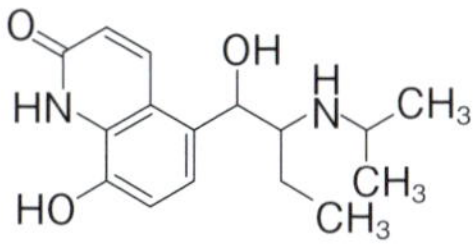
- プロカテロール 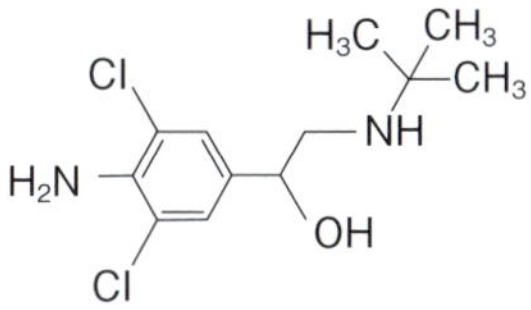
- クレンブテロール 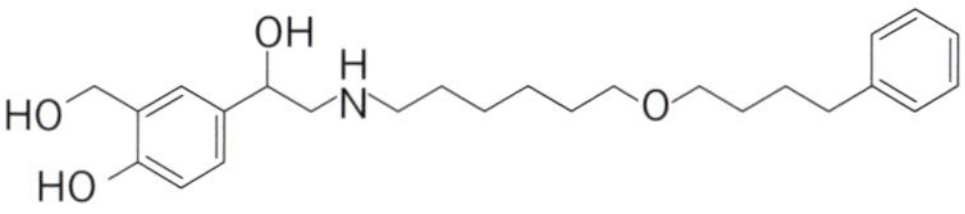
- サルメテロール 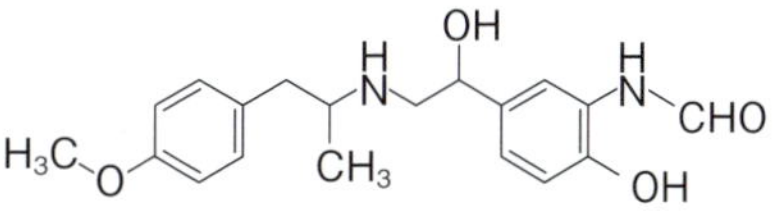
- ホルモテロール 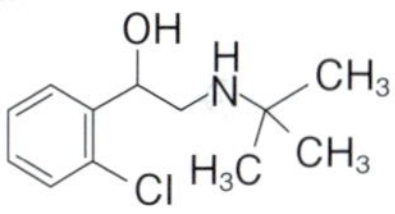
- ツロブテロール

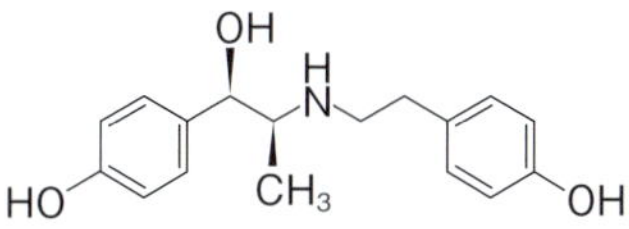

β₃ 受容体刺激薬

- リトドリン
- イソクスプリン 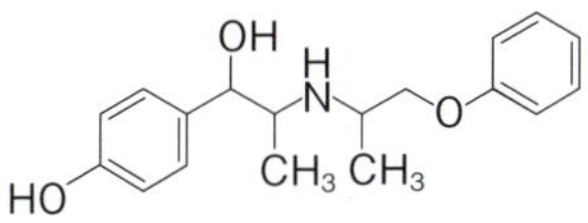
- ミラベグロン

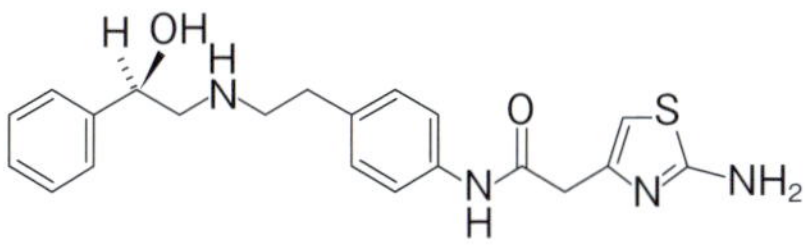

図 3-10. アドレナリン β 受容体刺激薬

取しても MAO により速やかに代謝されるため，血圧上昇は起こらない．MAO 阻害薬［セレギリン（パーキンソン病治療薬）やイソニアジド（結核治療薬）］服用時にはチラミンの蓄積による過剰な交感神経興奮が起こり，発汗や動悸などの症状が現れる．また，三環系抗うつ薬イミプラミンのようなノルアドレナリントランスポーター阻害薬を前投与するとチラミンによる交感神経興奮作用が消失する．

アンフェタミン類

・メタンフェタミン methamphetamine，アンフェタミン amphetamine

血液脳関門を通過するため中枢興奮作用が強い．連用により耐性を生じやすく，精神的依存を生じる．覚せい剤である．

3) 混合型アドレナリン作動薬

・エフェドリン ephedrine, メチルエフェドリン methylephedrine

麻黄のアルカロイドであり，作用の強さはアドレナリンの1/100である．交感神経終末部からノルアドレナリンを遊離させて交感神経興奮様作用を現す間接作用のほかに，αおよびβ受容体（特にβ受容体）の直接刺激作用を有する．MAOやCOMTにより分解されないため，経口投与可能である．メチルエフェドリンは，エフェドリンと比較して気管支平滑筋弛緩作用が強い（気管支喘息治療薬）．

・間接的α受容体刺激作用—昇圧，散瞳など（タキフィラキシーを生じる）
・直接的β_2受容体刺激作用—気管支拡張作用（タキフィラキシーを生じない）

3-2-1-2．アドレナリン受容体作動薬の構造活性相関（図3-11）

1) 基本構造は，フェニルエチルアミン→芳香環と脂肪族アミンの窒素原子との間に炭素原子が2個ある．
2) 光学異性体の作用は，l-体の方がd-体よりも強力である．
3) 芳香族の3, 4位にOH基がある（カテコールアミン）→α, β受容体刺激作用が強力である．また，COMTで代謝される→経口投与不可，中枢作用なし．
4) 芳香族の3, 4位にOH基がない（非カテコールアミン）→COMTで代謝されない→経口投与可，中枢作用あり．
5) 1級アミン（-NH$_2$）→α作用強力
6) 2級アミン（-NH-）→β作用増大（置換基の大きさに依存）
7) 3級アミン（-N<）→αおよびβ作用が消失
8) α炭素位のメチル化→MAOによる分解減少

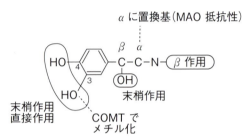

図3-11．アドレナリン受容体作動薬の特徴的構造

3-2-2．アドレナリン受容体拮抗薬（遮断薬）

交感神経節後線維から効果器にいたるノルアドレナリン，アドレナリンによる興奮伝達を抑制する薬物をいう．

アドレナリン受容体遮断薬とアドレナリン作動性神経遮断薬に区別される．アドレナリン作動性神経遮断薬は，ノルアドレナリンの遊離阻害やシナプス小胞のノルアドレナリンの枯渇，ノルアドレナリンの生合成阻害などにより交感神経興奮を遮断する薬物である．

a　アドレナリンα受容体遮断薬

1) 非選択的α受容体遮断薬（図3-12）

可逆的遮断薬：フェントラミン，トラゾリン

不可逆的遮断薬：フェノキシベンザミン，ダイベナミン

・フェントラミン phentolamine，トラゾリン tolazoline

　可逆的に α_1 および α_2 受容体の両者を遮断する．交感神経性高血圧緊急症において，短期効果のために静注で使用する．直接的血管弛緩作用と心臓に対する陰性変力作用を有する．

適応：褐色細胞腫に対する診断テスト（信頼性が低い）

・フェノキシベンザミン phenoxybenzamine

　不可逆的・非競合的に α_1 および α_2 受容体の両者を遮断し，その効果は2日以上続く．

　褐色細胞腫の治療薬として好ましい．経口投与では消化不良と悪心（嘔気）が起こるので食事とともに服用するのが良い．

適応：褐色細胞腫，レイノー病

1）非選択的 α 遮断薬

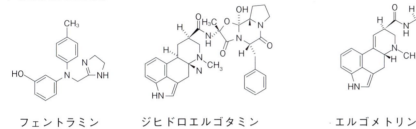

　　フェントラミン　　　ジヒドロエルゴタミン　　　エルゴメトリン

2）選択的 α_1 遮断薬

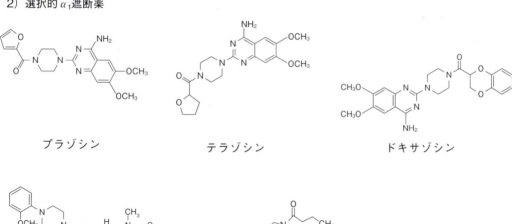

　　プラゾシン　　　　　テラゾシン　　　　　　ドキサゾシン

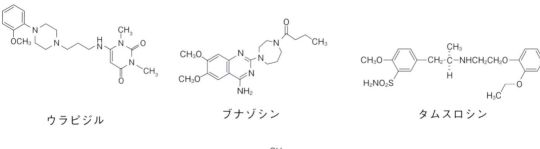

　　ウラピジル　　　　　ブナゾシン　　　　　　タムスロシン

　　ナフトピジル　　　　クロルプロマジン

図 3-12. α 遮断薬の化学構造

麦角アルカロイド ergot alkaloids
・エルゴタミン ergotamime, ジヒドロエルゴタミン dihydroergotamine
ライ麦に寄生する麦角菌に由来するアルカロイドで，効果的なα遮断作用をもつ．一方，強力なα刺激作用も有する（α受容体部分作用薬）ため，α遮断薬に特徴的な血管拡張作用はほとんど起こらない．エルゴタミンは，子宮平滑筋を直接収縮させる．類似構造を有する**エルゴメトリン ergometrine** は，α遮断作用が極めて弱く，強い子宮収縮作用を有する（表3-6）．

表3-6．麦角アルカロイド類の薬理作用

薬物名	α遮断	α刺激	血圧	子宮収縮	適応
エルゴタミン	++	++	上昇	+	片頭痛
ジヒドロエルゴタミン	++	++	上昇	+	片頭痛，起立性低血圧
エルゴメトリン	−	+	上昇	++	弛緩出血，子宮復古不全，人工妊娠中絶
メチルエルゴメトリン	−	+/−	上昇	++	

2）選択的 α_1 遮断薬（図3-12）
プラゾシン，テラゾシン，ドキサゾシン，ウラピジル，タムスロシン，ナフトピジル

［非選択的α受容体遮断薬が単独では高血圧の治療に適用されない理由］
α 受容体遮断を介した血管収縮作用の遮断による昇圧反応の消失は，交感神経系の活性化を引き起こし，伝達物質を遊離させる．通常，ノルアドレナリンの遊離は α_2 受容体刺激を介する負のフィードバック機構によって抑制されるが，非選択的α受容体遮断薬はこの機構を遮断する．交感神経終末部で過剰に遊離されたノルアドレナリンは，β受容体に作用して不快な頻脈を惹起する．選択的 α_1 遮断薬は，α_2 受容体を遮断しないのでノルアドレナリンの負のフィードバック阻害を維持でき，高血圧治療に有効である（頻脈，姿勢変換や運動による低血圧はない）．

また，α_1 受容体遮断薬は，膀胱（尿道）括約筋を弛緩させることにより最大尿流量の増加を引き起こし，排尿症状スコアを改善する．正常血圧の男性にはほとんど血圧降下を引き起こすことなく，高血圧患者において血圧降下を引き起こす．
適応：高血圧症，前立腺肥大症，レイノー病

> **レイノー病とは**：交感神経の刺激や副交感神経中枢の異常により動脈が過剰に収縮することにより，手足の指先の血流が減少することにより起こる疾患である．冷感を感じたり皮膚の色調に変化を生じる．重症の患者では指先の潰瘍や変形を起こすことがある．

・プラゾシン prazosin
初回投与後2時間以内に意識消失を生じさせることもある急激な血圧低下を起こす．そのため，初回は就寝前に投与する．副作用と比較的短い半減期（3時間）のため，長時間作用型のテラゾシン，ドキサゾシン（後述）にとって代わられた．

・テラゾシン terazosin, ドキサゾシン doxazosin, ウラピジル urapidil
本態性・腎性高血圧症や前立腺肥大症に伴う排尿障害に適用される．ドキサゾシンは，半減期が8

時間であるため，1日1回の処方を可能とした初めてのα_1遮断薬である．類薬として，ブナゾシンやアルフゾシンがある．ブナゾシンは，緑内障の治療薬として使用される．

・タムスロシン tamsulosin，ナフトピジル naftopidil

血圧には影響を及ぼさず，前立腺肥大症に伴う排尿障害のみを改善するために，α_{1A}受容体選択的阻害薬タムスロシンやα_{1D}受容体選択的阻害薬ナフトピジルが開発された．前立腺および尿管平滑筋に発現するα_1受容体サブタイプはα_{1A}，α_{1D}である．ナフトピジルは，夜間頻尿も改善する（膀胱のα_{1D}受容体を遮断）．α_{1B}受容体は血管に分布し，血管収縮に関与する．前立腺肥大症の患者の前立腺組織から核酸試料を採集してα_{1A}，α_{1D} mRNAの発現レベルを検査してから，タムスロシンα_{1A}が有効か，ナフトピジルα_{1D}が有効か判断できる（薬理ゲノム解析→オーダーメイド薬物治療）．

・クロルプロマジン chlorpromazine

α遮断で低血圧を引き起こす．臨床的にはアンフェタミン過剰投与に対して有用である．

3) 選択的α_2遮断薬

・ヨヒンビン yohimbine

α_2受容体を選択的に遮断し，交感神経終末のノルアドレナリンの遊離を促進する．中枢の射精反射促進，外陰部血管拡張により勃起・催淫効果を有するが，臨床的には適用されない．

b　アドレナリンβ受容体遮断薬

アドレナリンとノルアドレナリンのアドレナリンβ受容体刺激作用を選択的に遮断する．β遮断の心血管系に対する作用は，交感神経性緊張の程度に依存する．主な心臓作用は交感神経活性の抑制により現れる．

・自動能（心拍数）の減少
・心収縮力の減少
・腎臓皮質の傍糸球体装置 juxtaglomerular apparatus からのレニン分泌の減少

心拍数の減少により分時拍出量は減少し，心臓酸素消費量は減少する．そのため，β遮断薬の効果は安静時よりも運動時に顕著である（労作性狭心症に有効であり，安静時狭心症には無効あるいはむしろ悪化する）．

［内因性交感神経刺激様作用 instrinsic sympathomimetic activity（ISA）］

一部のβ遮断薬はISAを有し，部分アゴニスト partial agonist である．ISAのない純粋なβ遮断薬の急性投与は，末梢血管抵抗を上昇させる傾向があるが，ISAを有する薬物は純粋なβ遮断薬に比べて安静時心拍数の低下が少ない（→長期間の受容体遮断で起こる受容体のアップレギュレーションを起こしにくいため，突然の投薬中止による反跳作用を起こす可能性が少ない）．一方，治療にとって心拍数減少が重要である重篤な狭心症には効果が少ない．

［膜安定化作用］

キニジン様作用や局所麻酔作用とも呼ばれる．緑内障の治療で眼を麻酔する場合や過剰投与の場合を除いて，β遮断薬の膜安定化は臨床的には重要ではない．

[β受容体選択性]

　一部のβ受容体遮断薬は，β_2受容体と比較して心臓のβ_1受容体に対して高い親和性を有する．β_1受容体遮断薬は，理論的には気管支収縮を起こしにくいが，実際には気管支喘息患者に安全に勧められるほど選択性の高いβ_1受容体遮断薬はほとんどない．

　脂溶性β遮断薬は，水溶性代謝産物への代謝（ヒドロキシル化，抱合）を受け，腎臓から排泄される．脂溶性β遮断薬の血漿中濃度は，吸収速度と肝血流量（律速因子）により大きく変動するため，患者間で非常にばらつく．水溶性β遮断薬は，肝臓での代謝を受けにくいため，腎臓から未変化体として排泄され，血漿中濃度の予測が比較的容易である．

- 最も脂溶性の高い薬物：プロプラノロール，メトプロロール，オクスプレノロール，ラベタロール
- 最も水溶性の高い薬物（腎機能障害時には減量すべきである）：アテノロール，ソタロール，ナドロール

・**非選択的β受容体遮断薬**（図 3-13）

　ISA（−）：プロプラノロール，チモロール timolol，ナドロール nadolol

　ISA（＋）：カルテオロール carteolol，ピンドロール pindolol，ボピンドロール bopindolol（プロドラッグ），オクスプレノロール oxprenolol，アルプレノロール alprenolol

・**選択的β_1受容体遮断薬**（図 3-13）

　ISA（−）：メトプロロール metoprolol，アテノロール atenolol（$\beta_1 : \beta_2$選択性 1：15），ビソプロロール bisoprolol（$\beta_1 : \beta_2$選択性 1：50），ベタキソロール betaxolol

　ISA（＋）：アセブトロール acebutolol，セリプロロール celiprolol，エスモロール esmolol

・**βおよびα受容体遮断薬**

　ラベタロール labetalol，アロチノロール arotinolol，アモスラロール amosulalol，カルベジロール carvedilol，ブシンドロール bucindolol

・**血管拡張作用を有するβ受容体遮断薬**（β_1選択性なし）

　ニプラジロール nipradilol：ニトロ基を有しており，一酸化窒素 nitric oxide, NO を遊離する．

　チリソロール tilisolol：ATP依存性カリウムチャネルを活性化する．

　ベバントロール bevantolol：カルシウムチャネル遮断およびα_1遮断作用を併せもつ．

＊**αβ遮断薬について**

　例えば，ラベタロールはラセミ体であり，l体はβ受容体を遮断し，d体はα受容体を遮断する．α受容体遮断が血管収縮を減少させるので，αβ遮断薬の使用は選択的β_1遮断薬を用いるのと同様の効果をもたらす．

適応

① 循環器系疾患

　心不全：もともとβ遮断薬は陰性変力作用のため心不全には禁忌とされてきたが，近年の前向き試験により，カルベジロール，メトプロロール，ビソプロロールは軽症から重症の慢性心不全において有用であることが実証された．

　狭心症：心仕事量と酸素消費量を減少

　心頻拍性不整脈：心ペースメーカーへの交感神経調節を抑制

3-2 交感神経に作用する薬物

1) 非選択的β遮断薬

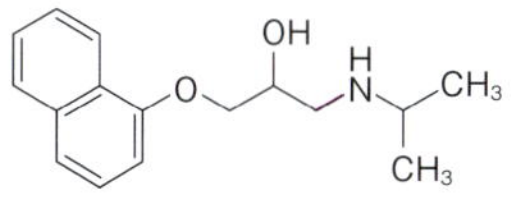

プロプラノロール 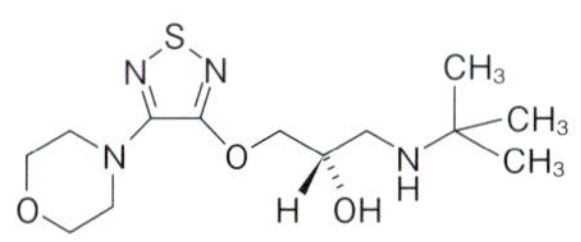　　　チモロール 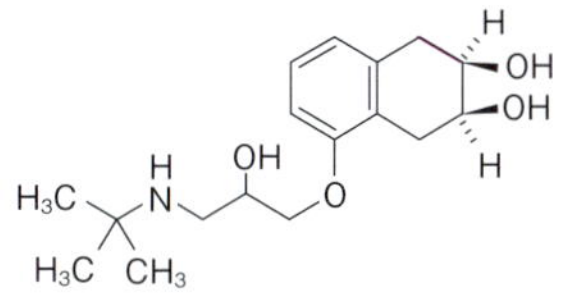　　　ナドロール

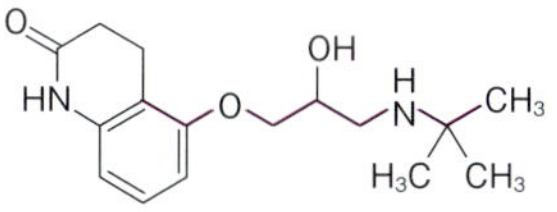

カルテオロール 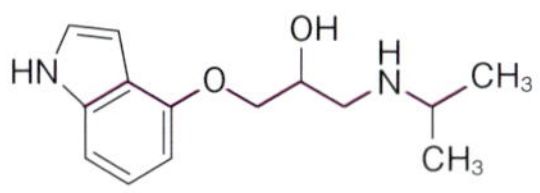　　　ピンドロール 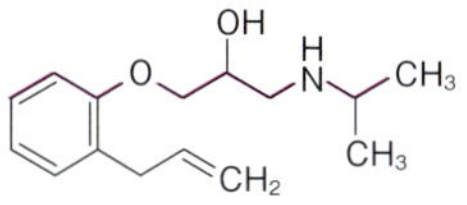　　　アルプレノロール

2) 選択的β_1遮断薬

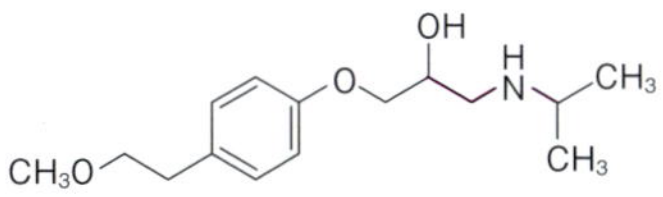

メトプロロール 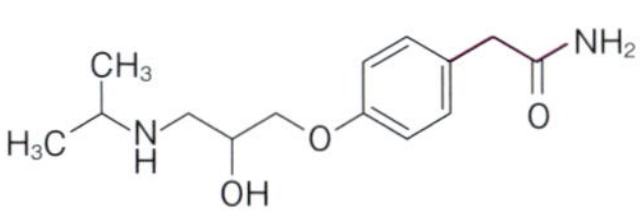　　　アテノロール 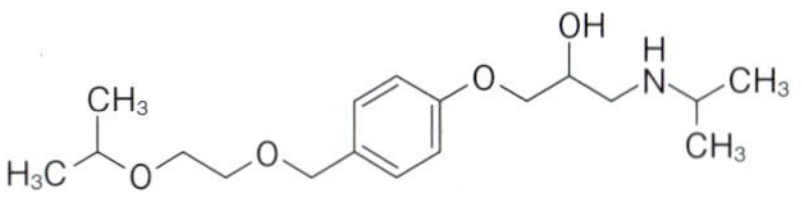　　　ビソプロロール

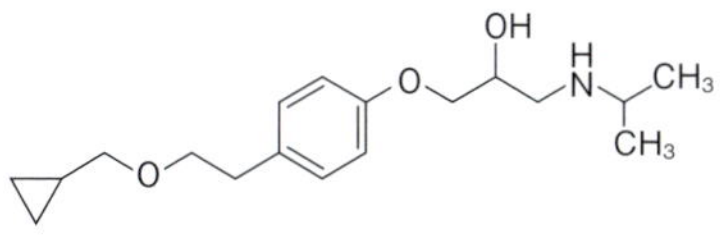

ベタキソロール 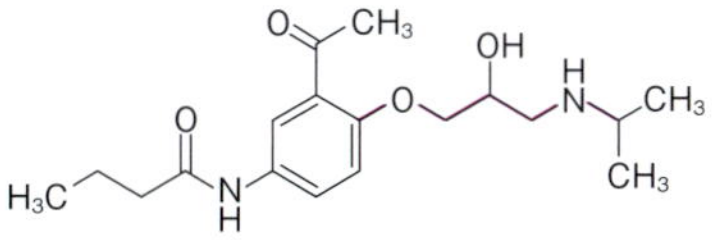　　　アセブトロール

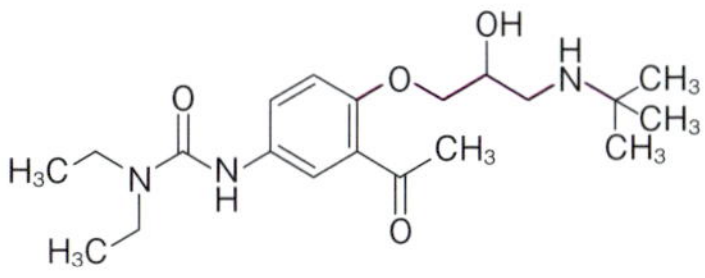

セリプロロール 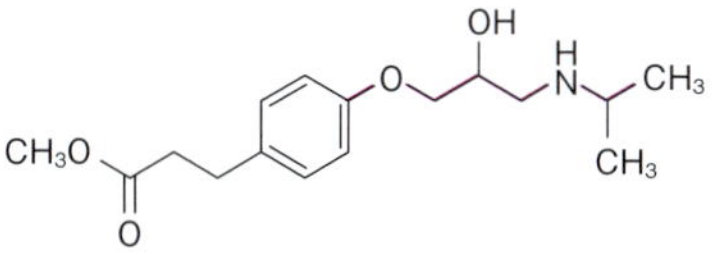　　　エスモロール

3) αβ遮断薬

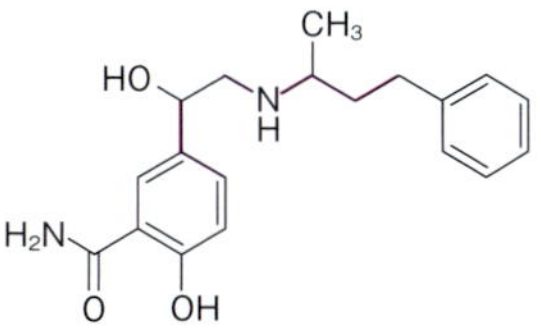

ラベタロール 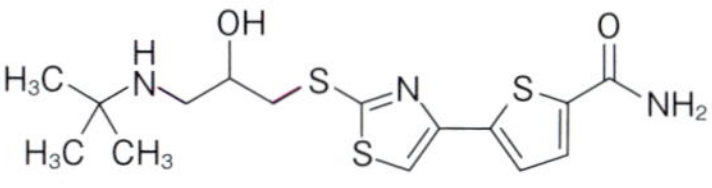　　　アロチノロール 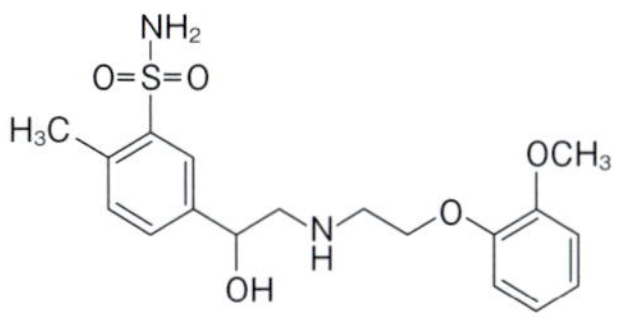　　　アモスラロール

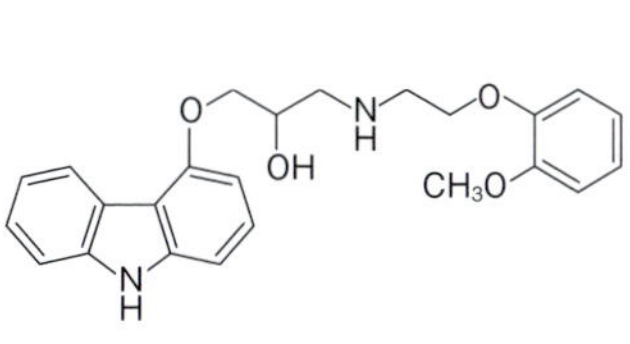

カルベジロール

図 3-13. β遮断薬の化学構造

心筋梗塞：初期使用；アテノロール，後期使用；ISA のない純粋な β 遮断薬が推奨される．
大動脈解離とくも膜下出血後
心室流出路閉塞
門脈圧亢進症と食道静脈瘤

② 内分泌疾患

甲状腺機能亢進症：交感神経興奮による不快な症状を減少
褐色細胞腫：α 遮断薬を併用する．

③ 他の使用法

中枢神経系：身体症状を伴う不安に適用される．
片頭痛の予防
緑内障：眼房水の産生を抑制する（チモロール，カルテオロール，ベタキソロール，レボブノロール，チモロール点眼薬）．

[β 遮断薬の有害作用]

1) 気管支収縮-気管支喘息の患者で起こる．選択的 $β_1$ 遮断薬でも気管支喘息を悪化させることがある．また，点眼薬が致命的な有害作用を起こすことがある，2) 心不全，3) 過激な運動能力低下，4) 低血圧，5) 高血圧，6) 末梢血流減少，7) 低血糖

狭心症や心筋梗塞治療時における β 遮断薬の長期使用後の突然の中断は，急激な血圧上昇と心拍数上昇を引き起こすので危険である．狭心症の患者では，突然死の原因となる．$β_1$ 受容体の発現亢進によって起こると考えられる．

・糖尿病患者に対する循環器疾患治療に選択的 $β_1$ 遮断薬の投与が好ましい理由

非選択的 β 遮断薬を糖尿病患者に投与すると以下の ① ～ ⑤ の副作用が起こりうるため，選択的 $β_1$ 遮断薬の使用が望ましい．

① $β_2$ 遮断により血糖を維持するための交感神経の恒常性が障害される．
② 運動後に低血糖からの回復が遅延する（特に糖尿病患者において）．
③ α 受容体は遮断されていないので低血糖を回復するために交感神経が興奮し，重篤な高血圧が発生する．
④ 低血糖の症状（不安，心悸亢進）は交感神経で仲介されるが，β 遮断薬により症状が現れない．
⑤ 患者は低血糖の徴候がないまま昏睡に陥る．

・脂質異常症患者に対する循環器疾患治療に選択的 $β_1$ 遮断薬の投与が好ましい理由

非選択的 β 遮断薬の長期投与により HDL（高比重リポタンパク質）コレステロールが低下し，トリグリセリドが上昇する．しかし，選択的 $β_1$ 遮断薬ではそれらの影響が少ない．

[構造活性相関]

1) $β_1$ 受容体の選択性には，芳香環の *para* 位に側鎖が付く．
2) 膜安定化作用は芳香環に電子吸引基があると弱い．
3) すべての β 遮断薬には β-OH が存在するため，これが必須の構造である．

β 受容体遮断薬の特徴的構造

3-2-3. 交感神経遮断薬

a　アドレナリン作動性神経遮断薬

　アドレナリン作動性神経遮断薬は，アドレナリン受容体に直接作用せずに交感神経終末のシナプス小胞に貯蔵されているノルアドレナリンを枯渇させて，ノルアドレナリンの遊離を抑制する．交感神経終末からのノルアドレナリンの遊離を促進する間接型アドレナリン作用薬（チラミンなど）の作用は消失するが，直接型アドレナリン作用薬の効果はむしろ増強される（感受性増大・過感受性 supersensitivity）（図3-14）．

　アドレナリン作動性神経遮断薬は，アミンポンプ機構（uptake-1）によって選択的に交感神経終末部に取り込まれる．それらがアドレナリン貯蔵顆粒に蓄積され，神経インパルスに反応して遊離される．ノルアドレナリンの遊離を減少させ，すべての交感神経機能を抑制する．レセルピン，テトラベナジンがノルアドレナリンを枯渇させるのに対して，グアネチジン，ブレチリウムは，ノルアドレナリンの遊離を抑制する（図3-15）．

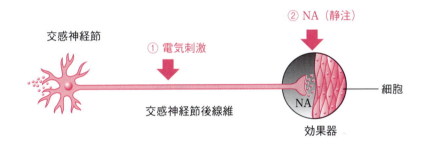

	① 電気刺激	② NA（静注）
薬物未処置	収縮する	収縮する
α_1 受容体遮断薬	収縮しない	収縮しない
神経遮断薬	収縮しない	収縮する

図3-14.　アドレナリン作動性神経遮断薬，α_1受容体遮断薬による作用発現の違い

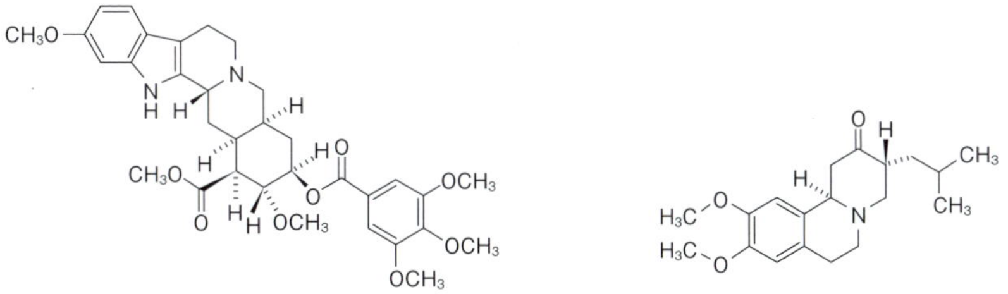

レセルピン　　　　　　テトラベナジン

図3-15.　アドレナリン神経遮断薬の化学構造

・グアネチジン guanethidine

グアネチジンは，アミントランスポーターにより交感神経終末に取り込まれ，シナプス小胞からノルアドレナリンを放出する（一過性血圧上昇）．次いで，グアネチジンがシナプス小胞に取り込まれ，交感神経終末のカテコールアミンが枯渇する．現在では臨床適用されないが，開放隅角性緑内障の眼圧を下げるためと甲状腺中毒による眼瞼退縮に対する美容上の効果のために用いられた．

・レセルピン reserpine

Rauwolfia 属の植物から単離されたアルカロイドである．古代から南アジアで精神病に用いられた．プレシナプスの小胞アミントランスポーター2（VMAT2）およびクロム親和性細胞の小胞アミントランスポーター1（VMAT1）を阻害するため，カテコールアミンがシナプス小胞（あるいは細胞顆粒）に取り込まれず，細胞質にとどまりMAOにより分解され，交感神経終末のカテコールアミンが枯渇する．心拍数や心収縮力を低下させることにより血圧を下降させるが，うつ状態を生じることから臨床ではほとんど使用されない．

・テトラベナジン tetravenazine

レセルピンと同様の作用機序を有する．VMAT2選択的阻害薬であり，中枢神経のVMAT2を強力に阻害し，モノアミン（ドパミン dopamine，ノルアドレナリン，セロトニン serotonin, 5-HT）を枯渇させ，神経伝達を減弱する．ハンチントン（舞踏）病への適応のある国内で唯一の治療薬である．

3-3. 副交感神経に作用する薬物

アセチルコリンは，副交感神経終末部で合成・貯蔵され，神経刺激によって貯蔵部位から遊離される．副交感神経節後線維の奏功器官に副交感神経が興奮した時と同様の効果を現す薬物は**コリン作動薬 cholinergic drug**（**副交感神経様作用薬 parasympathomimetic**）と呼ばれ，その作用機序の違いによって直接作動薬と間接作動薬に分類される．

コリン作動薬は，神経伝達物質であるアセチルコリン様の作用を示す薬物であり，副交感神経効果器，自律神経，副腎髄質，骨格筋の神経筋接合部に作用して効果を現す．副交感神経節後線維が支配する効果器に興奮的に作用するので副交感神経作用薬とも呼ばれる．コリン作動薬はその作用機序から，1）直接に受容体に作用する**アセチルコリン受容体作動薬 acetylcholine receptor agonist** と 2）アセチルコリン分解酵素であるコリンエステラーゼを阻害し，シナプス間隙のアセチルコリンを増加させる間接作用で効果を生じる**コリンエステラーゼ阻害薬 choline esterase inhibitor** に分類される．

直接作動薬（ムスカリン受容体刺激薬）

・コリンエステル（カルバコール，ベタネコールなど）

コリンエステラーゼによる分解に抵抗性である．ムスカリン作用は，ニコチン作用よりも強力である．

・アルカロイド（ピロカルピン，ムスカリンなど）

コリン作動性節後線維終末部の臓器に作用する．

間接作動薬（コリンエステラーゼ阻害薬，抗コリンエステラーゼ）

・フィゾスチグミン，ネオスチグミン，ジスチグミン，ドネペジルなど

アセチルコリンを分解する酵素を阻害し，内因性伝達物質であるアセチルコリンの作用と持続性を増強する．

3-3-1. ムスカリン受容体作動薬（コリン作動薬）

作用部位
・副交感神経：神経節；節後神経終末部（すべて）
・交感神経：神経節；節後神経終末部の一部（例：汗腺）
・神経筋接合部（第4章参照）
・中枢神経系
・神経支配のない部位：主として小動脈

薬理作用（副交感神経系）

眼：縮瞳と毛様体筋収縮により，眼の近位視調節をする．眼圧下降は，眼内液が血液に流出する部位の血管拡張により起こる．

外分泌腺：唾液，涙，気管分泌液，汗の分泌が増加する．汗腺は解剖学的には交感神経であるが，コリン作動性である（一部の汗腺，腋窩の汗腺はアドレナリン作動性）．そのため，経口抗コリン薬はしばしば多汗症の治療薬として用いられる．

心臓：房室ブロックを伴う徐脈

気管支：気管支収縮と気道粘膜分泌過剰が起こり，気管支喘息の患者では臨床的に重篤となる．

腸管：運動は亢進し，疝痛が起こる．括約筋の緊張は低下し，排便（肛門括約筋）または酸逆流（食道括約筋）が起こる．

膀胱：膀胱平滑筋が収縮し，排尿を促進する．

適応：1. 重症筋無力症の診断（エドロホニウム）と治療（ネオスチグミン，ピリドスチグミン，ジスチグミン），2. 外科手術後の膀胱と腸管の刺激（ベタネコール，カルバコール，ジスチグミン），3. 慢性単純緑内障の眼圧低下（ピロカルピン）

a 直接作動薬（ムスカリン受容体刺激薬）（図3-16）

コリンエステル類

・アセチルコリン acetylcholine（ACh）
　生体内でコリンエステラーゼにより迅速に代謝されてしまうため，全身的治療に用いるのには不適切である．

他のコリンエステル類（表3-7）

・カルバコール carbachol，ベタネコール bethanechol
　コリンエステラーゼによる分解に抵抗性である．その作用は膀胱と消化管に最も顕著なので外科手術後などのこれらの臓器刺激に使用されている．腸管内で安定であるため，経口投与可能である．ベタネコールの効力は，カルバコールの効力の 1/10 である．臨床的に使用される量ではニコチン作用はない．

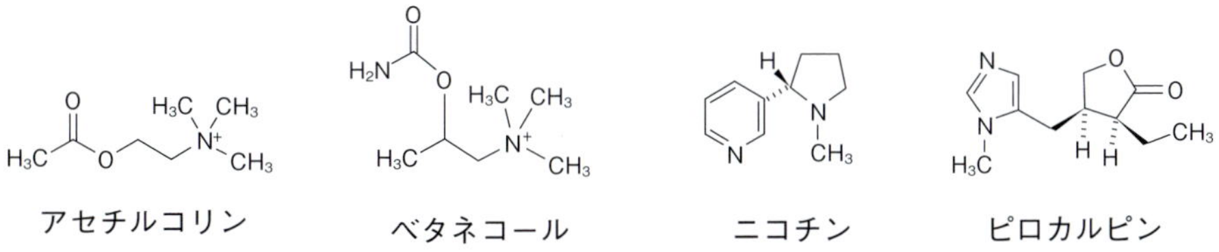

図 3-16. コリン作動薬の化学構造（直接型）

表 3-7. コリン作動薬の構造と作用の特徴

	化学構造	ムスカリン様作用	ニコチン様作用	コリンエステラーゼ感受性
アセチルコリン	$(CH_3)_3\overset{+}{N}-CH_2-CH_2-O-\underset{\underset{O}{\parallel}}{C}CH_3$	+	+	+
ベタネコール	$(CH_3)_3\overset{+}{N}-CH_2-\underset{CH_3}{\underset{\mid}{CH}}-O-\underset{\underset{O}{\parallel}}{C}-NH_2$	+	−	−
カルバコール	$(CH_3)_3\overset{+}{N}-CH_2-CH_2-O-\underset{\underset{O}{\parallel}}{C}-NH_2$	+	+	−
ピロカルピン	$\begin{array}{c}\text{HC}\overset{N}{=}\text{CH} \quad \text{H}_2\text{C}\overset{O}{\underset{\parallel}{C}}=O\\ CH_3-N-C-CH_2-HC-CH_2-CH_3\end{array}$	+	−	−

コリン作動性（ムスカリン様）作用をもつアルカロイド

・ピロカルピン pilocarpine

　南米の植物 *Pilocarpus* spp. から抽出された．副交感神経節後神経に支配された終末臓器に直接作用する．ピロカルピンは，縮瞳と毛様体筋収縮を起こし，シュレム管を開き，眼房水流出を促進するため，主な臨床適応は，慢性単純緑内障の眼圧下降である．唾液腺のムスカリン M_3 受容体を刺激して唾液の分泌を促進するため，シェーグレン Sjögren 症候群あるいは頭部と頸部腫瘍への放射線照射後の口腔乾燥症 xerostomia の治療に経口投与で使用される．有害作用として発汗がある．心臓に対する副作用は報告されていない．

・アレコリン arecoline

　臨床に使用されることはない．インドと東南アジアで広く噛まれているビンロウジの種子に含まれるアルカロイドである．

・ムスカリン muscarine

　臨床に使用されることはない．ベニテングタケ *Amanita muscaria*（fly agaric）というきのこに少量含まれる．

3-3-2. アセチルコリンエステラーゼ阻害薬 （図3-17）

　コリンエステラーゼ阻害薬〔抗コリンエステラーゼ薬（フィゾスチグミン，ネオスチグミン，ジスチグミン，リバスチグミン，ドネペジル）〕は，ACh を分解するコリンエステラーゼを阻害し，内因性伝達物質 ACh の作用を増強する．体内で ACh を蓄積させて作用を現し，医療，農業（殺虫剤として）で使用されている．

a 可逆的阻害薬

・フィゾスチグミン physostigmine

　西アフリカのカラバル豆 Calabar bean（*Physostigma venenosum*）の種子から得られたアルカロイドであり，長い間，武器または神明裁判毒として用いられてきた．三級アミン化合物のため，血液脳関門を通過し，中枢神経興奮作用は数時間持続する．

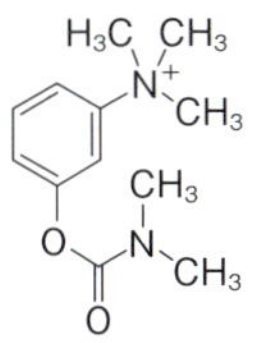

ネオスチグミン 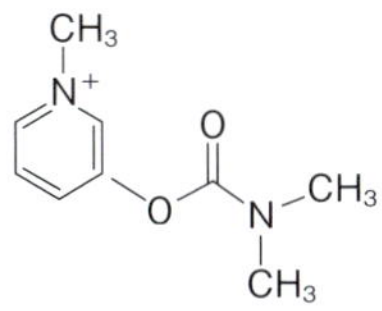　　ピリドスチグミン 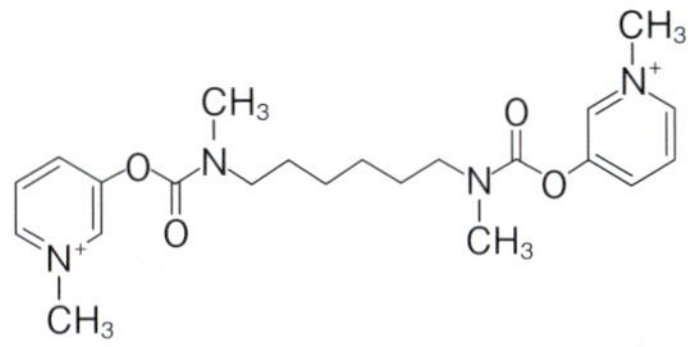　　ジスチグミン

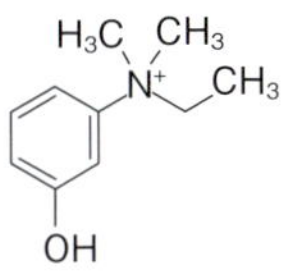

エドロホニウム 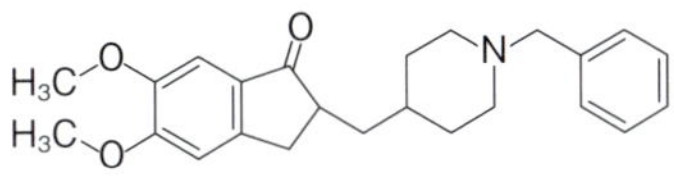　　ドネペジル 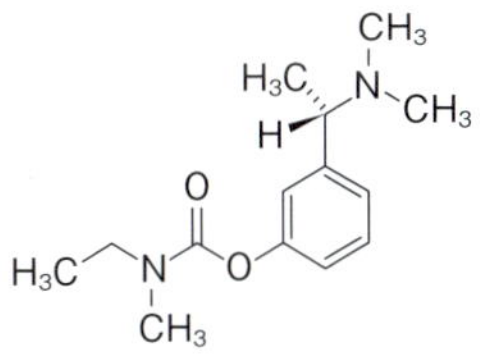　　リバスチグミン

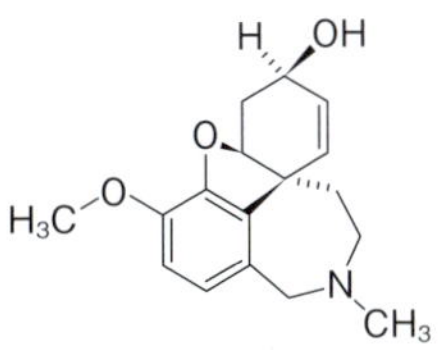

ガランタミン 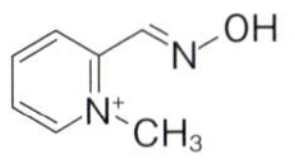　　プラリドキシム

図3-17. コリン作動薬の化学構造（間接型）

- **ネオスチグミン** neostigmine

　合成可逆性コリンエステラーゼである（半減期2時間）．四級アンモニウム化合物のため，血液脳関門を通過できず，中枢作用はない．主に，重症筋無力症，外科手術後の腸管と膀胱の刺激，競合型神経筋接合部遮断薬の解毒薬として用いられる．経口投与でも静脈注射でも有効である．

- **ピリドスチグミン** pyridostigmine

　作用はネオスチグミンに類似しているが，その作用は弱い．長時間作用型であり，重症筋無力症に適用される．内臓への効果は少ない．

- **ジスチグミン** distigmine

　ピリドスチグミンの誘導体であり，緑内障の治療薬として用いられる．

- **エドロホニウム** edrophonium

　化学構造はネオスチグミンと関連するが，作用時間が短いため，重症筋無力症の診断やコリン作動性発作（抗コリンエステラーゼ過剰投与で惹起する無力症）と重症筋無力症発作（不十分な抗コリンエステラーゼまたは病気の重症化）を識別するために診断薬として用いられる（エドロホニウムにより，後者はかなり改善されるが，前者は更に悪化する＝コリン性クリーゼ cholinergic crisis）．

重症筋無力症 myasthenia gravis：約85％の患者でニコチン性ACh受容体に対する自己抗体価が上昇している自己免疫疾患である．重症筋無力症の麻痺は，当初，血中のクラーレ様物質によるとされていた．1934年にMary Walker博士は，フィゾスチグミンが重症筋無力症に有効であると考えた．フィゾスチグミンを患者に投与した結果，効果はまさに劇的で，ベッドの上で寝返りも打てなくなった患者が，急に踊り回れるほどに回復し，それまで治療不能であった慢性疾患の有効な治療法となった．

・ドネペジル donepezil, リバスチグミン rivastigmine, ガランタミン galantamine
血液脳関門を容易に通過する**中枢性**コリンエステラーゼ阻害薬であり，経口投与で有効である．アルツハイマー型認知症患者の認知機能を改善する．ガランタミンは，ニコチン受容体のアロステリック活性化により受容体刺激作用を間接的に増強する作用も有する（第5章参照）．リバスチグミンは，アセチルコリンエステラーゼだけでなくブチリルコリンエステラーゼも阻害する．ブチリルコリンエステラーゼはアルツハイマー型認知症のグリア細胞において増加しており，アミロイドβタンパクの沈着に関与している．

b 非可逆的阻害薬

薬物治療に用いられるコリンエステラーゼ阻害薬は一般的にカルバミン酸 carbamate 型で，2～3時間コリンエステラーゼを可逆的に不活性化する．一方，有機リン酸 organophosphate 型のコリンエステラーゼ阻害薬は不可逆的であり，臨床的な回復は数日であるが完全に回復するのには数週間かかることがある．

急性中毒（抗コリンエステラーゼ中毒）は，農業，工業，輸送に関わる事故で起こる．戦争でも神経ガスとして開発された（GA（タブン）剤，GB（サリン）剤，GD（ソマン））．

[急性中毒の典型的症状]
消化器系（唾液分泌過多，嘔吐，激しい腹痛，下痢，無意識排便），呼吸器系（気管支分泌亢進，咳，喘鳴，呼吸困難），心臓血管系（徐脈），泌尿器系（不随意排尿），皮膚（発汗），骨格筋（脱力，筋痙攣），神経系（縮瞳，不安，頭痛，痙攣，呼吸不全）など

[中毒に対する薬物治療]
ムスカリン受容体遮断薬（抗コリン薬）であるアトロピン atropine が急性中毒治療の中心的薬物である（筋肉内注射，静脈内注射）．ニコチン作用による神経筋遮断には影響しない．

ジアゼパムは，痙攣に対して有効である．また，アトロピン点眼薬は縮瞳による頭痛を軽減する．

c コリンエステラーゼ再賦活薬

有機リン酸系殺虫剤や神経毒ガスは，コリンエステラーゼの活性中心を不可逆的にリン酸化することによって酵素を不活性化する．**プラリドキシム pralidoxime（PAM）**は，中毒発生から12時間以内であれば，酵素再活性化 enzyme reactivation 作用は最大である．有意な再活性化が起これば，筋力は30分以内に改善する（図3-18）．

3-3-3. ムスカリン受容体拮抗薬（抗ムスカリン薬，抗コリン薬）

主としてコリン作動性節後神経（副交感神経）の支配する諸種の臓器に作用する．アトロピンが代表的な薬物である．他の薬物についてはアトロピンとの相違がある場合に述べる．ムスカリン受容体サブタイプは，脳と胃壁細胞ではM_1，心臓ではM_2，平滑筋細胞ではM_3である．アトロピンは第3級アミンであるが，第4級アミンへの化学的修飾は腸管における抗ムスカリン作用を増強し，節遮断効果を現し，中枢神経系への通過を抑制する．

・アトロピン atropine
アトロピンは，ナス科の植物 *Atropa belladonna* から得られたアルカロイド（ベラドンナアルカロイド）である．ムスカリン様作用に拮抗するが，ニコチン様作用には影響しない．アトロピンはラセ

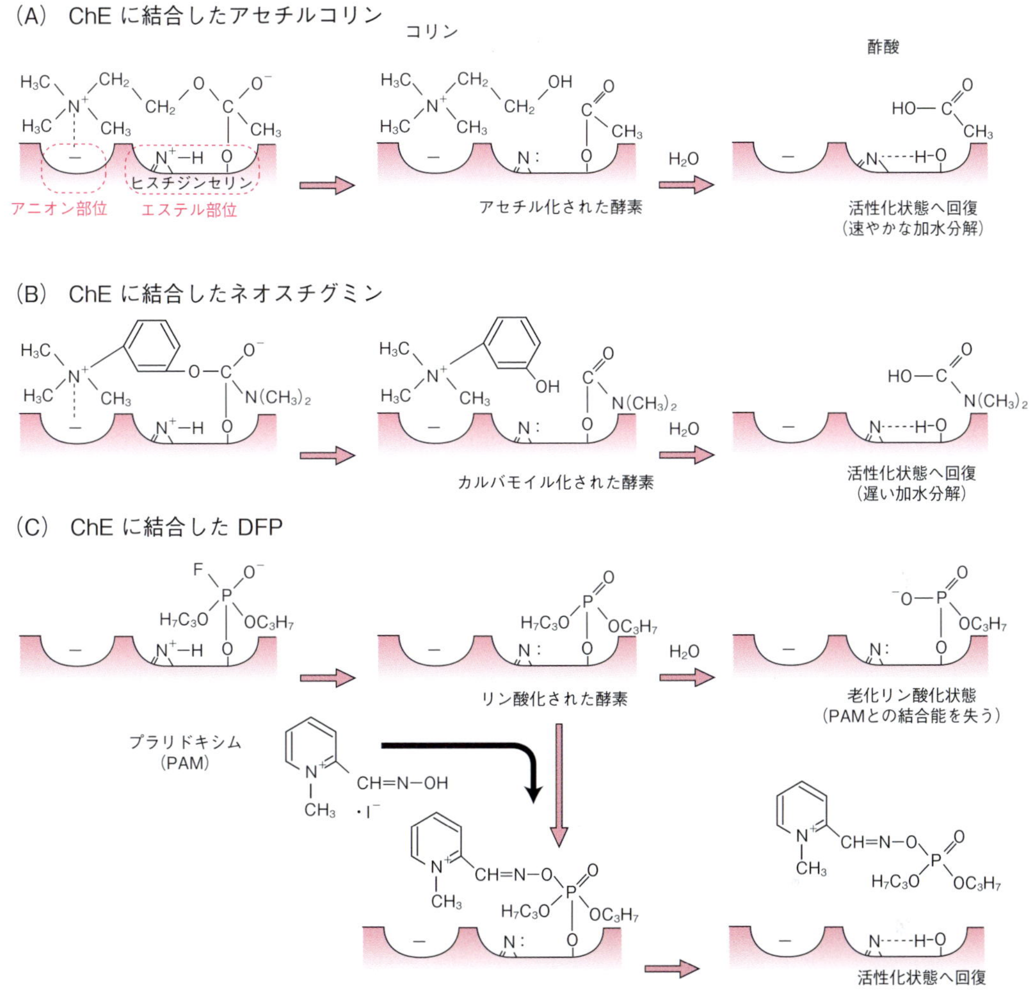

図 3-18. コリンエステラーゼ（ChE）阻害薬の酵素阻害のメカニズム
(A) アセチルコリンの分解．(B) 可逆的 ChE 阻害薬（ネオスチグミン）の阻害機構．(C) 非可逆的 ChE 阻害薬（ジイソプロピルフルオロホスフェート：DFP）の阻害機構とプラリドキシムによる回復

ミ体（dl-ヒヨスチアミン）で，ムスカリン作用のほとんどは l-体のみによる．M_1, M_2, M_3 受容体を非選択的に遮断する．

> アトロピンは，毒殺薬としての成功を記念して名付けられた．運命の三女神の長姉であるアトロポス（彼女の妹のクロトとラケシスによって紡がれ，織られた生命の糸をハサミで断ち切る）に由来する．ベラドンナ（イタリア語で美しい女）は魅力的に見せるために散瞳を起こす植物の抽出物を用いたという当時の女性の間での流行に因む．

[各種組織に対する作用]
① 外分泌腺：乳汁分泌を除くすべての腺分泌を抑制する．通常，口渇，眼の乾きが起こる．胃酸分泌は減少するが，pH はほとんど変わらない．発汗は抑制される．気管分泌は減少し，粘着性が増加する．
② 消化管：緊張と蠕動運動が減少する．
③ 気管支：気管支が拡張するため，一部の気管支喘息患者に有効である．

④ 泌尿器：排尿が遅延し，特に前立腺肥大がある場合には尿貯留が起こる．
⑤ 眼：散瞳が起こり，虹彩拡張が前眼房角からの眼房水の流出を阻害するため眼圧が上昇する．緑内障発作を起こすことがある．正常眼に対しては眼圧に影響しない．毛様体麻痺により，眼は遠位視状態に固定される．
⑥ 心血管系：迷走神経緊張を減少させ，心拍数を増加させる．ヒス束伝導を促進する．
⑦ 中枢神経系：乗り物酔いを軽減する．

副作用：口渇，便秘，散瞳，目のかすみ，発熱，紅潮，皮膚の乾き，高熱，不穏，不安，興奮，幻覚，錯乱

禁忌：緑内障や前立腺肥大による排尿障害の患者に禁忌である．

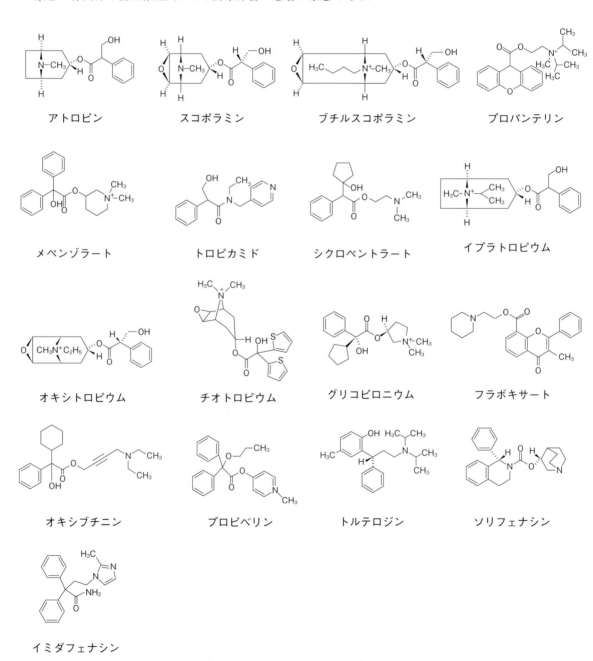

図 3-19. 抗ムスカリン薬の化学構造

他の抗ムスカリン薬（合成抗ムスカリン薬）

- **スコポラミン** scopolamine

 血液脳関門を通過できるため，中枢のムスカリン受容体を遮断し，中枢神経を抑制する．M_1, M_2, M_3 受容体を非選択的に遮断する．

 以下は，合成抗ムスカリン薬である（図 3-19）．

- **ブチルスコポラミン** butylscopolamine, **プロパンテリン** propantheline, **メペンゾラート** mepenzolate, **トロスピウム** trospium

 四級アンモニウム化合物であるため，血液脳関門を通過せず，中枢神経抑制作用はない．平滑筋の効果的な弛緩薬である．疝痛の時に有用であり，消化管の痙縮を抑制することにより鎮痙薬として適用される．自律神経節遮断作用も有する．

- **トロピカミド** tropicamide, **シクロペントラート** cyclopentolate, **ホマトロピン** homatropine

 散瞳と毛様体麻痺を起こすために眼科で点眼剤として使用される．作用持続時間はアトロピンよりも短いので，重篤な眼圧亢進を起こす可能性は低い．両者とも 10～20 分で散瞳を起こし，その後に毛様体麻痺を起こす．作用持続時間は，それぞれ約 20 分，約 2 時間，約 24 時間である．

- **イプラトロピウム** ipratropium, **オキシトロピウム** oxitropium, **チオトロピウム** tiotropium, **グリコピロニウム** glycopyrronium

 気管支拡張薬として吸入される．喘息患者で咳嗽が主徴のとき有効である．気管支喘息や肺気腫の呼吸困難に対して予防的に用いられる．長時間作用型のチオトロピウム，グリコピロニウムは，慢性閉塞性肺疾患 chronic obstructive pulmonary disease（COPD）での気道閉塞性障害の改善に用いる．

- **フラボキサート** flavoxate, **オキシブチニン** oxybutynin, **プロピベリン** propiverine

 不安定な排尿筋収縮を減少させ，膀胱容量を増加させる．頻尿，切迫尿失禁に用いられる．

- **トルテロジン** tolterodine, **ソリフェナシン** solifenacin, **イミダフェナシン** imidafenacin

 排尿筋の不安定な収縮を抑制し，頻尿，尿意切迫感，失禁を抑制するため**過活動膀胱** overactive bladder（OAB）に使用される．

3-4. 自律神経節に作用する薬物

3-4-1. 自律神経節刺激薬（図 3-20）

 自律神経節 autonomic ganglion のニコチン性アセチルコリン受容体に作用して節後神経を"適度に"脱分極させ，これによってインパルスを発生させる薬物を自律神経節刺激薬 autonomic ganglion stimulant，または単に節刺激薬，節興奮薬という．

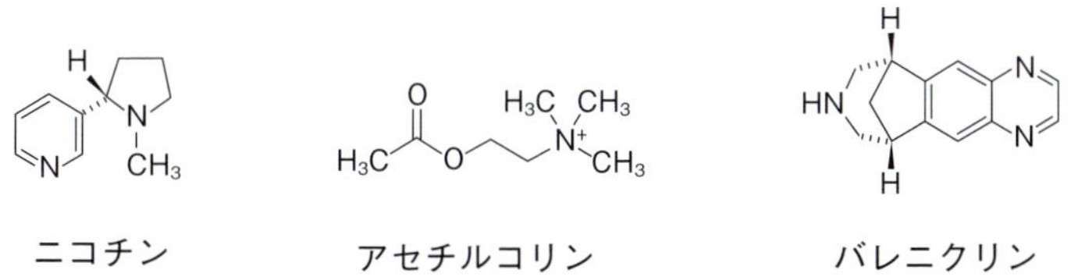

ニコチン　　　　　アセチルコリン　　　　　バレニクリン

図 3-20.　主な自律神経節刺激薬の化学構造

節刺激薬は，交感神経節と副交感神経節の両者に作用するため，概して心血管系では交感神経興奮作用が現れ，消化器系では副交感神経興奮作用が現れる．また，節刺激薬は副腎髄質にも作用してアドレナリン（約80％）とノルアドレナリンを遊離する．

節刺激薬の過量投与では，過度の脱分極を引き起こし，インパルスの発生が停止して伝達が抑制される．すなわち，大量の節興奮薬は，節遮断作用を示すことになる．

・アセチルコリン acetylcholine（大量），ニコチン nicotine（少量）

アトロピンを前処置した麻酔動物に大量のアセチルコリンを投与すると一過性の著しい昇圧が見られる．節興奮薬を単独に静注すると同様の効果が現れ，節遮断薬（後述）を前処置すると昇圧作用は消失する．ニコチン nicotine は，タバコの嗜癖をやめるための補助薬として臨床的にガム，皮膚貼付薬（パッチ），吸入薬として用いられる．虚血性心疾患の患者にも安全である．治療は持続的なカウンセリングとともに使用する方が成功しやすい．

・バレニクリン varenicline

バレニクリンは，中枢神経型（α4β2）ニコチン受容体の**部分刺激薬** partial agonist であり経口禁煙補助薬として用いられる．弱いニコチン作用を現すが，α4β2 ニコチン受容体へのニコチンの結合を競合的に遮断する．タバコへの欲求を軽減する一方で，喫煙時の満足感を抑制する（喫煙願望の減弱効果→禁煙成功率の上昇）．

・ロベリン lobeline，ジメチルフェニルピペラジニウム dimethylphenylpiperazinium（DMPP），テトラメチルアンモニウム tetramethylammonium（TMA）

ロベリンの作用はニコチンに類似しているが，作用は弱い．ジメチルフェニルピペラジニウムは，ニコチンよりも作用が強い．テトラメチルアンモニウムは，節遮断作用を現しやすく，大量ではニコチン受容体以外にも作用する．これらの節興奮薬は，臨床的には用いられない．

3-4-2. 自律神経節遮断薬（節遮断薬）ganglion blockers

自律神経節において，ニコチン受容体に結合することによってアセチルコリンによる伝達を遮断する薬物をいう．節遮断薬ともいう．臓器において交感神経と副交感神経のどちらが優位であるかによ

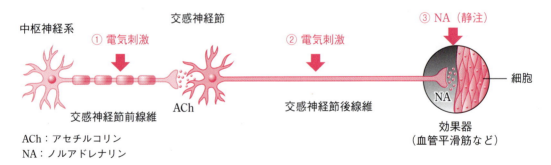

図 3-21. 自律神経節遮断薬，アドレナリン作動性神経遮断薬，α₁ 受容体遮断薬による作用発現の違い

り，優位な神経の遮断効果が現れる（図3-21）．

　心臓では副交感神経が優位なため，自律神経節遮断により心拍数が増加する．また，胃や小腸などの消化器系でも，副交感神経が優位なため，自律神経節遮断により蠕動運動の抑制効果が見られる．

・**ヘキサメトニウム** hexamethonium

　高血圧治療に経口投与で使用された最初の薬物であった．重篤な副作用のため，歴史的に興味深い薬物という位置づけになっている．交感神経と副交感神経を同様に遮断する．

・**トリメタファン** trimetaphan

　交感神経を遮断することにより血圧を下げる．外科手術時の低血圧維持ならびに異常高血圧の救急処置に点滴静注される．作用発現は速く，持続は短いので副作用が出にくい．点滴中にはヒスタミン遊離がしばしば問題となる．

4 体性神経系に作用する薬物

4-1. 局所麻酔薬

局所麻酔薬 local anesthetics は，意識に影響することなく知覚神経の伝導を可逆的に遮断して痛覚を抑制する薬物で，その本質は**電位依存性 Na^+ チャネル voltage-dependent sodium channel（VDSC）遮断薬**である．活性化された VDSC に強い抑制作用を示すため，興奮頻度の高い知覚神経（痛みを発生させている神経）を優先的に遮断する特徴を有する．

局所麻酔薬のプロトタイプであるコカ葉に含まれる植物アルカロイドの**コカイン cocaine** をはじめ，局所麻酔薬のほとんどは，疎水性の芳香環とアルキル鎖，および親水性のアミノ基からなり，芳香環とアルキル鎖がエステル結合（-O-CO-）した**エステル型局所麻酔薬**とアミド結合（-CO-NH-）した**アミド型局所麻酔薬**がある（図4-1）．

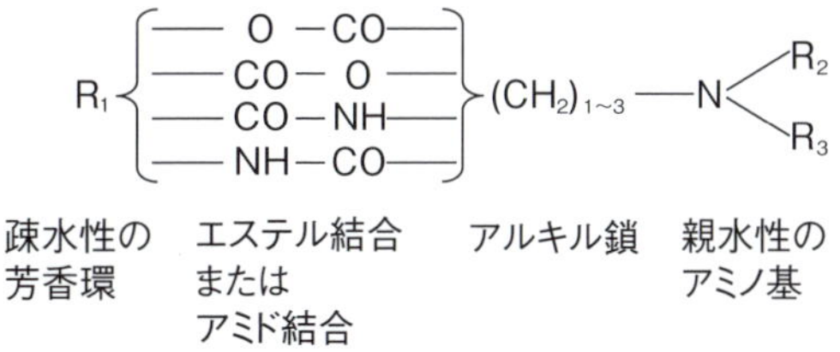

図 4-1. 局所麻酔薬の基本構造

4-1-1. 局所麻酔薬の作用機序

局所麻酔薬が作用する**電位依存性 Na^+ チャネル（VDSC）**は，活動電位の急激な立ち上がり（脱分極相）の発生に不可欠な細胞内への Na^+ 流入を担うチャネルである（図4-2）．VDSC は Na^+ 流入のためのチャネルポアを形成する α サブユニットと，チャネルの機能や発現を修飾する β_1 および β_2 サブユニットからなり（図4-3A），局所麻酔薬は VDSC の α サブユニットに結合して活動電位

エステル型（-O-CO-）

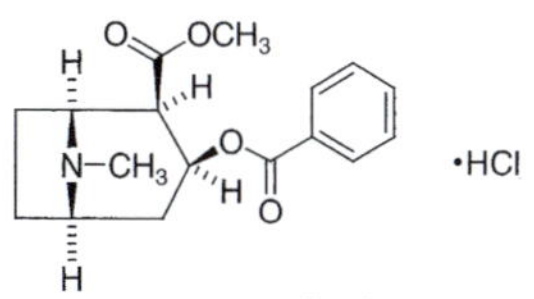

コカイン塩酸塩 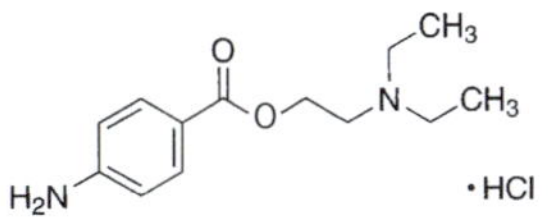　　　プロカイン塩酸塩 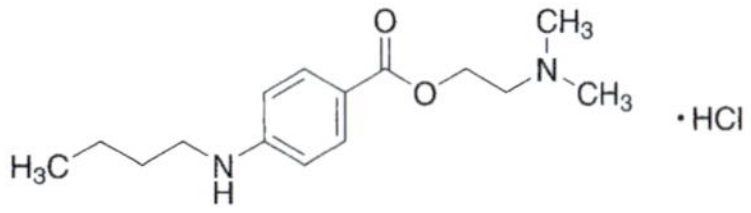　　　テトラカイン塩酸塩

アミド型（-CO-NH-）

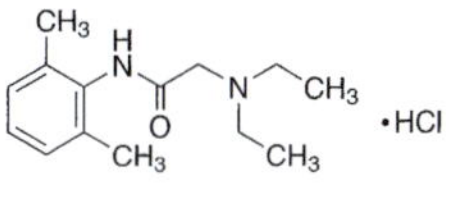

リドカイン塩酸塩 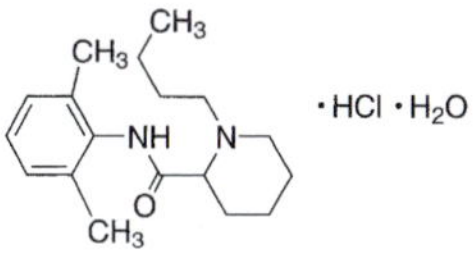　　　ブピバカイン塩酸塩水和物 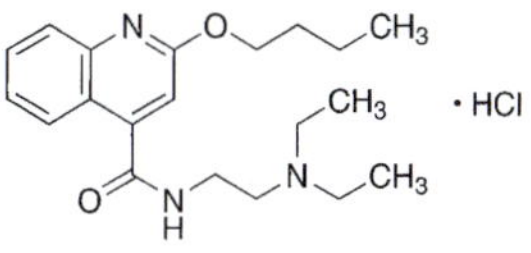　　　ジブカイン塩酸塩

の発生を阻止する．その効果は，局所麻酔薬が遊離塩基型（LA）として細胞膜を通過して細胞内に入り，細胞質で陽イオン型（LA-H$^+$）になった状態でNa$^+$チャネルのαサブユニットに内側から結合することで発現する（図4-3B）．炎症部位では細胞外液のpHが酸性側に傾いているため，局所麻酔薬は細胞外で陽イオン型（LA-H$^+$）となり細胞膜を通過できなくなることから，炎症部位における局所麻酔薬の効果は減弱する．一方，フグ毒のテトロドト

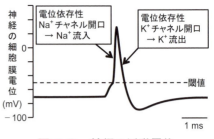

図4-2. 神経の活動電位

キシンはNa$^+$チャネルに細胞外から結合し，このチャネルを遮断することが知られている．また，局所麻酔薬の親和性は，静止状態のチャネルに対して低く，活性化状態や不活性化状態のチャネルに対して高い（図4-3B）．このため，局所麻酔薬は高い頻度で脱分極が起こり開口を繰り返しているチャネルをより強く遮断する特徴をもち（**頻度依存性遮断** use-dependent block），痛覚を伝える知覚神経の興奮性が高まり痛みが発生している部位において強い麻酔作用を示す．

4-1-2. 局所麻酔薬の薬理作用

末梢神経は伝導速度や髄鞘の有無によりA〜C線維に分類されている（表4-1）．神経線維の伝導速度は一般に，軸索の直径が太い有髄神経で速く，軸索が細い無髄神経で遅い．局所麻酔薬の標的分子であるVDSCは，興奮性細胞である神経，骨格筋，心筋などに広く発現しており，局所麻酔薬は

(A) 電位依存性Na$^+$チャネルの構造

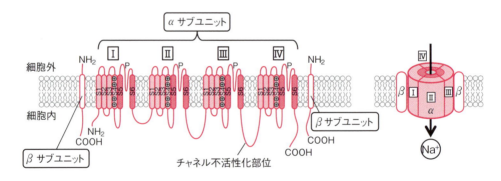

(B) 局所麻酔薬（LA）の作用メカニズム

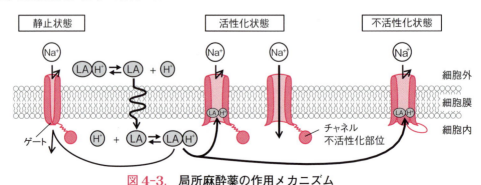

図4-3. 局所麻酔薬の作用メカニズム
LA：局所麻酔薬．

表 4-1. 神経線維の分類

神経線維の種類	機能的名称	髄鞘	軸索の直径 (μm)	伝導速度 (m/s)	局所麻酔薬に対する感受性
Aα	体性運動神経	有髄(厚い)	12～20	70～120	＋
Aβ	触圧覚神経		5～12	30～70	＋＋
Aγ	筋紡錘への運動神経		3～6	15～30	＋＋
Aδ	痛覚神経・温覚神経		2～5	12～30	＋＋＋
B	交感神経節前線維	有髄(薄い)	＜3	3～15	＋＋＋＋
C	侵害受容神経	無髄	0.4～1.2	0.5～2	＋＋＋＋
C	交感神経節後線維		0.3～1.3	0.7～1.3	＋＋＋＋

これらすべての細胞における活動電位の発生を遮断することができる．一般に，局所麻酔薬は細く髄鞘をもたない神経に作用しやすい性質を有するため，局所麻酔薬に対する感受性は，交感神経節後線維＞鈍い痛みを伝える無髄C線維＞鋭い痛みや冷覚・温覚を伝えるAδ線維＞触覚・圧覚を伝えるAβ線維＞運動神経の有髄Aα線維の順になる．

4-1-3. 局所麻酔薬の作用持続性

コカイン以外の局所麻酔薬は，一般に血管収縮薬のアドレナリンやノルアドレナリンと併用して用いられる．血管収縮薬は注入部位の血流量を減少させるため，局所麻酔薬と併用することで，① 局所麻酔薬の拡散遅延による作用時間延長，② 局所麻酔薬の全身に対する副作用の軽減，③ 手術局所の止血，などの効果をもたらす．しかし，指など体の終端部に使用する場合は，阻血により局所の組織が壊死する危険性があるため血管収縮薬の併用は行わない．コカインは交感神経終末のモノアミントランスポーターの阻害作用を有するため，ノルアドレナリンの神経終末への再取込みを抑制して血管を収縮させることから，血管収縮薬の併用は基本的に行わない．

エステル型の局所麻酔薬は，血中の偽コリンエステラーゼにより加水分解されるので作用時間が短いが，脊髄液中には偽コリンエステラーゼが存在しないため，脊髄液中に投与された局所麻酔薬は血中に移行するまで効果が持続する．アミド型はエステラーゼでは加水分解されないため作用時間が長く，主に肝臓でN-脱アルキル化された後，加水分解などの代謝を受ける．

4-1-4. 局所麻酔薬の副作用

局所麻酔薬の副作用は，中枢神経系および循環器系への作用による薬物中毒と薬物アレルギーによるものがある．中枢作用では，局所麻酔薬により初期に抑制効果がみられ，濃度が高くなると興奮作用が出現して落ち着きがなくなり振戦や痙攣がみられ，やがて呼吸抑制から死に至る．循環器系では，局所麻酔薬により心臓の興奮(刺激)伝導系が抑制されて不整脈が起こる．ラセミ体のブピバカインは，中枢作用や心毒性を示すが，この作用は$R(+)$体で強くみられるため，ブピバカインの$S(-)$体のみを含むレボブピバカインが心毒性の弱い安全な局所麻酔薬として用いられる．

薬物によるアレルギー症状やアナフィラキシーショックはエステル型の局所麻酔薬に出現することがある．この発症には，エステル型局所麻酔薬がエステラーゼにより加水分解されてできる代謝物が関与すると考えられている．アミド型局所麻酔薬はエステラーゼで加水分解されないためアレルギー症状を引き起こすことは少ないが，悪性高熱症の遺伝的素因をもつ場合は禁忌となっている．

4-1-5. 局所麻酔薬各論 (表4-2)

1) コカイン cocaine

コカインは南米原産コカ葉から精製した天然アルカロイドで，エステル型局所麻酔薬の原型である．粘膜から容易に吸収されて中枢興奮作用を示すとともに強い薬物依存性が生じるため麻薬に指定されている．交感神経終末のモノアミントランスポーター阻害作用を有するため，シナプス間隙のノルアドレナリン濃度を上昇させて血管を収縮させる．毒性が強いため現在は局所麻酔薬としてほとんど使用されていない．

2) プロカイン procaine

コカインをもとに最初に合成されたエステル型局所麻酔薬である．毒性は弱いが麻酔作用も弱く，エステラーゼにより分解されるため作用持続時間も短い．粘膜からの浸潤性が低いため表面麻酔には

表4-2. 局所麻酔薬の投与方法と特徴

	一般名	投与方法					作用時間	特徴
エステル型	コカイン	表面					中	麻薬．中枢神経興奮作用をもつため，表面麻酔としてのみ使用する．
	プロカイン		浸潤	伝導		硬膜外	短	アレルギー反応が起こることがある．偽コリンエステラーゼで分解される．
	テトラカイン	表面	浸潤	伝導	脊椎	硬膜外	中	プロカインに比べ効力が強く，エステラーゼによる分解が遅い．毒性も強い．
	アミノ安息香酸エチル	表面						別名 ベンゾカイン．胃炎・胃潰瘍に伴う疼痛，嘔吐の治療に内服薬として使用される．
アミド型	リドカイン	表面	浸潤	伝導	脊椎	硬膜外	中	速効性ですべての投与法で頻繁に使用される．静脈内投与で抗不整脈薬としても使用される．
	ブピバカイン			伝導	脊椎	硬膜外	長	ラセミ体でR(+)体が心毒性を示す．S(−)体のみにしたものがレボブピバカイン．
	メピバカイン		浸潤	伝導		硬膜外	中	リドカインに類似しているが，浸透性が悪いため表面麻酔には使用されない．
	ロピバカイン			伝導		硬膜外	長	S(−)-光学異性体で心毒性が少ない．
	ジブカイン	表面	浸潤	伝導	脊椎	硬膜外	長	効力・持続性・毒性が最大の局所麻酔薬．
	オキセサゼイン	表面						強酸性下でも活性を示すため，胃炎・胃潰瘍の疼痛，悪心，嘔吐の治療に内服薬として使用される．
	レボブピバカイン			伝導		硬膜外	長	ブピバカインのS(−)-光学異性体で心毒性が少ない．

使用されない．

3）リドカイン lidocaine

代表的なアミド型局所麻酔薬であり，作用発現が速く，強力で持続時間が長い．現在，最も広く使用されている局所麻酔薬である．また，静脈内投与で心室性不整脈に対する治療薬としても使用される（Vaughan Williams 分類の Ib 群に属する）．

4）オキセサゼイン oxethazaine

強酸性下においても活性があるため，胃腸疾患の疼痛，悪心などの治療に用いられる．

4-1-6. 局所麻酔薬の適用法（図4-4）

1）表面麻酔 surface anesthesia

粘膜，角膜，皮膚創傷面に塗布，噴霧，点眼することで知覚神経を遮断する．組織浸透性の良い薬物が選択され，カテーテル挿管時，胃内視鏡の挿入時，眼科手術などに用いられる．

2）浸潤麻酔 infiltration anesthesia

皮下や筋肉内へ注射して周りに浸潤させ，手術や処置部位の知覚神経末端に近い部分の線維における伝導を遮断する．一般に，血管収縮薬のアドレナリンとともに投与される．

3）伝導（伝達）麻酔（神経ブロック）conduction anesthesia

神経幹，神経叢，神経節の周囲に注射して神経の痛覚伝導を遮断することで，その支配領域を広範囲に麻痺させる．三叉神経痛の治療や交感神経ブロックによる発汗抑制などに用いられる．

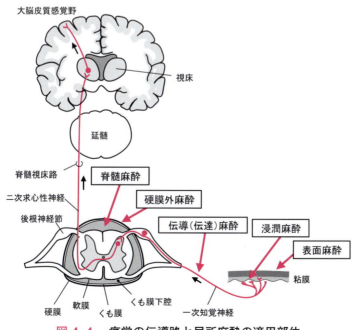

図 4-4．痛覚の伝導路と局所麻酔の適用部位

4）硬膜外麻酔 epidural anesthesia

硬膜外腔に注入して脊髄神経を麻痺させる．癌性疼痛や腰痛の治療などペインクリニックに用いられる．運動神経も一部抑制される．

5）脊髄麻酔 spinal anesthesia

くも膜下腔に投与して主に下半身の麻酔を行う．第2腰椎と第5腰椎の間から注入することが多いため腰椎麻酔といわれ，下肢や虫垂炎などの手術でよく用いられる．注入部位，体位，薬液の比重，量，濃度により麻酔範囲が決まる．薬液が胸髄に及ぶと交感神経を遮断し血圧が低下する．また，薬液が頸髄に及ぶと呼吸麻痺が起こる．

4-2. 運動神経系に作用する薬物

4-2-1. 骨格筋の興奮収縮連関

骨格筋を支配する運動神経と骨格筋の神経筋接合部は**終板 endplate** と呼ばれ，興奮した運動神経から放出されたアセチルコリンが終板に限局して発現している**筋型ニコチン受容体（N_M 受容体）**に結合する（図4-5）．この結合により，N_M 受容体が活性化されて Na^+ が流入し，**終板電位**が発生する．生理的な条件下では，終板電位は骨格筋細胞の閾膜電位に必ず達するため，活動電位が発生する．この活動電位は骨格筋の細胞膜の**横行小管（T管）**に沿って筋細胞の深部にまで伝わる．活動電位により横行小管膜上に発現している**ジヒドロピリジン受容体（電位センサー）**の立体構造変化が起こり，**筋小胞体膜上**の**リアノジン受容体**が開口して筋小胞体から Ca^{2+} が細胞質へ放出される．放出された Ca^{2+} がアクチンフィラメント上にある**トロポニン C** に結合すると，収縮抑制タンパク質（トロポニンおよびトロポミオシン）による収縮抑制が解除され，アクチンフィラメントとミオシンフィラメントが滑り込み，骨格筋は収縮する（図4-5B）．細胞質に放出された Ca^{2+} は，筋小胞体の Ca^{2+} ポンプにより筋小胞体に再び取り込まれ，筋は弛緩する．この筋組織においてみられる脱分極発生から筋収縮が起こるまでの過程を**興奮収縮連関** excitation-contraction coupling（E-C coupling）という．

4-2-2. 神経筋接合部遮断薬 neuromuscular blocking drugs

神経筋接合部遮断薬は，運動神経終末から遊離されたアセチルコリンによる情報伝達を遮断して骨格筋を弛緩させることから**末梢性筋弛緩薬**に属し，その作用様式から**競合性筋弛緩薬**と**脱分極性筋弛緩薬**に分けられる．どちらも終板の N_M 受容体に結合して筋弛緩作用を示す薬物で，麻酔や気管内挿管，脱臼整復時の筋弛緩や著しい痙攣に対して静注で使用される．過量により呼吸が停止することがあるため，使用に際しては人工呼吸器を準備しておく必要がある．いずれも4級アンモニウム構造をもつため，消化管からの吸収は極めて低く，血液脳関門および血液胎盤関門を通過しない．

a 競合性筋弛緩薬 competitive blocking drugs

競合性筋弛緩薬は，終板の N_M 受容体においてアセチルコリンの受容体への結合を競合的に遮断して終板電位を減少させ，骨格筋細胞における活動電位の発生を抑制して骨格筋弛緩を起こさせる（図4-6A，図4-7）．骨格筋弛緩作用は，小さく速い運動を担う小筋（眼瞼筋，外眼筋，嚥下筋，発声筋

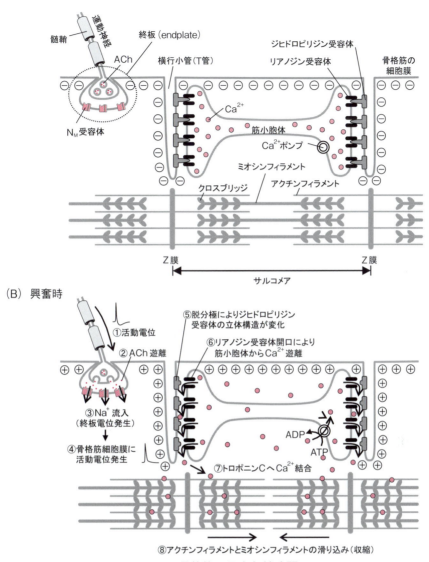

図4-5. 骨格筋の興奮収縮連関

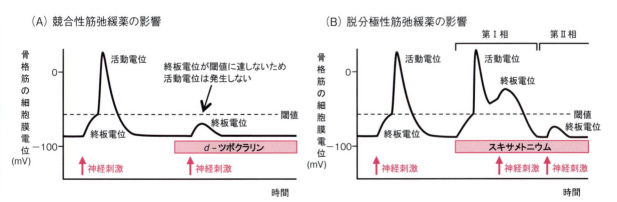

図4-6. 骨格筋の膜電位変化に及ぼす筋弛緩薬の影響

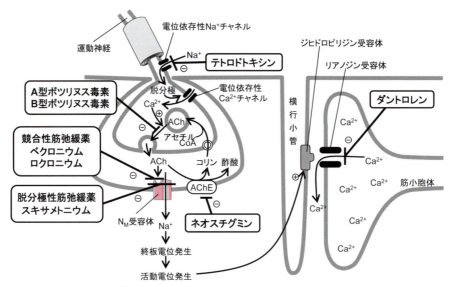

図 4-7. 神経筋接合部に作用する薬物
ACh：アセチルコリン，AChE：アセチルコリンエステラーゼ．

競合性筋弛緩薬
ベクロニウム臭化物

ロクロニウム臭化物

脱分極性筋弛緩薬
スキサメトニウム塩化物水和物

直接筋弛緩薬
ダントロレンナトリウム水和物

など）に始まり，眼瞼下垂，斜視，嚥下困難，言語障害などがみられる．次いで，躯幹筋，四肢筋などに弛緩がみられ，最後に呼吸筋（肋間筋と横隔膜）が弛緩して呼吸が停止する．**アセチルコリンエステラーゼ阻害薬**（ネオスチグミンなど）は終板におけるアセチルコリン濃度を高めるため，競合性筋弛緩薬の遮断効果を減弱させることから，競合性筋弛緩薬の中毒症状に対する解毒薬として使用される．

1）*d*-ツボクラリン *d*-tubocurarine

南米アマゾンで矢毒として使用されていた**クラーレ**から単離されたアルカロイドである．競合性筋弛緩薬の原型であるが，現在臨床では使用されていない．自律神経節や副腎髄質の神経型ニコチン

(N_N) 受容体も遮断するため，血圧が下降することがある．肥満細胞からヒスタミンを遊離させる作用を併せもつため，気管支痙攣，血圧低下，胃液や唾液分泌促進などの反応が見られる．

2) ベクロニウム vecuronium

d-ツボクラリンの約9倍強い筋弛緩作用を示す．自律神経節遮断作用および肥満細胞からのヒスタミン遊離はほとんどないが，気管支喘息患者には慎重投与となっている．気管内挿管時の筋弛緩に頻用されている．

3) ロクロニウム rocuronium

ベクロニウムの誘導体で，筋弛緩作用はベクロニウムの約1/6倍であるが，作用発現はベクロニウムに比べ約2倍早い（約1～2分）．作用持続時間やその他の特徴はベクロニウムと同じである．

b 脱分極性筋弛緩薬 depolarizing blocking drugs

脱分極性筋弛緩薬は，N_M受容体に作用して持続的に脱分極を引き起こし筋弛緩作用を示す．脱分極性弛緩薬が誘起する脱分極は，電位依存性Na^+チャネルを活性化して1回だけ活動電位を誘起し一過性に骨格筋を収縮させるが，その後も脱分極は持続するため電位依存性Na^+チャネルの不活性化状態が続き，運動神経からアセチルコリンが遊離されても活動電位は発生しない（図4-6B，第Ⅰ相）．脱分極した膜電位は徐々に静止膜電位に戻るが，N_M受容体のアセチルコリンに対する感受性が低下した状態が続き，骨格筋弛緩が持続する（図4-6B，第Ⅱ相）．

1) スキサメトニウム suxamethonium

サクシニルコリン succinylcholine とも呼ばれる．筋弛緩作用の発現は静注後1分以内と極めて早いが，肝臓や血漿中の偽コリンエステラーゼによって速やかに加水分解されるため効果は5分以内に消失する．作用発現が早く作用持続時間が短いため，緊急時の気管内挿管時の筋弛緩を目的として使用される．ヒスタミン遊離作用や神経節に対する作用は弱い．副作用として呼吸停止の他に，外眼筋の拘縮による眼圧上昇があるため緑内障の患者には原則禁忌である．また，副作用として悪性症候群（悪性高熱症）が起こることがある．

2) デカメトニウム decamethonium

ビス第四級アンモニウム塩 [$(CH_3)_3N^+$-$(CH_2)_n$-$N^+(CH_3)_3$] の構造をもち，メチレン基が10個のためC_{10}とも呼ばれる．神経筋接合部遮断作用により強い筋弛緩を起こす．臨床適用はない．メチレン基が6個のヘキサメトニウム（C_6）は強い神経節遮断作用を示す．

4-2-3. その他の筋弛緩薬

1) ダントロレン dantrolene

筋小胞体のリアノジン受容体からのCa^{2+}遊離を直接阻害して筋弛緩を起こす（図4-7）．神経筋接合部には影響しないため，運動神経興奮に続く骨格筋の活動電位発生は抑制されない．脳血管障害後遺症や頭部外傷，脊髄損傷などを含む脳脊髄性痙性麻痺および悪性症候群の治療に用いられる．

2）A型またはB型ボツリヌス毒素 botulinum toxin type A or B

ボツリヌス菌によって産生されるA型またはB型ボツリヌス毒素（タンパク質）で，運動神経終末からのアセチルコリン遊離を阻害し筋弛緩作用を示す（図4-7）．A型ボツリヌス毒素は眼瞼痙攣や片側顔面痙攣，痙性斜頸などの治療に用いられる他，65歳未満の成人における眉間の表情皺を目立たなくする目的にも使用されている．B型ボツリヌス毒素は痙性斜頸（首が左右上下のいずれかに傾く，捻じれる，震えるといった不随意運動を引き起こす局所性ジストニアの一種）の治療薬として2013年に承認された．

4-2-4. 筋弛緩回復薬：コリンエステラーゼ阻害薬

可逆性コリンエステラーゼ（ChE）阻害薬の**ネオスチグミン** neostigmine は，運動神経から遊離されたアセチルコリンの有効濃度を高める作用に加え，ニコチン受容体への直接刺激作用も有するため，重症筋無力症の治療に使用される．競合性筋弛緩薬（ベクロニウム，ロクロニウム）による遷延性呼吸抑制を回復する目的でも使用される．一方，脱分極性筋弛緩薬のスキサメトニウムは，ChE阻害薬により分解が抑制されて筋弛緩作用が増強されるため，併用禁忌となっている．

4-2-5. 中枢性筋弛緩薬 central muscle relaxants

中枢性筋弛緩薬は，末梢の神経筋接合部や運動系上位中枢には直接作用せず，主として脊髄における**単シナプス反射**あるいは**多シナプス反射**を抑制する薬物で，骨格筋の異常収縮や痙性麻痺，肩こりなどの治療に使用される．

a 脊髄を介した骨格筋緊張の調節機構

骨格筋の緊張は，脊髄前角から出る運動神経のα運動ニューロンとγ運動ニューロンの協調によ

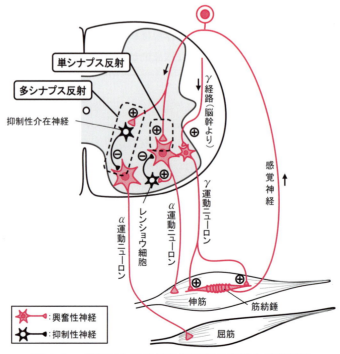

図4-8. 脊髄における骨格筋緊張の調節と反射経路

り保たれており，α運動ニューロンは骨格筋線維に，γ運動ニューロンは筋紡錘線維に入力する．一般に大脳皮質からの情報は，α，γいずれの運動ニューロンにも伝えられるが，初めに閾値の低いγ運動ニューロンが興奮し，筋紡錘線維の両端を収縮させることで筋紡錘が伸展される．この情報は筋紡錘にある感覚神経を介して脊髄に伝えられる（脊髄反射経路）．筋紡錘の伸展により興奮した感覚神経は，脊髄において直接α運動ニューロンを興奮させて伸筋を収縮させる**単シナプス反射**と，抑制性介在神経を介してα運動ニューロンの興奮を抑制し屈筋を弛緩させる**多シナプス反射**を同時に誘起する．また，α運動ニューロンでは，神経興奮が起こるとその神経の軸索側副枝を介して抑制性介在神経の**レンショウ細胞**が興奮してα運動ニューロンの興奮を抑制的に調節する負のフィードバック機構が存在する（図4-8）．

b 中枢性筋弛緩薬の薬物分類

メフェネシン（現在は臨床適応なし）に代表される多くの中枢性筋弛緩薬は，脊髄において介在神経を含む多シナプス反射の経路を抑制することで筋弛緩作用を示す．多シナプス反射抑制により筋弛緩作用を示す薬物には，エペリゾン eperisone，トルペリゾン tolperisone，チザニジン tizanidine，クロルフェネシン chlorphenesin，メトカルバモール methocarbamol，プリジノール pridinol，クロルゾキサゾン chlorzoxazone などがある．一方，アフロクアロン afloqualone や $GABA_B$ 受容体刺激薬のバクロフェン baclofen は多シナプス反射および単シナプス反射両方の経路を抑制して筋弛緩作用を示す．脊髄における多シナプス反射経路の抑制作用に加え，チザニジンは中枢性アドレナリン α_2 受容体を刺激するクロニジン様作用を，エペリゾンは血管平滑筋に直接作用して血管を拡張させる作用を有する．重大な副作用として，エペリゾン，クロルフェネシン，チザニジンではショックが，バクロフェンでは意識障害，呼吸抑制，依存性が報告されている（表4-3）．

表 4-3. 中枢性筋弛緩薬の分類と特徴

分類	一般名	特徴	臨床適応
キナゾリノン誘導体	アフロクアロン	脊髄から上位の広範囲の中枢に作用して筋弛緩作用を示す．脊髄における多シナプスおよび単シナプス反射をともに抑制する．中枢抑制作用は比較的弱い．	頸肩腕症候群や腰痛症における筋緊張状態の改善．脳血管障害や脳性（小児）麻痺[*]，痙性脊髄麻痺，多発性硬化症，筋萎縮性側索硬化症，脊髄小脳変性症，術後後遺症，脳・脊髄損傷などの疾患による痙性麻痺． [*]アフロクアロンは小児の脳性麻痺に対する適応はない．
β-アミノプロピオフェノン誘導体	エペリゾン トルペリゾン	脊髄における多シナプス反射を抑制する．γ運動ニューロンに投射する脳幹からの下行性経路の遮断作用も筋弛緩作用に寄与する．エペリゾンは血管平滑筋弛緩作用により血管を拡張させる．	
イミダゾリン誘導体	チザニジン	中枢性アドレナリン α_2 受容体作用薬でクロニジン様作用を示す．脊髄における多シナプス反射を抑制する．	
プロパンジオール誘導体	クロルフェネシン メトカルバモール プリジノール	脊髄および脳幹網様体において多シナプス反射経路の介在神経を選択的に抑制して神経興奮の伝達を抑制する．単シナプス反射は抑制しない．クロルフェネシンは，αおよびγ運動ニューロンも抑制する．	腰背痛症，変形性脊椎症，肩関節周囲炎，頸肩腕症候群などに伴う有痛性痙縮．
$GABA_B$ 受容体アゴニスト	バクロフェン	血液脳関門を通過できる GABA の誘導体で $GABA_B$ 受容体の選択的作用薬．脊髄における多シナプスおよび単シナプス反射をともに抑制し，また，γ運動ニューロン抑制作用も有する．長期の連用により精神依存形成が報告されている．	脳血管障害，脳性（小児）麻痺，痙性脊髄麻痺，多発性硬化症，脊髄小脳変性症，脳・脊髄損傷などの疾患による痙性麻痺．
ベンゾオキサゾール誘導体	クロルゾキサゾン	脊髄における多シナプス反射を抑制する．	腰背痛症，変形性脊椎症，肩関節周囲炎，頸肩腕症候群などに伴う有痛性痙縮．

5 中枢神経系に作用する薬物

5-1. 中枢神経系概論：解剖と機能

神経系は，**中枢神経系** central nervous system（CNS）と**末梢神経系** peripheral nervous system（PNS）の二つに大別される．中枢神経とは，脳 brain と脊髄 spinal cord にそれぞれ局在する神経の総称であり，運動・感覚・自律機能など生体の様々な機能を統括する．一方，末梢神経は脳神経 cranial nerve と脊髄神経 spinal nerve からなり，末梢の各臓器と中枢神経とを繋いでいる（図 5-1）．

中枢神経系の基本的な構成は，大脳 cerebrum, 間脳 diencephalon, 中脳 midbrain, 橋 pons, 延髄 medulla, 小脳 cerebellum で構成される脳と，脊髄である．中脳・橋・延髄は，まとめて脳幹 brainstem と総称される（図 5-2）．

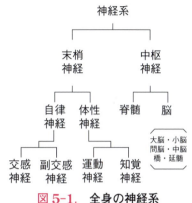

図 5-1. 全身の神経系

5-1-1. 大脳 cerebrum

大脳は，知覚，運動，そして記憶や情動を含めた認知機能を備えており，他の動物と比較してヒトにおいて特に発達している．脳梁により結ばれる左右の大脳半球からなり，表面の大脳皮質と大脳白質，深部の大脳基底核から構成される．

脊髄や脳幹，間脳が生命維持機能の多くを制御しているのに対して，**大脳皮質** cerebral cortex は，日常生活における行動の計画および実行の大部分を担っている．大脳皮質は，脳溝や脳回を境界として主に前頭葉・頭頂葉・後頭葉・側頭葉の4つの葉に分けられる．大脳皮質には機能中枢が特定の領域に局在しており，前頭葉には運動野，頭頂葉には感覚野，側頭葉には聴覚野，後頭葉には視覚野がそれぞれ存在する．前頭葉は，ヒトの思考や理性を制御している．また，言葉を話したり，文字を書いたり，体を動かしたりする機能も担っている．側頭葉は特に記憶において重要であるが，聴覚・嗅覚を認識する役割などももっている（図 5-3）．

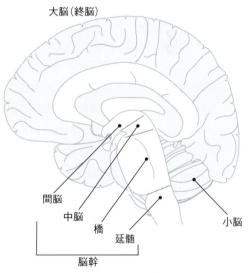

図 5-2. 脳の外観

大脳基底核 basal ganglia は，大脳と脳幹を結び付けている神経の総称である．大脳から発生した

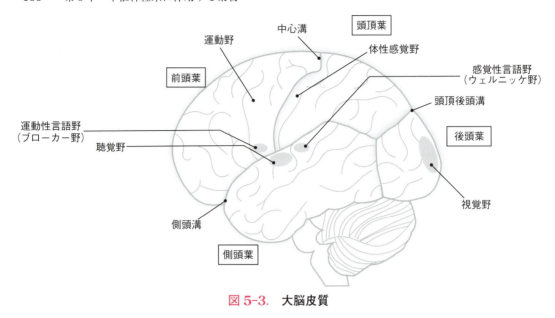

図 5-3. 大脳皮質

皮質下核で，尾状核および被殻から構成される線条体，淡蒼球などから構成されている．レンズ核は被殻と淡蒼球から成る．大脳基底核の役割は多彩で，動作の制御や運動，学習など様々な機能をもつ．大脳皮質−基底核−視床−大脳皮質というループがあり，このループの障害がパーキンソン病やハンチントン舞踏病の症状を引き起こすと考えられている．

大脳辺縁系 limbic system は，大脳の内側に位置している部分の総称である．辺縁葉には，海馬体などがあり，またこの辺縁葉と帯状回，扁桃体，中隔核，視床下部，中脳被蓋などを含めた総称を大脳辺縁系と呼ぶ．大脳辺縁系は，生きていく上で最も重要で，原始的な精神機能を司っていると考えられる（図 5-4）．大脳辺縁系の一部である**海馬** hippocampus は，記憶や空間学習能力に関わる．大脳半球内側面でロール状に巻き込まれた構造をとっている．アルツハイマー型認知症では，海馬を中心とした領域におこる特徴的な病理変化と，認知症の進行が著しく相関を示すことなどが明らかとされている．また，心理的ストレスを長期間受け続けると，コルチゾールにより海馬の神経細胞が破壊される．海馬の萎縮は心的外傷後ストレス障害（PTSD）・うつ病の患者でも確認されている．

扁桃体 amygdala は，海馬のすぐ吻側に位置しており，大脳辺縁系の神経核として扱われる．視覚，聴覚，嗅覚，味覚など様々な情報が集まり，不安や嫌悪感などの情動行動に関与している．ま

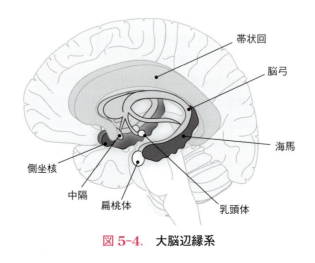

図 5-4. 大脳辺縁系

た，視床下部や中隔などの辺縁系の他の部位と連絡し，本能行動，内分泌，臓性機能などに関連している．扁桃体の機能は，精神疾患，特に恐怖や不安の障害で異常応答を示す．

5-1-2. 間脳 diencephalon

間脳は，視床と視床下部に大別される．**視床** thalamus は，嗅覚の一部を除くすべての感覚情報を受け，大脳皮質の特定の領野に投射する．末梢からの情報を大脳皮質に中継することで体温調節，食欲，性欲などの生得的な行動を制御している．

視床の腹側に位置する**視床下部** hypothalamus は，自律神経機能や内分泌機能の制御を通して生命機能の維持に関わる中枢である．感情や情動と密接な関係があり，大脳皮質と辺縁系の調整に関わる．下垂体前葉ホルモンを分泌する神経細胞の細胞体も視床下部内に存在する．また，視床下部内の神経核（神経細胞集合体）の一つである視交叉上核は，日々の明暗サイクルに同調する循環行動である概日リズムの調節を行っている．

5-1-3. 中脳 mesencephalon・延髄 medulla oblongata・橋 pons

中脳，橋，延髄には，多くの感覚性および運動性の脳神経核が存在する．中脳，橋，延髄と間脳をあわせた脳幹は，生存の上で欠かせない自律機能を直接制御している重要な脳部位である．脳幹部に存在する脳幹網様体と呼ばれる領域は，大脳半球に上行性の刺激を送っている．行動的覚醒，筋緊張度や反射調節による運動制御，呼吸運動や循環調節，痛みの知覚など，生命機能をコントロールする重要な部位である．脳幹網様体の内部には，セロトニン，ノルアドレナリン，ドパミンなどを神経伝達物質とするモノアミンニューロンが存在し，脳の広い領域に投射している．セロトニン作動性ニューロンは脳幹の正中領域に分布し，縫線核を形成する．縫線核は脳幹内の諸核の総称で，その中の背側縫線核と上中心核のセロトニン神経は前脳に投射し，橋縫線核からは主に小脳に，大縫線核，不確縫線核，淡蒼縫線核からは脳幹内および脊髄に投射する．

中脳は，脳幹の中で最も小さい部位であり，橋の吻側に位置する．背側の中脳蓋（上丘と下丘），腹側の大脳脚，その中間の中脳被蓋から構成されている．中脳には，腹側被蓋野，黒質，赤核などのドパミン神経核や，運動性脳神経核（動眼神経核，動眼神経副核，滑車神経核）および感覚性脳神経核（三叉神経中脳路核）が存在する．**黒質** substantia nigra は，線条体との相互投射により，また，赤核は小脳と共同して，ともに運動の調節を行っている．大脳脚には錐体路が存在し，随意運動のうち手指のような精巧さを必要とする運動の発現に関与している．

橋は，延髄と中脳の中間に位置しており，運動性脳神経核（外転神経核，顔面神経核，三叉神経運動核，上唾液核）や感覚性脳神経核（三叉神経主知覚核，蝸牛神経核，前庭神経核），**青斑核** locus ceruleus などがある．青斑核は，前脳，小脳，脊髄などに広範にノルアドレナリン神経を投射している．外界からの感覚刺激，特に痛み刺激に対して強い興奮を示す．

脳幹の最も尾側にある延髄は，呼吸・血管運動中枢，血管心臓中枢などの生命維持に重要な自律中枢と咳，嘔吐，分泌などの反射中枢をもつ．延髄腹側には，錐体 pyramid という膨らみが存在し，その錐体の外側には，下オリーブ核が存在する．下オリーブ核には，運動野を含む大脳皮質からの線維や，中脳赤核からの線維，筋や腱の伸展受容器からの深部知覚が入力する．下オリーブ核からの出力線維は，対側の下小脳脚を通って小脳プルキンエ細胞に投射する．このように，小脳皮質と脳幹と運動野はフィードバックループで結ばれている．

5-1-4. 小脳 cerebellum

　小脳は橋に覆いかぶさるように位置し，いくつかの葉に分けられる．眼球運動，体の平衡，姿勢制御，運動制御，運動プラン・タイミングなど巧緻運動の調節に関与する．指先を使った作業など細かな作業を行うのは小脳の働きによるものである．大脳皮質からは実行すべき運動プランを，脊髄や脳幹からは実行した運動情報を受け取り，求める運動の終点（目的）や軌道のずれをオンラインで計算する．さらに，脳幹の中継核を介して大脳や脳幹や脊髄などへ出力することにより，ずれを修正する運動制御系である．この機能は経験により変化するため，小脳は運動学習の中枢といわれる．いわゆる「体で覚える」というのは「小脳が記憶する」ことだと考えられている．また最近では，小脳が思考や認知などの最も高次な脳機能にも関係しているのではないかと推測されている．小脳のある部分が損傷すると，知覚情報を素早く正確に認識する機能に障害をきたす．短期記憶や注意力，情動の制御，感情，高度な認識力，計画を立案する能力のほか，統合失調症や自閉症といった精神疾患とも関係している可能性が示唆されている．

5-1-5. 脊髄 spinal cord

　脊髄は，中枢神経系の中で最も尾側に位置している．延髄から下方に向かって細長く伸びた脳の突起といえる部分で，全体が脊椎に囲まれて保護されている．神経の分布する領域により，頸髄・胸髄・腰髄・仙髄および尾髄に分けられ，それぞれ8，12，5，5，1髄節（計31髄節）からなる（図5-5）．運動系，知覚系，自律神経系の神経の伝導路であり，ここから派生した神経が椎間孔という脊椎の孔から出て，体の各部位に伸びている．脊髄は，横断面では，外側の線維の集合である白質と，

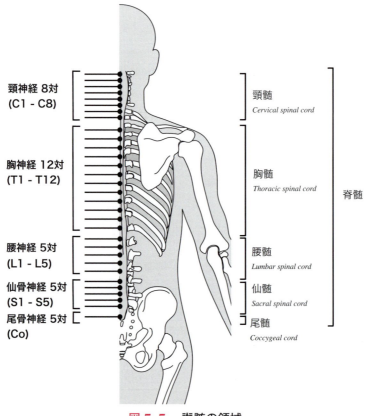

図 5-5. 脊髄の領域

内側で主として細胞の集合よりなる灰白質に分けられる．灰白質は前角，中間質，後角に分けられる．この灰白質へは，体性感覚（皮膚からの触，圧，温度，痛覚など）の情報や内臓感覚（身体の一部がとる姿勢や運動，また深部組織から起こる痛みなど）の情報が入力する．これらの情報は，脊髄から上位中枢へと伝わる上行性伝導路，脳へと伝えられる．この投射路は，

① 小脳で運動の統合に役立つ．
② 視床に達し，感覚（触覚や痛覚など）の意識に関係する．
③ 脳幹に終止する．

これ以外に，弧束核（内臓感覚），脚傍核（結合腕傍核）を中心とする橋・中脳領域（痛覚，内臓感覚），外側網様核，脳幹網様体（痛覚）に終わる上行性の投射路がある．また，逆に脳から脊髄へと下行性に情報が伝えられる下行性伝導路が存在する．この下行路も運動系の調整，反射や痛覚情報の調節に関連している．また前角には運動ニューロンが存在し，脊髄反射に関係している．運動系の神経線維が次第に変性してくるために筋肉に力が入らなくなって，筋肉がしだいにやせ衰えてくる．一方，後角には知覚神経が投射し，痛覚伝達を仲介する．

5-2. 全身麻酔薬

5-2-1. 全身麻酔の定義

全身麻酔 general anesthesia とは，中枢神経系の機能を可逆的に麻痺 paralysis させて麻酔を引き起こすことであり，意識の消失，痛覚の遮断，筋弛緩，反射の遮断または均衡のとれた反射の抑制の四つの要素からなる．

歴史的には，米国における Wells による笑気麻酔の試み（1845年），および Morton によるジエチルエーテル麻酔下での外科手術の成功（1846年）が，現在臨床的に用いられている全身麻酔薬（特に吸入麻酔薬）の源流となっている．なお，わが国ではこれらに遡ること約40年（1804年），華岡青洲が通仙散（別名：麻沸散）を用いて，世界初の全身麻酔下での外科手術を行っている．

5-2-2. バランス麻酔

バランス麻酔とは，全身麻酔の4大要素である意識の消失，鎮痛，有害反射の抑制，筋弛緩のそれぞれに対応する薬物を組み合わせて投与することによって，薬物の副作用を最小限に抑えるようにし，しかも十分な麻酔状態を得ることを目的とした麻酔法である．全身麻酔薬自体の鎮痛作用や筋弛緩作用は十分でないことが多い．したがって，鎮痛薬や筋弛緩薬などを併用することが望ましい．

5-2-3. 全身麻酔の経過

全身麻酔を行う場合，麻酔の深さを適切に保つことが非常に重要である．麻酔深度の判定は意識水準，運動神経や自律神経の反応，呼吸器系や循環器系の変化，脳波の変化などを総合して行われるべきであるが，臨床的には呼吸様式，眼の諸症状，咽頭・喉頭反射，血圧・脈拍などの観察が主となる．モルヒネのように大脳皮質→間脳→中脳→延髄→脊髄の順で抑制する薬物（下行性抑制）は，延髄の呼吸中枢・血管運動中枢の麻痺をきたしやすいので，強力な鎮痛作用とは裏腹に全身麻酔としては不適当である．一方で，全身麻酔薬では，大脳皮質→間脳→中脳→脊髄→延髄の順で抑制される

(不規則性下行性抑制)(図5-6).これに従って,まず知覚神経が抑制され,続いて運動機能が抑制される.このような麻酔の進行度合いは通常Ⅰ~Ⅳ期に区別される(表5-1).

第Ⅰ期:痛覚脱失期 stage of analgesia

初めは意識が明瞭であるが次第に混濁し,酩酊したような状態になるが会話は可能である.この時期には痛覚が著明に減弱し,短時間の簡単な手術を行うことができる.

第Ⅱ期:発揚期 stage of excitement

完全に意識を消失し,興奮状態となり,わめいたり,どなったり,泣いたり,笑ったりして,骨格筋は強く緊張する.すべての反射

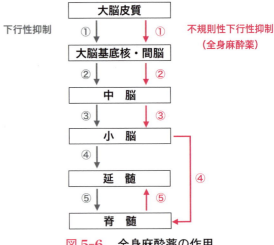

図5-6. 全身麻酔薬の作用

機能は存在しているため,この時期にはいかなる手術も行うことができない.これは上位中枢からの抑制が抑制(脱抑制)されるためと考えられ,見かけ上の興奮あるいは解放現象と呼ばれる.この時期をできるだけ短期間にすることを心掛ける必要がある.

表5-1. 全身麻酔の経過

経過	主な麻酔作用部位	意識	呼吸	筋緊張	血圧	身体症状
第Ⅰ期 (痛覚脱失期)	大脳皮質	混濁	規則的	定常	定常	・痛覚の抑制
第Ⅱ期 (発揚期)	大脳皮質 大脳基底核	消失	不規則的	増加	高	・筋緊張の増加が認められ、全ての反射機能も存在する ・意識は消失するが、脱抑制による見かけ上の興奮状態が認められる
第Ⅲ期 (手術適応期)	大脳皮質 間脳 中脳 脊髄	消失	規則的	低下	定常	・反射機能が抑制し、骨格筋が弛緩する
第Ⅳ期 (延髄麻痺期)	延髄	消失	抑制	低下	低	・延髄の呼吸中枢が抑制され、呼吸抑制、無酸素症、チアノーゼが起こる ・血管運動中枢が抑制され、顕著な血圧下降が起こる ・瞳孔散大、対光反射消失

第Ⅲ期：手術適応期 stage of surgical anesthesia

この時期は熟睡した状態であり骨格筋も弛緩し，手術が最もやりやすい時期である．この際，瞳孔は収縮し，呼吸・脈拍は正常となる．通常この時期は麻酔の深さによりさらに4相に分けられる．

- **第1相**：骨格筋，特に四肢の筋弛緩，腹壁緊張，縮瞳，震盪様眼球運動がみられる．呼吸は深く，規則正しい．
- **第2相**：咬筋，腹壁筋，肛門括約筋などの緊張低下，瞳孔やや散大，眼球固定，規則正しい呼吸，脈拍・血圧正常，ほとんどの反射消失．手術に適した麻酔深度である．
- **第3相**：すべての骨格筋の著しい弛緩，呼吸は腹式でやや不規則，すべての反射完全消失，脈拍上昇，血圧低下，体温下降，瞳孔やや散大．
- **第4相**：横隔膜運動停止までをいう．呼吸抑制，瞳孔散大，血圧下降，脈拍は頻数かつ微弱．危険な状態．

第Ⅳ期：延髄麻痺期 stage of medullary paralysis

過量の麻酔薬によって延髄の呼吸・循環中枢が抑制され，極めて危険な状態である．著明な呼吸抑制の結果，無酸素症およびチアノーゼを起こし，最終的には死亡に至る．また，血管運動中枢の抑制により著明な血圧下降を示す．瞳孔は散大し，対光反射も消失する．

5-2-4. 全身麻酔薬の作用機序

全身麻酔薬 general anesthetics はある特定の神経系のみに選択的に作用するのではなく，中枢神経に広範に作用を及ぼすが，すべての中枢ニューロンが同時に一様に抑制されるわけでもない．全身麻酔薬は，特殊感覚経路よりも上行性網様体賦活系を強く抑制することで，大脳皮質神経活動を抑制すると考えられている．麻酔が進行すると，視床内特殊感覚系（感覚消失），扁桃核・海馬などの大脳辺縁系（意識消失・記憶喪失），視床下部（自律機能低下），脊髄灰白質（不動化），延髄の呼吸・循環中枢の順に抑制される．しかし，全身麻酔薬の種類によって抑制の順序は必ずしも一様ではない．細胞レベルでの各全身麻酔薬の作用機序は，いくつかのタイプに分けられる．バルビツール酸誘導体，プロポフォール，およびベンゾジアゼピン系薬物は，$GABA_A$受容体に結合してその機能を亢進する．ハロタン系麻酔薬は，$GABA_A$受容体を介した麻酔作用の他に，脊髄および脳幹のグリシン受容体チャネルの機能亢進作用やニコチン性アセチルコリン受容体抑制作用をもつ．一方，ケタミンは，グルタミン酸NMDA受容体を遮断し，意識，記憶，疼痛を抑制する．

5-2-5. 吸入麻酔薬 inhalation anesthetics

吸入麻酔薬は，常温で液体の揮発性麻酔薬と，沸点が常温より低いガス性麻酔薬に分類される．現在臨床において使用されている吸入麻酔薬のうち，前者に分類されるものはイソフルラン，セボフルラン，デスフルランである．これに対して，後者に分類されるものは亜酸化窒素（笑気）である．亜酸化窒素を除くすべての吸入麻酔薬はエーテル類であり，ハロゲン化麻酔薬の進歩とともにハロゲンがフッ素に漸次置換されている（図5-7）．これらの薬物は，気道から吸入され，肺胞膜を通過し，

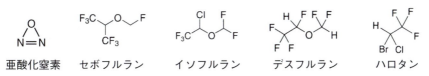

図5-7. 吸入麻酔薬の化学構造

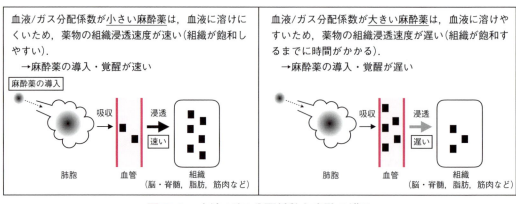

図 5-8. 血液/ガス分配係数と麻酔の導入

拡散により肺毛細血管中に移行して脳組織に分布する．脳組織内濃度がある一定以上に達すると麻酔状態をもたらす．吸入麻酔薬は，麻酔深度の調節が比較的容易であり，長時間にわたってほぼ一定した麻酔深度を保つことができる．しかし，気道粘膜を刺激するもの，循環器系に強く作用するもの，肝障害をもたらす恐れのあるものなどがあるので，十分な注意が必要である．吸入麻酔薬は，細胞膜の過分極や Ca^{2+} 流入阻害によってシナプス後細胞の興奮を抑制し，興奮性神経伝達物質の遊離を抑制する．一方，活動電位の発生や伝導に対する抑制作用は弱い．

吸入麻酔薬の効力はその脂質溶解度に比例する．麻酔の導入・覚醒は**血液/ガス分配係数** blood/gas partition coefficient が小さいものほど速く（図5-8），麻酔作用の強度は **MAC**（minimum alveolar concentration：**最小肺胞濃度** v/v %）が低いほど強い．

MAC とは，強い有害な刺激，例えば外科的切開を与えた時，50%のヒトが体動を示さない1気圧下の肺胞濃度をいう．MAC は，呼気や吸気の麻酔ガス濃度を測定し表示する際に用いられる．また，種類の異なる麻酔薬を比較する際にも MAC による表現が有用である．ヒトが吸入麻酔薬にさらされた時，0.3 MAC から軽度の痛覚消失が始まる．0.5 MAC で記憶喪失が起こる．患者は命令に従い話しもするが，あとで思い出せない．1.0 MAC まで深くなると定義によれば50%の患者が刺激に対してまったく動かない．それ以上，例えば1.3 MAC では，手術による交感神経の反射が抑えられる．2.0 MAC 以上で平衡に達すると致死的といわれる．

a 亜酸化窒素 nitrous oxide（笑気）

亜酸化窒素は無臭で刺激作用はなく，ほとんど代謝を受けない．血液や他の組織に対する溶解度が極めて小さいため，吸気と肺胞濃度が速やかに平衡状態に達する．麻酔導入は速やかで，投与中止により直ちに回復するため，第Ⅲ期第1相以降には進行しない．MAC が100を超えるため（表5-2），単独で十分な麻酔深度が得られない．亜酸化窒素のみを吸入させると酸素欠乏をきたすので，酸素と1：1の割合で使用する．術後の悪心嘔吐の頻度が高まったり，亜酸化窒素自体が温室効果の原因となるなど，次第に敬遠される方向にある．

表 5-2. 吸入麻酔薬の比較

薬物名	MAC（%） （20代基準）	血液/ガス 分配係数
亜酸化窒素	105～110	0.47
セボフルラン	2.6	0.63
イソフルラン	1.28	1.43
デスフルラン	7.3	0.45

参考：麻酔薬および麻酔関連薬使用ガイドライン第3版，Ⅳ吸入麻酔薬，日本麻酔科学会

血中から肺胞への移行が速いため，吸入中止後に肺胞内酸素濃度が大気中の酸素濃度よりも低下する拡散性低酸素血症を起こすことがある．これを防ぐために，吸入中止後10分間は純酸素を吸入させる．また，長期吸入により骨髄抑制が生じる．肺動脈収縮作用も有するため，肺高血圧症や右心不全では，本麻酔薬の投与を避ける必要がある．

b　セボフルラン sevoflurane

セボフルランは，血液や他の組織への溶解度が小さいので，麻酔導入は迅速である．投与濃度の変更に伴い麻酔深度を容易に調整でき，投与を中止すると直ちに覚醒する．揮発性吸入麻酔薬の中で，最も速い導入・覚醒を得ることができる．外科手術の麻酔に用いられることが多く，気道刺激性がないため吸入による導入に適している．2～4%のセボフルランを吸入させると速やかな麻酔導入が得られる．吸収されたセボフルランは約3%が体内で代謝される．副作用も比較的少ないので，現在よく使用されている．

副作用として，ハロタン（後述）と同様の循環抑制作用や呼吸中枢抑制作用を有している．さらに，悪性高熱症誘発の可能性がある．肝臓で代謝されると，腎毒性をもつフッ素イオンを遊離する．

c　イソフルラン isoflurane

イソフルランは最も安全な麻酔薬である．エンフルラン（揮発性麻酔薬；現在は使用されていない）の異性体で，血液/ガス分配係数はエンフルランよりも小さく，麻酔の導入および覚醒は速やかである．また，麻酔深度を変える場合においてもエンフルランよりも速やかに行うことができる．吸入されたイソフルランの99%は代謝を受けずに肺を通じて排出される．

米国において最も汎用されている吸入麻酔薬である．3%のイソフルランを混合した酸素を吸入させると10分以内に麻酔の導入ができる．また，オピオイドや笑気のような他の薬剤を併用することにより，外科手術の麻酔に必要なイソフルランの濃度を減少させることができる．

副作用として，循環器系に対して心拍数増加作用，呼吸器系に対して呼吸中枢抑制作用を有する．独特の臭気と気道刺激性があり，マスク導入には不適である．用量依存性に脳血管を拡張させ，脳血流量を増加させるが，他の揮発性麻酔薬に比べると増加率は低い．悪性高熱症誘発の可能性もある．

d　デスフルラン desflurane

デスフルランは，炭素と結合力の強いフッ素のみでハロゲン化された化学構造を有するため，生体内で優れた安定性を有する．各組織の組織/血液分配係数は，他のハロゲン化麻酔薬と比べて最も小さいため，速い導入・覚醒を得ることができる．一般に体脂肪が多いと麻酔からの覚醒が遅延する傾向があるが，デスフルランは脂肪に取り込まれる割合が少ないので，体脂肪量の影響を受けない．デスフルランの人体への取込みおよび体外への排泄は，揮発性麻酔薬の中では最も速い．

臨床的には，デスフルランとして3.0%の濃度で開始し，適切な麻酔深度が得られるよう患者の全身状態を観察しながら濃度を調節する．亜酸化窒素の併用の有無にかかわらず，デスフルランとして7.6%以下の濃度で外科的手術に適切な麻酔深度が得られる．MACが揮発性麻酔薬の中で最も高いので，デスフルランは医療経済的な観点から低用量で用いるのがよい．

本人や血族に悪性高熱の既往がある場合は禁忌である．また，高K血症を起こすことがある．

e ハロタン halothane

ハロタンは，最初に導入されたハロゲン化吸入麻酔薬であり，強力な麻酔作用（MACは0.77）を有するが，血液/ガス分配係数が他の吸入麻酔薬より大であり，他薬と比較すると麻酔の導入・覚醒が遅い．気道刺激作用は弱い．通常，亜酸化窒素と酸素の混合ガスとともに適用する．投与されたハロタンの約20%が肝臓で代謝される．

脳血管拡張作用が最も強く，脳血流量を増加させるので，脳外科手術には適さない．心臓に対しては，心筋収縮力抑制作用が比較的強く，また心筋のカテコールアミン感受性を高める作用があり，心室性不整脈を発生させやすい．肝血流低下と代謝産物に起因する肝障害も代表的な副作用である．2015年8月に発売中止になっている．

5-2-6. 静脈麻酔薬 intravenous anesthetics

静脈麻酔薬とは，溶液の状態で直接静脈内に注射適用され，急速に脳内に移行して意識を消失させ，麻酔作用を示す薬物を指す．最大の特徴は，麻酔の導入時に興奮を起こさない点であり，簡便で速やかに麻酔状態を得ることができる反面，一旦投与した薬物を簡単に体外へ除去することができないため，薬物に対して高感受性の患者に過量投与した場合には重大な事態を招くことがある．また，静脈麻酔薬は肝臓で分解されて腎臓から排出されたり，脂肪組織に沈着したりするため，血中濃度を的確に調節することが難しく，麻酔状態を一定レベルに調節することも難しい．したがって，おもに小手術時や，吸入麻酔薬と併用して麻酔の導入を容易にし，麻酔を補強するために用いられている．単独では心血管系の手術等に用いられる．

神経遮断性麻酔 neuroleptanalgesia（NLA）は，強力な神経遮断薬と強力な鎮痛薬を併用することにより，患者の意識は保たれているものの，周囲に全く無関心で鎮静・無痛の状態をもたらす静脈麻酔法である．原法では，神経遮断薬としてブチロフェノン系ドパミンD_2受容体拮抗薬（本章8節参照）の**ドロペリドール** droperidol を，鎮痛薬として麻薬性鎮痛薬の**フェンタニル** fentanyl（本章6節参照）を用いる．意識を消失させる必要がある場合は，亜酸化窒素を併用する．

ドロペリドール

全静脈麻酔 total intravenous anesthesia（TIVA）は，静脈から投与する薬物だけで麻酔の導入から維持までを行う手法であり，近年最もよく臨床で用いられる静脈麻酔法である．バランス麻酔の概念に基づき，血中半減期が短く調節性に富む静脈麻酔薬の**プロポフォール** propofol，麻薬性鎮痛薬のフェンタニルもしくは**レミフェンタニル** remifentanyl，筋弛緩薬の**ロクロニウム** rocuronium（第4章2節参照）などを併用し，持続点滴により投与する．

　TIVAの例：プロポフォール＋レミフェンタニル＋ロクロニウム
　　　　　　プロポフォール＋レミフェンタニル＋ケタミン　など

a プロポフォール propofol

麻酔作用発現が速く，回復も速い超短時間型静脈麻酔薬である．導入が1分以内で覚醒も5分と，超短時間型バルビツール酸誘導体よりも速い．また，吐気や残存効果が少ない．肝臓での代謝が速く，麻酔の導入にも維持にも好んで用いられる現在最も主流の全身麻酔薬の一つである．バルビツール酸誘導体と同様，$GABA_A$受容体のβサブユニットに作用して，GABAの$GABA_A$受容体に対する結合を助長して中枢抑制作用を示す．鎮痛作用を有していないため，鎮痛薬の併用が必要である．

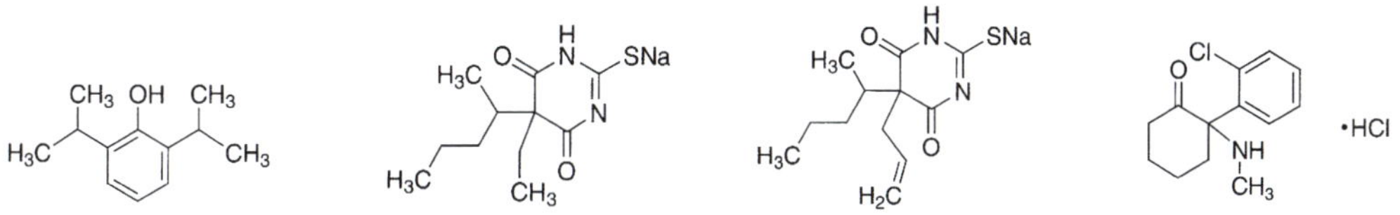

プロポフォール　　チオペンタール　　チアミラール　　ケタミン塩酸塩
　　　　　　　　　ナトリウム　　　　ナトリウム

図 5-9.　静脈麻酔薬の化学構造

　一方，TRP（transient receptor potential）チャネルスーパーファミリーに属するカプサイシン受容体 TRPV1 の刺激作用などをはじめとした様々な作用機序も最近報告されている．このような薬理学的機序をもち合わせることから，注入時に血管痛を生じる．その予防法として，リドカイン（局所麻酔薬），フェンタニル，ミダゾラムの前投与やプロポフォールの冷却，希釈ならびに腕・肘部の太い静脈に投与するなどが試みられている．中でもフェンタニルの前投与が一般的である．妊産婦，小児（集中治療における人工呼吸中の鎮静時など）に対しては禁忌である．

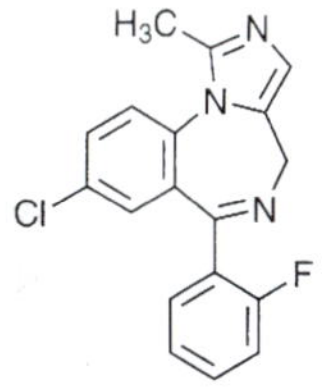

　なお，**ミダゾラム** midazolam は，麻酔前投薬（後述）や全身麻酔の導入・維持などに用いられる短時間作用型のベンゾジアゼピン誘導体である．

ミダゾラム

b　チオペンタール thiopental，チアミラール thiamylal

　チオペンタールおよびチアミラールはバルビツール酸誘導体であり（図5-9），大脳皮質ならびに脳幹網様体に作用し，意識の消失を起こす．$GABA_A$ 受容体に作用して Cl^- チャネルを開口させ，Cl^- の細胞内への流入により過分極を起こし，その薬理作用を発現する（本章3節参照）．また，交感神経を抑制し，副交感神経優位となる作用を有する．チオペンタールの作用が短時間であるのは，吸収後に作用部位（脳）から脂肪組織へ移行（再分布）するからである．

　臨床におけるチオペンタールの麻酔導入量は 3～5 mg/kg である．この量は，10～30 秒以内に意識消失をもたらし，1分でその効果は最も強くなり，15～30 分で覚醒する．新生児や幼児に対しては通常よりも多くの投与量を要するが，高齢者や妊婦では投与量は少なくて済む．また，注入時の血管痛はほとんどない．チアミラールは，チオペンタールとほぼ同じ力価を示し，あらゆる点で類似している．脳血流が低下し，脳血管抵抗は増加し，頭蓋内圧が低下する．また副作用として，用量依存的に呼吸中枢を抑制する．ヒスタミン遊離作用も有しており，喘息患者に使用すると気管支痙攣を起こしやすいため，喘息患者に対しては禁忌である．

c　ケタミン ketamine

　ケタミンは，興奮性神経伝達物質であるグルタミン酸の受容体サブタイプの一つである NMDA（N-methyl-D-aspartate）受容体の非競合的拮抗薬である．ケタミンは，視床や新皮質などを抑制するが，海馬などの大脳辺縁系は賦活されるという脳波上の解離が見られるため，**解離性麻酔薬** dissociative anesthetic と呼ばれている．新皮質の抑制は体性知覚に関係しており，表在的知覚に対して強い鎮痛作用を示す．覚醒時には色彩を伴った多彩な夢をみることが多く，不快感や恐怖感を示す．静注もしくは筋注により意識の解離状態と麻酔状態が 10～15 分間生じ，やがて鎮痛作用を 40 分間程誘導する．記憶喪失は 1～2 時間持続する．鎮痛作用は麻酔作用の半量投与でも認められ，体表面の疼痛を強く抑えるが，内臓痛には有効ではない．ケタミンは小児麻酔や血圧低下・気管支攣縮

を有する患者に有用であるという独特の利点があるが，麻薬に指定されているため，使用は制限されている．

5-2-7．麻酔前投薬 preanesthesic medication

全身麻酔に伴う患者の不安や緊張を取り除き，さらに麻酔薬自体の有害作用の抑制や麻酔薬の補助のために，あらかじめ適当な薬物を処置して麻酔の導入を容易にする．このような時に使用する薬物を麻酔前投薬という．

① 基礎麻酔薬 basal anesthetics：麻酔を容易にし，発揚期を短縮する目的で使用される．吸入麻酔の導入薬として用いられる薬物で，チオペンタール，ケタミン，プロポフォールなどがある．

② 不安の除去，鎮静，静穏：ベンゾジアゼピン誘導体，バルビツール酸誘導体，ドロペリドールなどが用いられる．

③ 鎮痛閾値の上昇：麻酔をかけるまでに疼痛刺激を与える操作があるため，疼痛の軽減が必要である．また，鎮痛効果を前もって得ることは麻酔薬の効果を増強し，麻酔薬の使用量を減少させるので，副作用発生の軽減につながる．ペチジンなどの麻薬性鎮痛薬が用いられる．

④ 副交感神経の抑制：麻酔薬や手術操作に伴う気道粘膜分泌や唾液分泌の増加，咳，嘔吐，および分泌物による気道閉塞を防ぐために，抗コリン薬（主にアトロピン）が用いられる．

⑤ 胃酸分泌の抑制：胃液の逆流による上部消化管出血や肺障害を軽減する目的で，ヒスタミン H_2 受容体拮抗薬が用いられる．

麻酔前投薬を行う時は，患者の不安を取り除き，十分な睡眠を取れるようにするために通常，術前日の夜に睡眠薬や鎮静薬を投与する．術当日は，筋肉内・皮下注射による投与の場合，麻酔導入開始30分前に鎮静薬と抗コリン薬を投与する．経口・経直腸投与の場合は，麻酔導入開始約1時間前に投与する．抗コリン薬は，緑内障発作や前立腺肥大症における排尿困難を引き起こす可能性があるので，投与に注意を要する．特にスコポラミン（抗コリン薬）は，高齢者で不穏・せん妄状態を引き起こしやすいので，単独での投与は避け，鎮静効果のある薬剤と併用する．

バルビツール酸系・麻薬・ベンゾジアゼピン系の薬剤は，前投薬の用量では循環抑制を起こす可能性は低い．しかし，ショック状態や極度の全身状態不良の場合においては，通常の用量でも循環抑制を引き起こす可能性があり，全身状態を観察しながら必要に応じて通常量の1/3〜1/4量を投与する．一方で，これらの薬剤は容易に呼吸抑制を引き起こす．特に高齢者や全身状態が不良な患者においてはこの傾向が強く，減量（1/2程度）して投与する必要がある．前投薬投与時に呼吸抑制が見られた場合には，声をかけて深呼吸を促すとともに気道を確保して酸素を投与し，さらにはナロキソン（オピオイド拮抗薬）もしくはフルマゼニル（ベンゾジアゼピン拮抗薬）を投与する．

5-2-8．アルコール

エタノール ethanol は，医療においては消毒用エタノールとして使用されているが，中枢神経系に対する作用を考えた場合，鎮静・催眠作用がある．エタノールは，**アルコール脱水素酵素** alcohol dehydrogenase（ADH）により酸化されてアセトアルデヒドとなり，さらに**アルデヒド脱水素酵素** aldehyde dehydrogenase（ALDH）により酸化されて酢酸となる（図5-10）．そして，アセチルCoAからTCA回路を経て炭酸と水になるまでの3段階で代謝される．一方，ADH以外に肝ミクロソームでアルコールを酸化する系（**ミクロソーム・エタノール酸化系** microsomal ethanol oxidation system；MEOS）も存在しており，エタノールの摂取量が多い時にはこの系が働く．つまり，エタ

ノールの 80〜95％は ADH によって代謝され，残り 5〜20％は MEOS によって代謝される．ALDH は ALDH1 と ALDH2 アイソザイムに分類されている．ALDH2*1/*1（正常型）はアセトアルデヒドに対して活性型であるが，

$$CH_3CH_2OH \xrightarrow{ADH または MEOS} CH_3CHO \xrightarrow{ALDH} CH_3COOH$$

エタノール　　　　アセトアルデヒド　　　　　酢酸

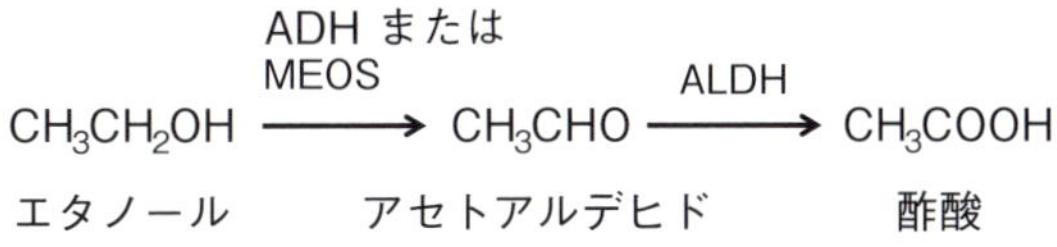

図 5-10. エタノールの代謝

ALDH2*1/*2 および ALDH2*2/*2（欠損型）は不活性型である．不活性型では，アセトアルデヒドが代謝されず生体内に蓄積し，悪心・嘔吐，顔面紅潮，心拍数増加，拍動性頭痛，皮膚温上昇などのアセトアルデヒド症状がもたらされる．ALDH2*1/*2 および ALDH2*2/*2（欠損型）は欧米人には少なく，日本人を含むモンゴロイド系人種では多い．日本人の場合，約 40〜50％が欠損型である．一方，エタノールはメタノールの代謝を阻害し，メタノール代謝に伴うホルムアルデヒドやギ酸の産生を阻害して毒性を軽減する．

エタノールは以下のようなさまざまな薬理作用をもつ．

① 局所作用：タンパク質凝固作用，脱水作用に基づく収斂作用，発汗防止作用，殺菌作用などがある．

② 中枢神経系：麻酔薬に類似した中枢神経抑制作用があり，大脳皮質→小脳→脊髄→延髄の順に抑制する．エタノールの血中濃度が 50 mg/dL 以下では脱抑制行為（行動活性，お喋り，興奮など），50〜200 mg/dL では情緒不安定，感覚・運動機能低下，思考判断力低下など，200〜300 mg/dL では錯乱，視力障害，言語障害，記憶喪失など，300〜350 mg/dL では昏迷，意識喪失などを示し，記憶喪失が始まると急に延髄麻痺を起こす．そして 350〜600 mg/dL では昏睡，呼吸・循環不全などに陥り，死亡する．エタノールは特定の受容体に選択的に結合して作用を示すわけではないが，$GABA_A$ 受容体に対する GABA の結合を助長し，Cl^- の流入を増加させて過分極を起こす．また，エタノールの急性投与によってグルタミン酸 NMDA 受容体の機能抑制が起こることも報告されており，これらがエタノールの中枢抑制作用に関与しているとも考えられている．

③ 循環器系：末梢血管拡張（アセトアルデヒドも同様）を示し，大量では徐脈と血圧下降を示す．また，皮膚血管も拡張し，顔面紅潮，熱感を起こす．寒冷刺激による血管収縮を抑制するので，寒冷時には熱の損失が起こる．

④ 消化器系：少量のエタノールは胃液分泌を亢進し，食欲亢進，消化増進を起こすとされているが，この作用はアルコール飲料に含まれる他の成分によることが最近明らかにされている．肝臓では脂肪の蓄積を起こし，アルコール依存症では脂肪肝→肝硬変が認められるケースが多い．

⑤ 内分泌系：副腎髄質からアドレナリンを遊離し，一時的に高血糖や高脂血症をもたらす．また，抗利尿ホルモンの分泌を抑制して利尿作用を示す．

5-3. 催眠薬

5-3-1. 睡眠の生理

睡眠の生理的機能は未だ解明されていないが，脳内には睡眠・覚醒リズムをコントロールする部位が存在する．特に脳幹，前脳基底部，視床下部に位置する種々の神経核が重要な役割を担うと考えら

表 5-3. REM 睡眠と non-REM 睡眠

	non-REM 睡眠 （全睡眠時間の約 3/4）	REM 睡眠 （全睡眠時間の約 1/4）
典型的脳波	1 相：α波（3-13Hz）の消失 　　　4-7Hz の低振幅徐波（θ波）や鋭波 2 相：K 複合、紡錘波など 3・4 相：0.5-3Hz の高振幅徐波（δ波）	低振幅徐波や鋭波 （non-REM 睡眠の 1 相に類似）
脳活動（大脳）	×	○
筋緊張	○	×
急速眼球運動（REM）	×	○
夢	×	○
呼吸	深い	浅い
血圧・心拍数	低下	不規則（上昇することも多い）
発汗	×	○
胃酸分泌量	増加	低下

表 5-4. 睡眠の深度と脳波

	特　徴	脳　波
入眠期 （1 相）	α波が減少し、低振幅徐波が多くなる。前後に陽性波を従えた鋭波が出現する。これを θ波と呼ぶ（4〜7 Hz）。	
浅眠期 （2 相）	眠りが深くなるにつれて、全体として平坦化する。中等度の深さになると紡錘突発波が出現する。	紡錘突発波
中等度睡眠 （3 相）	δ波に加え、θ波や紡錘波が混在する。錘丘混合期	
深睡眠時 （4 相）	高振幅徐波が多くなる。丘波期（δ波；0.5〜3 Hz）	

（佐藤 進編（2011）新薬理学テキスト 第 3 版, p.114, 廣川書店より転載）

れている．上行性賦活系は，覚醒の維持を担っている．

　睡眠は二つの相に分けることができる．一つは，脳波が徐波化する徐波睡眠 slow wave sleep であり，**non-REM**（rapid eye movement）**睡眠**とも呼ばれている．もう一つは速波睡眠 fast wave sleep であり，**REM 睡眠**とも呼ばれている（表 5-3）．REM 睡眠は，覚醒時に観察されるものに似た脳の活動を示すという特徴をもつ，一種のユニークな覚醒状態である．就寝し，入眠後は浅い non-REM 睡眠を経て，深い non-REM 睡眠となる．この後，寝返りで再び浅い non-REM 睡眠に移った後に，最初の REM 睡眠に入る．入眠してから最初の REM 睡眠出現までの時間は通常 60〜120 分程度である．この後，non-REM 睡眠と REM 睡眠が約 90 分の周期で出現する．ただし，non-REM 睡眠の深さは，最初のサイクルのときが一番深く，朝が近づくにつれて，浅い睡眠が長くなる（表 5-4）．自然睡眠はこのような睡眠形態をとって成立している．したがって，睡眠薬はこの形態に影響を与えないものが望ましい．つまり REM 睡眠に影響を与えないものであることが望ましい．

5-3-2. 睡眠障害（睡眠関連病態）

睡眠障害 sleep disorder は種々の精神・身体疾患の患者によくみられる症状で，1979 年に定められ

表 5-5. 不眠症のタイプによる催眠薬の選び方

睡眠障害（不眠症）	腎障害・肝障害無有 付随する症状 作用型分類	無 脱力感・ふらつきが強い	無 不安障害傾向・筋緊張がある	有
入眠障害	超短時間型	ゾルピデム ゾピクロン エスゾピクロン	トリアゾラム	–
入眠障害	短時間型	–	ブロチゾラム エチゾラム　など	ロルメタゾラム
中途覚醒 早朝覚醒	中時間型	–	フルニトラゼパム ニトラゼパム エスタゾラム　など	ロラゼパム （抗不安薬）
中途覚醒 早朝覚醒	長時間型	クアゼパム	フルラゼパム　など	
選択する薬物の傾向		筋弛緩作用が弱い薬物	筋弛緩作用・抗不安作用が強い薬物	代謝経路が明らかな薬物

た睡眠覚醒障害の分類では次の4群に大別される．
・入眠および睡眠持続障害（**不眠症** insomnia）
・睡眠過剰障害
・睡眠・覚醒リズムの障害
・睡眠段階または部分的覚醒に関連した機能障害（睡眠時異常行動 parasomnia）

　睡眠障害の中でも特に多く見られる症状が「不眠症」である．不眠症は，入眠や睡眠の持続の障害を悩んだり，それが原因となって心身の不調が生じる状態で，「安眠できない夜が慢性的に4週間以上続いた状態」と定義されており，日中の機能障害を伴う．最近は，ストレスから生じる精神生理性不眠が増加し，多くの日本人が不眠の悩みをもっていると推定されている．不眠とはいっても全く眠ることができないわけではなく，そのタイプは入眠障害，早朝覚醒，中途覚醒，熟眠障害の四つに分類される．不眠症のタイプによって選択される**催眠薬** hypnotics も異なる（表5-5）．

5-3-3. ベンゾジアゼピン系催眠薬および類縁薬

a　ベンゾジアゼピン系催眠薬の特徴

　現在，不眠症治療に用いられる催眠薬の主流は，**ベンゾジアゼピン系薬物** benzodiazepines およびその類縁薬である．ベンゾジアゼピン系催眠薬は，もう一つの代表的な催眠薬のカテゴリーであるバルビツール酸系の催眠薬と比較して，① REM 睡眠の抑制が少ない，② 肝ミクロソームの酵素誘導が起こらないので，薬物耐性や薬物相互作用が少ない，③ 安全性が高く致命的な中毒は起こらない，などの利点がある．

　これまでベンゾジアゼピン系催眠薬は，常用量で耐性や依存を形成することはほとんどないと考えられていたが，最近ではその考えには否定的な見解や報告が多い．さらには，以下のような副作用が出現することがある．

もち越し効果 hangover：催眠薬の効果が翌日まで持続するため，日中の眠気，ふらつき，脱力，頭痛，倦怠感などの症状を引き起こす．作用時間が長い薬物ほど出現しやすく，また高齢者ほど出やすい．もち越し効果が強い場合は，投与量の漸減か，作用時間が短いものへの変更を行う．

記憶障害：ベンゾジアゼピン誘導体による記憶障害は主に前向性健忘であり，服薬後から寝つくまでの出来事，睡眠中の出来事，翌朝覚醒してからの出来事などに対する健忘が認められる．催眠作用が

強く，短時間作用型のものほど記憶障害が起こりやすい．また，アルコールと併用することで特に起こりやすくなる．

早朝覚醒・日中不安：超短時間型や短時間型では，早朝に作用が切れて早く目が覚めてしまうことがしばしば起こる．その場合，長時間作用型への変更を考える．

反跳性不眠：短時間型を連用している時に，急に服用を中断することで，服用以前よりも強い不眠が出現する．そのため，催眠薬を離脱する場合は，急に中断するのではなく，少しずつ減らしていく漸減法を行う．なお，α_1サブユニット選択性の高い非ベンゾジアゼピン系催眠薬やラメルテオンでは反跳性不眠は出現しにくい．

筋弛緩：α_1サブユニット選択性の低い長時間型で出現しやすい．高齢者では特にふらつきや転倒の原因となるため，注意が必要である．

b　ベンゾジアゼピン系催眠薬の薬理作用・機序

　ベンゾジアゼピン系催眠薬は，脳内の覚醒賦活系を遮断して睡眠状態に導く．作用点は，抑制性神経伝達物質であるGABAに対するイオンチャネル内蔵型受容体（GABA$_A$受容体）であり，GABA作動性シナプス後膜に存在するGABA$_A$受容体のベンゾジアゼピン結合部位（ベンゾジアゼピン受容体ともいう）に結合して効果を発現する．GABAの存在下でベンゾジアゼピン誘導体が受容体に結合すると，GABA$_A$受容体に対するGABAの親和性が増大し，GABA$_A$受容体に内蔵されたCl$^-$チャネルの開口確率が増大する．Cl$^-$の細胞内への流入が促進され，シナプス膜に過分極が起こり，その結果GABA作動性の抑制性神経伝達が増強される（図5-11）．

　ベンゾジアゼピン系薬物は，GABA$_A$受容体のαサブユニット（α_4サブユニットを除く）とγサブユニットの境界部に結合する．ベンゾジアゼピン受容体はこのαサブユニットの違いから2種類のタイプに分類される．
- α_1サブユニット含有受容体（ω_1受容体）：催眠鎮静作用を媒介し，小脳などに多く分布する．
- $\alpha_2, 3, 5$あるいは6サブユニット含有受容体（ω_2受容体）：抗不安作用・筋弛緩作用を媒介し，脊髄・海馬などに多く分布する．※ただし，ω_1およびω_2受容体という分類はあくまでも便宜的である．

　ベンゾジアゼピン受容体は，大脳皮質，辺縁系および間脳に多く分布し，それらの脳部位の機能

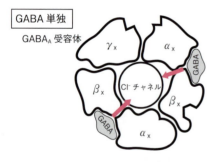
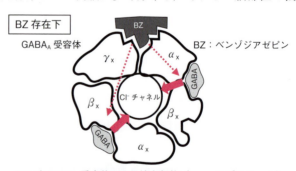

図5-11．GABAとベンゾジアゼピン（BZ）系薬の作用

にベンゾジアゼピン誘導体の薬理作用との関連性を求めることができる（図5-12）．抗不安作用は辺縁系（扁桃体，海馬，嗅球）および大脳皮質のベンゾジアゼピン受容体と関連し，GABA$_A$受容体機能の亢進がこれらの脳部位における神経細胞の過剰活動を抑制して不安を減少させると考えられている．海馬では，コリン作動性神経およびセロトニン作動性神経の過剰活動がベンゾジアゼピン誘導体により抑制される．筋弛緩作用は，脊髄のシナプス前抑制を増強させることによる．また，大脳皮質，海馬，扁桃体に分布する受容体に結合することで，けいれん閾値が上昇し，抗てんかん作用がもたらされる．脳幹の網様体やその他の部位のベンゾジアゼピン受容体は，鎮静・催眠作用に関連すると考えられている（表5-6）．

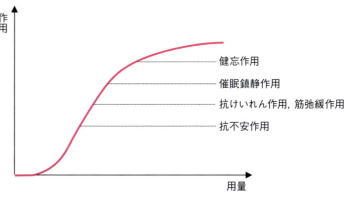

図5-12．催眠薬の用量と発現作用

服薬の中断により，時に強い不眠と不安などの退薬症候が現れることがある．その機序として，内因性ベンゾジアゼピン様物質の存在が想定されている．すなわち，内因性ベンゾジアゼピン様物質の産生がベンゾジアゼピン誘導体により抑制され，その量が低下して欠乏することで退薬症候が現れるとされている．半減期の長いベンゾジアゼピン誘導体の場合，退薬症候は少なく，半減期の短いものほど内因性物質の生成までの間の欠落状態が長くなるため，退薬症候が強くなると考えられている．

表5-6．ベンゾジアゼピン誘導体の作用スペクトラム

薬物	抗不安	鎮静催眠	筋弛緩	抗けいれん
エチゾラム	+++	+++	++	−
クロチアゼパム	++	+	±	±
フルタゾラム	++	+	±	−
ロラゼパム	+++	++	+	−
アルプラゾラム	++	++	±	−
ブロマゼパム	+++	++	+++	+++
フルジアゼパム	++	++	++	±
メキサゾラム	++	++	±	−
ジアゼパム	++	+++	+++	+++
クロナゼパム	+++	+++	++	+++
クロキサゾラム	+++	+	+	−
クロルジアゼポキシド	++	+++	+	±
クロラゼプ酸二カリウム	++	±	−	++
メダゼパム	++	++	±	+
オキサゾラム	++	++	±	+
フルトプラゼパム	+++	++	++	−
ロフラゼパム酸エチル	++	+	±	++

参考：臨床精神神経薬理学テキスト 改訂第3版（星和書店）

c ベンゾジアゼピン系催眠薬および類縁薬各論

1) 超短時間型（図 5-13）

超短時間型（血中半減期 2 ～ 4 時間）のベンゾジアゼピン誘導体として**トリアゾラム**がある．また，ベンゾジアゼピン誘導体と同様の作用機序をもつ非ベンゾジアゼピン誘導体の**ゾルピデム，ゾピクロン**および**エスゾピクロン**も超短時間型催眠薬に分類される．

トリアゾラム triazolam は吸収が速く，効果発現が速やかであり，自然に近い睡眠が得られる．また翌朝への持ち越し効果は少なく，さわやかに目覚めることができる．しかし高力価で，かつ半減期が短いため，反跳性不眠を起こしやすい．REM 睡眠期を軽度に減少させる．

一般にベンゾジアゼピン誘導体は，$GABA_A$ 受容体の $α1$ サブユニット（便宜的に $ω_1$ 受容体として分類されることがある）あるいは $α2, 3, 5$ または 6 サブユニット（$ω_2$ 受容体）と $γ$ サブユニットの境界部に結合する．しかし，非ベンゾジアゼピン誘導体である**ゾルピデム** zolpidem は，$α1$ サブユニットを有する $GABA_A$ 受容体に選択的に結合するとされており，脱力や転倒などの副作用が少ないといわれている．REM 睡眠期は変化せず，服薬中止後も反跳的な増加はない．そのため，自然睡眠に近い眠りをもたらす薬として，米国では最もよく用いられている睡眠薬である．

ゾピクロン zopiclone も非ベンゾジアゼピン系であり，シクロピロロン骨格を有するベンゾジアゼピン受容体作動薬である．ベンゾジアゼピン系薬物の薬理作用と類似しているが比較的 $α_1$ サブユニットに結合親和性が高いとされていることから，ふらつき（筋弛緩）や依存性などの副作用が少ないとされている．ゾピクロン特有であるが，苦みを感じるなどの味覚障害が報告されている．

エスゾピクロン eszopiclone は，ゾピクロンの光学活性体（S体）である．ゾピクロンの 1/5 の用量で催眠作用が得られ，入眠障害に加え，中途覚醒にも有効であることが確認されている．また，臨床的に問題となる依存性や持ち越し効果などが認められず，長期投与による耐性を示さないことも特徴であり，ゾピクロンに特徴的な苦みも少ないことが報告されている．

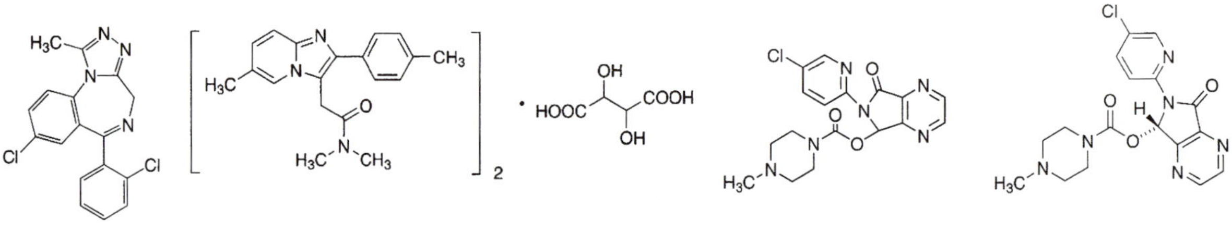

トリアゾラム　　　　ゾルピデム酒石酸塩　　　　ゾピクロン　　　　エスゾピクロン

図 5-13．ベンゾジアゼピン系催眠薬および類縁薬（超短時間型）

2) 短時間型（図 5-14）

短時間型（血中半減期 6 ～ 10 時間）のベンゾジアゼピン系関連催眠薬として，**リルマザホン，エチゾラム，ブロチゾラム，**および**ロルメタゼパム** lormetazepam がある．

リルマザホン rilmazafone は，体内で速やかに代謝されて環を巻き，ベンゾジアゼピン誘導体となって作用を発現する．そのため，作用の発現までにやや時間がかかる．筋弛緩作用は弱いため，高齢者のふらつきは少ない．総睡眠時間は増加するが，REM 睡眠時間には変化はなく，服薬中止後も REM 睡眠の反跳的な増加はない．

エチゾラム etizolam は，厳密にはベンゾジアゼピン（ベンゼン環＋ジアゼピン環＋アリール環）のベンゼン環をチエノ環に置き換えたチエノジアゼピン thienodiazepine 系であるが，ベンゾジアゼ

ピン受容体に結合することで作用を発揮することから,便宜上ベンゾジアゼピン系に含めて扱われることが多い.緊張緩和作用が比較的強く,睡眠導入剤として使用される他,心身症,神経症,腰痛症,頸椎症,筋収縮性頭痛,うつ病に効果が認められている.

ブロチゾラム brotizolam もエチゾラムと同じく,チエノジアゼピン系の睡眠導入薬である.不眠症の治療の他,麻酔前投薬にも用いられる.

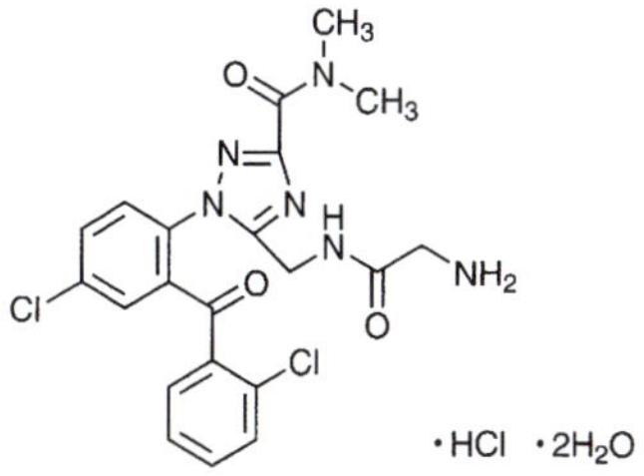

リルマザホン塩酸塩水和物 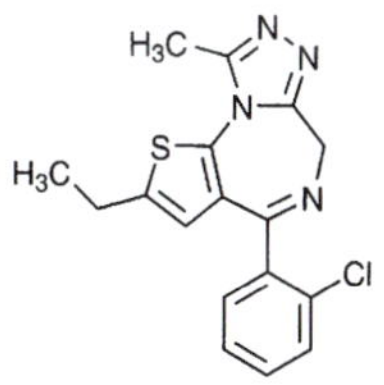　　エチゾラム 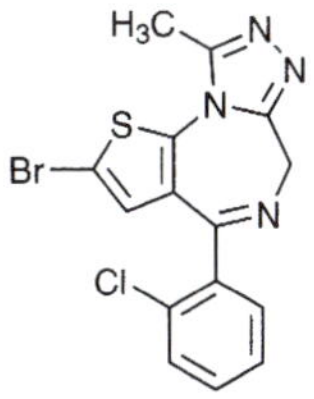　　ブロチゾラム 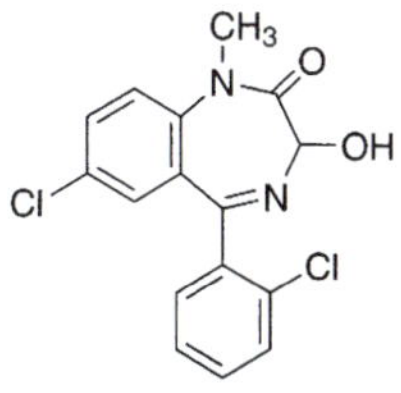　　ロルメタゼパム

図 5-14. ベンゾジアゼピン系催眠薬(短時間型)

3) 中時間型(図 5-15)

中時間型(血中半減期 12～24 時間)のベンゾジアゼピン系催眠薬は,**エスタゾラム**,**ニトラゼパム**,**フルニトラゼパム**および**ニメタゼパム** nimetazepam である.

エスタゾラム estazolam の催眠作用は速やかに発現し,強力かつ安定である.

ニトラゼパム nitrazepam は,日本で最初のベンゾジアゼピン系睡眠薬であり,国内の睡眠導入薬開発時の基準薬となっている.筋弛緩作用,抗けいれん作用が強く,抗てんかん薬としての適応をもっている.総睡眠時間を増加させ,REM 睡眠期は減少させる.服薬中止後は反跳的な増加がある.

フルニトラゼパム flunitrazepam は,速やかな入眠効果が得られることに加えて,半減期の β 相が約 15 時間であり適度な作用持続時間もあることから,精神科領域では最も繁用されている.世界的にも広く使用されているが,使用量の多さから悪用されることも多く,国内では向精神薬二種に指定されており,また米国へのもち込みは禁止されている.注射製剤もある.総睡眠時間を増加させ,REM 睡眠期を軽度に短縮する.服薬中止後の反跳的な増加はない.

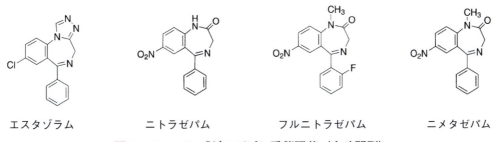

エスタゾラム　　ニトラゼパム　　フルニトラゼパム　　ニメタゼパム

図 5-15. ベンゾジアゼピン系催眠薬(中時間型)

4) 長時間型(図 5-16)

長時間型(血中半減期 24 時間以上)のベンゾジアゼピン系催眠薬は,**フルラゼパム**,**クアゼパム**および**ハロキサゾラム** haloxazolam である.

フルラゼパム flurazepam の消失半減期は 65 時間と長く,翌朝以降に鎮静・催眠作用のみならず,

筋弛緩や精神運動機能低下ももち越しやすいことから注意が必要である．

クアゼパム quazepam はゾルピデムと同様に比較的新しい薬で，α_1 サブユニットに選択的に結合するとされており，脱力や転倒などの副作用が少ないといわれている．

5) ベンゾジアゼピン拮抗薬（図 5-16）

フルマゼニル flumazenil は，ベンゾジアゼピン類による過度の鎮静および呼吸抑制の解除に用いられる．ベンゾジアゼピン系薬物をはじめ，$GABA_A$ 受容体 α および γ サブユニット間に結合するゾルピデムをはじめとした非ベンゾジアゼピン系薬物の効果にも拮抗する．

5-3-4. バルビツール酸系催眠薬

a　バルビツール酸系催眠薬の特徴

$GABA_A$ 受容体の β サブユニットに高い結合親和性を示す**バルビツール酸誘導体** barbiturates は鎮静・催眠薬として使用されてきたが，強い依存性や，過量による急性中毒などの欠点があるため，鎮静・催眠薬としては現在ベンゾジアゼピン誘導体が汎用されている．バルビツール酸誘導体は，主として抗てんかん薬，静脈麻酔薬として使用される．

ベンゾジアゼピン誘導体と同様に，バルビツール酸系催眠薬も作用の持続時間により長時間型～短時間型に分類される（図 5-17）．長時間型（作用持続 6 時間以上）には**フェノバルビタール** phenobarbital，**バルビタール** barbital，中時間型（作用持続 3〜6 時間）には**アモバルビタール**

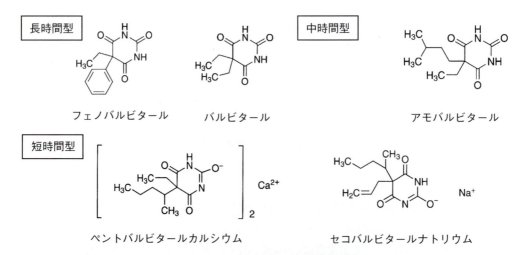

図 5-17．バルビツール酸系催眠薬

amobarbital，短時間型（作用持続 1 ～ 3 時間）には**ペントバルビタール** pentobarbital，**セコバルビタール** secobarbital がある．なお，超短時間型（作用持続 30 分～ 1 時間）のバルビツール酸誘導体であるチオペンタールやチアミラールは，催眠薬としてではなく静脈麻酔薬として用いられる（本章 2 節参照）．同じく超短時間型で代謝の速いヘキソバルビタール hexobarbital は，研究用試薬として用いられる．

b　バルビツール酸誘導体の作用機序

バルビツール酸誘導体は，$GABA_A$ 受容体-Cl^- チャネル複合体においてピクロトキシン結合部位（β サブユニット）に結合し，Cl^- チャネルの開口時間を延長する（図 5-18）．その結果，細胞内への Cl^- 流入が促進され，シナプス膜に過分極が起こり，抑制性神経機能が亢進することで，グルタミン酸 AMPA 受容体などを介する興奮性神経伝達に対する抑制作用を示す．

c　バルビツール酸誘導体の薬理作用

バルビツール酸誘導体の一次作用は，中枢抑制作用である．

麻酔：致死量の約 1/2 まで増量すると麻酔状態となる．これは睡眠と違って，血中濃度が低下するまで覚醒させることはできない．この状態では体温調節中枢，呼吸中枢，血管運動中枢を含むすべての中枢が抑制される．大量では麻酔第Ⅳ期に入り，呼吸抑制によって死に至る．催眠薬としての治療係数は高く安全であるが，麻酔薬としての治療係数は低く危険であり，全身麻酔薬としての使用は不適当である．超短時間型のものだけが，麻酔の導入や吸入麻酔の補助として使用される．

鎮静・抗不安：少量のバルビツール酸誘導体の服用によって，鎮静作用と抗不安作用が同時に現れてくる．鎮静量は麻酔量の約 1/4 である．

脱抑制：鎮静量と催眠量の中間量のバルビツール酸誘導体によって，酩酊状態，興奮，多幸感が現れる．高次中枢からの抑制系の抑制によるものである．

催眠：上行性賦活系の抑制により催眠作用を示す．少量のバルビツール酸誘導体でも状況によって催眠効果が現れるが，通常は麻酔量の約 1/3 まで増量すると催眠が現れる．睡眠は刺激によって覚醒する．睡眠が深くなると REM 睡眠の抑制・短縮がみられる．

抗痙攣：麻酔量で現れるのが一般的であるが，長時間型のフェノバルビタールは鎮静を引き起こす用

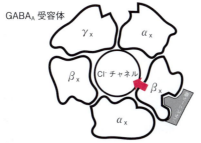

バルビツール酸が $GABA_A$ 受容体のピクロトキシン結合部位（β サブユニット）に結合
▼
$GABA_A$ 受容体に内蔵された Cl^- チャネルの開口時間の延長
▼
神経細胞内への Cl^- 流入の促進
（GABA 単独よりも強力な過分極）
▼
GABA 作動性の抑制性神経伝達の増強

図 5-18．バルビツール酸系薬の作用

量程度で，抗けいれん作用を示す．てんかん大発作（強直間代発作）の治療薬として応用される．

d　バルビツール酸誘導体の副作用

　眠気や精神運動機能抑制作用の翌日へのもち越し hangover を生じやすい．呼吸器系については，呼吸中枢を抑制する作用があり，注意が必要である．特に，静脈内注射では急速に適用した場合には呼吸抑制が強く現れる．脊髄に対してバルビツール酸誘導体は催眠用量ではほとんど作用を示さないが，静脈麻酔薬として使用した場合には急激な一過性の血圧下降を示す．自殺などの目的でバルビツール酸誘導体を大量使用した場合，呼吸抑制，血圧下降，体温下降などを示し，最終的には呼吸麻痺により死亡する．

　催眠薬は連用するケースが多く，その結果，**耐性** tolerance や**薬物依存** drug dependence を誘発する．バルビツール酸誘導体の場合，肝ミクロソームの薬物代謝酵素を誘導する作用があり，連用により薬物の代謝が促進されてその効果が減弱する．これが耐性の一つの機序であり，代謝耐性と呼ばれている．他の機序としては，薬物に対する中枢神経系の感受性低下があり，これを機能耐性と呼んでいる．また連用により精神依存および身体依存を形成する．したがって，薬物に対する摂取欲求が強まり（精神依存），薬物の使用を中止するとアルコールの**退薬症候（禁断症状）** withdrawal syndrome に似た症状を示すようになる（身体依存）．さらに，ある薬物に耐性や依存性が形成されるとその薬物に類似した薬物に対しても耐性や依存性を示す．これをそれぞれ交差耐性 cross tolerance，交差依存性 cross dependence と呼ぶ．バルビツール酸誘導体による退薬症候は，長時間型のベンゾジアゼピン系催眠薬に置き換えることで軽減することが可能である．

5-3-5.　その他の催眠薬および鎮静薬（図 5-19）

a　非バルビツール酸系催眠薬

　古くから用いられている**ブロモバレリル尿素** bromvaleryl urea や**抱水クロラール** chloral hydrate など，化学構造は異なるもののバルビツール酸誘導体と類似した作用を示す薬物がある．ブロモバレリル尿素は，作用持続時間が 3〜6 時間の中間型催眠薬で，中等度の中枢神経抑制により催眠・鎮静作用を現し，その作用は穏和であるが発現は速い．鎮静，催眠および抗けいれん作用を有するが，依存性があるので，連用中止によってけいれん発作，せん妄，振戦などを誘発する場合もある．抱水クロラールは，生体内でトリクロロエタノールという活性物質に変化して作用する．現在でも不眠症，静

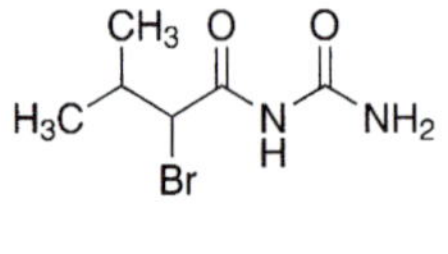

ブロモバレリル尿素 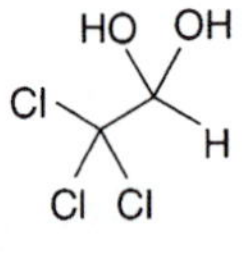　　　抱水クロラール 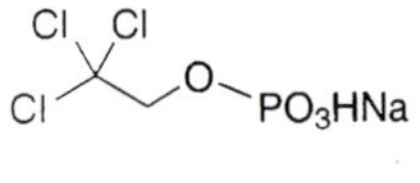　　　トリクロホスナトリウム

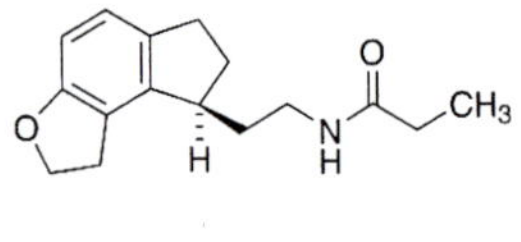

ラメルテオン 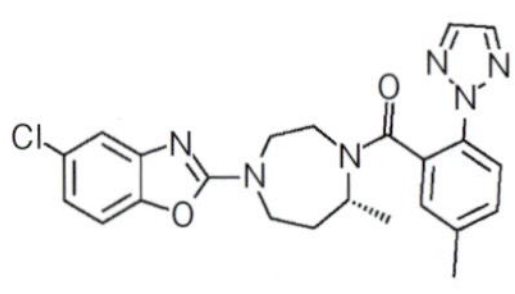　　　スボレキサント 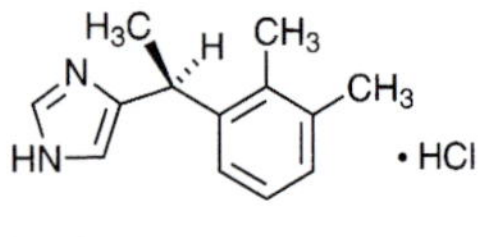　　　デクスメデトミジン塩酸塩

図 5-19.　その他の催眠薬・鎮静薬

注困難なてんかん重積状態，理学検査時の鎮静・催眠などに用いられているが，精神依存・身体依存性を示すので，その使用には注意が必要である．この他，抱水クロラールと同様の機序で作用する催眠薬に**トリクロホス** triclofos がある．

b　メラトニン受容体選択的作用薬

ラメルテオン ramelteon は，視床下部の視交叉上核に存在するメラトニン MT_1 および MT_2 受容体に高い親和性を有するメラトニン受容体選択的作動薬である．メラトニン（第2章3節参照）は，松果体から分泌されるホルモンで，視交叉上核にある MT_1 および MT_2 受容体に作用し，脳と身体の状態を覚醒から睡眠へと切り替え，適切な時刻に睡眠を発現させる働きをもつ．ラメルテオンは，メラトニン受容体を刺激することで覚醒シグナルを抑制し，体内時計を正常な形に同調する．このような作用機序のため，効果が現れるのには時間がかかり，少なくとも2週間を目安に薬の効果を判定しなければならない．しかし，ベンゾジアゼピン系睡眠導入薬とは異なる機序で睡眠を導入することができ，ベンゾジアゼピン系薬剤特有の健忘，ふらつき，常用量依存といった副作用は呈さないと考えられている．

c　オレキシン受容体拮抗薬

スボレキサント suvorexant は，オレキシン OX_1，および OX_2 受容体に対して高い親和性を有するオレキシン受容体拮抗薬である．オレキシンは，ナルコレプシーの病態に関係する神経ペプチドで，脳から放出され，覚醒や鎮静をコントロールしている（第2章6節参照）．スボレキサントは，オレキシン受容体を遮断することで脳を覚醒状態から睡眠状態へと移行させる生理的なプロセスをもたらし，睡眠を誘発する．入眠障害と中途覚醒に対して有効であり，耐性・依存性や筋弛緩作用も少なく，ベンゾジアゼピン系催眠薬よりも，自然に近い生理的な睡眠を誘導する．また，ベンゾジアゼピン系薬で問題となりやすい反跳性不眠や退薬症状も少ないと考えられている．しかし，ナルコレプシーを起こす危険性や高用量での投与の危険性を示唆する報告もある．

d　中枢性 α_2 受容体作動薬

デクスメデトミジン dexmedetomidine は，メデトミジンの活性右旋体（D体）であり，アドレナリン α_2 受容体に親和性が高く，集中治療における鎮静薬として承認された初めての中枢性 α_2 受容体作動薬である．特に，青斑核に高密度に存在するノルアドレナリン神経上の α_{2A} 受容体は，睡眠・覚醒の機能調節に深く関与していることが知られている．通常，青斑核のノルアドレナリンニューロンは，大脳皮質などの上位中枢の興奮・覚醒レベルを上げる方向に機能しているが，α_{2A} 受容体が賦活されると，負のフィードバック機構により神経末端からのノルアドレナリンの遊離が抑制される．デクスメデトミジンは，この青斑核の α_{2A} 受容体を刺激することにより，鎮静作用をもたらす．また，脊髄に分布する α_{2A} 受容体を刺激して痛みの伝達を抑制し，鎮痛作用を示す．

集中治療における理想的な鎮静薬は，「呼吸・循環抑制が軽度であること」，「鎮静レベルの調節が容易で，投与中止により短時間で覚醒させることができること」，「鎮痛作用を併せもつこと」であり，デクスメデトミジンはそのすべての条件を満たす鎮静薬である．

5-4. 抗不安薬

5-4-1. 神経症と心身症

「疾病及び関連保険問題の国際統計分類（International Staststical Classification of Diseases and Related Health Problems：ICD）」とは，死因や疾病の国際的な国際基準としてWHOによって公表された分類であり，精神疾患の代表的な診断基準の1つである．現在の最新版は，第11版である「ICD-11」で，2018年に公表されている．米国でも，DSM（Diagnostic and Statistical Manual of Mental Disorders）という精神疾患の分類と診断の手引きがあり，現在の最新版は，「DSM-5」である．神経症 neurosis というカテゴリーは，ICD-11で，不安または恐怖関連症群，強迫症または関連症候群，ストレス関連症，解離症群などに分かれた．これらは，心理的原因によって精神あるいは身体的症状が引き起こされ，かつ器質的異常（臓器・組織の病的変化）を伴わない状態であり，パニック症，身体症状症，適応反応症なども該当する．

不安が前景に立ち，それによって障害される疾患群を不安障害 anxiety disorder という．DSM-5では，不安症群/不安障害群 anxiety disorder に相当する．病的な不安は，将来を予測する認知面の症状，自律神経症状，身体的緊張，および精神的緊張感より構成され，さまざまな症状をつくりだし，日常生活が困難に陥る．急性期には「不安発作」が起こることがあるが，ときには失神に至ることもある．こうした不安発作は，治療によって軽減するケースが多いが，慢性期移行すると，再発作が起こるのではないかという「予期不安」が誘導され，悪循環が形成される．一方，強迫性障害は，以前の疾患分類では，不安障害の中に含まれていたが，DSM-5においては，不安症群/不安障害群とは別の疾患として強迫性障害及び関連症候群 obsessive-compulsive and related disorders と定義されている．また，心的外傷後ストレス障害（DSM-5では心的外傷およびストレス因関連障害群 trauma- and stressor-related disorders）も不安障害とは別の疾患概念である．

なお，神経症と対比される用語として，心身症 psychosomatic disease がある．心身症とは，身体疾患の中で，その発症や経過に心理・社会的因子が密接に関与し，器質的ないし機能的障害が認められる状態のことをいう．DSM-5では，身体症候群および関連症候群 Somatic Symptom and Related Disorders のうち，他の医学的疾患に影響する心理的要因 Psychological Factors Affecting Other Medical Conditions と位置付けられている．このカテゴリーには，神経症やうつ病などの他の精神障害に伴う身体症状は含まれない．心理的および行動的要因には，心理的苦痛，対人関係の様式，対処の仕方，および症状の否認または医療上の推奨事項に対する低いアドヒアランスなど非適応的な健康行動が含まれる．例としては，気管支喘息，過敏性腸症候群，消化性潰瘍，緊張型頭痛，アトピー性皮膚炎などを含む多種多様な身体疾患において，心身症の関与がしばしば認められる（表5-7）．心

表5-7. 心身症が認められる身体疾患の例

	器質的疾患	機能的疾患
呼吸器系	気管支喘息，慢性閉塞性肺疾患（COPD）	過換気症候群
消化器系	胃・十二指腸潰瘍，潰瘍性大腸炎	過敏性腸症候群，機能性ディスペプシア
皮膚科	アトピー性皮膚炎，円形脱毛症	慢性蕁麻疹
神経・筋肉系	痙性斜頸，パーキンソン症候群	偏頭痛，緊張性頭痛，自律神経失調症
循環器系	本態性高血圧，冠動脈疾患	起立性低血圧，不整脈
内分泌・代謝系	甲状腺機能亢進症，糖尿病	過食症
整形外科	関節リウマチ，頸肩腕症候群	腰痛症，肩こり
婦人科	老人性膣炎，外陰潰瘍	更年期障害，月経異常

身症を伴う身体疾患の治療においては，当該臓器・組織の病変を直接改善することが主体となるが，抗不安薬などが補助的に用いられることもある．

5-4-2. 不安障害

不安障害は，全般性不安障害，社会不安障害，パニック障害，広場恐怖症などを含む不安によって日常生活が困難に陥る症候群である．

a 全般性不安障害 generalized anxiety disorder

全般性不安障害の基本的特徴は，多数の出来事または活動に対する過剰な不安と心配である．成人の場合，日常的な生活状況での仕事の責任，健康，家計や家の用事などの些細な出来事を毎日心配している．不安は過剰で，様々な生活の側面が障害される．身体症状としては振戦，落ち着きのなさ，頭痛などが頻繁に見られるようになる．自律神経の過剰活動により，呼吸数の増加，多汗，動悸や胃腸症状が発現する．また，ちょっとした刺激に反応したり，驚きやすくなったりする（認知的過覚醒）．

治療は精神療法と薬物療法を組み合わせて行う．治療を開始してもすぐに治るものではなく，比較的慢性的な疾患であると考えられる．また，他の精神疾患や身体疾患を合併していることが多く，それらの治療も必要である．精神療法として，認知行動療法，支持療法，力動精神療法などが行われる．

ベンゾジアゼピン系抗不安薬には即効性があり，効果の大部分は療法開始後1週間に生じることと，また，不眠と身体症状の軽減に優れていることから第一選択薬とされている．多種類のベンゾジアゼピン系薬物を使用できるが，薬物間に臨床効果の本質的な差はなく，薬物の力価，筋弛緩作用・鎮静作用，効果の持続時間を基準に，個別に，適した薬物を選ぶ．長期薬物療法についてはまだ十分な検討がされておらず，短時間の治療に有効なベンゾジアゼピン系抗不安薬が長期の治療にも用いられている．長期服用により眠気などの鎮静効果には耐性を生じるが，抗不安効果への耐性はみられず，投与量を増やす必要はない．しかし，軽度ではあるが眠気と記憶障害，そして常用量依存が問題になる．

b 社会不安障害 social anxiety disorder

社交不安障害（社交恐怖）ともいい，他人に否定的な評価を受けることや，人目を浴びる行動への不安により，強い苦痛を感じ，身体症状が現れ，次第にそうした場面を避けるようになり，日常生活に支障をきたしていく，いわゆる重度の対人恐怖症である．こうしたことが慢性的になると，人前に出ることを恐れるようになり，うつ病などのさらなる精神疾患の引き金になることがある．治療薬には，抗うつ薬である選択的セロトニン再取込み阻害薬（SSRI）が汎用されている．ベンゾジアゼピン系抗不安薬は対症療法薬として使用される場合が多い．

c パニック障害 panic disorder

パニック障害は，繰り返される予期しないパニック発作を特徴とする．パニック発作は，突然，激しい恐怖または強烈な不快感の高まりが数分以内でピークに達し，診断基準に挙げられる13の身体的症状と認知的症状（動悸，発汗，震え，息苦しさ，嘔気，めまいなど）のうち四つ以上が起こるものである．「繰り返される」とは，予期されない2回以上のパニック発作を意味し，起始時に明らかなきっかけや引き金がない．パニック発作を経験すると，予期不安が起こるようになる．

治療には，薬物療法と認知行動療法を用いる．多くの患者で劇的な症状改善が認められる．薬物療法には，SSRIをはじめとする抗うつ薬，ベンゾジアゼピン系抗不安薬などが用いられる．

d 広場恐怖症 agoraphobia

広場恐怖症は，多様な状況に実際に曝露されるか，またはそれが予期されることがきっかけで起こる著明な恐怖または不安である．診断は，以下の五つの状況のうち少なくとも二つの状況で起こる症状が認められることを必要とする．1) バス，列車，航空機など公共交通機関の利用，2) 駐車場，市場，橋など広い場所にいること，3) 店，劇場，映画館など囲まれた場所にいること，4) 列に並んだりまたは群衆の中にいること，5) 家の外に1人でいること，各例はすべてを網羅しているものではなく，他の状況を恐怖することもある．このような状況をきっかけに恐怖や不安を経験する場合，その人は典型的には，何か恐ろしいことが起きるかもしれないという思考を経験する．

薬物療法として，SSRIなどの抗うつ薬，ベンゾジアゼピン系抗不安薬などが用いられる．

5-4-3. 強迫性障害 obsessive-compulsive disorder

強迫性障害（強迫神経症）の特徴的な症状は，強迫観念と強迫行為の存在である．強迫観念とは，自分では馬鹿らしいと思っていても，意志に反して繰り返し浮かび，頭から離れない思考や衝動のことであり，また強迫行為とは，強迫観念に対する反応や防衛策として，しなくてはいられないような行動や心の中の行為である．具体的には，あることを何度も考え，自分でも止めたいがどうしても頭に浮かんできてしまうため，強い不安や苦痛が引き起こされる．何度も同じ動作を繰り返したり，心の中で考えたりする．強迫観念・行動は統合失調症の妄想とよく似ているが，実際は大きく異なる．強迫神経症では「自分でもおかしい」と自覚しているのに対し，統合失調症では自覚がない．統合失調症の場合は自分の行動にまったく違和感を覚えないのに対して，強迫神経症は，わかってはいるものの止められない状態であり，そのことを人に伝えることができる．

薬物療法と行動療法的治療が行われる．両者には同等の効果があるとされている．治療にはやや時間がかかるが，治療することで30%は改善し，50%はある程度改善が認められ，社会生活に支障をきたさない程度になる．残り20%はあまり改善が認められず，日常生活に支障をきたす場合が多い．また，うつ病を合併していることも多く，自殺の危険性が伴う．

抗うつ薬，特にクロミプラミンなどで効果が認められる．その他にはSSRIや炭酸リチウムなどが使われる．ベンゾジアゼピン系抗不安薬は，強迫性障害に対しては治療効果が弱いと考えられている．

5-4-4. 心的外傷後ストレス障害 post-traumatic stress disorder

心的外傷後ストレス障害（PTSD）とは，戦争，地震などの災害，暴力，性的虐待，交通事故，犯罪など，本人もしくは近親者の生命や身体保全に対する重大な脅威となる心的外傷的な出来事など，突然の衝撃的な出来事に巻き込まれたことにより生じる特徴的な精神障害である．外傷体験が反復的かつ侵入的に想起され，あたかも過去の外傷的な出来事が目の前で起こっているかのような苦痛に満ちた情動を伴う錯覚（解離性フラッシュバック），孤立感，睡眠障害，外傷体験に類似した状況に曝露されたときに生じる著しく過度の驚愕反応などの症状を特徴とする疾患である．

PTSDの主症状に対してSSRIが第一選択薬とされている．PTSD症状全般に効果が高く，またPTSD自体だけでなく，PTSDの合併症にも効果がある．効果は早ければ2～4週で現れるが，継続して12週程度は使用する．非三環系抗うつ薬のトラゾドンは，SSRIによる不眠を抑える上で効果的である．他の抗うつ薬に比較して副作用は少ないが，不眠，興奮，消化器症状，性行動低下が起こる．その他に使用される薬物としては，ベンゾジアゼピン系抗不安薬，三環系抗うつ薬，抗精神病

薬，抗てんかん薬などがある．これらの薬物治療に加え，認知行動療法や精神生理学的治療が行われる．

5-4-5. 不安障害の治療に用いられる薬物

a 抗不安薬

1) ベンゾジアゼピン誘導体および関連薬（図 5-20，5-21）

　ベンゾジアゼピン系薬物は，抗不安作用，鎮静・催眠作用，筋弛緩作用，抗けいれん作用を共通して有している（本章 3 節参照）．一部のベンゾジアゼピン系薬物には抗うつ作用もあると考えられている．ベンゾジアゼピン系薬物（類縁のチエノジアゼピン系などを含む）は，作用持続時間・血中半減期の違いにより以下のように分類される．

超長時間型（半減期 100 時間以上）
　ロフラゼプ酸エチル ethyl loflazepate，フルトプラゼパム flutoprazepam
長時間型（半減期 30～100 時間程度）
　ジアゼパム diazepam，クロキサゾラム cloxazolam，フルジアゼパム fludiazepam
　クロルジアゼポキシド clordiazepoxide，オキサゾラム oxazolam，メダゼパム medazepam
　メキサゾラム mexazolam，クロラゼプ酸 clorazepate
中時間型（半減期 10～20 時間程度）
　アルプラゾラム alprazolam，ロラゼパム lorazepam，ブロマゼパム* bromazepam
短時間型（半減期 5 時間程度）
　クロチアゼパム** clotiazepam，エチゾラム** etizolam，フルタゾラム flutazolam

　*トリアゾロベンジアゼピン誘導体；**チエノジアゼピン誘導体

　不安障害の急性期治療では，ベンゾジアゼピン系抗不安薬は即効性があり，効果の大部分は療法開始後一週間以内に生じること，および不眠と身体症状の軽減に優れていることから第一選択薬とされている．一方，強迫性障害には効果が期待できないとされている．

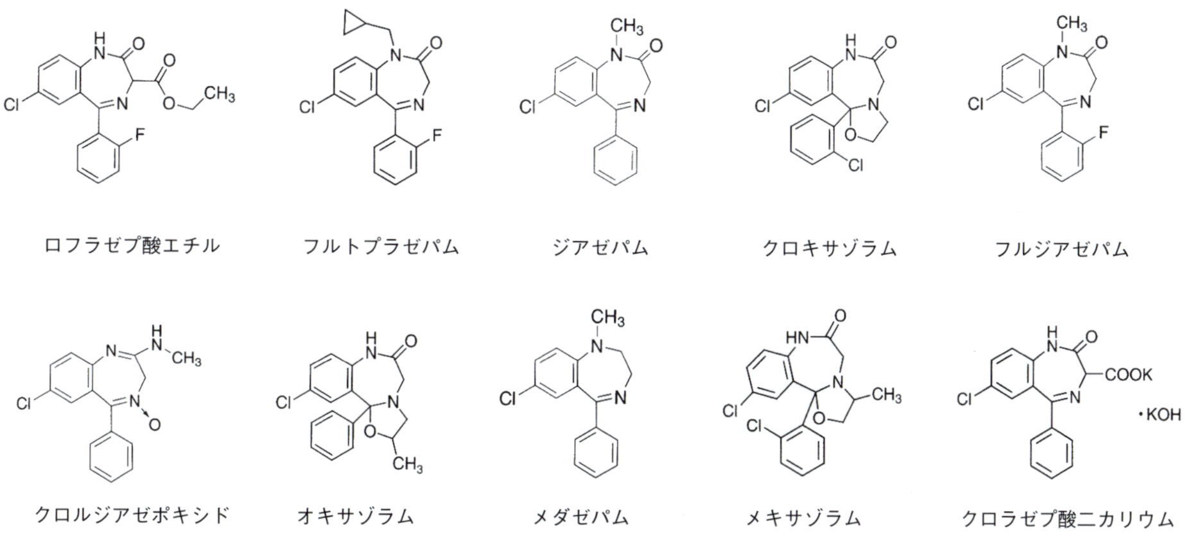

図 5-20. ベンゾジアゼピン系抗不安薬（超長時間型・長時間型）

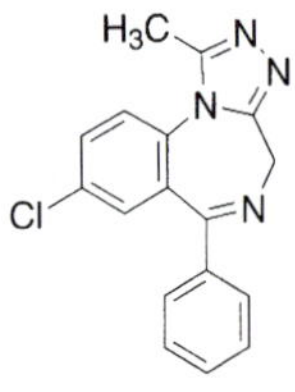

アルプラゾラム 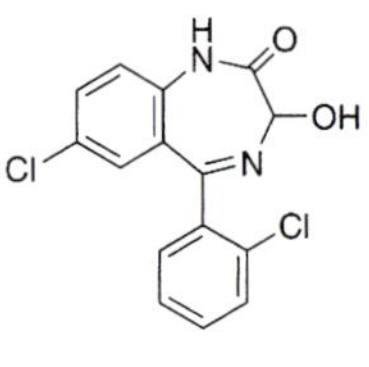　　　ロラゼパム 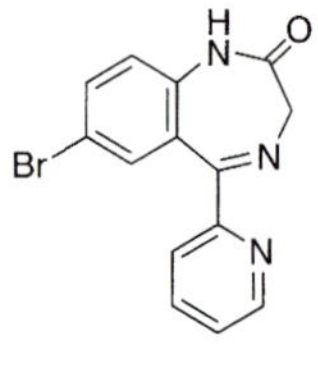　　　ブロマゼパム

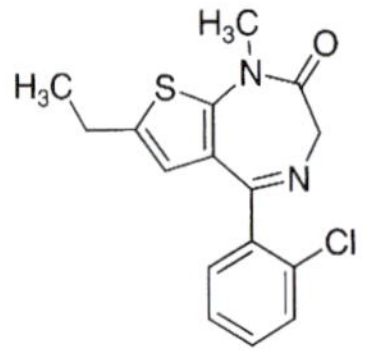

クロチアゼパム 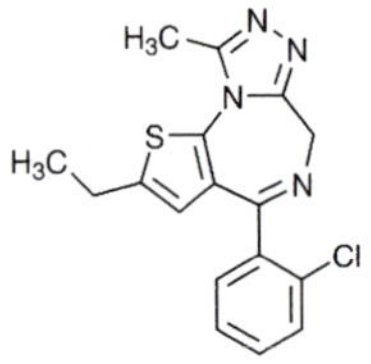　　　エチゾラム 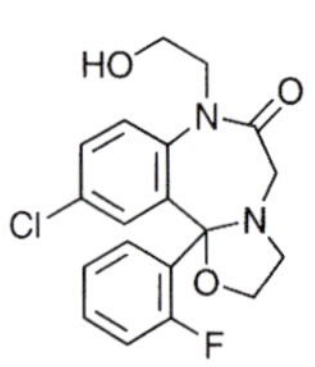　　　フルタゾラム

図 5-21. ベンゾジアゼピン系抗不安薬（中時間型・短時間型）

2) セロトニン受容体作動薬

　アザピロン系薬物の**タンドスピロン** tandospirone は，セロトニン 5-HT_{1A} 受容体の作動薬（部分作動薬）であり，抑うつ，恐怖に対して抗不安効果を示す．依存形成や脱抑制，鎮静作用，認知障害や筋弛緩作用が少なく，服用中止後の離脱症状を呈さないなど，概して副作用が軽微なことから，長期治療における有用性が期待できる．効果発現までに 2 週間以上を要する．一般に，急性の軽症不安には精神療法を，中等度から重症の不安にはベンゾジアゼピン系抗不安薬と精神療法が適用される．効果が不十分な時，あるいは慢性不安にはタンドスピロンを用いることが勧められる．一方，重度の不安障害には，タンドスピロンは十分な効果が得られないことが多い．

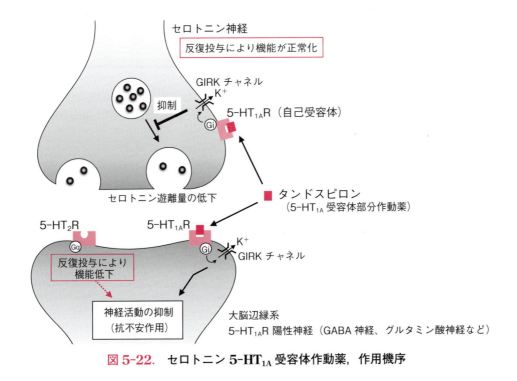

図 5-22. セロトニン 5-HT_{1A} 受容体作動薬，作用機序

Gi タンパク質共役型受容体である 5-HT$_{1A}$ 受容体の活性化は，GIRK チャネルの開口により過分極させ，受容体発現細胞を抑制する．タンドスピロンは，大脳辺縁系に投射するセロトニン神経の前シナプス 5-HT$_{1A}$ 受容体（自己受容体）を刺激し，セロトニン神経活動を低下させる．また，後シナプス 5-HT$_{1A}$ 受容体に作用し，大脳辺縁系（扁桃体など）の神経活動を抑制して抗不安作用を示す．さらに，タンドスピロンの反復投与は，上記の機序に加え，① セロトニン神経活動の正常化，② 後シナプス 5-HT$_2$ 受容体の機能低下を引き起こし，大脳辺縁系の神経活動を抑制することで抗不安作用を示すと考えられている（機序不明）．

タンドスピロンクエン酸塩

3）抗アレルギー性抗不安薬

ヒドロキシジン hydroxydine は，第一世代の抗ヒスタミン薬（ヒスタミン H$_1$ 受容体拮抗薬）であり，蕁麻疹などの皮膚科領域のアレルギー症状に対する適応がある．一方で，中枢性の H$_1$ 受容体遮断による中枢抑制作用に基づき，不安・緊張・抑うつにも適用される．ベンゾジアゼピン系に属する抗不安薬と比較して依存性は弱いといわれている．副作用には，眠気，倦怠感，めまいなどの精神・神経系のものと，口渇，食欲不振，胃部不快感，悪心，嘔吐などの消化器系のものとがあるが，発現頻度は少ないとされる．

ヒドロキシジン塩酸塩

b 抗うつ薬

以下に挙げる一連の抗うつ薬も，不安障害，強迫性障害，PTSD などの治療に用いられる．作用発現に時間がかかるので，速効性のあるベンゾジアゼピン系薬物と適宜組み合わせて用いる（図 5-23）．これら抗うつ薬の詳細については，本章 9 節で述べる．

三環系・四環系抗うつ薬
　イミプラミン，クロミプラミン，アモキサピン，ミアンセリン

選択的セロトニン再取込み阻害薬（SSRI）
　フルボキサミン，セルトラリン，パロキセチン，エスシタロプラム

セロトニン・ノルアドレリン再取込み阻害薬（SNRI）
　ミルナシプラン，デュロキセチン

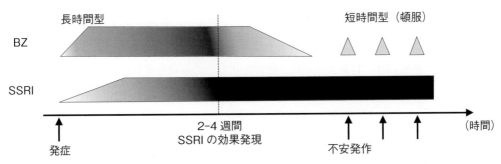

図 5-23．ベンゾジアゼピン（BZ）系抗不安薬と SSRI の使い方

5-5. 抗てんかん薬

5-5-1. てんかんとは

てんかん epilepsy は，大脳神経細胞の過剰発射に由来する反復発作（てんかん発作）を主徴とする慢性の中枢神経疾患である．また，それに関連した種々の臨床ならびに検査所見表出を伴う．WHO の定義によれば，「けいれん，意識消失，精神・知覚機能や感情の障害，行動的異常などの症状が，発作性かつ反復性に起きるもので，それが脳の神経細胞の過剰な発射活動に由来する慢性の疾患」を指す．有病率はおよそ 1% に達する．

てんかんは，しばしば「突然に意識を失い，けいれん seizure を起こす病気」と受けとめられているが，これは正確ではない．意識障害が軽い場合や，けいれんをまったく起こさない場合もまれではないからである．てんかんは，正しくは「過剰な神経細胞の興奮による疾病」である．その確定診断は，脳波所見や臨床症状などにより総合的に行う．てんかんの病因は，遺伝的素因によるものや，脳の器質的病変によるものなど，さまざまである．

5-5-2. てんかんの診断・分類

a　てんかんの診断

脳波 electroencephalogram はてんかん診断において極めて重要である．脳波は時々刻々と変化するので，外来で一度脳波を調べて正常であったとしても，自分の脳波は正常だと決め込むのは早合点である．脳波は，異常が見つかれば確実な所見と言えるが，正常であったから異常なしとは診断できない．

てんかんの診断のためには，睡眠脳波は不可欠である．十分に睡眠をとった後の目が覚めた状態と，前日夜更かしをして，脳波の記録中にうとうとしている状態とでは，異常波の出現頻度に極端な差が見られる．これは，てんかん発作が睡眠不足の時に起こりやすいのと全く同じ理屈である．

b　てんかんの症状・所見と分類

けいれん，意識障害，異常感覚などが発作的，間欠的に起こるのがてんかん発作である．てんかん発作の種類は大きく部分発作と全般発作に分けられ，さらにそれぞれにいくつかのタイプが含まれる（表 5-8）．

1) **部分発作**：脳の限局した領域の神経細胞の過剰興奮により引き起こされる．
   ① **単純部分発作**：意識障害を伴わない部分発作で，大脳皮質の特定の領域（焦点 focus）における神経細胞の異常活動による．当該領域およびその支配下の領域の機能に応じて，身体の一部の不随意運動，感覚障害，自律神経症状，精神症状などの多様な症状が見られる．てんかん病型の旧分類における皮質焦点発作がこれに相当する．
   ② **複雑部分発作**：1～2分の意識障害とともに，認知障害，感情障害，精神症状などが見られる．自動症（衣服を引っ張る，口をもごもごさせるなど）を伴うこともある．旧分類における精神運動発作はこれに相当する．

表 5-8. てんかん発作の分類と特徴

発作型式		けいれん	意識	特徴
部分発作	単純部分発作	あり（部分的）	あり	・脳波の特徴：大脳皮質の病巣部（焦点）に限定された棘波・鋭波が認められる. ・運動機能障害（運動野の異常）や視覚・聴覚異常などの感覚障害（感覚野の異常）などが認められる.
	複雑部分発作	あり（部分的）	側頭葉起源： 　もうろう状態 前頭葉起源： 　あり	・脳波の特徴：大脳皮質の病巣部（焦点）に限定された棘波と鋸歯状波が認められる. ・1～2分の意識障害や精神運動症状を伴うことがある. 　側頭葉起源：口部自動症, うろうろ歩き回る 　前頭葉起源：激しい身体の動き, 錯乱, 幻覚
全般発作	強直間代発作	あり	消失	・意識消失後, 突発的な体軸性の強い収縮による筋硬直（強直発作）や, 伸展や屈曲筋の収縮・弛緩の律動的な反復（間代発作）が認められる. ・脳波の特徴：全般性多棘波（強直発作）や全般性棘徐波（間代発作）が認められる.
	欠神発作	なし	消失	・脳波の特徴：棘徐波複合が認められる. ・突然に意識消失し, 数秒後回復が認められる. けいれんは伴わない場合が多い. 小児に多い.
	ミオクロニー発作	あり	消失（軽度）	・脳波の特徴：多棘徐波複合が認められる. ・局所の筋肉の瞬間的な不随意性収縮（ミオクローヌスけいれん）が複数回認められる.
	脱力発作	なし	消失	・脳波の特徴：不規則性棘徐波複合, 平坦化, 低電位速波などが認められる. ・突然の瞬間的な意識消失・脱力が認められる.
てんかん重積症		あり	消失	・5分以上持続する発作あるいは短い発作の反復（30分以上）が認めらる. その間は意識消失している.

脳波　棘波　鋭波　鋸状波　多棘波　棘徐波複合　多棘徐波複合

2) **全般発作**：大脳半球が両側同期性に過剰興奮することで起こるもので, 通常意識障害を伴う.

① **強直間代発作**：突然の意識消失とともに, 1分以内の強直発作（筋強直による後弓反張）が起きた後, 2～3分の間代発作（筋肉の律動的な収縮・弛緩の反復）に移行し, 睡眠に入った後, 数分で意識が戻る. 旧分類における大発作に相当する.

② **欠神発作**：数秒間の意識消失が発作的に起こるもので, けいれんを伴わないが, 顔面や四肢の異常運動がみられることがある. 旧分類における小発作に相当する. 小児に多い.

③ **ミオクロニー（ミオクローヌス）発作**：一部の筋肉が瞬間的（概ね1秒以内）かつ不随意に収縮するけいれん（ミオクローヌスけいれん）が1回～複数回生じる発作である.

④ **脱力発作**：突然の意識障害を伴って脱力を起こし, 転倒する.

⑤ **てんかん重積症**：発作（通常は強直間代発作）が5分以上持続するか, または短い発作でも30分以上反復し, その間の意識の回復がない状態をいう. 生命の危険を伴う緊急状態である.

5-5-3. 抗てんかん薬

a　てんかん治療の基本

多くの種類の抗てんかん薬が臨床適用されている. それらの薬物は, 薬理学的特徴がそれぞれ異

なっており，適用対象となるてんかんのタイプも異なる．特定のタイプのてんかんには著効を示すが，別のタイプのてんかんには無効かむしろ症状を悪化させるといった薬物も多く，患者のてんかんのタイプを見極めて，分類診断に合った薬を選択することが重要である（表5-9）．主なてんかんのタイプに対して優先的に選択される薬物は，以下の通りである．

部分発作：カルバマゼピン（第一選択薬）；フェニトイン，バルプロ酸，ゾニサミド，ラモトリギン（以上，第二選択薬）；レベチラセタム，トピラマート（以上，併用薬）

全般発作：バルプロ酸ナトリウム（第一選択薬）

全般発作のうち**強直間代発作**：フェノバルビタール，フェニトイン，ラモトリギン（以上，第二選択薬）；クロバザム，レベチラセタム，トピラマート（以上，併用薬）

全般発作のうち**欠神発作**：エトスクシミド，ラモトリギン（以上，第二選択薬）

全般発作のうち**ミオクロニー発作**：クロナゼパム（第二選択薬）；レベチラセタム（併用薬）

全般発作のうち**脱力発作**：エトスクシミド（第二選択薬）

てんかん重積症：ジアゼパム静脈内注射（第一選択薬）

抗てんかん薬の投与の原則は，単独少量投与より開始し，比較的急速に，発作を抑制できる量まで漸増することである．単剤の最大投与量でも発作を抑制できないときや，副作用の出現時には，その薬物を漸減しながら他の薬物を漸増し，最終的に単独投与とする．どうしても他の薬物の併用が必要なときは可能な限り少ない薬物数にする（図5-24）．

多くの抗てんかん薬は精神神経系，肝臓，腎臓，骨，皮膚などに副作用が現れ，致命的になることもあるので，定期的な薬物血中濃度モニタリング therapeutic drug monitoring（TDM）を行う必要

表5-9. 抗てんかん薬の適応

分類	主な作用	薬物名	部分発作	全般発作 強直間代発作	全般発作 欠神発作	全般発作 ミオクロニー発作	てんかん重積症
第一世代	興奮性神経伝達抑制	フェニトイン	○	○	×	×	
		ホスフェニトイン					○
		カルバマゼピン	◎		×	×	
		ゾニサミド	○	○		△	
		エトスクシミド	×	×	◎		
	抑制性神経伝達亢進	バルプロ酸	○	◎	◎	◎	
		フェノバルビタール	○	○		○	○
		クロナゼパム	○			◎	
		クロバザム	△	△		△	
		ジアゼパム					◎
第二世代	興奮性神経伝達抑制	ガバペンチン	△		×	×	
		ラモトリギン	◎	○	△		
		トピラマート	△	○		○	
		レベチラセタム	◎	△		△	
		ペランパネル	△	△			
		ラコサミド	○				

◎：第一選択；○：第二選択；△：他薬と併用；×：回避

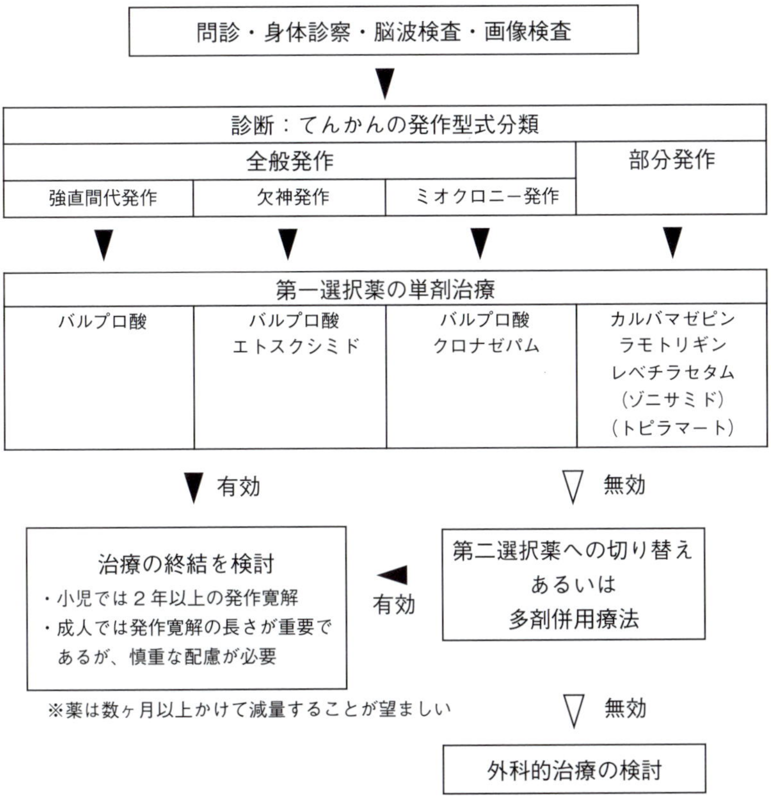

図 5-24. てんかん治療の流れ
参考：てんかん診療ガイドライン 2018（日本神経学会）

がある．抗てんかん薬の主な副作用には，神経症状（眠気，ふらつき，運動失調，複視），皮膚症状（薬疹，口内炎，Stevens-Johnson 症候群），血液障害（白血球減少，再生不良性貧血），精神症状（いらいら，行動遅鈍，もうろう状態，自発性低下）などがある．

b 抗てんかん薬各論

作用機序の面から見た場合，抗てんかん薬は主として，① **電位依存性 Na^+ チャネルの抑制**，② **電位依存性 Ca^{2+} チャネルの抑制**，③ **GABA 作動性神経伝達の促進**，のうちのいずれか一つまたは複数の作用によって神経細胞の過剰興奮を抑える薬物である（図 5-25，表 5-10）．薬物によっては，これら以外の薬理作用を兼ね備えているものもある．

1) 第一世代抗てんかん薬

① バルプロ酸ナトリウム sodium valproate

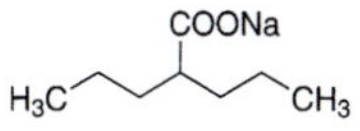

てんかんに対して広い効果をもち，特に全般発作に対する第一選択薬である．GABA 代謝酵素である GABA トランスアミナーゼを阻害することで，脳内 GABA 濃度を上昇させる．このような抑制性の神経伝達物質を介した脳内抑制系の賦活作用に基づいて，抗てんかん作用が発現するものと推定されている．また，電位依存性 Na^+ チャネルの抑制作用，電位依存性 T 型 Ca^{2+} チャネルの抑制作用，グルタミン酸受容体遮断作用なども知られている．脳腫瘍によるけいれん発作にも有効である．徐放薬が発売されている．

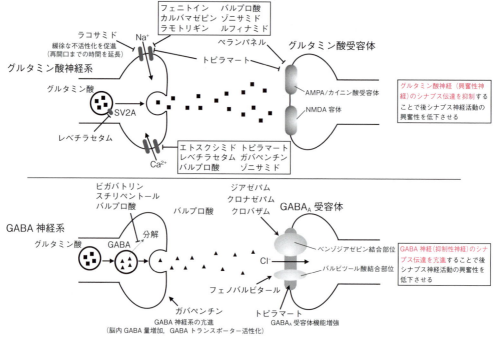

図 5-25. 抗てんかん薬の主な作用機序

表 5-10. 主な抗てんかん薬の作用機序

分類	薬物名	興奮性神経伝達抑制						抑制性神経伝達亢進		
		Na$^+$チャネル遮断	Ca^{2+}チャネル遮断			SV2Aへの結合（グルタミン酸遊離抑制）	グルタミン酸受容体遮断	GABA$_A$受容体機能亢進	GABA濃度上昇	炭酸脱水酵素阻害
			T型	L型	N型					
第一世代	バルプロ酸	○	○						○	
	フェノバルビタール	○		○				○		
	フェニトイン	○		○				○		
	カルバマゼピン	○								
	ゾニサミド	○	○							○
	エトスクシミド		○							
	ベンゾジアゼピン系	○						○		
第二世代	ガバペンチン			○	○				○	
	ラモトリギン	○	○	○						
	トピラマート	○		○			○	○		
	レベチラセタム			○	○	○				
	スチリペントール								○	
	ルフィナミド	○								
	ラコサミド	○								
	ペランパネル						○			

② フェノバルビタール phenobarbital

けいれん性の各種発作および非けいれん性の部分発作（欠神発作以外のほとんどのてんかん発作）に有効である．一方，副作用の点から，現在では新生児けいれんや熱性けいれんを除いて第一選択薬ではなくなっている．てんかん診療ガイドラインでは，小児の全般性強直間代発作において，十分量のバルプロ酸ナトリウムで治療した上で再発した場合の第二選択薬に位置づけられている．その他，新生児けいれんおよびてんかん重積状態に適用される静注用製剤がある．

フェノバルビタールは，シナプス後膜のGABA$_A$受容体のバルビツール酸結合部位に結合し，細胞内Cl$^-$流入を亢進させることにより，興奮性シナプス伝達を抑制する．また，

③ プリミドン primidone

　てんかんの全般発作ならびに部分発作に有効な薬物である．一部，肝臓で酸化を受けて，フェノバルビタールとフェニルエチルマロンアミドに代謝される．二つの代謝物も抗けいれん作用を有することから，プリミドンの臨床効果には代謝物の作用も寄与している．プリミドン自体の作用機序は明らかではない．広域なスペクトラムをもつ一方，認容性が低く，第一選択薬にはならない．

④ フェニトイン phenytoin

　強直間代発作（大発作），部分発作に対して高い効果を有し，長い臨床使用経験がある．一方，欠神発作（小発作）はむしろ悪化させる．また，副作用の多さと非線形の薬物動態のため，各種ガイドラインでは第二選択薬以下となっていることが多い．神経の脱分極時における軸索や細胞体へのNa^+の流入や樹状突起へのCa^{2+}の流入を抑制し，神経細胞膜の安定化を引き起こす．また，本薬物は$GABA_A$受容体-Cl^-チャネルのバルビツール酸結合部位に結合し，$GABA_A$受容体機能を亢進する．フェニトインを長期間連用することにより歯肉増殖，催奇形性，再生不良性貧血などの副作用が発現することがある．歯肉増殖は，歯ブラシなどで口腔内を清潔にすることで予防できる．

　類薬のエトトイン ethotoin は，強直間代発作に適用される．また，ホスフェニトイン fosphenytoin はフェニトインのプロドラッグであり，てんかん重積状態に対する第二選択薬として静注剤が用いられる．

⑤ カルバマゼピン carbamazepine

　本薬物の薬理作用は多彩であり，臨床適用も多様である．部分発作を呈する局在関連性てんかんに対する第一選択薬である．抗てんかん作用は，神経細胞膜に作用してNa^+, K^+の取込み阻害，Na^+チャネルの抑制，cAMP および cGMP の含有量低下，アデノシンA_1受容体刺激，Ca^{2+}の取込み阻害などの作用により発現するものと考えられている．双極性障害の躁状態に対する効果は，ノルアドレナリンの遊離および再取込み阻害，cAMP および cGMP の含有量低下，アデノシンA_1受容体刺激，末梢ベンゾジアゼピン受容体刺激，髄液中ソマトスタチン含量の減少，ドパミンおよびノルアドレナリン代謝回転の抑制などの作用により発現するものと考えられている．肝薬物代謝酵素を誘導するため，薬物相互作用には注意が必要である．また投与初期には，アレルギー反応や汎血球減少といった重大な副作用に対して注意が必要である．

⑥ ゾニサミド zonisamide

　日本では2番目に（難治性てんかんに有効なものとしては初めて）合成・販売された抗てんかん薬である．眠気やふらつきなどの中枢神経系の副作用が少なく，広範囲の臨床スペクトラムを有するため，使用しやすいとされている．部分発作なら

びに全般発作に有効である．ベンズイソキサゾール系化合物であり，作用はバルプロ酸ナトリウムに近似するが，血中半減期が非常に長いので有用である．薬理作用については完全に解明されてはいないが，発作活動の伝播過程の遮断，てんかん原性焦点の抑制等が示唆されている．Na^+チャネル阻害作用やCa^{2+}チャネル阻害作用をもつことも示唆されている．

⑦ **エトスクシミド** ethosuximide

　欠神発作（小発作）に対して有効性の高い抗てんかん薬である．電位依存性T型Ca^{2+}チャネルを遮断して脱分極を抑制し，ニューロンの興奮性を低下させる．強直間代発作には無効であり，かえって症状を悪化させる．

⑧ **トリメタジオン** trimethadione

　鎮痛作用と強い抗けいれん作用をもつ薬物である．欠神発作（小発作）に有効であるが，強直間代発作（大発作）は悪化させるので十分注意する必要がある．投薬により数日で効果が現れ，ほぼ完全に小発作を抑制できる．副作用として，眠気，運動失調，羞明，昼盲症，骨髄障害，腎障害，発疹，脱毛症，催奇形性などがある．エトスクシミドやバルプロ酸に反応しない小発作にのみ使用する．

⑨ **クロナゼパム** clonazepam

　ベンゾジアゼピン受容体作動薬であり，複雑部分発作（精神運動発作など）や欠神発作に有効である．電位依存性Na^+チャネル阻害作用も併せもつ．ミオクロニー発作に有効性の高いベンゾジアゼピン系抗てんかん薬である．ただし，一般的に単独での適用はなく他剤と併用される．クロナゼパムは大部分が肝臓で，一部は腸管壁で代謝され，多くは腎臓から排出される．血漿タンパク結合率は95％と高い．成人における最高血中濃度到達時間は2時間で，1～2日と長い半減期を有する．

⑩ **クロバザム** clobazam

　広い効果スペクトラムをもち，難治性てんかんに有効とされるベンゾジアゼピン系の抗てんかん薬である．脳のベンゾジアゼピン受容体に選択的に結合し，大脳辺縁系のGABAニューロンの働きを増強することで，抗けいれん作用を示すと考えられている．わが国では，他の抗てんかん薬で十分な効果が認められない場合の全般発作ならびに部分発作に対する併用療法のみが認可されている．クロバザムは，肝臓でCYP3A4により酸化される．活性代謝物である*N*-デスメチルクロバザムも抗けいれん作用を有し，CYP2C19で代謝される．血漿タンパク結合率は95％と高く，成人における最高血中濃度到達時間は2時間前後で，約1日と比較的長い半減期を有する．抗不安作用を有しているため，不安障害を合併するてんかんに使用しやすい．

⑪ **ジアゼパム** diazepam

　ベンゾジアゼピン誘導体のジアゼパムは，てんかん重積症の第一選択薬として静脈内投与される．GABAによる$GABA_A$受容体チャネルの活性化を促進することで膜の興奮性低下を増強し，鎮静，催眠，抗不安，筋弛緩，抗けいれんなど中枢神経系の抑制作用を示す．強い親油性をもち，血液脳関門を容易に通過して速やかに効果を発現する．その後，脳から親油性の高い他の組織に移行，再分布するため，実際の効果は除去半減期（43±13時間）よりもかなり早期に低下する．通常量の単回静注後の抗けいれん効果持続時間は，20分から2時間程度である．

　なお，ジアゼパムと同じくベンゾジアゼピン誘導体である**ミダゾラム** midazolamも，てんかん重

積状態への適応が2014年より認められている．

⑫ その他

アセチルフェネトライド acetylpheneturide は，エトトインのヒダントイン構造が開環した形に類似の構造をもつ抗てんかん薬である．部分発作や強直間代発作に適応があるが，再生不良性貧血など重篤な副作用があるため，他薬が無効な症例にのみ用いる．

スルホンアミド誘導体の**スルチアム** sultiame および**アセタゾラミド** acetazolamide は，複雑部分発作に対して有効である．他薬の効果が不十分な場合に補助的に用いられる．アセタゾラミドは，利尿薬や緑内障治療薬としての適応もある炭酸脱水酵素阻害薬である．抗てんかん作用は，脳内の CO_2 濃度を局所的に増大させて神経細胞の異常興奮を抑えることにより発現するとされている．

アセチルフェネトライド　　スルチアム　　アセタゾラミド

2）第二世代併用薬（新規抗てんかん薬）

① ガバペンチン gabapentin

1973年に合成されたガバペンチンは，GABAに類似の構造を有するが，GABAおよびベンゾジアゼピン受容体に対する活性がなく，さらに電位依存性 Na^+ チャネルにも結合しないことが確認され，新たな作用機序を有する抗てんかん薬として注目されてきた．現在では，$\alpha_2\delta$ サブユニットへの結合を介した電位依存性 Ca^{2+} チャネルの抑制と，脳内GABA量増加およびGABAトランスポーターの活性化により，抗けいれん作用を発現すると考えられている．わが国においては，他の抗てんかん薬で十分な効果が認められないてんかん患者の部分発作（二次性全般化発作を含む）に対する抗てんかん薬との併用療法が効能・効果として承認されている．

② ラモトリギン lamotrigine

ラモトリギンは，電位依存性 Na^+ チャネルを開口頻度依存的かつ電位依存的に抑制することによって神経細胞膜を安定化させ，グルタミン酸等の興奮性神経伝達物質の遊離を抑制することにより抗けいれん作用を示すと考えられている．Ca^{2+} チャネル阻害作用も有している．成人および小児の部分発作および強直間代発作に対して単剤で用いられる他，他の抗てんかん薬で十分な効果が認められない部分発作，強直間代発作，およびレノックス・ガストー Lennox-Gastaut 症候群（ルフィナミドの項参照）における全般発作に対する併用療法にも用いられる．

③ トピラマート topiramate

トピラマートは，電位依存性 Na^+ チャネル抑制作用および電位依存性L型 Ca^{2+} チャネル抑制作用に加えて，てんかん発作のきっかけとなるnon-NMDA型グルタミン酸受容体（AMPA受容体/カイニン酸受容体）機能抑制作用，GABA存在下でのGABA$_A$受容体機能増強作用および炭酸脱水酵素阻害作用も有することが特徴である．わが国での適応は，他の抗てんかん薬で効果不十分なてんかん患者の部分発作に対する併用療法であるが，海外の臨床試験では，トピラマート単独でもてんかんの部分発作などに対する有効性が認められている．海外では，片頭痛，依存症ならびに肥満

症に対しても使用される．

④ **レベチラセタム** levetiracetam

　レベチラセタムは，他の抗てんかん薬で十分な効果が認められないてんかん患者の部分発作（二次性全般化発作を含む）に対する抗てんかん薬と併用する．電位依存性 N 型 Ca^{2+} チャネル阻害作用，および細胞内 Ca^{2+} の遊離抑制作用を有するほか，神経伝達物質の放出抑制に関与するシナプス小胞タンパク質 2A（SV2A）への結合親和性を有している．SV2A の役割は未だ明らかになっていないが，SV2A に対する結合親和性と，各種てんかん動物モデルにおける発作抑制作用との間に相関が認められることから，レベチラセタムの SV2A への結合はてんかん発作抑制作用に寄与しているものと考えられる．

⑤ **スチリペントール** stiripentol

　Dravet 症候群にのみ適応のある希少疾患治療薬である．Dravet 症候群は，乳児重症ミオクロニーてんかん severe myoclonic epilepsy in infancy（SMEI）とも呼ばれる．生後 1 年以内で発症し，発熱などに伴ってんかん重積状態を頻発する．幼児期にはミオクロニー発作も出現する．スチリペントールは，クロバザムおよびバルプロ酸ナトリウムで十分な効果が認められない Dravet 症候群における間代性発作または強直間代性発作に対して，これらの薬物との併用で用いられる．

　本薬は，GABA 取込み阻害作用，GABA トランスアミナーゼ活性低下作用，$GABA_A$ 受容体に対する促進性アロステリック調節作用により，$GABA_A$ 受容体を介する神経伝達を促進する．$GABA_A$ 受容体の $α3$ または $δ$ サブユニットに高い親和性を示し，これらのサブユニットを有する $GABA_A$ 受容体においてアロステリック調節作用を示すと考えられている．

⑥ **ルフィナミド** rufinamide

　ルフィナミドも希少疾病用医薬品の一つであり，他の抗てんかん薬で十分な効果が認められないレノックス・ガストー症候群における強直発作および脱力発作に対して，他薬と併用で用いられる．レノックス・ガストー症候群は，小児から発症する重篤な難治性てんかん症候群であり，ほとんどの症例で強直発作，脱力発作および欠神発作が認められる．強直発作と脱力発作により，転倒発作と呼ばれる特徴的な発作を起こし，意識消失を伴って突然激しく倒れることでしばしば外傷を負う．ルフィナミドは，電位依存性 Na^+ チャネルの活動を抑制（不活性化状態を延長）することによって抗てんかん作用を発揮するものと考えられている．

5-6. 鎮痛薬

5-6-1. 痛覚伝達系概論

a 痛みの解釈と分類

　国際疼痛学会は，1981 年に「痛み」を「組織の損傷が起きるかあるいは損傷が起きる可能性のあ

る時，もしくはそのような損傷の際に表現される，不快な感覚や不快な情動の体験」と定義している．痛みは，持続期間により急性疼痛 acute pain と慢性疼痛 chronic pain に分けることができる．一般に急性的な痛み反応とは，危害から生体を防御するシグナルであり，生体防御に関与する重要なバイタルサインである．一方，慢性疼痛は，初期の痛みの原因となる組織損傷が消失し，通常治癒するのに要する時間を超えて持続する痛みと位置づけられるもので，疼痛の伝達，制御，認知機構の異常が原因である．さらに神経障害性疼痛のような難治性の慢性疼痛やがん性疼痛は，その複雑な発現機序のため，時に鎮痛薬が奏功せず，患者は長期にわたる煩わしい痛みにただ耐えるしかない事態を強いられる．末梢からの侵害刺激の入力が持続的に中枢神経系に行われると，中枢神経系の機能的・可塑的変化が起こり，刺激に対する反応や痛みの伝達に変化が生じるようになる．さらに，痛みの認知機構にも影響を及ぼし，結果的に精神的・心理的な要因が深く関与した複雑な病態となる．こうした痛みの慢性化は，不安や恐怖といった情動障害を惹起し，意欲の低下を生み出していく．すなわち，その存在は「Quality of life（QOL）：生活の質」を著しく低下させる元凶となる．したがって，急性疼痛に対する対処法として原因疾患の治療や鎮痛薬の投与などの処置が中心に行われるのに対し，慢性疼痛に対しては鎮痛薬のみならず，その他の薬物療法や神経刺激療法などの方法，さらには痛みについての教育や理学療法，心理療法，環境調整などの方法も取り入れることが必要となる．

b 痛覚伝達機構（図 5-26）

1）末梢から脊髄への痛覚伝達

末梢組織の病変，損傷あるいは異常による痛みは，いずれも痛覚受容器が刺激されて生じる．この受容器に作用して痛みを生じる刺激は，一般に組織を傷害するかあるいはその可能性をもった侵害刺激 noxious stimuli である．痛み刺激を感知する侵害受容器は，機械的侵害受容器（高閾値機械受容器，低閾値機械刺激受容器），温度侵害受容器，ポリモーダル侵害受容器およびサイレント受容器に分類される．一次知覚神経（一次求心性神経）の末梢端に存在する侵害受容器で感受された侵害刺激は，電気信号（活動電位）に変換され，脊髄後根神経節 dorsal root ganglia（DRG）に存在する細胞体を経て脊髄後角へと伝達される．一次求心性神経はその伝導速度の違いにより分類されており，それぞれ異なった機能を有する．痛覚伝達に関与する神経は薄い有髄のAδ線維および無髄のC線維である．Aδ線維は，刺すような局在性の明らかな比較的短く鋭い痛み（一次痛：即時痛）を伝える．一方，C線維は鈍く遷延性の痛み（二次痛：灼熱痛）を伝える．

活動電位の発生・伝導を担う電位依存性Na^+チャネルは，疼痛伝達に深く関与するばかりでなく，慢性疼痛のメカニズムにおいても重要な役割を担っている．すなわち，神経の損傷や断裂により，その局所において神経腫 neuroma の形成や発芽が引き起こされ，その際，Na^+チャネルの増加・蓄積により異所性の神経発火が発現し，末梢端の侵害受容器を介さずに直接中枢へ伝達しうるパルスとなる．こうした変化が，神経障害性疼痛時に認められるアロディニア allodynia といった感覚処理システムの異常をきたす原因の一端と考えられている．鎮痛補助薬として用いられる電位依存性Na^+チャネル遮断薬は，活動電位の発生と伝導を抑制することにより鎮痛効果をもたらすと考えられる．

また，高電位活性化型の電位依存性Ca^{2+}チャネルは，一次求心性神経末端，脊髄後根神経節および脊髄後角に分布しており，痛みの伝達に寄与する他に，痛み伝達物質の産生にも関わっていると考えられている．

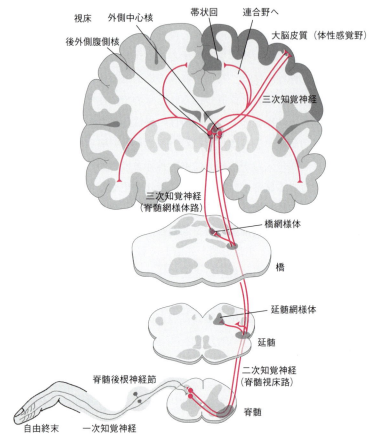

図 5-26. 痛みの伝達

2）脊髄における痛覚伝達

Aδ 線維や C 線維などの一次求心性神経の中枢枝は，脊髄後角に収束している．侵害刺激は，脊髄後角で様々な伝達物質を介して二次神経に伝えられる．もっとも代表的な痛みの伝達物質が興奮性アミノ酸のグルタミン酸である．また，サブスタンス P やカルシトニン遺伝子関連ペプチド（CGRP）などの神経ペプチドも痛覚伝達に関与する．さらに，炎症や損傷時には ATP，一酸化窒素，プロスタグランジンなどが合成され，互いに干渉して制御が行われる．多くの C 線維には CGRP とサブスタンス P が共存する．一方，皮膚の Aδ 線維はサブスタンス P をほとんど含有しない．

3）中枢性感作 central sensitization

長期的な刺激が続くと，痛覚伝達の中継地点である脊髄後角の神経細胞が弱い刺激に対しても過剰に反応するようになる中枢性感作を誘導する．このような神経の可塑的変化が異常感覚を発症させる要因であると考えられている．中枢性感作は，一般的に神経障害性疼痛時に発現しやすい．早期感作と遅延感作があり，前者はグルタミン酸 NMDA 受容体の機能亢進を伴ったカルシウム依存性プロテインキナーゼ類の活性化に一部起因し，後者はそれに連動したプロスタグランジンの合成増加とプロスタグランジン受容体の過感作などに由来すると考えられている．

グリア細胞（アストロサイト，オリゴデンドロサイト，ミクログリア）は脊髄内において神経細胞の数倍存在する．グリア細胞は活動電位を発生しないことなどから，これまで神経細胞に対する形態維持や栄養補給といった補助的役割が中心であると考えられてきた．しかし，近年の基礎研究の成果から，グリア細胞が神経活動の調節やシナプス可塑性に積極的に関わっており，神経障害性疼痛のよ

うな病態の発現に大きく関与している可能性が認識されるようになっている．

4) 脊髄上行路と視床

　一般に末梢からの痛みの情報は，一次求心性神経を介して脊髄後角に伝達され，脊髄中心管の腹側を通り対側の前外側を上行する上行性経路を経て，上位中枢に伝えられる．侵害情報伝達上行経路は脊髄視床路を代表とし，脊髄-網様体路，脊髄-中脳路，脊髄-脚傍核-扁桃核路，脊髄-頸髄路，後索路などが知られている．これらの経路を機能的にみると三つの主な部分に分けることができる．一つは痛み刺激の部位および強度を識別する経路，もう一つは痛みに伴う情動や記憶に関与するとされている経路，最後に痛みと自律神経および内分泌系をつなぐ経路である．これらの接続ネットワークは，脳内でさらに複雑，広範囲な回路を形成する．こうしたことから，上行性経路により伝達された疼痛情報は，痛みに対する不安，嫌悪，恐怖反応および自律神経反応に関与すると言われている．

5) 大脳皮質と辺縁系

　大脳皮質の体性感覚野は，中心溝の後方の頭頂葉にあり，SIまたはBrodmann 1, 2, 3野とも呼ばれる．体性感覚野は，反対側の皮膚感覚を受ける．霊長類ではSI以外にSIIと呼ばれる小さな体性感覚野があり，両側の体性感覚を受け，痛覚を多く受ける．また，体性感覚野は視床外側系からの投射を受けており，侵害刺激に特異的に反応する特異的侵害受容性神経の存在が認められている．

　帯状回は，視床内側髄板内核群からの入力を受け，辺縁系の一部として記憶や情動に大きく関与すると考えられている．なかでも前帯状回は，痛みの認知だけでなく痛みに伴う不快感や痛みの予測に関係して活動することが，これまでの多くの研究において報告されている．前部前帯状回は情動に，後部前帯状回は痛みの認知やそれに対する応答に関与していると考えられている．

5-6-2．オピオイドとオピオイド受容体

a　オピオイド受容体

　1992年に，372個のアミノ酸残基からなる δ オピオイド受容体の遺伝子クローニングの成功が報告された．その後，ホモロジー（相同性）を利用した μ および κ オピオイド受容体のクローニングの成功が相次いで報告された．μ および κ 受容体は，それぞれ398個と380個のアミノ酸残基から構成されている．明らかにされた μ，δ および κ オピオイド受容体間のアミノ酸配列の相同性は全体として約60%と高く，いずれも7回膜貫通型のいわゆるGタンパク質共役型受容体である．μ，δ，κ オピオイド受容体はいずれも鎮痛作用に関与しているが，強力な鎮痛作用発現には μ 受容体が重要であると考えられている．臨床上使用されているオピオイド関連鎮痛薬のほとんどは μ 受容体作動薬である．また，μ および δ 受容体は，情動・多幸感に関与していることが明らかにされている．

b　オピオイド受容体を介した情報伝達機構

　一般にオピオイド受容体の刺激により，百日咳毒素感受性のGタンパク質であるGiαやGoαを介してアデニル酸シクラーゼの活性が抑制され，Ca^{2+}チャネルの開口抑制ならびにK^+チャネルの開口促進が引き起こされ，抑制性の神経伝達が行われる．

　モルヒネは μ 受容体を介し，介在ニューロンである抑制性の γ-アミノ酪酸（GABA）神経系を抑制することによって，GABA神経が入力している神経細胞の活性化を引き起こす．これは**脱抑制**

disinhibition と呼ばれる機構で，これにより活性化された神経細胞は，軸索の投射先において神経伝達物質を遊離する．モルヒネによる下行性の痛覚抑制伝導路（下行性セロトニン・ノルアドレナリン神経）の活性化や，大脳辺縁系での過剰なドパミン遊離作用（精神依存や多幸感に関与）には，主としてこの"脱抑制"が関与していると考えられている．

c 内因性オピオイド

内因性オピオイドは，主としてエンドルフィン系，エンケファリン系およびダイノルフィン系に分類される（第2章6節参照）．β-エンドルフィンは31個のアミノ酸からなるペプチドで，μ受容体に作用する．強い鎮痛作用があり，抗ストレス作用や忍耐力の増大ならびに，身体的や精神的な苦痛を和らげる効果がある．また，β-エンドルフィンは免疫にも大きく関係している．一方，エンケファリンはδ受容体に作用する五つのアミノ酸からなるペプチドで，メチオニン-エンケファリンとロイシン-エンケファリンの2種類が存在する．メチオニン-エンケフェリンは別名「オピオイド増殖因子」とも呼ばれ，がん細胞の増殖を抑制する作用を示す．ダイノルフィンはκ受容体に主に作用する．内因性κオピオイドシステムは，負の情動発現やかゆみの発現に関与する他，幹細胞分化，血管新生やオリゴデンドロサイトの産生に関与することが最近明らかとなっている．

5-6-3. 麻薬性鎮痛薬

a モルヒネ morphine

天然のアヘンアルカロイドであるモルヒネ（図5-27）の主な作用は，鎮痛作用および鎮咳作用である．代表的な副作用としては，①嘔気・嘔吐，めまい，②便秘，③眠気・傾眠が挙げられる．疼痛治療に用いる際にもっとも注意すべき副作用は，投与開始初期の嘔気と，長く続く便秘である．

①**鎮痛作用**：非常に強い鎮痛作用を有する．解熱鎮痛薬と異なり，内臓痛にも有効である．中枢性の鎮痛作用と，末梢のオピオイド受容体を介した末梢性の鎮痛作用がある．現在までに重要視されているモルヒネの作用発現部位・機序は，大別すると以下の3経路になる（図5-28）．

i 中脳や延髄領域に存在するμ受容体を介して下行性抑制系であるセロトニンおよびノルアドレナリン神経系などを活性化（賦活）し，脊髄での痛覚伝導を遮断する．

ii 脊髄後角に存在するμ受容体を介して一次知覚神経からの痛覚伝達を直接抑制する．具体的には，末梢からの侵害刺激によって，脊髄後角に投射している一次知覚神経末端から，サブスタンス

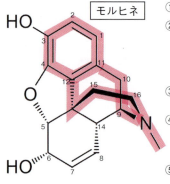

① *N*-メチルフェニルピペリジン環（赤太線）：鎮痛作用の発現に必須
② 3位のフェノール性ヒドロキシ基の修飾：依存形成能・呼吸抑制作用・鎮痛作用の調節
 アセチル化   ：作用の増強（ヘロイン）
 メチル化，エトキシ化：作用の減弱（コデイン，オキシコドン）
 グルクロン酸抱合 ：作用の消失（モルヒネ-3-グルクロニド；モルヒネの不活性代謝物）
③ 7-8位の二重結合の水素化：鎮痛作用の増強
 ヒドロモルフォン，オキシコドン，ジヒドロコデイン
④ 6位のアルコール性ヒドロキシ基の修飾：鎮痛作用の増強
 ケトン化：ヒドロモルフォン，オキシコドン
 アセチル化：ヘロイン
 グルクロン酸抱合：モルヒネ-6-グルクロニド（モルヒネの活性代謝物）
⑤ *N*-メチル基の置換：オピオイド受容体拮抗作用
 N-アリル化：ナロキソン
 N-メチルシクロプロパン化：ナルデメジン

図 5-27．アヘンアルカロイドの構造活性相関

P, ソマトスタチン，グルタミン酸などが遊離する．一次知覚神経末端に存在するオピオイドμ受容体は，これら痛覚伝達物質の遊離を抑制する（前膜抑制）．また，μ受容体の活性化によって脊髄後角ニューロンが直接抑制される（後膜抑制）．

iii 視床-大脳皮質路（痛みの上行性三次ニューロン）の活性化を抑制する．

②**鎮咳作用**：延髄の咳中枢（孤束核）のオピオイド受容体に作用し，興奮性アミノ酸神経系を遮断することにより作用を発現する．鎮咳薬としての適応のあるコデイン（第12章2節参照）よりも，モルヒネのほうが鎮咳作用は強力である．

③**呼吸抑制作用**：主として延髄呼吸中枢への直接の抑制作用による．CO_2に対する呼吸中枢の感受性低下を招き，チェーン・ストークス呼吸を起こす．また，延髄・橋の全般的な抑制により，包括的に呼吸リズムや呼吸中枢の応答性を低下させる．呼吸抑制はモルヒネ急性毒性の死因となる．麻薬拮抗薬であるナロキソン naloxone が解毒薬となる．

④**嘔気・嘔吐（催吐）作用**：モルヒネ服用患者の50～60％程度に頻発する．催吐作用に対する耐性は，比較的早期に成立するため，投与開始早期の予防が重要となる．基本的にはドパミン受容体拮抗薬がオピオイドの嘔気・嘔吐に奏功するものと考えられている．モルヒネによる嘔気・嘔吐については以下のような機序が考えられている．

i 延髄第四脳室底にある化学受容器引金帯（CTZ）に存在するドパミン受容体を（おそらくドパミン遊離作用を介して）活性化し，その刺激が延髄の嘔吐中枢に伝わる．

ii 前庭器を刺激して過敏にさせ，これがCTZを間接的に刺激する．

iii 胃前庭部を緊張させるため，胃内容物の停留が起こる．これによる胃内圧増大が求心性神経を介してCTZや延髄の嘔吐中枢を刺激する．

⑤**止瀉作用（便秘）作用**：便秘は，モルヒネの副作用の中でもっとも頻度の高い症状であり，患者の80％程度にみられる．オピオイドμおよびδ受容体を介した腸管神経叢でのアセチルコリン遊

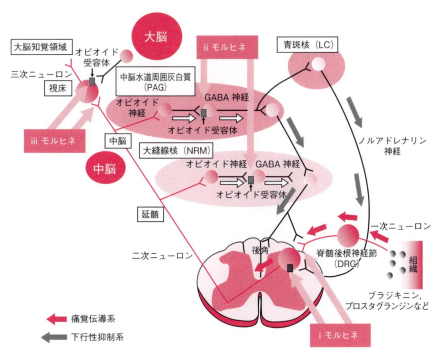

図5-28．モルヒネの鎮痛作用機序

離抑制作用と腸管でのセロトニン遊離促進作用による．

オピオイドによる便秘に対しては，耐性はほとんど生じないか，長期間にわたって非常にゆっくりにしか起こらないため，継続使用によりほぼ100％が便秘となる．したがって，モルヒネ投与と同時に緩下薬を予防的に定期投与する必要がある．酸化マグネシウムなどから開始し，必要に応じて刺激性緩下薬，浸透圧性緩下薬などを併用する．2017年には末梢性μ受容体拮抗薬であるナルデメジンが登場し，オピオイド誘発性便秘症の治療薬として期待されている．

⑥ **傾眠作用**：眠気は投与初期や増量時に発現するが，耐性がつきやすい．通常軽い刺激ですぐに覚醒し，平常通り会話が可能である．見当識障害や意識混濁は伴わない．減量により軽減する．呼吸抑制の前兆症状とも考えられている．

⑦ **陶酔作用**：健常人では強い陶酔（多幸感）効果が起こり，増量などによりやがて幻覚や錯乱（軽い意識混濁）が引き起こされ，これが精神依存や乱用の原因となる．

情動や陶酔感の発現には中脳辺縁系のドパミン神経が関与している．モルヒネは，中脳辺縁系のドパミン神経細胞体が存在する腹側被蓋野に高密度に分布するμ受容体を介して，介在ニューロンである抑制性のGABA神経系を抑制し，ドパミン神経を活性化する．活性化されたドパミン神経は，投射先である側坐核において著明なドパミン遊離を引き起こし，これがモルヒネによる多幸感発現や精神依存形成の引き金になっていると考えられている（本章13節参照）．

一方，慢性疼痛下では，モルヒネの精神依存は形成されにくく，幻覚や錯乱の発生頻度も1～3％程度と低い．側坐核ではダイノルフィン神経系がκオピオイド受容体を介してドパミンの遊離を抑制的に制御しており，炎症性疼痛下ではκオピオイド受容体の機能亢進が引き起こされることにより，モルヒネによるドパミン遊離量増加が抑制される．また，神経障害性疼痛下では，脊髄からの持続的な疼痛刺激により腹側被蓋野においてβ-エンドルフィンが持続的に遊離され，GABA神経細胞上のμオピオイド受容体の機能低下が誘導される．その結果，モルヒネによるドパミン遊離量増加が抑制される．このような一連の変化により，痛みがある時の適性使用においては，モルヒネの精神作用は現れにくくなると考えられている．

⑧ **その他の作用**：縮瞳作用は，中脳の第Ⅲ脳神経核（動眼神経核）を刺激することにより生じるもので，副交感神経の活性化を介して瞳孔括約筋の収縮が起こる．この作用は耐性を生じにくい．

脊髄反射亢進作用により肛門括約筋の緊張が亢進する．マウスに投与した場合，S字状の挙尾反応（Straubの挙尾反応）を引き起こす．大量ではストリキニーネ様けいれんを誘発する．

Oddi括約筋の収縮による**胆汁分泌抑制作用**を示す．モルヒネを皮下注射すると，Oddi括約筋収縮によって総胆管内圧は15分以内に10倍以上に上昇する．この効果は2時間以上持続する．

膀胱の知覚低下，括約筋緊張の増強，排尿筋の緊張増強，尿管の緊張度と収縮強度の増大などが引き起こされるため**排尿困難**となる．経口投与に比べ，くも膜下腔投与において排尿障害の発生頻度が増加することから，脊髄のμあるいはδ受容体がこれらの反応に関与しているものと考えられる．

b　オキシコドン oxycodone （図5-29）

μ受容体作動薬であり，モルヒネの代替薬であり，その鎮痛効果はモルヒネとほぼ同程度であるが，投与経路によってはモルヒネと強さが逆転する．モルヒネとは異なり代謝物に活性がない（モルヒネの場合は6位のグルクロン酸抱合体も強い活性を有する）ため，腎機能障害患者に対しても比較的使いやすい．また，神経障害性疼痛にも有効性が高いという報告がある．一方，便秘はモルヒネと同程度である．悪心・嘔吐はあまり起きないが，体動時に悪心・嘔吐を引き起こすことがある．

c　コデイン codeine

モルヒネと同じく天然のアヘンアルカロイドであるコデインは，弱作用性オピオイドであることか

ら，鎮痛薬としては軽度から中程度の痛みに応用される．コデインはプロドラッグであり，代謝物であるモルヒネが鎮痛作用を担う．この代謝経路はコデイン代謝全体の10％以下と非常に少ない．一方で代謝の80％以上を占める6位のグルクロン酸抱合体は，μ受容体への結合がモルヒネの1/200と非常に弱く鎮痛にはあまり関与していないと考えられている．コデインの鎮痛効果を担うモルヒネは腎排泄であるため，腎障害の患者ではコデインの作用時間が延長し，効果が増強しやすい．

d ペチジン pethidine

合成オピオイドであり，鎮痛作用，依存性ともに効力はモルヒネの1/8程度である．速効性があるが，また代謝が速いため作用時間は短い．抗コリン作用およびパパベリン様の平滑筋弛緩作用による鎮痙作用も併せもつため，消化管の疼痛軽減や無痛分娩などに用いられる．麻酔前投薬・麻酔補助としての適応もある．

e フェンタニル fentanyl

フェンタニルは合成オピオイドであり，μ受容体に対する選択性が高く，モルヒネよりも強い（約100倍）鎮痛効果が得られる．鎮痛効果発現機序はモルヒネとほぼ同じである．一方，フェンタニルは脂溶性が高く，即時的に脳に移行するため，モルヒネに比べ便秘や眠気が少ないとされている．ハップ剤が主流である．μ受容体の細胞内陥入（ダウンレギュレーション）を起こしやすく，慢性疼痛下での受容体リサイクリングが抑制されるため，耐性が起こりやすいとの報告がある．高用量では呼吸抑制に注意が必要である．類薬のレミフェンタニル remifentanyl は，全身麻酔の導入・維持期の鎮痛に用いられる（本章2節参照）．

f メサドン methadone

メサドンはμ受容体作動薬であるが，グルタミン酸NMDA受容体拮抗作用を有するため，脊髄後角での痛覚伝達を遮断するだけでなく，神経障害性疼痛などの中枢感作を伴う痛みの慢性化を阻止できる可能性がある．また，他のオピオイドに対する耐性や依存性を抑制することができると考えられている．オピオイド治療抵抗性の神経障害性疼痛への有用性が期待されているが，半減期が長いため，処方においては十分な注意が必要である．

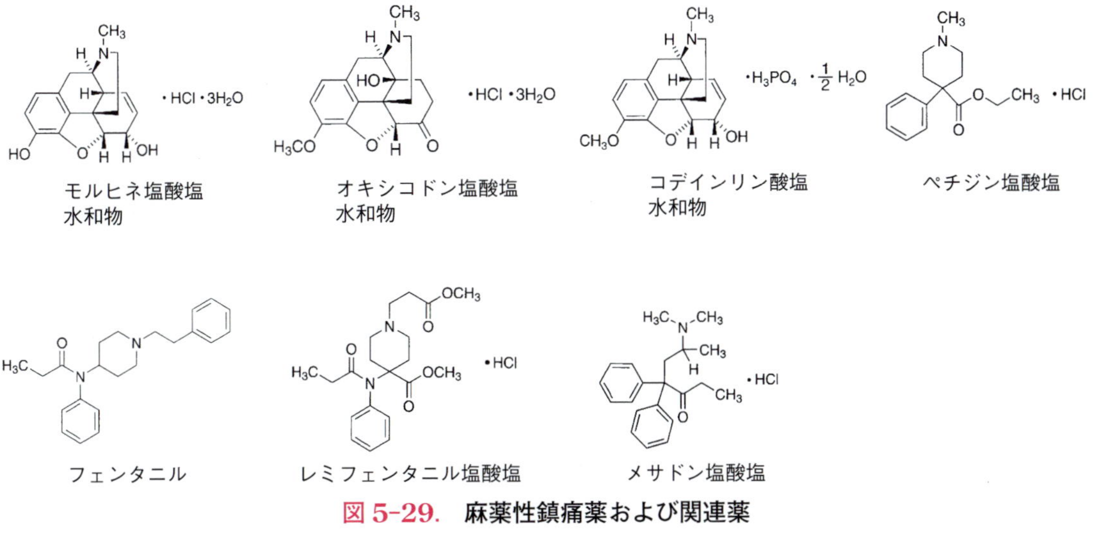

図 5-29．麻薬性鎮痛薬および関連薬

g　トラマドール tramadol（非麻薬）

トラマドールは麻薬には指定されていないが，主要代謝物である O-desmethyl-tramadol が中程度の μ および弱い δ オピオイド受容体作動性を示す．一方，セロトニン，ノルアドレナリン再取込み阻害（SNRI）作用も示すため，μ オピオイド鎮痛薬と抗うつ薬様作用の双方の特性を有する．WHOのがん疼痛三段階除痛ラダーにおいては，第二段階用鎮痛薬に指定されている．

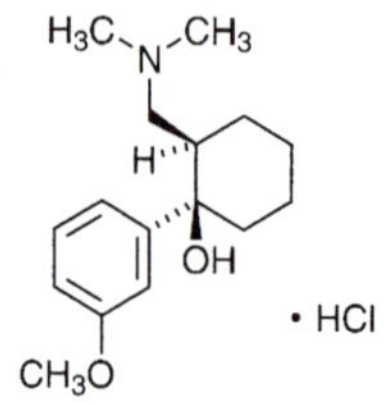

トラマドール塩酸塩

h　タペンタドール tapentadol

タペンタドールは，トラマドールを改良してつくられた μ 受容体作動薬で，麻薬に指定されている．代謝を受けることなく，トラマドールより強い μ 受容体刺激作用を発揮する．また，セロトニン・ノルアドレナリン再取込み阻害作用を示すが，主にノルアドレナリンの取込みを阻害するため，セロトニンの増加に伴うセロトニン症候群や神経障害性疼痛の悪化を防ぐことが可能である．

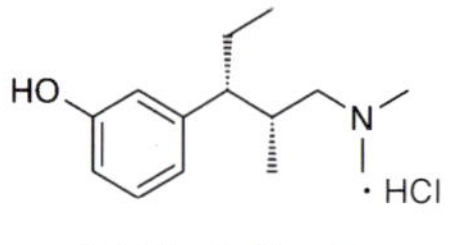

タペンタドール塩酸塩

5-6-4.　麻薬拮抗性鎮痛薬

単独ではモルヒネのような麻薬性鎮痛薬と類似の鎮痛作用を有するが，モルヒネなどの麻薬性鎮痛薬と併用するとそれらの効果に対して拮抗作用を示す薬物は，麻薬拮抗性鎮痛薬として分類される（図 5-30）．これらの薬物はいずれも麻薬指定の対象外であるが，大量投与により弱い精神・身体依存を形成する．

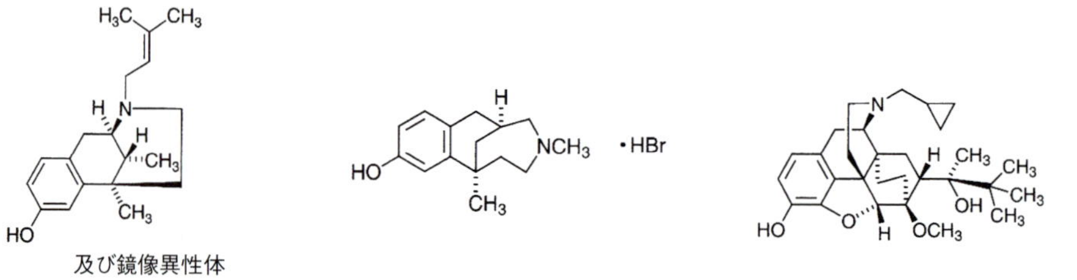

及び鏡像異性体
ペンタゾシン

エプタゾシン臭化水素酸塩

ブプレノルフィン

図 5-30.　麻薬拮抗性鎮痛薬

ペンタゾシン pentazocine は，κ 受容体作動薬であり，μ 受容体に対しては拮抗薬（もしくは弱い部分作動薬）として働く．鎮痛作用はモルヒネの $1/4 \sim 1/2$ であり，増量しても最大効果に限度がある（天井効果）．錠剤が癌性疼痛に，注射剤は癌性疼痛，術後疼痛，消化性潰瘍や心筋梗塞症等の疾患に伴う疼痛などに対して適用される．

エプタゾシン eptazocine は選択的 κ 受容体作動薬で，鎮痛作用はモルヒネの $1/2 \sim 2/3$ 程度である．癌性疼痛や術後疼痛に適用される．

ブプレノルフィン buprenorphine は，μ 受容体の部分作動薬であり，κ 受容体には拮抗的に作用する．モルヒネよりも鎮痛効果が強く（約 30 倍），作用も持続的である．術後疼痛，がん性疼痛，心筋梗塞症の疼痛などに適応がある．

5-6-5. 麻薬拮抗薬（図5-31）

　モルヒネの17位のメチル基をアリル基やシクロプロピルメチル基といった置換基に置換すると，オピオイド受容体に対して結合するものの，鎮痛効果などの内活性を全く示さない麻薬拮抗薬となる．アリル基に置換したものが**ナロキソン** naloxone，シクロプロピルメチル基に置換したものが**ナルトレキソン** naltrexone（わが国では未承認）であり，いずれも比較的選択的にμオピオイド受容体に対して拮抗作用を示す．一方で，これらの拮抗薬は高用量でδおよびκオピオイド受容体に対しても拮抗作用を示す．臨床においては，ナロキソンはモルヒネやフェンタニルなどのμオピオイド受容体作動薬による呼吸抑制などの急性中毒の解毒薬として使用される．ナロキソンと類似の構造を有する**レバロルファン** levallorphan も，麻薬による呼吸抑制を解除する目的で使用される（第12章1節参照）．

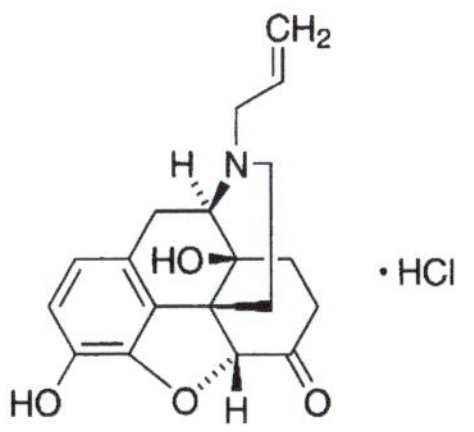

ナロキソン塩酸塩 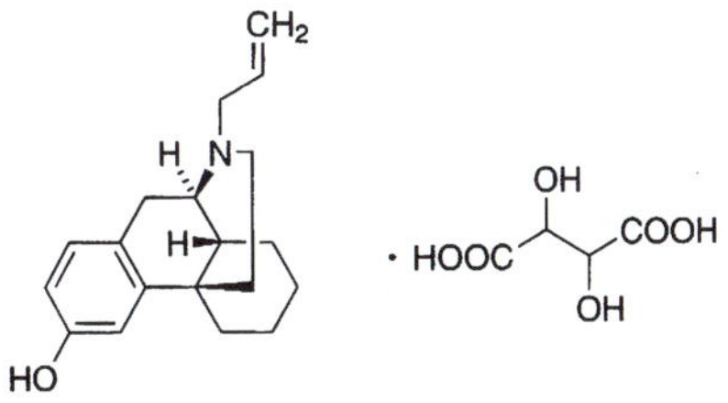　　　レバロルファン酒石酸塩

図5-31．麻薬拮抗薬

5-6-6. 非ステロイド性抗炎症薬（NSAIDs）

　非ステロイド性抗炎症薬 non-steroidal anti-inflammatory drugs（NSAIDs）は，炎症を伴う痛みや，侵害受容性疼痛に有効な鎮痛薬である．がん疼痛は，基本的には炎症性疼痛が基盤となるので，NSAIDsが有効であることが多い．NSAIDsはシクロオキシゲナーゼ（COX）活性を阻害し，基質であるアラキドン酸が酵素活性部位に到達するのを防ぐことで，アラキドン酸カスケードを遮断し，プロスタグランジン（PG）の産生を阻害する．NSAIDsの主な薬理作用として，鎮痛作用，解熱作用，抗炎症作用，抗血栓作用がある．NSAIDsの鎮痛作用は主に末梢性であり，ブラジキニン（生体内で最も強い発痛物質）に対する一次知覚神経の感受性を増強させるPG類の産生を抑制することによって発揮される（詳細については第7章3節参照）．

　こうしたCOX阻害に由来する作用だけではなく，最近ではNSAIDsが転写因子であるNF-κBの活性化を抑制することや，脳内の内因性カンナビノイド系を活性化することが確認されている．また，インドメタシン，フェノプロフェン，イブプロフェン，フルフェナム酸などのNSAIDsは，核内受容体であるペルオキシソーム増殖応答性受容体（PPAR)-γに対する作動薬活性も有しており，単球における炎症性サイトカインの発現を直接抑制することが明らかにされている．このように，従来から考えられているCOX阻害の機序に加え，その他の細胞内外情報伝達系がNSAIDsによって直接修飾を受け，それらが複合して個々のNSAIDsの薬理作用の特徴をもたらしている可能性が推察される．

5-6-7. 解熱性鎮痛薬（ピリンおよび非ピリン性解熱鎮痛薬）

アセトアミノフェン（非ピリン系），スルピリン，イソプロピルアンチピリン（以上，ピリン系）に代表される（第7章4節参照）．鎮痛・解熱効果は強いが，末梢においてCOX阻害作用をほとんど示さないので抗炎症効果はほとんどない．術後痛には繁用されるが，内臓痛にはほとんど無効である．ピリン系は即効性なので，術後痛や小児における緊急解熱に適用される．アセトアミノフェンを含有する鎮痛薬は一般用医薬品（OTC）で頻用されており，欧米では使用頻度No.1である．

アセトアミノフェン製剤の成人における用量拡大が2011年に承認され，成人1回あたりの最大処方量は1,000 mg，1日当たりの最大処方量は4,000 mgに引き上げられた．同年には，トラマドールとアセトアミノフェンの配合錠も承認され，慢性疼痛治療を目的として広く使用されている．さらに2013年には，アセトアミノフェンの注射剤も承認された．解熱鎮痛効果をもつ注射剤のため，術後や癌等の身体症状によって経口剤の使用が困難な場合でも適切な鎮痛管理が可能になった．

5-6-8. WHO方式三段階除痛ラダー（図5-32）

がん疼痛の治療にあたっては，基本的にWHOの三段階がん疼痛治療指針に従って行うべきである．WHOの三段階がん疼痛治療指針は，薬の効力によって順を追って選択するという面だけではなく，痛みの強さによって選択するという両面の原則がある．例えば，がん患者で骨転移に伴う強い背部痛をもち，それまで疼痛治療を受けていないという症例の場合でも，第2，第3段階の鎮痛薬による治療から開始するべきである．

第1段階：軽度の痛みに対して，非オピオイド鎮痛薬を使用する．非オピオイド製剤としては，アセトアミノフェンとNSAIDsがある．通常，NSAIDsは頓服で用いられることが多いが，時間を決めて定期的に投与することが，鎮痛効果を検討する上では重要である．

第2段階：軽度から中等度の痛み治療に対して，弱オピオイド鎮痛薬を用いる．わが国では，リン酸コデインとトラマドールが中心である．いずれの

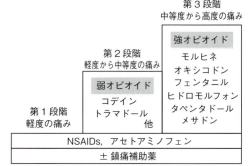

図 5-32. WHO方式三段階除痛ラダー

薬剤も徐放製剤がなく，コデインは1日に4〜6回，トラマドールは1日に4回の定時投与を行う．

第3段階：中等度から強度のがんの痛みに対しては，モルヒネ，オキシコドン，フェンタニルなどの強オピオイド製剤が使用される．適切にオピオイド鎮痛薬を投与することで麻薬依存になることはほとんどない．がん治療や神経ブロック，放射線治療などで疼痛が軽減した場合には，減量や中止も可能である．十分な鎮痛に必要な投与量は症例ごとの差が大きいため，個々の患者での鎮痛効果を見ながら増量を行う．

5-6-9. 鎮痛補助薬

狭義の鎮痛補助薬とは，それ自体は鎮痛効果をもたないが，鎮痛薬と併用することにより鎮痛効果を高め，特定の状況下で鎮痛効果を示す薬物である．広義の鎮痛補助薬には，鎮痛薬や鎮痛薬使用時に服用している他の薬物の副作用などを軽減する目的で用いられる薬物も含まれる．

神経障害性疼痛をはじめとするオピオイド抵抗性の痛みに対して，現在多くの薬剤が鎮痛補助薬と

して使用されているが，質の高い臨床試験は少なく，適正な使用方法についてはいまだに確立されていない．また現状においては，そのほとんどが保険適用外の使用となる．

a　抗てんかん薬

抗てんかん薬が鎮痛効果を発揮する機序として①神経細胞膜のNa^+チャネルを阻害することにより神経の興奮を抑制する，②GABA受容体に作用し過剰な神経興奮を抑制する，③興奮性シナプス前終末に存在する電位依存性Ca^{2+}チャネルの$α_2δ$サブユニットに結合し，Ca^{2+}流入を抑制し神経興奮を抑える，などが考えられる．薬物相互作用をきたすものが多く，多剤併用に注意を要する．

ガバペンチン gabapentin は，GABAおよびベンゾジアゼピンを含む各種神経伝達物質の受容体に対する活性を示さず，Na^+チャネルなどとも結合せず，既存の抗てんかん薬とは異なる作用機序をもつ抗てんかん薬として開発された．電位依存性Ca^{2+}チャネルの$α_2δ$サブユニットに結合し，Ca^{2+}の流入を抑制する作用や，脳内GABA量の増加およびGABAトランスポーターの活性化作用をもつことが知られている（本章5節参照）．現在は，ガバペンチンに代わって，プレガバリン（後述）が鎮痛補助薬として使用される．

プレガバリン pregabalin はガバペンチンと同様，電位依存性Ca^{2+}チャネル$α_2δ$サブユニットに結合してCa^{2+}流入を抑制する作用をもつ薬物であり，帯状疱疹後神経痛や糖尿病性末梢神経障害などを含む神経障害性疼痛および線維筋痛症に対する適応が認可されている．肝代謝がないため薬物間の相互作用は少なく，オピオイドとの併用が行いやすいと考えられる．

プレガバリン

b　抗うつ薬

抗うつ薬は，中枢神経系のセロトニンやノルアドレナリンの神経終末への再取込みを阻害し，下行性抑制系を賦活することによって鎮痛効果を発揮すると考えられている．セロトニンは大縫線核から，ノルアドレナリンは青斑核から脊髄後角に至る下行性抑制経路の神経伝達物質である．これらの神経伝達物質は，脊髄後角の神経前膜において一次知覚神経から痛覚伝達物質の遊離を抑制する．また，神経後膜を直接抑制して痛覚伝達を遮断する．抗うつ薬である**デュロキセチン** duloxetine は，シナプス間隙におけるセロトニンとノルアドレナリンの再取込み抑制（下行性抑制経路）が強いSNRI（本章9節参照）である．糖尿病性神経障害，変形性関節症，線維筋痛症および慢性腰痛症に対する治療薬として認可されている．

c　抗不整脈薬

リドカインやメキシレチンなどの抗不整脈薬（第9章2節参照）は，神経障害性疼痛に有効であると考えられている．がん疼痛においても神経障害性の機序が想定される場合には鎮痛補助薬として用いられるが，エビデンスレベルは低く，他の鎮痛補助薬が有効でない場合に用いられる．

クラスⅠbの抗不整脈薬に分類される**メキシレチン** mexiletine は，Na^+チャネルの阻害によって活動電位の立ち上がり速度を遅くし，K^+チャネルの開口によって活動電位の持続時間を短くする．活動電位の発生閾値を上昇させるため，知覚神経終末における活動電位の発生や，神経障害性疼痛における異所性発火を非常に抑制しやすい．神経障害性疼痛を抑制する濃度では，運動機能や痛み以外の知覚機能には影響しない．作用部位は末梢と考えられているが，中枢移行性が高いため中枢作用を否

定できない．糖尿病性神経障害に伴う自覚症状（自発痛，しびれ感）に対する適応が認められている．

d　その他

　グルタミン酸は，中枢性感作やワインドアップ現象の形成などの機序を介して，神経障害性疼痛の発生に関与していると考えられている．グルタミン酸NMDA受容体拮抗薬である解離性麻酔薬の**ケタミン** ketamine（本章2節参照）は，オピオイドの鎮痛耐性に拮抗し，鎮痛効果を増強する．大脳新皮質を抑制することにより，表在的知覚に強い鎮痛作用を示す．

　中枢性筋弛緩薬である**バクロフェン** baclofen（第4章2節参照）は，$GABA_B$受容体の作動薬であり，三叉神経痛，筋痙縮，筋痙性疼痛などに使用される．

　コルチコステロイド corticosteroids（グルココルチコイド）は，骨転移痛，腫瘍による神経圧迫，消化管閉塞などによる痛みに使用される．作用機序は明確ではないが，浮腫の軽減，腫瘍の縮小，侵害受容器の活動低下が考えられる．

　ベンゾジアゼピン系薬物は，筋の過緊張を緩和するため，筋痙縮の痛みに使用される．副作用は眠気，ふらつき，筋弛緩作用である．特に高齢者に対して長時間型を使用する場合は注意が必要である．

　腫瘍の骨転移痛には，モルヒネ等のオピオイドよりもビスホスホネート製剤やNSAIDsのほうが有効であることが報告されている．**ゾレドロン酸** zoledronic acid の静注製剤は，悪性腫瘍による高カルシウム血症，多発性骨髄腫による骨病変，及び固形癌骨転移による骨病変への適応がある．

　塩化ストロンチウム strontium (^{89}Sr) chloride 注射液は，放射性骨転移疼痛緩和剤として2007年に日本で初めて承認された放射性医薬品である．前立腺がん・乳がん・肺がんなどの骨転移部位に集積し，β線を放出して骨転移による疼痛を緩和する．従来の治療法（手術・化学療法・内分泌療法・鎮痛薬・外部放射線療法など）では制御できないがん性骨疼痛に対し，疼痛緩和を目的として使用される．

5-6-10.　片頭痛の病態

　片頭痛 migraine は，繰り返し起こる慢性頭痛の一種で，痛みに伴った嘔気や嘔吐，動作に伴う疼痛増強や，光，音への過敏性増強が認められるため，日常生活に支障を伴う疾患である．有病率は15歳以上の日本人の8％に及ぶ．20〜40歳代の女性に多い．起こりはじめは，ズキンズキンと脈打つような強い痛みが起き，片側の目からこめかみにかけて痛むことが多いが，しだいに両側に広がっていく．これらの症状は発作的に起こり，月に1〜2回，多い場合は週に1〜2回程度にもなる．1回の発作は4〜72時間続く．前兆症状として閃輝暗点（視野の中心にちかちかと光るフラッシュ状の光線が現れる），半側視覚障害，まれに片麻痺などが起こるときがある．緊張型頭痛（頭が締め付けられるような持続的な鈍痛で，頭全体，特に後頭部や頭の周囲が痛む）とは区別される．

　発生機序としては，脳血管の収縮と拡張に伴って生じるとする血管説や，脳波活動の抑制に伴って生じるとする神経説が唱えられてきたが，最近では脳血管内のセロトニン変動を介する三叉神経血管説が有力視されている．すなわち，脳内のセロトニンが何らかの刺激で多量に放出されて脳血管を収縮させ，次に，大量に使われたセロトニンが代謝されると，そのリバウンドで血管が急激に拡張し，拡張した血管が周囲にある三叉神経を刺激することにより発症すると考えられている．脳硬膜や脳底部の大血管周囲の三叉神経終末が刺激され，血管周囲にサブスタンスPやカルシトニン遺伝子関連ペプチド（CGRP）が放出されることによって血管壁の拡張が引き起こされる．血管拡張の情報が三叉神経を興奮させるため，視床から大脳皮質に伝わり疼痛として認識される．随伴症状である嘔気，

嘔吐は，脳幹部の嘔吐中枢への刺激の関与が推察され，光や音への過敏性は視床への刺激の入力が関与していると推察されている．また，その際に血管周囲に炎症が起こり，そうした作用の総和によって痛みが生じると考えられている．

5-6-11. 片頭痛治療薬（図5-33）

片頭痛の治療薬は，特効的治療薬，鎮痛薬（NSAIDsおよびアセトアミノフェン），制吐薬（メトクロプラミド，ドンペリドンなど）の3種類に分類される．特効的治療薬には，エルゴタミン製剤とトリプタンがあり，いずれもセロトニン受容体作動薬である．トリプタンが$5\text{-HT}_{1B/1D}$受容体に選択的に作用するのに対して（図5-34），エルゴタミンは各種セロトニン受容体（$5\text{-HT}_{1A,B,D,F}$, $5\text{-HT}_{2A,C}$），ドパミン受容体（$D_{2,3,4}$），アドレナリン受容体（α, β）に作用するため，副作用が多い．特にドパミン受容体への作用は悪心・嘔吐を招き，また$5\text{-HT}_{2A,C}$受容体に対する作用は脳血管を刺激して片頭痛を悪化させる．したがってエルゴタミン製剤は片頭痛の初期に投与した場合に効果的であるが，トリプタンは片頭痛の初期，極期，末期のいずれにも有効性を発揮する．

a スマトリプタン sumatriptan

最初に開発されたトリプタン系薬物である．最高血中濃度到達時間は約1.8〜2.5時間，消失半減期は約2〜2.2時間とされている．脂溶性が低く，血液脳関門を通過しにくいため，中枢移行性が少ない．そのため，傾眠やめまい感などの副作用が少ない．嘔気・嘔吐が強く，経口剤で効果不十分の患者には，点鼻薬や注射剤が有用である．効果発現まで10〜15分と速く，発作発現後の片頭痛にも効果があるとされている．群発性頭痛にも効果があるとされ，自己注射キットも販売されている．

b ゾルミトリプタン zolmitriptan

錠剤と口中崩壊錠の2種類がある．最高血中濃度到達時間は約1〜6時間で，消失半減期は約2.4〜3時間である．効力は強いが，血液脳関門を通過しやすいため，中枢移行性が高い．そのため，最も眠気が発現しやすい．夜間発作に有用である．

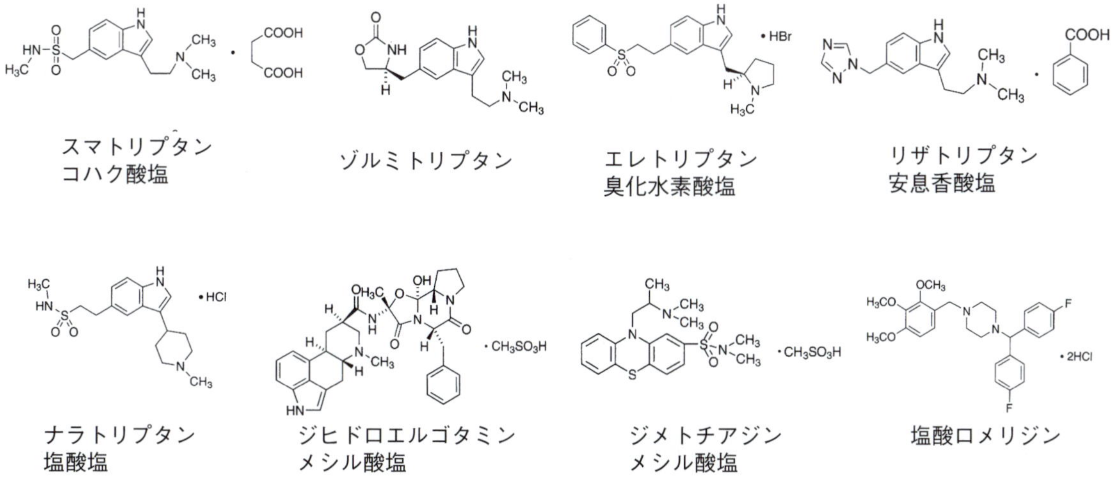

図5-33. 片頭痛治療薬

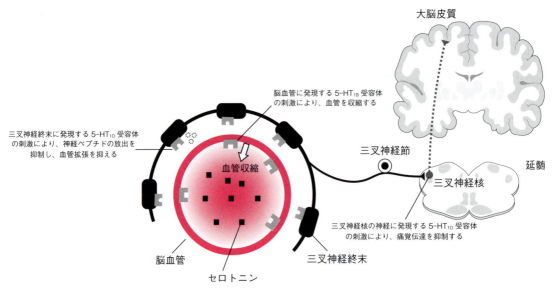

図 5-34. トリプタン系薬の作用機序

c エレトリプタン eletriptan

剤型は，錠剤のみである．最高血中濃度到達時間は約 1 〜 2.8 時間で，消失半減期は約 3.2 〜 5 時間である．CYP3A4 で代謝される．消失半減期が比較的長く，24 時間以内に再度頭痛が発現する同日頭痛再発率が低いとされている．血液脳関門を通過しやすく，中枢移行性が高い．また，5-HT_{1D} 受容体への親和性が高い．他のトリプタン製剤と比較して低用量で用いられるため，効果は弱いが，副作用発現率も低い．

d リザトリプタン rizatriptan

錠剤と口腔内崩壊錠の 2 種類がある．最高血中濃度到達時間は約 1 〜 1.3 時間で，消失半減期は約 1.6（口腔内崩壊錠）〜 2.3（錠剤）時間である．トリプタン製剤の経口剤の中では，頭痛発作時の効果の立ち上がりが最も早いが，消失半減期も短く，効果が短い．

e ナラトリプタン naratriptan

5-$HT_{1B/1D}$ 受容体に選択的に作用する錠剤の経口片頭痛治療薬である．バイオアベイラビリティが高く，半減期が長い特性を有し，副作用が少ないことから，片頭痛の急性期治療における新たな選択肢として期待されている．

f ジヒドロエルゴタミン dihydroergotamine

麦角アルカロイドで，トリプタン系薬と同様，セロトニン受容体に作用して片頭痛発作を抑制する．頭痛発作の初期に投与するともっとも効果的とされていた．しかしながら，前述のような作用の非特異性および副作用の問題があり，現在，販売は中止されている．

g　その他

　片頭痛および緊張型頭痛に適応のある**ジメトチアジン** dimetotiazine は，抗セロトニン作用および抗ヒスタミン作用を有する．片頭痛の予防薬として用いられる**ロメリジン** lomeridine は，脳血管に選択性の高い非ジヒドロピリジン系カルシウム拮抗薬であり，Ca^{2+} チャネルの遮断により脳血管収縮抑制作用，脳血流増加作用を示す．また，抗てんかん薬の**バルプロ酸ナトリウム** sodium valproate や，アドレナリンβ受容体拮抗薬の**プロプラノロール**にも，片頭痛発作の発症抑制の適応がある．

5-7.　中枢興奮薬

5-7-1.　中枢興奮薬 central nervous system stimulants

　中枢興奮薬は中枢機能を亢進させる薬物で，その作用から呼吸抑制やナルコレプシー（日中の耐え難い眠気あるいは居眠り発作の反復と，特異な情動脱力発作を中核症状とする睡眠障害）の治療に用いられる精神刺激薬，蘇生薬，痙攣薬が含まれるが，薬の主な作用部位から，① 大脳皮質型興奮薬（キサンチン誘導体，アンフェタミン，メタンフェタミン，メチルフェニデート，アトモキセチン），② 脳幹型興奮薬（ジモルホラミン，ピクロトキシン，ペンテトラゾール），③ 脊髄型興奮薬（ストリキニーネ）に分類される．多くの薬物は，大量に投与すると中枢全般に作用し，痙攣を生じる．作用から，① は精神刺激薬，② は呼吸興奮薬・痙攣薬，③ は痙攣薬としても分類される．

5-7-2.　大脳皮質興奮薬

a　キサンチン誘導体（カフェイン caffeine，テオフィリン theophylline，テオブロミン theobromine）

　キサンチンのメチル誘導体で，お茶の葉，コーヒーやココアの種子に含まれる．中枢神経系への作用以外にも，心血管系，呼吸器系，平滑筋，骨格筋，泌尿器系に対する多くの作用を有し，誘導体によってそれぞれに対する作用の強さが異なる（表 5-11）．

1）作用機序
　① 非選択的ホスホジエステラーゼ阻害，② アデノシン受容体遮断，③ 筋小胞体からの Ca^{2+} 遊離

2）薬理作用
　① 中枢神経系：カフェインは，アデノシン A_{2A} 受容体の遮断により，ドパミン作動性神経の脱抑制を起こし，覚醒作用をもたらす．カフェインを含む飲料や臨床用量のカフェインを摂取すると，小腸粘膜から大部分が吸収され，血中濃度は 30 分～1 時間後に最高値に達し，脳幹網様体賦活系に作用して知覚機能と精神機能を高める．眠気や疲労感がなくなり，思考力が増大する．
　過量投与では，振せん，不整脈，虚脱，めまい，不眠，不安，さらに大量では，全身性の痙攣を起こす．過量投与時には，胃洗浄や吸着剤・下剤の投与により薬物を除去し，輸液などにより排泄促進などの処置を実施する．また，興奮状態には対症療法としてジアゼパム，フェノバルビタールなどの

表 5-11. キサンチン誘導体の構造・薬理作用の比較・適応

薬物	構造	作用の強い順				適応
		中枢興奮	強心	気管支拡張	利尿	
カフェイン	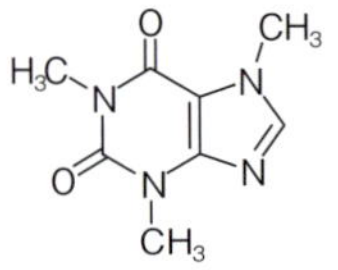	1	3	3	3	眠気，倦怠感，血管拡張性および脳圧亢進性頭痛（片頭痛，高血圧性頭痛）
テオフィリン	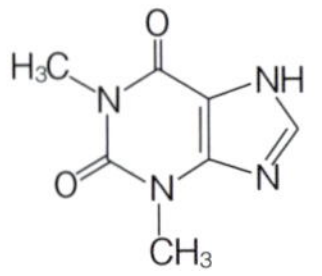	2	1	1	1	気管支喘息，早産時の無呼吸
テオブロミン	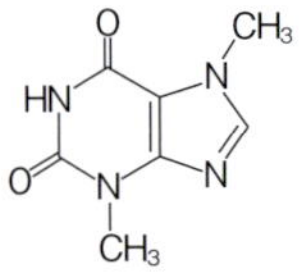	3	2	2	2	—

静脈投与を行う．カフェインとテオフィリンは，延髄の呼吸中枢刺激作用による毎分換気量増加作用を有し，この作用は麻薬による呼吸抑制，チェーンストークス呼吸および早産時の無呼吸の際に顕著に現れる．

② 心血管系，平滑筋：非選択的ホスホジエステラーゼ阻害により，細胞内 cAMP が増加し，強心作用や平滑筋弛緩作用が現れる．気管支平滑筋弛緩作用の強いテオフィリンが，気管支喘息に用いられる．また，心筋収縮力を増強させるとともに，末梢血管を拡張させるので，臓器血流量が増大する．一方，脳細動脈は収縮させ，脳血流量を低下させるため，脳圧亢進性頭痛に効果をもたらす．

③ 骨格筋：筋小胞体からの Ca^{2+} 遊離促進作用により，骨格筋を収縮させる．

④ 利尿作用：糸球体の輸入血管拡張作用と尿細管に対する直接作用により Na^+ および Cl^- の再吸収を抑制して利尿作用を示す．

⑤ その他：ガストリンや胃酸の分泌を促進する．

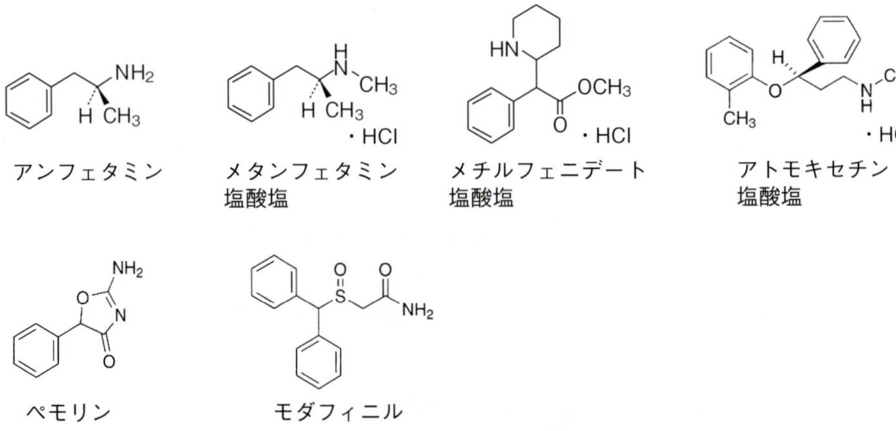

図 5-35. 大脳皮質興奮薬

b　アンフェタミン類（アンフェタミン amphetamine, メタンフェタミン methamphetamine）（図 5-35）

覚せい剤取締法で規制を受ける薬物で，経口で容易に血液脳関門を通過して，疲労感の減退，気分発揚，多幸感などの強い中枢興奮作用を現す．メタンフェタミンは，ナルコレプシーなどの適応があるが，使用されることはほとんどない．末梢神経系に対しては，気管支拡張，血圧上昇，心拍数増加などの交感神経興奮作用を現す．

作用機序：ノルアドレナリンやドパミンなどの神経伝達物質の遊離促進，細胞膜モノアミントランスポーター阻害による神経内への再取込み抑制およびモノアミンオキシダーゼ（MAO）阻害により，そのシナプス間隙量を増加させる．メタンフェタミンは，セロトニン量も増加させる．

アンフェタミン類は，細胞膜モノアミントランスポーターの基質として細胞内に取り込まれるため，モノアミン類の再取込みと競合拮抗する．細胞質内に取り込まれたアンフェタミン類は，シナプス小胞内に貯蔵されている神経伝達物質を小胞モノアミントランスポーターを介して細胞質に排出させ，さらに，交換拡散あるいは細胞膜モノアミントランスポーターを介してシナプス間隙に放出させる（図 5-36）．精神依存の発現には，腹側被蓋野から側坐核や扁桃体に投射するドパミン神経系でのドパミン濃度の上昇が関与する．

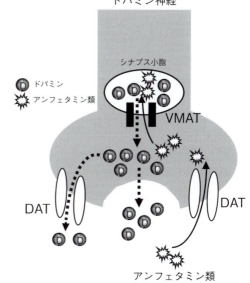

図 5-36．ドパミン神経を例としたアンフェタミン類の作用
・・・▶ 神経内から神経外へのドパミンの移動
―▶ アンフェタミン類の神経内への移動
DAT：ドパミントランスポーター，VMAT：小胞モノアミントランスポーター

c　メチルフェニデート methylphenidate（図 5-35）

アンフェタミン類と同様に，細胞膜モノアミントランスポーターの阻害により，ノルアドレナリンやドパミンなどの神経伝達物質の再取込みを抑制して，シナプス間隙での量を増加させる．

メチルフェニデート製剤は，ナルコレプシーとうつ病への適応が認可されていたが，2007 年に乱用が問題となったことからうつ病の適応が外された．一方で，それまで適応外使用されてきた小児の注意欠陥/多動性障害（AD/HD）に対する適応が追加された．メチルフェニデートを健常者に投与すると覚醒，興奮作用が現れるが，AD/HD 児童に投与すると逆に落ち着きを取り戻して多動が改善される．

ナルコレプシーによる過度の眠気に対して適用される薬物には他に，**ペモリン** pemoline や**モダフィニル** modafinil がある．ペモリンはドパミンの遊離促進作用を有し，大脳皮質の賦活作用と脳幹の鎮静作用を示す．モダフィニルは，脳内のヒスタミン神経系の活性化作用や GABA 神経系の抑制作用をもつ．

d　アトモキセチン atomoxetine

前頭前野において選択的にノルアドレナリントランスポーターを阻害して，シナプス間隙のノルア

ドレナリン量を増加させる．線条体や側坐核における神経間隙のドパミン濃度には影響を及ぼさないことから，依存性は少ないが，悪心，食欲減退などの消化器症状が現れやすい．AD/HDに用いられる．

5-7-3. 脳幹興奮薬（図5-37）

ピクロトキシン，ペンテトラゾールは痙攣を誘発しやすい薬物であり，臨床で使用されないが，抗痙攣薬のスクリーニングに用いられる．ジモルホラミンは呼吸興奮薬として使用される．

a　ジモルホラミン dimorpholamine

延髄の呼吸中枢に直接作用して，呼吸興奮を起こし，麻酔薬や催眠薬などで抑制された呼吸を回復する．血管運動中枢興奮作用により，血圧上昇作用を起こす．

b　ペンテトラゾール pentetrazole

$GABA_A$受容体のベンゾジアゼピン結合部位に結合し，GABAによるCl^-チャネルの開口を遮断する．脳幹をはじめとし，中枢の広い範囲に興奮作用を引き起こす．大量投与により全身性の間代性痙攣を起こし，その後，強直性痙攣へ移行する．この痙攣を抑制する薬物は，てんかんの欠神発作に効果があるので，抗てんかん薬の薬理試験に用いられる．

c　ピクロトキシン picrotoxin

ツヅラフジ科の低木の *Anamirta cocculus* の種子に含まれるピクロトキシニンとピクロチンからなる化合物で，ピクロトキシニンが活性成分である．GABA神経系から遊離されるGABAは，$GABA_A$受容体を介して，興奮性神経終末からの伝達物質の遊離を抑制することにより，神経興奮を抑制する（シナプス前抑制；図5-38）．ピクロトキシンは，$GABA_A$受容体のCl^-チャネル内に結合して$GABA_A$受容体を遮断する．その結果，興奮性神経の脱抑制により，シナプス後受容細胞の過剰な興奮の結果，間代性痙攣を起こす．その後，強直性痙攣へ移行する．

5-7-4. 脊髄型興奮薬（ストリキニーネ strychnine）（図5-37）

Strychnos nux-vomica の種子に含まれるアルカロイドで，脊髄反射における経路において，運動神経細胞に対して抑制（シナプス後抑制）をかける介在神経（レンショウ細胞）の神経伝達物質であるグリシンに対して拮抗（Cl^-チャネルを内蔵するグリシン受容体を遮断）し，強直性痙攣を引き起こす．

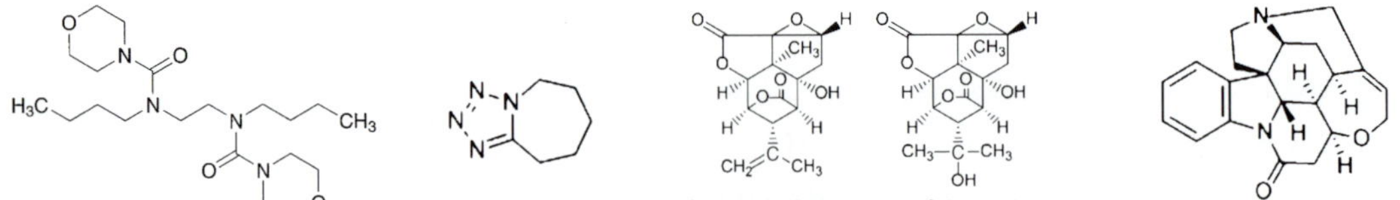

ジモルホラミン　　ペンテトラゾール　　ピクロトキシン　ピクロチン　　ストリキニーネ
ピクロトキシニン

図5-37. 脳幹興奮薬・脊髄興奮薬

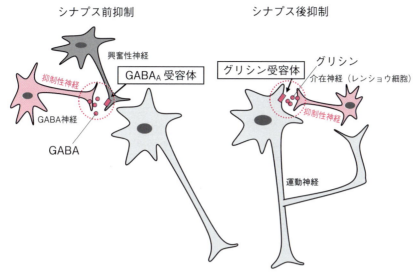

図 5-38. シナプス前抑制とシナプス後抑制
ピクロトキシンおよびストリキニーネは，点線で示すシナプス抑制の脱抑制により，痙攣を起こす．

5-7-5. 食欲抑制薬（マジンドール mazindol）（図 5-39）

　マジンドールはアンフェタミンの誘導体であることから，薬理作用も類似している．満腹中枢である視床下部腹内側核と摂食中枢である視床下部外側野への直接作用と，神経終末におけるノルアドレナリンおよびドパミントランスポーターの阻害により，食欲抑制作用を現す．依存性や精神症状の発現，肺高血圧症などの副作用があり，肥満度が＋70％以上またはBMIが35以上の高度肥満症患者に対して，食事療法および運動療法の補助療法として用いる．

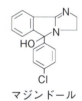

マジンドール

図 5-39. 食欲抑制薬

5-8. 統合失調症治療薬（抗精神病薬 antipsychotics）

5-8-1. 統合失調症

　統合失調症 schizophrenia は，一般人口の約1％に発症する精神疾患の一つであり，多くは10代後半から30代に発病する．1896年にドイツの精神医学者クレペリンが統合失調症の原形となる dementia praecox（早発性痴呆）を定義したことが基になる．その定義では，思春期に早発する精神疾患で，発症時には知的能力は障害されず「感情・意欲・認知の精神機能」が段階的に低下していき，転帰が痴呆による精神荒廃に至るとなっているため，痴呆に至る予後のよくない疾患という偏見的な暗いイメージが定着していた．その後，スイスの精神医学者ブロイラーは，当疾患が必ずしも痴呆に至るわけではないことから，種々の心的機能（思考，感情，行動など）の分裂した疾患ととらえ，ギリシャ語の *schizo*（分裂）と *phrenia*（心）から精神分裂病 schizophrenie とした．しかし，この病名は，病気に対する社会的偏見をさらに増強する結果となり，2002年に日本では名称が「統合失調症」に変更された．

統合失調症の主な症状は，①陽性症状（興奮，幻覚，妄想，思考障害など），②陰性症状（自発性減退，感情鈍麻，社会的引きこもりなど），③認知機能障害（注意記憶障害，実行機能障害など）であり，うつ・不安などの気分障害を併発することもある．病型として，破瓜型，緊張型，妄想型，単純型，残遺型などに分類され，病状の経過により前駆期，急性期，消耗期，回復期に分けられる．発症後3〜5年以上経過すると，寛解に向かって症状が改善する場合と，陰性症状が強まり，さらに認知機能障害が加わり慢性化する場合に分かれていく．

5-8-2. 統合失調症の病因

1960年代に統合失調症の病因として，ドパミン神経機能の過活動によるという「**ドパミン仮説**」が唱えられ，その後，多くの神経伝達物質やその受容体の異常が報告されている．発症の病因は，多因子的であり，遺伝的な要因に環境因子などの要因が加わったもの，脳の器質的異常，神経発達障害などいくつかの要因があげられている．

a　ドパミン仮説

この仮説の根拠となったのは，①ドパミン遊離促進・再取込み阻害・代謝酵素阻害などにより，シナプス間隙のドパミン量を増加させるアンフェタミンやメタンフェタミンなどの覚醒剤が，幻覚，妄想などの統合失調症の陽性症状様症状を誘発すること，②レボドパを始めとするドパミン神経系機能を亢進させるパーキンソン病治療薬が，同様の症状を起こすことがあること，③陽性症状に対する臨床効果と，抗精神病薬のD_2受容体への結合能との間に強い相関関係が認められることである．

しかし，統合失調症の陽性症状に奏効する薬物が，陰性症状にはあまり効果がないなど，症状により薬の効果に違いがあること，D_2受容体遮断薬に反応しない一群の患者の存在やD_2受容体遮断作用の弱い**クロザピン**の登場などから，統合失調症の病因が単純にドパミン神経機能の過活動だけでは説明できなくなってきた．一方で統合失調症患者では前頭葉の血流や糖代謝が低下しており，これがドパミンアゴニストによって回復することから，統合失調症ではドパミン神経機能の過活動だけでなく，脳部位によって低活動と過活動とが混在していることが明らかになってきた．さらに，中脳-皮質ドパミン神経系の低活動が認知障害や陰性症状に関与し，中脳-辺縁系ドパミン神経系の過活動が陽性症状に関連すると考えられる．

b　グルタミン酸仮説

患者の脳髄液中グルタミン酸の減少の観察から，統合失調症の病因として「**グルタミン酸仮説**」が唱えられた．グルタミン酸受容体のサブタイプであるNMDA受容体の非競合的拮抗薬フェンシクリジンやケタミンが統合失調症によく似た陽性症状に加え，ドパミンD_2受容体の異常だけでは説明できなかった陰性症状や認知障害を示すことから，統合失調症の病因としてNMDA受容体の機能低下が考えられるようになった．統合失調症患者の死後脳での研究においても，NMDA受容体のNR1サブユニットの活性低下や，NR2サブユニットの転写調節遺伝子の転写活性の低下も報告されている．

c　セロトニン仮説

非定型抗精神病薬は，ドパミンD_2受容体遮断作用に加えて強い$5-HT_{2A}$受容体遮断作用をもつことにより，D_2受容体遮断作用を主とする定型抗精神病薬ではみられなかった陰性症状を改善することから，セロトニンと陰性症状発現との関連が注目された．しかし，$5-HT_{2A}$受容体遮断作用のみを

有する薬物では効果がみられず，抗精神病薬との併用ではじめて効果が認められることから，中脳-皮質系におけるドパミン神経系とそれに抑制をかけるセロトニン神経系とのバランスが崩れることが関係していると考えられる．5-HT$_{1A}$受容体についても，統合失調症患者で不安や抑うつ症状，さらに陰性症状と，扁桃体における受容体機能低下との間に正の相関が認められる．

d 遺伝的要因

統合失調症の一卵性双生児や家系の遺伝疫学的研究から推定される遺伝率は約80%であり，遺伝の関与が強く示唆されている．これまでの研究で多くの「候補遺伝子」が見出されているが，いずれも統合失調症の病因として確定的なものではない．スコットランドの家系から，1番染色体と11番染色体の転座に位置する Disrupted-In-Schizophrenia 1（DISC1）と命名された遺伝子が同定されたが，DISC1遺伝子異常の保有者が必ずしも統合失調症を発症するわけではなく，躁うつ病やうつ病など気分障害を罹患する場合も多いため，統合失調症に特異的な原因遺伝子とはいえない．2008年の全ゲノムワイド関連解析 genome-wide association study（GWAS）では，遺伝子多型のみならず遺伝子コピー数変化が統合失調症と関連することが報告されている．

5-8-3．統合失調症治療薬（抗精神病薬）

現在，約30種類の統合失調症治療薬が存在するが，基本的にはドパミン D$_2$ 受容体遮断薬である．統合失調症治療薬の原型である**クロルプロマジン**を含む定型抗精神病薬と，定型とは作用が異なる非定型に分類され，非定型はさらに作用機序の特徴から，**セロトニン・ドパミンアンタゴニスト** serotonin-dopamine antagonist（SDA），**多元受容体標的抗精神病薬** multi-acting receptor targeted antipsychotics（MARTA），**ドパミン受容体部分作動薬**に分類される．表5-12に主な統合失調症治療薬の分類とその特徴を示す．受容体に対する親和性の違いから，特徴ある作用を現す．かつての統合失調症薬物療法は，定型抗精神病薬を中心とした多剤併用療法であったが，現在は非定型の**リスペリドン**，**アリピプラゾール**あるいは**オランザピン**（糖尿病やその家族歴がない場合）が第一選択薬で，単剤使用が原則となっている．

5-8-4．定型抗精神病薬 typical antipsychotics（図5-40）

中枢神経のドパミン神経系には，① 中脳-辺縁系ドパミン神経路，② 中脳-皮質ドパミン神経路，③ 漏斗-下垂体ドパミン神経路，④ 黒質-線条体ドパミン神経路があり，抗精神病薬はこれら経路のいずれの D$_2$ 受容体も遮断する．陽性症状の改善には，前頭葉や辺縁系の D$_2$ 受容体遮断が関与するが，その他の D$_2$ 受容体遮断による作用（図5-41）や，さらに D$_2$ 受容体以外の受容体（アドレナリン α_1，ヒスタミン H$_1$，ムスカリン受容体など）遮断作用も有するため，それらに起因する自律神経系や心血管系に対する作用が出現する．これらは，クロルプロマジンを代表とする定型抗精神病薬の典型的な作用である（表5-13）．

a フェノチアジン誘導体 phenothiazines

抗ヒスタミン薬として開発されたフェノチアジン誘導体の**クロルプロマジン** chlorpromazine が，1952年に統合失調症に効果があることが見出され，これにより初めて統合失調症の薬物治療が可能となった．三環構造をもつフェノチアジン誘導体は，10位の側鎖によりさらに ① 脂肪族系（クロルプロマジン，**レボメプロマジン** levomepromazine），② ピペラジン系（**フルフェナジン**

表 5-12. 主な統合失調症治療薬の分類とその特徴

分類		特徴	薬物	主な受容体への親和性					
				D_2	5-HT_{2A}	5-HT_{1A}	H_1	M	α_1
定型	フェノチアジン	・D_2受容体以外にも，H_1，M，α_1受容体遮断による副作用を起こしやすい ・錐体外路症状，高プロラクチン血症を起こしやすい	クロルプロマジン	++	++		++	+++	+++
			レボメプロマジン	++	++		++	++	++
			ペルフェナジン	+++	++		++	+	±
			フルフェナジン	+++	++		++		+
			プロペリシアジン	++	++		++		+++
	ブチロフェノン	・抗精神病作用が強力 ・錐体外路症状を起こしやすい ・H_1，M，α_1受容体遮断作用は弱い	ハロペリドール	+++	+		−	−	−
			ブロムペリドール	+++	±				
			スピペロン	++++	++	++	−	±	±
			チミペロン	++++	++				±
	ベンズアミド	・比較的緩和な作用 ・脂溶性が低い ・D_2受容体に対する選択性が高い	スルピリド	+	−		±	−	
			スルトプリド	++	−				
			チアプリド	+	−				
	チエピン	・5-HT_{2A}受容体遮断作用が強い	ゾテピン	++	+++		+	+++	++
	イミノジベンジル		モサプラミン	+++	++		±	−	±
			カルピプラミン	+	++		+		+++
非定型	SDA	・D_2受容体および5-HT_{2A}受容体遮断 ・錐体外路症状，高プロラクチン血症を起こしにくい ・陰性症状改善 ・高血糖・糖尿病に慎重投与	リスペリドン	++	+++		++		++
			パリペリドン（リスペリドンの活性代謝物）	+++	+++		++		++
			ペロスピロン	++	++++	+	+++		+
			ブロナンセリン	+++	++		−		±
	MARTA	・多くの受容体遮断が抗精神病作用に関与 ・錐体外路症状，高プロラクチン血症を起こしにくい ・陰性症状改善 ・高血糖・糖尿病に禁忌	クエチアピン	++	++		++++	+	+++
			オランザピン	++	++		+++	++	++
			クロザピン	±	++		++	+++	++
	ドパミン受容体部分アゴニスト	・錐体外路症状，高プロラクチン血症を起こしにくい ・陰性症状改善	アリピプラゾール	+++	++	++	±	−	±

fluphenazine，**ペルフェナジン** perphenazine），③ ピペリジン系（**プロペリシアジン** propericiazine）に分類される．力価は ②＞③＞① の順であり，力価の高いものは，錐体外路症状も生じやすい．

クロルプロマジン chlorpromazine

低力価の抗精神病薬であるが，統合失調症の他に躁病，神経症における不安・緊張・抑うつ，悪心・嘔吐，麻酔前投薬，催眠・鎮静・鎮痛剤の効力増強などにも使用される．各受容体への親和性の強さは，α_1＞D_2＞H_1＞ムスカリン受容体の順であり，これら受容体の遮断作用により，次のような作

5-8 統合失調症治療薬(抗精神病薬) 247

フェノチアジン誘導体

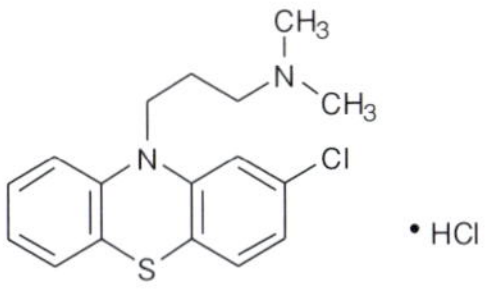

クロルプロマジン塩酸塩 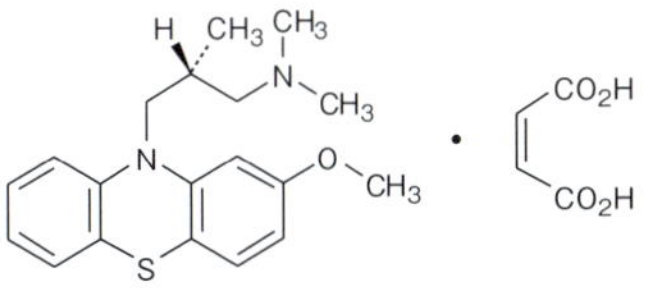　　レボメプロマジンマレイン酸塩 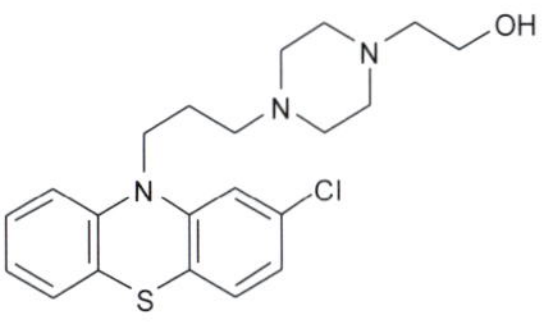　　ペルフェナジン

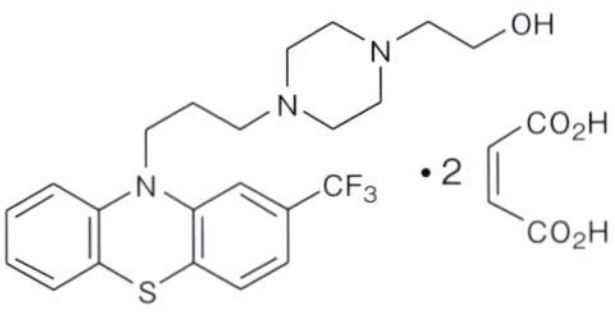

フルフェナジンマレイン酸塩 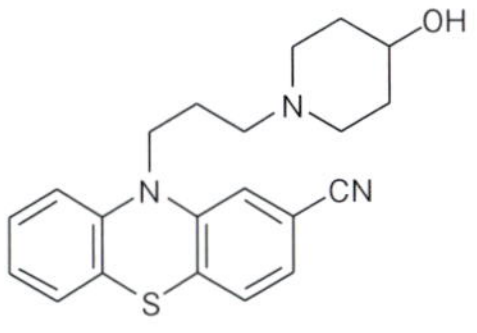　　プロペリシアジン

ブチロフェノン誘導体

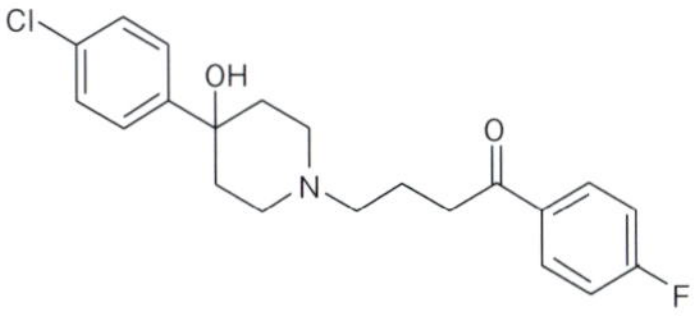

ハロペリドール 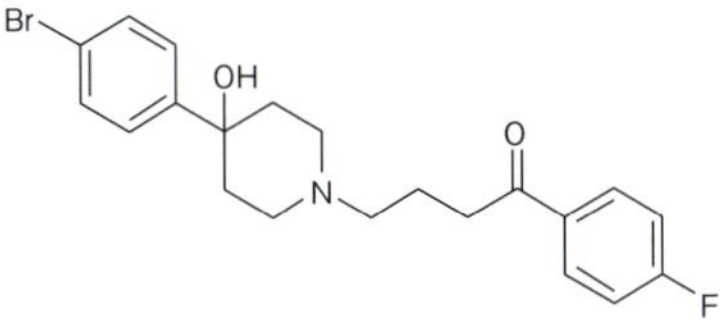　　ブロムペリドール 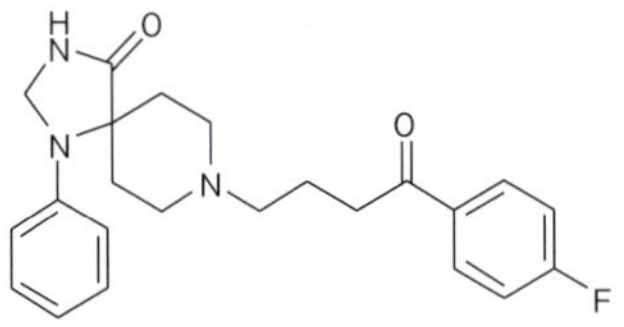　　スピペロン

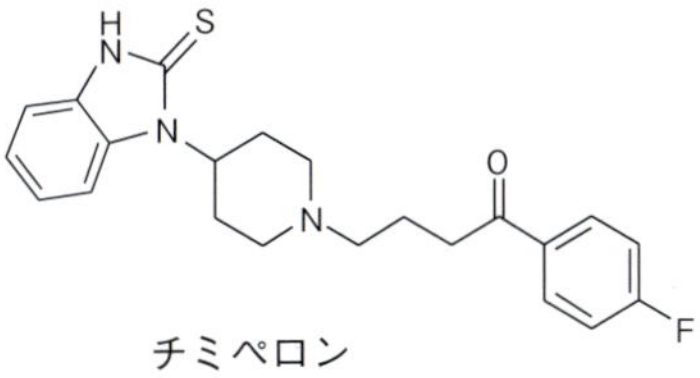

チミペロン

ベンズアミド誘導体

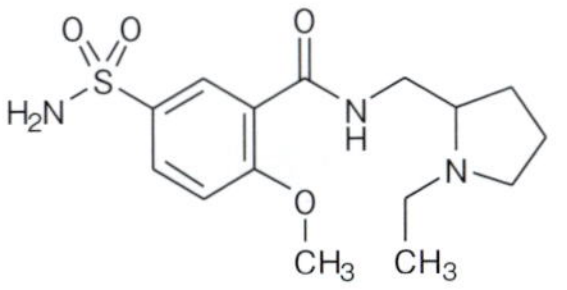

スルピリド 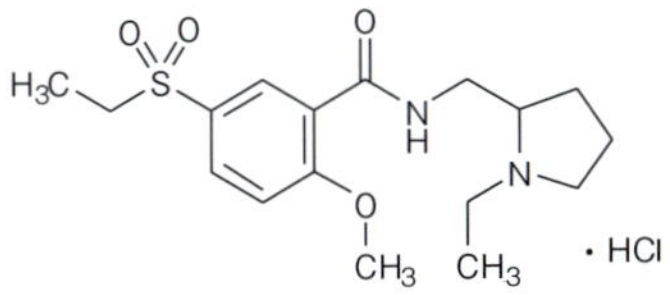　　スルトプリド塩酸塩 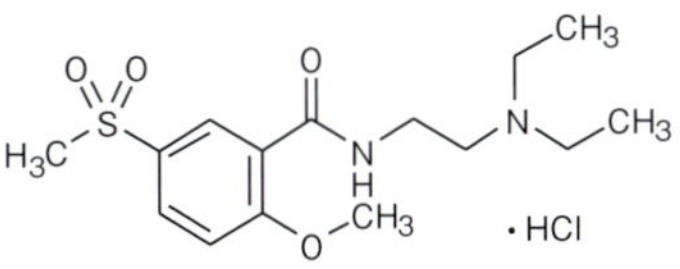　　チアプリド塩酸塩

チエピン誘導体　　**イミノベンジル誘導体**

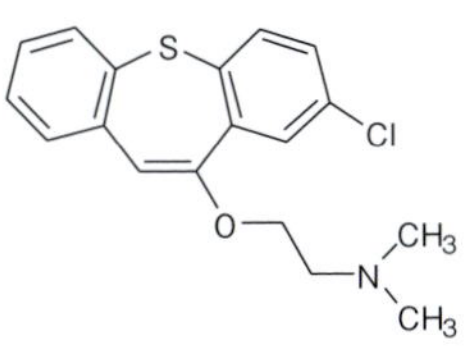

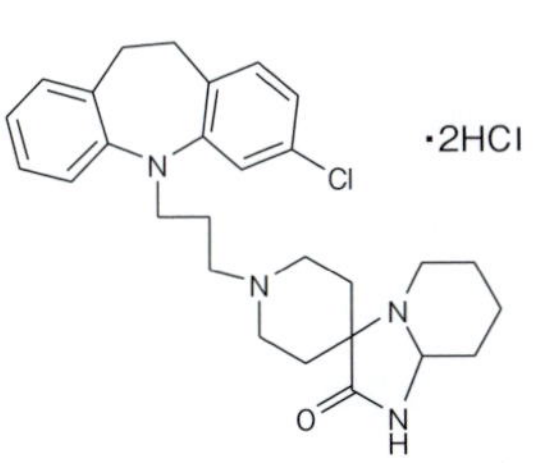

ゾテピン　　モサプラミン塩酸塩

図 5-40. 定型抗精神病薬の構造

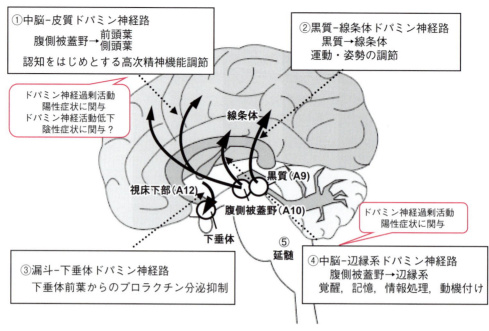

図 5-41. ドパミン神経路と機能および統合失調症治療薬による D_2 受容体遮断作用

用を現す.

抗精神病作用：幻覚，妄想，思考障害などの陽性症状を改善するが，陰性症状は改善しない．効果発現までに数週間を要し，耐性は生じない．

鎮静作用：視床下部・大脳辺縁系での α_1，H_1 受容体遮断が関与すると考えられており，統合失調症の精神運動興奮を抑制する．全身麻酔薬の麻酔時間を相乗的に延長することから，麻酔前投与薬として，また，ベンゾジアゼピン系催眠薬が無効な不眠にも使用される．H_1 受容体遮断は，眠気の副作用の原因ともなる．周囲に対して無関心となり，動物実験では，攻撃行動の抑制（馴化作用）や，音などの条件刺激に対する条件回避反応の抑制が観察される．これらの鎮静作用により，バルビツール酸系薬物と異なり，運動失調や見当識障害は生じない．

錐体外路症状：線条体 D_2 受容体遮断により，特徴的な錐体外路症状が現れる．投与開始1日か

表 5-13. 各神経伝達物質受容体遮断による作用

- 中枢ヒスタミン H_1 受容体遮断
  鎮静作用，眠気
- 中枢・末梢 α_1 受容体遮断
  鎮静作用，起立性低血圧
- 中枢・末梢ムスカリン受容体遮断
  認知障害，かすみ目，口渇，便秘，尿閉

ら5日に急性ジストニア（筋痙縮，痙攣発作），5〜30日に薬剤性パーキンソン症候群（振戦，筋固縮，無動），5〜60日にアカシジア（正座不能）が現れやすい．数か月から数年の長期投与は，D_2受容体の長期間の遮断による受容体の過感受性を起こし，急に減量や中止をすると，遅発性ジスキネジア（口や顔面の不随運動，舞踏病様症状）を起こすことがある．

制吐作用：延髄第四脳室底の化学受容器引き金帯（CTZ）のD_2受容体遮断により，D_2受容体アゴニストによる催吐作用に拮抗する．H_1受容体の関与する乗物酔いには効果がない．

体温下降作用：視床下部体温調節中枢を抑制して，熱産生を抑制することにより，発熱時の体温だけでなく，正常体温も低下させる．

内分泌系への作用：下垂体前葉のD_2受容体は，プロラクチン分泌に対して抑制的に調節しているので，D_2受容体遮断により，プロラクチン分泌が促進する．ACTH，ゴナドトロピン，成長ホルモンの分泌は抑制される．重篤な副作用として，低ナトリウム血症，低浸透圧血症，尿中ナトリウム排泄量の増加，高張尿，痙攣，意識障害等を伴う抗利尿ホルモン不適合分泌症候群（SIADH）が現れることがある．

末梢神経系への作用：α_1受容体遮断による起立性低血圧や，ムスカリン受容体遮断による抗コリン性副作用（口渇，便秘，排尿障害）を起こすことがある．

悪性症候群：頻度は低いが最も重篤な副作用であり，投与量の急激な変更により，また突発的にも発症することがある．体温調節中枢や錐体路系の強力なD_2，α_1受容体の遮断によると考えられており，強度の筋強剛，嚥下困難，頻脈，血圧の変動，発汗等が発現し，それに引き続き40℃以上の発熱がみられ，意識障害，呼吸困難，脱水症状，急性腎不全へと移行し，死に至ることもある．

発症した場合は，投与を直ちに中止し，体冷却，水分補給等の全身管理を行う．治療薬としては，筋小胞体のCa^{2+}遊離抑制作用のあるダントロレンが用いられる．

b ブチロフェノン誘導体

ハロペリドール haloperidol をはじめとするブチロフェノン誘導体の薬物（**ブロムペリドール** bromperidol，**ピパンペロン** pipamperone，**スピペロン** spiperone，**チミペロン** timiperone）は，フェノチアジン誘導体と比較して，D_2受容体遮断作用が強力なことから，抗精神病作用，制吐作用，錐体外路症状がいずれも強いのが特徴である．これに対して，H_1，α_1，ムスカリン受容体遮断作用は弱い．ハロペリドールデカン酸エステルは，筋肉注射で用いられるハロペリドールの持効性注射剤で，徐々に血漿中コリンエステラーゼで加水分解されてハロペリドールとなるので，投与間隔が4週間と長く維持療法に用いられる．

c ベンズアミド誘導体

スルピリド sulpiride は，D_2受容体遮断作用は強いが，脂溶性が低いため脳内移行が悪く，抗精神病薬としての力価は弱い．末梢での強力なD_2受容体遮断による制吐作用や，D_2受容体遮断を介したアセチルコリン遊離促進による消化管運動促進作用を現す．胃機能調節，消化性潰瘍の治療に汎用される．高用量（1日300〜600 mg）で統合失調症，低用量でうつ病（1日150〜300 mg），消化性潰瘍（1日150 mg）に使用される．D_2受容体に比較的選択性が高いため，H_1，α_1，ムスカリン受容体遮断による副作用は少ない．類似薬として**スルトプリド** sultopride や，作用が緩和であるため高齢者に使用しやすい**チアプリド** tiapride がある．

d その他の定型抗精神病薬

チエピン誘導体のゾテピン zotepine は，5-HT$_{2A}$ 受容体遮断作用が強いため錐体外路症状を起こしにくい．イミノベンジル誘導体のモサプラミン mosapramine は，自発性欠如・感情鈍麻などの陰性症状に効果を示すのが特徴である．

5-8-5. 非定型抗精神病薬 atypical antipsychotics （図 5-42）

1962 年に開発された**クロザピン**が，これまでの定型抗精神病薬と異なり，陰性症状にも効果があり，D$_2$ 受容体遮断による錐体外路症状や高プロラクチン血症を起こしにくい特徴をもつことから，"非定型抗精神病薬" の概念が確立した．現在，非定型抗精神病薬は，作用機序から SDA，MARTA，ドパミン受容体部分作動薬に分類される．

a SDA（serotonin-dopamine antagonist）

1996 年にわが国で最初の SDA である**リスペリドン** risperidone が販売された．SDA は，比較的弱

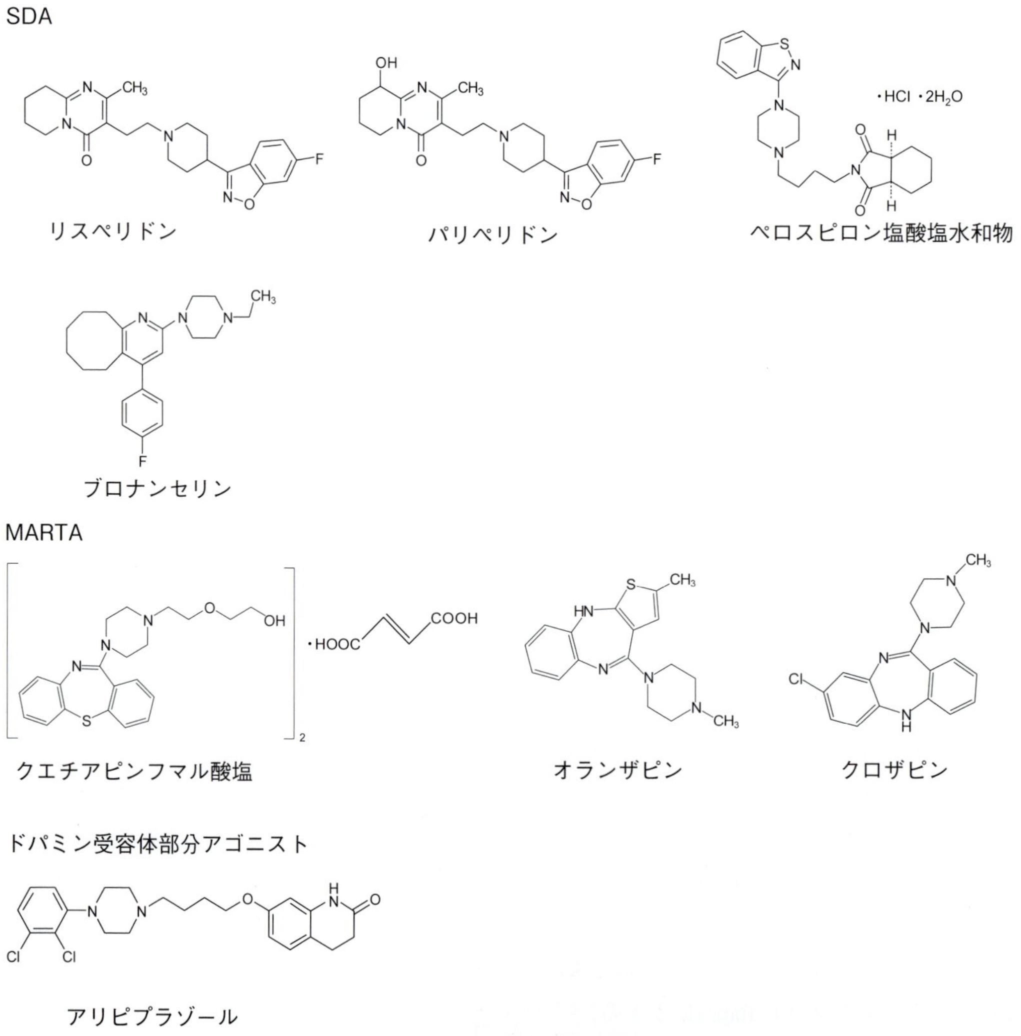

SDA

リスペリドン　　パリペリドン　　ペロスピロン塩酸塩水和物

ブロナンセリン

MARTA

クエチアピンフマル酸塩　　オランザピン　　クロザピン

ドパミン受容体部分アゴニスト

アリピプラゾール

図 5-42． 非定型抗精神病薬の構造

い D_2 受容体遮断作用と強力な 5-HT_{2A} 受容体遮断作用を示す．黒質-線条体のドパミン神経終末に存在する 5-HT_{2A} 受容体は，ドパミン遊離を抑制するので，5-HT_{2A} 受容体遮断により遊離抑制が解除され，D_2 受容体遮断による錐体外路症状が軽減される．5-HT_{2A} 遮断が陰性症状や認知機能の改善にも関与すると考えられている．SDA は，陽性症状の改善とともに，陰性症状や認知機能の改善にも効果があり，錐体外路症状や高プロラクチン血症を起こしにくいことが特徴である．

リスペリドンの主代謝産物である**パリペリドン** paliperidone は，浸透圧を利用した薬物放出制御システム（OROS）技術を採用した徐放製剤として開発され，1 日 1 回の服用で定常状態での血中薬物濃度が維持できる．また，活性代謝物であることから，併用による CYP などの影響を受けない利点がある．リスペリドンおよびパリペリドンは，持効性注射剤も開発されており，1 回の筋肉内注射で効果が数週間持続する．

ペロスピロン perospirone は，D_2 受容体と 5-HT_{2A} 受容体遮断作用の他に，5-HT_{1A} 受容体部分アゴニスト作用により抗不安作用や抑うつ症状改善作用も現す．**ブロナンセリン** blonanserin は，他の SDA とは異なり 5-HT_{2A} 受容体遮断作用よりも，D_2 および D_3 受容体遮断作用が強い．

b　MARTA（multi-acting receptor targeted antipsychotics）

SDA に続いて，5-HT_{2A}，D_2 受容体に加えて，5-HT_{2C}，D_4，$M_{2\sim5}$，α_1 など多くの受容体に親和性をもつ MARTA が開発された．定型抗精神病薬も，多くの受容体に親和性をもつということでは共通するが，ここで分類される MARTA とは，多くの受容体遮断作用が抗精神病作用に関与し，陽性症状とともに陰性症状も改善するという点で定型抗精神病薬とは異なる．

クエチアピン quetiapine は，D_2，5-HT_{2A} 受容体への親和性に対して，α_1，H_1 受容体への親和性が高く，ムスカリン受容体遮断作用が弱い．α_1 受容体遮断作用が強いため，起立性低血圧の副作用を起こしやすい．

オランザピン olanzapine は，D_2，D_3，D_4，5-HT_{2A}，5-HT_{2C}，5-HT_6，α_1，H_1 受容体に対してほぼ同程度の遮断作用をもち，陽性症状，陰性症状，認知障害，抑うつ症状などに効果を現す．

非定型抗精神病薬の原型である**クロザピン** clozapine は，無顆粒球症などの重篤な副作用のため，一時的に世界中で販売停止または開発中止されたが，近年，増加傾向にある治療抵抗性の統合失調症の最終選択薬として再び使用されるようになった．だだし使用に関しては，統合失調症の診断・治療に精通し，無顆粒球症などの重篤な副作用に十分に対応でき，患者モニタリングサービス（無顆粒球症および耐糖能異常の発現や予兆の早期発見や早期対処などを目的とした機関）に登録された医師・薬剤師のいる登録医療機関のみに限定されている．詳細な作用機序は不明であるが，比較的強く D_4，5-HT_{2A} 受容体を遮断する．

c　ドパミン受容体部分アゴニスト

2006 年，従来の抗精神病薬とは全く異なる概念の作用機序をもつ**アリピプラゾール** aripiprazole が発売された．それまでの抗精神病薬は D_2 受容体遮断薬であるが，アリピプラゾールは部分作動薬であるため，ドパミン神経活動が過剰な場合には遮断薬として，低下している場合は作動薬として作用し，正常な場合はほとんど影響しない．このことから，**ドパミン神経安定化薬** dopamine system stabilizer（DSS）とも呼ばれる．さらに，ドパミン D_3 受容体部分刺激作用，5-HT_{2A} 受容体遮断作用および，5-HT_{1A} 受容体部分刺激作用を併せもつ．錐体外路症状や，SDA や MARTA でみられる高血糖，糖尿病性アシドーシスや体重増加の副作用が少ない．

d 非定型抗精神病薬の副作用

非定型抗精神病薬（SDA，MARTA）は，陰性症状にも効果があり，定型抗精神病薬では切り離せない副作用であった錐体外路症状や高プロラクチン血症が軽減されたが，代わって体重増加，高血糖，糖尿病性アシドーシスおよび昏睡などの新たな副作用が問題になった．MARTAの副作用に起因する糖尿病アシドーシスによる死亡例が出て，緊急安全情報が出されたのを機に，MARTAは糖尿病およびその既往歴のある患者に禁忌，SDAは慎重投与となった．体重増加については，摂食抑制や覚醒に関与するH_1受容体や，摂食抑制に関与する$5-HT_{2C}$受容体の遮断により，満腹感が抑制され身体活動が低下し，食欲が亢進することによってもたらされるものと考えられる．

5-9. 気分障害治療薬

5-9-1. 気分障害

気分障害 mood disorder は，精神状態が異常になる障害ではなく，気分や感情を適切にコントロールするのが不可能になることによって起こる障害であり，うつ状態が主な「**うつ病性障害** depressive disorder」と，うつ状態と躁状態が不定期で現れる「**双極性障害** bipolar disorder」に分類されている（表5-14）．罹患率は，双極性障害は1％以下と低く，また男女差がないのに対して，うつ病性障害は女性の方が高いのが特徴である．うつ状態の主な症状は，抑うつ気分，意欲減退，思考制止，不安・焦燥などの精神症状や体重の増減，食欲低下，睡眠障害，疲労感などの身体症状である．自殺念慮・企図には，とくに注意しなければならない．米国での自殺危険率検証結果によると，一般人口と比較して，大うつ病性障害の患者では危険率が約5倍に上昇する．患者のうち80〜90％は軽症のうつ病であるといわれており，精神症状よりも睡眠障害をはじめとする易疲労感，頭痛，食欲不振や便秘などの身体症状が主である．躁状態では，感情の異常な高揚，楽天的・誇大妄想思考，多動・多弁，睡眠時間短縮などの症状がみられる．

うつ病の発症は，遺伝的素因や特徴的な病前性格が素地となり，心理的・社会的要因や身体的要因（疾患，薬物の副作用）によって誘発されると考えられている．片親が気分障害の子の場合，約30％が発症し，特に双極性障害に遺伝的素因が高いといわれている．病前性格としては，執着気質（几帳面，責任感が強い）や循環気質（社交的，親切），メランコリー気質（献身的，勤勉）が多い．身体的要因の疾患としては，神経疾患（脳腫瘍，パーキンソン病），内分泌性疾患（甲状腺ホルモン低下症，下垂体機能低下症），代謝性疾患（糖尿病，ビタミンB欠乏症）など多くの疾患があげられる．

5-9-2. うつ病の神経基盤

神経細胞内のモノアミンを枯渇させるレセルピンで治療を受けた高血圧患者が，うつ症状を引き起こし，逆にモノアミンを増加させるモノアミンオキシダーゼ（MAO）阻害薬（イプロニアジド）で治療を受けている結核患者に気分高揚・上機嫌が見られたことから，うつ病はモノアミンの減少によるその神経機能の低下が原因であるという**モノアミン仮説**が唱えられた．その後，実際に，うつ病患者の尿中・髄液中のセロトニン代謝物5-ヒドロキシインドール酢酸の減少や，患者の死後脳における$5-HT_{2A}$受容体の増加（セロトニン減少による受容体のup-regulationと考えられる）が見出され

表 5-14. 米国精神医学会の DSM-Ⅳ-TR (Diagnostic and Statistical Manual of Mental Disorders 4th edition, Text Revision) による分類

大分類	パターン		分類	診断基準
単極性	うつ病性障害	（躁/うつ に症状が繰り返し現れ、間欠期がある図）	大うつ病性障害	以下の症状のうち（1）か（2）を必ず含む五つ以上が2週間以上持続 (1) 本人の言明，他者の観察による抑うつ気分 (2) ほとんどすべての活動における興味，喜びの著しい減退 (3) 著しい体重減少，あるいは体重増加，食欲の減退または増加 (4) 不眠または睡眠過多 (5) 精神運動性の焦燥または制止 (6) 易疲労感または気力の減退 (7) 無価値観または過剰であるか不適切な罪責感 (8) 思考力や集中力の減退，または決断困難 (9) 死についての反復思考，自殺念慮，自殺企図
			気分変調性障害	大うつ病の症状を二つ以上満たし，軽い症状が2年以上持続
			特定不能のうつ病性障害	抑うつ関連症候群；小うつ病性障害，反復性短期抑うつ障害，月経前不快気分障害
双極性	双極性障害	（躁とうつが反復する図）	双極Ⅰ型障害 躁とうつの反復	以下の症状（そう症状）のうち三つ以上が1週間以上持続する場合 (1) 自尊心の肥大，または誇大 (2) 睡眠欲求の減少 (3) 普段より多弁であるか，喋りつづけようとする心迫 (4) 観念奔逸，またはいくつもの考えが競い合っているという主観的な体験 (5) 注意散漫 (6) 目標志向性の活動の増加，または精神運動性の焦燥 (7) まずい結果になる可能性の高い快楽的活動に熱中
			双極Ⅱ型障害 軽い躁とうつの反復	上記の症状のうち三つ以上が4日以上持続
			気分循環性障害	軽い躁症状と軽いうつ症状が2年以上持続
			特定不能の双極性障害	双極性の特徴をもつが，どの特定の双極性障害の基準も満たさない

た．しかし，うつ病の原因は単にモノアミンの欠乏だけでは説明できない．例えば，抗うつ薬などの臨床作用について，次のような現象が指摘されるようになってきた．① モノアミン再取込み阻害薬は，シナプス間隙のモノアミン量を投与後数時間で上昇させるにもかかわらず，臨床効果発現には少なくとも1～2週間を要する．② コカインは，モノアミン再取込み阻害作用を有するが，抗うつ作

用を現さない，③うつ症状を改善する薬物の中には，モノアミン再取込み阻害作用や MAO 阻害作用をもたないものもある．これらの事実は，シナプス間隙のモノアミンを増加させることが，抗うつ効果をもたらすという抗うつ薬の作用機序に対しても，疑問を投げかけた．現在では，単純にシナプス間隙でモノアミンを増加させることが抗うつ効果の直接の作用機序ではなく，シナプス間隙で増加したモノアミンが起こす間接的な変化が，抗うつ効果の発現に重要であると考えられている．

うつ病の原因についても，現在ではモノアミン神経機能の低下だけではなく，脳神経細胞の生存，脳内における神経回路網の形成，シナプス可塑性に重要な役割を担っている脳由来神経栄養因子 brain-derived neurotrophic factor（BDNF）の減少，ストレスなどによる視床下部-下垂体-副腎系の機能亢進，前頭前野機能の低下など多くの機能の変化が関与していると考えられるようになっている．

5-9-3. 抗うつ薬 antidepressants

抗うつ薬の主な作用機序は，セロトニンあるいはノルアドレナリンのトランスポーター阻害を介した再取込み阻害であるが，実際に抗うつ効果が現れるまでには，投与後 2〜3 週間を要する．この理由としては，抗うつ薬によって増加した神経間隙のセロトニンやノルアドレナリンは，シナプス後膜の受容体を刺激して神経機能を高める一方で，シナプス前膜の自己受容体刺激により，セロトニンやノルアドレナリンの遊離を抑制する結果，実際には神経機能はほとんど変化しないためである．しかし，数週間の投与により，セロトニンやノルアドレナリンの増加が続くことで，親和性のより高い自己受容体の down regulation が起こり，遊離抑制が解除されて，遊離が亢進することが抗うつ効果に関与すると考えられている．

また，セロトニン受容体やノルアドレナリン受容体を介した情報伝達系の賦活により，転写因子 CREB のリン酸化を介して BDNF 遺伝子の発現が増加し，翻訳・産生された BDNF タンパク質がその受容体である TrkB 受容体を刺激して，神経新生や神経可塑性の変化を起こす．この変化にも数週間要することから，抗うつ効果の機序の一つとして考えられている（図 5-43）．

現在，約 20 種類の抗うつ薬が使用されているが，代表的な薬物の特徴を表 5-15 に示す．

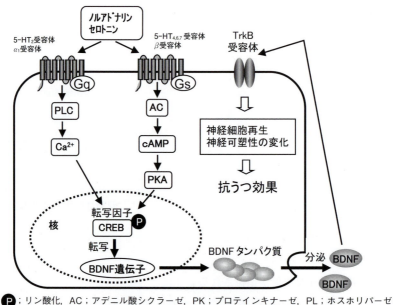

図 5-43．BDNF 遺伝子発現による抗うつ効果の発現

表 5-15. 主な抗うつ病薬の分類とその特徴

世代	分類	系の特徴	薬物	主作用（抗うつ作用）				副作用と関連する受容体				
				再取込み阻害作用		受容体遮断		抗コリン	起立性低血圧	心毒性（キニジン様作用）	消化器症状（悪心・嘔吐）	鎮静眠気
				ノルアドレナリン	セロトニン	α_2	$5\text{-}HT_{2A}$	M（遮断）	α_1（遮断）		$5\text{-}HT$増加による$5\text{-}HT_3$（刺激）	H_1（遮断）
第一	三環系	二級 ノルアドレナリン再取込み阻害に対する作用が強い．	ノルトリプチリン（アミトリプチリンの活性代謝物）	+++	+			+++	+	++	±	++
			アモキサピン（第二世代）	++++	+			++	+	++	±	++
		三級 ノルアドレナリン再取込みに加えてセロトニンの再取込み阻害（ロフェプラミンを除く）．抗H_1，抗α_1，抗コリン作用は，二級よりも強い．	イミプラミン	++	+++			++++	++	+++	±	+++
			クロミプラミン	++	+++++			++++	+++	+++	±	++
			アミトリプチリン	+	++++			+++++	+++	+++	±	++++
			ロフェプラミン（第二世代）	++	−			++	++	+	±	++
第二	四環系	α_2遮断作用による抗うつ作用，$5\text{-}HT_2$遮断作用を有し，抗コリン性副作用が少ない．ミアンセリンは鎮痛作用が強い．	ミアンセリン	+	−	++		±	+	±	±	+++++
			セチプチリン	+	−	++		±	+	±	±	+++
		ノルアドレナリン再取込み阻害作用およびH_1遮断作用が強い	マプロチリン	++++				++	++	++	±	+++
	トリアゾロピリジン系	$5\text{-}HT_2$遮断作用を有し，抗コリン性副作用が少ない．	トラゾドン	−	+++		+++	+	+	+	±	++++
第三	SSRI	選択的セロトニン再取込み阻害作用．他受容体遮断作用はほとんどないので，それによる副作用は少ない．悪心・嘔吐などの消化器症状が強い．	フルボキサミン	−	++++			−	−	−	+++	−
			パロキセチン	−	+++++			±	−	−	+++	−
			セルトラリン	−	++++			−	−	−	+++	−
			エスシタロプラム	−	++++			−	−	−	−	−
第四	SNRI	強力なセロトニンおよびノルアドレナリン再取込み阻害作用．他受容体遮断作用はほとんどないので，それによる副作用は少ない．	ミルナシプラン	++++	++++			±	−	−	+	+
			デュロキセチン	++++	++++			−	−	±	±	±
第五	NaSSA	・シナプス前α_2アドレナリン自己受容体とヘテロ受容体両方を遮断 ・$5\text{-}HT_{2A}$と$5\text{-}HT_3$受容体を遮断	ミルタザピン	−	−	++	++				±	++++

a 三環系抗うつ薬（図5-44）

1958年にクロルプロマジンから誘導された**イミプラミン**が抗うつ作用を示すことがわかり，その後，ノルアドレナリンおよびセロトニンの再取込み阻害作用をもつことが報告されて以来，多くの三環系抗うつ薬が開発された．

ノルアドレナリントランスポーターあるいはセロトニントランスポーターを阻害して，神経細胞内への再取込みを抑制する．トランスポーター以外に，ムスカリン受容体，α_1受容体，H_1受容体などを遮断するので，副作用が多いが効果は強い．各三環系抗うつ薬は，抗うつ作用についての力価はほぼ等しいが，各受容体への親和性によってそれぞれ眠気・鎮静作用，口渇・便秘，起立性低血圧などを起こしやすいという特徴が現れる．

1）第二級アミン三環系抗うつ薬

ノルトリプチリン nortriptyline（アミトリプチリンの活性代謝物），**アモキサピン** amoxapine は，主としてノルアドレナリントランスポーターを阻害し，ノルアドレナリンの再取込みを阻害する．ノルトリプチリンは，意識賦活作用が強いので意欲低下に効果的である．抗コリン作用や，血圧低下作用は第三級アミンより弱い．

2）第三級アミン三環系抗うつ薬

イミプラミン imipramine, **クロミプラミン** clomipramine, **アミトリプチリン** amitriptyrine, **ロフェプラミン** lofepramine は，ノルアドレナリンおよびセロトニンの再取込みを阻害する．1980年以降に登場した第二世代のロフェプラミンは，特にムスカリン受容体への親和性が低いため，第一世代と比べると抗コリン性に基づく副作用が軽減されている．

b 四環系抗うつ薬

ミアンセリン mianserin, **セチプチリン** setiptiline は，再取込み阻害作用は弱く，シナプス前膜α_2受容体遮断を介するノルアドレナリン遊離抑制の解除が主な作用機序である．ミアンセリンは，ヒスタミンH_1受容体遮断作用が強いため，不安焦燥に対して催眠の目的でも使用されることがある．**マプロチリン** maprotiline は，三環系抗うつ薬のノルトリプチリンと類似した構造をもち，ノルアドレナリンの再取り込みを阻害する．

c トリアゾロピリジン系抗うつ薬

トラゾドン trazodone は，低用量では，5-HT_{2A}受容体遮断作用のみを示し，高用量になるとセロトニン再取込み阻害作用が現れる．セロトニン5-$HT_{2A/2C}$受容体遮断作用が強いため，抗不安作用や，徐波睡眠を増加させ睡眠持続性を高める作用を示す．また，うつ病患者の死後脳で5-HT_{2A}受容体数が増加しているとの報告もあり，この受容体遮断により神経活動を正常に戻すとも考えられている．

d 選択的セロトニン再取込み阻害薬 selective serotonin reuptake inhibitors (SSRI)（図5-45）

三環系抗うつ薬では，α_1，ムスカリン，H_1受容体など，種々の神経伝達物質の受容体遮断作用を

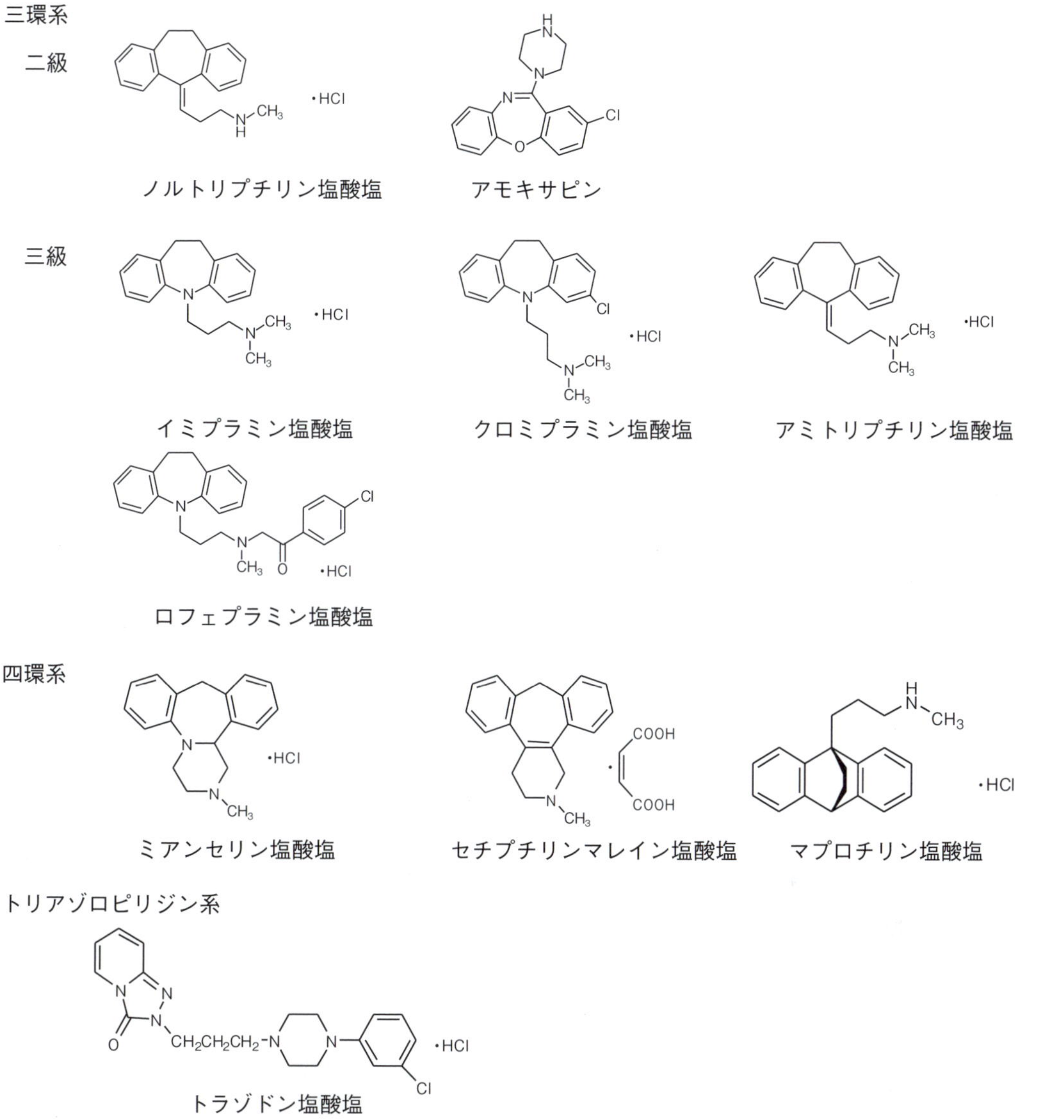

三環系
二級

ノルトリプチリン塩酸塩　　アモキサピン

三級

イミプラミン塩酸塩　　クロミプラミン塩酸塩　　アミトリプチリン塩酸塩

ロフェプラミン塩酸塩

四環系

ミアンセリン塩酸塩　　セチプチリンマレイン酸塩　　マプロチリン塩酸塩

トリアゾロピリジン系

トラゾドン塩酸塩

図 5-44. 三環系・四環系・トリアゾロピリジン系抗うつ薬の構造

有するため，起立性低血圧などの循環器系の副作用や，口渇便秘などの抗コリン性副作用が出現する．これに対して，SSRI の **フルボキサミン** fluvoxamine，**パロキセチン** paroxetine，**セルトラリン** sertraline，**エスシタロプラム** escitalopram はこれらの受容体にほとんど親和性を示さず，選択的にセロトニントランスポーターを阻害してセロトニンの再取込みを阻害するので，種々の神経伝達物質の受容体遮断による副作用が少ない．一方，増加したセロトニンによる悪心・嘔吐，下痢などの消化器症状が現れやすい．フルボキサミンやセルトラリンは，σ_1 受容体に高い親和性をもち，この受容体の刺激を介したグルタミン酸 NMDA 型受容体の活性化や神経興奮作用は，不安性障害，不眠，精神病性うつ病，妄想性うつ病に対する効果があると考えられている．フルボキサミンは CYP3A4，CYP1A2，CYP2C19 を，パロキセチンは CYP2D6 を阻害するので，薬物相互作用に注意を要する．エスシタロプラムは，セロトニントランスポーターに対する選択性が他の薬物より高い．

SSRI

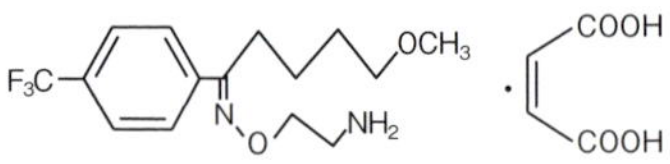

フルボキサミンマレイン酸塩

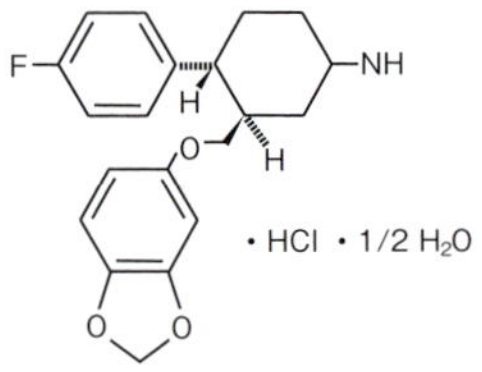

パロキセチン塩酸塩水和物

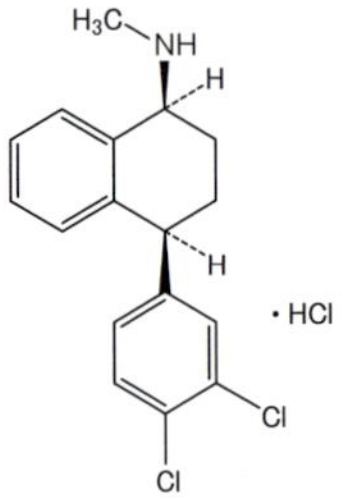

塩酸セルトラリン

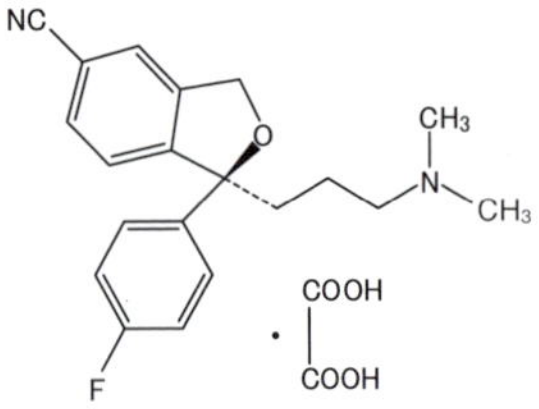

エスシタロプラムシュウ酸塩

SNRI

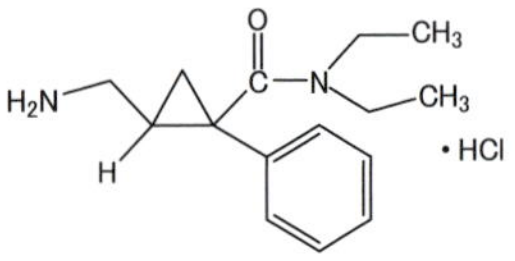

ミルナシプラン塩酸塩

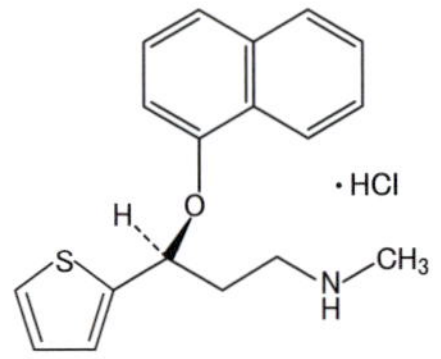

デュロキセチン塩酸塩

NaSSA

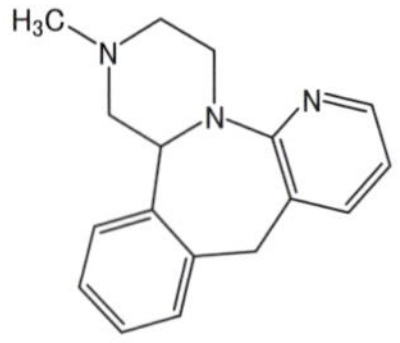

ミルタザピン

図 5-45. SSRI, SNRI, NaSSA の構造

e セロトニン-ノルアドレナリン再取込み阻害薬 serotonin noradrenaline reuptake inhibitors（SNRI）

ミルナシプラン milnacipran, デュロキセチン duloxetine は, SSRI と同様に各種神経伝達物質受容体にほとんど親和性を示さず, セロトニンおよびノルアドレナリンの再取込みを選択的に阻害する. SSRI の作用にノルアドレナリン再取込み阻害作用が加わることで, 意欲向上の効果が期待できる. セロトニンとノルアドレナリンによる下行性疼痛抑制系の亢進が疼痛緩和に関与するといわれており, デュロキセチンは糖尿病性神経障害・繊維筋筋痛症・慢性腰痛症・変形性関節症に伴う疼痛に適用される.

f ノルアドレナリン・特異的セロトニン作動性抗うつ薬 noradrenergic and specific serotonergic antidepressant（NaSSA）

ミルタザピン mirtazapine は, アドレナリン α_2 受容体遮断作用を主な作用機序とするミアンセリンのベンゼン A 環をピリジン環に置換した四環系の構造をもつ. 抗うつ効果は, 三環系抗うつ薬と

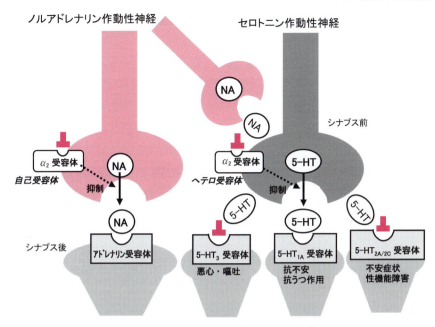

図 5-46. ミルタザピンの作用機序
NaSSA が遮断することにより，示した作用が抑制される．

同程度に強く，作用発現も SSRI よりもさらに早いとされている．中枢神経のシナプス前膜 α_2 自己受容体（アドレナリン作動性神経シナプス前膜に存在する）とヘテロ受容体（アドレナリン作動性神経以外に存在する α_2 受容体）に対してアンタゴニストとして作用し，α_2 受容体刺激による神経伝達物質遊離抑制を解除するので，アドレナリン作動性神経からのノルアドレナリンと，セロトニン作動性神経からのセロトニンの遊離を促進する．さらに，$5\text{-}HT_{2C}$ 受容体，$5\text{-}HT_{2A}$ 受容体および $5\text{-}HT_3$ 受容体を遮断するために，SSRI や SNRI 投与によって認められる投与開始時の不安増加（$5\text{-}HT_{2A/2C}$ 受容体刺激），性機能障害（$5\text{-}HT_{2A}$ 受容体刺激）および嘔吐（$5\text{-}HT_3$ 受容体刺激）などの副作用が軽減される．その結果，遊離したセロトニン受容体サブタイプのうち抗うつ作用に関連する $5\text{-}HT_{1A}$ 受容体が選択的に刺激されることになる（図 5-46）．

g 抗うつ薬の選択と副作用

軽症〜中等症では，安全性から SSRI，SNRI が第一選択薬とされている．単剤で副作用に留意しながら増減する．効果が現れるまで 2 週間程度を要するので，その間の不安や焦燥感に対処するためにベンゾジアゼピン系抗不安薬の併用が有効である．重症では，一般的に効果の強く作用が確かな三環系抗うつ薬が使用される．

副作用は，ノルアドレナリン・セロトニン再取込み阻害により増加したノルアドレナリンあるいはセロトニンによるそれぞれの受容体刺激作用や，α_1，ムスカリンおよび H_1 受容体遮断により発現する．個々の薬物の受容体への親和性の強さの違いなどから，各薬物の副作用が現れる（表 5-16）．

5-9-4. 気分安定化薬 mood stabilizers

双極性障害の躁病相に用いられるが，気分の変動を抑えることで，うつ病相に対する予防効果も示す薬物で，**炭酸リチウム**や抗てんかん薬の**バルプロ酸**，**ラモトリギン**，**カルバマゼピン**などがある．軽症から中等症までの躁病相には，炭酸リチウムあるいはバルプロ酸が第一選択薬とされている．重

表 5-16. 抗うつ薬の主な副作用

分類	症状	原因
三環系抗うつ薬	口渇，便秘，排尿障害，眼圧亢進	M_3 受容体遮断
	起立性低血圧	α_1 受容体遮断
	催眠，鎮静	α_1, H_1 受容体遮断
	QT 間隔延長	キニジン様作用
	体重増加	H_1 受容体遮断
SSRI	嘔吐，悪心	5-HT_3 受容体刺激
	性機能障害	5-HT_{2A} 受容体刺激
	下痢	5-HT_4 受容体刺激
SNRI	頻脈，血圧上昇，排尿障害	α_1, β_1 受容体刺激
	催眠	H_1 受容体遮断
NaSSA	体重増加	H_1 受容体遮断および 5-HT_{2C} 受容体遮断
	催眠	H_1 受容体遮断

症の場合で，気分安定化薬の単独で十分に効果が現れない場合は，抗精神病薬（ゾテピン，オランザピン，リスペリドンなど）が併用される．

a 炭酸リチウム lithium carbonate

抗躁作用に関与する作用機序は確定していないが，いくつかの機序が提唱されている．その一つとして，治療量で生じる作用として，イノシトールリン脂質（PI）代謝回転の抑制があり，この結果，PI 代謝回転を介してシグナルを伝達する受容体の機能抑制が関与する可能性が考えられている（図 5-47）．この他に，Li^+ が Na^+ と置換する結果，Na^+ チャネルや Na^+,K^+-ATPase などが抑制され，神経興奮が抑制されることなども報告されている．

健常者では，治療量の炭酸リチウムではほとんど中枢作用を現さないのが特徴である．抗躁作用が現れるまでに5日～2週間を要する．

投与初期に，悪心・嘔吐，手指振戦，多尿，倦怠感が現れることがあるが，次第に減少する．有効

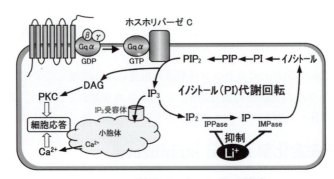

図 5-47. 炭酸リチウムの作用機序

DAG：ジアシルグリセロール，IP_3：イノシトール 1,4,5-三リン酸，PIP_2：ホスファチジルイノシトール 4,5-二リン酸，IMPase：イノシトールモノホスファターゼ，IPPase：イノシトールポリホスフェイト-1-ホスファターゼ

血中濃度（治療域 0.6～1.2 mEq/L；服薬 12 時間後）と中毒域（1.5 mEq/L 以上）の差が小さいため，定期的な血中濃度モニタリングが必要である．中毒症状は，軽症では手指振戦，悪心・嘔吐などが現れ，進行すると，耳鳴り，痙攣，意識障害，せん妄や心不全・腎不全を起こし，さらに進行すると昏睡や死（3.5 mEq/L 以上）に至ることもある．妊娠初期の炭酸リチウムによる催奇形性が報告されており，また授乳によって乳児に Li^+ が移行することによりリチウムの中毒症状がみられることがある．

Li^+ は主に腎排泄され，尿細管から再吸収される．Na^+ の尿細管での再吸収が増加すると結果的に Li^+ の再吸収が抑制されるため，リチウム中毒を起こしやすくなるので，利尿薬との相互作用，減塩療法中や脱水状態での服用に注意を要する．

5-10. パーキンソン病治療薬

5-10-1. パーキンソン病 Parkinson disease

1817 年にロンドンの開業医であるジェームス・パーキンソンによって最初に報告されたパーキンソン病の日本での有病率は，約 0.1％ である．統合失調症が 15～35 歳の青年期に発症するのに対して，パーキンソン病は 50～60 歳の中高年期に発症し，患者数は，人口の高齢化とともに増加してきている．安静時振戦，固縮，無動，姿勢反射障害を主症状とする神経変性疾患であり，以下の四つの項目によってパーキンソン病と診断される．

① 安静時振戦，固縮，無動，姿勢反射障害のうち少なくとも二つが存在する．
② 頭部 CT または MRI 所見に原則として明らかな異常を認めない．
③ 感染，薬物や中毒などによるパーキンソン症候群を除外できる．
④ レボドパ（L-DOPA）またはドパミンアゴニストによって明らかな症状の改善を認める．

パーキンソン病は，いわゆる"パーキンソン病"である発症原因不明の特発性パーキンソニズムと，原因が明らかである症候性パーキンソニズムに分類される（表 5-17）．

表 5-17. パーキンソン病（症候群）の分類

1) 特発性パーキンソニズム：症状の原因が明らかでないもの＝パーキンソン病
　・孤発性パーキンソン病（非遺伝的）特発性の約 90％
　・家族性パーキンソン病（遺伝的）

2) 症候性パーキンソニズム：症状の原因が明らかなもの
　・薬剤性パーキンソニズム
　　　D_2 受容体遮断薬，ドパミンを枯渇する薬物，抗がん剤など
　・脳血管障害性パーキンソニズム
　・脳炎後パーキンソニズム
　・中毒性パーキンソニズム
　・脳変性疾患によるパーキンソニズム

1) と 2) の鑑別
　・原因薬剤の使用
　・動作時の振戦の出現
　・L-DOPA に対する反応性（症候性では反応性が悪い）

5-10-2. パーキンソン病の病態

主要な病態は，ドパミン神経の変性・脱落であり，黒質ドパミンニューロンが20％以下に減少してしまうと，症状が現れるといわれている．残存している神経細胞にもレビー小体という細胞質内封入体がみられるのが特徴で，パーキンソン病が進行していくと，神経の変性・脱落とレビー小体の出現は黒質に続いて青斑核のノルアドレナリン神経細胞にも及んでいく．パーキンソン病症状の中で，遅れて出現する姿勢調節機能障害（すくみ足）は，ノルアドレナリンの神経変性が関与する．さらに病状が進行すると，大脳皮質などにもレビー小体の出現がみられ，レビー小体認知症と同様の認知症状を示す．

中枢ドパミン神経系には主として，①黒質-線条体ドパミン神経路，②中脳-大脳皮質ドパミン神経路，③中脳-辺縁系ドパミン神経路，④視床下部-脳下垂体ドパミン神経路の四つの経路が存在する．パーキンソン病の運動症状は，錐体外路系運動（主として不随意運動）の調節機能に関与している黒質-線条体ドパミン神経系のドパミンニューロンの変性・脱落によって生じる．中脳-辺縁系ドパミン神経路は意欲，報酬，記憶などに関与しており，この神経路の障害は，パーキンソン病の運動症状以外の抑うつや認知障害などの症状と関与する．

黒質-線条体ドパミン神経路は，Alexanderらによって示された大脳基底核回路において，運動の制御を行っている（図5-48）．大脳基底核は，大脳皮質の広い範囲から，運動に直接関与する情報だけでなく，感覚や情動あるいは認知機能によって運動に影響を与えるさまざまな情報を受け，それを大脳基底核内で統合・処理した後，再び大脳皮質に戻す．そして，最終的に大脳皮質の運動野が，運動内容を決定する信号を脊髄に出力する．この回路では，ドパミン神経をはじめとして，グルタミン酸神経，GABA神経，アセチルコリン神経などが複雑に関与しあって情報を制御している．線条体からの神経経路には，D_1受容体を介した黒質網様部・淡蒼球内節に至る直接路（脱抑制系）とD_2受容

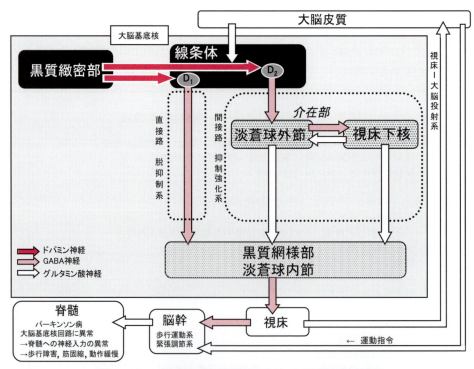

図5-48．大脳基底核神経回路における運動調節機構

体を介した淡蒼球外節および視床下核を経由する間接路（抑制強化系）があり，両者の機能のバランスが重要である．線条体のGABA神経は介在ニューロンのアセチルコリン神経により興奮的に，ドパミン神経により抑制的な調節を受けている（図5-49）．したがって，黒質ドパミン神経の変性により，ドパミンによる線条体への入力が低下する結果，相対的にアセチルコリン神経活動が優位となり，線条体からの直接路と間接路のバランスが崩れることがパーキンソン病症状と関連する．

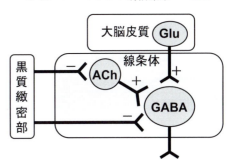

図 5-49. 線条体GABA神経に対する各神経による調節機構

5-10-3. ドパミン神経変性の原因

麻薬常習者の若者にパーキンソン病様症状が現れたことをきっかけに，合成麻薬の不純物である1-methyl-4-phenyl-1,2,3,6-tetrahydropyridine（MPTP）が，ドパミン神経に対する神経毒として発見された．MPTPは容易に中枢に移行し，グリア細胞の中でB型モノアミン酸化酵素（MAO-B）によって$MPDP^+$→1-methyl-4-phenylpyridinium（MPP^+）に変換され，ドパミントランスポーターによって神経細胞内に取り込まれる（図5-50）．MPP^+はミトコンドリア内で，NADPHデヒドロゲナーゼ（複合体I）を阻害して神経毒として作用する．殺虫剤に含まれるNADPHデヒドロゲナーゼ複合体Iの阻害剤であるロテノンも同様の症状を起こすことが報告されている．

パーキンソン病の多くは孤発性であるが，家族性パーキンソン病患者から，パーキン（遺伝子座：PARK2）やα-シヌクレイン（遺伝子座：PARK1, 4）などが原因遺伝子として同定されている．パーキンソン病の病理学的特徴であるレビー小体は，α-シヌクレインの凝集によって形成される異常タンパク質の細胞内封入体であることから，これが神経変性の過程に大きく関与すると考えられている．また，パーキンは，タンパク質分解機構のユビキチン-プロテアソーム系においてユビキチンリガーゼとして働くことから，遺伝子変異によってパーキンの酵素活性が低下して，正常に分解されずに蓄積したタンパク質もまた神経細胞死に関与するといわれている．

5-10-4. パーキンソン病治療薬

線条体において，介在ニューロンのアセチルコリン神経系は興奮的に，ドパミン神経は抑制的に働くことで互いに協調的に機能している．パーキンソン病では，ドパミン神経の変性により相対的にアセチルコリン神経活動が優位となり，両者のバランスが崩れることが症状発現と関連する．したがって，パーキンソン病の治療には，不足しているドパミン神経系機能を補う薬物か，あるいは亢進しているアセチルコリン神経系機能を抑制する薬物が主に使用される（図5-51〜5-53, 表5-18）．

a レボドパ levodopa（L-DOPA）

中枢ドパミン神経系機能を補うためにドパミンを投与しても，ドパミンは血液脳関門を通過できないため効果がない．生体内ドパミン合成経路におけるドパミンの直前の前駆体であるレボドパは，中

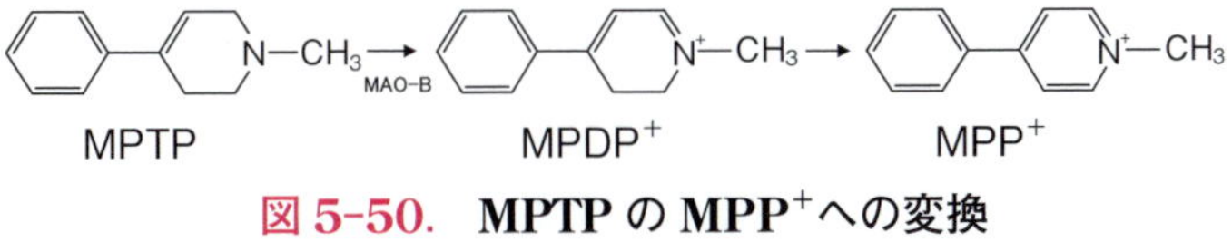

図 5-50. MPTPのMPP^+への変換

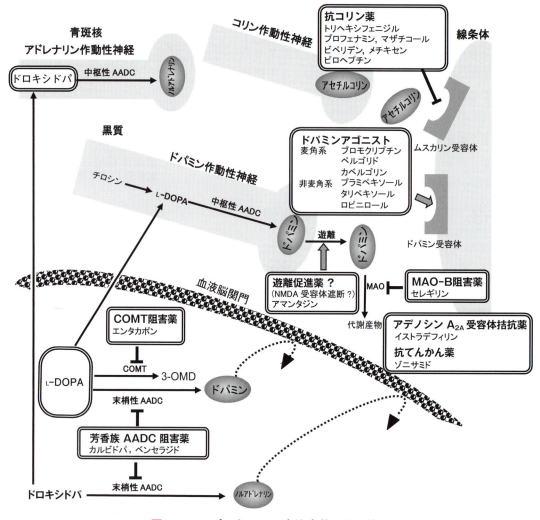

図5-51. パーキンソン病治療薬の作用機序
⊣ 酵素阻害，受容体遮断
⇨ 促進，受容体刺激

性アミノ酸トランスポーターにより輸送されて血液脳関門を通過し，中枢神経系内で直ちに芳香族 L-アミノ酸デカルボキシラーゼ（AADC）によってドパミンに変換される．しかし，実際には，単独で経口投与されたレボドパは，その大部分が末梢のAADCによってドパミンに変換されてしまい，中枢内に到達するレボドパは投与量の1%以下となる．また，末梢で生成したドパミンによる副作用（悪心・嘔吐，不整脈）の原因ともなる．変換されたドパミンは，COMTやMAO-Aにより代謝され，尿中に排泄される（図5-54）．

レボドパの末梢でのドパミンへの変換を防ぐために，AADC阻害薬（decarboxylase inhibitor；DCI）である**カルビドパ** carbidopa あるいは**ベンセラジド** benserazide が合剤として併用される．レボドパ：カルビドパ（10：1）あるいは，レボドパ：ベンセラジド（4：1）の割合で使用され，これらのDCI自体は血液脳関門を通過できないので，末梢でのAADCのみを阻害し，中枢でのAADCによるレボドパからドパミンへの変換には影響を与えない．これによって，レボドパ単独の投与量を減らすことが可能となり，末梢性のドパミンによる副作用の発現率も低下する．

レボドパは，最も効果的なパーキンソン病治療薬であるが，発症早期から投与を開始すると，長期

5-10 パーキンソン病治療薬

AADC 阻害薬（DCI）

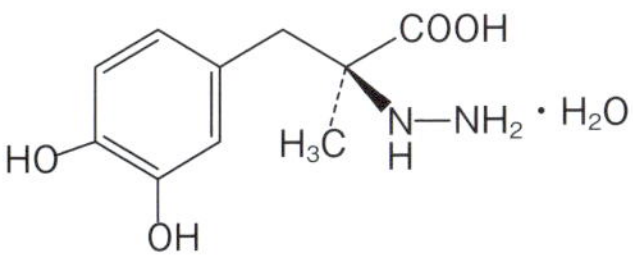

カルビドパ水和物

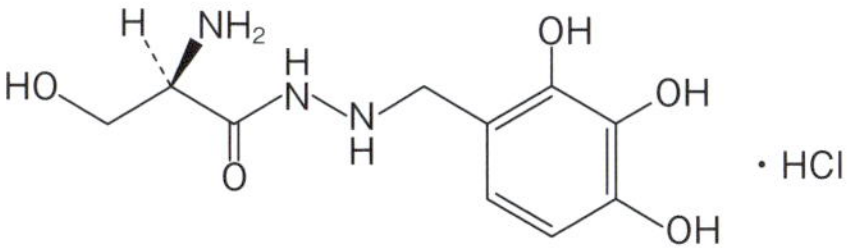

ベンセラジド塩酸塩

ドパミンアゴニスト　麦角系

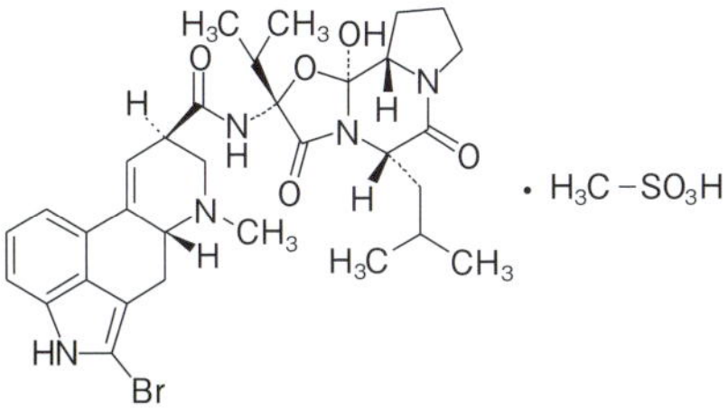

ブロモクリプチンメシル酸塩

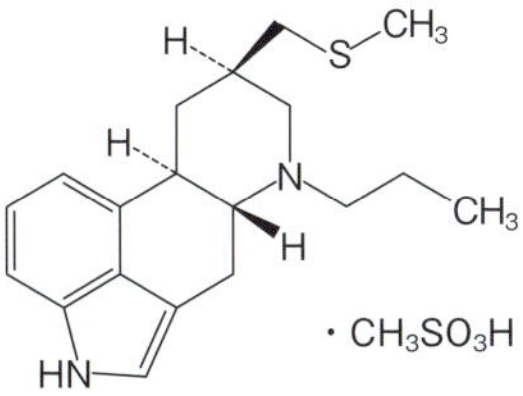

ペルゴリドメシル酸塩

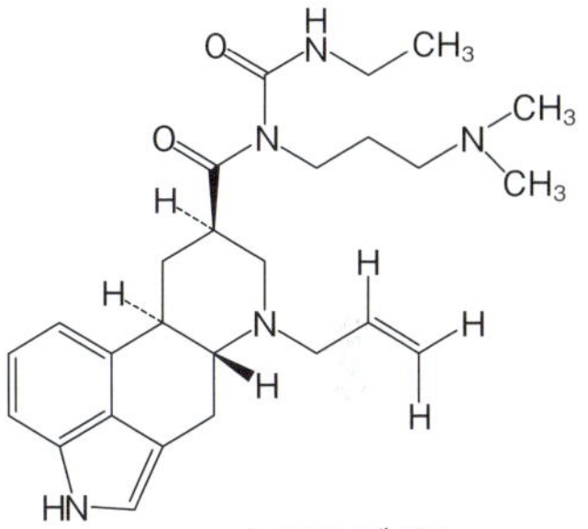

カベルゴリン

ドパミンアゴニスト　非麦角系

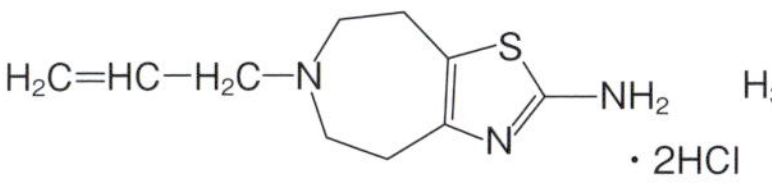

タリペキソール塩酸塩

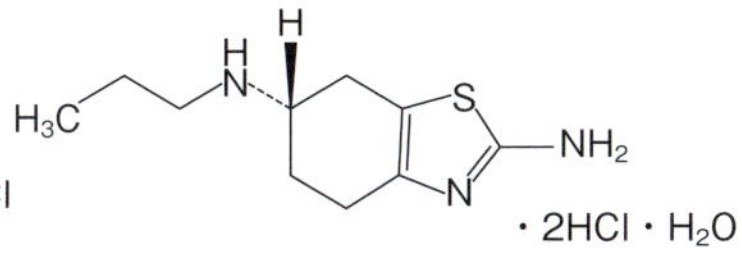

プラミペキソール塩酸塩水和物

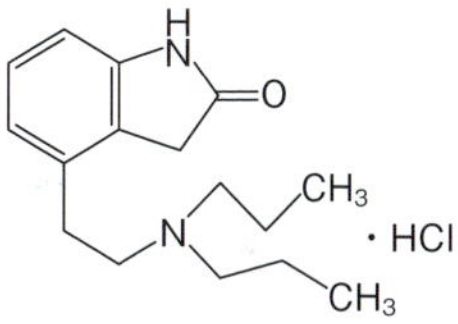

ロピニロール塩酸塩

ドパミン遊離促進（NMDA 受容体拮抗）

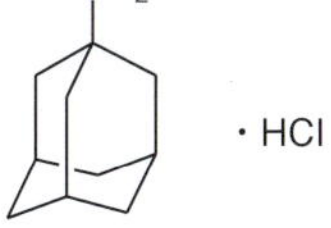

アマンタジン塩酸塩

MAO-B 阻害薬

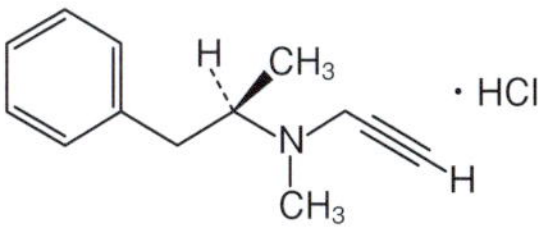

セレギリン塩酸塩

COMT 阻害薬

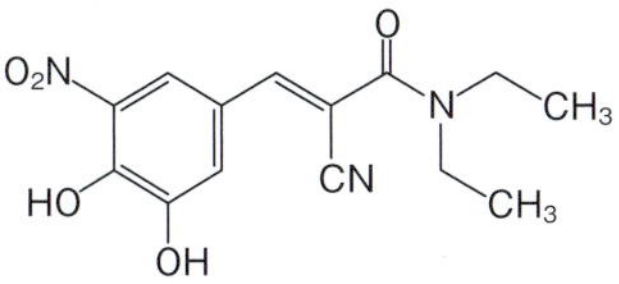

エンタカポン

ノルアドレナリン前駆体

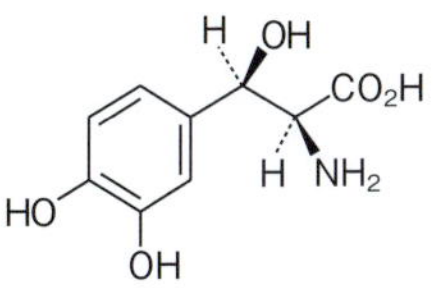

ドロキシドパ

図 5-52. パーキンソン病治療薬の構造式（1）

中枢性抗コリン作用薬

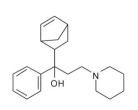
トリヘキシフェニジル塩酸塩

プロフェナミン塩酸塩

マザチコール塩酸塩水和物

ビペリデン

メチキセン塩酸塩

ピロヘプチン塩酸塩

抗てんかん薬

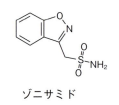
ゾニサミド

アデノシン A_{2A} 受容体拮抗薬

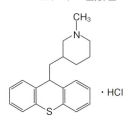
イストラデフィリン

図 5-53. パーキンソン病治療薬の構造式 (2)

表 5-18. パーキンソン病治療薬の主な副作用と薬物

副作用	薬物
消化器症状 （食欲不振，吐き気，嘔吐）	レボドパ，ドパミンアゴニストの服用当初
口渇，目のかすみ	中枢性抗コリン薬，ドパミンアゴニスト
排尿困難	中枢性抗コリン薬
眠気	ドパミンアゴニスト（特に D_3 受容体作用のある薬剤に多い）
せん妄，幻覚，妄想	すべてのパーキンソン病治療薬 せん妄は特に中枢性抗コリン薬，アマンタジン
認知障害（高齢者）	中枢性抗コリン薬
起立性低血圧	レボドパ，ドパミンアゴニスト，MAO-B 阻害薬，COMT 阻害薬
ジスキネジア	レボドパ，ドパミンアゴニスト
心臓弁膜線維症	麦角アルカロイド
悪性症候群	抗パーキンソン病薬の突然の内服中断

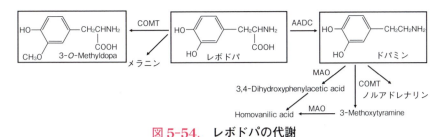

図 5-54. レボドパの代謝

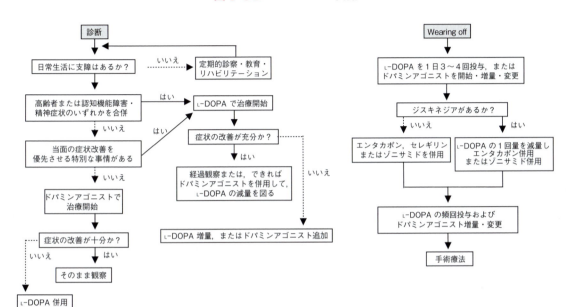

図 5-55. パーキンソン病治療ガイドライン（2011 年）

投与による以下に示すような問題が生じるため，患者の病状や重症度（パーキンソン病重症度分類；Hoehn-Yahr 分類）を考慮した薬物の選択が重要である（図 5-55）．

1）レボドパ長期投与の問題点（運動合併症 motor complications）

① **wearing off 現象**：次第に有効時間が短縮し，服用後数時間を経過すると効果が消退する現象で，患者は薬が切れるのを自覚する．原因は，ドパミン神経が変性により減少していき，レボドパがドパミン神経細胞に保持されることなく，短時間で代謝されることによると考えられている．単純にレボドパを増加すると，増悪することが多いので，1 日投与量の範囲内で投与回数を増加したりする（図 5-55）．

② **on-off 現象**：服用時間や血中濃度には関係なく，症状が改善したり（on），急激に悪化したり（off）する現象である．レボドパの吸収・代謝過程やドパミン受容体の感受性の変化によると考えられているが，機序は不明である．

③ **delayed on, no on 現象**：効果発現に時間を要したり（delayed on），服用しても効果発現がみられない（no on）現象である．主な原因は，レボドパの吸収障害や脳への移行の障害であると考えられる．レボドパの小腸からの吸収や血液脳関門の通過はアミノ酸トランスポーターを介するので，高タンパク質食などを摂取すると，タンパク質から生じた多量の中性アミノ酸がレボドパと競合する．この場合は，レボドパを食前に服用したり，水やレモン水に溶かして服用すると改善される場合がある．

④ ジスキネジア：自分の意思に関わりなく体が動いてしまう不随意運動の総称であり，舞踏運動，アテトーゼ（四肢先端の不規則なゆっくりとした動き），ジストニア（身体の一部または全身が捻れるような異常姿勢），ミオクローヌス（痙攣様の急激な動き）などがある．ドパミン神経の変性によって，ドパミン受容体の過感受性 super-sensitivity が起こり，レボドパによって増加したドパミンが過剰に受容体を刺激する結果，このような異常な不随意運動が生じると考えられる．

2）レボドパの副作用

末梢性副作用として，代謝されたドパミンによる消化器症状（化学受容器引き金帯；CTZ の D_2 受容体刺激による悪心・嘔吐）や循環器症状（起立性低血圧，不整脈，頻脈）などがある．中枢性副作用として，ドパミンによって引き起こされる興奮，不眠，幻覚，妄想などがある．

b　ドパミンアゴニスト

早期からレボドパの投与を開始すると上記のような運動合併症を起こしやすいので，早期パーキンソン病では，高齢者や認知機能障害・精神症状のいずれかを合併している患者以外はドパミンアゴニストが第一選択薬である．パーキンソン病改善効果は，レボドパよりも弱いが，アマンタジンや抗コリン作用薬よりも強く，長期投与により運動合併症を起こしにくい．麦角アルカロイド誘導体の**ブロモクリプチン** bromocriptine，**ペルゴリド** pergolide，**カベルゴリン** cabergoline と非麦角アルカロイド誘導体の**タリペキソール** talipexole，**プラミペキソール** pramipexole，**ロピニロール** ropinirole，**ロチゴチン** rotigotine，**アポモルヒネ** apomorphine があり，それぞれ出現する副作用が異なる．

ドパミン受容体サブタイプは，ドパミン D_1 様受容体（D_1，D_5 受容体）およびドパミン D_2 様受容体（D_2，D_3，D_4 受容体）に分類される．ドパミンアゴニストは，すべてドパミン D_2 様受容体刺激作用を有する．ペルゴリド，カベルゴリン，アポモルヒネは，両方に親和性をもち，プラミペキソール，ロピニロールは D_2 様受容体に選択性が高い．

1）麦角アルカロイド誘導体

ブロモクリプチンは，脳下垂体前葉の D_2 受容体に作用することで，プロラクチンや成長ホルモンの分泌を抑制するので，高プロラクチン血症，乳漏症，末端肥大症，下垂体性巨人症の治療にも用いられる．**ペルゴリド**，**カベルゴリン**は，D_1，D_2 受容体に作用し，半減期が長いのが特徴である．麦角系誘導体の重篤な副作用として，心臓弁膜症や肺線維症などがある．

2）非麦角系アルカロイド誘導体

タリペキソールは，セロトニン 5-HT_3 受容体遮断作用を併せもつため，CTZ の D_2 受容体刺激による嘔吐の副作用が比較的少ない．**プラミペキソール**は，D_3 受容体への親和性が高く，その抗うつ効果と関連すると考えられている．**ロピニロール**は，D_2 と D_3 受容体への親和性の比（D_2/D_3）がドパミンに近いのでより生理的に作用し，幻覚などの副作用が少ない．wearing off や on-off の off 時間を短縮する効果も認められている．**アポモルヒネ**は，D_1 様およびドパミン D_2 様受容体に強く親和性をもつため効力が高く，off 症状の改善を目的に皮下注射で使用されるので，速やかに off 症状から脱することが期待できる．**ロチゴチン**は，唯一のドパミンアゴニストの経皮吸収型製剤として使用される．非麦角系アルカロイド誘導体の重大な副作用として，突発性睡眠の出現がある．

c　アマンタジン amantadine

1967年に，中等度のパーキンソン病患者が抗A型インフルエンザ薬のアマンタジンをインフルエンザ予防の目的で服用したところパーキンソン症状が改善したとの症例が報告され，アマンタジンに抗パーキンソン病作用があることが発見された．ドパミンの遊離促進が作用機序とされていたが，通常用量では脳内ドパミン量に影響を与えないことから，最近では，グルタミン酸NMDA型受容体拮抗作用が抗パーキンソン病作用に関与していると考えられている．高用量で，ジスキネジアを改善する効果がある．

d　B型モノアミンオキシダーゼ（MAO-B）阻害薬

MAOには，主としてノルアドレナリンとセロトニンを代謝するMAO-Aと，神経外に存在してシナプス間隙に遊離したドパミンを代謝するMAO-Bがある．**セレギリン** selegilineは選択的にMAO-Bを阻害して，シナプス間隙のドパミン濃度を上昇させ，ドパミン神経系を賦活させる．レボドパと併用すると，脳内でレボドパから生成したドパミンの分解も抑制するので，レボドパの効果が増強・延長する．用量が1日10 mgを超えるとMAO-Bに対する選択性が低下してノルアドレナリンの代謝も阻害されるので，チラミンを含有する食物の摂取などに注意が必要である．

e　末梢性カテコール-O-メチルトランスフェラーゼ（COMT）阻害薬

レボドパの代謝経路は，AADCによりドパミンに変換される経路と，COMTにより3-O-メチル-DOPA（3-OMD）に変換される経路がある．COMT阻害薬**エンタカポン** entacaponeは，末梢でのCOMTの阻害によりレボドパの代謝を抑制することに加えて，レボドパの血液脳関門通過に関与するアミノ酸トランスポーターを競合する代謝生成物3-OMD（図5-51）の生成も抑えるため，レボドパの脳内移行が高められる．DCIとともにレボドパと併用することで，レボドパ投与量を減量することができ，on時間を延長する効果がある（wearing off現象の改善）．レボドパの効果を高める一方，レボドパによるジスキネジア，起立性低血圧，肝障害などの副作用がある．

f　ドロキシドパ droxidopa

パーキンソン病の進行に伴って，ドパミン神経の変性だけではなく，すくみ足，無動の症状に関連するノルアドレナリン神経にも変性が及ぶ．ノルアドレナリンもドパミンと同様に血液脳関門を通過しないので，ノルアドレナリンの合成前駆物質であるドロキシドパがすくみ足，立ちくらみ改善に使用される．ドロキシドパは，AADCによりノルアドレナリンに変換されるので，レボドパと同様に，末梢での代謝を抑える目的でDCIが併用される．

g　中枢性抗コリン作用薬

パーキンソン病では，線条体のドパミン神経系の機能低下により，相対的に過剰に亢進しているアセチルコリン神経系を抑制する目的で，中枢移行性の高い中枢性ムスカリン性アセチルコリン受容体遮断薬である**トリヘキシフェニジル** trihexyphenidyl，**プロフェナミン** profenamine，**マザチコール** mazaticol，**ビペリデン** biperiden，**メチキセン** metixene，**ピロヘプチン** piroheptineが用いられる．効果は弱いが主に軽症のパーキンソン病の振戦や筋固縮に有効である．レボドパなどのドパミン神経系を亢進する薬物では効果のない薬物性パーキンソニズムに使用される．末梢性の抗コリン作用（口

渇，かすみ目，尿閉，胃腸運動障害）や，中枢性の抗コリン作用（精神錯乱，幻覚，せん妄，高齢者の認知障害）などの副作用がある．緑内障，重症筋無力症，尿路閉塞性疾患に禁忌である．

h ゾニサミド zonisamide

抗てんかん薬であるゾニサミドが，痙れん発作を起こしたパーキンソン病患者に投与され，偶然パーキンソン病症状に対する効果が発見された．作用機序は不明であるが，てんかん治療に使用されるよりも低用量で効果を現す．レボドパの併用が基本で，他の治療薬では効果が認められない場合に使用される．

i イストラデフィリン istradefylline

ドパミン受容体やドパミン代謝酵素に作用しない新規の非ドパミン系の薬物で，アデノシン A_{2A} 受容体拮抗薬である．アデノシン A_{2A} 受容体は，大脳基底核における神経回路内（図5-48）の線条体からの間接路（抑制強化系）に特異的に発現しており，この受容体の活性化は，間接経路に興奮状態をもたらし，大脳基底核経路を通じて運動を抑制的に調節している．大脳基底核回路は黒質緻密部から投射するドパミン神経によって調節されており，パーキンソン病はドパミン欠乏によって大脳基底核回路の変調を生じた状態である．アデノシン A_{2A} 受容体遮断により，その回路を正常に戻すことが期待できる．レボドパで治療中の wearing off 現象の改善に使用される．

5-11. アルツハイマー Alzheimer 型認知症治療薬

5-11-1. 認知症

認知症 dementia は，いったん正常に発達した認知機能が，後天的な何らかの原因で器質的病変を起こし，非可逆的に低下し，知能障害および人格障害をきたした状態で，それが意識障害のないときにみられる．主に脳血管障害に基づく脳血管性認知症（脳梗塞，脳出血，慢性硬膜下血腫など），進行性神経変性によるアルツハイマー型認知症（アルツハイマー病），その他（神経変性疾患，感染症，内分泌・代謝・栄養疾患，薬物中毒）に分類される．**アルツハイマー病** Alzheimer disease は認知症の代表的な疾患であり，人口の高齢化に伴い増加の一途をたどり，現在，日本における認知症患者の約60%を占める．

薬物性認知症は，特に高齢者に起こりやすく，大半は薬物の中止により回復する．中枢性抗コリン作用薬（パーキンソン病治療薬），催眠薬，抗てんかん薬，抗精神病薬などの中枢作用薬や，降圧薬，抗菌薬，抗ウイルス薬などで生じることがある．

5-11-2. アルツハイマー病の病理的特徴・病因

病理的特徴は，早期にみられるβアミロイド（アミロイドβペプチド；Aβ）の沈着による老人斑の出現，その後のタウタンパク質の過剰なリン酸化による神経原線維変化，神経細胞の脱落による脳萎縮である．アルツハイマー病に特徴的な所見である老人斑は，大脳皮質灰白質の細胞外で確認され，沈着したβアミロイドの周りに変性した細胞が集まって形成されたものである．このβアミロイドが，現在最も有力なアルツハイマー病の病因として考えられている（アミロイド仮説）．また，

家族性アルツハイマー病の遺伝的研究から，原因遺伝子としてアミロイド前駆体タンパク質，プレセニリン1, 2, アポリポタンパク質Eが同定されている．

a　βアミロイド

前駆体である膜タンパク質（アミロイド前駆体タンパク質）から酵素により切り出されて生成する（図5-56）．アミロイド前駆体を切断する酵素には，α，β，γセクレターゼがあり，それぞれ異なった部位を切断する．生理的には，α-セクレターゼがその細胞膜外部分を切断し，続いてγ-セクレターゼが細胞膜貫通部位を切断する．これによって生成されたp3タンパク質は，細胞外に排出されて分解される．しかし，細胞膜外部分がβ-セクレターゼにより切断された後，γ-セクレターゼにより切断されるとβアミロイドが生成され，神経間隙に沈着していき老人斑が形成される．さらに，βアミロイドはタウタンパク質のリン酸化を促進し，神経原線維変化の形成と神経細胞死を引き起こすと考えられている．

b　タウタンパク質

細胞骨格を形成している微小管と結合し細胞骨格の安定化に働く微小管結合タンパク質である（図5-56）．しかし，タウタンパク質がリン酸化されると，微小管から解離してタウタンパク質同士が重合し神経原線維変化を生じると考えられている．老人斑がアルツハイマー病に特徴的なのに対して，このような神経原線維変化は，進行性核上麻痺，脳炎後のパーキンソン症候群，ピック病や他の認知症を伴う疾患でも観察されている．

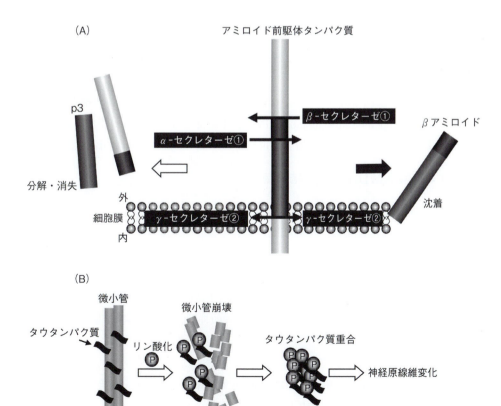

図5-56. βアミロイドの生成（A）とタウタンパク質による神経原線維変化（B）

c 脳萎縮

末期には，神経細胞の死・脱落により，脳萎縮をきたす．特に大脳皮質にびまん性の萎縮が起こり，正常成人脳が約 1.4 kg に対してアルツハイマー病脳は 1 kg 以下となる．海馬，辺縁系，マイネルト基底核にも高度な萎縮がみられる．

5-11-3. アルツハイマー病の症状

中核症状は記憶障害をはじめとする認知機能障害（失認，失語，失行，記憶障害，時間・場所などの見当識障害）であり，周辺症状は幻覚，妄想などの心理症状と脱抑制の異常行動（攻撃性，徘徊，食行動異常）からなる．初期のアルツハイマー病では物忘れなどの認知機能障害がみられ，中期では日常生活の自立度が低下していき，後期になると言語疎通が困難となり寝たきりの状態で，病状は緩徐に重症化していく．

5-11-4. アルツハイマー病治療薬

アルツハイマー病患者の脳で，アセチルコリン（ACh）神経の起始部であるマイネルト核の神経細胞の脱落，その領域でのコリンアセチルトランスフェラーゼの活性低下が見出されたことから，アルツハイマー病の病因の一つとして「コリン仮説」が提唱された．それにより，治療薬（進行抑制）はACh を増やす薬物として，ACh エステラーゼ（AChE）阻害薬が開発された．

a AChE 阻害薬

ドネペジル donepezil，ガランタミン galantamine，リバスチグミン rivastigmine があり，AChE に対する特異性に差があるが（表 5-19），治療効果には明確な差はないとされている．認知機能，日常生活動作，行動障害の改善および進行抑制作用が報告されている．ガランタミンは，AChE 阻害作用以外に，ACh とは異なる部位でニコチン性 ACh 受容体に結合し，受容体の立体構造を変化させ，感受性を高める（allosteric potentiating ligand：APL）作用を併せもつ．ドネペジルとガランタミンは，末梢組織のブチリルコリンエステラーゼ阻害作用が弱いので，末梢コリン性の副作用が少ない．

b グルタミン酸 NMDA 受容体拮抗薬

β アミロイドの蓄積によるアストロサイトの障害などに伴うグルタミン酸遊離量の異常増加による NMDA 受容体の過剰な活性化は，神経細胞の障害をきたす．メマンチンは，パーキンソン病治療薬のアマンタジンと類似した構造をもち，膜電位依存的な非競合的 NMDA 受容体拮抗薬であり，NMDA 受容体のフェンシクリジン（PCP）結合部位に選択的に結合し，Mg^{2+} と置換してチャネル機能を阻害する．その結果，細胞内への過剰な Ca^{2+} 流入が抑制され，神経細胞が保護される．電位依存的であるために，容易に受容体から離れるため，生理的神経伝達には影響を与えない．

c 治療薬の選択

軽度では，AChE 阻害薬の単剤，中等度では，AChE 阻害薬あるいはメマンチンの単剤，重度では，ドネペジルかメマンチンの単剤か両者の併用を選択する．

表 5-19. アルツハイマー病治療薬

	薬物および構造	作用機序	重症度による選択	血中半減期	代謝・排泄	剤型	用法(回/日)	主な副作用
AChE阻害薬	ドネペジル（ピペリジン系）donepezil hydrochloride	AChE阻害	軽度～重度	70～80時間	肝(CYP3A4, 2D6)	錠剤, 口腔内崩壊錠, 細粒剤, ゼリー剤	1回	焦燥, 興奮, 易怒性
	ガランタミン（フェナントレンアルカロイド薬）galantamine hydrobromide	AChE阻害（特異性はドネペジルの約1/4）ニコチン性ACh受容体感受性増強（APL）	軽度～中等度	5～7時間		錠剤, 口腔内崩壊錠, 経口液剤	2回	
	リバスチグミン（カルバメート系）rivastigmine	AChEおよびブチリルChE阻害	軽度～中等度	3～4時間	腎排泄	パッチ剤	1回	貼付部位の発赤, 痒み
NMDA受容体拮抗薬	メマンチン（アマンタジン誘導体）memantine hydrochloride	NMDA受容体拮抗薬	中等度～重度	50～75時間	腎排泄	錠剤	1回	めまい, 頭痛, 便秘など

5-12. 脳血管疾患治療薬

5-12-1. 脳血管疾患

脳血管障害 cerebrovascular disease は，脳血管の閉塞あるいは出血などにより，脳循環障害をきたすことによって脳神経機能障害を起こす病態である．主な疾患は以下のように分類される．
- 脳梗塞：アテローム血栓性脳梗塞，心原性脳塞栓症，ラクナ梗塞
- 頭蓋内出血：脳内出血，くも膜下出血，その他
- その他：高血圧性脳症，一過性虚血発作，慢性脳循環不全

5-12-2. 脳梗塞

　血栓性の脳梗塞として，アテローム動脈硬化が原因となり，内頚動脈や椎骨動脈などの頭蓋外の動脈に血栓が生じるアテローム血栓性脳梗塞や，高血圧症が主な要因となり，脳内深部の細い穿通血管の血栓が生じるラクナ梗塞がある．塞栓性の脳梗塞としては，多くは心房細動などにより心臓内で生じた血栓が一部剝がれて脳へ移動し，脳底部に近い太い脳動脈を閉塞する心原性脳塞栓症がある．血栓の主体は，血栓性では血小板凝集塊，塞栓性ではフィブリンである．

　血栓症は，高齢者に多く，高血圧，糖尿病，脂質異常症，喫煙との関連が大きい．前駆症状として，一過性脳虚血発作を発症する場合が多い．症状は，梗塞が生じた部位に関係して現れ，主なものとして，運動，感覚，バランス，言語，視覚などの障害である．アテローム血栓性脳梗塞は睡眠中に，心原性脳塞栓症は活動時に起こることが多い．

a　脳梗塞治療薬

　梗塞部の血流の再開と合併症の管理を目的とした急性期治療と，再発予防と後遺症対策を目的とした慢性期治療に分けられる．

1）急性期治療

　梗塞部では，血流が途絶えることにより壊死が生じるが，壊死巣の周囲には壊死には至っていないが血流が乏しいペナンブラ（虚血性低灌流領域）と呼ばれる領域がある．血流をできるだけ早く再開し，この領域を壊死に移行させないようにするのが重要である．また，血流停止により生じるフリーラジカルなどの血管傷害物質は，微小血管からの血漿漏出をまねき脳浮腫，脳圧の亢進を引き起こす．したがって急性期の治療は，薬物選択の上で発症後の時間が重要であり，①血栓溶解薬（アルテプラーゼ，ウロキナーゼ）・抗凝固薬（アルガトロバン）・抗血小板薬（オザグレル，アスピリン），②脳保護薬（エダラボン），③脳浮腫治療薬（濃グリセリン）により行われる（表 5-20）．

2）慢性期治療

　再発予防，後遺症の治療，危険因子の除去が目的となる．再発予防として，アテローム血栓性脳梗塞やラクナ梗塞には抗血小板薬（チクロピジン，クロピドグレル，シロスタゾール，アスピリン），心原性脳塞栓症には抗凝固薬（ワルファリン）が使用される．後遺症の治療で運動機能の回復にはリハビリテーションが行われ，めまい，しびれや頭痛などの自覚症状の改善には，脳循環改善薬（**イブジラスト** ibudilast，**イフェンプロジル** ifenprodil）（表 5-21）などが用いられる．慢性脳循環障害による意欲低下には，脳エネルギー代謝改善作用を有する**ニセルゴリン** nicergoline やパーキンソン病治療薬の**アマンタジン** amantadine が有効である．うつ症状には，抗うつ薬の SSRI や SNRI が用いられる．危険因子の除去として，高血圧，糖尿病，脂質異常症などの管理とともに，禁煙，節酒などの生活習慣の改善が重要である．特に血圧の管理が重要で，Ca拮抗薬，ARB，ACE阻害薬，少量の利尿薬が使用される．

5-12-3. 脳出血

　脳実質組織内への出血で，出血部位により，脳内出血とくも膜下出血に分けられる．

表 5-20. 推奨される脳梗塞急性期治療

目的	薬物	作用機序	アテローム血栓性 発症後(以内)		ラクナ 発症後(以内)		心原性 発症後(以内)	
血栓溶解	アルテプラーゼ(組織プラスミノーゲン活性化因子：t-PA)	プラスミノーゲンをプラスミンに変換して，血栓中のフィブリンを分解する．フィブリンに対する親和性が高い．	◎	4.5時間	◎	4.5時間	◎	4.5時間
	ウロキナーゼ(尿中プラスミノーゲン活性化因子：u-PA)	フィブリンに対する親和性は低い．局所線溶療法(大腿動脈からカテーテルを挿入し，閉塞している血管内に直接注入)．	○	6時間			○	6時間
抗凝固	アルガトロバン	アンチトロンビンⅢ依存性抗トロンビン薬．	○	48時間				
抗血小板	オザグレル	トロンボキサン合成酵素阻害によるTXA$_2$産生抑制とPGI$_2$生成促進．	○	5日	○	5日		
	アスピリン	COX阻害によるTXA$_2$産生抑制．	◎	48時間	◎	48時間	◎	48時間
脳浮腫軽減	濃グリセリン(10%)	脳浮腫形成における細胞内エネルギー産生障害因子である遊離脂肪酸の減少をもたらす．	○				○	
脳保護	エダラボン	フリーラジカル，アラキドン酸由来の過酸化脂質などを消去して，細胞を酸化障害から保護．	○	24時間	○	24時間	○	24時間

○推奨される，◎強く推奨される

表 5-21. 脳循環・代謝改善薬

	薬物	作用機序	適応
脳循環改善薬	イフェンプロジル	α受容体遮断およびCa拮抗作用．	脳梗塞後遺症，脳出血後遺症に伴うめまいの改善．頭蓋内出血後，止血が完成していないと考えられる患者には禁忌．
	ニセルゴリン	虚血病巣部での脳血流増加，脳エネルギー代謝改善およびアセチルコリンエステラーゼ阻害．	脳梗塞後遺症に伴う慢性脳循環障害による意欲低下の改善．頭蓋内出血後，止血が完成していないと考えられる患者には禁忌．
	イブジラスト	ホスホジエステラーゼ阻害，PGI$_2$による血管弛緩作用増強，血小板凝集抑制．	脳梗塞後遺症に伴う慢性脳循環障害によるめまいの改善．頭蓋内出血後，止血が完成していないと考えられる患者には禁忌．
	ジヒドロエルゴトキシン	麦角アルカロイド誘導体．平滑筋収縮作用は弱く，α遮断作用が強い．	頭部外傷後遺症に伴う随伴症状．
脳代謝改善薬	シチコリン	上行性網様体賦活系および錐体路系機能亢進，脳血流増加作用．	脳梗塞急性期意識障害，脳卒中片麻痺患者の上肢機能回復促進．
	メクロフェノキサート	脳血流増加，脳代謝促進，中枢神経賦活作用．	頭部外傷後遺症におけるめまい．
	アデノシン三リン酸(ATP)	ATPaseにより，リン酸基が分解され，高い遊離エネルギー放出．	頭部外傷後遺症．脳出血直後の患者は脳血管拡張により再出血するおそれがあるので禁忌．

a 脳内出血の病態と急性期治療

脳実質組織内への出血で，出血部位に生じた血腫が周辺の細胞破壊や浮腫を起こし，神経脱落症状や脳圧亢進を引き起こす．多くは，小動脈瘤やフィブリノイド変性などの高血圧性の小動脈病変による高血圧性脳出血である．好発部位は，基底核＞視床＞小脳である．症状は，出血部位により異なるが，出血部位と反対側の神経麻痺が生じる．

治療は内科的治療が中心であり，再出血の予防に加え，頭蓋内圧亢進や脳浮腫を抑えることが重要である．高血圧管理，血管強化薬（カルバゾクロム），抗プラスミン薬（トラネキサム酸），脳浮腫治療薬（濃グリセリン，20% D-マンニトール）などによる治療がある．合併症として，ストレスのため胃酸分泌が亢進し消化管出血を起こすことがあり，この場合，H_2受容体遮断薬が静注で用いられる．

b くも膜下出血の病態と急性期治療

脳・脊髄を覆う髄膜は，外側から硬膜，くも膜，軟膜からなる．くも膜下出血は，くも膜と軟膜の

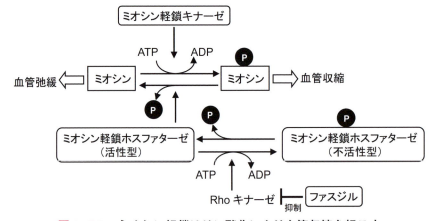

図 5-57．ミオシン軽鎖はリン酸化により血管収縮を起こす

ミオシン軽鎖ホスファターゼは，Rho キナーゼによってリン酸化されると不活性型となる．これにより，ミオシン軽鎖が脱リン酸化されにくくなるので血管は収縮する．ファスジルが Rho キナーゼを抑制することによって，ホスファターゼが活性型となり，リン酸化したミオシン軽鎖の脱リン酸化が起きやすくなり，血管が拡張する．

表 5-22．脳出血急性期治療薬

目的		薬物	作用機序
脳内出血	血管強化	カルバゾクロム	血管透過性亢進抑制，血管抵抗値増強により，血液凝固・線溶系に影響を与えることなく出血時間を短縮し，止血作用を示す．
		アドレノクロム	
	抗プラスミン	トラネキサム酸	プラスミノーゲンのリシン結合部位に結合し，フィブリンとの結合を妨げて，線溶活性を抑制する．
くも膜下出血	脳血管れん縮抑制	ファスジル	Rho キナーゼ阻害によるミオシン軽鎖の脱リン酸促進
		オザグレル	トロンボキサン合成酵素阻害．脳血管れん縮に伴う脳虚血症状の改善
	脳保護	ニゾフェノン	抗 TXA_2 作用，PGI_2 生成促進
脳浮腫（濃グリセリン，20% D-マンニトール）			

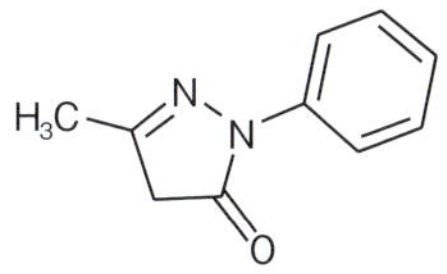

エダラボン 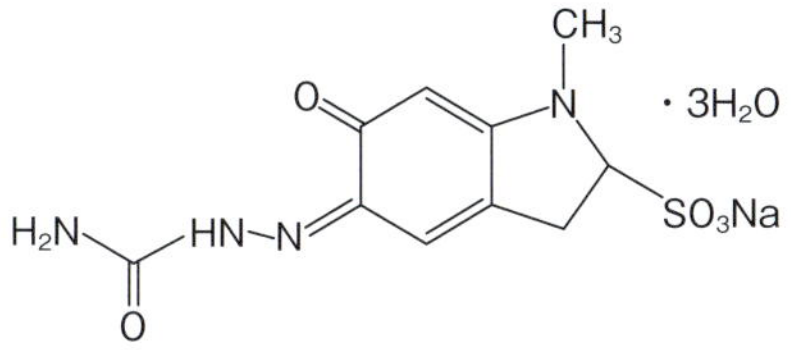
カルバゾクロムスルホン酸ナトリウム水和物 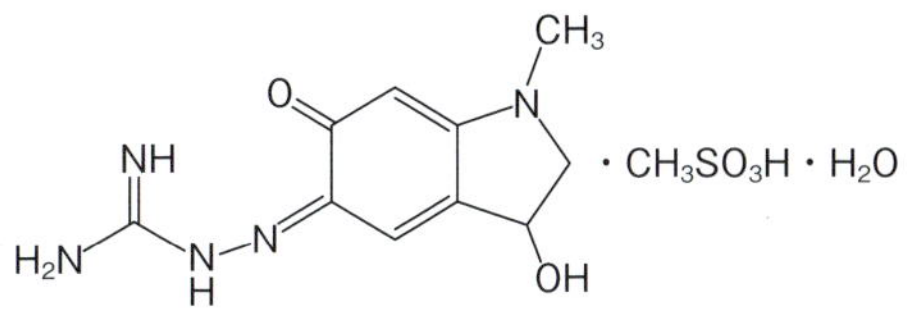
アドレノクロムモノアミノグアニジンメシル酸塩水和物

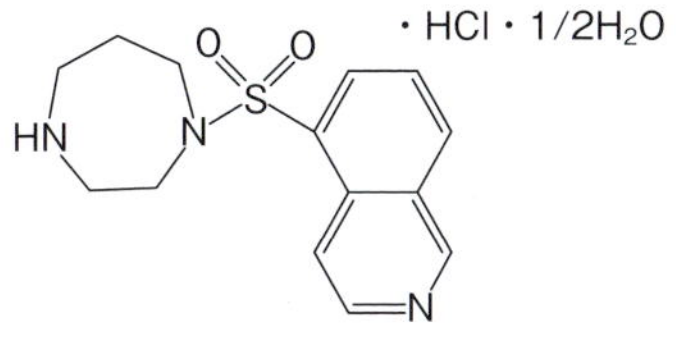

ファスジル塩酸塩水和物 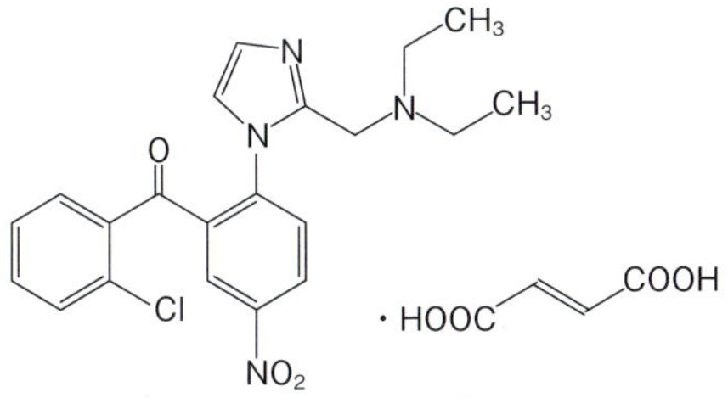
ニゾフェノンフマル酸塩

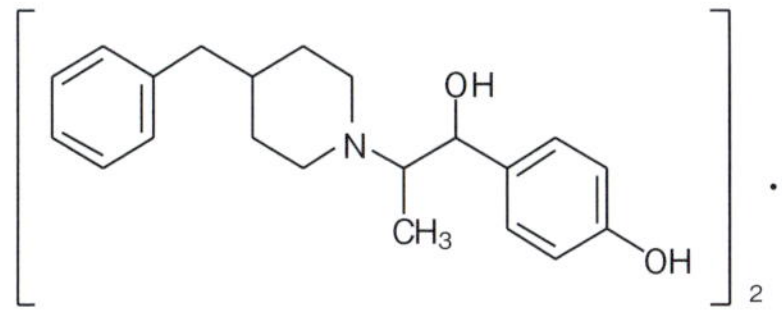

イフェンプロジル塩酸塩 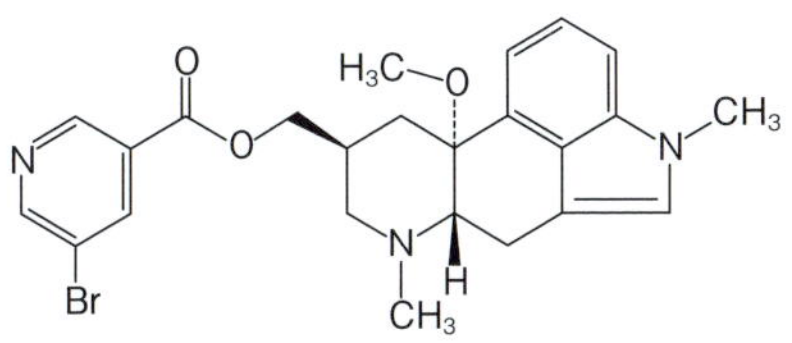
ニセルゴリン

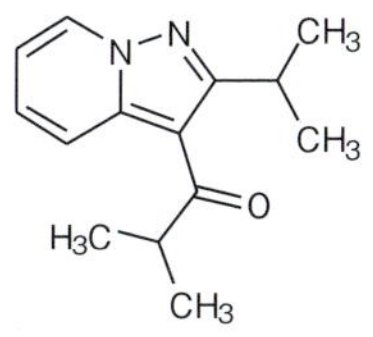

イブジラスト 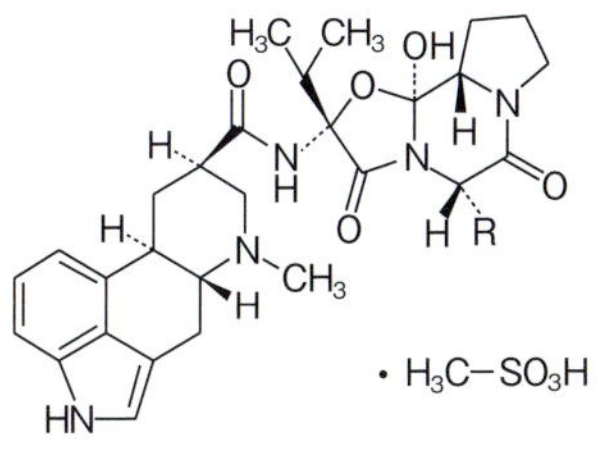
ジヒドロエルゴトキシンメシル酸塩

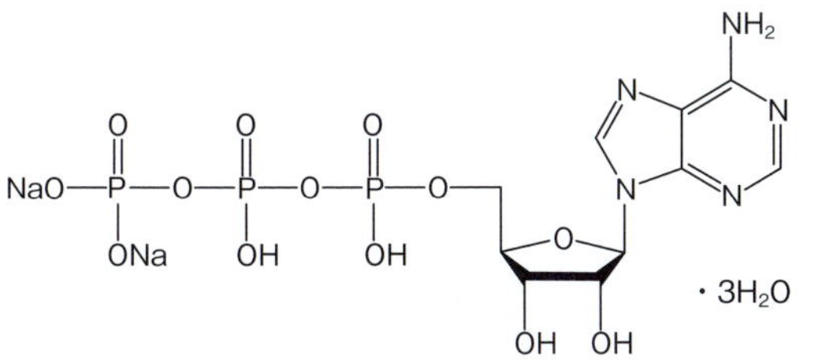

アデノシン三リン酸二ナトリウム水和物

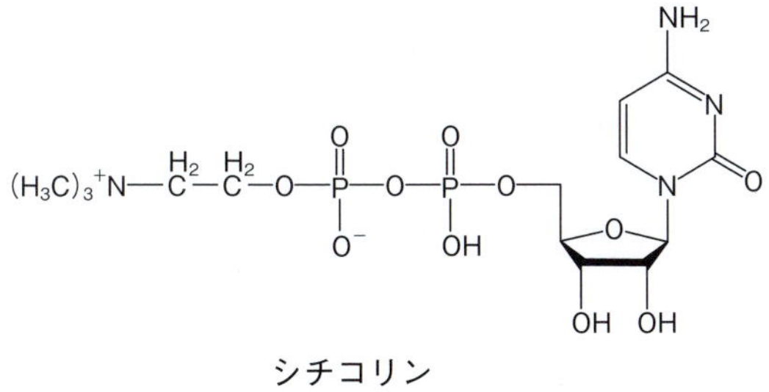

シチコリン
メクロフェノキサート塩酸塩 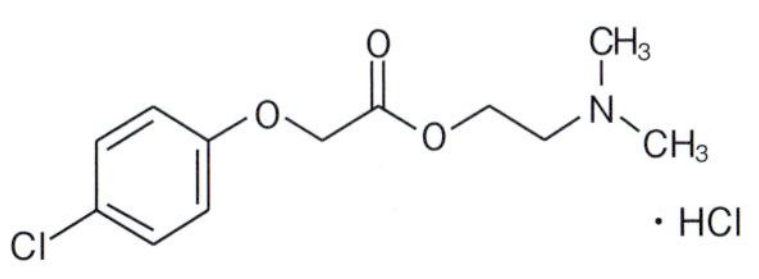

図 5-58. 脳血管疾患治療薬の構造式

間のくも膜下腔に起きた出血によって，脳・脊髄液中に血液が混入した病態である．原因は，動脈瘤破裂が 70 〜 80％ と大半を占め，Willis 動脈輪やその近傍の脳底部の血管の分枝部が好発部位である．他に脳動静脈奇形が原因となる場合がある．症状は，くも膜下腔に血液が流入し知覚神経を刺激することによる激しい頭痛や，脳圧が亢進し嘔吐中枢を刺激することによる嘔吐である．一過性の意識障害を伴うことが多い．一度破裂した動脈瘤は，止血後，フィブリンがプラスミンにより溶解されて再出血をきたすことがあり，発症後 24 時間以内に多い．また，4 〜 7 日後に脳底動脈などの血管れん縮による二次的虚血障害，数週から数か月後に脳髄液が過剰に溜まることによる水頭症を起こすことがある．

　治療においては，動脈瘤があれば，クリッピング術やコイル塞栓術が行われる．再発予防，脳血管れん縮や脳浮腫などに対する薬物治療として，頭蓋内圧低下には，脳浮腫治療薬（濃グリセリン，20％ D-マンニトール）の静注が行われる．脳出血による血腫に集積するマクロファージや血小板などが活性化されて産生する種々のサイトカインやエイコサノイドが，脳血管れん縮の要因となる．したがって，**オザグレルナトリウム** ozagrel sodium（抗血小板薬）や**ファスジル** fasudil が有効である．オザグレルナトリウムは，トロンボキサン A_2（TXA_2）合成酵素を阻害し，プロスタサイクリン（PGI_2）産生促進と TXA_2 産生抑制により，血小板凝集と血管れん縮を抑制する．ファスジルは，Rho キナーゼ阻害によるミオシン軽鎖の脱リン酸化促進によって，血管収縮を抑制する（図 5-57）．その他，多面的作用を介して脳保護作用を示す**ニゾフェノン** nizofenone が用いられる（表 5-22，図 5-58）．

5-13. 薬物依存

　日本では戦後，薬局で購入できたこともあり，覚せい剤が乱用されていた．1995 年頃より再び覚せい剤乱用が増加し，現在でも下火にならず，第 3 次乱用期と呼ばれ大きな社会問題となっている．近年では，ベンゾジアゼピン系抗不安薬やメチルフェニデートといった処方薬による乱用が問題となっている．また，これまでは大麻などの幻覚誘発薬の乱用が社会問題となっていたが，現在では，法の網をくぐり抜けるためにお香などと称して売られている危険ドラッグの乱用も問題となっている．

5-13-1. 薬物依存と薬物乱用

　薬物依存 drug dependence は「生体と薬物の相互作用の結果生じた生体の精神的，時には精神的/身体的状態を指し，この状態は薬物の精神効果を体験するため，また，時に退薬による苦痛から逃れるために，薬物を絶えずまたは周期的に摂取することへの強迫を必ず伴う行動やその他の反応によって特徴づけられる」と，WHO の Expert Committee on Drug Dependence（ECDD）により 1969 年に定義されている．すなわち，薬物依存とは「生体がある薬物に対して精神依存，あるいは精神依存と身体依存の両方の状態にあること」を示している．**精神依存** psychological dependence とは，ある薬物の特定の薬理効果を体験するためにヒトや動物がその薬物を摂取することへの強迫的欲求（渇望：craving）をもつ状態をいう．つまり，薬物を摂取したくてたまらなくなる状態で，一日中薬物中心の生活となる状態を指す．一方，ある薬物が体内に長時間に渡って存在し，効果を発現し続けた場合，生体はその薬物が存在している状態に適応し，定常に近い機能を営むようになる．このような状態において，減薬・休薬などにより，その効果が急激に減弱，あるいは消失した場合に身体機

能のバランスが失われて適応失調の状態になることに起因する様々な病的症候，すなわち**退薬症候** withdrawal syndrome（離脱症状）が発現する．このような状態を**身体依存** physical dependence という．依存性薬物の摂取により多幸感が現れ，薬物の繰返しの摂取に伴い強迫的欲求が発現し，使用量および使用頻度が増加する．また，**耐性** tolerance などにより治療効果が発現しないこと，もしくは退薬症候を回避するために，薬物に対する摂取欲求を示す状態となる．

薬物乱用 drug abuse とは，薬物依存の結果として，医学的常識を逸脱して薬物を摂取する処方薬乱用 prescription abuse や，法規制あるいは社会的慣習に反した依存形成薬物の過剰摂取といった行為を指す．

5-13-2. 依存形成薬物に対する法規制

非常に強い精神依存を引き起こす薬物として，覚せい剤であるメタンフェタミン，コカインならびにオピオイド鎮痛薬であるモルヒネが知られている．これらの薬物は，メタンフェタミンが覚せい剤取締法で，コカインやオピオイドは麻薬及び向精神薬取締法により規制されている．また，3,4-メチレンジオキシメタンフェタミン 3,4-methylenedioxymethamphetamine（MDMA）およびリゼルグ酸ジエチルアミド lysergic acid diethylamide（LSD）といった幻覚発現薬も麻薬及び向精神薬取締法により規制され，大麻に関しては大麻取締法により厳しく規制されている．さらに，近年では「医薬品，医療機器等の品質，有効性及び安全性の確保等に関する法律（薬機法）」（旧名称 薬事法）による指定薬物としても種々の薬物が規制されている状況にある．

5-13-3. 依存性薬物の種類と作用

依存性薬物は，快感作用，酩酊感，静穏作用および幻覚作用等といった薬物独自の自覚（感覚）効果を発現し，その効果を求める結果として精神依存が形成される．薬物によって精神依存，身体依存，さらには耐性の強度は異なる．すべての依存性薬物は精神依存を形成する．加えて，オピオイド，バルビツール酸誘導体，ベンゾジアゼピン誘導体およびアルコールといった中枢神経抑制作用を主体とする薬物群は，身体依存形成能を有する．WHO は，依存形成薬物を9タイプに分類している（表 5-23）．一方，単剤による乱用だけでなく，新たな刺激もしくはさらなる多幸感を求めて"コカインとオピオイド"や"アルコールと MDMA"のような多剤併用による乱用が世界的に問題となっている．多くの依存形成薬物は自律神経系への影響ならびに細胞毒性を示し，多剤併用による毒性から死に到る例は少なくない．

a　オピオイド opioids

モルヒネ，オキシコドンおよびフェンタニルといった麻薬性鎮痛薬だけでなく，麻薬性鎮咳薬として用いられるコデインやジヒドロコデインは，眠気などを含んだ中枢抑制作用を示すとともに，連用によって著しい多幸感ならびに陶酔感を引き起こす．モルヒネは中枢移行性が悪いとされ，中枢移行性を高めるためにモルヒネの2か所のヒドロキシ基をアセチル化して合成された薬物がヘロイン（＝ジアセチルモルヒネ）であり，非常に強力な多幸感を引き起こす．一方，麻薬拮抗性鎮痛薬であるブプレノルフィンやペンタゾシンも，連投により精神依存を引き起こす．これらのオピオイド鎮痛薬

表 5-23. WHO による依存形成薬物の分類

タイプ	薬物	身体依存	精神依存	耐性	法規制	治療法
アルコール	アルコール	+++	++	++	未成年飲酒禁止法	アカンプロサート ジアゼパム
バルビツレート	バルビツール酸誘導体 ベンゾジアゼピン誘導体	+++	++	++	麻薬及び向精神薬取締法	ジアゼパム
オピオイド	モルヒネ, ヘロイン フェンタニル, コデイン	+++	+++	+++	麻薬及び向精神薬取締法 あへん法	メサドン療法[***]
アンフェタミン	メタンフェタミン メチルフェニデート		+++	++[**]	覚せい剤取締法 麻薬及び向精神薬取締法	対症療法[****]
コカイン	コカイン	−	+++	−[**]	麻薬及び向精神薬取締法	対症療法
大麻	マリファナ		++	−	大麻取締法	対症療法
幻覚発現剤	LSD-25, メスカリン MDMA	−	+++	−	麻薬及び向精神薬取締法 医薬品医療機器等法[*]	対症療法
有機溶剤	トルエン, シンナー エーテル, クロロホルム	?	+	?	毒物劇物取締法	対症療法
ニコチン	ニコチン	+	++	+	未成年者喫煙禁止法	アゴニスト療法
カート	カート	−	+++	++	麻薬及び向精神薬取締法	対症療法

[*] 医薬品, 医療機器等の品質, 有効性及び安全性の確保等に関する法律における指定薬物.
[**] 感受性の亢進が認められることもある.
[***] 海外において用いられる.
[****] 興奮時にベンゾジアゼピン類が用いられ, 幻覚には D_2 受容体拮抗薬が用いられる.

は,いずれも精神依存だけでなく身体依存も引き起こす.麻薬性鎮痛薬による身体依存形成後に,急激な休薬や,オピオイド受容体拮抗薬あるいは麻薬拮抗性鎮痛薬の処置を行うと,退薬症候が誘発される.

1) 精神依存の形成機構

オピオイド鎮痛薬に対する精神依存の形成には,μオピオイド受容体刺激を介する中脳辺縁ドパミン神経系の活性化が重要であることが明らかにされている.すなわちオピオイド鎮痛薬は,中脳辺縁ドパミン神経系の起始核が存在する腹側被蓋野および吻側内側被蓋核における GABA 作動性神経細胞上に分布するμオピオイド受容体に作用し,ドパミン神経系に対する脱抑制機構を介して,側坐核におけるドパミン遊離量を増大させることにより精神依存を形成すると考えられている(図 5-59).

臨床においては,モルヒネ,オキシコドンおよびフェンタニルといったオピオイド鎮痛薬は,がん性疼痛治療に広く用いられているが,がん性疼痛下で適切にオピオイド鎮痛薬が使用された場合,精神依存の形成はほとんど起こらないことが知られている.疼痛下において精神依存が形成されにくい理由は,内因性オピオイドペプチドの遊離量の増加に伴って,オピオイド鎮痛薬により誘発される側坐核でのドパミンの放出が抑制されるためと考えられている.

2) 身体依存

オピオイド鎮痛薬の退薬症候として,あくび,瞳孔散大,流涙,鼻漏,嘔吐,腹痛,下痢などの自律神経症状や,不快感ならびに興奮状態などが発現する.これらの退薬症候の発現には,青斑核から

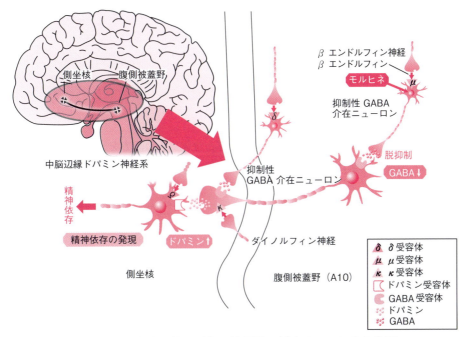

図 5-59. 中脳辺縁ドパミン神経系に対するモルヒネの作用

大脳皮質に投射するノルアドレナリン神経系の活性化によるアドレナリン α_2 および β 受容体の刺激による中枢性の退薬症候，および腸管におけるセロトニンの放出によって下痢や腹痛が発現するといった末梢性の退薬症候の機序が示唆されている．また，これらの退薬症候の発現には活性酸素の産生が関与するとされている．

b 中枢抑制薬

1) バルビツール酸誘導体およびベンゾジアゼピン誘導体

バルビツール酸誘導体 barbiturates およびベンゾジアゼピン誘導体 benzodiazepines は，WHO の依存性薬物分類においては「バルビツレート類」として分類されている．これらの薬物は，反復使用により薬理効果が減弱する（耐性形成）．

ベンゾジアゼピン誘導体の場合は，薬物による多幸感を得るというよりも，薬物の効果が十分でない場合に抗不安作用や睡眠導入作用を得るために乱用され，休薬などが行われた際の不快な退薬症候を回避するために精神依存が形成されると考えられている．退薬症候として，睡眠障害，不安，手の震え，発汗，集中困難，混乱，吐き気，体重減少，動悸，筋肉の凝り，せん妄，さらにはけいれんなどが認められる．依存時の治療においては，長時間作用型のベンゾジアゼピン誘導体に完全置換するかもしくはこれを一時併用し，漸減させて退薬症候の発現を最小限にする．

バルビツール酸誘導体は，不安や緊張の解消を伴った陶酔感を求めて乱用が引き起こされると考えられており，精神依存は比較的速やかに形成されるとされている．離脱時には，けいれん，振戦，せん妄，不安，吐き気ならびに嘔吐などが認められる．治療においては，当該薬物の漸減後に，長時間作用型のバルビツール酸誘導体によって安定化させ，離脱症状発現の可能性を減少させる．

2) アルコール alcohol

アルコールは嗜好性飲料の一つであり，適正飲酒量（日本酒換算 1 合）では健康を増進するが，多

量飲酒（日本酒換算3合）では，臓器障害や依存状態を引き起こす．バルビツール酸と同様，アルコールは独特の酩酊感を引き起こす．アルコールの場合は，飲酒量を自己でコントロールすることが困難となり，常に渇望を生じることとなる．退薬症候として，頭痛，不眠，イライラ感，発汗，振戦，吐き気，さらには，せん妄およびけいれんが発現する．

3) 依存形成機序

バルビツレート類とアルコールはいずれも精神依存と身体依存の両方を誘発する．これらの薬物による精神依存は，覚せい剤やコカインと比べて弱く評価が難しいこともあり，詳細な機構は解明されていない．

c 中枢興奮薬

1) アンフェタミン類

覚せい剤としてメタンフェタミンとアンフェタミンが世界中で乱用されている．わが国では，メタンフェタミンが重度のナルコレプシー，うつ病，各種の昏睡などの改善・回復に適応があるが，治療目的ではほとんど使用されていない．乱用においては従来静脈注射が用いられてきたが，最近では吸入や吸煙により摂取されている．覚せい剤摂取後に気分の高揚が起こり，多幸感，多動，緊張，疲労感の消失，攻撃性の増加，さらには常同行動という意味のない行動を繰り返すようになる．反復投与により，統合失調症様の幻覚，妄想，幻聴ならびに錯乱などが引き起こされ（**逆耐性 reverse tolerance** の形成），覚せい剤精神病と呼ばれる．このような状態に陥った場合，少量の覚せい剤やストレスなどにより統合失調症様症状が再発する（フラッシュバック現象）．幻覚などの統合失調症様の症状に対しては，ハロペリドールなどのドパミン D_2 受容体遮断薬が用いられる．また興奮が強い場合は，ベンゾジアゼピン系薬物やクロルプロマジンなどの鎮静作用の強い薬物が用いられる．

2) コカイン cocaine

表面麻酔薬としての適応のあるコカインは，全身投与により多幸感，高揚感，感覚の鋭敏化，さらには，幻覚・妄想状態を引き起こす．これらの感覚を求めるために乱用される．コカインの長期使用により，覚せい剤精神病様の症状が引き起こされることもある．

3) メチルフェニデート methylphenidate

メチルフェニデートは，第1種向精神薬としてナルコレプシーおよび少児の注意欠如/多動性障害（ADHD）に用いられるが，処方薬の中でも特に中枢興奮作用が強く，合法覚せい剤として社会問題となった．難治性うつ病および遷延性うつ病への適応が外され，流通規制のために，現在では処方は専門医のみとする登録制になっている．

4) 作用機序

覚せい剤およびコカインは，ドパミン，ノルアドレナリンおよびセロトニンといったモノアミン系神経伝達物質の神経終末からの放出を促進，またはモノアミントランスポーターの阻害によりシナプス間隙におけるカテコールアミンおよびセロトニンの濃度を上昇させ，精神依存を含めたさまざまな薬理作用を発現する．コカインは，体内においてコリンエステラーゼなどの酵素により非常に速やかに代謝されるが，覚せい剤の血中半減期は比較的長く，その作用は少なくとも5時間以上にわたる．

一方，メチルフェニデートは，ドパミンおよびノルアドレナリンの神経終末への再取込みを阻害することによってシナプス間隙のモノアミン濃度を上昇させ，アンフェタミン型の作用を示す．

いずれの薬物も連用後に突然中止すると，使用への強い渇望とともに抑うつ，不安，焦燥などの不快気分，疲労感および睡眠障害といった離脱症状を引き起こす．

d 幻覚薬

1) 大　麻

大麻は，大麻草の乾燥葉をタバコ様に喫煙することで摂取されるもので，マリファナとも呼ばれる．大麻は60種類以上のカンナビノイドを含有しているが，主成分としてテトラヒドロカンナビノール Δ^9-tetrahydrocannabinol，カンナビジオール cannabidiol およびカンナビノール cannabinol の3種類が知られている．

生体内にはカンナビノイドに対する受容体（CB_1 および CB_2）が存在する．アナンダミド anandamide（arachidonoylethanolamide）などが内因性のカンナビノイド受容体リガンドとされている．大麻を吸引した際には，これらの受容体を介して気分の高揚や幻視・幻聴などといった幻覚が発現する．大麻の精神作用は鎮静と興奮の2相性を示し，独特のマッタリ感を引き起こす一方，バッドトリップと呼ばれる不安，不快感および恐怖といった症状が引き起こされる．

テトラヒドロカンナビノール　　　シロシビン　　　フェンサイクリジン

わが国では大麻取締法により厳しく規制されているが，欧米では医療大麻として主に生薬療法で用いられている．また，米国では合成カンナビノイドとしてドロナビノール dronabinol が，末期AIDS患者の食欲増進やがんの化学療法に伴う吐き気の緩和のために用いられている．

2) LSD および類似幻覚誘発物質

リゼルグ酸誘導体である LSD，メスカリン mescalin や MDMA といったフェニルアルキルアミン類，ジメチルトリプタミン dimethyltryptamine，シロシビン psilocybin（サイロシビン）およびシロシン psilocin（サイロシン）などのインドールアルカロイドは，サイケデリックな幻視，幻聴，妄想，離人感などを引き起こす．MDMA を除き，いずれの薬物もセロトニン $5\text{-}HT_{2A}$ あるいは $5\text{-}HT_{2C}$ 受容体の作動薬として働く．MDMA は，セロトニンやドパミンの放出を促進することが知られている．

3) フェンサイクリジン類

フェンサイクリジン phencyclidine は，麻酔薬として開発が行われたが，麻酔からの覚醒時に妄想が起きるなどの精神作用があるために販売が中止された薬物である．1960年代中盤より米国を中心に乱用されており，使用により幻視，幻聴といった幻覚や離人感が発現する．さらに，フェンサイクリジンの投与により，統合失調症の陽性症状様ならびに陰性症状様の症状が発現するとされている．

フェンサイクリジンに代わり，類似構造をもつケタミン ketamine が開発された．ケタミンは麻酔薬として用いられる（本章2節参照）が，幻覚や悪夢を引き起こすとされ，麻薬に指定されている．フェンサイクリジンやケタミンは，NMDA受容体を非競合的に阻害して麻酔作用を発現するとされているが，幻覚などの発現機序に関してはモノアミン神経系に対する作用を介するとの報告も多い．

e 有機溶剤

有機溶剤の乱用は，日本において1960年代後半より青少年を中心に"シンナー（薄め液）遊び"として社会問題となったが，現在は非常に少なくなっている．有機溶剤をビニール袋に入れ，気化した成分を吸引することにより乱用される．有機溶剤の吸引により幻視，幻聴などの幻覚，さらには浮遊感などが引き起こされる．また，中毒作用として眼振，協調性運動障害，振戦，言語障害，呼吸困難などが認められる．連用により歯が溶け，さらには非可逆的な脳萎縮などを起こす．シンナーの中にはトルエン，ベンゼン，アセトン，ケトン類，メタノール等が含まれているが，トルエンが幻覚を起こす原因物質とされている．

f ニコチン nicotine

タバコの煙にはニコチンやタールが含まれ，喫煙によって緊張緩和，ストレス解除効果，満足感および多幸感がもたらされる．WHOの依存性薬物には含まれていないものの，ニコチンは脳内のニコチン性アセチルコリン受容体を刺激し，中脳辺縁ドパミン神経系を賦活して精神依存を形成するとされている．禁煙により，イライラ，不快感，集中力の低下，口寂しさ，食欲促進，抑うつ状態などの不快な離脱症状が生じる．

g 危険ドラッグ

近年，各種の規制を受けていない薬物の乱用が違法ドラッグ（脱法ドラッグ）として社会問題化している．2014年7月より，それまで違法ドラッグ・脱法ドラッグと呼ばれていた薬物群は，危険ドラッグと呼称されるようになった．フェネチルアミン系，トリプタミン系，合成カンナビノイド系などが知られている．規制強化のため，近年新たな指定薬物制度が制定された．また，構造の類似する多種の薬物を「包括指定」して取締り対象とすることができるようになっている．

h 市販薬の薬物乱用

1980年代に，市販の液状鎮咳去痰薬の一気飲みによる乱用が問題となったが，現在でも同様の乱用は後を絶たない．リン酸ジヒドロコデイン，メチルエフェドリン，クロルフェニラミン，無水カフェインなどが液状鎮咳去痰薬の成分として含まれている．リン酸ジヒドロコデインはオピオイドであり，エフェドリンならびにカフェインは中枢興奮作用があり，クロルフェニラミンはモノアミン（特にセロトニン）の再取込みを阻害する．すべての成分が精神依存形成能を有しており，これらが相互作用をすることにより依存性が発現するものと考えられる．

5-13-4. 依存性薬物の分析

依存性薬物による薬物中毒事例の場合，救命救急を受診するケースが圧倒的に多い．自殺企図を含めた薬物中毒の場合，迅速な解析が必要となる．法中毒分野では，GC-MSなどによる同定と定量が非常に重要となるが，救命救急の場合には，尿もしくは血液サンプルを用いた簡易診断が非常に有

効である．この場合，トライエージ DOA 薬物中毒検出用キットが使用されている．このキットにより，スクリーニングとしてのフェンサイクリジン，ベンゾジアゼピン誘導体，コカイン，アンフェタミン類，モルヒネ系麻薬，バルビツール酸誘導体および三環系抗うつ薬の検出が可能である．

5-13-5. 薬物依存の評価方法

新規医薬品の承認申請にあたり，中枢神経系に作用する薬物に関しては，毒性試験の内，特殊毒性試験の一つである薬物依存性試験として，精神依存性試験ならびに身体依存性試験を行う必要がある．精神依存には，摂取による薬物の感覚効果，薬物を摂取しようとする試み，さらには，摂取時の環境要因が密接な関わりをもっている．そこで，薬物の感覚効果を指標にする薬物弁別試験，薬物による正の強化効果 positive reinforcement を指標にする薬物自己投与試験，さらに薬物摂取時の効果と環境要因を条件づけする条件づけ場所嗜好試験が現在広く用いられている．

5-13-6. 薬物依存の治療

わが国において，依存性薬物は種々の法規制によって取り締まられているものの，薬物乱用という社会問題は治まる気配が見えない．薬物依存症を完全に治療することは現状において不可能であるといったことが，この問題に拍車をかけている．依存症の治療には，ベンゾジアゼピン化合物による置換療法，メサドン療法，対症療法などがある．退薬症候には，対症療法としてベンゾジアゼピン化合物が用いられる．

ニコチン依存症にはニコチンの貼付剤が用いられる．経皮吸収によりニコチンの血中濃度を一定に保たせて禁煙によるイライラなどを抑え，禁煙を補助する．また，$\alpha 4\beta 2$ ニコチン受容体の部分作動薬である**バレニクリン varenicline** も，禁煙補助薬として経口投与で用いられる．

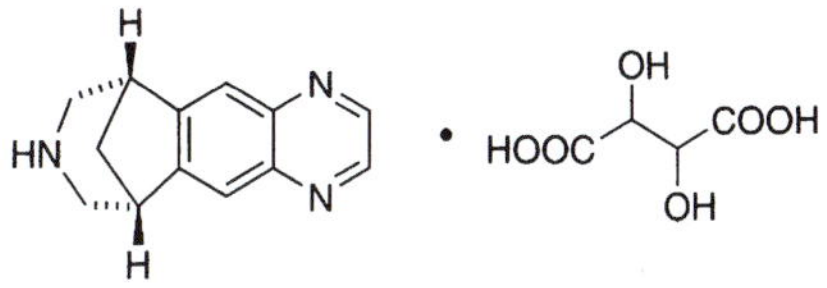

バレニクリン酒石酸塩

アルコール依存症治療薬には，嫌酒薬として知られる**ジスルフィラム disulfiram** や**シアナミド cyanamide** がある（図 5-60）．これらの薬物は，エタノールの分解過程（本章 2 節参照）に関わる酵素であるアルデヒドデヒドロゲナーゼ（ALDH）の活性を阻害する．ALDH によるアセトアルデヒドの分解が妨げられるため，これらの薬物の服用後に飲酒すると，アセトアルデヒドが体内に蓄積して不快な中毒症状（悪心，嘔吐，心悸亢進，頭痛）が現れるので，飲酒を避けるようになる．またこれらの薬物の他に，**アカンプロサート acamprosate** が飲酒欲求を抑え，断酒期間を延長しうる薬物として近年使用できるようになっている．アカンプロサートの作用機序に関しては，脳内グルタミン酸神経系に対する抑制的作用が示唆されてはいるものの，詳細はほとんど明らかになっていない．

薬物依存の根本治療には，本人による薬物を止めるという強い意志だけでなく，家族のサポートが必須である．離脱後は，心理療法を受けながら，家族，さらには友人等の周りのサポートを受けつつ，本人が二度と薬物に手を出さないように本人の自覚ならびにモチベーションを促していくような

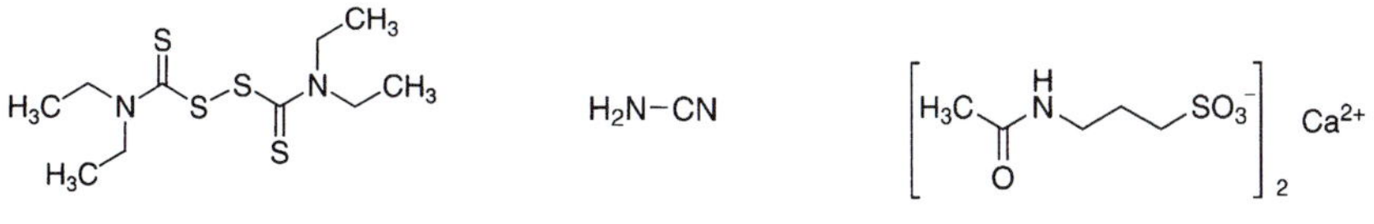

ジスルフィラム　　シアナミド　　アカンプロサートカルシウム

図 5-60. アルコール依存症治療薬

状態を維持しなければならない．実際には，これらのみで薬物依存から脱却することは難しく，医療機関，行政機関，司法機関などと連携しながらの社会復帰支援も試みられている．同じ薬物依存症の問題をもつ患者同士が，その問題を共有し，解決していくといった集団認知行動療法により，根本的な薬物依存症からの回復を目指す取組みなどが行われている．

6 免疫系に作用する薬物

6-1. 免疫系概論

　われわれの体は，病原体やウイルス，がん化した自己細胞などの脅威に常に晒されている．皮膚や粘膜組織（呼吸器系や消化管などに存在）は，外部環境の細菌やウイルスに対してバリア的な防御機能を有し，これら病原体の体内への侵入阻止に貢献している．一方，創傷等の何らかの要因によりこのバリア機能が失われると，細菌やウイルスの体内への侵入を許すことになる．われわれの体には，このような外部からの非自己細胞や物質の侵入に対しても，適切に対応し排除する防御機構が備わっている．この体内への侵入者に対する防御機構を免疫系と呼び，非自己化した自己細胞（がん化した細胞やウイルス感染した自己細胞など）にも対応できる．免疫系は，相手を選ばず無差別に対応する非特異的な**自然免疫** innate immunity と，個々の情報を得て特定の相手に特異的に対応する**獲得免疫** acquired immunity に大別される．

6-1-1. 免疫担当細胞

　表 6-1 に免疫担当細胞の種類と代表的な役割を示す．免疫担当細胞は，抗体産生や感作リンパ球の誘導など直接免疫に関与する細胞であり，**マクロファージ** macrophage，**樹状細胞** dendritic cell，および**リンパ球** lymphocyte が含まれ，さらに直接的には免疫には関与しないが免疫調節に関与する**好中球** neutrophil，**好酸球** eosinophil，**好塩基球** basophil も含まれる．いずれの細胞も，骨髄の造血幹細胞から分化・増殖して産生される．したがって，骨髄を強く抑制する薬物の投与時はこれら免疫担

表 6-1. 免疫担当細胞の種類と役割

細胞種	おもな役割
単球/マクロファージ	貪食，抗原処理・抗原提示
樹状細胞	抗原処理・抗原提示
T 細胞（T リンパ球）	
ヘルパー T 細胞（Th）	サイトカイン産生，エフェクター T 細胞の増殖，B 細胞の増殖・分化の促進
細胞傷害性 T 細胞（Tc）	標的細胞の破壊
B 細胞（B リンパ球）	抗体産生細胞（形質細胞）に分化
NK 細胞	非特異的な標的細胞の破壊
形質細胞	抗体（免疫グロブリン）産生
顆粒球	
好中球	貪食，抗原抗体複合体取込み
好酸球	貪食，アレルギー病変への関与
好塩基球	マスト細胞と類似の機能
マスト細胞（肥満細胞）	アレルギー反応のメディエーター遊離

当細胞の産生も低下するので，易感染性が問題となる．脾臓，胸腺，リンパ節およびリンパ組織などが免疫機能を担当する重要な器官である．

マクロファージは**単球** monocyte/マクロファージと総称され，血液中の単球が組織内に浸潤して成熟するとマクロファージになる．マクロファージは異物の取込み・分解を行い，樹状細胞よりは弱いものの，異物を抗原として処理して免疫応答を開始させる能力も有する．肝臓に存在するマクロファージを**クッパー細胞** Kupffer cell（鉄の取込みに関与），骨に存在するマクロファージを**破骨細胞** osteoclast と呼ぶ．

樹状細胞も単球が組織内に浸潤して分化する．皮膚，鼻腔，肺，胃，腸管等に存在し，周囲に突起を伸ばして異物を監視しており，異物の取込み・分解を行って抗原として処理し，免疫応答を開始させる．樹状細胞は抗原を取り込むと脾臓などのリンパ器官に移動し，Tリンパ球やBリンパ球を活性化する．皮膚表皮に存在する樹状細胞は，**ランゲルハンス細胞** Langerhans cell とも呼ばれる．

リンパ球は骨髄の造血幹細胞が分化して産生され，胸腺 thymus で分化して**Tリンパ球（T細胞）**に，おもに骨髄 bone marrow で分化して**Bリンパ球（B細胞）**となる．T細胞は，**ヘルパーT細胞** helper T cell（Th），**細胞傷害性T細胞** cytotoxic T cell（Tcあるいは CTL，キラーT細胞とも呼ばれる）などのサブセットに分類される．また，T細胞でもB細胞でもない**ナチュラルキラー細胞** natural killer cell（NK細胞）も存在する．ヒトのリンパ球を形態学的に区別することは困難で，白血球分化抗原 cluster of differentiation（CD抗原）およびその他の細胞表面抗原により同定する．ヒトTh細胞にはCD4が，Tc細胞にはCD8が発現している．

6-1-2. 自然免疫

自然免疫は，ほぼすべての動物に生まれつき備わっている先天性の防御機構である．主役としてはたらくのは，体液中に含まれている**リゾチーム** lysozyme や**補体** complement，インターフェロンなどの抗菌・抗ウイルス物質や，マクロファージ，樹状細胞，好中球などの免疫細胞で，組織内に侵入した細菌やウイルスなどに対して相手を選ばず非特異的に対応する．マクロファージ・樹状細胞・好中球は**貪食細胞** phagocyte とも呼ばれ，細胞膜上の**Toll様受容体** Toll-like receptor（TLR）を介して細菌やウイルスを認識して活性化し，病原体を細胞内に取り込んで食胞 phagosome を形成して分解する（貪食作用 phagocytosis）．さらに，全身をパトロールしているNK細胞が単独で，ウイルス感染して非自己化した自己細胞を直接攻撃して破壊する．NK細胞は，がん化した細胞を認識して処理するはたらきももつ．ウイルス感染細胞やがん細胞では，**主要組織適合遺伝子複合体** major histocompatibility complex（MHC）クラスIの発現が低下しており，NK細胞による攻撃を免れることはできない．自然免疫は，細菌やウイルスなどの侵入者に対して速やかに機能することが可能であるが，侵入が繰り返されても応答の質は変わらない．

6-1-3. 獲得免疫

自然免疫で細菌やウイルスを除去できなかった場合などに，Th細胞からの情報によって侵入者を特定し，特異的に集中攻撃して排除する獲得免疫が活性化される．自然免疫と獲得免疫はそれぞれ独立したものではなく，複雑に協調し合って生体の防御機構を形成している．獲得免疫は，生後にさまざまな細菌やウイルスなど（非自己細胞や異物）が体内に侵入し，それらを排除した経験によって獲得できるものである．獲得免疫において，Th細胞のうちTh1細胞を司令塔として活性化されたTc細胞が主役としてはたらくシステムを**細胞性免疫** cell-mediated immunity，Th2細胞を司令塔として

B細胞および抗体が主役としてはたらくシステムを**体液性免疫** humoral immunity と呼ぶ．この二つの免疫システムも生体内で独立してではなく，同時にはたらくことが多い．T細胞の活性化や抗体産生を誘導するのは**抗原** antigen であり，抗原が活性化T細胞や抗体と結合することにより免疫反応が惹起される．獲得免疫において最も重要なことは，抗原と活性化T細胞との間，あるいは抗原と抗体との間に特異的結合が起こることである．すなわち，抗原となる物質（一般的にはタンパク質）を有する特定の侵入者に対してのみ起こる防御反応といえる．

a 細胞性免疫

細胞性免疫は，おもにウイルスなどが細胞内に侵入したときなどに作動するシステムである（図6-1）．マクロファージや樹状細胞は，貪食作用によって分解したタンパク質の一部（抗原）を細胞膜表面の膜タンパク質に結合して，未成熟なTh細胞（Th0細胞）あるいはTc細胞に提示する．この機能を担うマクロファージや樹状細胞などの細胞を**抗原提示細胞** antigen presenting cell（APC）と呼ぶ．APCからの抗原提示はMHCクラスIおよびMHCクラスIIにより行われ，MHCクラスIで提示された抗原はTc細胞のT細胞抗原受容体 T-cell antigen receptor（**T細胞受容体** T-cell receptor；TCR）に認識されて結合し，MHCクラスIIで提示された抗原はTh0細胞のTCRに認識されて結合する．このとき，Th0細胞やTc細胞は活性化されて**インターロイキン-2** interleukin-2（IL-2）が産生・放出されるようになり，相互の細胞の分化・成熟や増殖に必須の因子となる．このような，いわば【Tc細胞-TCR】-抗原-【MHCクラスI-APC-MHCクラスII】-抗原-【TCR-Th0細胞】の複合体が形成されると，それぞれの細胞が活性化され，Th0細胞はTh1細胞に分化・成熟してさらに活性化される．すると，Th1細胞やTc細胞からそれぞれIL-2や**インターフェロン-γ** interferon-γ（IFN-γ）などのサイトカインが産生され，提示された抗原情報をもったTc細胞がさらに活性化されて増殖する．一方，ウイルス感染した細胞は自己のMHCクラスIを介して「非自己タンパク質のペプチド断片」を細胞表面に提示してくる．このようなウイルス感染細胞に対して，そのペプチド断片（抗原）を認識して活性化Tc細胞が直接結合し，Tc細胞からパーフォリン perforin やグランザイム granzyme などの細胞傷害物質が放出されて，ウイルス感染細胞にアポトーシス apoptosis を誘導し，結果として体内でのウイルス増殖は阻止される．ウイルス感染細胞が完全に除去されて抗原特異的Tc細胞が減少しても，その一部が記憶細胞 memory cell として生き残り，**免疫記憶** immunological memory が成立することがある．免疫記憶が成立すると，同じ侵入者が再度侵入した

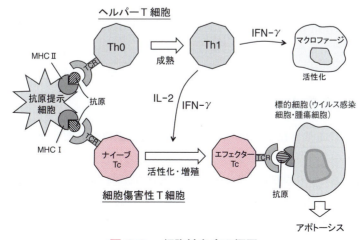

図6-1．細胞性免疫の概要

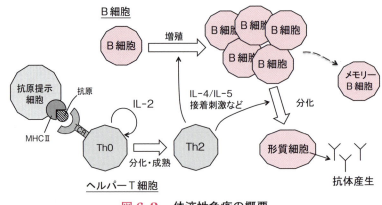

図 6-2. 体液性免疫の概要

ときには短時間で対応し排除することが可能となる．細胞性免疫は，感染防御，腫瘍免疫，遅延性過敏症，臓器移植時の拒絶反応，自己免疫疾患などに関与する．

b 体液性免疫

体液性免疫は，非自己細胞や異物が体液中に存在するときに作動するシステムである（図 6-2）．体液性免疫の場合，APC からの抗原提示は MHC クラス II により行われる．MHC クラス II で提示された抗原は Th0 細胞の TCR によって認識されて結合し，抗原情報が Th0 細胞に伝達される．このとき Th0 細胞は活性化されて IL-2 を産生・放出するようになり，自らの分化・成熟や増殖に必須の因子となる．Th0 細胞は Th2 細胞に分化・成熟し，自らが放出する IL-4 などのサイトカインによりさらに活性化される．抗原情報をもち活性化された成熟 Th2 細胞は，次にその抗原情報を B 細胞に伝達する．このときの B 細胞と Th2 細胞との接着刺激や，Th2 細胞から放出される IL-4 や IL-5 などのサイトカインにより，B 細胞は**形質細胞** plasma cell へと分化し，抗原特異的な**抗体** antibody を産生・放出できるようになる．すべての抗体は**免疫グロブリン** immunoglobulin（Ig）であり，血漿中のγ-グロブリンにあたる．抗体産生の一次反応における主要抗体は IgM であるが，さらなる抗原刺激等によりクラススイッチが起こり，IgG, IgA, IgE が産生されるようになり，より効率的な抗原抗体反応が可能となる．産生された抗体が抗原に結合して複合体を形成すると，マクロファージや好中球などの貪食細胞がこれを認識して貪食し，体内から除去する．このように抗原に抗体や補体が結合することにより抗原が貪食細胞に取り込まれやすくなる現象を**オプソニン化** opsonization という．なお，B 細胞は細胞毎に産生する抗体の種類（対応できる抗原の種類）が決まっている．体内の病原体等が完全に除去されても，その病原体等に適合した B 細胞の一部は記憶細胞として長く残って免疫記憶が成立し，同じ侵入者が再度侵入したときには素早く抗体産生が開始できるようになる．

6-1-4. 自己免疫疾患

免疫システムにおける重要なポイントは，自己の組織や細胞を排除しないこと（**自己免疫寛容** self-tolerance）である．この自己免疫寛容の破綻，すなわち自己の組織や細胞と非自己抗原とを区別する機構が破綻すると，T 細胞や抗体が自己の組織や細胞の抗原と反応するようになり，その結果として臓器障害などが引き起こされる．このようにして引き起こされる病態が，**自己免疫疾患** autoimmune disease と呼ばれる．全身性自己免疫疾患と臓器特異的自己免疫疾患に大別される．

a 全身性自己免疫疾患

全身性自己免疫疾患の多くは**膠原病** collagen diseases（あるいは connective tissue diseases）とも呼ばれ，ほぼ同義にされる場合もある．細胞の核内構成成分など生体に広く分布している抗原に対する自己免疫応答を生じ，全身性の多臓器にわたる障害が認められる．ただし，全身性といっても一定の臓器障害スペクトラムが認められ，臓器特異的自己免疫疾患の病像を呈することもある．代表的な疾患として，関節リウマチ，全身性エリテマトーデス，全身性硬化症（全身性強皮症），多発性筋炎，皮膚筋炎，シェーグレン症候群，ベーチェット病などが挙げられる．

b 臓器特異的自己免疫疾患

臓器特異的自己免疫疾患では，標的抗原と組織障害が一つの臓器に限局している．ある臓器に特異的な自己抗原に対する自己免疫応答が成立してしまうことが病因と考えられ，臓器抗原に特異的な自己抗体が検出されたり，末梢血や障害臓器に臓器抗原特異的なT細胞の存在が確認されることがある．代表的な疾患として，クローン病，潰瘍性大腸炎，重症筋無力症，多発性硬化症，ギラン-バレー症候群，自己免疫性溶血性貧血，特発性血小板減少性紫斑病，バセドウ病，橋本病，1型糖尿病などが挙げられる．

6-1-5. アレルギー

免疫反応は，細菌やウイルスなど外来からの侵入者を排除するためにはたらき，生体にとって不可欠な生理機能である．しかしながら，この免疫反応が特定の抗原に対して過剰に起こり，生体に障害を与える場合がある．この現象を**アレルギー** allergy という．アレルギーを引き起こす抗原は特に**アレルゲン** allergen と呼ばれる．一般にアレルギー反応はⅠ型～Ⅳ型に分類され，Ⅰ型～Ⅲ型では抗体が関与し，Ⅰ型ではIgE，Ⅱ型およびⅢ型ではIgGとIgMが関与することが多い．一方，Ⅳ型では抗体の関与はなく，免疫細胞が関与する．Ⅰ型およびⅣ型は外来の抗原が，Ⅱ型およびⅢ型は体内の自己抗原がおもな原因となる．アレルギー反応は抗原を認識してその情報を記憶する感作相（このときは，身体的症状は現れない）と，実際の身体的症状が引き起こされる応答相に分かれる．

a Ⅰ型アレルギー

即時型アレルギー，アナフィラキシー型あるいは即時型過敏症とも呼ばれる．Ⅰ型アレルギーの特徴は，体内に抗原が侵入した際にB細胞がIgE抗体を産生することである．このIgE抗体が**マスト細胞**（肥満細胞）mast cell や好塩基球に結合し，感作が成立する．感作成立後に同じ抗原が再度侵入すると，マスト細胞や好塩基球に付着しているIgE抗体にその抗原が結合して，これら細胞の細胞内 Ca^{2+} 濃度が上昇し脱顆粒 degranulation が引き起こされる．マスト細胞や好塩基球の脱顆粒によりヒスタミンやプロスタグランジン類，ロイコトリエン類などの化学伝達物質（**ケミカルメディエーター** chemical mediators）が放出され，これらの化学伝達物質により局所の血管拡張や血管透過性亢進，気管支平滑筋収縮などが起こり，浮腫，瘙痒，喘鳴などの症状が現れる．この反応は，抗原が体内に入るとすぐに生じ（通常数分～数十分程度で身体的症状が現れる），Ⅰ型アレルギーにおける**即時相反応**と呼ばれる（図6-3）．一方，脱顆粒により細胞走化性因子も遊離され，好酸球などの炎症性細胞が局所に集積して活性化され，これらの活性化炎症性細胞から遊離される種々の因子により**遅発相反応**が引き起こされる．Ⅰ型アレルギーにおける遅発相反応は通常，抗原曝露の12～24時間後

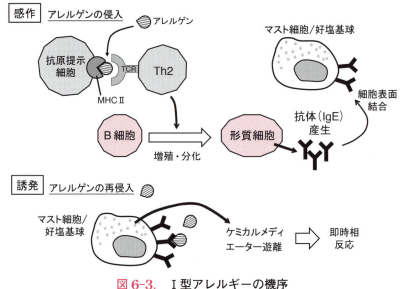

図 6-3．Ⅰ型アレルギーの機序

に引き起こされ，即時相反応による身体的症状よりも重症なことが多い．

　Ⅰ型アレルギーのうち，反応が激しく全身性のものを**アナフィラキシー** anaphylaxis と呼び，さらに急速な血圧低下によってショック状態を呈するものをアナフィラキシーショックという．Ⅰ型アレルギーの関与する代表的な疾患として，気管支喘息，アレルギー性鼻炎，花粉症，アトピー性皮膚炎，蕁麻疹，食物アレルギーなどが挙げられる．

b　Ⅱ型アレルギー

　細胞傷害型あるいは細胞融解型アレルギーとも呼ばれる．自己細胞の細胞表面（細胞膜や細胞膜受容体など）を抗原として認識するIgG抗体やIgM抗体が産生され，自分自身の細胞や組織が攻撃される反応である．IgGやIgMが抗原として認識した自己の細胞に結合し，その細胞をマクロファージ，好中球などが貪食，あるいはNK細胞が傷害して細胞を破壊したり，これらの抗体が自己細胞の本来の機能に影響を与えたりする．代表的な疾患として，自己免疫性溶血性貧血，不適合輸血，特発性血小板減少性紫斑病，悪性貧血，リウマチ熱，グッドパスチャー症候群，重症筋無力症，橋本病，円形脱毛症などが挙げられる．

c　Ⅲ型アレルギー

　免疫反応により抗原，抗体，補体などが互いに結合した免疫複合体は，通常はマクロファージや好中球等により貪食されて排除されるが，これら貪食細胞の処理能力を超える免疫複合体が形成されると，腎や肺等の毛細血管に付着して組織障害を引き起こす．このⅢ型アレルギーでは，体液中の可溶性抗原に対する抗体（IgGやIgM）が病態形成に重要な役割を果たす．代表的な疾患として，血清病，全身性エリテマトーデス（ループス腎炎），急性糸球体腎炎，関節リウマチ，過敏性肺臓炎，リウマチ性肺炎，多発性動脈炎，アレルギー性血管炎，シェーグレン症候群などが挙げられる．免疫複合体の障害する部位が限局的な部位にとどまる反応を**アルサス型反応** Arthus reaction といい，全身にわたるものを**血清病** serum disease と呼ぶ．過敏性肺臓炎はアルサス型反応の，全身性エリテマトーデスや溶血性連鎖球菌感染後糸球体腎炎は血清病の代表例である．

d Ⅳ型アレルギー

抗体の関与はなく，過剰な細胞性免疫による組織障害である．細胞性免疫による防御反応は，体液性免疫よりやや時間がかかるため遅延型アレルギー delayed allergy あるいは遅延型過敏症 delayed hypersensitivity とも呼ばれ，抗原曝露から 24 ～ 48 時間後に症状が現れることが多い．Th1 細胞の活性化を介して起こる反応と，Tc 細胞が直接傷害を起こす反応に大別できる．代表的な疾患・反応として，アレルギー性接触性皮膚炎，移植片対宿主病，ツベルクリン反応などがある．

e 薬物アレルギー

薬物アレルギー drug allergy は，「常用量あるいはそれ以下の用量の薬物投与により薬物自体がもっている本来の薬理作用とは異なる免疫学的機序を介して誘導され，生体にとって不利益な有害性の薬物過敏反応をもたらすような薬物過敏状態（薬物過敏症）」と定義される．薬物アレルギーの症状で最も頻度が高いのが皮膚症状である．薬物アレルギーの発症機序には，上述のⅠ型～Ⅳ型アレルギーに基づく反応すべてが存在し，複合的な反応であることも多い．多くの薬物は低分子（1 kD 以下）であり，それ自身は抗原性を有しない．薬物アレルギーは，薬物がハプテンとなって高分子の自己タンパク質などと結合し，ハプテン化抗原として樹状細胞等で処理，抗原提示されることにより引き起こされる．ハプテンとなりやすい薬物としてペニシリン系抗生物質や一部の抗炎症薬などが知られており，ニッケルなどの金属もハプテンとなりやすい．Ⅰ型～Ⅲ型アレルギーに基づく反応は抗体依存性であるが，臨床現場では IgE 抗体以外に薬物特異的 IgG 抗体や IgM 抗体を証明できることはまれであり，多くはⅠ型反応を介して発症するものと考えられる．一方，Ⅳ型アレルギーに基づく反応は T 細胞依存的であり，表皮紅斑型の薬疹，スティーブンス・ジョンソン型薬疹，中毒性表皮壊死症型薬疹，真皮紅斑型薬疹，湿疹型薬疹などがある．

6-2. 免疫抑制薬

免疫抑制薬 immunosuppressants は，免疫システムを抑制する目的で使用する薬物で，臨床的には臓器移植時の拒絶反応の抑制，自己免疫疾患の治療，重篤なアレルギー性疾患の治療に用いられる．これらの疾患の治療では，過剰な免疫反応を抑制するとともに，標的臓器の炎症を抑制することが重要である．副腎皮質ステロイド（グルココルチコイド）は，免疫抑制作用と抗炎症作用を併せもつ唯一の薬物群である．免疫抑制作用はおもに免疫担当細胞の機能を抑制することにより発現するが，特に T 細胞をターゲットとする薬物が多いので，ここで T 細胞の活性化機構について述べる．

T 細胞の細胞膜には MHC 分子に結合した抗原を認識する T 細胞受容体（TCR）が発現している．T 細胞の活性化は，MHC に結合した抗原分子が TCR に結合して，T 細胞内の Ca^{2+} 濃度が増加することにより始まる．細胞内 Ca^{2+} 濃度が増加すると，T 細胞の細胞質に存在する Ca^{2+} 依存性脱リン酸化酵素（ホスファターゼ）である**カルシニューリン** calcineurin が活性化される．すると，カルシニューリンは転写因子の一つである nuclear factor of activated T cell（NF-AT）を活性化する．NF-AT は，無刺激の状態ではリン酸化されており，T 細胞の細胞質に存在しているが，カルシニューリンにより脱リン酸化されると核内に移行することが可能となる．一方で，T 細胞の活性化は別の転写因子 AP-1（activator protein-1：Fos と Jun のヘテロ二量体）をリン酸化し，AP-1 の核内移行も引

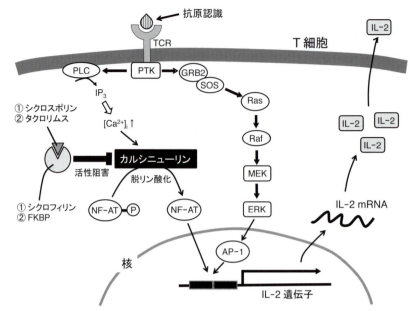

図6-4. T細胞のIL-2産生機構とシクロスポリン・タクロリムスの作用機序
PTK：タンパク質チロシンキナーゼ．

き起こす．NF-ATとAP-1は核内で会合し，IL-2などの種々のサイトカイン遺伝子のプロモーター領域に結合して，それらの発現を転写レベルで上昇させる（図6-4）．IL-2は，T細胞膜上のIL-2受容体に作用し，mammalian target of rapamycin（mTOR）と呼ばれるセリン/トレオニンキナーゼの活性化を介して細胞周期のDNA合成準備期（G₁期）からDNA合成期（S期）への移行を促進，すなわちDNA複製を促進して，T細胞の分化・増殖を促進する（図6-5）．IL-2受容体はB細胞にも発現しており，T細胞と同様，IL-2刺激によりmTORの活性化を介してB細胞の分化・増殖が促進される．T細胞やB細胞の活性化，分化・増殖の促進により，免疫反応は活性化される．

6-2-1. カルシニューリン阻害薬

臨床では現在，シクロスポリン（真菌由来の環状ペプチド）とタクロリムス（マクロライド系抗生物質）が用いられている．T細胞特異的免疫抑制薬とも呼ばれる．

a　シクロスポリン ciclosporin（cyclosporin A）

T細胞の細胞質に存在するシクロフィリン cyclophilin と呼ばれるタンパク質と複合体を形成する．シクロスポリン-シクロフィリン複合体は，カルシニューリンのホスファターゼ活性を抑制する．そのため，NF-ATの脱リン酸化が抑制されて核内移行が阻害され，T細胞の活性化に重要なIL-2などのサイトカイン類の産生が抑制され，免疫機能が抑制される（図6-4）．

臓器移植における拒絶反応の抑制，骨髄移植における拒絶反応および移植片対宿主病の抑制，ベーチェット病，尋常性乾癬，重症の再生不良性貧血，ネフローゼ症候群（頻回再発型あるいはステロイドに抵抗性を示す場合），アトピー性皮膚炎（既存治療で十分な効果が得られない患者）等に適応がある．副作用に，腎障害（おもに腎血管収縮作用による），肝障

害，感染症，高血圧，神経障害などがある．

b　タクロリムス tacrolimus（FK506）

　T細胞の細胞質に存在するFK506-binding protein（FKBP）と複合体を形成する（シクロフィリンとFKBPを合わせて，**イムノフィリン** immunophilin と呼ぶ）．タクロリムス-FKBP複合体は，シクロスポリンの場合と同様にカルシニューリンのホスファターゼ活性を抑制してNF-ATの活性型への変換（脱リン酸化）を抑制し，IL-2等のサイトカイン産生を抑制する（図6-4）．Tc細胞の誘導も抑制する．

　臓器移植における拒絶反応の抑制，骨髄移植における拒絶反応および移植片対宿主病の抑制，難治性の活動期潰瘍性大腸炎（中等症～重症），重症筋無力症，関節リウマチ（既存治療で効果不十分な場合），アトピー性皮膚炎（ステロイド外用剤等の既存療法では効果が不十分またはこれらの投与ができないなどの場合）等に適用される．おもな副作用に，腎障害，心障害，脳血管障害，肝障害，感染症，高血圧，神経障害などがある．

タクロリスム水和物

6-2-2.　細胞増殖阻害薬

　細胞性免疫においては特異的抗原の情報をもつTc細胞の数が増え，体液性免疫においては抗原特異的な抗体量を増加させるためにB細胞の数が増えるなど，免疫システムが機能するためには免疫担当細胞の増殖が必須となる．この細胞増殖を阻害して免疫機能を抑制する薬物群は，細胞増殖阻害薬あるいは細胞毒性薬に分類される．これらの薬物の多くは免疫担当細胞に特異的に作用するものではなく，活発に細胞分裂が起こる腫瘍細胞に対して用いられる薬物もある．細胞分裂の盛んな正常細胞（骨髄細胞，粘膜上皮細胞など）への作用が副作用につながることもある（汎血球減少，粘膜障害など）．

a　mTOR阻害薬

　T細胞の分化・増殖にかかわるmTORは，酵母におけるラパマイシン rapamycin（別名シロリムス sirolimus）の標的タンパク質である target of rapamycin（TOR）の哺乳類相同体である．哺乳類においては，ラパマイシンはまずFKBPに分類されるタンパク質の一つであるFKBP12に結合し，ラパマイシン-FKBP12複合体がmTORに結合してその機能を阻害することが明らかとなっている．このラパマイシンの誘導体として**エベロリムス** everolimus が開発された．

　エベロリムスは，T細胞内のFKBP12と複合体を形成する．エベロリムス-FKBP12複合体はmTORに結合してその機能を阻害し，細胞周期のG_1期からS期への誘導を阻害することによりT細胞の増殖を抑制し，IL-2等のサイトカインに対するT細胞の応答を抑制する（図6-5）．同様のメカニズムでB細胞の増殖および抗体産生を抑制する作用もある．心移植，腎移植における拒絶反応の抑制に適用される．一方，mTOR活性化による細胞増殖促

エベロリムス

進機構は腫瘍細胞にも存在するため，エベロリムスは抗悪性腫瘍薬として，根治切除不能または転移性の腎細胞癌，手術不能または再発乳癌などにも用いられる．おもな副作用は，間質性肺疾患，感染症，腎不全，高血糖，口内炎，汎血球減少，悪性腫瘍，高血圧，心障害，神経障害などである．

b リンパ球増殖阻害薬

グスペリムス gusperimus は，Tc 細胞の前駆細胞からの成熟，および Tc 細胞の増殖を抑制することによって拒絶反応の進行を妨げるとともに，活性化 B 細胞の増殖や分化を抑制することによって抗体産生を抑制する．これらの作用機序の詳細は不明であるが，細胞周期の進行を抑制するものと考えられている．腎移植後の拒絶反応の治療に適用される．汎血球減少，呼吸抑制，感染症などがおもな副作用である．

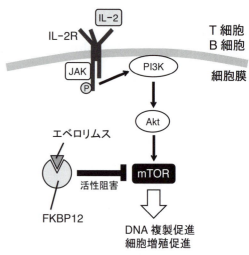

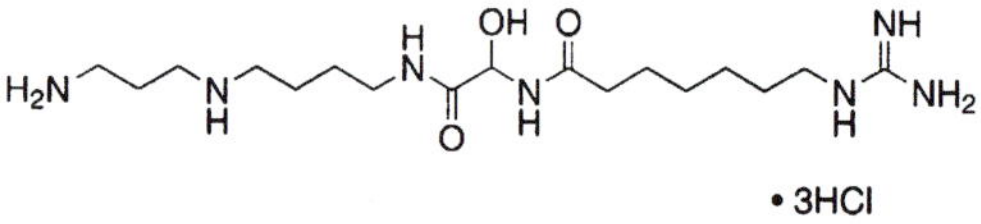

図 6-5. IL-2 受容体（IL-2R）のシグナル伝達機構とエベロリムスの作用機序

グスペリムス塩酸塩

c 核酸合成阻害薬

おもに細胞周期における DNA 合成の活発な時期（S 期）に作用し，免疫担当細胞の分化・増殖を阻害して免疫応答を抑制する薬物群である（図 6-6）．しかし，細胞分裂が行われるすべての細胞に作用するので，その作用は非特異的であり，副作用も多い．抗悪性腫瘍薬として用いられる薬物も多い（第 17 章 3 節参照）．

1) プリン代謝拮抗薬

細胞の核酸合成には de novo 経路（原料となる別の物質から新しく生合成される経路）と salvage 経路（分解経路の中間体から再び生合成を行う再利用経路）があり，T 細胞や B 細胞の核酸合成はおもに de novo 経路に依存している．**アザチオプリン** azathioprine，**ミゾリビン** mizoribine，**ミコフェノール酸モフェチル** mycophenolate mofetil などのプリン代謝拮抗薬は，de novo 経路の律速酵素であ

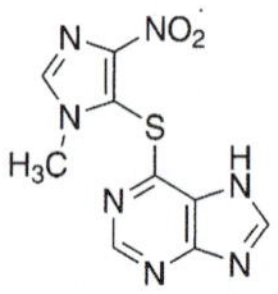

アザチオプリン 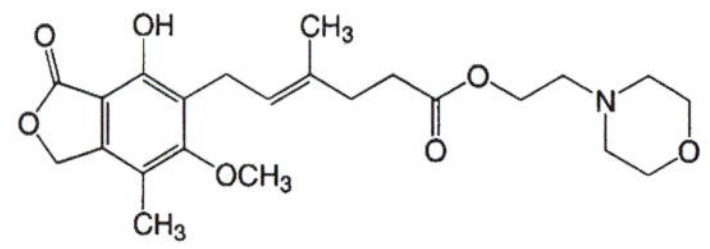　　ミコフェノール酸モフェチル 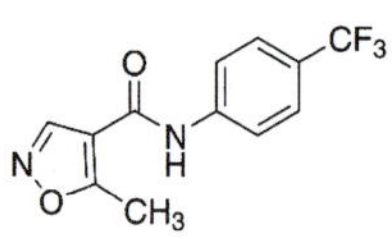　　レフルノミド

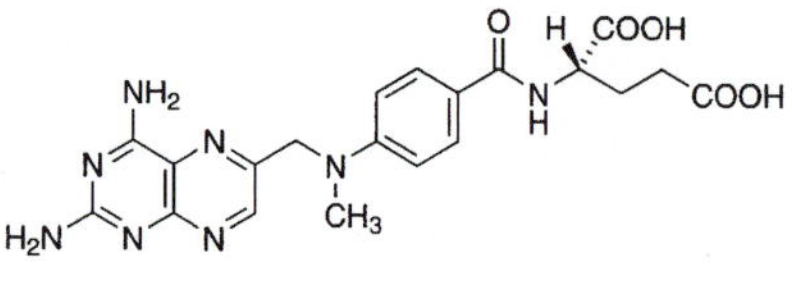

メトトレキサート 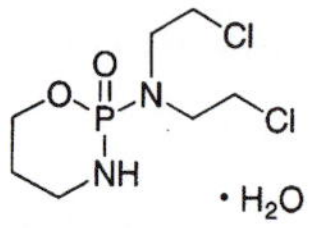　　シクロホスファミド水和物

図 6-6. 免疫抑制薬として用いられる核酸合成阻害薬

るイノシン一リン酸脱水素酵素 inosine 5′-monophosphate（IMP）dehydrogenase を阻害することにより GTP, デオキシ GTP（ヌクレオチド G）を枯渇させ，細胞周期の S 期において DNA の合成を抑制し，T 細胞および B 細胞の分化・増殖を阻害することにより細胞性免疫と液性免疫をともに抑制する．免疫系以外の細胞の核酸合成は de novo と salvage の両経路に依存しており，各薬物は salvage 系酵素には影響しないため，結果的にリンパ球の増殖が選択的に抑制される．

　アザチオプリンは，メルカプトプリンのプロドラッグであり，細胞内で IMP のチオ同族体 thioinosinic acid（TIMP）に変換される．これが IMP 脱水素酵素を阻害して核酸合成を阻害し，リンパ球の分化・増殖を抑制する．臓器移植における拒絶反応の抑制，ステロイド依存性のクローン病の緩解導入および緩解維持，ステロイド依存性の潰瘍性大腸炎の緩解維持，治療抵抗性のリウマチ性疾患に適応がある．ミゾリビンは，腎移植における拒絶反応の抑制，原発性糸球体疾患を原因とするネフローゼ症候群，ループス腎炎等に適応がある．リンパ球細胞内でモノリン酸体にリン酸化された後，IMP 脱水素酵素を特異的かつ競合的に阻害して核酸合成を阻害する．ミコフェノール酸モフェチルは，臓器移植における拒絶反応の抑制に用いられる．生体内で速やかに活性代謝物であるミコフェノール酸に加水分解されて IMP 脱水素酵素を非競合的，可逆的かつ特異的に阻害する．

2）ピリミジン代謝拮抗薬

　ピリミジン代謝拮抗薬のうち**レフルノミド** leflunomide は，関節リウマチに適応がある．体内で活性代謝物 A771726 に変換され，de novo ピリミジン生合成に関与するジヒドロオロテートデヒドロゲナーゼ dihydroorotate dehydrogenase を標的とし，同酵素の活性を阻害する．これによりピリミジン生合成が抑制され，活性化リンパ球の増殖が抑制される．

3）葉酸代謝拮抗薬

　メトトレキサート methotrexate は，葉酸と類似した構造をもち，葉酸を核酸合成に必要な活性型葉酸に還元させるジヒドロ葉酸還元酵素 dihydrofolate reductase を阻害し，チミジル酸（ヌクレオチド T）合成およびプリン（A・G）合成系を阻害して，細胞増殖を抑制する．関節リウマチに適用される他，白血病治療薬としての適応もある．

4）アルキル化薬

　抗悪性腫瘍薬として用いられるアルキル化薬のうち，**シクロホスファミド** cyclophosphamide には，難治性リウマチ性疾患やネフローゼ症候群への適応がある．シクロホスファミドは，おもに肝臓で代謝されて複数の活性代謝物を産生する．これらの活性代謝物は，DNA 塩基と共有結合できるアルキル基部位を複数もっており，DNA 鎖内のグアニン塩基に共有結合して二本鎖 DNA を結びつける．これによりリンパ球系細胞において DNA 複製が阻害され，細胞増殖および免疫反応が抑制される．

6-2-3. 副腎皮質ステロイド

　副腎皮質ステロイドの免疫抑制作用は，おもに T 細胞活性化の抑制による．ステロイドは細胞膜を容易に通過し，細胞質に存在するグルココルチコイド受容体 glucocorticoid receptor（GR）に結合する．T 細胞内で形成されたステロイド-GR 複合体は転写因子 AP-1 に結合する．これによって NF-AT と AP-1 の会合が阻害され，NF-AT が転写因子として作用することができなくなる．そのた

め，IL-2 等のサイトカインの産生が抑制され，免疫機能が抑制される（第 7 章 2 節参照）．

臨床で用いられる副腎皮質ステロイド関連薬には，**ヒドロコルチゾン** hydrocortisone，**プレドニゾロン** prednisolone，**デキサメタゾン** dexamethasone，**ベタメタゾン** betamethasone，**ベクロメタゾン** beclomethasone，**フルチカゾン** fluticasone，**ブデソニド** budesonide，**シクレソニド** ciclesonide などがある．ステロイド剤の臨床適応は多岐にわたるが，免疫抑制作用の関係する主な適応としては，自己免疫疾患（関節リウマチ，全身性エリテマトーデス，ネフローゼ症候群，再生不良性貧血など），臓器移植時の拒絶反応，アレルギー疾患（気管支喘息，アレルギー性鼻炎，アトピー性皮膚炎など）などがある．

6-2-4. 生物学的製剤

生物学的製剤とは，生体成分を製剤化したものの総称であり，血液製剤も含まれる．現在では，バイオテクノロジーを用いて作製された遺伝子組換えタンパク質（抗体を含む）を用いた製剤が多数実用化されている．免疫応答を抑制する生物学的製剤としては，免疫反応の発現に関与する細胞膜受容体などの膜タンパク質に対する抗体，サイトカイン中和抗体，血液や体液に含まれる可溶性タンパク質に対する抗体，サイトカイン等の受容体の部分構造を有するタンパク質製剤（デコイ受容体 decoy receptor）などがあげられる（表 6-2）．医薬品として用いられる抗体の多くはモノクローナル抗体 monoclonal antibody である．モノクローナル抗体は，マウス抗体 mouse antibody（最近はマウス以外での動物種でも作製が可能となっている），キメラ抗体 chimeric antibody，ヒト化抗体 humanized antibody，完全ヒト抗体 human antibody の四種類に分類することができる（図 6-7）．マウス抗体は，ヒトの体内に入ると異物と認識されて免疫反応により分解・除去され効果が減弱したり，アレルギー反応を起こしたりするので医薬品として用いることはほとんどない．キメラ抗体は，マウス抗体の可変領域をヒト抗体の定常領域に連結したもの（抗体分子のおよそ三分の二程度がヒト抗体遺伝子）で，遺伝子組換え技術によって比較的容易に構築できる．ヒト化抗体は相補性決定領域 complementarity determinig region（CDR）以外の部分をヒト抗体遺伝子に組換え作製した抗体（抗

表 6-2. 生物学的製剤の標的分子

標的分子	薬物
IL-2 受容体	バシリキシマブ
IL-6 受容体	トシリズマブ
α4 インテグリン	ナタリズマブ
CD20（B 細胞表面抗原）	リツキシマブ
CD80/CD86（抗原提示細胞表面抗原）	アバタセプト
TNFα	インフリキシマブ，アダリムマブ，ゴリムマブ，セルトリズマブペゴル
TNFα/TNFβ	エタネルセプト
IL-1	カナキヌマブ
IL-12/IL-23	ウステキヌマブ

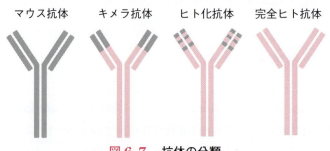

図 6-7. 抗体の分類

体分子のおよそ 90% 程度がヒト抗体遺伝子）のことで，その作製にはキメラ抗体に比べより複雑な技術が必要となるが，ヒト抗体により近くなることから，投与された抗体に対する抗体の出現率が極めて低くなる．さらに近年では，完全にヒト由来のタンパク質で構成された抗体を作製する技術が開発されている．

a 細胞膜タンパク質に対する抗体

リンパ球等の細胞膜に特異的に発現している白血球分化抗原（CD 抗原）や受容体を標的とする抗体製剤が多い．**バシリキシマブ** basiliximab は，ヒト IL-2 受容体 α 鎖（CD25）に対するキメラ型モノクローナル抗体（キメラ型抗ヒト CD25 モノクローナル抗体）である．T 細胞表面に選択的に発現している CD25 に対して特異的な親和性を有しており，IL-2 の受容体への結合を阻害して T 細胞の活性化を抑制する．腎移植後の急性拒絶反応の抑制に用いられる．関節リウマチ治療薬の**トシリズマブ** tocilizumab は，ヒト化抗ヒト IL-6 受容体モノクローナル抗体であり，IL-6 の受容体への結合を阻害し，関節破壊阻害効果などを示す．

ナタリズマブ natalizumab は，ヒト化抗ヒト α4 インテグリンモノクローナル抗体であり，多発性硬化症の再発予防および身体的障害の進行抑制に用いられる．多発性硬化症の病巣は，T 細胞を含む活性化炎症細胞が血液脳関門を通過することにより形成される．白血球の血液脳関門通過には，炎症細胞表面の α4β1 インテグリンと，血管内皮細胞表面の細胞接着分子 VCAM-1 との相互作用が関与する．ナタリズマブは，α4β1 インテグリンと VCAM-1 との相互作用を阻害することにより，炎症性組織への免疫細胞の動員を阻害し，多発性硬化症の病巣形成を阻止する．

リツキシマブ rituximab はキメラ型抗ヒト CD20 モノクローナル抗体であり，CD20 陽性 B 細胞性非ホジキンリンパ腫，ヴェゲナ肉芽腫症，顕微鏡的多発血管炎，難治性のネフローゼ症候群などに適応がある．CD20 抗原は，Pro-B 細胞，形質細胞を除くほとんどすべての正常および腫瘍化した B 細胞に発現している分化抗原で，B 細胞以外の細胞には発現していない．リツキシマブは，CD20 抗原を有する細胞に結合して抗体依存性細胞介在性細胞傷害作用あるいは補体依存性細胞傷害作用を示し，CD20 陽性細胞を特異的に破壊する．

b サイトカインに対する抗体

キメラ型抗ヒト TNFα モノクローナル抗体の**インフリキシマブ** infliximab，および完全ヒト抗ヒト TNFα モノクローナル抗体の**アダリムマブ** adalimumab は，関節リウマチ，ベーチェット病，尋常性乾癬，強直性脊椎炎，中等症または重症の活動期にあるクローン病の寛解導入および維持療法，中等症または重症の潰瘍性大腸炎の治療などに適用される．同じく完全ヒト抗ヒト TNFα モノクローナル抗体である**ゴリムマブ** golimumab と，ポリエチレングリコールの付加されたヒト化抗ヒト TNFα モノクローナル抗体の Fab′ 断片製剤である**セルトリズマブペゴル** certolizumab pegol は，関節リウマチへの適応がある．

ウステキヌマブ ustekinumab は，IL-12 および IL-23 の p40 サブユニットに対する完全ヒト抗体で，尋常性乾癬や関節症性乾癬の治療に用いられる．**カナキヌマブ** canakinumab は，完全ヒト抗ヒト IL-1β モノクローナル抗体で，クリオピリン関連周期性症候群（自然免疫の異常による自己炎症性疾患）の治療に用いられる．

c　受容体の部分構造を有するタンパク質製剤（デコイ受容体）

エタネルセプト etanercept は，完全ヒト型可溶性TNFα/β受容体製剤で，TNFのⅡ型受容体（TNFR-Ⅱ）の細胞外ドメインをヒトIgG$_1$のFcドメインに結合した組換え融合糖タンパク質である．過剰に産生されたTNFαおよびTNFβ（リンホトキシンLTα）に高親和性で結合することにより，その作用を阻害する．また，**アバタセプト** abatacept は，358個のアミノ酸残基からなるサブユニット2分子から構成される糖タンパク質で，その1〜125番目はヒトTc細胞抗原-4（CTLA4），126〜358番目はヒトIgG$_1$に由来する改変型Fc領域からなり，131，137，140および149番目のアミノ酸残基がセリンに置換された遺伝子組換え融合ヒト型タンパク質である．抗原提示細胞表面のCD80/CD86に結合することで，T細胞表面のCD28がCD80/CD86に結合するのを阻害し，抗原提示細胞によるT細胞の活性化を妨げる．エタネルセプトとアバタセプトは，既存治療で効果不十分な関節リウマチに適用される．

6-2-5.　免疫系を抑制するその他の薬物

トファシチニブ tofacitinib はヤヌスキナーゼ Janus kinases（JAKs）阻害薬であり，既存治療で効果不十分な関節リウマチに適用される．種々のサイトカインに対応する受容体の細胞内情報伝達を担う酵素の一群が，非受容体型チロシンキナーゼであるJAKsである．JAK1およびJAK3の阻害により，IL-2，IL-4，IL-7，IL-9，IL-15，IL-21などの受容体を介したシグナル伝達が遮断され，免疫反応が抑制される．また，JAK1阻害作用により，IL-6やⅠ型IFNなどの炎症誘発性サイトカインを介したシグナル伝達も抑制する．

ルキソリチニブ ruxolitinib もJAKs阻害薬であるが，JAK1とJAK2に選択性が高く，骨髄線維症に適用される．骨髄線維症患者では多くの場合，JAK2遺伝子の変異等によるJAK2の恒常的な活性化が認められるが，ルキソリチニブはJAK2を阻害してそのシグナル伝達を抑制する．また，骨髄線維症の臨床症状の原因の一つと考えられているIL-6のシグナル伝達に関わるJAK1を阻害する．

フィンゴリモド fingolimod は，スフィンゴシン sphingosine のアナログであり，多発性硬化症の再発予防および身体的障害の進行抑制に適用される．スフィンゴシンキナーゼによりリン酸化されて生じるフィンゴリモドの活性代謝物（リン酸化体）は，スフィンゴシン-1-リン酸 sphingosine-1-phosphate（S1P）受容体1（S1P$_1$受容体）にアゴニストとして結合するが，S1P$_1$受容体の内在化と分解を誘導することで，S1P$_1$受容体の機能的アンタゴニストとして作用する．このため内因性の

トファシチニブクエン酸塩

ルキソリチニブ

フィンゴリモド塩酸塩

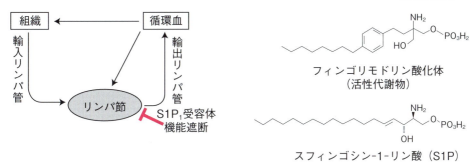

図 6-8. フィンゴリモドの免疫抑制作用機序

フィンゴリモドの活性代謝物が$S1P_1$受容体の機能を遮断し，二次リンパ組織（リンパ節など）からのリンパ球の移出を阻止する．

S1Pを介するリンパ節などの二次リンパ組織からのリンパ球の移出を抑制する（図6-8）．ミエリン抗原特異的なTh17細胞を含む自己反応性T細胞も，同様の機序でリンパ節からの移出が抑制されるため，中枢神経系組織への浸潤が抑制される．

6-3. 免疫強化薬

　低下した免疫機能を回復させる，あるいは免疫記憶を形成させて病原微生物による感染を防止する場合に，免疫強化薬が用いられる．免疫機能を高める方法は，おもに受動免疫と能動免疫に大別することができる．受動免疫は，ある個体で産生された抗体を別の個体に移入することであり，免疫グロブリン製剤がこれにあたる．能動免疫では，病原微生物に由来する抗原を個体に投与して免疫記憶を誘導し，その個体自身の免疫システムを利用して病原微生物に対する攻撃態勢を整え，感染を予防あるいは感染に伴う症状を軽減させる．獲得免疫の誘導に関わるサイトカインなどを投与することによっても免疫応答を強化することが可能である．

6-3-1. 免疫グロブリン製剤

　ヒト免疫グロブリン（γグロブリン），ポリエチレングリコール処理ヒト免疫グロブリン，スルホ化ヒト免疫グロブリンは，健常者の献血から分画される血漿分画製剤である．健常者血液中には日常曝露される種々の微生物や病原体に対する免疫グロブリン（おもにIgG抗体）が含まれており，その分画成分を注射することにより患者に免疫力を移入する．広い抗体スペクトルをもち，オプソニン化作用および感染防御作用を有する．低または無γグロブリン血症，重症感染症（抗生物質との併用），特発性血小板減少性紫斑病，川崎病，ウイルス性疾患に適用される．

　ヒスタミン加ヒト免疫グロブリンは，ヒトγグロブリンとヒスタミン（ヒスタミン二塩酸塩として0.01 w/v%）の配合剤である．アレルギー反応を誘発するヒスタミンに対して耐性をつくる非特異的減感作療法に用いられる．その他の免疫グロブリン製剤として，抗D（Rho）ヒト免疫グロブリン，抗破傷風ヒト免疫グロブリン，抗HBsヒト免疫グロブリンなどがある．

6-3-2. インターフェロン製剤

　インターフェロン interferon（IFN）は，ウイルス感染細胞から産生・分泌される抗ウイルス作用

を有するサイトカインで，あるウイルスに感染した患者が別種ウイルスに抵抗性になるという観察に基づいて発見された．IFN の産生は，二本鎖 RNA やレクチンなどでも誘発される．IFNα はおもに白血球から，IFNβ はおもに線維芽細胞から，IFNγ は Th1 細胞や NK 細胞から産生される．IFNβ-2 は，現在インターロイキン-6 interleukin-6（IL-6）と命名されており，IFNβ-1 とは受容体や機能が異なる．IFNα と IFNβ（IFNβ-1）は共通の受容体（IFNAR1，IFNAR2）に作用し類似した性質を示すが，IFNγ は受容体を異にする（IFNGR1，IFNGR2）．IFNα と IFNβ を I 型 IFN，IFNγ を II 型 IFN と呼ぶことがある．

IFN は免疫増強作用，抗ウイルス作用，抗腫瘍作用を有する．NK 細胞，マクロファージ，好中球，Tc 細胞などの免疫担当細胞の活性化，ウイルス感染した細胞における MHC クラス I 抗原発現の増強などにより免疫応答を増強する．ウイルス感染細胞においては，2′,5′-オリゴアデニル酸合成酵素 2′,5′-oligoadenylate synthetase を誘導する結果，2′,5′-オリゴアデニル酸の合成を促す．すると，通常 3′,5′- の形で結合している ATP が 2′,5′-結合オリゴマーに重合するようになり，これがリボヌクレアーゼ ribonuclease の一つである RNaseL を活性化し，細胞に感染したウイルスの mRNA を分解する（図 6-9）．また，二本鎖 RNA 依存性プロテインキナーゼを誘導し，この酵素によってタンパク質合成因子の一つがリン酸化されて感染細胞内リボゾーム上でのウイルスによるタンパク質合成が阻害される（この後者の機序により，IFN の抗ウイルス効果は DNA ウイルスよりも RNA ウイルスに対する方が強い）．なお，IFNγ はこれらの機序を介した抗ウイルス作用が弱く，おもに NK 細胞や Tc 細胞，マクロファージなどの活性化を介してウイルス感染細胞を攻撃する．抗腫瘍作用については，腫瘍細胞に直接作用してその増殖を抑制するとともに，腫瘍細胞に MHC クラス I 抗原の発現を誘導する．これらの直接作用および宿主免疫増強を介した間接作用により腫瘍細胞を傷害する．

IFNα 製剤は，天然型 IFNα のほか，遺伝子組換え型である IFNα-2a，IFNα-2b およびこれらの血中消失半減期を延長させる目的でポリエチレングリコール（PEG）を付加した製剤である PEG-IFNα-2a や PEG-IFNα-2b，そして IFN アルファコン-1 がある．これらの製剤はおもに B 型あるいは C 型肝炎の治療に用いられている．IFNβ 製剤である天然型 IFNβ は，B 型あるいは C 型肝炎の治療や，膠芽腫，髄芽腫，星細胞腫などの悪性腫瘍の治療に用いられ，遺伝子組換え型である IFNβ-1a および IFNβ-1b は多発性硬化症の治療に用いられる．哺乳類細胞を用いて産生される IFNβ-1a は，天然型 IFNβ と同様に糖鎖が付加されているが，大腸菌を用いて産生される IFNβ-1b には糖鎖は付

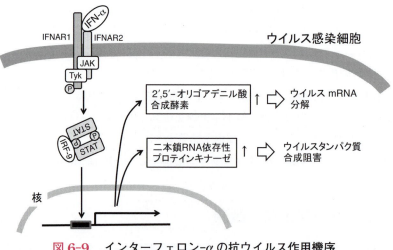

図 6-9．インターフェロン-α の抗ウイルス作用機序

加されておらず，この違いが抗ウイルス活性，細胞増殖抑制作用や中和抗体発現率の違いなどに影響を及ぼすものと考えられる．IFNγ製剤としては，遺伝子組換え型であるIFNγ-1aがあり，腎癌や，慢性肉芽腫症に伴う重症感染の軽減などに用いられる．

IFN製剤に共通する副作用として，間質性肺炎，うつ，自殺企図，自己免疫現象，アナフィラキシー様症状，汎血球減少，肝障害，腎障害，心障害などがある．慢性肝疾患時には肝機能改善を目的に小柴胡湯が使用されることがあるが，小柴胡湯自体にも間質性肺炎の副作用の可能性があり，IFN製剤との併用でその発現率が増加するので，両薬物の併用は禁忌となっている．

6-3-3. その他のサイトカイン関連薬

セルモロイキン celmoleukin および**テセロイキン** teceleukin は，遺伝子組換えヒトIL-2製剤で，前者は血管肉腫に，後者は血管肉腫と腎癌に適応がある．Tc細胞やNK細胞などの活性化や増殖促進等によって免疫応答を賦活し，抗腫瘍作用をもたらす．おもな副作用に体液貯留，うつ，自殺企図，誘発感染症，感染症の増悪などがある．

好中球減少症治療薬の**レノグラスチム** lenograstim，**フィルグラスチム** filgrastim，**ナルトグラスチム** nartograstim は，顆粒球コロニー形成刺激因子（G-CSF）製剤であり，骨髄中の顆粒球系前駆細胞に作用して好中球への分化と増殖を促進する．マクロファージコロニー形成刺激因子（M-CSF）製剤の**ミリモスチム** mirimostim は，単球系前駆細胞に作用して，単球・マクロファージへの分化・増殖を促進する（第10章7節参照）．

6-3-4. 非特異的免疫賦活薬

ウベニメクス ubenimex は，マクロファージ，脾細胞，NK細胞等の免疫担当細胞表面に直接結合してこれらの細胞を非特異的に活性化し，腫瘍の増殖抑制あるいは細胞傷害作用を示す．成人急性非リンパ性白血病に対する完全寛解導入後の維持強化化学療法剤との併用による生存期間の延長に用いられる．非特異的免疫賦活薬にはこのほか，抗悪性腫瘍溶連菌製剤（OK-432），乾燥BCG，かわらたけ多糖体製剤，レンチナンがある．

ウベニメクス

6-3-5. その他の免疫系活性化薬

イノシンプラノベクス inosine pranobex は，主としてT細胞の分裂増殖を促進し，抗体産生増強作用，細胞性免疫増強作用，マクロファージ機能増強作用，抗ウイルス作用（RNAウイルスの増殖抑制）などを示す．亜急性硬化性全脳炎の治療に用いられる．

イミキモド

イミキモド imiquimod は，Toll様受容体（TLR）サブタイプのうちTLR7のアゴニストである．TLR7はおもに単球/マクロファージや樹状細胞に発現しており，主としてIFNαの産生促進を介したウイルス増殖の抑制および細胞性免疫応答の賦活によるウイルス感染細胞の傷害により，ウイルス感染に伴う疾患に効果を発揮する．尖圭コンジローマ，日光角化症に適用される．

$R = CH_2CH_2COOH$

プロパゲルマニウム

プロパゲルマニウム propagermanium は，HBe 抗原陽性 B 型慢性肝炎に適用される肝免疫賦活薬である．IL-1，IL-2，IFNγ 産生促進等により Tc 細胞や NK 細胞を賦活し，ウイルス感染細胞を破壊する．また，抗体産生能増強によりウイルス関連抗原の排除を促進し，さらに IFNα あるいは IFNβ 産生促進によりウイルスの増殖を抑制する．

6-3-6. ワクチン製剤

生体がもつ免疫システムを利用してあらかじめ病原体に対する免疫力を形成させ，感染した際の発病や重症化を予防する医薬品を**ワクチン** vaccine という．病原体そのものではなく病原体に似たものを投与して免疫力を導く方法で，体液性免疫を活性化させて病原体に対する抗体を産生させたり，細胞性免疫を活性化させて病原体を処理する細胞をつくらせたり，さらには免疫記憶を成立させて病原体感染時に素早く対応することが可能となる．ワクチンをあらかじめ接種することを予防接種という．ワクチンの代表的なものとして生ワクチン，不活化ワクチンおよびトキソイドがある．

a 生ワクチン

生ワクチン live vaccine は，病原性を非常に弱めたウイルスや細菌の病原体株を作製し，その生菌を医薬品として用いる製剤である．一般的に，生ワクチンを予防接種すると，その病気に自然にかかった状態とほぼ同じ免疫力が形成される．以下のものがある．

弱毒生ワクチン：経口生ポリオワクチン，乾燥弱毒生麻しんワクチン，乾燥弱毒生風しんワクチン，乾燥弱毒生麻しん風しん混合ワクチン，乾燥弱毒生おたふくかぜワクチン，乾燥弱毒生水痘ワクチン，経口弱毒生ヒトロタウイルスワクチン，5 価経口弱毒生ロタウイルスワクチン，黄熱ワクチン

細菌ワクチン：乾燥 BCG ワクチン（結核予防）

b 不活化ワクチン

不活化ワクチン inactivated vaccine（あるいは killed vaccine）は，病原体を熱や紫外線，ホルマリン等の薬剤などで死滅させて病原性や感染性をなくし，その病原体自体あるいはその一部を利用する製剤である．一般的に，生ワクチンに比べて免疫形成能が弱いので，数回に分けて接種を行う．

インフルエンザ HA ワクチン，沈降インフルエンザワクチン（H5N1 株），乾燥細胞培養日本脳炎ワクチン，ヒトパピローマウイルス様粒子ワクチン（子宮頸癌ワクチン），肺炎球菌ワクチン，乾燥組織培養不活化 A 型肝炎ワクチン，組換え沈降 B 型肝炎ワクチンなどがある．

c トキソイド

トキソイド toxoid は，病原体が産生する毒素を抽出してこれをホルマリンなどで処理を行い，抗原性を失わせずに毒性を減少させたものを利用する製剤である．不活化ワクチンに分類されることもある．乾燥ヘモフィルス b 型ワクチン（破傷風トキソイド結合体），沈降精製百日せきジフテリア破傷風混合ワクチン（DPT），4 価髄膜炎菌ワクチン（ジフテリアトキソイド結合体）がある．

6-4. アレルギー疾患とその治療薬

6-4-1. アレルギー疾患

　アレルギー allergy は，本来は体内に侵入した病原体や異物を排除して生体を守る機能である免疫反応が過剰に誘導されて生体自身に害をもたらす反応であり，一部の感受性の高い個体に認められる．その発症には複数の遺伝因子や環境因子が関与していると考えられており，多くの場合，本来生体に無害な物質が抗原として症状を誘発する．アレルギー反応は，関与する抗体のクラスや細胞の種類によって四つの型に分類されるが，一般にⅠ型アレルギー反応が関与する疾患をアレルギー疾患 allergic disease と呼ぶことが多い．代表的なアレルギー疾患には，**アトピー性皮膚炎**（第 15 章 10 節参照），**蕁麻疹**（第 15 章 11 節参照），**接触皮膚炎**（第 15 章 11 節参照），**アレルギー性鼻炎**，**アレルギー性結膜炎**，食物アレルギー，**気管支喘息**（第 12 章 4 節参照）などがある．

a　アレルギー性鼻炎

　アレルギー性鼻炎 allergic rhinitis は鼻粘膜のⅠ型アレルギー疾患で，原則的には発作性反復性のくしゃみ，水性鼻漏（鼻水），鼻閉（鼻づまり）を三主徴とする（鼻アレルギー診療ガイドライン）．吸入性の原因抗原への曝露により体内に抗原が侵入すると，体液性免疫が作動して抗原特異的 IgE 抗体が産生され，この IgE 抗体がマスト細胞膜上の Fcε 受容体に結合して感作が成立する．この状態で抗原が再度侵入すると，感作マスト細胞膜上の IgE 抗体に抗原が結合してマスト細胞の細胞内 Ca^{2+} 濃度が上昇し脱顆粒が引き起こされ，顆粒内のヒスタミンなどの化学伝達物質が鼻粘膜およびその周囲の組織に遊離される．遊離されたヒスタミンは，鼻粘膜の知覚神経細胞膜に存在するヒスタミン H_1 受容体に結合して知覚神経を脱分極させ，くしゃみ反射を引き起こす．また，三叉神経知覚中枢の興奮が引き起こされ，反射性に鼻腺を支配している副交感神経が興奮する．副交感神経終末から遊離されるアセチルコリンは鼻腺細胞を刺激し（M_3 および M_1 受容体を介すると考えられている），鼻腺からの水様性鼻汁の分泌が促進され，これが鼻水の原因となる．さらに，ヒスタミンは周囲の血管にも作用し，細動静脈の拡張や血管透過性亢進による鼻粘膜腫脹により鼻腔が狭まり，空気の通りが悪くなってこれが鼻閉（鼻づまり）の原因となる（図 6-10）．このように，抗原曝露直後に起こる即時相反応ではヒスタミンが最も重要な化学伝達物質であり，即時相の鼻炎症状に対しては H_1 受容体拮抗薬が著効を示す．

　一方，遅発相反応では，好酸球や好塩基球，活性化 T 細胞などのいわゆる炎症性細胞が主体となる．抗原抗体反応によるマスト細胞の活性化により，ロイコトリエンやプロスタグランジン類，サイトカインなどの走化性物質が新たに生合成され遊離される．その結果，鼻粘膜局所に炎症性細胞が浸潤・集積し，これらの細胞からさまざまな化学伝達物質が遊離され，鼻炎症状を惹起する．遊離される化学伝達物質のなかでも重要なものがロイコトリエン C_4，D_4（LTC_4，LTD_4），トロンボキサン A_2（TXA_2），プロスタグランジン D_2（PGD_2）である．いずれの化学伝達物質も強い血管透過性亢進作用を有するほか，LTC_4，LTD_4 は鼻粘膜容積血管拡張作用，PGD_2 は炎症性細胞走化作用も有しており，鼻粘膜腫脹による鼻閉の発現に深く関与している．抗原への慢性曝露によりこれらの反応が繰り返し引き起こされると，鼻粘膜過敏性が獲得され，わずかな抗原量あるいは非特異的刺激に対しても鼻炎様症状が惹起されてしまい，慢性化・重症化につながる．

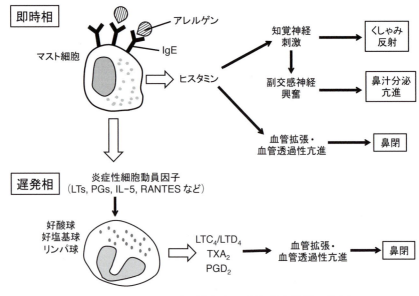

図 6-10. アレルギー性鼻炎の病態成立機構の概要

アレルギー性鼻炎は大きく通年性アレルギー性鼻炎 perennial allergic rhinitis と季節性アレルギー性鼻炎 seasonal allergic rhinitis に分類できる．前者の原因抗原として多いものが室内塵中のダニ（house dust mite）である．後者の原因抗原として，わが国で多いのはスギやヒノキ，イネ，ブタクサなどの花粉で，これらの花粉が飛散する時期に症状が出現するという季節性がある．花粉が原因となる季節性アレルギー性鼻炎と季節性アレルギー性結膜炎を花粉症とも呼び，スギ花粉症はわが国の国民病ともいわれるほど患者数が増加している．

アレルギー性鼻炎の薬物治療には，症状や重症度に応じて抗ヒスタミン薬，抗アレルギー薬，鼻噴霧用ステロイド剤などが用いられる．その他，原因抗原の回避あるいは除去を行って予防することも大切である．重症例では，レーザー等で鼻粘膜自体を変性させたり鼻粘膜切除や神経切断などの手術による治療や，減感作療法による治療もある．最近，スギ花粉症の舌下減感作療法薬として，標準化スギ花粉エキス原液が実用化された．

b　アレルギー性結膜炎

アレルギー性結膜炎 allergic conjunctivitis は，日本眼科学会ガイドラインでは「Ⅰ型アレルギーが関与する結膜の炎症性疾患で何らかの自他覚症状を伴うもの」と定義されている．結膜は，鼻粘膜と同様に細動静脈や毛細血管に富み，抗原提示細胞が比較的多く存在しており，眼表面に位置するため常に外界と接し，豊富に存在する涙液で抗原が溶出されやすいなどの特徴を有している．この結膜におけるⅠ型アレルギー反応を主体とした炎症疾患の一つがアレルギー性結膜炎で，春季カタルのような増殖性変化のないことで他のアレルギー性結膜疾患と区別される．季節性アレルギー性結膜炎はスギやヒノキ，イネ，ブタクサなどの花粉によって引き起こされるものが多く，原因抗原が花粉の場合，上述のように花粉症とも呼ばれる．一方，通年性アレルギー性結膜炎では，ダニやハウスダストなどのアレルゲンが抗原となることが多い．これらの抗原が結膜に接すると抗原提示細胞により処理されて一連の反応により抗原特異的IgE抗体が産生され，結膜粘膜固有層に存在するマスト細胞表面にIgE抗体が結合し，感作が成立する．この状態で再度抗原が侵入すると，マスト細胞の脱顆粒によりヒスタミンなどの化学伝達物質が遊離され，眼瘙痒感，結膜充血，流涙などの症状が惹起され

る．

　アレルギー性結膜炎の症状にはヒスタミンがおもに関与しており，抗ヒスタミン薬や抗アレルギー薬の点眼剤を中心に薬物治療が行われる．重症例ではステロイド点眼剤の併用が行われる．

6-4-2. 抗アレルギー薬

　広義の抗アレルギー薬にはアレルギー疾患の治療に用いられる薬物のすべてが含まれるが，狭義の抗アレルギー薬は「Ⅰ型アレルギー反応に関与する化学伝達物質（ケミカルメディエーター）の遊離ならびに作用を調節するすべての薬剤，およびTh2サイトカイン阻害薬の総称」と定義され，ステロイドなどは含まれない．これまでに数多くの薬物が開発されており，その作用機序から以下のように分類されている．

a　化学伝達物質遊離抑制薬

　Ⅰ型アレルギー反応により，マスト細胞あるいは好塩基球の細胞膜に付着したIgE抗体に抗原が結合して脱顆粒が引き起こされる．この時，ヒスタミンやロイコトリエン，プロスタグランジン類，TXA_2，血小板活性化因子 platelet-activating factor（PAF），各種サイトカインなどの化学伝達物質が遊離されてアレルギー症状が誘発されることになるが，この脱顆粒を抑制して化学伝達物質の遊離を抑制し，アレルギー症状の発現を抑制する薬物群は化学伝達物質遊離抑制薬に分類される．化学伝達物質遊離抑制作用のみを有する薬物と，遊離された化学伝達物質に対する拮抗作用を併せもつ薬物に大別される．後者のうちヒスタミン H_1 受容体拮抗作用を有する薬物は，後述の第二世代抗ヒスタミン薬に分類される．

1）化学伝達物質への拮抗作用のないもの

　この群の薬物は，おもにマスト細胞の細胞膜を安定化させることにより脱顆粒を抑制し，化学伝達物質の遊離を抑制するものと考えられている．このため，マスト細胞膜安定化薬 mast cell stabilizers とも呼ばれるが，マスト細胞への特異性はなく，好塩基球や好中球，好酸球などの顆粒球にも作用してこれら白血球からの各種メディエーターや活性酸素などの産生・遊離も抑制し，このような作用もアレルギー症状発現の抑制に寄与している．すでに脱顆粒が惹起された後に用いても効果は期待できず，例えば季節性アレルギー疾患であればその季節到来前から投与するなど，予防的に用いられる．

　クロモグリク酸ナトリウム sodium cromoglicate は，気管支喘息，アレルギー性鼻炎，アレルギー性結膜炎，春季カタルに適応がある．また，食物アレルギーに基づくアトピー性皮膚炎にも経口で用いられる．この場合，消化管粘膜に存在するマスト細胞の脱顆粒を抑制することによって腸管内透過性亢進を抑制し，二次的に起こる多量の抗原の血行への流入・免疫複合体の形成を阻止し，消化管のみならず皮膚・呼吸器のアレルギー反応を抑制する．

　ペミロラストカリウム pemirolast potassium は，マスト細胞のイノシトールリン脂質代謝を阻害することにより，細胞外 Ca^{2+} の流入と細胞内 Ca^{2+} の遊離を抑制し，化学伝達物質の遊離を抑制する．アラキドン酸遊離も阻害する．ホスホジエステラーゼ阻害に基づく cAMP 増加作用も示唆されている．気管支喘息，アレルギー性鼻炎，アレルギー性結膜炎，春季カタルに適用される．

　このほか，気管支喘息，アレルギー性鼻炎，アトピー性皮膚炎，アレルギー性結膜炎等に適用される**トラニラスト** tranilast や，アレルギー性結膜炎に適応のある**アシタザノラスト** acitazanolast がある（図6-11）．

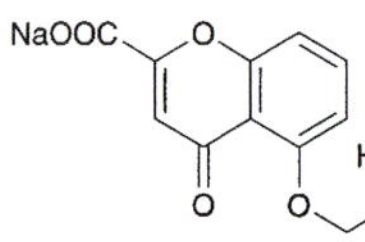

図6-11. 化学伝達物質遊離抑制薬（抗ヒスタミン作用なし）

（クロモグリク酸ナトリウム、ペミロラストカリウム、トラニラスト、アシタザノラスト水和物、イブジラスト、アンレキサノクス）

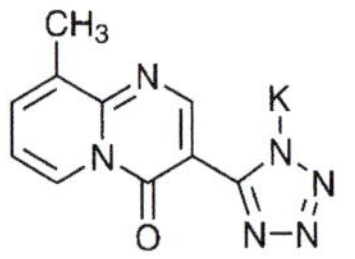

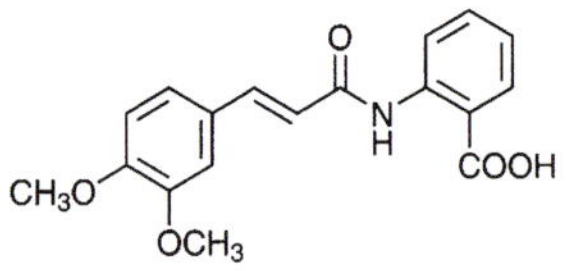

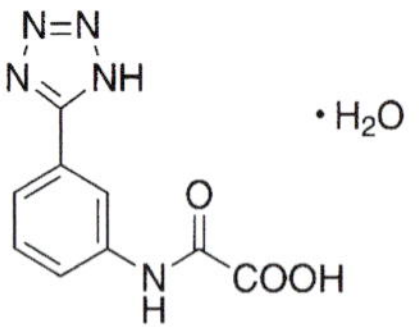

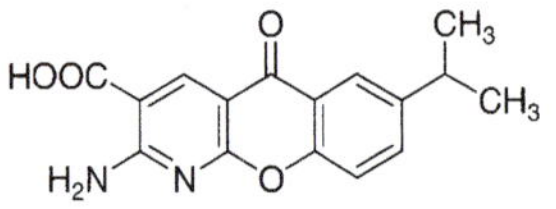

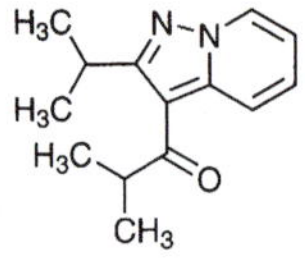

2）抗ロイコトリエン作用をもつもの（抗ヒスタミン作用なし）

　上述の化学伝達物質遊離抑制作用に加え，ロイコトリエン受容体拮抗作用を有する薬物である．ヒスタミン H_1 受容体拮抗作用はない．アレルギー疾患の治療には予防的に用いられる．

　イブジラスト ibudilast は，化学伝達物質遊離抑制作用に加えて，ロイコトリエンおよび PAF 拮抗作用を有する．さらに，プロスタサイクリン（PGI_2）増強作用に基づく抗血栓作用，脳局所血流量増加作用，脳代謝異常改善作用，虚血性脳機能障害改善作用などを有する．気管支喘息，脳梗塞後遺症に伴う慢性脳循環障害によるめまいの改善，アレルギー性結膜炎に適応がある．

　アンレキサノクス amlexanox は，ヒスタミン遊離抑制作用，ロイコトリエン生成抑制作用および抗ロイコトリエン作用を有する．気管支喘息，アレルギー性鼻炎，アレルギー性結膜炎，花粉症，春季カタルに適用される（図6-11）．

b　抗ヒスタミン薬

　Ⅰ型アレルギー反応の即時相の症状には，マスト細胞や好塩基球の脱顆粒により遊離されるヒスタミンがおもに関与している．ヒスタミン受容体として H_1〜H_4 のサブタイプが同定されているが，抗ヒスタミン薬とは通常 H_1 受容体拮抗薬のことを指す．すなわち，ヒスタミンが H_1 受容体に結合して生理作用を発揮するのを受容体レベルで阻止する薬物である．また，H_1 受容体拮抗薬は第一世代と第二世代に分類され，わが国では第一世代抗ヒスタミン薬は抗アレルギー薬には含めない．

1）第一世代抗ヒスタミン薬

　臨床で用いられる用量では，化学伝達物質遊離抑制作用をもたない H_1 受容体拮抗薬である．抗コリン作用の強い薬物が多く，口渇や尿閉，頻脈，消化器症状（下痢や便秘）などの副作用が出現しやすい．また血液-脳関門を容易に通過し，眠気や鎮静，めまいなど中枢における抗ヒスタミン作用あるいは抗コリン作用に基づく副作用も出現しやすい．ヒスタミンの関与が大きいアレルギー症状（蕁麻疹，皮膚疾患に伴う瘙痒，アレルギー性鼻炎）の改善に用いられるが，これら副作用に着目して動揺病やメニエール症候群などの治療にも用いられる．抗コリン作用により気道の漿液性分泌や線毛運動が抑制され，痰の粘稠度が増加して喀出を困難にするため，気管支喘息には用いられない．**ジフェンヒドラミン** diphenhydramine，**クロルフェニラミン** chlorpheniramine，**プロメタ**

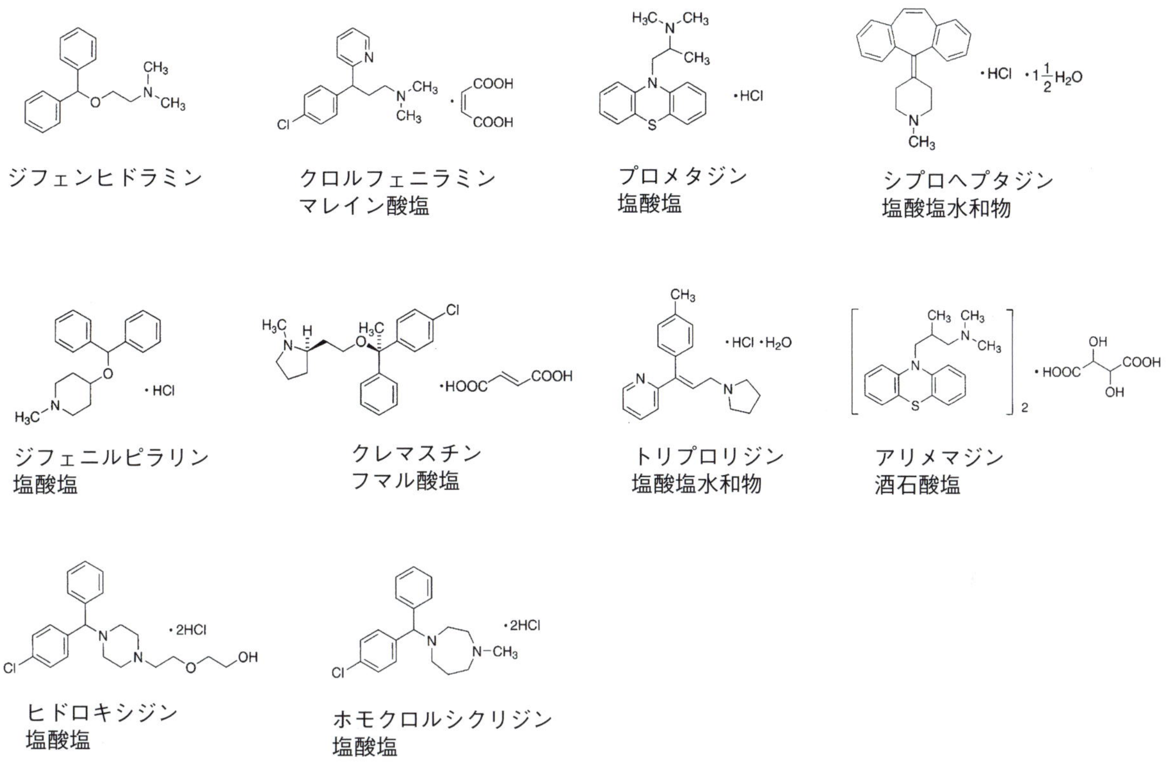

図 6-12. 第一世代抗ヒスタミン薬

ジン promethazine，シプロヘプタジン cyproheptadine，ジフェニルピラリン diphenylpyraline，クレマスチン clemastine，トリプロリジン triprolidine，アリメマジン alimemazine，ヒドロキシジン hydroxyzine，ホモクロルシクリジン homochlorcyclizine がある（図 6-12）．

2) 第二世代抗ヒスタミン薬

　H_1 受容体拮抗作用のほか，化学伝達物質遊離抑制作用やロイコトリエン受容体拮抗作用，PAF 受容体拮抗作用などを併せもつ薬物群である（表 6-3，図 6-13）．メキタジン以外は抗コリン作用がほとんどなく，またケトチフェン，アゼラスチン，オキサトミド以外は血液-脳関門を通過しにくいので中枢神経抑制作用をほとんどもたない．おもにヒスタミンの関与が大きいアレルギー症状の改善に用いられ，季節性のアレルギー疾患の場合はその季節到来前から投与するなど，予防的に用いられる．

　ケトチフェン ketotifen は，H_1 受容体拮抗作用のほか，化学伝達物質遊離抑制作用，抗 PAF 作用を併せもつ．好酸球の活性化・脱顆粒を抑制する作用も有する．**アゼラスチン** azelastine は，H_1 受容体拮抗作用のほか，化学伝達物質遊離抑制作用，ロイコトリエン受容体拮抗作用，炎症細胞の遊走・浸潤抑制作用，活性酸素産生抑制作用を併せもつ．ロイコトリエン産生酵素である 5-リポキシゲナーゼ（5-LOX）の阻害作用も有する．いずれも，気管支喘息，アレルギー性鼻炎，蕁麻疹，湿疹・皮膚炎，皮膚瘙痒症などに適応がある．

　オキサトミド oxatomide は，H_1 受容体拮抗作用のほか，化学伝達物質遊離抑制作用（5-LOX 阻害作用もある），各種受容体拮抗作用（ロイコトリエン，セロトニン，アセチルコリン，ブラジキニン，PAF に対する拮抗作用）を併せもつ．アレルギー性鼻炎，蕁麻疹，皮膚瘙痒症，湿疹・皮膚炎，痒疹，気管支喘息（小児のみ）に適用される．催奇形作用が示唆されており，妊婦または妊娠している

表 6-3. 第二世代抗ヒスタミン薬の薬理作用

薬物名	抗ヒスタミン作用	化学伝達物質遊離抑制作用	抗ロイコトリエン作用	抗PAF作用	抗セロトニン作用	抗アセチルコリン作用	好酸球抑制作用	その他の作用
ケトチフェン	○	○		○			○	中枢抑制
アゼラスチン	○	○	○					活性酸素産生抑制, 5-LOX阻害, 中枢抑制
オキサトミド	○	○	○	○	○	△		5-LOX阻害, 抗BK, 中枢抑制
メキタジン	○	○	○	○	○	○		抗PGF$_{2\alpha}$, 抗BK
エピナスチン	○	○	○	○	○	△		抗PGF$_{2\alpha}$, 抗BK
フェキソフェナジン	○	○					○	サイトカイン産生抑制
セチリジン	○	○					○	
ロラタジン	○	○						
エバスチン	○	○						
レボカバスチン	○	○						
ベポタスチン	○	○					○	IL-5産生抑制
エメダスチン	○	○					○	
オロパタジン	○	○						タキキニン遊離抑制

5-LOX：5-リポキシゲナーゼ，BK：ブラジキニン

可能性のある婦人には禁忌である．

メキタジン mequitazine および**エピナスチン** epinastine は，H_1受容体拮抗作用のほか，化学伝達物質遊離抑制作用，各種受容体拮抗作用（ロイコトリエン，セロトニン，アセチルコリン，ブラジキニン，PAF，プロスタグランジン$F_{2\alpha}$に対する拮抗作用）を併せもつ．いずれも気管支喘息，アレルギー性鼻炎，蕁麻疹，皮膚疾患に伴う瘙痒などに用いられる．メキタジンは比較的抗コリン作用が強く，緑内障，前立腺肥大症等に禁忌である．

フェキソフェナジン fexofenadine は，H_1受容体拮抗作用のほか，化学伝達物質遊離抑制作用，炎症性サイトカイン産生抑制作用，好酸球遊走抑制作用を併せもつ．アドレナリン，アセチルコリン，セロトニン，タキキニンの各受容体およびL型Ca^{2+}チャネルに対する親和性をもたないことが証明されている．アレルギー性鼻炎，蕁麻疹，皮膚疾患に伴う瘙痒に用いられる．

セチリジン cetirizine は，H_1受容体拮抗作用のほか，化学伝達物質遊離抑制作用，好酸球遊走活性化抑制作用を併せもつ．**レボセチリジン** levocetirizine は，セチリジンのR-エナンチオマーである．いずれも，アレルギー性鼻炎，蕁麻疹，湿疹・皮膚炎，痒疹，皮膚瘙痒症に用いられる．

ロラタジン loratadine は，H_1受容体拮抗作用と化学伝達物質遊離抑制作用を併せもつ．ロラタジンおよびその活性代謝物 descarboethoxyloratadine（DCL）ともにH_1受容体拮抗作用を有し，DCLのヒトH_1受容体拮抗作用はロラタジンよりも強い．血液-脳関門を通過しにくいため鎮静作用が少ない．アレルギー性鼻炎，蕁麻疹，湿疹・皮膚炎，痒疹，皮膚瘙痒症に適用される．

エバスチン ebastine は，生体内でカレバスチン carebastine に代謝されて作用を発揮するプロドラッグで，アレルギー性鼻炎，蕁麻疹，湿疹・皮膚炎，痒疹，皮膚瘙痒症に適応がある．カレバスチンは，H_1受容体拮抗作用と化学伝達物質遊離抑制作用を併せもつ．アレルギー性結膜炎に適用され

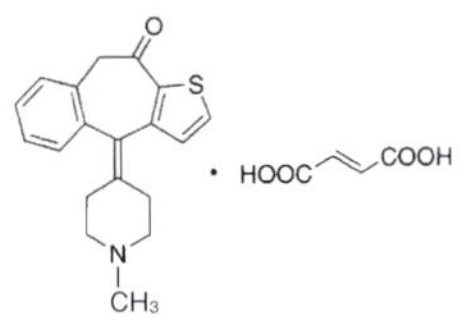

ケトチフェンフマル酸塩 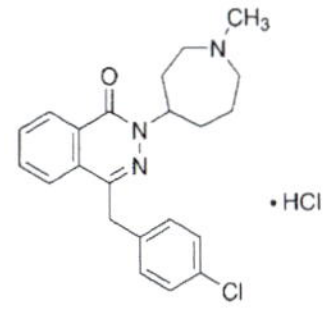　　アゼラスチン塩酸塩 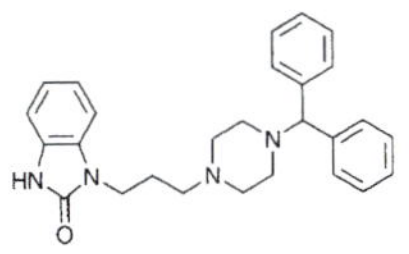　　オキサトミド 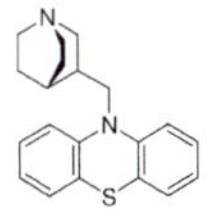　　メキタジン

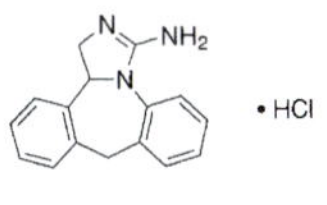

エピナスチン塩酸塩 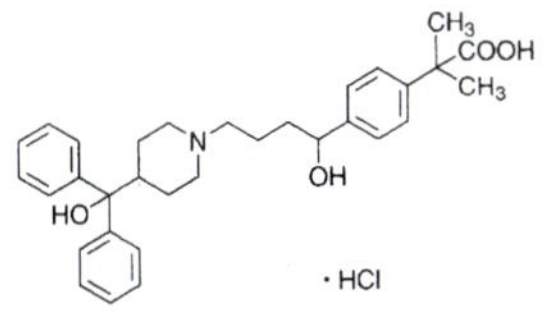　　フェキソフェナジン塩酸塩 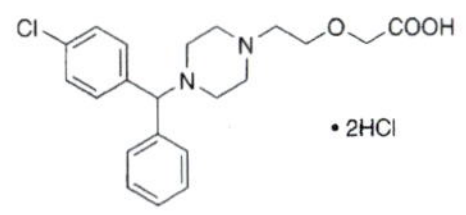　　セチリジン塩酸塩 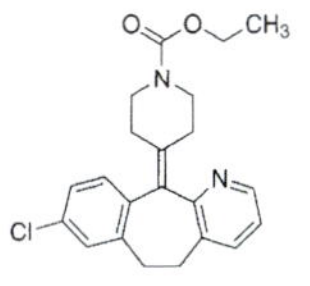　　ロラタジン

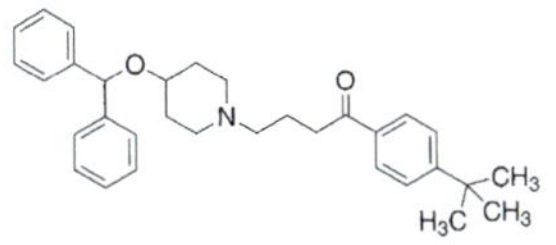

エバスチン 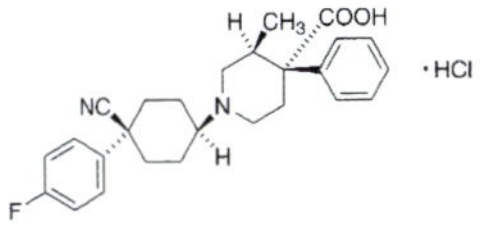　　レボカバスチン塩酸塩 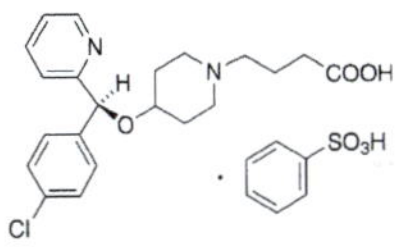　　ベポタスチンベシル酸塩

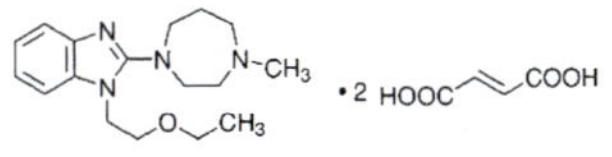

エメダスチンフマル酸塩 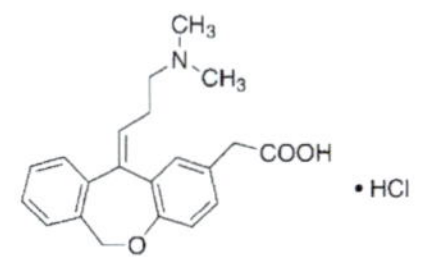　　オロパタジン塩酸塩

図 6-13. 第二世代抗ヒスタミン薬

るレボカバスチン levocabastine も，H_1 受容体拮抗作用と化学伝達物質遊離抑制作用を併せもつ．

　ベポタスチン bepotastine と**エメダスチン** emedastine は，H_1 受容体拮抗作用のほか，化学伝達物質遊離抑制作用，好酸球遊走活性化抑制作用を併せもつ．ベポタスチンは，単核球における IL-5 産生抑制作用ももつ．アレルギー性鼻炎，蕁麻疹，湿疹・皮膚炎，痒疹，皮膚瘙痒症に適用される．

　オロパタジン olopatadine は，H_1 受容体拮抗作用のほか，化学伝達物質遊離抑制作用，知覚神経からのタキキニン遊離抑制作用を併せもつ．タキキニン遊離抑制作用はカリウムチャネル（SK_{Ca} チャネル：small conductance Ca^{2+}-activated K^+ channel）の活性化を介したものである．アレルギー性鼻炎，アレルギー性結膜炎，蕁麻疹，皮膚疾患に伴う瘙痒に適応がある．

3）トロンボキサン A_2 合成酵素阻害薬および受容体拮抗薬

　TXA_2 はプロスタノイドの一つで，アラキドン酸のシクロオキシゲナーゼ（COX）代謝中間産物であるプロスタグランジン H_2 に TXA_2 合成酵素が作用して生合成される．マスト細胞や好塩基球などからも遊離されるが，脱顆粒刺激の際に新たに生合成され遊離される newly generated mediators の一つである．TXA_2 は，その特異的受容体である TP 受容体に作用して生理作用を発揮する（第 2 章 9 節参照）．TP 受容体は G タンパク質共役型受容体の一つで，Gq タンパク質に共役しており，細胞内 Ca^{2+} 濃度の増加を介して血小板の活性化（凝集），血管平滑筋や気管支平滑筋の収縮，炎症性細胞の活性化，毛細血管透過性の亢進などを引き起こす．さらに，気管支喘息時の気道過敏性発現やアレル

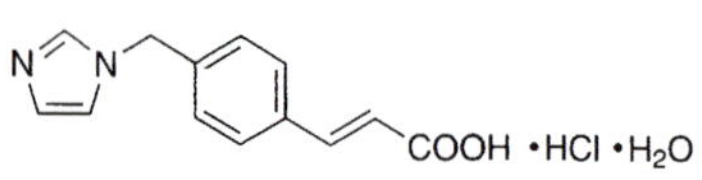

オザグレル塩酸塩水和物 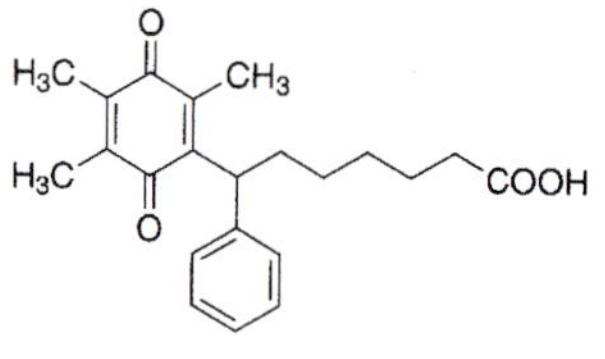　　セラトロダスト 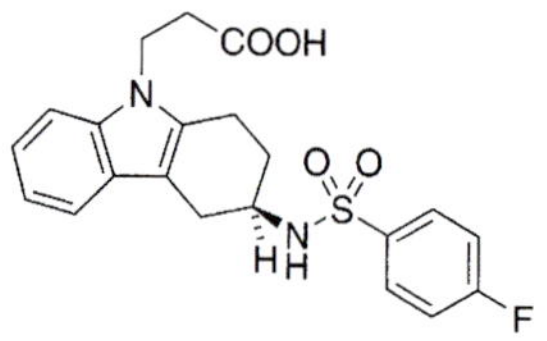　　ラマトロバン

図6-14.　トロンボキサンA_2関連薬

ギー性鼻炎時の鼻粘膜過敏性発現への関与が示唆されている．これらTXA_2による作用を阻害する目的で，TXA_2合成酵素やTP受容体拮抗薬が用いられる（図6-14）．

① トロンボキサンA_2合成酵素阻害薬

　選択的TXA_2合成酵素阻害薬として現在臨床で用いられているのは**オザグレル** ozagrel のみである．TXA_2による気管支平滑筋収縮や気道粘膜浮腫，炎症細胞集積，気道過敏性形成などを抑制する目的で，気管支喘息の治療に長期管理薬（経口）として用いられる．また，TXA_2によるくも膜下出血術後の脳血管攣縮の改善（点滴静注）にも用いられる．

② トロンボキサンA_2受容体拮抗薬

　選択的なTP受容体拮抗薬であり，産生・遊離されたTXA_2がTP受容体に結合して生理作用を発揮するのを受容体レベルで阻止する．**セラトロダスト** seratrodast は気管支喘息に適応があり，即時型および遅発型喘息反応を抑制するとともに気道過敏性の形成を抑制する．おもに気道過敏性の抑制を目的に，長期管理薬として発作予防に用いられる．

　ラマトロバン ramatroban は，TP受容体拮抗作用に加え，プロスタグランジンD_2（PGD_2）の受容体（DP受容体）のうちDP_2サブタイプに対する拮抗作用を有し，アレルギー性鼻炎の治療に用いられる．鼻粘膜マスト細胞の脱顆粒刺激によりTXA_2やPGD_2なども newly generated mediators として産生・遊離される．TXA_2は，TP受容体を介して血管透過性亢進および炎症反応増強により鼻粘膜浮腫を惹起して鼻閉を誘発するとともに，鼻粘膜過敏性を形成する．PGD_2は，好酸球等の顆粒球に存在するDP_2受容体を介して遊走・脱顆粒を促進し，鼻粘膜炎症の増悪に関与する．ラマトロバンはこれらメディエーターの作用を受容体レベルで遮断し，効果を発揮する．花粉症のような季節性アレルギー性鼻炎の場合，好発季節の直前から投与を開始し好発季節終了時まで続けるのが効果的である．

4) ロイコトリエン受容体拮抗薬

　LTC_4，LTD_4，LTE_4（この三つを合わせてLTsと略す）は，いずれも強力な気管支平滑筋収縮作用を有し，その作用発現がゆっくりで持続的であったため古くは SRS-A (slow reacting substance of anaphylaxis) と呼ばれた．LTsは，アラキドン酸の5-LOX代謝産物として生合成される（第2章9節参照）．TXA_2やPGD_2などと同様，脱顆粒刺激の際に新たに生合成され遊離される newly generated mediators である．LTC_4，LTD_4，LTE_4はいずれもその構造にシステインを含むため，システインを含まないLTB_4などとは区別してシステイニルロイコトリエンとも呼ばれる．その受容体は $CysLT_1$，$CysLT_2$ などと表され，いずれもGタンパク質共役型受容体であり，Gqに共役していると考えられている．結合親和性の高い順に $CysLT_1$ では $LTD_4 > LTC_4 > LTE_4$ で，$CysLT_2$ では $LTC_4 = LTD_4 \gg LTE_4$ であり，LTE_4 に親和性の高い未知の受容体の存在も示唆されている．$CysLT_1$ 受容体は気管支平滑筋細胞に豊富に，$CysLT_2$ 受容体は肺胞マクロファージに豊富に存在している．LTsの生理作用として，気管支平滑筋収縮作用のほか，血管透過性亢進作用，鼻粘膜容積血管拡張作用，炎症

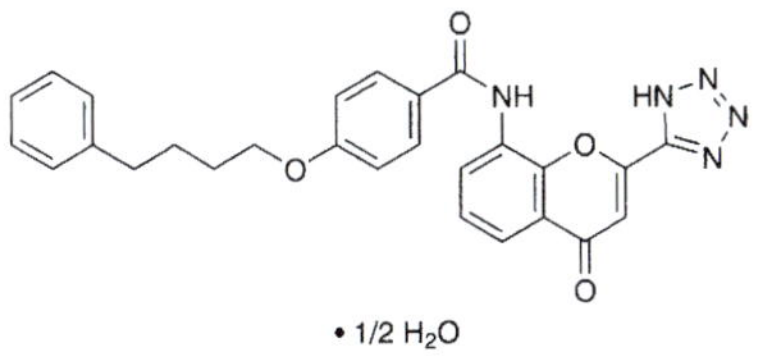

プランルカスト水和物

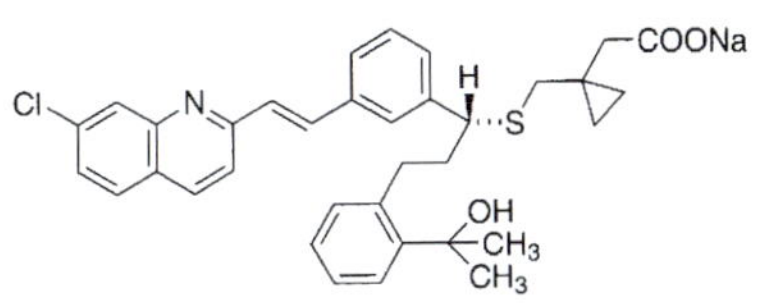

モンテルカストナトリウム

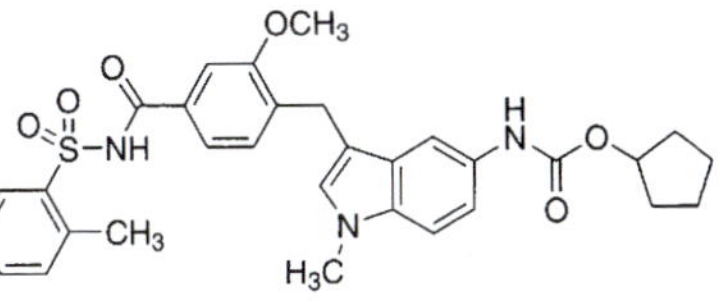

ザフィルルカスト

図 6-15. ロイコトリエン受容体拮抗薬

増強作用，下気道あるいは鼻粘膜の過敏性形成作用などが挙げられる．ロイコトリエン受容体拮抗薬は，LTs の CysLT 受容体への結合を阻害して効果を発揮する．**プランルカスト** pranlukast，**モンテルカスト** montelukast，**ザフィルルカスト** zafirlukast が，いずれも気管支喘息の長期管理薬として用いられている（図 6-15）．LTD_4 による気管支平滑筋収縮を強く抑制する．また，プランルカストとモンテルカストは，アレルギー性鼻炎の治療にも用いられている．いずれの薬物も $CysLT_1$ 受容体に選択性が高く，各薬物の $CysLT_1$ 受容体に対する親和性はほぼ同程度である．

5）Th2 サイトカイン阻害薬

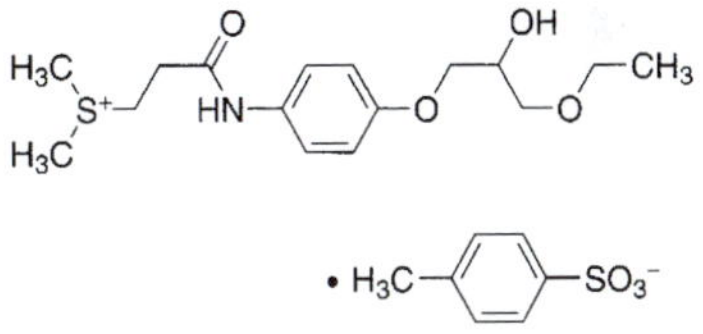

I 型アレルギーでは Th 細胞の Th1・Th2 バランスが乱れ，Th2 が優位になり発症する．Th2 細胞からは IL-4 や IL-5 などのサイトカインが産生・遊離されるが，これら Th2 細胞から産生・遊離されるサイトカインを総称して Th2 サイトカインという．**スプラタスト** suplatast は，Th2 サイトカインの産生・遊離を抑制し，好酸球浸潤の抑制や IgE 抗体の産生抑制などにより，抗アレルギー作用を発揮する．気管支喘息，アレルギー性鼻炎，アトピー性皮膚炎の治療に用いられる．気管支喘息では長期管理薬として，季節性のアレルギー疾患の場合はその季節到来前から投与する．

スプラタストトシル酸塩

7 抗炎症薬

 抗炎症薬は，過剰な炎症反応による生体への苦痛，障害を抑制する目的で使用される薬物である．この章で扱う薬物群は，非特異的に炎症性疾患全般に用いられるステロイド性抗炎症薬（副腎皮質ステロイド剤），非ステロイド性抗炎症薬，そして酵素製剤である．広義の抗炎症薬には，抗リウマチ薬や痛風治療薬も含まれるが，これらは疾患特異的な抗炎症薬であり，それぞれ第8章，第14章で扱う．抗炎症薬の薬理作用，作用機序，臨床応用を理解するためには，炎症反応に関わる細胞や一連の炎症性メディエーターの働き，そしてそれらの相互作用を正しく理解することが重要である．

7-1. 炎症応答概論

7-1-1. 炎症反応とは

 細菌などの異物による侵襲が加えられたとき，生体はこれを除去しようと多様な防御反応を惹起する．炎症反応はその一つであり，本来生体の恒常性維持のための防御反応として不可欠の反応である．炎症を惹起する刺激には，細菌，外傷，熱傷，放射線などの物理的刺激，強酸，強アルカリなどの化学的刺激など種々の外来物質もあるが，それに加え循環障害，腫瘍あるいは自己免疫反応を起こすような生体組織，成分などの内因性の刺激もある．炎症反応は，これらの刺激に対する生体の組織学的および様々な細胞から放出される炎症メディエーターによる生化学的な防御反応である．これらの反応は時として疼痛などの生体にとって不快な過剰反応を起こし，さらに生体に障害を与えて機能障害を起こすため抗炎症薬が必要となってくる．

 炎症反応は，生体防御反応の一翼を担う免疫反応と密接に関連して進行し，自然免疫反応および獲得免疫反応は炎症反応の誘因とも構成要因ともなる（第6章参照）．惹起される防御機構の時間経過あるいは関与の度合いにより，炎症反応は急性炎症あるいは慢性炎症，非アレルギー性炎症あるいはアレルギー性炎症として特徴付けられる．

7-1-2. 急性炎症反応

 生体への侵襲に対する急性炎症反応は，局所の細動脈，毛細血管，細静脈および毛細リンパ管からなる微小循環系の細胞および血管反応であり，血管透過性亢進，細胞浸潤，肉芽形成などの組織変化が細静脈部分を中心として進行していく．臨床的には1週間程度の炎症である．その特徴は**セルサス Celsus の四主徴**として古くより知られる，**発赤** rubor，**熱感** calor，**腫脹** tumor，**疼痛** dolor であり，これらに機能障害を加えて五大徴候としても知られる．

a 炎症初期

炎症反応の経過は，一般に大きく3段階に分けられる（図7-1）．その初期段階は，微小循環系が変化を起こす時期であり，組織に炎症刺激が加わるとまず細動脈の拡張が起こる．この反応は，炎症刺激により局所で生成される**ヒスタミン**，**ブラジキニン**などにより誘発される．炎症局所や血管によって産生される**プロスタグランジン（PG）I$_2$**や**PGE$_2$**はヒスタミンやブラジキニンの作用をさらに促進する．これにより毛細血管血流量が増大して局所の発赤，熱感が起こり，水や小分子成分の血管外への漏出が増大する．この反応は，組織に侵入した細菌や異物を希釈してリンパ管系に運ぶという生体防御反応としての合目的性をもっている．

次いで，後毛細血管細静脈部分の内皮細胞間隙が開いて，通常は透過しない大きな血漿タンパク質分子が血管外に滲出して組織間隙に貯留する．この血管透過性の亢進により腫脹が起こる．浸出液には，タンパク質分解酵素のカスケード反応を引き起こす補体系，血液凝固系，線維素溶解（線溶）系，血漿カリクレイン系の構成成分が含まれており，それぞれ活性化されて生成される多くの炎症メディエーターにより炎症反応はさらに増幅する．補体系の活性化は，C3a（別名アナフィラトキシン），C3b（別名オプソニン），C5aなどを生成する．C3aはマスト細胞（肥満細胞）を刺激してヒスタミンを遊離させ，C5aは強力な**化学走性因子**（ケモタキシン）であり，かつ強力な白血球活性化因子でもある．線溶系により生成するプラスミンや，凝固系の活性化により生成するトロンビンは，補体系を活性化する．

また，滲出液はリンパ管系によりリンパ節やリンパ組織に運ばれ，侵入した異物の産生物が獲得免疫反応を引き起こす．通常の炎症刺激では血漿タンパクの滲出は2相性に起こる．第1相（即時相）は一過性の透過性亢進が起こり，ここではヒスタミン，ブラジキニンなどが主役を演じる．PGI$_2$やPGE$_2$はこれらの作用を増強する．長時間にわたって持続する第2相（遅延相）は炎症時の滲出反応

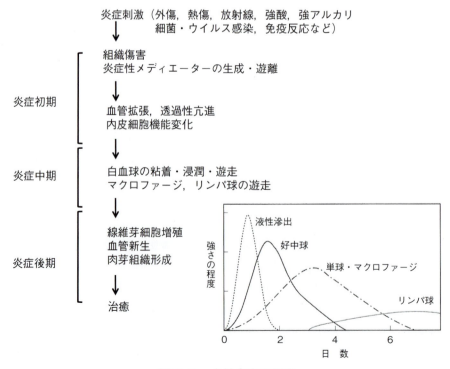

図7-1. 急性炎症の経過

の主体をなし，多くの炎症性メディエーターが関与する．アレルギー性炎症であれば，さらに**ロイコトリエン（LT）**C_4, LTD_4 も関与する．

炎症の四主徴のうち疼痛は，生体に警告を与える合目的性をもっている．血漿カリクレイン系の活性化により生成するブラジキニンは，多くの生理活性により炎症反応に関与するが，強力な発痛物質でもある．PGI_2 や PGE_2 は有害刺激に対する求心性C線維の感受性閾値を低下させて，ブラジキニンの作用をさらに増強する．

b　炎症中期

引き続く炎症中期は多形核白血球や単核球などの細胞浸潤の時期である．まず好中球，続いて単球，リンパ球が後毛細血管細静脈の血管外に遊走し，炎症細胞浸潤が起こる（図7-1）．炎症の種類によって好酸球，好塩基球の浸潤も起こり，気管支喘息の遅発型喘息反応では特に好酸球が重要な役割を果たす．好中球は，炎症局所で産生されるインターロイキン（IL）-1などにより活性化されて血管内皮細胞上を転がり（rolling），次いで一定位置に接着（adhesion）したのち，血管壁を通過して血管外組織へ遊走（migration）する．この過程は，内皮細胞が発現するセレクチン selectin，細胞間接着分子 intercellular adhesion molecule（ICAM），インテグリン integrin など種々の**接着分子** adhesion molecule により調節される．好中球はさらに，炎症局所で産生される補体C5a, LTB_4, IL-8 などの**ケモカイン** chemokine，細菌由来のホルミル-Met-Leu-Phe（FMLP）などの化学走性因子の濃度勾配により炎症局所に引き寄せられる．好中球は，傷害性の強い活性酸素やその他の機構により炎症巣の細菌や組織断片を貪食，殺菌し，次いでプロテアーゼ等の各種のリソソーム酵素を放出し消化する．好中球はその後アポトーシスを起こし，マクロファージにより処理される．

単球も，monocyte chemoattractant protein-1（MCP-1）や regulated on activation, normal T cell expressed and secreted（RANTES）などのケモカインにより好中球と同様の過程で血管外組織に遊走し，マクロファージに分化して異物の貪食を行う．またマクロファージは，細菌由来の**リポポリサッカライド（エンドトキシン）**により刺激されIL-1やIL-6, **腫瘍壊死因子** tumor necrosis factor-α（TNF-α）などのサイトカインやケモカインを放出して炎症反応を増強する．また，補体系や血小板などの関与により炎症はさらに拡大する．

c　炎症後期

このような微小循環系の変化と炎症細胞の浸潤を経て，急性炎症は後期段階に向かう．組織の損傷のない急性炎症の場合は，滲出液は循環系に再吸収され完全に炎症反応が収束する．組織損傷が認められる場合には，壊死組織やアポトーシスを起こした好中球がマクロファージにより排除され"膿"を形成することもある．このファゴサイトーシスの過程は組織の傷害を誘起しない非炎症性の反応である．その後，マクロファージはリンパ組織へ還流することによって炎症部位から消失する．

一方で，塩基性線維芽細胞増殖因子 basic fibroblast growth factor（bFGF），上皮細胞増殖因子 epidermal growth factor（EGF），血管内皮成長因子 vascular endothelial growth factor（VEGF）等の様々な成長因子により血管新生や組織の修復が行われる．その程度により線維芽細胞の増殖による肉芽組織の形成，肉芽組織の瘢痕化を経て炎症は収束する．この炎症の収束過程は，単に起炎反応の単純拡散または減弱化によるものではなく，炎症部位で一過性に生成される炎症収束性のメディエーターが関与する能動的な組織再構築の過程であることが近年明らかになってきている（後述）．

7-1-3. 慢性炎症反応

　炎症の収束過程がうまく進行しない場合や，局所への刺激が持続的な場合には炎症は慢性化や遷延化する．臨床的には1週間以上の炎症である．炎症反応の慢性化は，死細胞より放出される強い抗原性をもつ異物がリンパ管に運搬され，獲得免疫系が活性化された場合にも起こる．気管支喘息はアレルギー性機序による好酸球の浸潤を伴う慢性炎症性疾患であり，関節リウマチは関節組織を中心とした自己免疫反応による慢性炎症性疾患である．梅毒やらいなどのある種の感染症では，発病初期から線維芽細胞の増殖による肉芽組織の形成と増殖因子による血管新生が特徴的な慢性炎症の様相を示す．

7-1-4. 炎症時の全身反応

　炎症局所の変化に加え，炎症疾患では様々な全身性の反応が認められる．これらには，**白血球（好中球）増多症**，**C反応性タンパク質** C-reactive protein（CRP）などの**急性期タンパク質** acute phase proteinの増加，血中コルチコトロピン（ACTH）レベル上昇による**ヒドロコルチゾン** hydrocortisone（**コルチゾール** cortisol）の増加などの末梢での反応に加えて，発熱，全身倦怠，食欲不振などの中枢神経系の反応がある．炎症の四主徴の一つである熱感，そして全身反応の発熱は，病原菌などに対する炎症性細胞の活動性を高め，生体の抵抗性を増強するという合目的性をもっている．

7-1-5. 炎症反応のメディエーター

　炎症反応には多くのメディエーターが関わり，一連の過程が統合されて進行する．それらの多くは生理活性物質として第2章で詳細に述べられている．ここでは，炎症反応において重要な役割を果たしている脂質メディエーターを中心に，抗炎症薬の薬理作用，作用機序との関連性を観点に述べる．

a　起炎症性メディエーター

　急性炎症時には，炎症刺激により主に**細胞質型ホスホリパーゼ A_2** cytosolic phospholipase A_2（$cPLA_2$）がリン酸化により活性化されて，リン脂質よりアラキドン酸が遊離される．アラキドン酸は，**シクロオキシゲナーゼ** cyclooxygenase（COX）経路および**5-リポキシゲナーゼ** 5-lipoxygenase（5-LOX）経路により，それぞれ**プロスタノイドとロイコトリエン類**に変換される．COXには，ほとんどの細胞に構成型酵素として存在する**COX-1**と，炎症刺激により発現が誘導される誘導型酵素の**COX-2**がある．LOXは，肺，血小板，マスト細胞，白血球等に存在する可溶性の細胞質酵素であり，**5-LOX，12-LOX，15-LOX**がある（第2章参照）．

　炎症局所や血管では，遊離されたアラキドン酸からCOX-1あるいはCOX-2により，主にPGE_2，そしてPGI_2が産生される．慢性炎症時には，単球/マクロファージからPGE_2やトロンボキサン（TX）A_2がさらに産生される．PGE_2，そしてPGI_2はそれ自身で毛細血管を拡張させるが，ヒスタミンやブラジキニンなどの血管拡張作用を促進する．また，これらのプロスタノイドは，血管透過性を直接には亢進しないが，ヒスタミン，ブラジキニンによる後毛細血管細静脈での血管透過性を著しく上昇させる．同様に，これらのプロスタノイド自身は痛みを惹起しないが，侵害刺激に対する求心性C線維の感受性を上昇させることにより，ブラジキニンやサブスタンスPなどの発痛作用を増強する．

　発熱は，細菌由来のリポポリサッカライド（エンドトキシン）や炎症反応で放出されるIL-1やIL-6，TNF-αなどのサイトカインが，脳血管内皮細胞においてCOX-2および誘導型のPGE合成酵

素である microsomal PGE synthase-1（mPGES-1）を誘導することにより起こる．この結果増加する PGE_2 は，視床下部神経細胞のプロスタノイド EP_3 受容体を刺激し，体温の設定点を上昇させる．

一方，遊離したアラキドン酸は，5-LOX により不安定な中間体の LTA_4 を経て酵素的に LTB_4 と，システイン基をもつ LTC_4, LTD_4 などに変換される．LTB_4 は，その BLT_1 受容体を介して好中球とマクロファージに対して強い化学遊走作用を示す．また，好中球において接着因子の発現と活性酸素の放出を増加させ，マクロファージとリンパ球ではその増殖とサイトカイン分泌を促進する．LTC_4, LTD_4 は，その CysLT 受容体を介して血管透過性の亢進作用，気管支平滑筋収縮作用を示し，特に気管支喘息やアレルギー性鼻炎などのアレルギー性炎症時に主要なメディエーターとして働いている．

b 炎症収束性メディエーター

炎症反応の惹起過程のみならず，炎症反応の収束過程にもサイトカインや様々な脂質メディエーターが能動的に関わっている．これらの**炎症収束性メディエーター**には，好中球およびマクロファージの活性化に伴って放出される**トランスフォーミング増殖因子** transforming growth factor（TGF）-β や IL-10 などのサイトカイン，**リポキシン** lipoxin（LX）や PGE_2 などのアラキドン酸代謝物がある．一方，増加するヒドロコルチゾンは，マクロファージなどに作用して強力な抗炎症性ペプチドである**アネキシン A1** annexin A1（別名**リポコルチン** lipocortin, **リポモジュリン** lipomodulin などとしても知られる）を産生・放出させるなど，炎症反応に対して抑制性の制御作用を示す．

アラキドン酸由来の PGE_2 は急性炎症の重要な起炎症性メディエーターであるが，同時にマクロファージからの炎症性サイトカインの分泌を抑制し，好中球からのリソソーム酵素の放出や活性酸素の産生を抑制するなど，組織の修復を促進する因子や組織保護因子としても働いている．LXA_4

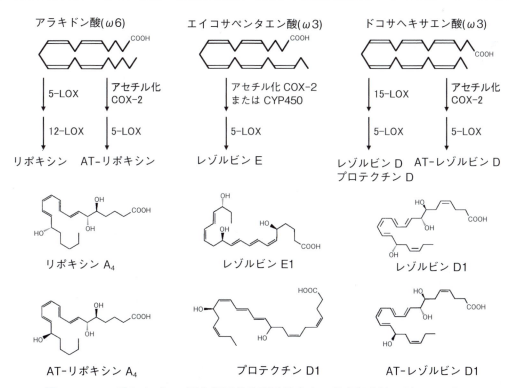

図 7-2. $\omega 6$ 系および $\omega 3$ 系多価不飽和脂肪酸由来の炎症収束性メディエーター

AT-：アスピリン誘導型，COX：シクロオキシゲナーゼ，CYP450：シトクロム P450, LOX：リポキシゲナーゼ

と **LXB$_4$** は，アラキドン酸に 12-LOX または 15-LOX と，続いて 5-LOX が作用して産生される（図7-2）．LXA$_4$ は，炎症部位でマクロファージがアポトーシス好中球を貪食する際に PGE$_2$ や TGF-β とともに放出され，複数の受容体（ALX および FMLP 受容体のサブタイプ FPR2）を介して好中球遊走の抑制，浮腫の抑制，炎症性サイトカインの抑制，マクロファージの貪食機能の促進などの作用を示す．

　また近年，炎症滲出液の脂質成分のメタボローム解析が高感度マススペクロメトリーを用いて行われ，ω3系多価不飽和脂肪酸である**エイコサペンタエン酸** eicosapentaenoic acid（EPA）と**ドコサヘキサエン酸** docosahexaenoic acid（DHA）から，炎症収束性の脂質メディエーターである**レゾルビン E1** resolvin E1 や**レゾルビン D1**，**プロテクチン D1** protectin D1 などが生成されることが明らかとなった（図7-2）．レゾルビン E1 は，EPA からシトクロム P450 と活性化された好中球の 5-LOX が連続的に作用することによりエポキシ中間体を経て生成される．レゾルビン D1 は，DHA から 15-LOX と 5-LOX により中間体を経て生成される．5-LOX は通常好中球に存在し，12-LOX や 15-LOX は血小板，顆粒球やマクロファージ，上皮細胞，血管内皮細胞などに存在し，炎症局所でサイトカインや PGE$_2$ により誘導される．したがって，これらの脂質メディエーターは，活性化された好中球や血管内皮細胞が接着した際に，**細胞間生合成経路** transcellular biosynthesis pathway によって生成されると考えられている．これらの脂質メディエーターは，炎症初期の好中球の浸潤を抑制する他，単球の遊出を促進し，マクロファージによるアポトーシスを起こした好中球の貪食機能を亢進する．さらに，リンパ系を介したマクロファージのクリアランスを促進する機能により，炎症の収束に積極的に関わっているとされる．これらの役割や，受容体，細胞内情報伝達系についてはまだ十分解明されていないため，今後の研究の発展が期待される．

7-2. ステロイド性抗炎症薬

7-2-1. 副腎皮質ホルモン概論

　副腎皮質では**糖質コルチコイド** glucocorticoid，**鉱質コルチコイド** mineralcorticoid，そして男性ホルモン androgen の3種類のステロイドホルモンが産生される（第2章参照）．抗炎症作用を示すのは糖質コルチコイドであり，ステロイド骨格をもつので**ステロイド性抗炎症薬**（ステロイド剤）として分類される．主な糖質コルチコイドはヒドロコルチゾンであり，抗炎症作用の他，糖質代謝作用，電解質代謝作用，タンパク質異化作用，免疫抑制作用，造血系調節作用など幅広い生理作用をもっている．主な鉱質コルチコイドは**アルドステロン** aldosterone であり，ナトリウムと水分を体内に貯留させるため浮腫を生じ，血管透過性を増強するので炎症反応をむしろ増強する．この電解質代謝作用はヒドロコルチゾンも有するため，この作用を弱め抗炎症作用を強力にした合成副腎皮質ステロイドがステロイド剤として多く用いられている．それらの抗炎症作用は強力で，炎症の全経過を強く抑制する．免疫抑制作用も持っているので，自己免疫疾患である全身性エリテマトーデスや重症の気管支喘息などでは不可欠の治療薬である．それらステロイド剤の適応疾患を表7-1に示した．

7-2-2. 構造活性相関

　ステロイド性抗炎症薬は，糖質コルチコイド作用と鉱質コルチコイド作用を分離して，ナトリウム

表 7-1. ステロイド性抗炎症薬の主な適応疾患

分類	疾患名
神経疾患	多発性硬化症, 重症筋無力症, 多発筋炎, 皮膚筋炎
呼吸器疾患	気管支喘息, 過敏性肺炎, アレルギー性鼻炎
造血器疾患	自己免疫性溶血性貧血, 特発性血小板減少性紫斑病, アレルギー性紫斑病, ホジキン病, 多発性骨髄腫, 急性白血病
消化器・肝疾患	潰瘍性大腸炎, 急性肝炎, 自己免疫性肝炎, B型慢性肝炎, 急性膵炎
腎疾患	糸球体腎炎, 間質性腎炎, ネフローゼ症候群
内分泌疾患	アジソン病, 続発性副腎皮質機能低下症, 急性副腎不全, 亜急性甲状腺炎, 急性副甲状腺機能亢進症
皮膚疾患	膠原病, スティーブンス・ジョンソン症候群, 中毒性表皮壊死症, 結節性動脈周囲炎, 皮膚アレルギー性血管炎, 薬疹
眼疾患	原田病, 急性視神経炎, 虚血性視神経症, 眼窩炎症性疾患, アレルギー性前眼部疾患, 前部ブドウ膜炎
結合組織疾患	関節リウマチ, 変形性関節症, 外傷性関節炎, 腱鞘炎, 腱周囲炎, 心炎を伴うリウマチ熱, 全身性エリテマトーデス
その他	ショック, 離脱症候群, 副腎不全患者, 重症感染症

貯留作用をできるだけ弱めた合成糖質コルチコイドである. しかし, 糖質コルチコイドの様々な生理作用から抗炎症作用のみを分離することはまだできていない.

ヒドロコルチゾン（図 7-3）を基にした合成糖質コルチコイドの構造活性相関としては, 次のことが知られている.

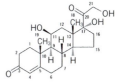

図 7-3. ヒドロコルチゾンの化学構造

・3位ケトン基（=O）と, 4, 5位の炭素間の二重結合は, 糖質コルチコイドおよび鉱質コルチコイド作用に必要
・11β位のヒドロキシ基（-OH）は抗炎症作用に必須だが, 鉱質コルチコイド作用には不要
・9α位へハロゲン元素を導入すると, 糖質コルチコイド, 鉱質コルチコイド作用がともに増強
・1, 2位を二重結合にしたプレドニゾロンは, 糖質コルチコイド作用が4倍増強, 鉱質コルチコイド

表 7-2. 主なステロイド性抗炎症薬の薬理作用の比較

分類	ステロイド	力価比*		等価量 (mg)	生物活性半減期 (hr)
		抗炎症作用	電解質作用		
短時間作用型	ヒドロコルチゾン	1	1	20	8〜12
	コルチゾン	0.8	0.8	25	8〜12
中時間作用型	プレドニゾロン	4	0.8	5	12〜36
	メチルプレドニゾロン	5	0.5	4	12〜36
	トリアムシノロン (F)	5	0	4	24〜48
長時間作用型	パラメタゾン (F)	10	0	2	36〜54
	デキサメタゾン (F)	25〜30	0	0.75	36〜54
	ベタメタゾン (F)	25〜30	0	0.6	36〜54
	アルドステロン**	0.3	3000	-	0.3

* ヒドロコルチゾンを1としたときの作用の強さ
** 鉱質コルチコイド

作用はわずかに減弱
- プレドニゾロンの6α位にメチル基を導入したメチルプレドニゾンは，糖質コルチコイド作用がわずかに増強し，鉱質コルチコイド作用はさらにわずかに減弱
- プレドニゾロンの9α位または6α位にフッ素（F）を導入し，16位にメチル基あるいはヒドロキシ基を導入すると，糖質コルチコイド作用が増強し，鉱質コルチコイド作用は極めて減弱

表7-2には主なステロイド性抗炎症薬の相対的な力価比と，生物活性半減期の比較を示した．

7-2-3. 抗炎症作用機序

ステロイド性抗炎症薬は，血管透過性亢進や血管新生を抑制し，好中球，単球やマクロファージの炎症局所への浸潤を抑制して炎症反応の全過程を強く抑制する．その抗炎症作用には，COX-2誘導の抑制作用や，炎症性サイトカインであるIL-1，IL-2，TNF-αの産生の抑制作用も関与する．さらに抗炎症性タンパク質のアネキシンA1を誘導し，非常に多彩な抗炎症効果を発揮する．ステロイド性抗炎症薬の作用機序はすべて解明されてはいないが，以前より知られる遺伝子の発現に関連する転写依存性の機序に加えて，最近は遺伝子発現に関連しない転写非依存性の機序もあることが明らかになってきた（図7-4）．

a　転写依存性機序（ゲノミック機序）

抗炎症作用を始め，多くの糖質コルチコイドの生理作用や薬理作用は，**核内受容体スーパーファミリーに属する特異的な転写因子である細胞内糖質コルチコイド受容体** glucocorticoid receptor（GR）と結合することにより発現する．GRは，リガンドが結合していない不活性状態では**熱ショックタンパク質** heat shock protein（HSP）90と複合体を形成して細胞質に存在している．標的細胞に入った糖質コルチコイドが結合すると，GRはHSPから離れ立体構造を変化させてDNA結合ドメインを露

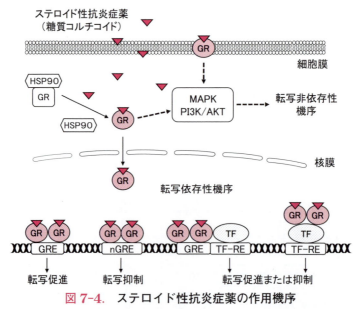

図7-4. ステロイド性抗炎症薬の作用機序

HSP90：熱ショックタンパク質90，GR：糖質コルチコイド受容体，MAPK：MAPキナーゼ，PI3K/AKT：ホスファチジルイノシトール3キナーゼ/AKT，GRE：正の糖質コルチコイド反応性配列，nGRE：負の糖質コルチコイド反応性配列，TF：転写因子，TF-RE：転写因子反応性配列

表 7-3. ステロイド性抗炎症薬により転写調節される主な炎症関連タンパク質

mRNA 転写促進（タンパク質合成促進） ・アネキシン A1（ホスホリパーゼ A_2 阻害タンパク質） ・サイトカイン（TGF-β など） ・IκBα（NF-κB の阻害タンパク質） ・アドレナリン β_2 受容体
mRNA 転写抑制（タンパク質合成抑制） ・細胞質型ホスホリパーゼ A_2 ・COX-2 ・mPGES-1 ・iNOS ・サイトカイン（IL-1, 2, 3, 4, 6, TNF-α など） ・タキキニン NK_1 受容体 ・接着因子（ICAM-1 など）

出する．糖質コルチコイド・GR 複合体は核内に移行して二量体を形成し，正の**糖質コルチコイド反応性配列** glucocorticoid responsive element（GRE）に結合し，特定の遺伝子の転写を開始させる．

この機序により誘導されるタンパク質の一つにアネキシン A1 がある．アネキシン A1 は，アラキドン酸遊離酵素である PLA_2 に結合してその活性を阻害する他，アポトーシスを起こした死細胞膜上のホスファチジルセリンに結合して，マクロファージによる貪食を誘導する．また，fMLP 受容体に作用して好中球遊走を抑制するなどの様々な抗炎症作用を示す．また，転写因子である **NF-κB** を抑制する **IκBα** も誘導され，リポポリサッカライドや TNF-α による炎症促進性の反応を抑制する．

また糖質コルチコイド・GR 複合体は，負の GRE（nGRE）に結合して遺伝子発現を抑制する．抑制されるタンパク質には IL-1β や IL-2 などの炎症性サイトカインなどがある．

さらに，単量体あるいは二量体の糖質コルチコイド・GR 複合体は，サイトカイン受容体により活性化される **AP-1** や NF-κB などの転写因子 transcription factor（TF）と DNA 上や細胞質内で直接相互作用し，サイトカインにより誘導される多くの遺伝子の発現を間接的に抑制または促進する．これにより，ICAM-1 などの接着因子，COX-2，mPGES-1，iNOS，$cPLA_2$ などの発現が抑制され，抗炎症作用に寄与する（表 7-3）．

b 転写非依存性機序（非ゲノミック機序）

上述のような転写活性への作用に加えて，糖質コルチコイド・GR 複合体は，細胞膜や細胞質において細胞内情報伝達系への作用を介する転写非依存性の機序により抗炎症作用を示す．この機序により，マクロファージなどの細胞質や細胞膜などに既に局在しているアネキシン A1 は，糖質コルチコイドの作用後数分以内にリン酸化されて細胞外に放出される．この過程には，**MAP キナーゼ** mitogen-activated protein kinase（MAPK）経路や，**ホスファチジルイノシトール 3 キナーゼ/AKT** phosphatidylinositol 3-kinase（PI3K）/AKT 経路が関与しているようである（図 7-4）．

7-2-4. 副作用

ステロイド性抗炎症薬はすぐれた薬効をもつ一方で，過剰投与や連用に伴い非常に多くの，しかも重篤な副作用が起こることがあり，使用にあたっては十二分に注意する必要がある（表 7-4）．

ステロイド性抗炎症薬の長期連用では，負のフィードバック機構により脳下垂体前葉からの ACTH 分泌の抑制と副腎皮質の萎縮が起こる．そのため急に減量または中断した場合，急性の副腎機能不全

表 7-4. ステロイド性抗炎症薬の主な副作用

副作用	原因・症状	予防・対策など
易感染性	抗炎症・免疫抑制作用	早期診断，抗菌薬の治療的まれに予防的投与
糖尿病	耐糖能の低下（糖新生促進，糖利用抑制）	糖尿病治療薬投与，ステロイド剤投与量の減少とともに改善
消化性潰瘍	消化管粘膜の修復力不全（粘膜でのPG，ムチンの産生抑制）	胃粘膜保護薬，ヒスタミン H_2 受容体遮断薬，プロトンポンプ阻害薬などとの併用
精神変調	多幸感，不眠，興奮，躁状態	向精神薬の投与
骨粗鬆症	骨量減少（骨形成抑制と骨吸収促進）	長期投与症例に必発，定期的検査と活性型ビタミン D_3，ビタミン K，エチドロン酸などの投与
体重増加	脂肪の分解と求心性再分布，皮下沈着	野牛肩，満月様顔貌（ムーンフェイス）の誘因
副腎不全	視床下部-下垂体-副腎皮質系のネガティブフィードバック，副腎萎縮	離脱症状の防止，投与中止時は用量の漸減
動脈硬化病変	高血圧，脂質異常症，高血糖	降圧薬，糖尿病治療薬，脂質異常症治療薬による治療
ステロイド筋症	タンパク異化作用と同化抑制	四肢の脱力，筋の萎縮，LDH や尿中クレアチンの上昇が指標

を起こし，原疾患以外の脱力感，悪心，頭痛，発熱，精神異常，ショックなどの症状いわゆる**ステロイド離脱症候群**が現れることがある．中止する場合には必ず投与量を漸減する必要がある．また，原疾患の再燃や悪化が起こる**反跳現象**が起こることがある．

外用剤の局所適用の場合には皮膚萎縮，ステロイド潮紅，ステロイド紫斑や，感染防御力の低下により粘膜のカンジダや真菌が増殖することがある．したがって，感染がある皮膚や皮膚疾患には単独使用は避け，抗菌薬と併用する．また，吸入剤使用後はうがいをして喉頭内や口腔内の薬物を除去し，全身への吸収を極力避け，また口腔カンジダ症，嗄声を予防する．

7-2-5. ステロイド性抗炎症薬各論

ステロイド剤は錠剤，散剤，シロップなどの経口剤，坐剤，水溶性注射剤，水性懸濁注射剤などの剤形がある．また外用剤には，軟膏などの皮膚外用剤，鼻噴霧用，吸入剤，点眼剤，口腔用剤など多くの剤形がある．普通の製剤は経口に向き，塩を付けて水溶性にした製剤は溶解性が非常に良くなるので注射剤や大量投与に向く．非水溶性の脂溶性塩にしたものは溶解性が非常に低くなり持続性が良いので，関節注入用あるいは局所用に適している．

a　ヒドロコルチゾン hydrocortisone（コルチゾール cortisol）

糖質コルチコイド作用と鉱質コルチコイド作用も併せもつ，生理的な副腎皮質ステロイドである．抗炎症作用はプレドニゾロンの約 1/4 と弱いが電解質作用があることを利用して，アジソン病などの補充療法や，ショック，関節リウマチ，エリテマトーデスなどに用いられる．

同様に生理的な副腎ステロイドである**コルチゾン** cortisone は，受容体親和性が低く生体内ではヒドロコルチゾンに変換されて作用する．

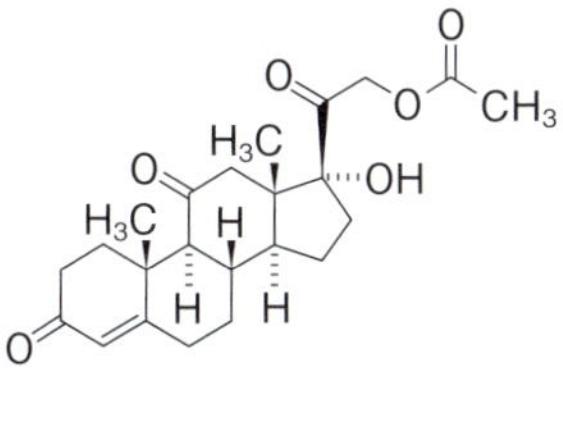
コルチゾン酢酸エステル

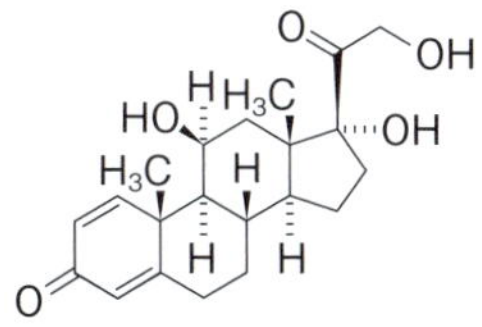
プレドニゾロン

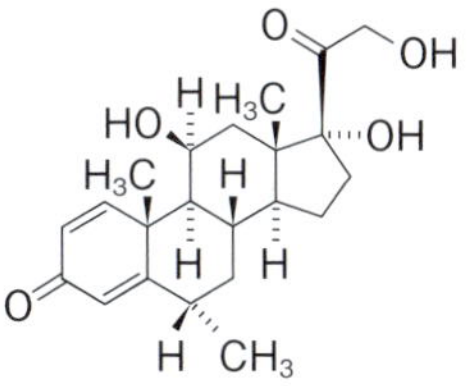
メチルプレドニゾロン

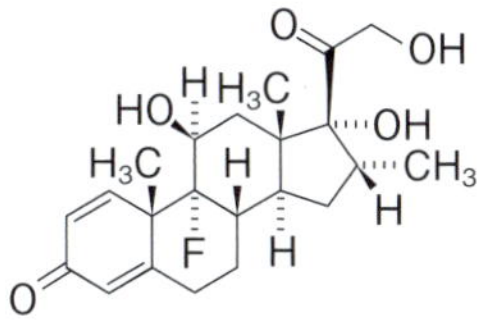
デキサメタゾン

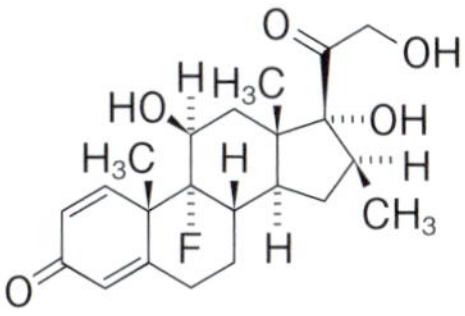
ベタメタゾン

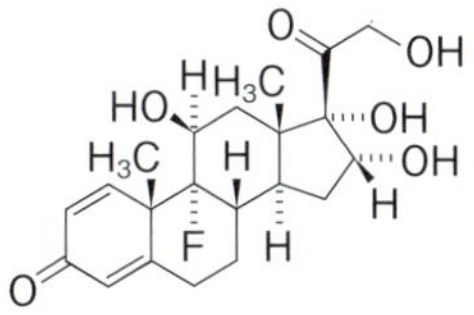
トリアムシノロン

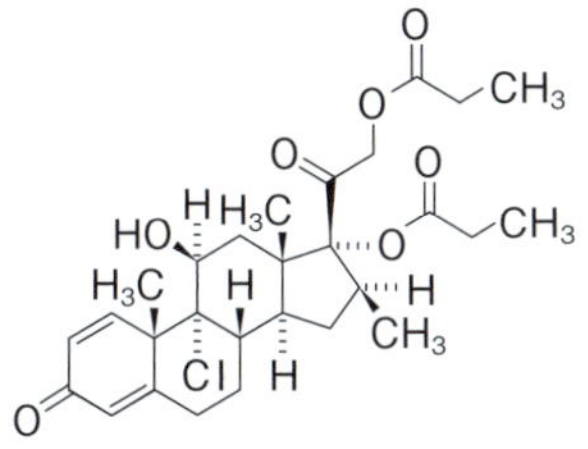
ベクロメタゾンプロピオン酸エステル

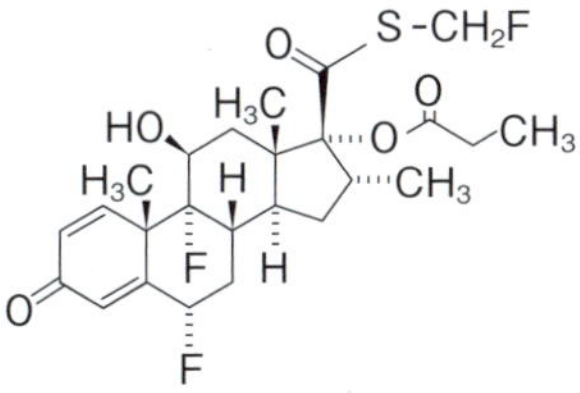
フルチカゾンプロピオン酸エステル

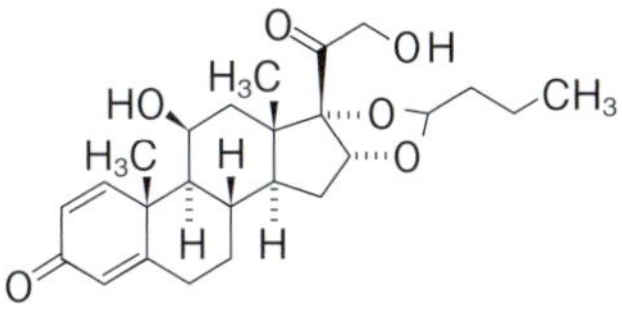
ブデソニド

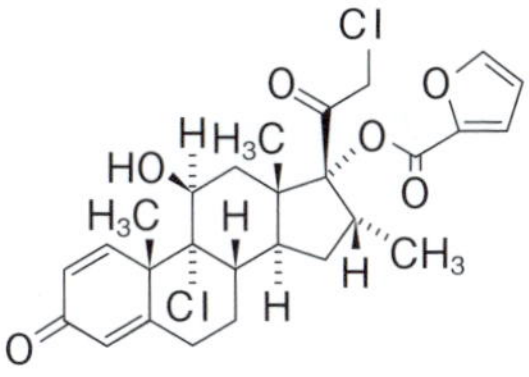
モメタゾンフランカルボン酸エステル

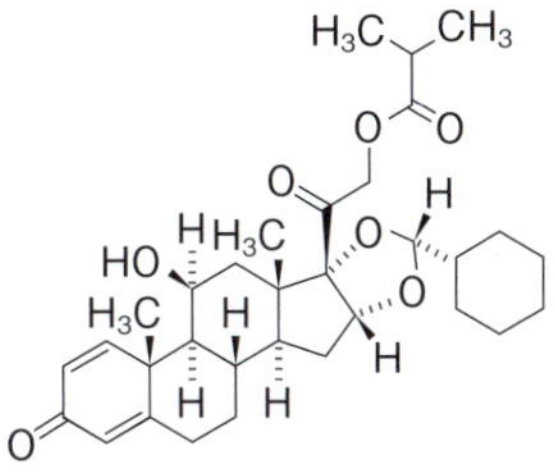
シクレソニド

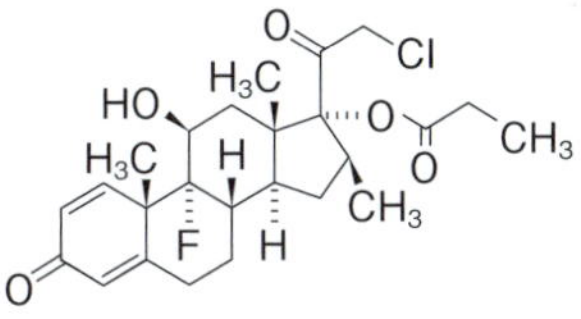
クロベタゾールプロピオン酸エステル

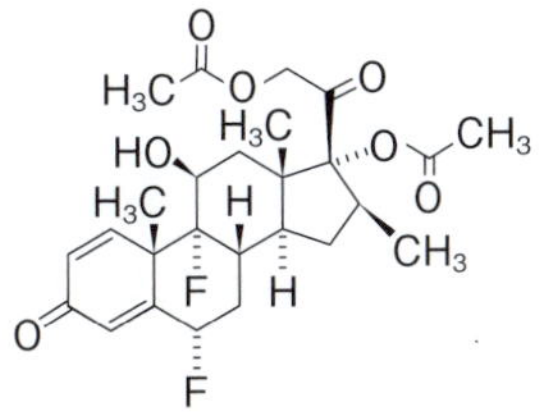
ジフロラゾン酢酸エステル

図 7-5.　主なステロイド性抗炎症薬

b　プレドニゾロン prednisolone

糖質コルチコイド作用強度，持続時間ともに中間型で臨床的にもステロイド剤の標準薬物である．ヒドロコルチゾンに比べ臨床効果は 4 倍強いが，電解質貯留作用が弱いので浮腫，高血圧，心不全な

どの副作用をきたすことが少ない．そのため関節リウマチなどの維持療法に適する．類似薬として，**メチルプレドニゾロン** methylprednisolone がある．

c　デキサメタゾン dexamethasone

糖質コルチコイド作用がプレドニゾロンの約 7.5 倍と極めて強く，かつその持続時間も長いが電解質作用は少ない．副腎機能低下作用が強く長期投与には適さないので，とくに急を要する場合に用いられる．肥満する傾向が強く，副作用として食欲亢進，体重増加，**満月様顔貌（ムーンフェイス）**などがみられる．類似薬には**ベタメタゾン** betamethasone がある．

薬物を炎症局所へ高濃度に集積させるターゲティング療法用のリポ化製剤が，関節リウマチに用いられる．

d　トリアムシノロン triamcinolone

糖質コルチコイド作用はプレドニゾロンの 1.2 倍であり抗炎症作用は強いが，水，電解質貯留作用はほとんどない．デキサメタゾンと異なり食欲不振をきたすことが多いので，肥満傾向の強い人に試みられる．

e　その他

主に吸入ステロイドとして気管支喘息や，鼻噴霧用の点鼻液としてアレルギー性鼻炎に用いられるものに，**ベクロメタゾン** beclometasone，**フルチカゾン** fluticasone，**ブデソニド** budesonide，**モメタゾン** mometasone，**シクレソニド** ciclesonide などがある．これらのステロイド剤には，局所では強力に作用するが，体内に吸収後は速やかに代謝されて不活性化されたり効力が減弱する**アンテドラッグ** antedrug が用いられるので全身性副作用が少ない．

ステロイド外用剤には，上記のステロイドの他にも多くの製剤が用いられ，薬効の強さから最強から弱いものまで 5 段階に分けられる．最強のステロイドとしては，**クロベタゾール** clobetasol，**ジフロラゾン** diflorasone が用いられる．

7-3. 非ステロイド性抗炎症薬

非ステロイド性抗炎症薬 nonsteroidal anti-inflammatory drugs（**NSAIDs**）は，ステロイド骨格をもたない抗炎症薬の総称であり，抗炎症作用以外にも，鎮痛，解熱作用を併せもつ．一般に，酸性 NSAIDs と塩基性 NSAIDs に分類され，様々な構造をもっている．酸性 NSAIDs は**アスピリン** aspirin に代表されるので，**アスピリン様薬物**とも呼ばれる．

7-3-1.　NSAIDs の適応

強力な抗炎症，解熱，鎮痛作用をもっており，癌性疼痛の鎮痛や関節リウマチにも適用される（表 7-5）．

7-3-2.　抗炎症作用機序

酸性 NSAIDs の主な抗炎症作用機序は，COX を阻害しアラキドン酸からの炎症反応に関与するプ

表 7-5. 非ステロイド性抗炎症薬の主な適応疾患

各科領域	適応疾患
内科	かぜ症候群，気管支炎，急性上気道炎，各種感染症，頭痛，がん性疼痛，（以下アスピリンのみ）脳梗塞，一過性脳虚血，虚血性心疾患
外科・整形外科	術後・外傷後の炎症・疼痛・腫脹，がん性疼痛，関節リウマチ，変形性関節症，五十肩，頸肩腕症候群，肩関節周囲炎，強直性脊椎炎，腰痛，筋肉痛，腱鞘炎，打撲痛，痛風，結合織炎，種々の膠原病
泌尿器科・産婦人科	結石痛，ネフローゼ症候群，タンパク尿，膀胱炎，前立腺炎，月経痛，月経困難症，骨盤内の炎症，分娩後疼痛
皮膚科	帯状疱疹，急性・慢性湿疹，口囲皮膚炎，接触皮膚炎，アトピー性皮膚炎
耳鼻科・歯科・口腔外科	耳炎，副鼻腔炎，咽喉頭炎，歯痛，抜歯後痛，顎関節症
その他	エンドトキシンショック，動脈管開存症，免疫抑制，免疫療法の強化

ロスタノイドの産生を阻害することである．いわゆる"COX"は，アラキドン酸に酸素を添加しペルオキシド型のPGG_2を生成する**シクロオキシゲナーゼ反応**と，PGG_2からPGH_2を生成するペルオキシダーゼ反応からなる2段階の反応を触媒する．コキシブ系を含めた酸性 NSAIDs は，基質のアラキドン酸と競合してシクロオキシゲナーゼ反応を阻害する（図7-6）．もう一方のアラキドン酸代謝系の LOX は阻害しないので，LTB_4やLTC_4などのロイコトリエン類の産生は阻害されない．塩基性 NSAIDs には COX や LOX 阻害作用がほとんど認められないので，作用機序には不明な点が多い．

COX には多くの組織，細胞に構成的に発現している COX-1 と，炎症性サイトカインなどにより新たに発現が誘導される COX-2 の二つのアイソザイムがある．COX-2 発現はとくに炎症局所において顕著であり，急性滲出性炎症，増殖性炎症などの炎症反応や関節リウマチにおける重要な炎症メディエーターであるプロスタノイドの産生を担っている．多くの酸性 NSAID は，程度に差はあるが，COX-1 および COX-2 の両方を阻害する．NSAIDs の抗炎症作用，鎮痛作用および解熱作用は COX-2 阻害作用の関与が大きいと考えられる．

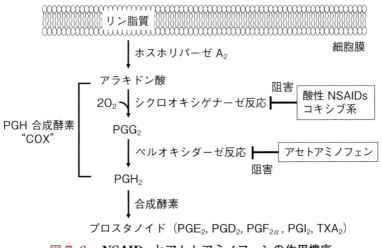

図 7-6. **NSAIDs**とアセトアミノフェンの作用機序

7-3-3. 薬理作用

a 抗炎症作用

　副腎皮質ステロイド剤は炎症反応の全過程を強く抑制するのに対し，NSAIDs は主に炎症初期，中期の過程を抑制し，炎症後期に対する抑制作用は非常に弱い．炎症初期から中期ではヒスタミン，ブラジキニンなどの炎症性メディエーターが血管透過性の亢進を起こし，PGI_2 や PGE_2 は強力な血管拡張によりこれらの作用をさらに増強する．NSAIDs は，PGI_2 や PGE_2 の産生を阻害することによりこの増強作用を除去し，発赤，腫脹を抑制する．炎症中期以降の好中球や単核球などの炎症性細胞浸潤は，補体，ケモカイン，LTB_4 などが関与するので，NSAIDs に直接の抑制作用はない．

b 解熱作用

　体温調節中枢は視床下部視索前野にあり，熱損失と熱産生のバランスを制御することで正常体温を調節している．炎症による全身性の発熱は，COX-2 が誘導されて PGE_2 が増加することによる．酸性 NSAIDs は，主に COX-2 を阻害して，PGE_2 による体温設定点の上昇作用を解除して解熱作用を示す．PGE_2 は正常体温の調節には関与せず，したがって NSAIDs は正常体温に対しては影響を示さない．

c 鎮痛作用

　PGI_2 や PGE_2 はこれ自体では発痛作用は弱いが，侵害刺激に対する求心性 C 線維の感受性閾値を低下させる．ブラジキニンは，侵害受容器近辺で PGI_2 や PGE_2 を産生し，強い発痛作用を示す．NSAIDs は，PGE_2 や PGI_2 の産生を阻害することにより鎮痛作用を示す．したがって，関節炎，歯痛，筋肉痛，生理痛，骨折などの局所的なプロスタノイド産生上昇が想定される疼痛に有効であるが，内臓痛には有効性が低い．

7-3-4. 副作用

　前述のように，NSAIDs の抗炎症作用，鎮痛作用および解熱作用には，COX-2 阻害作用の関与が大きいと考えられる．しかし，同時に COX-1 を強く阻害するため，胃粘膜保護作用，腎血流調節作用などの生理的役割をもつプロスタノイド産生も抑制して消化管障害や腎障害などの副作用を引き起

表 7-6. NSAIDs の主な副作用

アレルギー	発疹，蕁麻疹，光線過敏症，ショック，アナフィラキシー
皮膚毒性	皮膚粘膜眼症候群，中毒性表皮壊死融解症
腎障害	浮腫，尿量減少，腎障害，間質性腎炎
胃腸障害	消化性潰瘍・穿孔，胃腸出血，悪心，嘔吐，下痢，食道炎，食道潰瘍
造血障害	出血傾向，骨髄障害（再生不良性貧血，白血球減少症，血小板減少症），溶血性貧血
肝障害	肝機能障害，薬物性肝炎
中枢神経障害	眠気，めまい，耳鳴り，インフルエンザ脳炎・脳症増悪，振戦，痙攣
循環器障害	心血管系障害，脳血管障害（アスピリン以外），動脈管閉鎖による胎児死亡（妊娠後期）
呼吸器障害	喘息発作（アスピリン喘息），間質性肺炎

a 胃腸障害

NSAIDs による副作用で最も頻度が高いのは胃腸障害，特に上部消化管粘膜障害であり，重篤な場合には胃粘膜からの出血や胃潰瘍を起こす．この副作用は，直接的な胃粘膜への刺激作用に加えて，胃粘膜における COX-1 阻害作用との関連が重要である．正常胃粘膜では COX-1 が多く発現し，胃粘膜の血流量および粘液分泌増加作用と胃酸分泌抑制作用を有する PG，特に PGE_2 と PGI_2 の産生に関与している．さらに，プロスタノイド産生が減少する一方で，貯留するアラキドン酸から 5-LOX 経由でロイコトリエン産生が増加する機構の関与も示唆されている．COX-2 に選択性の高い阻害薬や，COX 阻害作用をほとんど有しない塩基性 NSAIDs は胃腸障害が少ないという特徴をもつ．

b 腎障害

プロスタノイド，特に PGE_2 と PGI_2 は血管拡張作用により腎血流の維持，調節に関与しており，その産生抑制により腎血流量や糸球体ろ過量，尿量の減少，高血圧，浮腫を誘発する．治療用量の NSAIDs は，健常人において問題となる腎機能を起こすことはまれであるが，高齢者，腎障害を有する患者やうっ血性心不全などにより循環血液量が減少した患者では急性腎不全を起こすことがある．

c アスピリン喘息

NSAIDs ではアラキドン酸代謝異常によると考えられる喘息発作の誘発（アスピリン喘息）が起こることがある．この機序は明らかではないが，NSAIDs により気管支拡張性の PGE_2 と PGI_2 の産生が減少し，一方で貯留するアラキドン酸から 5-LOX 経由で LTC_4 や LTD_4 の産生が上昇するためとされる．COX-2 選択性の高い NSAIDs は比較的安全とされるので，COX-1 阻害の関与が示唆される．しかし，COX 阻害作用のほとんどない塩基性 NSAIDs においても喘息発作の誘発が起こることがあり，ほとんどの NSAIDs がアスピリン喘息患者に禁忌となっている．

d その他

その他の NSAIDs の副作用としては，発疹，蕁麻疹，光過敏症など軽度な薬物アレルギーから，**皮膚粘膜眼症候群**（スティーブンス-ジョンソン Stevens-Johnson 症候群），**中毒性表皮壊死症**などの重篤な皮膚毒性まで，様々な皮膚反応が起こることがある．薬物によりショック，アナフィラキシー，肝障害，造血器障害，出血傾向，中枢神経症状などがみられる（表 7-6）．妊娠後期に大量の NSAIDs を用いると胎児の動脈管の閉鎖が起こり，胎児が死亡することがある．

7-3-5. NSAIDs 各論

NSAIDs は薬物により抗炎症，鎮痛，解熱作用のバランスが異なる．また，即効性，持続性，COX-2 選択性などそれぞれ特徴をもった多数の薬剤，剤形がある．これらは症例，症状，患者の状態などによって使い分けされる．

a サリチル酸系

サリチル酸 salicylic acid はヤナギ *Salix alba* の樹皮などに含まれており，その抽出物が古くより解

熱，鎮痛に用いられてきた．しかしサリチル酸は胃腸粘膜への刺激性が強いため，それをアセチル化した**アセチルサリチル酸**として1899年に販売された薬物がアスピリンである．他の酸性NSAIDsとは異なり，アスピリンはCOXの活性部位にあるセリン残基をアセチル化することにより酵素活性を不可逆的に阻害し，COX-1にわずかに選択性がある．これが，アスピリンが抗炎症薬以外に抗血小板薬としても用いられる理由の一つである．すなわち，COX-1のみを有する血小板ではタンパク質合成誘導能がないため，その抗血小板作用は血小板の寿命である7～10日間持続する（第10章参照）．

　アスピリンの抗炎症，解熱，鎮痛の作用機序は，COX，特にCOX-2を不可逆的にアセチル化することにより，起炎症性のプロスタノイド産生を抑制することによる．その一方で，アセチル化された

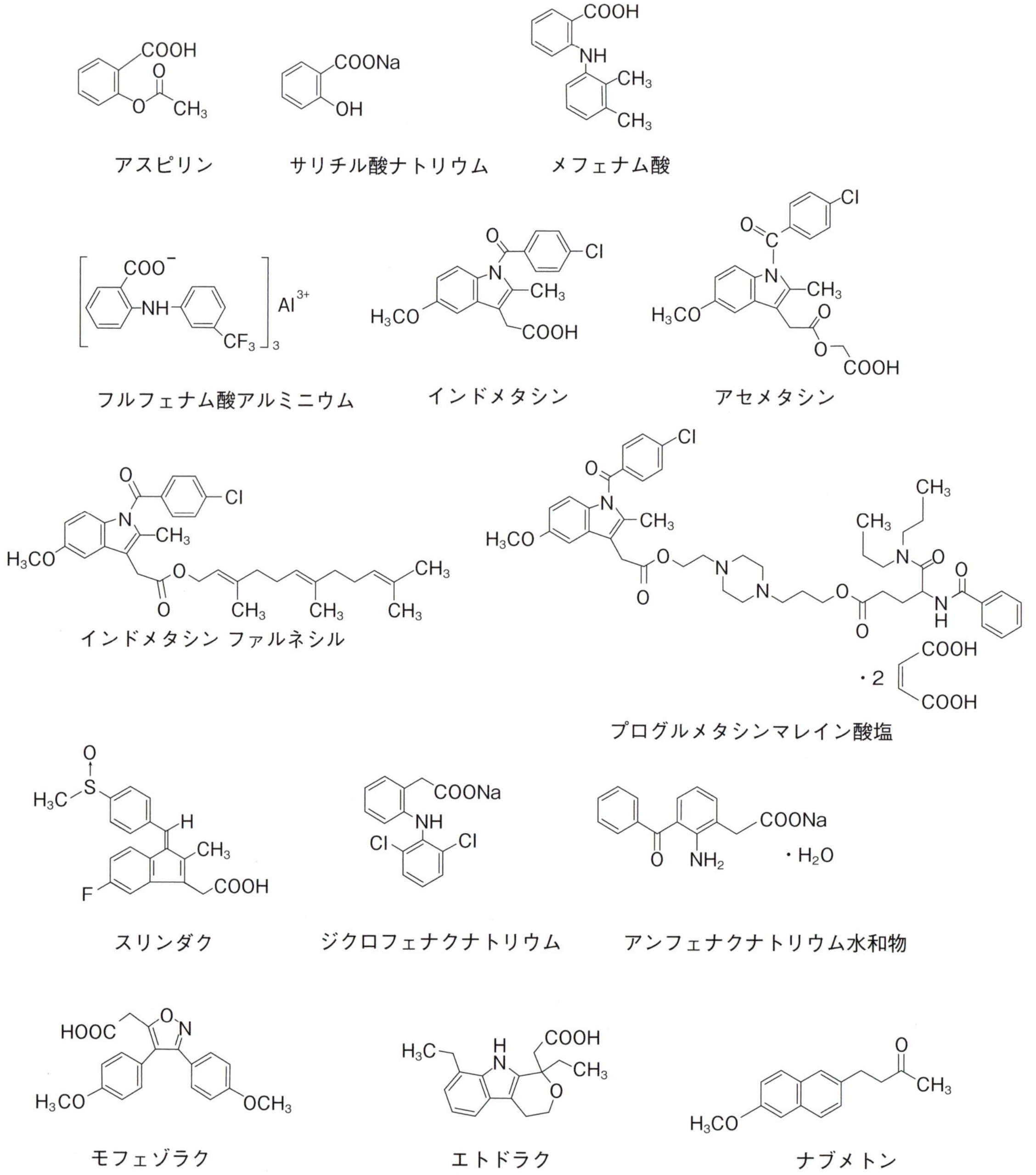

図7-7.　非ステロイド性抗炎症薬

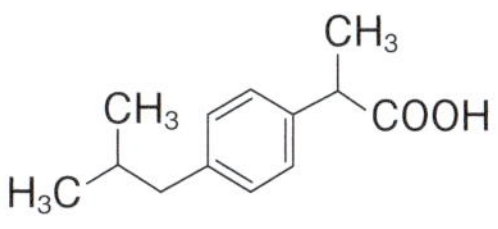

イブプロフェン 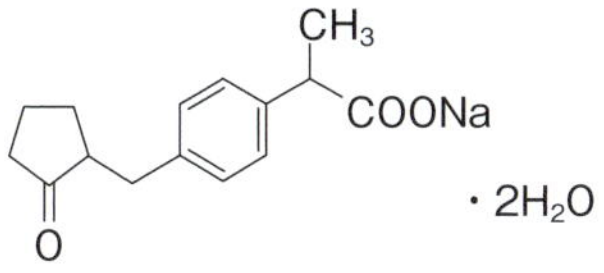　　ロキソプロフェンナトリウム水和物 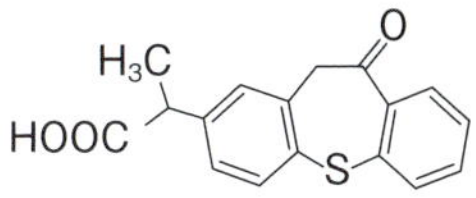　　ザルトプロフェン

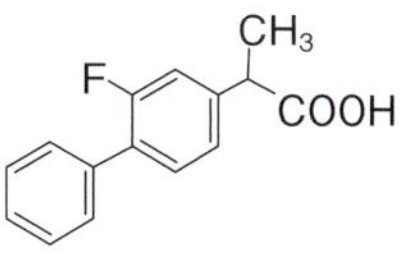

フルルビプロフェン 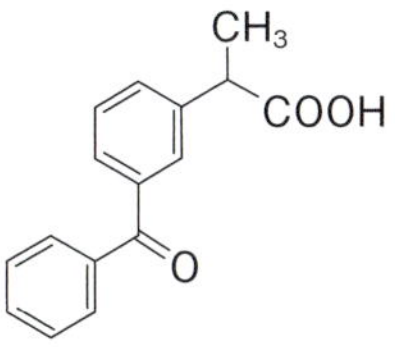　　ケトプロフェン 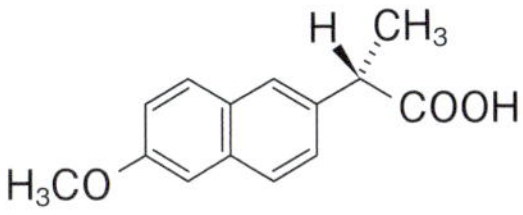　　ナプロキセン

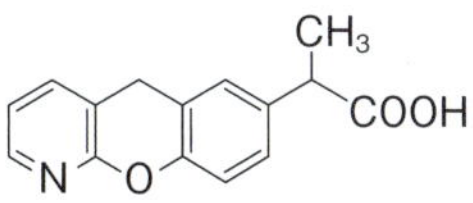

プラノプロフェン 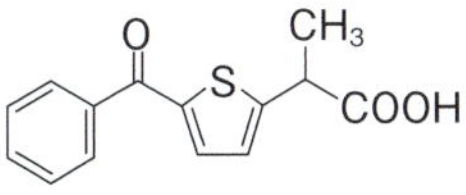　　チアプロフェン酸 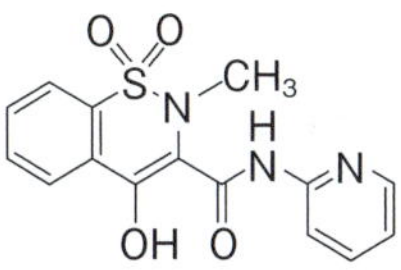　　ピロキシカム

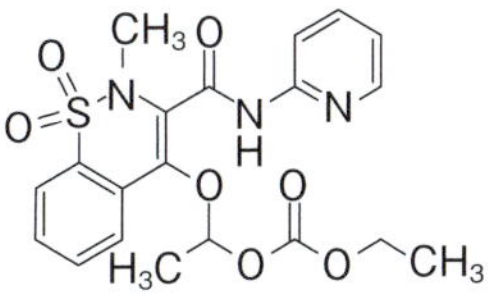

アンピロキシカム 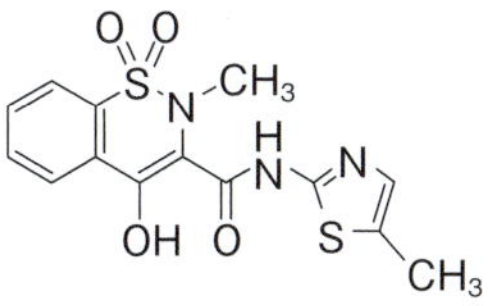　　メロキシカム 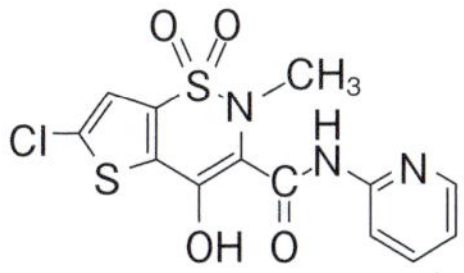　　ロルノキシカム

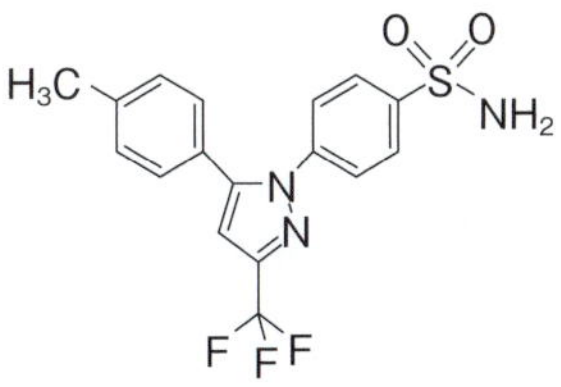

セレコキシブ

図 7-7. つづき

COX-2 によりアラキドン酸や EPA，DHA から生成するヒドロキシ中間体に 5-LOX が作用して，リポキシン，レゾルビン，プロテクチンなどの強力な炎症収束性メディエーターが産生されることが近年明らかになった．アスピリンの抗炎症作用は，炎症の収束過程を促進することによっても説明される可能性がある（図 7-2）．

使用する目的により用量が異なり，1 日 1〜2 g では頭痛，筋肉痛，関節痛など軽い痛みに用いられるが，内臓痛，外傷による痛みにはあまり効果がない．それ以上の用量では抗炎症作用，解熱，鎮痛作用も強くリウマチ熱，関節リウマチなどの慢性炎症にも用いられるが，副作用も強くなる．

副作用は，消化器症状，腎障害，出血傾向，肝障害，まれに皮疹，喘息などの過敏症状などがある．大量長期連用により，耳鳴，難聴，めまい，頭痛などの**サリチル酸中毒** salicylism を起こす．抗

凝固薬使用中の患者や，ビタミンK欠乏症，血友病の場合には使用を避ける．
　同系薬物に，**サリチル酸ナトリウム** sodium salicylate，**エテンザミド** ethenzamide がある．
　サリチル酸系製剤は，重篤な急性脳症と肝障害を伴い死亡率の高い**ライ症候群** Reye's syndrome との疫学的な因果関係が報告されていることから，15歳未満の水痘，インフルエンザの患者に投与しないことを原則とする．やむを得ず投与する場合には慎重に投与し，投与後の患者の状態を十分に観察する．

b　アントラニル酸系（フェナム酸系）

　メフェナム酸 mefenamic acid は鎮痛作用が強いので，主として抜歯後や術後の炎症性疼痛などに用いられるが，鎮痛作用は非炎症性疼痛に対しても発揮される．アスピリンより強い解熱作用がある．副作用には，激しい下痢，胃腸障害や皮疹が多く，軽度の中枢神経障害もみられる．重篤なものとして，長期投与で自己免疫性溶血性貧血がみられる．小児および妊婦には慎重に投与する．小児のインフルエンザに伴う発熱に対しては原則として投与しない．

　フルフェナム酸 flufenamic acid は，メフェナム酸より強い抗リウマチ，抗炎症作用をもっている．解熱作用，鎮痛作用も強いが，鎮痛作用は炎症性疼痛のみに有効である．胃腸障害，下痢，発疹，白血球減少，肝障害，溶血性貧血などの副作用がある．

c　インドール酢酸系（アリール酢酸系）

　インドメタシン indometacin は強力なCOX阻害作用をもち，アスピリンの20〜30倍強い抗炎症，解熱，鎮痛作用をもっている．関節リウマチでは比較的重症の患者に用いられる．痛風発作にも消炎，鎮痛の目的で使用される．

　副作用として胃腸障害の頻度は高い．中枢神経障害も強く，激しい前頭部頭痛やめまい，精神錯乱，うつ状態，幻覚などの精神神経症状も起こることがある．まれに好中球減少症，血小板減少症や再生不良性貧血などがある．妊婦，精神病者，消化性潰瘍のある患者には禁忌である．インドメタシンの副作用を少なくする目的で徐放製剤，坐薬，経皮吸収型薬剤や，吸収後活性型となるプロドラッグが多く用いられている．プロドラッグには，**アセメタシン** acemetacin，**インドメタシンファルネシル** indometacin farnesil，**プログルメタシン** proglumetacin があり，胃腸障害作用が少ない．

　スリンダク sulindac はプロドラッグであり，それ自身ではCOX阻害作用を示さないが，活性代謝物のスルフィド体がスリンダクの500倍以上のCOX阻害作用を示す．急性炎症および慢性炎症に対する抗炎症作用はインドメタシンより弱いが，鎮痛作用はインドメタシンと同等である．関節リウマチ，変形性関節症をはじめとするリウマチ性疾患の治療に優れた有用性があり，長期の治療にも適する．副作用はインドメタシンと類似するが，他の酸性NSAIDsに比べて胃腸障害，腎障害などの発生頻度は低い．

d　フェニル酢酸系（アリール酢酸系）

　ジクロフェナク diclofenac は，抗炎症作用はインドメタシンと同等であるが，より強力な解熱，鎮痛作用をもっている．インドメタシンとほぼ同等のCOX阻害作用をもつが，よりCOX-2選択性が高く，関節リウマチなどのリウマチ性疾患によく使用されている．主な副作用は胃腸障害，悪心，胃痛，下痢など軽度なもので，まれに消化管出血や潰瘍，中枢神経症状がある．インフルエンザ脳炎・脳症の患者への投与は死亡率を上昇させる恐れがあるので禁忌であり，ウイルス性疾患（水痘，イン

フルエンザ等）の小児へは投与しないことを原則とする．

同系のものにアンフェナク anfenac がある．

e　イソキサゾール酢酸系（アリール酢酸系）

モフェゾラク mofezolac は COX-1 阻害作用が強いという特徴をもっている．抗炎症，鎮痛作用はインドメタシンより弱いが，メフェナム酸やアスピリンとほぼ同等の効果をもっている．腰痛症，手術後や外傷後，抜歯後などの消炎，鎮痛に用いられる．

f　ピラノ酢酸系（アリール酢酸系）

エトドラク etodolac は，インドメタシンよりやや強い抗炎症作用をもっている．しかし，鎮痛作用は穏やかとされ，活動期の関節リウマチなどの第一選択薬にはなりにくい．比較的高い COX-2 選択的阻害作用をもっているが，その他，好中球機能抑制作用，ブラジキニン産生抑制作用ももっている．胃腸障害などの副作用が少なく，胃弱や胃腸障害，腎障害患者に適する．

g　ナフタレン系（アリール酢酸系）

ナブメトン nabumetone は，吸収後，肝臓で活性代謝体 6-メトキシ-2-ナフチル酢酸となり抗炎症作用を発揮するプロドラッグである．COX-2 に選択性が高い薬物の一つとされ，アスピリンの 2 倍以上の強い抗炎症，鎮痛作用をもっている．胃障害の発生率は比較的少ない．ヒトでの血中半減期は約 21 時間と長いが，蓄積性がなく高齢者に適している．

h　プロピオン酸系

この系の代表的薬物である**イブプロフェン** ibuprofen は，中程度の抗炎症作用，鎮痛，解熱作用を平均的にもっており，関節リウマチに対しては症状の軽い場合に使用される．副作用は，軽度であるが胃腸障害，発疹，中枢神経障害などがある．重篤な副作用が少ないことから一般用医薬品の配合剤としても広く使用されている．

ロキソプロフェン loxoprofen はプロドラッグであり，経口投与により胃粘膜刺激作用の弱い未変化体のまま消化管から吸収され，その後生体内でケト基が還元された活性代謝物（$trans$-OH 体）に変換されて抗炎症，鎮痛，解熱作用を示す．特に鎮痛作用は，インドメタシンや他のプロピオン酸系の薬物よりも強力である．消化管障害が少なく臨床効果も高いため，現在最も使用されている NSAIDs である．

ザルトプロフェン zaltoprofen は比較的 COX-2 に選択性が高いとされ，胃腸障害が少ない．抗炎症作用はインドメタシンとほぼ同等で，鎮痛作用はより強力である．鎮痛作用にはブラジキニン受容体の拮抗作用も関与するとされている．

フルルビプロフェン flurbiprofen や**ケトプロフェン** ketoprofen は，ニューキノロン系抗菌薬との併用で痙攣発作が誘発されることがある．

同系の NSAIDs にはその他，**ナプロキセン** naproxen，**プラノプロフェン** pranoprofen，**チアプロフェン酸** tiaprofenic acid などがあり，内服剤をはじめ，坐剤や軟膏剤も多数開発されている．

i　オキシカム系

ピロキシカム piroxicam はインドメタシンと同等の強力な抗炎症，解熱，鎮痛作用をもってい

る．わずかにCOX-2に選択的な阻害作用をもっている．血漿半減期が約40時間と長いので，1日1回の投与で有効である．副作用としては胃腸障害があり，高齢者では蓄積性があるため，穿孔を伴う消化管潰瘍や胃腸出血などの副作用が出やすいので特に注意が必要である．**アンピロキシカム** ampiroxicamはピロキシカムのプロドラッグであり，胃腸障害が少ない．

同系のものに，COX-2選択性が比較的高く胃腸障害の少ない**メロキシカム** meloxicamや**ロルノキシカム** lornoxicamがある．

j コキシブ系

炎症局所で発現が増加し，炎症反応に大きく関与するCOX-2のみを選択的に阻害すれば，副作用の少ない抗炎症薬になるものとして開発されたのがコキシブ系に分類される**セレコキシブ** celecoxibである．エトドラクやメロキシカムなどよりもさらに数倍選択性が高いので，**選択的COX-2阻害薬**として関節リウマチと変形性関節症に用いられる．胃腸障害は従来の酸性NSAIDsに比べて非常に少ない．

セレコキシブは，化学構造中のスルホンアミド基がCOX-2の"親水性サイドポケット"にあるアミノ酸に結合し，メチルフェニル基が"疎水性チャネル"と結合することにより，アラキドン酸が活性部位に到達するのを阻害する．しかし，COX-1の疎水性チャネルの入り口はCOX-2に比べて狭いため，かさ高い立体構造をもつセレコキシブは入りにくく，その活性部位に接近しにくい．また，他の酸性NSAIDsは，そのカルボキシル基がCOX分子の120位のアルギニンと結合するが，セレコキシブはこのアルギニンに結合する置換基をもたない（図7-6，7-8）．

欧米ではさらに選択性が高いコキシブ系NSAIDsがいくつか開発，使用されたが，心筋梗塞，脳卒中などの重篤，致命的などの心血管系血栓塞栓症イベントのリスクが使用期間とともに増大することが明らかになり，次々と販売中止となった．その理由としては，血管内皮細胞ではCOX-1に加えてずり応力などの刺激によりCOX-2が"恒常的"に発現しており，抗血栓性のPGI_2産生の大部分がCOX-2によること，一方，血小板によるTXA_2産生はCOX-1によることから，選択的なCOX-2阻害により血栓形成傾向が高まることによると考えられている．セレコキシブについても同様に心血管系の副作用に注意が必要である．

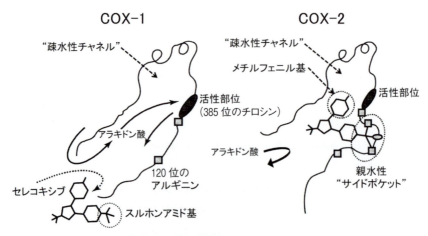

図7-8．選択的COX-2阻害薬セレコキシブの阻害様式
（宗圓 聰（2007）*Prog. Med.*, **27**：1655-1664）

k　塩基性抗炎症薬

COX阻害作用はないかあっても非常に弱いため，酸性NSAIDsとは異なる作用機序で抗炎症作用を示すと考えられているが，詳細は不明ではある．鎮痛，抗炎症作用が比較的強く，急性炎症やそれに伴う疼痛の軽減に使用される．副作用は酸性NSAIDsに比べて一般に少ないが，ショック，アナフィラキシー，軽度の消化器症状などがみられる．

エピリゾールepirizoleは，ブラジキニン作用拮抗作用，白血球遊走抑制作用などをもち，酸性NSAIDsに匹敵する強い抗炎症作用をもっている．また中枢性および末梢性の協力作用による強い鎮痛作用を示す．解熱作用は弱い．主に急性炎症に対する鎮痛，抗炎症に用いられるが，関節リウマチにも適応がある．

エモルファゾンemorfazoneは血管壁安定化作用，白血球遊走抑制作用をもっている．また，ブラジキニン生成抑制および作用拮抗作用があり，その強い血管透過性と発痛作用を抑制して強い鎮痛，抗炎症作用を示す．COX阻害作用はない．アスピリン喘息患者にも安全であるとされる．

チアラミドtiaramideは，ヒスタミンやセロトニンなどと拮抗して抗炎症作用を示すとされる．鎮痛作用ももっており，腰痛症，神経痛，抜歯，術後，外傷後などの鎮痛，抗炎症に用いられる．

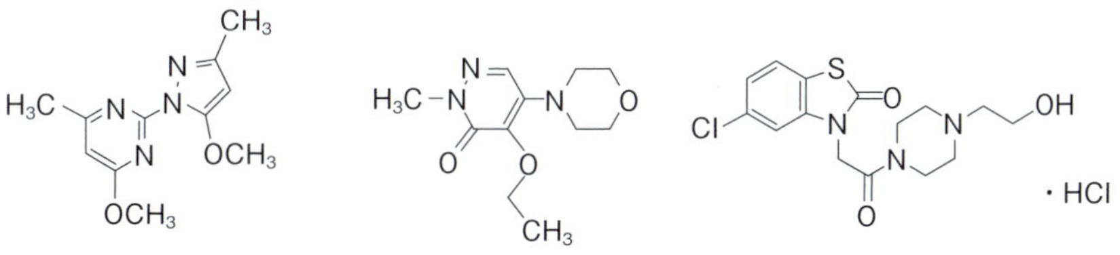

図7-9.　塩基性非ステロイド性抗炎症薬

7-4.　解熱鎮痛薬

7-4-1.　非ピリン系（アニリン系）

アセトアミノフェンacetaminophenは，アスピリンに匹敵する解熱作用と鎮痛作用をもっている．用量により穏やかな抗炎症作用ももっているが，関節リウマチなどには抗炎症作用を示さない．その作用機序には，酸性NSAIDsと同様にCOX，特にCOX-2阻害作用の他，様々な機序が関与することが近年明らかになってきた．

前述のようにCOX（PGH合成酵素）は，PGG_2を生成するシクロオキシゲナーゼ反応と，PGG_2からPGH_2を生成するペルオキシダーゼ反応からなる2段階の反応を触媒する．アセトアミノフェンは，遊離アラキドン酸やペルオキシド濃度が低く保たれる環境下の細胞内において，ラジカルスカベンジャーとしてペルオキシダーゼ反応を阻害し，プロスタノイド産生を阻害する（図7-6）．このため，アラキドン酸代謝やミエロペルオキシダーゼなどによるペルオキシド産生が亢進している末梢の炎症局所では阻害作用が弱い．この阻害作用にはCOX-2選択性があり，解熱作用は視床下部の体温調節中枢におけるCOX-2阻害作用によると考えられている．鎮痛作用は主に中枢性であり，COX阻害作用に加えて，セロトニン作動性神経が関与する下降性痛覚抑制系の賦活作用，オピオイド受容体

など複数の神経系が関与することが示されている．

　癌性疼痛を含む各種疼痛，変形性関節症，急性上気道炎の鎮痛，解熱薬として用いられる．アスピリンが原則禁忌である小児のインフルエンザや水痘での発熱に第一選択薬として推奨されている．安全性は比較的高いが，用量依存性の肝毒性があり，過量投与による重症肝毒性が現れた場合には，解毒薬として**アセチルシステイン** acetylcysteine を投与する．

7-4-2. ピリン系（ピラゾロン系）

　スルピリン sulpyrine は，視床下部の体温調節中枢に作用して皮膚の血管を拡張し，体表からの熱放射を増大させることにより解熱作用を示す．鎮痛作用は弱く，抗炎症作用はほとんどない．急性上気道炎などの解熱に用いられる．注射剤によりショックなど重篤な副作用が起こることがある．

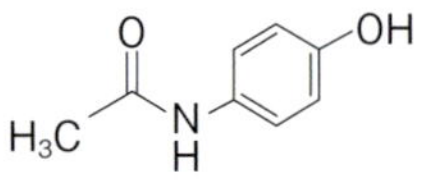

アセトアミノフェン 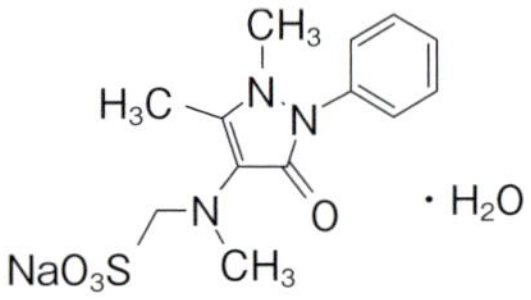　　　　スルピリン水和物

図 7-10. 解熱鎮痛薬

7-5. 酵素製剤（消炎酵素剤）

7-5-1. 作用機序

　消炎酵素剤は，タンパク質などの生体内高分子を分解し，膿性粘液の溶解作用，抗生物質の病巣への移行亢進作用，抗浮腫作用などをもつ．その抗炎症作用機序としては，炎症巣やその周囲に蓄積した壊死組織，変性タンパク質，ムコイドあるいは起炎性ペプチド等を分解し，炎症巣，とくに慢性炎症巣の清浄化と局所循環の正常化がなされるためとされるが，不明な点も多い．手術および外傷後，慢性副鼻腔炎，気管支喘息などの喀痰喀出困難に用いられる．その作用は NSAIDs やステロイド剤に比べると弱く鎮痛作用もないので，通常 NSAIDs や抗生物質などと共に補助的に使用される．

7-5-2. 酵素製剤各論

a　プロナーゼ pronase

　強力なタンパク質分解作用および抗炎症作用を有するほか，炎症性浮腫・腫脹の寛解や，炎症巣に生じた粘稠性膿液，変性タンパク質の融解除去，浄化促進作用をもっている．

　副作用としては消化器症状が多いが，発疹，発赤，まれにショック，アナフィラキシーなどの過敏症状がみられることがある．

b　リゾチーム lysozyme

　抗炎症作用，出血抑制作用，喀痰喀出・膿粘液分解作用，抗生物質の抗菌作用の増強，組織修復作用などをもっている．アナフィラキシー様症状の副作用が報告されているので，本剤に過敏症既往歴

や卵白アレルギーのある患者に禁忌である．アトピー性皮膚炎などのアレルギー素因あるいは家族にアレルギー症状の既往歴のある患者には慎重に投与する．

8 骨・関節・カルシウム代謝に作用する薬物

8-1. 関節リウマチ治療薬

8-1-1. 関節リウマチの病態と治療薬選択

　関節リウマチ rheumatoid arthritis（RA）は，免疫異常による多発性関節炎で，関節症状の増悪・緩解を慢性的に繰り返す自己免疫疾患（主にⅢ型アレルギーが関与するといわれている）である．関節症状として腫脹，痛み，変形など，関節外症状として皮下結節，間質性肺炎，心膜炎，全身症状として発熱，倦怠感，体重減少などがある．RA の関節病変は発症初期に急速に進行するので，早期より疾患修飾性抗リウマチ薬，生物学的製剤（炎症性サイトカインの作用を選択的に抑制する抗体医薬品や融合タンパク質）などを多剤併用して強力な治療を行うことが推奨されている．非ステロイド性抗炎症薬は，関節炎の活動期に痛みなどの関節症状を抑制するために使用される．ステロイド性抗炎症薬（糖質コルチコイド）は，炎症関連遺伝子の発現を制御することで抗炎症作用を示すので，関節リウマチの治療に使用されることがある．

8-1-2. 治療薬各論

a　疾患修飾性抗リウマチ薬

　疾患修飾性抗リウマチ薬 disease-modifying anti-rheumatic drugs（DMARDs）は，長期投与により RA の免疫異常を是正することで炎症症状を抑制し関節病変の進行を遅延させうる薬物である．効果発現に数か月を要することが多いため，遅効性抗リウマチ薬 slow-acting anti-rheumatic drugs とも呼ばれ，免疫調整薬と免疫抑制薬がある．

1）免疫調整薬
① 金製剤
　　RA の治療には，筋肉内注射で使用する**金チオリンゴ酸ナトリウム** gold sodium thiomalate と，脂溶性経口薬の**オーラノフィン** auranofin が用いられる．作用機序は明確ではないが，一価の金が SH 基を阻害し種々の酵素（酸性ホスファターゼ，β-グルクロニダーゼなどのリソソーム酵素，エラスターゼなど）の活性を抑制することで治療効果を発現すると考えられている．副作用として皮疹，口内炎，膜性糸球体腎炎などの出現率が高い．D-ペニシラミンとの併用により重篤な血液障害を起こすことがあるので併用禁忌である．

金チオリンゴ酸ナトリウム

C₄H₃AuNa₂O₄S：390.08 と
C₄H₃AuNaO₄S：368.09 との混合物

オーラノフィン

② SH 基製剤

　分子内にSH基を有するもので，**D-ペニシラミン** D-penicillamine と**ブシラミン** bucillamine がある．ペニシラミンは，ペニシリンの加水分解産物で，毒性が弱いD体が治療に用いられる．ヘルパーT細胞などのリンパ球機能を抑制し，活性酸素除去・産生阻害作用，コラゲナーゼ活性抑制を介するコラーゲン線維架橋反応阻害作用，線維芽細胞増殖抑制作用などを示す．D-ペニシラミンはウィルソン病（肝レンズ核変性症）の治療にも用いられる一方，無顆粒球症などの重篤な血液障害を起こすので注意が必要である．特に金製剤との併用で重篤な障害を起こすので併用禁忌である．ブシラミンは，2個のSH基を有するシステイン誘導体である．

D-ペニシラミン　　　　　　　　ブシラミン

③ その他

　サルファ剤の一種である**サラゾスルファピリジン** salazosulfapyridine は，5-アミノサリチル酸（メサラジン）とスルファピリジンのアゾ化合物で，潰瘍性大腸炎の治療薬として古くから用いられている．潰瘍性大腸炎に対する治療効果は，代謝物の5-アミノサリチル酸によるものと考えられており，サラゾスルファピリジンはいわゆるプロドラッグとして使用されてきたが，抗リウマチ作用にはサラゾスルファピリジン自身が活性物質として働くと考えられている．プロスタグランジンやロイコトリエン類の産生抑制に加えて，T細胞やマクロファージによるサイトカイン類（インターロイキン-1, -2, -6など）の産生抑制などの多様な作用機序を介して治療効果を発現すると考えられている．**イグラチモド** iguratimod は NF-κB 系を抑制することで抗リウマチ作用を示すとされている．

サラゾスルファピリジン　　　　　　　　イグラチモド

2）免疫抑制薬

　メトトレキサート methotrexate は，葉酸に代謝拮抗することで核酸合成を阻害し細胞増殖を抑制するので抗腫瘍薬，免疫抑制薬として使用されている．抗リウマチ作用には，局所でのアデノシン濃度上昇によるアデノシン A_2 受容体に依存した抗炎症作用，活性酸素，ロイコトリエン，サイトカインなどの産生抑制，滑膜におけるコラゲナーゼ発現抑制を含む多様な機序が関与すると考えられている．週1回の少量間欠投与で用いられる．**レフルノミド** leflunomide は，ピリミジン合成阻害作

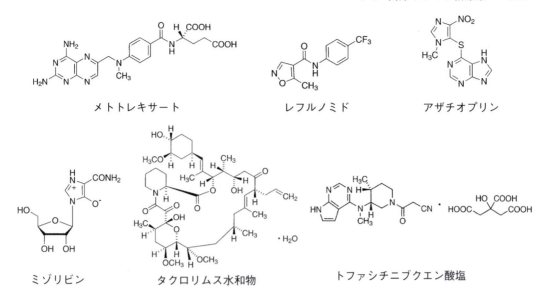

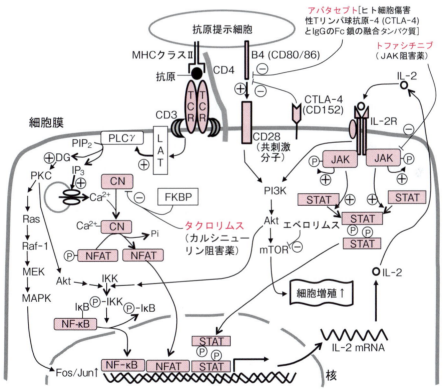

図8-1. 関節リウマチの病態に関与する炎症メカニズムと治療に用いられる免疫・炎症抑制薬および生物学的製剤の標的分子（**1**）：主に**T**細胞系に作用する薬

TCR：T cell receptor, CN：calcineurin（カルシニューリン）, NFAT：nuclear factor of activated T cells, STAT：signal transducers and activators of transcription, NF-κB：nuclear factor-κB, IκB：inhibitor of κB, IKK：IκB kinase, JAK：janus kinase, Ⓟ：リン酸, Pi：無機リン酸, PLCγ：phospholipase C-γ, DG：diacylglycerol, PKC：protein kinase C, MAPK：mitogen-activated protein kinase, MEK：MAPK kinase, IL-2：interleukin-2, IL-2R：IL-2 receptor, LAT：linker for activation of T cells, FKBP：FK506-binding protein, mTOR：mammalian target of rapamycin, PI3K：phosphatidylinositol 3-kinase, PIP$_2$：phosphatidylinositol 4,5-bisphosphate, IP$_3$：inositol 1,4,5-triphosphate, CTLA-4：cytotoxic T-lymphocyte-associated protein 4

用に基づく細胞増殖抑制作用を介して免疫細胞を抑制し，抗リウマチ作用を示す．**アザチオプリン** azathioprine および**ミゾリビン** mizoribine は，核酸合成を阻害することで免疫細胞の増殖を抑制し免疫反応を抑制する．**タクロリムス**（FK506）tacrolimus は，T 細胞において FK506 binding protein（FKBP）と複合体を形成した後，脱リン酸化酵素であるカルシニューリンを阻害することで転写因子 NFAT（nuclear factor of activated T cell）の核内移行を抑制しサイトカイン産生を阻害する結果，免疫機能を抑制する（図 8-1）．**トファシチニブ** tofacitinib は，インターロイキン(IL)-2, -4, -7 などの一回膜貫通型受容体と共役する細胞質チロシンキナーゼである JAK（Janus kinase）を阻害し，転写因子である STAT の核内移行を抑制することで免疫反応を抑制する（図 8-1）．

b 生物学的製剤

1）抗体医薬

腫瘍壊死因子 tumor necrosis factor（TNF）-α は，マクロファージ等で産生され，膜結合型は三量体として細胞膜に存在するが，炎症時に活性化された膜結合型メタロプロテイナーゼによって細胞外ドメインが切り出されて可溶性 TNF-α として遊離され，別の白血球系細胞や上皮細胞に発現する TNF 受容体（TNFR）を介して，NF-κB 系シグナルを活性化し，種々のサイトカイン，ケモカイン，酵素，接着因子などの発現を促進することで炎症反応を増悪させる（図 8-2）．この TNF-α に対するモノクローナル抗体がリウマチの治療に用いられている．可変領域にマウスタンパク質が含まれるキメラ型抗 TNF-α 抗体である**インフリキシマブ** infliximab のほか，完全ヒト型抗 TNF-α 抗体である**アダリムマブ** adalimumab と**ゴリムマブ** golimumab，さらにヒト化抗 TNF-α 抗体のポリエチレングリコール（PEG）化抗原結合性フラグメントである**セルトリズマブペゴル** certolizumab pegol が現在使用されている（図 8-2）．さらに，白血球や上皮細胞で NF-κB 系や JAK-STAT 系を介して炎症関連タンパク質の発現誘導を起こすインターロイキン interleukin（IL）-1β や IL-6 もリウマチの病態に関与しているため，ヒト化抗 IL-6 受容体抗体の**トシリズマブ** tocilizumab やヒト型抗 IL-1β 抗体**カナキヌマブ** canakinumab も抗リウマチ薬としての適応がある（図 8-2）．

2）キメラ型タンパク質（融合タンパク質）

エタネルセプト etanercept は TNFR の細胞外ドメインとヒト IgG の Fc 鎖との融合タンパク質で，囮（おとり）受容体として TNF-α に結合することで TNFR の活性化を抑制し，抗リウマチ作用を示す（図 8-2）．一方，T 細胞において，抗原提示細胞の B4（CD80/86）による共刺激分子 CD28 の刺激を抑制するヒト細胞傷害性 T リンパ球抗原-4〔CTLA-4（CD152）〕と，ヒト IgG の Fc 鎖の融合タンパク質である**アバタセプト** abatacept は，共刺激系シグナルを介する免疫反応を抑制することで抗リウマチ効果を発現する（図 8-1，図 8-2）．

c 非ステロイド性抗炎症薬

非ステロイド性抗炎症薬 non-steroidal anti-inflammatory drugs（NSAIDs）は，酸性 NSAIDs と塩基性 NSAIDs に大別されるが，単に NSAIDs という場合には酸性 NSAIDs のことをいう．酸性 NSAIDs の作用機序は，シクロオキシゲナーゼ（COX）を阻害することによるプロスタグランジン（主にプロスタグランジン E_2）の生合成抑制である．COX には常に存在する構成型酵素である COX-1 と，炎症時にサイトカインなどによって新たに発現する COX-2 がある．通常の COX 阻害薬の代表的な副作用として，胃潰瘍，十二指腸潰瘍などがよく知られているが，COX-2 選択的阻害薬

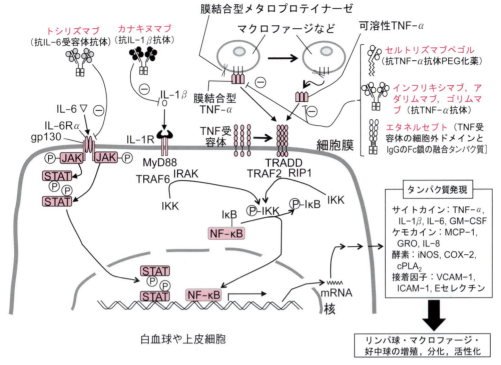

図 8-2. 関節リウマチの病態に関与する炎症メカニズムと治療に用いられる免疫・炎症抑制薬および生物学的製剤の標的分子（2）：白血球や上皮細胞に作用する薬

STAT：signal transducers and activators of transcription, NF-κB：nuclear factor-κB, IκB：inhibitor of κB, IKK：IκB kinase, JAK：janus kinase, P：リン酸, Pi：無機リン酸, TNF-α：tumor necrosis factor-α, IL-1β および IL-6：interleukin-1β および 6, IL-1R：IL-1 receptor, IL-6Rα：IL-6 receptor α, gp130：glycoprotein 130, TRAF2 および 6：TNF receptor-associated factor 2 および 6, IRAK：IL-1 receptor-associated kinase, TRADD：TNF receptor 1-associated death domain protein, RIP-1：receptor-interacting protein 1, GM-CSF：granulocyte macrophage colony-stimulating factor, MCP-1：monocyte chemoattractant protein-1, GRO：growth-related oncogene protein, iNOS：inducible NO synthase, COX-2：cyclooxygenase-2, cPLA$_2$：cytosolic phospholipase A$_2$, VCAM-1：vascular cell adhesion molecule-1, ICAM-1：intercellular adhesion molecule-1

は胃腸粘膜障害を起こしにくいとされている．しかし，COX-2 選択的阻害薬は，血管での COX-2 によるプロスタグランジン I$_2$（プロスタサイクリン）の産生を阻害する一方，血小板における COX-1 によるトロンボキサン A$_2$ の産生にはあまり影響しないため，血小板の凝集が起こりやすくなり，心血管障害の発症リスクが高まる．現在のリウマチ治療においては，**アスピリン** aspirin, **フルフェナム酸** flufenamic acid, **ジクロフェナク** diclofenac, **インドメタシン** indometacin, **プログルメタシン** proglumetacin, **スリンダク** sulindac, **イブプロフェン** ibuprofen, **フルルビプロフェン** flurbiprofen, **ケトプロフェン** ketoprofen, **ナプロキセン** naproxen, **プラノプロフェン** pranoprofen, **チアプロフェン酸** tiaprofenic acid, **オキサプロジン** oxaprozin, **ロキソプロフェン** loxoprofen, **ザルトプロフェン** zaltoprofen, **ピロキシカム** piroxicam, **アンピロキシカム** ampiroxicam, **ロルノキシカム** lornoxicam などの COX 阻害作用を有する酸性 NSAIDs が鎮痛薬として補助的に利用されている．また，**セレコキシブ** celecoxib, **メロキシカム** meloxicam, **エトドラク** etodolac などの COX-2 に選択性の高い NSAIDs も使用される．一方，COX 阻害作用の弱いチアラミド，エピリゾールなどの塩基性 NSAIDs はリウマチ治療には通常用いられない．NSAIDs 以外では，p-アミノフェノール誘導体である**アセトアミノフェン** acetaminophen が，胃腸粘膜障害の少ない解熱鎮痛薬として一般によく使用されてい

るが，アスピリンに匹敵する鎮痛作用を有する一方，COX 阻害作用は弱く，リウマチの治療にはあまり用いられない．

d　副腎皮質ステロイド

　副腎皮質ステロイドホルモンのうち，糖質コルチコイド類は標的細胞の細胞質に存在する受容体と結合して複合体を形成した後，核内へ移行して特定の DNA に結合して転写を活性化し，最終的に炎症に関係するタンパク質の発現を正または負に制御することで抗炎症作用を示す．リウマチの治療にも**コルチゾン** cortisone，**ヒドロコルチゾン** hydrocortisone，**プレドニゾロン** prednisolone，**メチルプレドニゾロン** methylprednisolone，**トリアムシノロン** triamcinolone，**ベタメタゾン** betamethasone，**デキサメタゾン** dexamethasone などの糖質コルチコイド類が使用される．しかし，ステロイド薬は多様な副作用を有するので，DMARDs や生物学的製剤の使用により，ステロイドを減量あるいは中止することができる例も増えている．

8-2.　変形性関節症の病態と治療薬

　変形性関節症は，老化または関節の使い過ぎによって骨や軟骨が摩耗し，関節が変形することで痛みが起こる疾患である．関節の軟骨が消失すると，骨と骨が直接接触するようになり，骨棘（骨端が摩耗によって棘のようにとがった状態になること）が生じ，周囲の神経を刺激して痛みが発現する．根治療法として，人工関節置換術などの外科的治療が行われるが，対症療法としては薬物療法も行われる．鎮痛目的で，p-アミノフェノール誘導体である**アセトアミノフェン** acetaminophen が使用されることがあるが，COX 阻害作用は弱く明確な作用機序はまだわかっていない．関節リウマチにも使用される各種の酸性 NSAIDs は，COX 阻害作用を介して変形性関節症の痛みも抑制する．さらに，軟骨保護薬として，**ヒアルロン酸ナトリウム** sodium hyaluronate の関節内注入が行われることもある．

ヒアルロン酸ナトリウム

8-3.　骨粗鬆症治療薬

8-3-1.　骨・カルシウム代謝概論

　間葉系幹細胞から分化した骨芽細胞は，コラーゲンやオステオカルシンなどのタンパク質を分泌し，石灰化前の骨基質（類骨）を形成する．続いて，血漿中のリン（HPO_4^{2-}）が Ca^{2+} とともに沈着し，加水分解されて結晶化することでハイドロキシアパタイトをつくる（図 8-3）．これがコラーゲン線維と複合体を形成して，類骨の石灰化が進む．骨芽細胞から分化した骨細胞は，骨芽細胞が分泌した骨基質内に埋もれ，分裂能を失うが，物質輸送や情報伝達に関与するとともに，骨に加わる外力

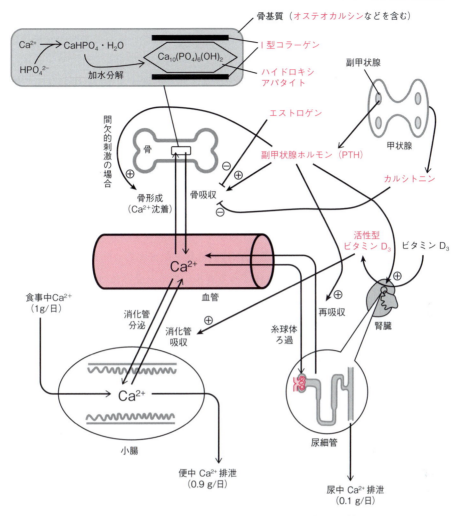

図 8-3. カルシウム代謝と骨形成・吸収の調節

に応答して骨形成を制御する．

　骨形成・骨吸収に関与する血漿 Ca^{2+} 濃度は様々な液性因子によって調節されている（図8-3）．ビタミン D_3（コレカルシフェロール）は，腎皮質の尿細管上皮細胞において，25-ヒドロキシラーゼおよび 1α-ヒドロキシラーゼの作用を受けて活性型ビタミン D_3 に変換される．活性型ビタミン D_3 は，核内受容体であるビタミンD受容体を介して，腸管からの Ca^{2+} 吸収を促進する．甲状腺から分泌されるカルシトニンは，破骨細胞の活性を低下させて骨から血中への Ca^{2+} 遊離，すなわち骨吸収を抑制する．副甲状腺ホルモン［parathyroid hormone（PTH）；パラトルモン］は，骨吸収を促進するほか，腎尿細管における Ca^{2+} 再吸収を促進し，さらに腎臓におけるビタミン D_3 活性化を介して腸管からの Ca^{2+} 吸収を促進することで血漿 Ca^{2+} 濃度を上昇させる．女性では，エストロゲンが破骨細胞の活性を低下させて骨吸収を抑制しているが，加齢とともにエストロゲン分泌が低下すると破骨細胞の活性が高まるため，骨吸収が過剰になりやすい（図8-3）．

8-3-2. 骨粗鬆症の病態

　骨組織では，成人の場合も絶えず骨吸収と骨形成が行われており，骨量に変化がない状態でも古い骨が新しい骨に置き換わっている．これを骨の再構築（リモデリング）といい，例えば，骨にかかる

力学的負荷に対応して骨組織が変化したり，血中のCa^{2+}濃度を一定に保つことに寄与している．骨吸収は破骨細胞によって，また骨形成は骨芽細胞によって行われている．骨吸収が骨形成を大きく上回るのが骨粗鬆症であり，逆に骨形成が骨吸収を大きく上回る大理石病もまれにみられる．骨芽細胞は，Gsタンパク質と共役する7回膜貫通型受容体ファミリーに属するPTH$_1$受容体と，細胞内受容体であるビタミンD受容体（VD-R）を発現しており，それぞれPTHおよび活性型ビタミンD$_3$の刺激を受けると，receptor activator of nuclear factor kappa-B ligand（RANKL）と呼ばれる因子を細胞膜上に発現させる（図8-4）．このRANKLが前駆破骨細胞の細胞膜に発現するRANKに結合すると，破骨細胞への分化が起こり骨吸収が促進される．さらに，RANKLあるいは細胞外へ遊離された可溶性RANKL（sRANKL）は，分化後の破骨細胞の機能を高める．骨芽細胞から遊離されるマクロファージコロニー刺激因子 macrophage colony stimulating factor（M-CSF）は前駆破骨細胞のRANK発現を促進する．一方，同じく骨芽細胞から遊離されるオステオプロテゲリン osteoprotegerin（OPG）はRANKLに結合することで，RANKLによるRANK活性化を阻害する（図8-4）．また，破骨細胞は，Gsタンパク質と共役する7回膜貫通型受容体であるカルシトニン受容体（CT-R）を発現しており，カルシトニンはこの受容体を介して破骨細胞の機能を抑制する．骨芽細胞におけるRANKL発現やM-CSF遊離はIL-1，IL-6，TNF-αなどの炎症性サイトカイン類によって促進されることが知られているが，エストロゲンはこれらのサイトカインの発現を抑制的に制御する一方，OPGの遊離を促進している（図8-4）．このため，女性では閉経後にエストロゲン分泌が低下することで，骨吸収が急速に亢進し，閉経後骨粗鬆症を発症する確率が高くなる．一方，老人性骨粗鬆症は，主に骨芽細胞の

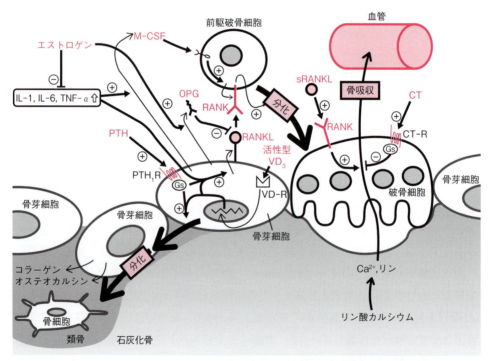

図8-4. 骨形成・吸収における骨芽細胞と破骨細胞の役割とその制御因子

RANK：receptor activator of nuclear factor kappa-B，RANKL：receptor activator of nuclear factor kappa-B ligand，sRANKL：可溶性RANKL，VD-R：vitamin D receptor，OPG：osteoprotegerin，PTH：副甲状腺ホルモン，PTH$_1$R：PTH$_1$受容体，M-CSF：macrophage colony stimulating factor，Gs：三量体Gsタンパク質，CT：カルシトニン，CT-R：カルシトニン受容体，IL-1およびIL-6：interleukin-1および-6，TNF-α：tumor necrosis factor-α

機能低下による骨形成低下が主な原因で発症するとされている．さらに，PTH と活性型ビタミン D_3 には骨芽細胞の骨への分化を促進する作用もある（図 8-4）．過剰な内因性 PTH の遊離によって骨吸収は促進されるが，低用量で断続的に PTH を外来性に投与した場合には骨形成が強く促進されること（図 8-3）が明らかにされており，骨粗鬆症の治療にも応用されている．

8-3-3. 骨粗鬆症治療薬各論

a　ビスホスホネート

ビスホスホネート系薬は，ピロリン酸と類似した化合物で，骨の成分であるハイドロキシアパタイトに吸着し，破骨細胞の機能を特異的に抑制することで骨吸収を強力に抑制する．分子内に窒素を含有しない第一世代ビスホスホネート系薬には**エチドロン酸** etidronate があり，窒素を含む第二世代には**パミドロン酸** pamidronate, **アレンドロン酸** alendronate，さらに同じく窒素を含有する第三世代には**リセドロン酸** risedronate，**ミノドロン酸** minodronate，**イバンドロン酸** ibandronate および**ゾレドロン酸** zoledronate がある．第一世代のエチドロン酸は，破骨細胞に取り込まれた後，ATP 類似体へ変換されてエネルギー代謝を阻害することで破骨細胞機能を低下させる．一方，窒素を含有する第二，第三世代ビスホスホネート系薬は，破骨細胞内でコレステロール合成にも関与するメバロン酸経路のファルネシル二リン酸合成酵素を阻害することで，Rho などのタンパク質のプレニル化に関与するゲラニルゲラニルピロリン酸の生成を阻害する．これによって，破骨細胞の機能が低下するとともにアポトーシスが誘導される結果，骨吸収が抑制される（図 8-5(1)）．

<第一世代>　エチドロン酸二ナトリウム

<第二世代>　パミドロン酸二ナトリウム水和物　アレンドロン酸ナトリウム水和物

<第三世代>　リセドロン酸ナトリウム水和物　ミノドロン酸水和物　イバンドロン酸ナトリウム水和物

ゾレドロン酸水和物

b　選択的エストロゲン受容体モジュレーター selective estrogen receptor modulator (SERM)

女性ホルモン剤である**エストラジオール** estradiol は閉経後骨粗鬆症を抑制するが，乳癌のリスク

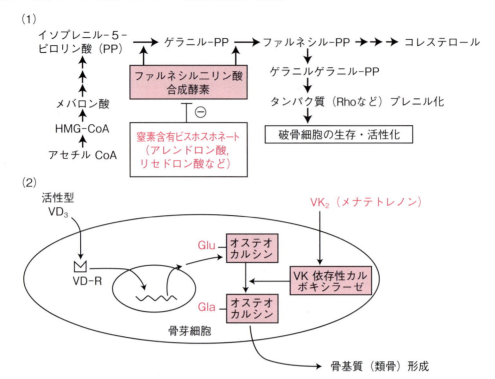

図 8-5. 窒素含有ビスホスホネート(1)とビタミン K 製剤(2)の作用機序
PP：ピロリン酸，HMG-CoA：hydroxymethylglutaryl-CoA-reductase，VD_3：vitamin D_3，VD-R：vitamin D receptor，VK_2：vitamin K_2，Glu：グルタミン酸，Gla：γ-カルボキシグルタミン酸

を高めるためあまり使用しない．SERM はエストロゲン受容体に結合する非ステロイド性薬で，臓器特異的に受容体刺激薬あるいは遮断薬として作用する．代表的な SERM である**ラロキシフェン** raloxifene および**バゼドキシフェン** bazedoxifene は，骨および脂質代謝にはエストロゲン様作用を示す一方，乳房，子宮内膜ではエストロゲン受容体遮断作用を示す．このため，これらの薬は，骨量を増加させるほか，骨微細構造を改善し骨強度を高めて椎体骨折を防止する一方，乳癌発症のリスクが少なく，また，コレステロール値を低下させるので閉経後に高まる心血管障害のリスクを低下させる．なお，静脈血栓塞栓症，長期不動状態，抗リン脂質抗体症候群などには禁忌である．

ラロキシフェン塩酸塩　　　バゼドキシフェン酢酸塩

c　カルシトニン製剤

破骨細胞はカルシトニン受容体（図8-4）を発現しており，破骨細胞の活性を抑制的に制御している．このためカルシトニン製剤である**エルカトニン** elcatonin や**サケカルシトニン** calcitonin (salmon) は，骨吸収を抑制する（ヒトカルシトニンより作用が強い）．また，これらの薬は，他の

```
O=...Ser-Asn-Leu-Ser-Thr-N-H ...Val-Leu-Gly-
Lys-Leu-Ser-Gln-Glu-Leu-His-Lys-Leu-Gln-Thr-Tyr-
Pro-Arg-Thr-Asp-Val-Gly-Ala-Gly-Thr-Pro-NH₂
```

エルカトニン

```
       S―――――――S
Cys-Ser-Asn-Leu-Ser-Thr-Cys-Val-Leu-Gly-
Lys-Leu-Ser-Gln-Glu-Leu-His-Lys-Leu-Gln-
Thr-Try-Pro-Arg-Thr-Asn-Thr-Gly-Ser-Gly-
Thr-Pro-NH₂
```

サケカルシトニン

骨代謝改善薬にはない中枢性・末梢性鎮痛作用があるので，骨粗鬆症に伴う疼痛緩和にも有用である．

d 活性型ビタミン D_3 およびビタミン K_2 製剤

　高齢者では腎におけるビタミン D_3 の活性化能が低下し，腸管からのカルシウム吸収能が低下しているため，活性型ビタミン D_3 製剤が有効である．骨粗鬆症の治療に用いられる活性型ビタミン D_3 製剤は，**アルファカルシドール** alfacalcidol と**カルシトリオール** calcitriol で，細胞内受容体を介して腸管からのカルシウム吸収を促進するほか，骨芽細胞に作用してオステオカルシンの発現を促進し骨形成を促進する（図8-4）．カルシトリオールはそれ自身が活性体であるが，アルファカルシドールは肝臓で25位がヒドロキシル化されて $1\alpha, 25\text{-}(OH)\text{-}D_3$ となってから作用する．**エルデカルシトール** eldecalcitol は，カルシウム代謝に加えてビスホスホネートや SERM に匹敵する骨代謝改善効果を有するとされており，骨粗鬆症の治療に使用される．他に，**ファレカルシトリオール** falecalcitriol，**マキサカルシトール** maxacalcitol などの活性型ビタミン D_3 製剤があるが，これらは維持透析下での二次性副甲状腺機能亢進症の治療などに用いられる．

　コラーゲンとともに骨基質を形成しているオステオカルシンは，骨芽細胞において活性型ビタミン D_3 の刺激を受けて産生された後，グルタミン酸残基（Glu）がビタミンK依存性カルボキシラーゼによって γ-カルボキシグルタミン酸（Gla）に変換され，細胞外に放出される．そのため，この反応を促進するビタミン K_2 製剤として**メナテトレノン** menatetrenone が，骨粗鬆症の治療に使用されている（図8-5(2)）．

カルシトリオール　　アルファカルシドール　　エルデカルシトール

メナテトレノン

e 副甲状腺ホルモン (PTH) 製剤

先述のように，副甲状腺ホルモン (PTH，パラトルモン) の過剰分泌によって骨吸収は促進されるが，低用量で断続的に PTH を外来性に投与した場合には骨形成が強く促進される．このため，遺伝子組換え PTH (N 末 1～34) 製剤である**テリパラチド** teriparatide が骨粗鬆症の治療に用いられている．1 日 1 回の間欠的注射により，PTH_1 受容体を介して骨芽細胞を活性化し (図 8-3，図 8-4)，骨形成を促進することで骨粗鬆症患者における骨折のリスクを低下させる．

Ser-Val-Ser-Glu-Ile-Gln-Leu-Met-His-Asn-
Leu-Gly-Lys-His-Leu-Asn-Ser-Met-Glu-Arg-
Val-Glu-Trp-Leu-Arg-Lys-Lys-Leu-Gln-Asp-
Val-His-Asn-Phe ・$5CH_3COOH$

テリパラチド酢酸塩

f 抗 RANKL モノクローナル抗体

骨芽細胞の細胞膜に発現する RANKL は，前駆破骨細胞の細胞膜に存在する RANK と結合することで破骨細胞への分化を促進するほか，分化後の破骨細胞の RANK を活性化して骨吸収を促進する (図 8-4)．そのため，抗 RANKL モノクローナル抗体である**デノスマブ** denosumab は骨吸収を抑制し骨粗鬆症に伴う骨折を予防するほか，多発性骨髄腫による骨病変や固形癌骨転移による骨病変の治療にも使用される．

g その他

植物 (アルファルファ) 由来エストロゲン類似化合物である**イプリフラボン** ipriflavone は，エストロゲン様作用を介して骨吸収を抑制するほか，骨形成も促進するといわれており，骨粗鬆症の治療に使用される．**シナカルセト** cinacalcet は，副甲状腺細胞のカルシウム受容体に作用して PTH 分泌を持続的に抑制し，維持透析下での二次性副甲状腺機能亢進症の治療などに用いられている．その他，カルシウム製剤として，**乳酸カルシウム**，**L-アスパラギン酸カルシウム**，**リン酸水素カルシウム**なども骨粗鬆症治療に使用される．

イプリフラボン

シナカルセト塩酸塩

8-4. その他のカルシウム代謝異常疾患治療薬

ビタミン D の不足によって起こる骨軟化症や小児のくる病は，骨の石灰化不全によって類骨が増加し，骨量は変化しないが，骨質が悪化する疾患で，活性型ビタミン D_3 製剤であるアルファカルシドール，カルシトリオール，ファレカルシトリオール，カルシウム製剤である乳酸カルシウム，L-アスパラギン酸カルシウム，リン酸水素カルシウムなどが使用される．

9　循環器系に作用する薬物

9-1. 循環器系概論

9-1-1. 心　臓

a　心臓の解剖

　心臓の壁は**心内膜** endocardium，**心筋** myocardium，**心膜（心外膜）**epicardium の3層からなり，心臓の内部は左右の**心房** atrium と**心室** ventricle の四つの部屋に分かれている．また，左心室と右心室の間の壁を**心室中隔** interventricular septum という．心膜は2層からなる結合組織の袋で，2層間には心膜液 pericardial fluid が含まれ，収縮時の摩擦が軽減される．心臓の上部で大血管が出入りする部分を**心底** base，心臓の左下端前方の尖った部分を**心尖** apex と呼ぶ．全身の静脈から還流してくる血液は上大静脈か下大静脈を経て右心房に戻り，以後，右心室→肺動脈→肺→肺静脈→左心房→左心室と流れる．そして，壁の一番厚い左心室の強力な収縮によって，大動脈を経て全身へと動脈血が送られる．心房・心室の出口には血液の逆流を防ぐための弁がある．右心房と右心室の間には**三尖弁** tricuspid valve，左心房と左心室の間には**僧帽弁** mitral valve があり，これらは腱索によって心室内腔に存在する乳頭筋に接続されている．また，右心室と肺動脈の間には**肺動脈弁** pulmonic valve，左心室と大動脈の間には**大動脈弁** aortic valve がある（図 9-1）．

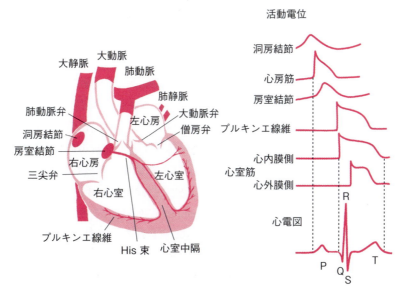

図 9-1．心臓の構造および活動電位と心電図との関係

b 心臓の刺激伝導系

心臓は全身に血液を送り出すポンプとして機能する．心臓は，横紋構造が見られ収縮性をもつ**固有心筋**（**心房筋** atrial muscle，**心室筋** ventricular muscle）と横紋構造が不明瞭で刺激伝導系を形成する**特殊心筋**（**洞房結節** sinoatrial node，**房室結節** atrioventricular node，**プルキンエ線維** Purkinje fiber）により構成される．右心房と上大静脈との境界部に存在する洞房結節は心臓全体のペースメーカーとして機能しており，ここで自動的に発生した活動電位が心房筋細胞の脱分極を誘発する．その結果，心房筋細胞では電位依存性 Na^+ チャネルが活性化されて活動電位が次々と生じ，心房全体が興奮して収縮が起こる．しかし，心房と心室の間には結合組織による線維輪が存在するため，正常では心房から心室へ直接興奮が伝わることはない．右心房と心室中隔との境界部に存在する房室結節を介してのみ，心房から心室へと興奮は伝導する．房室結節は活動電位の立ち上がりが遅いため伝導速度が遅く，興奮がここを経て心室に伝わる際に時間的な遅れが生じる．この遅れが心房と心室の間に収縮のタイムラグを発生させ，心房から心室への血液の移動を円滑にする．房室結節の遠位側には **His 束**があり，His 束は心室中隔で左右の脚に分かれて心室中隔の両側の心内膜下を下降する．次いで，興奮は心内膜下を走行するプルキンエ線維に伝わる．そして，心内膜側から心外膜側の心室筋細胞に興奮が伝わり，心室全体が収縮する．プルキンエ線維は心臓内で最も伝導速度が速く，心室の固有心筋に一気に興奮が伝わり，心室筋がほぼ同時に収縮する．

c 心筋細胞の活動電位

心筋細胞は興奮性細胞であり，刺激すると活動電位が発生する．心筋細胞の活動電位は，他の細胞に比べて**活動電位持続時間** action potential duration（APD）が長い．これは活動電位にプラトー相と呼ばれる，電位が緩徐に変化する部分が存在するためであり，このプラトー相は細胞外からの Ca^{2+} 流入や長い不応期の形成など，心筋の生理的調節に重要な役割を担っている．ただし，心筋細胞間でも APD の長さには違いがあり，心内膜側心室筋＞心外膜側心室筋＞心房筋の順に短くなる．

静止期（拡張期）の心房筋・心室筋細胞では，静止電位は $-80 \sim -90$ mV に保たれている．これは主に内向き整流性 K^+（Kir）チャネル inwardly rectifying K^+ channel が静止期に開口していることによる．隣接する細胞に活動電位が発生すると，**ギャップ結合** gap junction を介して細胞膜が脱分極する．それが電位依存性 Na^+ チャネル voltage-dependent Na^+ channel（VDSC）の閾値に達すると，チャネルが開口し大量の Na^+ が流入して内向き電流（I_{Na}）が流れ，脱分極し，さらに膜電位がプラスにまで達する（オーバーシュート）という急激な膜電位変化が起こる．これが活動電位の第 0 相（脱分極相）である．VDSC は脱分極により活性化されるが，同時に不活性化され，第 0 相の間にほとんどの VDSC が不活性化状態となる．第 0 相の脱分極により，電位依存性の K^+ チャネルが活性化されて一過性外向き電流（I_{to}）が流れ，膜電位が急速に静止電位方向に少し戻る．これを第 1 相（初期再分極相）と呼ぶ．その後，やはり脱分極により活性化された L 型電位依存性 Ca^{2+} チャネル L-type voltage-dependent Ca^{2+} channel（VDCC）を通る内向き電流（$I_{Ca,L}$）と緩徐活性型遅延整流性 K^+ チャネル slowly activated delayed rectifier K^+ channel を通る外向き電流（I_{Ks}）とが打ち消しあって，膜電位変化が緩徐になる第 2 相（プラトー相）が形成される．VDCC が不活性化されると I_{Ks} が優位になり，膜電位が急速に再分極して第 3 相（再分極相）が形成される．第 3 相では，脱分極により活性化された後すぐに不活性化されていた急速活性型遅延整流性 K^+ チャネル rapidly activated delayed rectifier K^+ channel の不活性化が解除されて外向き電流（I_{Kr}）が流れ，さらに Kir チャネル

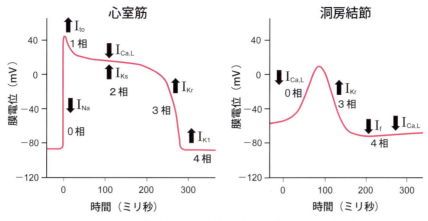

図9-2. 心室筋と洞房結節の活動電位とイオン電流
⬇は内向き電流,⬆は外向き電流を表す.

を通る外向き電流(I_{K1})も加わり,再分極が加速される.そしてKirチャネルの開口により安定した第4相(静止電位相)が形成される.なお,I_{K1}は脱分極により減少するが,これは脱分極によりKirチャネルのチャネル孔にマグネシウムイオンや+荷電ポリアミンであるスペルミンが結合し,K^+流出を抑制するためである.

一方,洞房結節や房室結節ではI_{K1}が少ないため第4相の膜電位は浅く,さらに,安定した静止電位は形成せずに緩徐に脱分極する第4相(緩徐脱分極相)を形成する.この脱分極によりL型VDCCが活性化されて$I_{Ca,L}$が流れ,緩やかに立ち上がる第0相が形成される.これらの特殊心筋では,第1相および第2相は認められない.その後,急速活性型遅延整流性K^+チャネルを通る外向き電流(I_{Kr})が流れて再分極する.第4相には,このK^+チャネルの脱活性化による外向きI_{Kr}の減少,L型VDCCの活性化による$I_{Ca,L}$の増加,および過分極活性化チャネルhyperpolarization-activated channel(HSC)の活性化による内向き電流(I_fあるいはI_h)の増加が関与している.この緩徐な脱分極は自動能の発生を導くことから,**ペースメーカーポテンシャル**と呼ばれる(図9-2).

d 心電図

心筋細胞に活動電位が発生すると,その細胞膜の極性は一時的に反転し,細胞外がマイナス(−)となる.そのため,活動電位が発生した細胞とまだ発生していない分極状態の細胞の細胞外電位の間には電位差が生じる.同様に,活動電位が発生している細胞とすでに再分極した細胞の細胞外電位の間にも電位差が生じる.すなわち,心臓で活動電位が発生し始め興奮が伝導しているとき,および活動電位が終息しつつあるときには,細胞間で細胞外に電位差が生じ,心臓が電池のような電流源になる.この電流が周囲の組織に流れると,体表面の任意の2点間で電位差が記録可能となる.こうした心臓内の電気活動状況に応じて変化する体表面電位変化を心電図と呼ぶ.心電図は,電極をどこに取り付けるかにより分類されるが,最も一般的なのは**標準12誘導**である.標準12誘導は,四肢に電極を取り付ける**四肢誘導**と,前胸部から左胸壁にかけて6個の電極を取り付ける**胸部誘導**からなる.プラス電極側の細胞外電位がプラス(+)で,マイナス電極側の細胞外電位がマイナス(−)の状態,すなわちマイナス電極側の細胞のみ活動電位を発生しているとき,心電図は上向きに振れる.つまり,興奮が伝導していく方向にプラス電極を置けば,上向きの心電図波形が記録される.

心電図波形には,P波,QRS波,T波などがある.図9-1には,最も一般的な第II誘導(左足にプ

ラス電極，右腕にマイナス電極を装着）の心電図波形を示した．**P波**は心房で活動電位が発生し，興奮が伝導しているときに生じる波形である．**QRS波**は心室で活動電位が発生し，興奮が伝導しているときに生じる．心室では，興奮伝導する方向が部位により異なるため，第Ⅱ誘導ではQ波は下向き，R波は上向き，S波は下向きに振れる．ST部分が基線に戻るのは，心室筋がすべて活動電位を発生して細胞外電位がマイナス（−）となり，電位差が消失するためである．そして**T波**は，心室筋が再分極し始めたときに生じる．心外膜側心室筋の活動電位持続時間は心内膜側より短く，先に再分極するため，プラス電極側の細胞外電位が先にプラス（＋）となり，T波は上向きに振れる．このように，心電図は興奮伝導の方向もモニターすることができるため，不整脈のような拍動の異常に加えて，心筋梗塞や高カリウム血症などによる興奮伝導の異常も検出することが可能である．また，P波の開始（心房の興奮開始）からQRS波の開始（心室の興奮開始）までの**PR間隔**は房室伝導時間の指標，QRS波の開始（心室の興奮開始）からT波の終わり（心室の興奮終了）までの**QT間隔**は心室筋活動電位持続時間の指標として用いられる．

e 心筋細胞の興奮収縮連関

活動電位の第2相でVDCCを通ってCa^{2+}流入が起こる．この流入したCa^{2+}は心筋の収縮を発生させるには十分ではないが，筋小胞体膜上の**リアノジン受容体** ryanodine receptor（RyR）に作用してCa^{2+}遊離チャネルを開口し（Ca^{2+}-induced Ca^{2+}release；CICR），筋小胞体からのCa^{2+}遊離を引き起こす．このCa^{2+}がアクチンフィラメント上にあるトロポニンCに結合すると，トロポニンIの活性が抑制されてトロポミオシンの構造変化が起こり，アクチンとミオシンの相互作用が可能となり収縮が発生する．収縮を引き起こしたCa^{2+}は筋小胞体Ca^{2+}ポンプ sarcoplasmic/endoplasmic reticulum Ca^{2+}-ATPase（SERCA）により再び筋小胞体に取り込まれ，心筋は弛緩する．また，細胞外から流入したCa^{2+}のほとんどは細胞膜のNa^+/Ca^{2+}交換輸送体Na^+/Ca^{2+}exchanger（NCX）により細胞外に汲み出される．一部は細胞膜Ca^{2+}ポンプ plasma membrane Ca^{2+}-ATPase（PMCA）により汲み出される．

f 心臓からのホルモン分泌

心臓は内分泌器官としても機能している．心房では主に心房性ナトリウム利尿ペプチド atrial natriuretic peptide（ANP）が，心室では主に脳性ナトリウム利尿ペプチド brain natriuretic peptide（BNP）が生合成されており，種々の刺激により分泌される．これらのペプチドはホルモンとして，腎尿細管などに存在する受容体（GC-A）に結合して，その受容体に含まれる**グアニル酸シクラーゼ** guanylate cyclase を活性化して cGMP の産生を刺激する．その結果，利尿作用，血管弛緩作用，アルドステロン分泌抑制作用，心肥大抑制作用などが惹起される．

g 心臓の機能調節

心臓の機能は，主に自律神経系により調節されている．交感神経の興奮により神経終末からノルアドレナリンが放出されると，β_1受容体を刺激して，心拍数の増加（**陽性変時作用**），心房筋・心室筋収縮力の増加（**陽性変力作用**），刺激伝導速度の上昇（**陽性変伝導作用**）といった心機能の促進をもたらす（第2章1節参照）．一方，副交感神経の興奮によりアセチルコリンが放出されると，洞房結節のM_2受容体を介して，心拍数の減少（陰性変時作用）や刺激伝導速度の低下（陽性変伝導作用）といった心機能の低下をもたらす（第2章2節参照）．

9-1-2. 血管系

a 血管の解剖

血管は管状構造をしており，一層で血管軸方向に並んだ**内皮細胞** endothelial cell とその直下にある基底膜からなる**内膜** intima，円周方向に並んだ**血管平滑筋細胞** vascular smooth muscle cells からなる**中膜** media，そしてコラーゲンや線維芽細胞からなる**外膜** adventitia の3層で血管壁は構成されている．3層はエラスチンに富む弾性板（内膜と中膜の間の内弾性板，中膜と外膜の間の外弾性板）で隔てられている．また，大動脈や動脈などでは中膜にも弾性板が層状に存在する（図9-3）．

b 血管の種類

大動脈は，左心室から出て上行し大動脈弓を形成したのち下降して総腸骨動脈の分岐部に終わる．大動脈から分枝した太い血管を**動脈**と呼ぶ．大動脈と動脈は中膜に弾性線維が発達しており，**弾性型動脈**（あるいは**弾性血管**）とも呼ばれる．心臓からの拍出は断続的であるが，弾性型動脈の弾性により血流はスムーズになり連続的となる．

動脈からさらに分枝して組織に入るまでの細い血管が**細動脈**であり，血管壁に占める平滑筋の割合が多く**筋型動脈**と呼ばれる．細動脈は総断面積が大きく，また筋細胞が占める割合が大きく血管内径の変化が大きいため，末梢血管抵抗を決める主要な部位であり，**抵抗血管**とも呼ばれる．

組織内で網状に分布している血管が**毛細血管**である．毛細血管は内皮細胞とそれを取り囲む**周皮細胞** pericyte からなり，平滑筋層は存在しない．毛細血管は周囲の組織に酸素と栄養を供給し，二酸化炭素と老廃物を回収する．

その後血液（静脈血）は，細静脈，静脈，大静脈を経て右心室に戻る．静脈は血管壁が薄く，特に平滑筋細胞が少ない．そのため血圧調節にはほとんど関与しない．一方で，静脈は壁が薄く伸展性（コンプライアンス）が高いため循環血液量の70〜80％を収めており，**容量血管**と呼ばれる．

c 血管の収縮・弛緩

血管平滑筋の収縮も，骨格筋や心筋と同じく，細胞内 Ca^{2+} 濃度の上昇により惹起される．Ca^{2+} による収縮は，骨格筋や心筋ではアクチン側の制御により起こるが，平滑筋ではミオシン側での制御により惹起される．平滑筋では，Ca^{2+} が**カルモジュリン** calmodulin と複合体を形成し，それが**ミオシン軽鎖キナーゼ** myosin light chain kinase（MLCK）を活性化する．MLCKによりミオシン軽鎖がリ

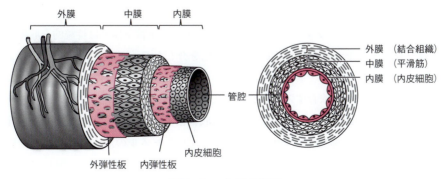

図9-3．血管の構造

ン酸化されると，ミオシンATPase活性が上昇し，ミオシンとアクチンが相互作用し，収縮が起こる．
　細胞内Ca^{2+}濃度が減少するとMLCK活性は低下し，ミオシン軽鎖が**ミオシン軽鎖ホスファターゼ** myosin light chain phosphatase（MLCP）により脱リン酸化されて血管は弛緩する．積極的に細胞内Ca^{2+}濃度を減少させる機序としては，細胞膜のNa^+/Ca^{2+}交換輸送体 Na^+/Ca^{2+} exchanger（NCX）あるいは細胞膜Ca^{2+}ポンプ plasma membrane Ca^{2+}-ATPase（PMCA）による細胞外へのCa^{2+}汲み出しや，筋小胞体Ca^{2+}ポンプ sarcoplasmic/endoplasmic reticulum Ca^{2+}-ATPase（SERCA）による筋小胞体への取り込みなどがある．

d　血管の機能調節

　血管の緊張度（トーヌス tonus）は，主に交感神経，内皮由来弛緩因子，およびホルモンにより制御されている．交感神経節後神経から遊離されるノルアドレナリンは$α_1$受容体に作用し，血管を収縮させる．血管内皮細胞は，血流によるずり応力（血液が移動する際に生じる抵抗力）やアセチルコリン，ブラジキニンなどの刺激に応じて，内皮由来弛緩因子である一酸化窒素NOやプロスタグランジンI_2（PGI_2；プロスタサイクリン）を遊離して血管を弛緩させる．また，副腎髄質から交感神経系の興奮により遊離されるアドレナリンは$α_1$受容体に作用して血管を収縮させる一方で，一部の血管（冠動脈，肺動脈，骨格筋の動脈など）では$β_2$受容体に作用して血管を弛緩させる．さらに，レニン-アンギオテンシン系により産生されるアンギオテンシンⅡは，アンギオテンシンAT_1受容体に作用し，血管を収縮させる．

　$α_1$受容体やAT_1受容体などのG_q共役型受容体が刺激されると，**ホスホリパーゼ$Cβ$** phospholipase $Cβ$（PLCβ）の活性化によりホスファチジルイノシトール二リン酸 phosphatidylinositol 4,5-bisphosphate（PIP_2）が分解されて**イノシトール三リン酸** inositol 3,4,5-trisphosphate（IP_3）と**ジアシルグリセロール** 1,2-diacylglycerol（DAG）が産生される．また，$α_1$受容体などは$G_{12/13}$とも共役し，低分子量Gタンパク質であるRhoのグアニンヌクレオチド交換因子 guanine nucleotide exchange factors（GEF）を介してRhoを活性化する．RhoはRhoキナーゼを活性化し，ミオシン軽鎖ホスファターゼのミオシン結合サブユニット myosin phosphatase targeting subunit 1（MYPT1）がリン酸化され，ホスファターゼ活性が抑制される．その結果，ミオシン軽鎖の脱リン酸化が抑制され，血管収縮が増強される．この機構は，細胞内Ca^{2+}濃度の上昇を伴わないことから，**Ca^{2+}感受性の亢進** Ca^{2+} sensitization と呼ばれる．

　PLCβにより産生されたIP_3は，筋小胞体のIP_3受容体に作用しCa^{2+}遊離を引き起こす．遊離されたCa^{2+}は，直接あるいはCa^{2+}感受性を示すシグナル伝達系を活性化することにより血管収縮を惹起する．IP_3受容体自身もCa^{2+}感受性があり，IP_3受容体から遊離されたCa^{2+}により次々と隣接するIP_3受容体が活性化されてCa^{2+}遊離が連なって起こる**Ca^{2+}ウェーブ** Ca^{2+} wave を引き起こす．このCa^{2+}ウェーブが個々の平滑筋細胞でランダムに起こることにより，血管全体では持続的な収縮が生じる．一方，DAGはプロテインキナーゼC（PKC）の活性化を介したCa^{2+}感受性の亢進などにより血管収縮を増強する．

　血管の収縮は細胞外Ca^{2+}に依存する部分が大きく，電位依存性Ca^{2+}チャネル voltage-dependent Ca^{2+} channel（VDCC）を介したCa^{2+}流入により血管収縮が惹起される．血管収縮性受容体刺激により誘発されるK^+チャネルの抑制やカチオンチャネル，Cl^-チャネルの活性化などにより細胞膜が脱分極し，VDCCは活性化される．また，シグナル伝達系を介したVDCCのリン酸化による開口確率の増加も起こりうる．受容体刺激によるCa^{2+}流入にはVDCC以外の経路もあり，受容体作動性Ca^{2+}

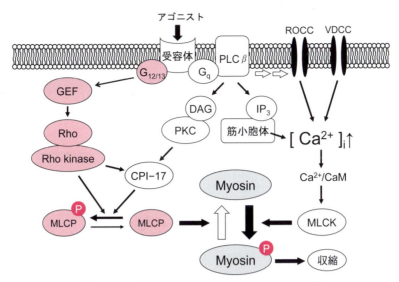

図 9-4. 血管収縮作用の細胞内シグナル伝達

チャネル receptor-operated Ca^{2+} channel（ROCC）と総称される．TRP チャネル transient receptor potential channel や Ca^{2+} 遊離活性化 Ca^{2+} チャネル Ca^{2+}-release activated Ca^{2+} channel（CRAC）などが ROCC の分子実体としてあげられる（図9-4）．

$β_2$ 受容体や PGI_2 の受容体である IP 受容体などの G_s 共役型受容体が刺激されると，アデニル酸シクラーゼの活性化→細胞内 cAMP レベルの上昇→プロテインキナーゼ（PKA）の活性化を介して，血管は弛緩する．PKA による血管弛緩作用には多くの機序が知られている．PKA は，細胞膜に存在する複数種の K^+ チャネルを活性化し細胞膜を過分極させて VDCC を抑制するとともに，IP_3 産生を抑制することにより細胞内 Ca^{2+} 濃度の上昇を抑える．また，PKA は SERCA による筋小胞体への Ca^{2+} 取り込みを促進する作用や NCX による細胞外への Ca^{2+} 排出を促進する作用も有し，細胞内 Ca^{2+} 濃度を積極的に低下させる．さらに，PKA は MLCK をリン酸化して活性を抑制する作用も示す．一方，NO は血管平滑筋細胞の細胞膜を透過して細胞質に存在する**可溶性グアニル酸シクラーゼ** soluble guanylate cyclase（sGC）を活性化し，cGMP の産生→プロテインキナーゼ G protein kinase G（PKG）

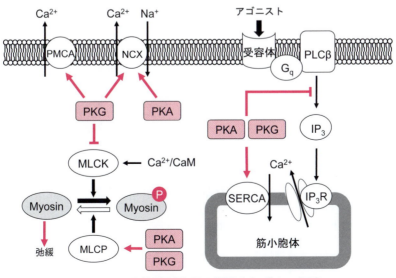

図 9-5. 血管弛緩作用の細胞内シグナル伝達

の活性化を介して，血管を弛緩させる．PKG も，K$^+$チャネルの活性化を介した VDCC の抑制や IP$_3$ 産生の抑制により細胞内 Ca^{2+} 濃度の上昇を抑制するとともに，SERCA，NCX，PMCA の活性化により細胞内 Ca^{2+} 濃度を低下させる．また，PKA と PKG には，MYPT1 の Rho キナーゼとは別の部位をリン酸化することにより Rho キナーゼによる MLCP 抑制作用を阻害し，**Ca^{2+} 感受性の低下** Ca^{2+} desensitization を引き起こす作用もある（図9-5）．

9-2. 抗不整脈薬

不整脈 arrhythmia とは，基本的には心拍数やリズムが一定でない状態のことで，リズムが一定でも心室内伝導異常のような心電図上異常と判断される不整脈もある．不整脈は，期外収縮，頻脈性不整脈，徐脈性不整脈など多岐にわたる．頻脈性・徐脈性不整脈の中には種々のものが存在し，基礎疾患，血行動態により治療法が異なる．

9-2-1. 不整脈の病態

頻脈性不整脈は，自動能の亢進，撃発活動 triggered activity およびリエントリー re-entry によって発生する．これは心筋細胞の興奮性および不応期の変化によって起こる．異常自動能の亢進は，障害された心筋の静止膜電位が浅くなり（＋側へ移動）自動興奮を発生する（図9-6）．撃発活動の発生は，薬剤性 QT 延長症候群など活動電位幅の延長が L 型 Ca^{2+} チャネルの再活性化を誘発して発生する早期後脱分極 early afterdepolarization（EAD）

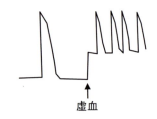

図9-6. 虚血による異常自動能

による場合と（図9-7A），心不全やジギタリス中毒など細胞内カルシウム過負荷が原因で小胞体からのカルシウムイオンの遊離による遅延後脱分極 delayed afterdepolarization（DAD）により発生する場合がある（図9-7B）．実際，多くの頻脈性不整脈は，心臓のある部位に生じた異所性の異常自動能

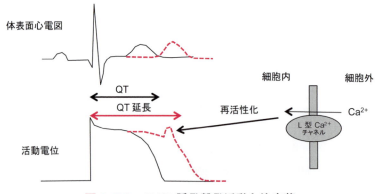

図9-7A. EAD 誘発撃発活動と治療薬
活動電位幅の延長と Ca^{2+} チャネルの再活性化
 1) アドレナリンβ受容体遮断薬
 2) Ca^{2+} チャネル遮断薬
 3) Late Na$^+$ 電流抑制薬（アミオダロン，フレカイニド，ラノラジン）
 4) ニコランジル
 5) Ｉa，Ｉc 群 Na$^+$ チャネル遮断薬

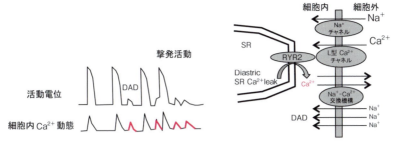

図 9-7B. DAD 誘発撃発活動と治療薬
細胞内 Ca^{2+} 過負荷による拡張期 Ca^{2+} 遊離による脱分極
1) Na^+ チャネル遮断薬
2) ベラパミル
3) Na^+-Ca^{2+} 交換機構抑制薬

の亢進や撃発活動による興奮波が障害心筋において一方向性伝導ブロックを引き起こし，他の部位を伝導したのち再び障害心筋部位に戻ってその部位を再度興奮させる現象（リエントリー，興奮旋回）によって発生すると考えられている（図9-8A）．一般に心筋細胞は神経や骨格筋細胞と比較して不応期が長く，一度興奮すると一定期間は再興奮しないが，頻脈性不整脈を発生する心筋細胞では不応期が短縮し興奮波伝導速度も低下しているため，リエントリーが発生すると考えられている．また最近では，心房細動や多形性心室頻拍などの頻脈性不整脈がスパイラルリエントリーという現象によって発生することがわかっている（図9-8B）．頻脈性不整脈には，上室性頻脈性不整脈である心房細動，心房粗動，発作性上室性頻拍と心室性頻脈性不整脈である持続性心室頻拍や心室細動などがある．

徐脈性不整脈は，洞房結節からの興奮が正常に伝導しない場合に発生する．実際には，洞結節で発生した電気的興奮が，心臓の刺激伝導系（洞結節，房室結節，右脚，左脚，プルキンエ線維）の障害によって心臓全体に伝わりにくくなったり，完全に伝わらなくなったりすることにより発生する．洞房ブロックは洞房結節に生じる電気的興奮が心房に伝導されない状態で，洞不全症候群として発症することが多い．洞房ブロックでは自覚症状がないことが多いが，脈の乱れ，めまい，脱力感，失神をみることがある．房室ブロックは心臓の房室結節やヒス束付近で刺激伝導系障害が起こっているもの

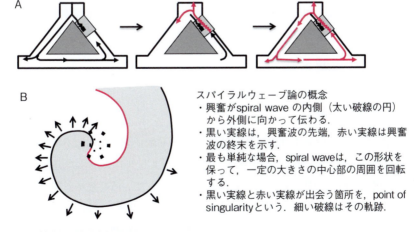

図 9-8. リエントリーと治療薬

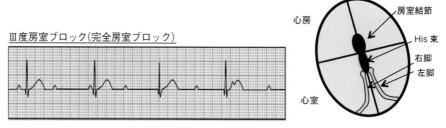

図 9-9. 房室ブロック発生部位と完全房室ブロック（Ⅲ度房室ブロック）

で（図9-9），房室伝導が永続的にブロックされたものを完全房室ブロック（Ⅲ度房室ブロック）といい，徐脈を引き起こす．完全房室ブロックが生じたときには，心房収縮の指標であるP波と心室収縮の指標であるQRS波が同調しない（図9-9）．完全房室ブロックが発生すると，初期には心室興奮が起こらず血液の駆出がなくなり，その持続時間が長くなると失神する．このような不整脈によって生じた意識消失発作がアダムス-ストークス症候群 Adams-Stokes syndrome である．脚ブロックとは，興奮が一側の脚に伝導しない状態で，障害側の心室には他側からの興奮が回り込んで伝導されるため，障害側の心室筋の興奮が遅れる．心電図上では，QRS時間の延長，QRS波形の変形などがみられるが，心電図検査以外でこれを診断することは困難である．

9-2-2. 抗不整脈薬の分類

抗不整脈薬の分類には，古典的な分類法である **Vaughan-Williams 分類** と不整脈発生の機序に基づいて治療を行うことを目的に行われた **Sicilian Gambit 分類** がある．前者は，抗不整脈薬を大きくⅠからⅣの4群に分類している．Ⅰ群の抗不整脈薬は，電位依存性ナトリウムチャネル遮断作用をもち，心筋の活動電位幅に対する効果の違いによりⅠa（活動電位幅を延長），Ⅰb（活動電位幅を短縮），Ⅰc（活動電位幅に影響しない）に分けられる．Ⅱ群の抗不整脈薬は，アドレナリンβ受容体遮断薬である．Ⅲ群の抗不整脈薬は，活動電位持続時間を延長させる薬物であり，ほとんどのものがカリウムチャネル遮断薬であるが，それ以外の作用機序のものも含まれる．Ⅳ群の抗不整脈薬は，カルシウムチャネル遮断薬である．後者のSicilian Gambit分類は，不整脈の薬物治療における新しい薬剤選択を可能にした抗不整脈薬のガイドラインであり，イオンチャネル，受容体，ポンプに対する薬の作用によって分類している（表9-1）．

9-2-3. 抗不整脈薬各論

a Na$^+$チャネル遮断薬

Na$^+$チャネル遮断薬は，時間および電位依存性にNa$^+$チャネルを遮断し，不活性化過程からの回復を遅らせることによる不応期の延長作用がある．このことよりNa$^+$チャネル遮断薬は，活性化過程と不活性化過程の相対的時間の延長がみられる高頻度に興奮している心筋や，脱分極した心筋でより効果的に働く（頻度依存性チャネル遮断と電位依存性チャネル遮断）．Na$^+$チャネル遮断薬の抗不整脈作用には，異常自動能と遅延後脱分極で誘発される撃発活動の抑制がある．前者の異常自動能の抑制は，Na$^+$チャネルの活性化閾値の上昇による心筋の興奮性の低下の結果であり（図9-10A），後者は，Na$^+$依存性の細胞内Ca^{2+}過負荷を抑制することによる．Na$^+$チャネル遮断薬は，リエントリー性不整脈にも効果があることが示されている．近年提唱されているスパイラルリエントリー説では，ス

表 9-1. 抗不整脈薬の Sicilian Gambit 分類

薬剤	イオンチャネル						受容体				ポンプ	臨床効果			心電図所見		
	Na			Ca	K	I_f	α	β	M_2	A_1	Na-K ATPase	左室機能	洞調律	心外性副作用	PR	QRS	JT
	Fast	Med	Slow														
リドカイン	○											→	→	◉			↓
メキシレチン	○											→	→	◉			↓
プロカインアミド		🅐			◉							↓	→	●	↑	↑	↑
ジソピラミド		🅐			◉					○			↓	→	●	↑↓	↑	↑
キニジン		🅐			◉		○					→	↑	●	↑↓	↑	↑
プロパフェノン		🅐			◉			◉					↓	↓	◉	↑	↑	
アプリンジン		Ⓘ		○	○							→	→	◉	↑	↑	→
シベンゾリン			🅐	○	◉				○			↓	↓	◉	↑	↑	→
ピルメノール			🅐		◉				○			↓	→	◉	↑	↑	↑→
フレカイニド			🅐		○							↓	→	◉	↑	↑	
ピルシカイニド			🅐									↓→	→	○	↑	↑	
ベプリジル	○			●	◉							?	↓	◉		↑	↑
ベラパミル	○			●			○					↓	↓	○	↑		
ジルチアゼム				●								↓	↓	○	↑		
ソタロール					●			●				↓	↓	○	↑		↑
アミオダロン	○			○	●		●	●				→	↓	●	↑		↑
ニフェカラント					●							→	→	○			↑
ナドロール								●				↓	↓	○	↑		
プロプラノロール	○							●				↓	↓	○	↑		
アトロピン									●			→	↑	◉	↓		
ATP										■		?	↓	○			
ジゴキシン									■		●	↑	↓	●	↑		↓

■=作動薬,遮断作用の相対的強さ:○=低,◉=中等,●=高
A=活性化チャネルブロッカー,I=不活性化チャネルブロッカー
(小川 聡(2000)抗不整脈薬ガイドライン―CD ROM 版ガイドラインの解説とシシリアンガンビットの概念,抗不整脈薬ガイドライン委員会編,p.7,ライフメディコムより引用)

(A) Na^+ チャネルまたは Ca^{2+} チャネルの活性化閾値の上昇
 1) Ia, Ic 群 Na^+ チャネル遮断薬
 2) ジルチアゼム,ベラパミル

(B) 自発的拡張期脱分極の抑制
 1) アドレナリンβ受容体遮断薬
 2) ジルチアゼム,ベラパミル

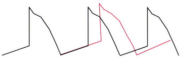

(C) 活動電位持続時間APDの延長
 1) K^+ チャネル遮断薬

(D) 最大拡張期電位の過分極
 1) アデノシン
 2) アドレナリンβ受容体遮断薬
 3) イバブラジン

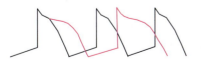

図 9-10. 自動能亢進の治療薬

パイラルウェーブの大きさは心筋の興奮性と不応期によって決まっており，その安定性は心筋の高い興奮性と不応期の短縮によって決まる．Na$^+$チャネル遮断は，心筋の興奮性の低下と不応期の延長作用を引き起こし，スパイラルウェーブの安定性低下により蛇行が生じ不整脈を停止させる．

1) Ⅰa群に分類されるNa$^+$チャネル遮断薬には，**キニジン** quinidine，**プロカインアミド** procainamide，**ジソピラミド** disopyramide，**シベンゾリン** cibenzoline，**ピルメノール** pirmenol 等があり，Na$^+$チャネル遮断効果は強く，カリウムチャネル遮断作用を有するため活動電位幅を延長させる．また，プロカインアミド以外の薬物には，抗コリン作用があり，心筋のムスカリンM_2受容体を遮断する．これら薬物は，Na$^+$チャネルの活性化過程に親和性があり，チャネルからの解離速度は中程度である．ジソピラミドとシベンゾリンは，孤立性発作性心房細動，上室期外収縮，不整脈による症状のある特発性心室期外収縮や特発性持続性心室頻拍，虚血性心疾患を伴う心室期外収縮の治療に使用される．また，ピルメノールは，不整脈による症状のある特発性心室期外収縮や特発性持続性心室頻拍，虚血性心疾患を伴う心室期外収縮の治療に使用される．プロカインアミドは，安定な持続性心室頻拍で心機能正常例に静注で使用される．キニジン，ジソピラミド，プロカインアミドの副作用には，催不整脈作用，心不全，無顆粒症などがある．キニジン，プロカインアミドの副作用には，全身性エリテマトーデス systemic lupus erythematosus（SLE）様症状もある．キニジンは，CYP2D6を阻害してメトプロロールの作用を増強し低血圧を引き起こす．ジソピラミドは，クラリスロマイシンとの併用でCYP3A4阻害によるQT延長を引き起こす．

キニジン

プロカインアミド塩酸塩

ジソピラミド

シベンゾリンコハク酸塩

ピルメノール塩酸塩水和物

2) Ⅰb群に分類されるNa$^+$チャネル遮断薬には，**リドカイン** lidocaine，**メキシレチン** mexiletine，**アプリンジン** aprindine 等があり，Na$^+$チャネル遮断効果は中程度で，アプリンジンにはカルシウムチャネルやカリウムチャネル遮断作用もある．Ⅰb群の薬物は，Na$^+$チャネルの不活性化過程に親和性があり，リドカインやメキシレチンは心室筋の活動電位幅を短縮し，心室性不整脈に使用される．リドカインとメキシレチンは，チャネルからの解離速度が基本的に速いため，活動電位幅の短い心房筋細胞においては弱いNa$^+$チャネル抑制作用しか示さない．一方，アプリンジンは，解離速度が中程度であり，K$^+$チャネル遮断作用もあるため，孤立性持続性心房細動の治療に用いられることがある．またメキシレチンとアプリンジンは，不整脈による症状のある特発性心室期外収縮や特発性持続性心室頻拍，虚血性心疾患を伴う心室期外収縮の治療に使用される．リドカインは，不安定な持続性心室頻拍や安定でも心機能の低下している例やQT延長で虚血が関与する多形性心室頻拍・心室細動・無脈性心室頻拍に静注で使用される．リドカインの副作用には催不整脈作用，意識

障害，悪性高熱などがある．メキシレチン，アプリンジンには，催不整脈作用，肝機能障害，間質性肺炎などがある．メキシレチンは，CYP1A2 を阻害し，抗けいれん薬のフェニトイン，抗結核薬のリファンピシン，気管支喘息治療薬のテオフィリンとの併用により相互作用を起こす可能性がある．

リドカイン塩酸塩　　メキシレチン塩酸塩　　アプリンジン塩酸塩

3）Ⅰc 群に分類される Na^+ チャネル遮断薬には，**フレカイニド** flecainide，**ピルシカイニド** pilsicainide，**プロパフェノン** propafenone 等があり，Na^+ チャネル遮断効果は強く，フレカイニドとプロパフェノンにはカリウムチャネル遮断作用もある．これらⅠc 群の薬物は，Na^+ チャネルの活性化過程に親和性があり，チャネルからの解離速度は基本的に遅い（プロパフェノンは中程度）ため Na^+ チャネル遮断効果が増強される．心室筋の活動電位幅には影響しないが不応期を延長させる作用があり，心室細動の抑制に貢献している．Ⅰc 群の薬物は，孤立性発作性心房細動，上室期外収縮，不整脈による症状のある特発性心室期外収縮や特発性持続性心室頻拍，虚血性心疾患を伴う心室期外収縮の治療に使用される．フレカイニド，ピルシカイニド，プロパフェノンの重大な副作用には，催不整脈作用と肝障害がある．プロパフェノンは，CYP2D6 を阻害して酒石酸メトプロロールの作用を増強し低血圧を引き起こす．

フレカイニド酢酸塩　　ピルシカイニド塩酸塩水和物　　プロパフェノン塩酸塩

b　アドレナリン β 受容体遮断薬

アドレナリン β 受容体遮断薬は，交感神経による心機能調節を抑制することによって抗不整脈作用を示す．実際，アドレナリン β 受容体遮断薬は，心筋膜の種々のイオン電流の抑制効果，抗虚血効果，降圧効果によって抗不整脈作用を示す．β 受容体遮断薬は，虚血心筋において心室筋の再分極時間のばらつきを抑え，心室細動の閾値を上昇させる．また，交感神経の活性化がその発生に関与していることが知られている開心術後の心房細動を抑制する．β 受容体遮断薬は，洞房結節細胞の I_{CaL} 電流（図 9-10B）や I_f 電流（図 9-10D）に作用して洞調律を低下させ，ヒス-プルキンエ線維や脱分極した心筋細胞の異常自動能を抑制する．また，房室結節での興奮波伝導速度を低下させる．これは，房室結節での交感神経刺激が，アドレナリン $β_1$ 受容体を介して Ca^{2+} チャネルの開口確率を増加させ，Na^+-Ca^{2+} 交換機構からの Na^+ の流入も促進させるためで，その結果，脱分極からオーバーシュートまでの時間が短縮し，隣接細胞への Na^+，Ca^{2+} の流入が早期に生じて興奮波伝導速度が上昇する（図 9-11）．β 受容体遮断薬は，交感神経の活性化が関与する上室性および心室性不整脈の治

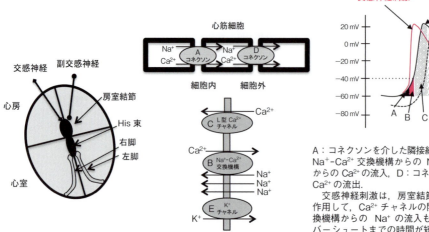

図 9-11. 房室伝導とその抑制薬

療に広く使用されている．**プロプラノロール** propranolol は非選択的 β 受容体遮断薬で ISA（−）である一方，**ビソプロロール** bisoprolol は，選択的 β_1 受容体遮断薬で ISA（−）である．**カルベジロール** carvedilol は $\alpha\beta$ 遮断薬である．β 受容体遮断薬は，心房細動のレートコントロールを始め，不整脈による症状のある特発性心室期外収縮や特発性持続性心室頻拍，心筋梗塞の既往があり心機能が正常な心室期外収縮，持続性心室頻拍の再発予防，先天性 QT 延長症候群およびカテコールアミン誘発性頻拍による多形性心室頻拍・心室細動・無脈性心室頻拍の予防に使用される．

プロプラノロール塩酸塩

カルベジロール

ビソプロロールフマル酸塩

c K^+ チャネル遮断薬

K^+ チャネル遮断薬は，興奮波伝導速度に影響を与えず心房・心室筋の活動電位幅の延長と不応期の延長を引き起こして，自動能亢進を抑え（図9-10C），リエントリー性不整脈にも効果がある（図9-8）．I_{Kr} 電流選択的 K^+ チャネル遮断薬は，心房筋に対して強い効果をもつが，頻脈性不整脈のような心筋が高頻度に興奮している状態では，I_{Kr} 電流選択的カリウムチャネル遮断薬の効果は低下する．

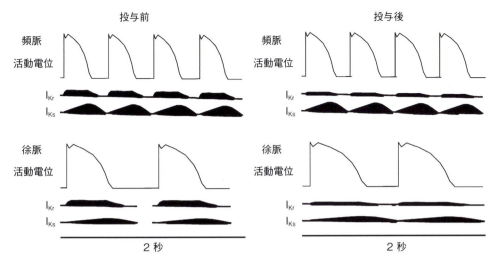

図 9-12. I_{Kr} 電流選択的 K^+ チャネル遮断薬投与前後の活動電位と心拍数の関係

これは，高頻度興奮時には I_{Ks} 電流の割合が増加するからである（図 9-12）．また極端な I_{Kr} 電流の抑制は，心室筋の活動電位幅を不均一に延長し貫壁性再分極時間のばらつきを引き起こし，EAD 誘発性の撃発活動による倒錯型心室頻拍（torsade de pointes, TdP）を起こすことがある．低カリウム血症は I_{Kr} 電流を抑制し，徐脈は I_{Ks} 電流を抑制するのでこれらが重なると活動電位幅の延長は著明になり TdP の発生リスクが上昇する．K^+ チャネル遮断薬には，**アミオダロン** amiodarone，**ニフェカラント** nifekalant，**ソタロール** sotalol がある．アミオダロンとソタロールは，心房細動を始め，虚血性心疾患を伴う心室期外収縮・単形非持続性心室頻拍に使用される．またアミオダロンとニフェカラントは，持続性心室頻拍の停止や QT 延長のない多形性心室頻拍・心室細動・無脈性心室頻拍の停止に静脈注射で使用される．持続性心室頻拍の再発予防には，上記 3 種類の薬物が使用され，多形性心室頻拍・心室細動・無脈性心室頻拍の予防には，アミオダロンが使用される．アミオダロンは，K^+ チャネル遮断作用に加え，Na^+，Ca^{2+} チャネルやアドレナリン β 受容体遮断作用を有し，上述のように多くの不整脈に有効であるが，間質性肺炎，肝機能障害，甲状腺機能障害など重大な副作用があり，日本においては他の薬が無効な致死的な不整脈に限って用いることになっている．また，アミオダロンは，CYP2D6 を阻害してメトプロロールの作用を増強し低血圧を引き起こす．

アミオダロン塩酸塩

ニフェカラント塩酸塩

ソタロール塩酸塩

d　Ca^{2+}チャネル遮断薬

静止膜電位が-60 mV以上である洞房結節，房室結節，虚血心筋においては，Na^+電流が抑制されているのでCa^{2+}電流が活動電位の発生と興奮波伝導速度に重要である．よってCa^{2+}チャネル遮断薬は，洞房結節，房室結節および虚血心筋の興奮性（図9-10A, B）と伝導速度（図9-11）を低下させ，房室伝導の抑制による上室頻拍の停止と心房細動のレートコントロール，また虚血心筋の異常自動能を抑制する．Ca^{2+}チャネル遮断薬は，Ca^{2+}チャネルの不活性化過程に作用するためチャネルの再活性化を遅らせる作用があり，早期後脱分極誘発の撃発活動を抑制する（図9-7A）．また，心筋細胞内へのCa^{2+}流入を抑制して細胞内Ca^{2+}過負荷を改善し，遅延後脱分極誘発の撃発活動を抑制する（図9-7A）．Ca^{2+}チャネル遮断薬には，**ベラパミル verapamil**，**ジルチアゼム diltiazem**，**ベプリジル bepridil** などがある．ベプリジルは，Ca^{2+}チャネル遮断作用に加え，Na^+，K^+チャネルの遮断作用があり，孤立性持続性心房細動や器質疾患に伴う心房細動の洞調律維持の目的で使用する．また，持続性心室頻拍の再発予防に用いられる．上記3者は不整脈による症状のある特発性心室期外収縮や特発性持続性心室頻拍に用いる．ベラパミルは，持続性心室頻拍の停止目的や発作性上室頻拍に静注で使用する．新生児や乳児期ではCa^{2+}チャネル遮断薬の感受性が高く，徐脈，心停止となりやすいので禁忌である．ベプリジルは，うっ血性心不全患者への投与は禁忌であり，また徐脈時にQT延長によるTdPを発生する可能性から，心電図上のQT間隔を頻回にモニターし，慎重に投与する必要がある．ベラパミルやジルチアゼムの重大な副作用に，心不全や重い皮膚粘膜障害がある．

ベラパミル塩酸塩

ジルチアゼム塩酸塩

ベプリジル塩酸塩水和物

e　その他の抗不整脈薬

アトロピン atropine は，心臓ではムスカリン性アセチルコリンM_2受容体を遮断し，副交感神経緊張を抑制して洞徐脈や房室ブロックを改善する．**アデノシン adenosine** は，洞房結節，房室結節，心房筋に存在するアデノシンA_1受容体に作用し，K^+電流の増加，I_f電流とアデニル酸シクラーゼの抑制を介して，洞房結節細胞の自動能と房室伝導を抑制することにより，発作性上室頻拍を停止させる．また，アデノシンは，交感神経系の活性化や血中カテコールアミンによって誘発される心房性・心室性不整脈を抑制する作用がある．ATPは，血中で迅速にアデノシンに分解され，アデノシンと同様の作用をする．**ジゴキシン digoxin** は，Na^+,K^+-ATPaseを阻害する強心薬であるが，迷走神経

刺激作用と交感神経やレニン-アンギオテンシン-アルドステロン系の緊張を抑える作用があり，洞房結節の機能を抑制して自動能を低下させる．また房室結節の機能を抑制して房室結節の有効不応期を延長し興奮波伝導速度を低下させるため（図 9-11），心房細動のレートコントロールに使用される．ジゴキシンの特に重要な副作用は不整脈であり，血清 K^+ 値低値時に増強される．これは，ジゴキシンが Na^+, K^+-ATPase の K^+ 結合前の中間体に親和性が高いためである．ジゴキシンの作用が増強されると心電図上 PQ 間隔の延長，T 波の平定化，QT 間隔の短縮，T 波の逆転や ST の盆状下降が認められ，交感神経の緊張を高め，心筋に対する直接作用による細胞内 Ca^{2+} 過負荷で遅延後脱分極誘発の撃発活動が発生し，期外収縮，頻拍，細動などが生じる．

アトロピン硫酸塩水和物　　　アデノシン

参考文献

児玉逸雄他：不整脈薬物治療に関するガイドライン（2009 年改訂版）

9-3. 心不全治療薬

　心不全には症状が急激に出現する**急性心不全**と，心不全の状態が長期間にわたって持続進行していく**慢性心不全**があるが，いずれも心臓のポンプ機能の異常（収縮不全と拡張不全）により，心臓が末梢組織の血流・酸素需要に応じられなくなった病態である．心不全の原因には虚血性心疾患（特に心筋梗塞），高血圧症，弁膜症，先天性心疾患，特発性心筋症，心筋炎，不整脈，肺塞栓・血栓などがあり，これらの原因で心臓の機能が低下すると心拍出量が低下する．症状には易疲労感，運動耐用能低下，夜間多尿，四肢冷感，呼吸困難があり，徴候には脈圧低下，末梢性チアノーゼ，浮腫，肝腫大，胸水貯留，頸静脈怒張，湿性ラ音がある．急性心不全の治療には，その病態によってドブタミン，ドパミンやノルアドレナリン，利尿薬，硝酸薬，Ca^{2+} チャネル遮断薬などが経静脈的に投与される．慢性心不全の治療には，その増悪を抑制するために利尿薬，アンギオテンシン系抑制薬，アドレナリン β 受容体遮断薬，硝酸薬，ジギタリス，Ca^{2+} チャネル遮断薬が経口で用いられる．

9-3-1. 急性・慢性心不全の病態

　心不全時には心拍出量の低下によって圧受容器を介する交感神経の緊張が引き起こされ，血管収縮や腎臓からのレニン分泌が亢進してレニン-アンギオテンシン-アルドステロン系の亢進が起こる．また，心不全では心臓局所でのレニン-アンギオテンシン-アルドステロン系の亢進や心筋の相対的虚血も指摘されており，これらが心臓の電気的・構造的リモデリングを引き起こして心不全を進行させる．心拍出量の低下は腎血流量の低下や腎糸球体内圧の低下を引き起こし，レニン分泌の亢進によるレニン-アンギオテンシン-アルドステロン系の亢進，腎血管の収縮，糸球体での圧利尿の低下による細胞外液貯留が起こる．これらは心室肥大・拡大，心筋線維化，心内膜下虚血などの心臓リモデリン

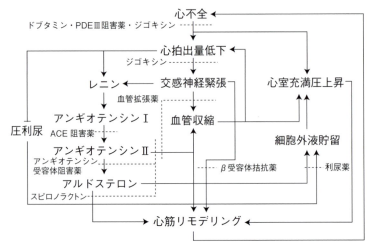

図 9-13. 心不全の病態と治療薬

表 9-2. 心疾患の NYHA 分類

Ⅰ度	心疾患を有するが，そのために身体活動が制限されることのない患者 （通常の身体活動では疲労，動悸，呼吸困難，または狭心症状をきたさない）
Ⅱ度	心疾患を有し，そのために身体活動が軽度から中等度制限される患者 （安静時は無症状であるが，通常の身体活動で疲労，動悸，呼吸困難，または狭心症状をきたす）
Ⅲ度	心疾患を有し，そのために身体活動が高度に制限される患者 （安静時は無症状であるが，通常以下の身体活動で疲労，動悸，呼吸困難，または狭心症状をきたす）
Ⅳ度	心疾患を有し，そのために非常に軽度の身体活動でも愁訴をきたす患者 （安静時においても心不全症状あるいは狭心症状をきたす．わずかな身体活動でも愁訴が増加する）

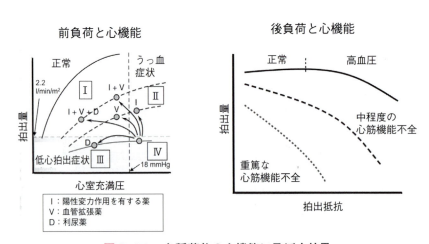

図 9-14. 各種薬物の心機能に及ぼす効果

（高折修二，他監訳（2013）グッドマン・ギルマン薬理書 第12版，廣川書店より）

グの原因となり，心不全の病態はさらに増悪される．心不全には右心不全と左心不全があり，右心不全による右心拍出量の低下は，右心房圧の上昇→中心静脈圧の上昇→各臓器のうっ血による肝腫大や全身の浮腫が出現する．左心不全による左心拍出量の低下は，左心房圧の上昇による肺うっ血と肺水

腫の出現や腎血流量の低下→尿量の低下→細胞外液貯留による全身の浮腫が出現する（図9-13）．心不全の重症度は，心疾患のNYHA分類によってI～IV度に分類されている（表9-2）．

9-3-2. 心不全治療薬の分類

上述したように，心不全の病態では心収縮能の低下による心拍出量の低下と拡張能低下（左心室拡張末期圧の上昇）があり，レニン-アンギオテンシン-アルドステロン系や交感神経系の活性化，細胞外液貯留による心不全の増悪があることから，心不全治療薬は，(1) 心臓の収縮力を高める薬物（1回拍出量の増加），(2) レニン-アンギオテンシン-アルドステロン系の活性化を抑制する薬物（末梢血管抵抗の低下による1回拍出量の増加と左心室拡張末期圧の低下，心筋保護作用），(3) 交感神経系の活性化によるアドレナリン受容体の活性化を抑制する薬物（レニン-アンギオテンシン-アルドステロン系の活性化の抑制による効果，心筋保護作用）(4) 血管拡張薬（末梢血管抵抗の低下による1回拍出量の増加と左心室拡張末期圧の低下）および (5) 細胞外液を減少させる薬物（左心室拡張末期圧の低下）に分類することができる．

9-3-3. 心不全治療薬各論

a 強心薬（心臓の収縮力を高める薬物）

心不全の病態では心収縮能の低下による心拍出量の低下があり，心筋収縮力を増強させる薬物である強心配糖体，カテコールアミン関連強心薬，キサンチン誘導体，III型ホスホジエステラーゼ（PDEIII）阻害薬が使用される．

1) ジギタリス

ジギタリスは，ステロイド骨格に糖と不飽和ラクトン環が結合した構造の強心配糖体で，心筋収縮力増強作用がある．ジギタリスは，Na^+, K^+-ATPaseのαサブユニットに結合してポンプ機能を阻害してNa^+の細胞外への排出とK^+の細胞内への流入を抑制することにより細胞内Na^+濃度を上昇させ，Na^+-Ca^{2+}交換機構のCa^{2+}流入モード（reverse mode）を促進して細胞内Ca^{2+}濃度を上昇させる（図9-15）．その結果，筋小胞体のCa^{2+}量が増加し心筋興奮時の細胞内Ca^{2+}量が増加して心収縮力が増強する．また，治療濃度のジギタリスは，迷走神経刺激作用と交感神経やレニン-アンギオテンシン-アルド

ジゴキシン

表9-3. ジギタリスの副作用

心臓症状	a. 徐脈：**洞性徐脈**，洞停止 b. 刺激性の亢進：**心室性期外収縮**，発作性心室頻拍，心室細動など c. 伝導障害：**房室ブロック**など
消化器症状	食欲不振，悪心，嘔吐，下痢，腹痛，便秘
神経症状	頭痛，めまい，不眠，抑うつ症状，眼症状（視力障害，黄視，暗点など），錯乱，痙攣など

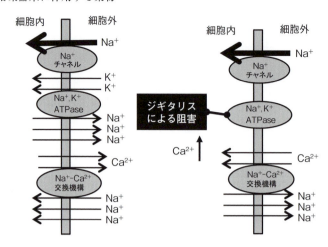

図 9-15. ジギタリスの作用機序

ステロン系の緊張を抑える作用があり，洞房結節や房室結節の機能を抑制するが，高用量のジギタリスや低カリウム血症のようなジギタリスの作用が増強されるような病態では，催不整脈作用を示す（本章 2 節参照）．**ジゴキシン digoxin** は，うっ血性心不全に広く使用されている．副作用には，催不整脈作用の他，食欲不振や悪心，嘔吐等の消化器症状や頭痛，めまい等の神経症状がある（表 9-3）．

2) カテコールアミン関連強心薬，キサンチン誘導体，PDE III 阻害薬（図 9-16）

カテコールアミン関連強心薬（アドレナリン β 受容体作動薬），キサンチン誘導体，PDE III 阻害薬は，心筋細胞内のサイクリック AMP（cAMP）を増加させ，cAMP 依存性リン酸化酵素（プロテインキナーゼ A）の活性化を介して強心作用を示す．この酵素の活性化は，心筋の L 型 Ca^{2+} チャネルからの Ca^{2+} の細胞内流入を増加しリアノジン受容体への Ca^{2+} の結合を増やし，小胞体から細胞内への Ca^{2+} 流入を増加させて心筋の収縮力を高める．また，この cAMP 依存性リン酸化酵素は，ホスホランバンをリン酸化して筋小胞体カルシウム ATP アーゼ（SERCA）から解離させ，SERCA による小胞体への Ca^{2+} 輸送を増強することにより心拡張能を高める．

カテコールアミン関連強心薬の**ドブタミン dobutamine** と**デノパミン denopamine** は，アドレナリン β_1 受容体に作用して Gs タンパク質の活性化→アデニル酸シクラーゼの活性化→ cAMP の増加により心筋収縮力を増強する．前者は，他にアドレナリン α_1, β_2 受容体刺激作用もあり，低用量では軽度の血管拡張作用を示し，急性または重症心不全の治療に用いられる．しかし，長期にわたるドブタミンの投与は，予後を悪化させることも報告されている．後者は，部分作用薬で耐性が生じにくく慢性心不全に経口投与できる．内因性カテコールアミンでノルアドレナリンの前駆物質である**ドパミン dopamine** は，ドパミン D_1 受容体刺激作用に加え，アドレナリン α_1, β_1 受容体刺激作用がある．低用量（2 μg/kg/分以下）のドパミンは，D_1 受容体を介した腎動脈拡張作用による糸球体ろ過量の増加を介して利尿効果を示す．中等度（2〜10 μg/kg/分）のドパミンはアドレナリン α_1, β_1 受容体刺激作用が優位であり，心臓の β_1 受容体刺激による陽性変力作用や心拍数増加作用と心臓および末梢血管からのノルアドレナリン放出増加作用，および血管の α_1 受容体刺激による血管収縮作用を示す．高用量（10〜20 μg/kg/分）のドパミンは，α_1 受容体刺激作用が優位となり血管抵抗の増加による血圧上昇を示す．臨床的には，低用量ドパミンの腎血管拡張作用による利尿効果を期待して使用される．

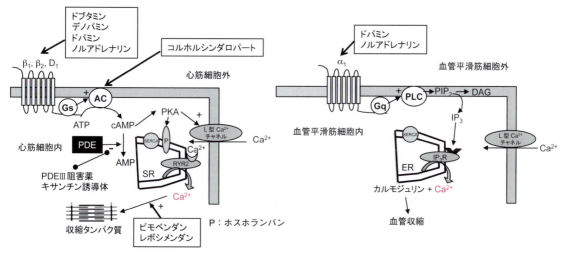

図 9-16. 強心薬の作用機序

ノルアドレナリン noradrenaline は，内因性カテコールアミンでアドレナリン β_1 受容体刺激作用により陽性変時・変力作用を示し，末梢血管の α_1 受容体にも働いて末梢血管を収縮させる．ノルアドレナリンは，他の強心薬使用や循環血液量の補正によっても心原性ショックからの離脱が困難な患者に用いられる．

キサンチン誘導体は，非選択的にホスホジエステラーゼ（PDE）を阻害し，強心作用と利尿作用を示す．一方，PDE Ⅲ 阻害薬である，**ミルリノン** milrinone や**オルプリノン** olprinone は，cAMP の分解に関わる PDE Ⅲ の存在する心臓，血管平滑筋などに選択的に働いて細胞内 cAMP 濃度を上昇させ，心筋収縮力増強と血管の拡張を示す．PDE 阻害薬の長所は，(1) 血管拡張作用と強心作用を併せもち，心筋酸素消費量の増加がカテコールアミン系薬に比し軽度，(2) β 受容体を介さずに効果を発揮するので，カテコールアミン抵抗状態にも有効，(3) 硝酸薬に比して耐性が生じにくいことが挙げられる．急性心不全に静注投与で使用され，効果発現が速やかで用量依存的に血行動態を改善する．

ドパミン塩酸塩

ドブタミン塩酸塩

デノパミン

ミルリノン

オルプリノン塩酸塩水和物

3) その他の強心薬

コルホルシンダロパート colforsin daropate は，アデニル酸シクラーゼを直接活性化して，心筋収縮力増強と血管拡張作用を示す．効果発現は PDE 阻害薬に比べ遅く，副作用として過度な心拍数増加や催不整脈作用がある．

ピモベンダン pimobendan や**レボシメンダン** levosimendan は，心筋収縮タンパク質トロポニンのカルシウム感受性を高めることにより，細胞内カルシウム濃度の上昇を来すことなく心筋収縮力を増強する．さらに PDE III 阻害作用を有することにより血管拡張作用を示す．ピモベンダンは，急性または慢性心不全に経口で使用され，副作用には催不整脈や低血圧がある．レボシメンダンはヨーロッパで認可導入され，急性非代償性心不全患者に対する静注薬として使用されている．

コルホルシンダロパート塩酸塩　　ピモベンダン　　レボシメンダン

b　利尿薬（図9-17）

1) ループ利尿薬

心不全時には細胞外液の貯留があり，利尿薬は細胞外液量を低下させてうっ血症状を改善する．心不全の治療には主にループ利尿薬である**フロセミド** furosemide，**ブメタニド** bumetanide，**アゾセミ**

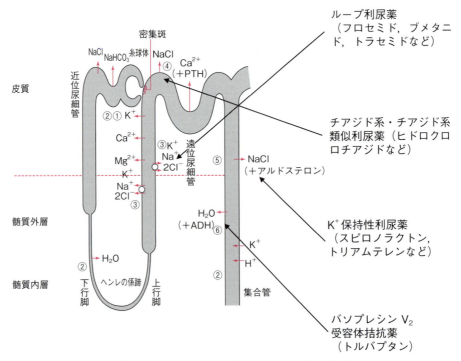

図 9-17．利尿薬の種類・作用点・作用機序

利尿薬：① アセタゾラミド，② 浸透圧利尿薬（マンニトールなど），③ ループ利尿薬（フロセミドなど），④ チアジド系利尿薬，⑤ アルドステロン拮抗薬，⑥ ADH 拮抗薬

ド azosemide が使用され，肺うっ血や浮腫などの心不全症状を軽減して前負荷を減少させて左室拡張末期圧を低下させる．その効果発現は早く，急性心不全患者に用いられる．また，ループ利尿薬による心不全予後改善効果に関しては，ACE阻害薬，β遮断薬との併用でのみ効果があることが示されている．副作用には低K血症，低Mg血症などの電解質異常や耐糖能異常，高尿酸血症，高中性脂肪血症など代謝系への影響もある．ループ利尿薬による急激かつ過度の利尿は骨格筋の痙攣を起こすことがあるので，カリウムの補充をしながら対応する．短時間作用型ループ利尿薬は，腎臓緻密斑でレニン分泌を刺激して体液量非依存性にレニン-アンギオテンシン-アルドステロン系の活性化を引き起こす．一方，アゾセミドなどの長時間作用型ループ利尿薬は，レニン-アンギオテンシン系の活性化を最小限にすることが可能である．**トラセミド** torasemide も長時間作用型ループ利尿薬であるが，抗アルドステロン効果も有するので低カリウム血症を回避することが期待される．

フロセミド　　ブメタニド

アゾセミド　　トラセミド

2）抗アルドステロン薬

抗アルドステロン薬の**スピロノラクトン** spironolactone と**エプレレノン** eplerenone は，腎の遠位尿細管から集合管に存在するミネラルコルチコイド受容体に作用し，Na$^+$の再吸収を抑制して利尿作用を示す．利尿作用に加え，心筋組織に直接作用して線維化やノルアドレナリンの取り込みを抑制し心不全の増悪を抑える作用もある．抗アルドステロン薬の副作用には高カリウム血症があるが，選択的抗アルドステロン薬であるエプレレノンは，スピロノラクトンにみられる女性化乳房や乳房痛などの副作用はない．

3）ナトリウム利尿ペプチド

カルペリチド carperitide（hANP）は，α型ヒト心房性ナトリウム利尿ペプチド受容体に結合し，受容体が内蔵する膜結合型グアニル酸シクラーゼを活性化することにより細胞内cGMPを増加させ，血管拡張作用，利尿作用，交感神経亢進抑制作用，レニン分泌抑制作用およびアルドステロン分泌抑制作用を示す．急性心不全に使用され，動脈血管の拡張による後負荷の軽減と，静脈血管の拡張と尿量増加作用による前負荷の軽減により血行動態および臨床症状を改善する．

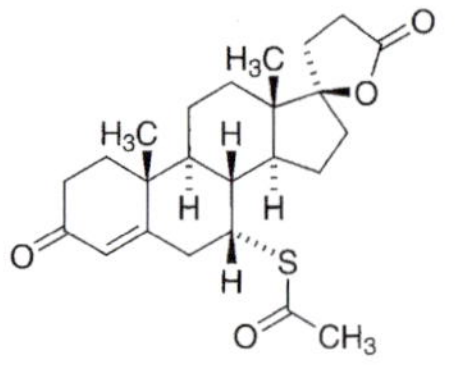

スピロノラクトン 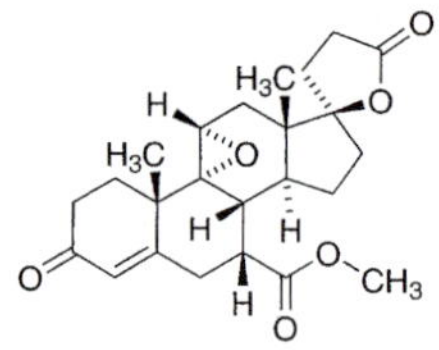　　エプレレノン

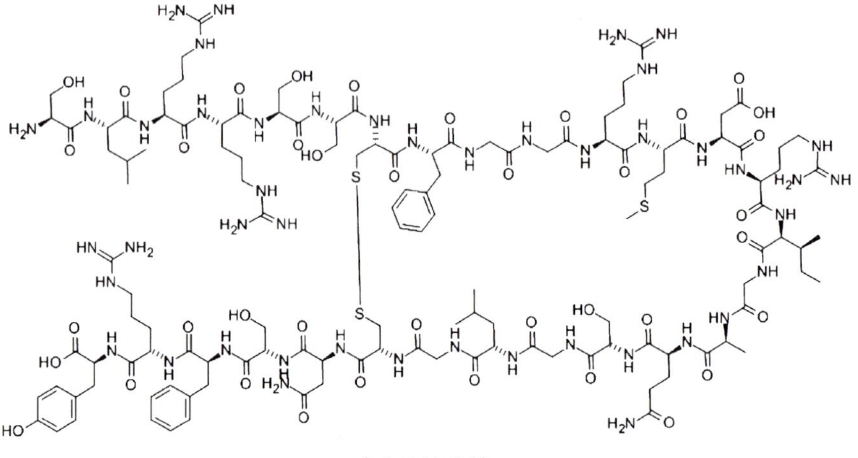

カルペリチド

4）バソプレシン受容体拮抗薬

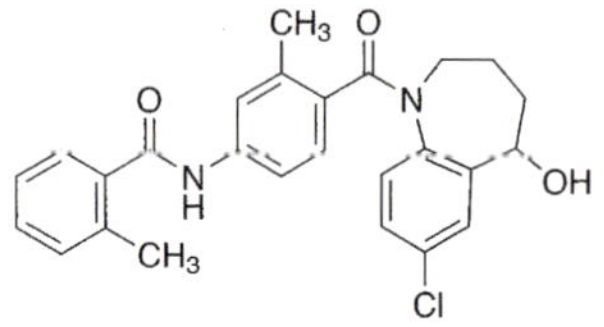

血管平滑筋や血小板などに存在するバソプレシン V_{1a} 受容体の活性化は，血管収縮，心肥大を引き起こし，腎集合管に存在する V_2 受容体は，水の再吸収に関与している．バソプレシン受容体拮抗薬の**トルバプタン** tolvaptan は，V_2 受容体拮抗薬で集合管での水の再吸収を抑制し，電解質に影響を与えずに水分だけを排泄させる作用がある．臨床適用には，心不全および肝硬変における体液貯留，常染色体優性多発性嚢胞がある．また，急性心不全患者のなかでも Na^+ 利尿抵抗性患者の水利尿に有効で，特に低 Na^+ 性心不全患者は良い対象である．副作用に頻尿，多尿，脱水，口渇，便秘，吐き気，下痢などがある．トルバプタンは，CYP3A4 で代謝されるので，CYP3A4 阻害作用を有する薬剤との併用は避けるべきである．またリファンピシンのような CYP3A4 を誘導する薬剤を併用すると作用は減弱する．

トルバプタン

c 血管拡張薬

1）硝酸薬

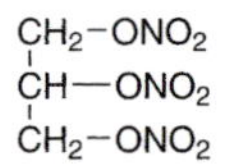

ニトログリセリン nitroglycerin や**硝酸イソソルビド** isosorbide dinitrate（ISDN）などの硝酸薬は，NO を介して血管平滑筋細胞内のグアニル酸シクラーゼを活性化し，低用量では静脈系容量血管を拡張して前負荷を軽減し，高用量では動脈系抵抗血管も拡張して後負荷軽減効果を発現する．ニトログリセリンや ISDN の投与は，急性心不全や慢性心不全急性増悪時の肺うっ血の軽減に有効である．また，冠動脈拡張作用により虚血性心疾患を原因疾患とする急性心不全にも使用される．硝酸薬投与では副作用として血圧低下と肺内シャント増加に由来する動脈血酸素飽和度の低下が挙げられる．また，比較的高用量の静脈投与に伴って早期か

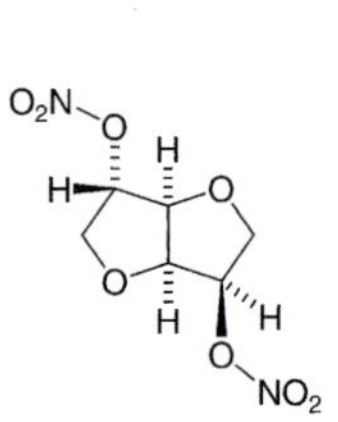

ニトログリセリン　　硝酸イソソルビド

ら耐性が発現するが，その予防法として，投与用量の調節や投与間隔をあけること，また硝酸薬は，その作用発現のために，SH化合物により活性化されることが必要なのでSH基を補充することによって耐性を予防する．

2) ATP感受性K^+（K_{ATP}）チャネル開口薬

第9章4節に後述．

d 代表的な慢性心不全治療薬

1) アンギオテンシン変換酵素 angiotensin converting enzyme（ACE）阻害薬とアンギオテンシンIIタイプ1（AT_1）受容体拮抗薬 angiotensin receptor blocker（ARB）

慢性心不全では，全身的・心臓局所的にレニン-アンギオテンシン-アルドステロン（RAA）系の亢進が認められる．ACE阻害薬やARBによる治療は，前負荷および後負荷の軽減や，心臓リモデリングの改善による心肥大や心不全の抑制が期待でき，NYHA分類のI度からIV度までの患者に対して第一選択治療薬となっている．ACE阻害薬の**エナラプリル** enalapril，**リシノプリル** lisinopril，**キナプリル** quinaprilは，アンギオテンシンIIの合成を阻害し，RAA系の活性化を抑制し，ACEで代謝されるブラジキニンを増加させて血管拡張作用も示す．最も頻度の高い副作用には，ブラジキニンの増加が関与する乾性咳嗽があり，他の副作用として血管浮腫や高カリウム血症がある．ARBの**ロサルタン** losartan，**カンデサルタン** candesartanは，AT_1受容体を阻害し，また間接的にはAT_2受容体を刺激する．慢性心不全では，ACE阻害薬が不忍容な患者で使用される．RAA系抑制薬全体の副作用には，過度の血圧低下，腎機能障害，高カリウム血症や血管浮腫の発現があり，注意が必要である．

2) アドレナリンβ受容体遮断薬

ビソプロロール bisoprolol，**メトプロロール** metoprololは，選択的アドレナリン$β_1$受容体遮断薬であり，内因性交感神経刺激作用（ISA）や膜安定化作用（MSA；局所麻酔作用，Na^+チャネル抑制作用）はない．メトプロロールは現在の同効薬のなかで，$β_1$受容体に対する選択性が最も高いものの一つである．**カルベジロール** carvedilolは，非選択的アドレナリンβ受容体遮断薬で，β受容体遮断作用に加えて$α_1$受容体遮断作用を主とした血管拡張作用も有し，総末梢血管抵抗および主要臓器の血管抵抗を減少させる．これらの薬物は，(1) 内因性ノルアドレナリンによる心筋細胞のアポトーシスの抑制，(2) 心筋組織の細胞外マトリックス組成の制御，(3) 心筋細胞のエネルギー代謝の改善，(4) 心筋組織の酸化ストレスの軽減，(5) 不整脈の抑制によって，NYHA II〜III度の慢性心不全患者の生命予後を改善することが報告されており，ACE阻害薬やARBと同様に慢性心不全において確立された標準治療薬である．処方時は，心不全の悪化に注意して少量から開始し，経過をみながら緩徐に増量することが最も重要である．

参考文献

和泉徹他：急性心不全治療ガイドライン（2011年改訂版）

9-4. 虚血性心疾患治療薬

虚血性心疾患は，冠動脈の閉塞や狭窄などにより心筋への血流が阻害され，心臓に障害が起こる疾

患の総称であるが，その代表に**狭心症** angina pectoris と**心筋梗塞** myocardial infarction がある．狭心症はその発症状況から労作性狭心症と安静狭心症に分類できる（表9-4）．症状は，心筋が虚血状態となることから生じる絞扼感（締め付けられるような感じ）あるいは圧迫感を伴う胸痛発作が主で，しばしば肩や心窩部などへの放散痛があるが，他に動悸，不整脈，呼吸困難，頭痛，嘔吐などがある．狭心症治療薬には硝酸薬，アドレナリン β 受容体遮断薬，Ca^{2+} チャネル遮断薬，その他冠血管拡張薬があり，心筋梗塞治療薬には血栓溶解薬等がある．また，狭心症における冠状動脈狭窄が生じる原因の多くは，糖尿病，高血圧症，脂質異常症などの生活習慣病によるもので，原因の除去が予防・進展の防止を行う上で重要である．これらの目的を達成するためには食事療法や運動療法，禁煙などを基本として動脈硬化対策を十分に行い，その上で薬物治療による管理をしていくことが重要である．

表9-4. 狭心症の分類

1) 病態からの分類
   器質性狭心症
   冠攣縮性狭心症（異型狭心症）
   冠血栓性狭心症
2) 発症状況からの分類
   労作性狭心症
   安静狭心症
   労作兼安静狭心症
3) 経過からの分類
   安定狭心症
   不安定狭心症
   （新規労作，増悪型労作，安静狭心症）

9-4-1. 虚血性心疾患（狭心症，心筋梗塞）の病態

正常では心筋の酸素需要とその供給はバランスがとれており，心筋が酸素不足に陥らないように調節されている．一般に，心筋酸素需要に影響する因子として，心拍数，心収縮能，心肥大（心室圧の上昇）や心拡大（心室容積の増加）があり，心筋の酸素供給に影響する因子としては，冠血管抵抗と大動脈拡張期圧に依存する冠血流量や血液酸素運搬能がある（図9-18）．狭心症は，その発症病態により通常二つに分類される．アテローム性プラーク形成（動脈硬化）による冠状動脈の器質的な狭窄により労作時に症状が出現する器質性狭心症（発症状況からは労作性狭心症）と，冠血管攣縮による一過性の冠血流低下によって症状が出現する冠血管攣縮性狭心症（発症状況から安静狭心症）である（表9-4）．どちらも心筋組織への酸素供給量の低下により心臓の仕事量による酸素需要との間にアンバランスが生じて発症する病態である（図9-18）．心筋梗塞は，この血流低下あるいは途絶が長時間持続し心筋が壊死に陥った状態である．治療は，血流改善による酸素供給量の増大，あるいは酸素需

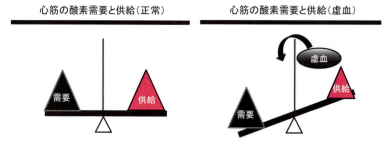

図9-18. 虚血性心疾患の病態

心筋酸素需要に影響する因子
1) 心拍数
2) 収縮能
3) 心肥大（心室圧の上昇）
4) 心拡大（心室容積の増加）

心筋の酸素供給に影響する因子
1) 冠血流量（冠血管抵抗，大動脈拡張期圧）
2) 血液酸素運搬能

表 9-5. 虚血性心疾患治療薬の種類と作用機序

薬　物	主たる作用機序	
	心筋酸素需要の低下	酸素供給量の増大
硝酸薬	○	△
β受容体遮断薬	○	×
Ca^{2+}チャネル遮断薬	△	○
K^+チャネル開口薬	△	○
血小板凝集抑制薬	血栓の予防	
抗凝固薬	血栓の予防	
血栓溶解薬	血栓の溶解	

要量の低下により，需要-供給のアンバランスを改善することである．

9-4-2. 抗狭心症薬の分類

　狭心症は冠血流による酸素供給と心臓の仕事量による酸素需要のバランスの崩壊であるため，血流改善による酸素供給量の増大，あるいは酸素需要量の低下により，需要-供給のバランスを改善する薬物を治療に用いる．冠状動脈の血流改善により心筋に十分な酸素を送り込むため，血管の拡張あるいは攣縮を抑制する薬物として硝酸薬やCa^{2+}チャネル遮断薬がある．また，心筋の酸素消費量を減少させることにより，酸素供給-消費のバランスを是正するのに有効なアドレナリンβ受容体遮断薬は，心臓の仕事量を減少させることによって狭心症を改善する．加えて，硝酸薬は，静脈を拡張することで前負荷を軽減し，心筋の酸素消費量を減少させる．これら狭心症発作が生じないための予防に加えて，心筋梗塞への進展を阻止することも狭心症の薬物治療を行う目的の一つであり，血小板凝集阻害薬（抗血小板薬），血液凝固阻止薬（抗凝固薬）が用いられる．心筋梗塞を発症した場合には，早期に途絶した血流を再疎通させることが重要であり，血栓溶解薬を使用する（表9-5）．

9-4-3. 抗狭心症薬各論

a　硝酸薬

　ニトログリセリン nitroglycerin，**硝酸イソソルビド** isosorbide dinitrate，**亜硝酸アミル** amylnitrite，**一硝酸イソソルビド** isosorbide mononitrate 等の硝酸薬は，多価アルコールと硝酸のエステルであり，体内での一酸化窒素（NO）の放出を介して血管平滑筋細胞内のグアニル酸シクラーゼを活性化し，cGMPの産生を促す．cGMPは，cGMP依存性タンパク質脱リン酸化酵素（ミオシン軽鎖ホスファターゼ）を活性化し，ミオシン軽鎖の脱リン酸化を介して血管平滑筋を弛緩する．またRhoキナーゼ活性の抑制やcGMP依存性タンパク質リン酸化酵素（PKG）を介して平滑筋の弛緩に働く（図9-19）．低用量では，血管平滑筋を弛緩し，主として静脈の拡張を誘発→両心室の拡張末期圧を低下させ，心室容積を低下→心筋酸素消費量を低下→酸素需要・供給のアンバランスを改善する．高用量では静脈の拡張に加え，動脈系抵抗血管の拡張による血圧の低下→心筋酸素消費量を低下→酸素需要・供給のアンバランスを改善する．しかし，この薬物による過度の血圧低下は，冠血流量減少による酸素供給の低下と反射性頻脈による心筋酸素需要量増大で心筋虚血改善作用を減弱させ

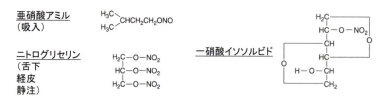

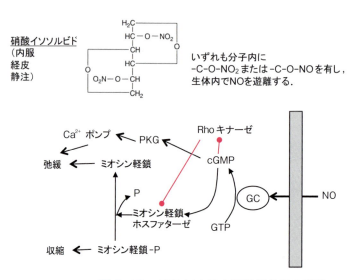

図 9-19. NO による血管弛緩作用の機序
GC：グアニル酸シクラーゼ
PKG：プロテインキナーゼ G

る．また肺内シャント増加に由来する酸素運搬能の低下も起こす．ニトログリセリンは，安定狭心症発作出現時には舌下服用で，不安定狭心症には静注で使用され，薬物血中濃度を迅速に上昇させて通常数分以内に症状が改善する有効な手段である．また，不安定狭心症時には抗血小板薬，抗凝固薬，Ca^{2+} チャネル遮断薬と併用で使用する．心筋梗塞には，心筋梗塞巣の減少を目的に経静脈的に投与する．冠攣縮性狭心症には，Ca^{2+} チャネル遮断薬と併用して使用するが，Ca^{2+} チャネル遮断薬とは異なり作用発現が即効性で冠攣縮発作の治療にも有効である．内服の場合，硝酸薬は腸管から吸収されて門脈に入り肝臓通過時に初回通過効果 first pass effect を受ける．硝酸イソソルビドは肝臓で代謝されるが，一硝酸イソソルビドは初回通過効果を受けないため，作用は硝酸イソソルビドに比べてより長く約 8 時間程度持続する．硝酸薬は，頻回または連続的に投与すると耐性による効果の減弱がみられる．副作用には，血管拡張作用に基づく頭痛，めまい，脱力感，起立性低血圧などがある．

　ニコランジル nicorandil は，硝酸薬としての静脈系血管拡張作用と ATP 感受性 K^+（K_{ATP}）チャネル開口作用に起因する動脈系血管拡張作用を有する．ニコランジルは K_{ATP} チャネル開口作用を有するので，他の硝酸薬に比べて薬剤耐性を生じにくい．K_{ATP} チャネルの開口は特に虚血心において，プレコンディショニング効果と活動電位幅の短縮によるカルシウム過負荷の抑制効果を介して，心筋保護効果を発揮する．急性心筋梗塞に対する再灌流療法に先立ってニコランジルを単回静脈内投与すると，冠微小循環の改善と再灌流障害の改善をもたらす．したがって，虚血心に伴う急性心不全に対する有効性が期待されている．加えて最近，慢性心不全に対する改善効果もあることが報告されている．

ニコランジル

b アドレナリンβ受容体遮断薬

虚血性心疾患に使用されるアドレナリンβ受容体遮断薬には，非選択的β受容体遮断薬でISA（-）の**プロプラノロール** propranolol，**ナドロール** nadolol，ISA（+）の**ピンドロール** pindolol や，選択的β_1受容体遮断薬でISA（-）の**メトプロロール** metoprolol，**アテノロール** atenolol，ISA（+）の**アセブトロール** acebutolol がある．この他，α, β遮断薬の**カルベジロール** carvedilol や**ラベタロール** labetalol も使用される．アドレナリンβ受容体遮断薬は，交感神経系の心臓作用を抑制して運動時の心拍数や心収縮力を低下し，心筋酸素需要を低下させる（図9-20）．β遮断薬は，労作性狭心症の狭心発作の程度と頻度を低下し，その第一選択薬として使用される．一方，不安定狭心症に対しては，発作の頻度は減少させるが，死亡率を減少させるとの証拠はない．心筋梗塞については，ISAを有さない薬物が死亡率を減少させることがわかっている．副作用には，倦怠感，めまい，心不全，徐脈，呼吸困難，低血圧などがある．さらに，冠血管攣縮性狭心症にβ遮断薬を単独で使用すると冠血管攣縮を誘発することがあり，禁忌となっている．またCa^{2+}チャネル遮断薬との併用で徐脈，房室ブロックの発生頻度が増強される．

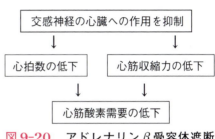

図9-20． アドレナリンβ受容体遮断薬の作用機序

c Ca^{2+}チャネル遮断薬

Ca^{2+}チャネル遮断薬の**ベラパミル** verapamil，**ジルチアゼム** diltiazem，**ニフェジピン** nifedipine，**アムロジピン** amlodipine などは，冠動脈を拡張して心筋への酸素供給を増大する．また全身の細動脈を拡張し，血圧（心臓の後負荷）を下げて心筋の酸素需要を減少させる．しかし反射性の交感神経緊張をきたし，心拍数増大に伴う心筋の酸素需要増大による作用の減弱がある（β遮断薬の併用が有用）．ベラパミルとジルチアゼムは，心筋のL型Ca^{2+}チャネル遮断による陰性変時・変力・変伝導作用を示して（図9-16参照）心筋の酸素需要を減少させるが，ニフェジピン，アムロジピンではこの効果は少ない．Ca^{2+}チャネル遮断薬は，血管平滑筋細胞内へのCa^{2+}流入を抑制することにより（図9-16参照）冠攣縮予防に極めて有効で，その種類や作用時間にかかわらず冠攣縮性狭心症治療の第一選択薬である．この他，労作狭心症では心筋酸素需要を低下するので有効であり，β遮断薬との併用で用いられることが多い．不安定狭心症には冠攣縮が関与することがあり，その場合にも有効である．通常量では副作用の発現は少なく安全に使用できる薬剤であるが，脈が遅くなる，脈がとぶ，顔が赤くなる，便秘，吐き気，胃部不快感，頭痛などの出現に注意が必要である．

d 心筋梗塞および予防治療薬

1）血栓溶解薬

冠動脈の血栓溶解薬には，ウロキナーゼ型プラスミノーゲン・アクチベーター（u-PA）と組織型プラスミノゲーン・アクチベーター（t-PA）がある．t-PAによるプラスミノーゲンの活性化速度は，フィブリンが存在すると数百倍に亢進するため，一般的にはフィブリン存在下で作用する．t-PAはフィブリン分子に結合するとフィブリン血栓上でプラスミノーゲンを活性化させ，生じたプラスミンにより効率良くフィブリン分解が起こる．u-PAはフィブリンへの親和性が弱く，主に血中のプラスミノーゲンをプラスミンに活性化することで血栓の溶解が起こる．よってu-PAはフィブリン特異性

が低いため，治療薬としてのu-PAの使用は限定されており，心筋梗塞の血栓溶解には使用されていない．一方，遺伝子組換え組織型プラスミノーゲン・アクチベーター（rt-PA）である**アルテプラーゼ alteplase**，**モンテプラーゼ monteplase**，**パミテプラーゼ pamiteplase** の3種類は，すべて急性心筋梗塞に適応がある．また，アルテプラーゼは虚血性脳血管障害，モンテプラーゼは急性肺梗塞症にも適応がある．アルテプラーゼは天然型t-PA（血管内皮細胞が産出するt-PA）と同じアミノ酸配列であるが，それ以外は半減期延長のために一部のアミノ酸残基が置換されている．

2）抗血小板薬

抗血小板薬は，血小板の機能を阻害することにより冠動脈閉塞血栓の成長阻害をする．抗血小板薬の**アスピリン aspirin** は，血小板のシクロオキシゲナーゼ-1 cyclooxygenase-1（COX-1）の529番（COX-2では516番）のセリン残基を不可逆的にアセチル化して酵素活性を阻害することによりトロンボキサン（TX）A_2 の産生を低下させ，血小板の凝集を抑制する．血小板は無核で新しいCOX-1のタンパク質合成はないので，アスピリンでアセチル化されたCOX-1をもつ血小板はその細胞寿命（8〜10日間）の間 TXA_2 の産生は低下しており，服用を中止してもその薬効は血小板が新たに産生されるまで数日以上続く．臨床的には，急性心筋梗塞，陳旧性心筋梗塞，不安定狭心症，冠動脈バイパス術後，経皮的冠動脈形成術前，心房細動，人工弁置換術後，一過性脳虚血発作等に適応があり，副作用にはショック，喘息発作誘発，消化性潰瘍等がある．

チエノピリジン誘導体である**チクロピジン ticlopidine** は，血小板膜上のADP受容体群の一つである$P2Y_{12}$ を特異的に阻害することにより$P2Y_{12}$ 受容体刺激によって起こる抑制性Gタンパク質 G_i によるアデニル酸シクラーゼの活性抑制を阻害し，cAMPを増加させて血小板細胞内への Ca^{2+} 流入を阻害することにより，血小板凝集を抑制する．また，血小板上の糖タンパク質Ⅱb/Ⅲaにも結合して活性化された血小板とフィブリノーゲンの結合を阻害し，血小板の凝集を阻害する．臨床適用には，慢性動脈閉塞症，虚血性脳血管障害等があり，副作用には，血栓性血小板減少性紫斑病，肝障害，無顆粒球症，出血がある．その他のチエノピリジン誘導体である**クロピドグレル clopidogrel**，**プラスグレル prasugrel** は，速やかに血小板膜上の $P2Y_{12}$ 受容体に選択的かつ不可逆的に結合し，G_i を介する作用に加え，PI3キナーゼの活性化抑制によるGPⅡb/Ⅲaの活性化阻害により，各種血小板凝集因子による凝集反応を抑制する．臨床では，虚血性脳血管障害（心原性脳塞栓症を除く）後の再発抑制，経皮的冠動脈形成術（PCI）が適用の急性冠症候群，安定狭心症，陳旧性心筋梗塞，また末梢動脈疾患における血栓・塞栓形成の抑制に使用される．副作用には，出血，間質性肺炎，肝障害，皮膚障害，無顆粒球症，血栓性血小板減少性紫斑病などがある．クロピドグレルが肝臓で活性代謝物に変

換されるのに対し，プラスグレルは小腸と肝臓で活性代謝物に変化し，その作用発現が速いことが示されている．

3）その他の抗血小板薬

シロスタゾール cilostazol は cAMP ホスホジエステラーゼの特異的阻害薬であり，血小板の細胞内 cAMP 濃度を上昇させることにより血小板凝集を抑制する．プロスタグランジン I_2 PGI_2 や PGI_2 類似物質である**ベラプロスト** beraprost は，プロスタノイド IP 受容体刺激を介するアデニル酸シクラーゼの活性化により，血小板内の cAMP を増加させて抗血小板効果と血管拡張効果を発揮する．アスピリン以外に**オザグレルナトリウム** ozagrel sodium は，TXA_2 合成酵素の選択的阻害薬として，脳血管攣縮による虚血症状の改善，脳血栓症急性期に適応がある．エイコサペンタエン酸（EPA）の抗血小板効果は，血小板膜リン脂質中の EPA 含有量を増加させ血小板膜からのアラキドン酸代謝を競合的に阻害することにより TXA_2 産生を抑制することによると考えられており，閉塞性動脈硬化症と高脂血症に対し適応を有している．**トラピジル** trapidil は TXA_2 の合成および作用を抑制し，さらに PGI_2 の産生を促進して抗血小板効果を発揮すると考えられている．わが国では狭心症に対する適応がある．

シロスタゾール　　ベラプロストナトリウム　　オザグレルナトリウム

トラピジル

4）抗凝固薬

ビタミン K 依存性凝固因子は，その生物活性を得るためにビタミン K によるカルボキシル化を必要とする．クマリン誘導体である**ワルファリン** warfarin は，ビタミン K の変換周期を阻害することにより，肝臓で部分的に脱カルボキシル化され凝固活性が低下した凝固因子（PIVKA；protein induced by vitamin K absence or antagonist）を産生させる．またプロテイン C と S のカルボキシル化も阻害することが知られている．よって，ワルファリンは循環血液中の血液凝固因子を直接抑制するのではなく，ビタミン K の代謝サイクルを阻害してビタミン K の肝臓における再利用を止めることにより正常な血液凝固因子産生を低下させることによって抗凝固作用を示す．そのため，効果発現は遅く，その上 *in vivo* でしか効果を発揮しないことになる．ワルファリンは心筋梗塞の治療と予防に使用され，副作用には，出血，皮膚壊死，肝機能障害がある．**ヘパリン** heparin はアンチトロンビンⅢ（ATⅢ）と結合することにより Xa，Ⅶa，Ⅺa，Ⅸ因子を不活性化させて抗凝固作用を示す．ヘパリンはグルクロン酸，あるいはイズロン酸とグルコサミンからなる 2 糖類が単位となって重合した直線上の分子であり，構造上 2 から 6 番目の 5 糖が ATⅢ と結合して作用する．ATⅢ と結合するのは

ヘパリンの約1/3であり，抗凝固効果の大半はこの分画から生じる．また，凝固過程のうちヘパリンは，トロンビンによるV因子，Ⅷ因子の活性化を阻害する．ヘパリンがトロンビンを阻害するためには，ヘパリンとATⅢの両方がトロンビンに結合しなくてはならないが，Xa因子の阻害にはヘパリンとATⅢとの結合は必須であるが，必ずしもXa自体と結合する必要はない．このため，ヘパリンがトロンビンを阻害するためには18糖以上の構造が必要であるが，Xa因子の阻害には最低6糖あれば阻害することが可能である．分子量5,000前後の低分子ヘパリンのトロンビンに対する阻害作用が軽微であるのはこれらの理由による．ヘパリンは，心筋梗塞の治療と予防に使用され，副作用には，出血，血小板減少症等がある．

ワルファリンカリウム　　　ヘパリンカルシウム

$R^1, R^3, R^4 = SO_3^-$ または H
$R^2 = SO_3^-$ または CO_3
$R^5 = CO_2^-, R^6 = H$
または
$R^5 = H, R^6 = CO_2^-$

5）その他の抗凝固薬

アルガトロバンは，点滴静注で使用され，①アルギニン骨格，②ピペリジン骨格，③キノリン骨格のトライポッド構造がトロンビンの活性部位に立体的に結合することにより，トロンビンの作用を選択的に阻害する．経口抗トロンビン薬，皮下注/経口Xa因子阻害薬が次々と開発され，これらはワルファリンとは異なり，モニタリングを施行しなくても一定の抗凝固効果が得られるとされている．経口トロンビン阻害薬のダビガトランが非弁膜症例心房細動症例の心原性脳塞栓症抑制に優れた効果を示したが，リバーロキサバン，アピキサバン，エドキサバンなどのXa因子阻害薬の虚血性心疾患への適用にも期待がもたれる．

アルガトロバン水和物

ダビガトランエテキシラート
メタンスルホン酸塩

リバーロキサバン

参考文献

堀正二他：循環器患者における抗凝固・抗血小板療法に関するガイドライン（2009年改訂版）

9-5. 高血圧治療薬

高血圧 hypertension は，血圧が高い状態が過度に持続する病態で血管，脳，心臓，腎臓などの臓器が障害される．高血圧治療ガイドライン2014を始め，世界中の多くの高血圧治療ガイドラインでは 140/90 mmHg 以上を高血圧としている．高血圧による臓器障害で発症する疾患には，脳出血，脳梗塞，冠動脈疾患，高血圧性心疾患，四肢の動脈閉塞性疾患，腎硬化症などがある．一般的に高血圧症の自覚症状はほとんどないが，悪性高血圧では頭痛，悪心，嘔吐，視力障害などがみられる．また高血圧症に合併する動脈硬化により，脳梗塞，狭心症，心筋梗塞，虚血性腸炎，腎血管性高血圧，四肢動脈の閉塞症状などの発症がみられる．実際，臨床の現場では高血圧によって引き起こされる合併症が問題であり，合併症の発症を予防する目的で，塩分6g/日未満などの食事療法の生活指導に加え降圧薬治療が施行される．わが国の高血圧者数は，約4300万人と推定されており，2010年国民健康栄養調査によると，30歳以上の日本人男性の60％，女性の45％が高血圧と判定されている．収縮期圧が10 mmHg上昇すると男性では約20％，女性では約15％，脳卒中および心疾患の罹患・死亡リスクを高めることが報告されている（『健康日本21』の資料）．

9-5-1. 高血圧症の病態

血圧は，心臓から送り出された血液が全身を巡るための圧力であり，（心拍出量×末梢血管抵抗）で規定される．高血圧には，明らかな原因がなく，遺伝素因に加え，加齢，食事，ストレスなど様々な生活習慣が関与して生じる本態性高血圧症と，明らかな原因疾患があって発症する二次性高血圧症があり，前者が高血圧患者の約9割以上を占める．前者は，遺伝素因やストレスによる交感神経活動の亢進や塩分の過剰摂取による体液量の増加が心拍出量を増加させて血圧を上昇させる（図9-21B）．また，遺伝的素因による**レニン-アンギオテンシン-アルドステロン系**の亢進，血管細胞膜異常，高インスリン血症等による血管の収縮や構造的肥大は，末梢血管抵抗を増加させて血圧を上昇

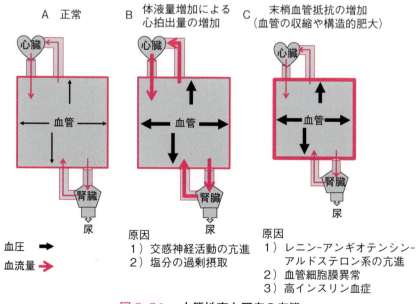

図 9-21. 本態性高血圧症の病態

させる（図9-21C）。二次性高血圧症の原因には，腎実質性高血圧，腎血管性高血圧，原発性アルドステロン症，クッシング症候群，褐色細胞腫，甲状腺疾患，副甲状腺機能亢進症等の他，薬剤誘発性の高血圧症もあり，非ステロイド性抗炎症薬，甘草，グルココルチコイド，シクロスポリン，エリスロポエチンなどがある．これら二次性高血圧症は，原疾患の治療により高血圧症の治療を行うことになる．一般に二次性高血圧症を疑うのは，若年発症，多剤併用や大量の降圧剤でも血圧コントロールが困難な場合や治療経過中に急激に血圧コントロールが不良となった場合，電解質異常を伴う場合などである．二次性高血圧症の症状は，原疾患のそれぞれに伴うもので浮腫（むくみ）や尿量の減少，筋力の低下，頭痛，動悸，発汗過多，糖尿病，中心性肥満，満月様顔貌，多毛等がみられることもある．

9-5-2. 高血圧症治療薬の分類

前述のように血圧上昇を引き起こす原因としては，レニン-アンギオテンシン-アルドステロン系の亢進や塩分の過剰摂取による循環血液量の増加，交感神経活動の亢進による心収縮力の増大や血管の収縮がある．よって高血圧症治療薬は，(1) 循環血液量を低下する薬物（利尿薬，AT_1 受容体遮断薬，ACE 阻害薬，アルドステロン受容体遮断薬，直接的レニン阻害薬）(2) 心収縮力を低下させる薬物（アドレナリン β 受容体遮断薬，Ca^{2+} チャネル遮断薬，中枢性交感神経抑制薬，AT_1 受容体遮断薬，ACE 阻害薬，直接的レニン阻害薬）および (3) 血管を拡張させる薬物（アドレナリン α 受容体遮断薬，アドレナリン β 受容体遮断薬，Ca^{2+} チャネル遮断薬，中枢性交感神経抑制薬，AT_1 受容体遮断薬，ACE 阻害薬，直接的レニン阻害薬，ヒドララジン）に分類できる．

9-5-3. 高血圧症治療薬各論

a 降圧利尿薬

高血圧症に利用される降圧利尿薬としては，ループ利尿薬とチアジド（サイアザイド）系利尿薬があるが，一般的にチアジド系利尿薬が使用されることが多い．チアジド系利尿薬には，チアジド骨格を有する**トリクロルメチアジド** trichlormethiazide，**ヒドロクロロチアジド** hydrochlorothiazide などと，この骨格をもたない**インダパミド** indapamide などがある．いずれも遠位尿細管にある Na^+-Cl^- 共輸送体の作用を阻害し，Na^+ の再吸収を抑制することにより，循環血液量を減少させて血圧を低下させる（図9-17参照）．また長期的には，末梢血管抵抗を低下させることによる降圧効果も示す．ループ利尿薬はヘンレ係蹄上行脚の Na^+，K^+，$2Cl^-$ 共輸送体の作用を阻害し，NaCl の再吸収を抑制して利尿効果を発揮するが（図9-17参照），チアジド系利尿薬に比して降圧効果は弱い．食塩感受性のある人は，腎臓の Na 排泄機能が低下しているために細胞外液量が増加するので，高齢者，低レニン性高血圧，慢性腎臓病合併高血圧，糖尿病，インスリン抵抗性（図9-22）などで食塩感受性が亢進した高血圧患者に対しては，特に利尿薬の効果が期待できる．また利尿薬は，減塩が困難な高血圧や浮腫があり体液過剰を合併しているような高血圧，あるいは治療抵抗性高血圧に対する降圧薬としても有用であり，心不全の予防効果にも優れた薬剤である．利尿薬による副作用には，低 Na 血症，低 K 血症，低 Mg 血症などの電解質異常があるが，特にチアジド系利尿薬による低 Na 血症はやせ型の女性に多く，抗利尿ホルモン分泌異常を伴うこともある．また耐糖能低下，高尿酸血症，高中性脂肪血症など代謝系への副作用もある．低 K 血症の予防には K 製剤，K 保持性利尿薬などを併用し，K 含量の多いかんきつ類などの摂取を指導する．なお，頻度は少ないが重篤な副作用として

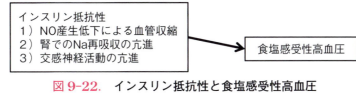

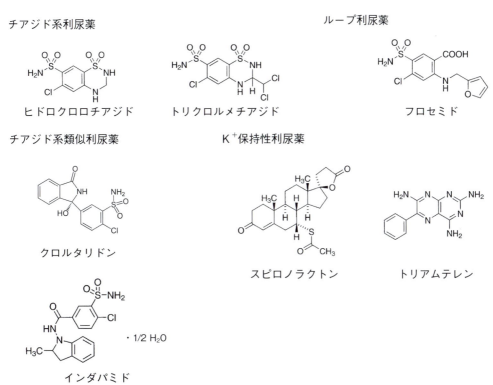

図 9-22. インスリン抵抗性と食塩感受性高血圧

光線過敏症，血小板減少症がある．上記の K 保持性利尿薬には**スピロノラクトンやトリアムテレン** triamterene があり，遠位尿細管・集合管の尿細管上皮のアミロライド感受性上皮型 Na チャネルを抑制して利尿効果を示す．トリアムテレンの副作用には，高カリウム血症，急性腎不全や腎臓結石がある．

b　アドレナリンβ受容体遮断薬

　アドレナリンβ受容体遮断薬には，非選択的β受容体遮断薬で ISA のない**プロプラノロール，ナドロール**や ISA のある**ピンドロール，カルテオロール** carteolol に加え，選択的 β_1 受容体遮断薬で ISA のない**アテノロール，メトプロロール**や ISA のある**アセブトロール，セリプロロール** celiprolol などがある．β受容体遮断薬は心拍出量の低下，レニン産生の抑制，中枢での交感神経抑制作用をもつ一方，交感神経を緊張させると同時に血管の β_2 受容体を遮断して，末梢血管抵抗を上げる．しかし高血圧患者では，慢性的なβ受容体遮断薬の投与は，末梢血管抵抗を低下させ血圧を下げる．αβ受容体遮断薬は，これに加えて血管の α_1 受容体を遮断して末梢血管抵抗を低下させ血圧を下げる．β受容体遮断薬は，交感神経活性の亢進が認められる若年者の高血圧や高レニン性高血圧などを始め，すべての高血圧患者に有用である．β遮断薬は，気管支喘息，II 度以上の房室ブロック，レイノー症状，褐色細胞腫，重度の心不全に対しては禁忌であり，慢性閉塞性肺疾患では慎重投与が必要である．また，β_2 受容体の遮断により冠動脈の収縮を亢進する可能性があるので，冠攣縮性狭心症例に

用いる場合はCa²⁺チャネル遮断薬との併用が必要である．突然中止すると，離脱症候群として狭心症あるいは高血圧発作が生じることがある．ベラパミルやジルチアゼムとの併用は，徐脈や心不全をきたしやすく，また低血糖に対する反応の鈍化，低血糖の遷延があるので，糖尿病患者では注意が必要である．

非選択的遮断薬

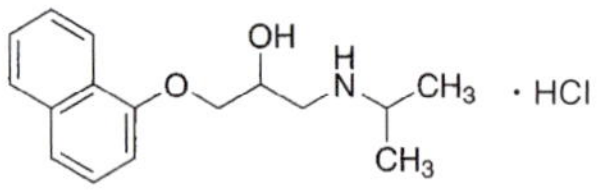

プロプラノロール塩酸塩 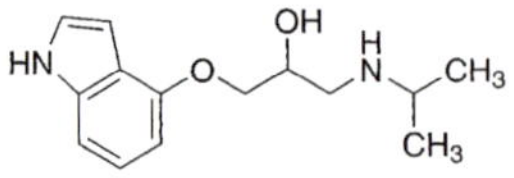　　　ピンドロール 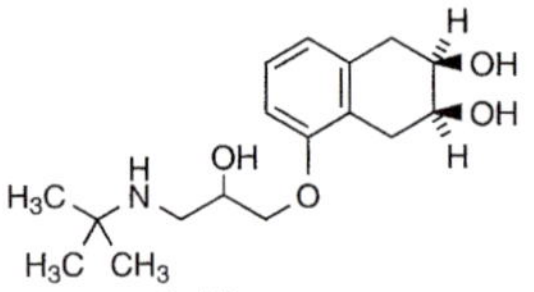　　　ナドロール

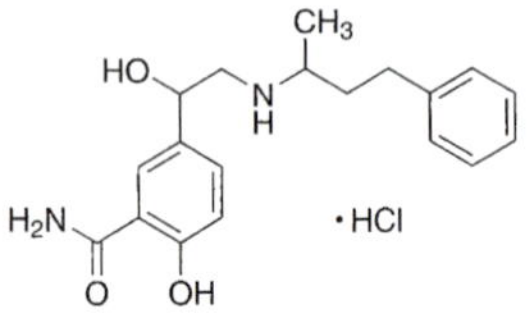

ラベタロール塩酸塩 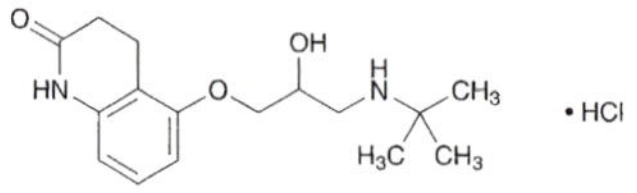　　　カルテオロール塩酸塩

β_1選択的遮断薬

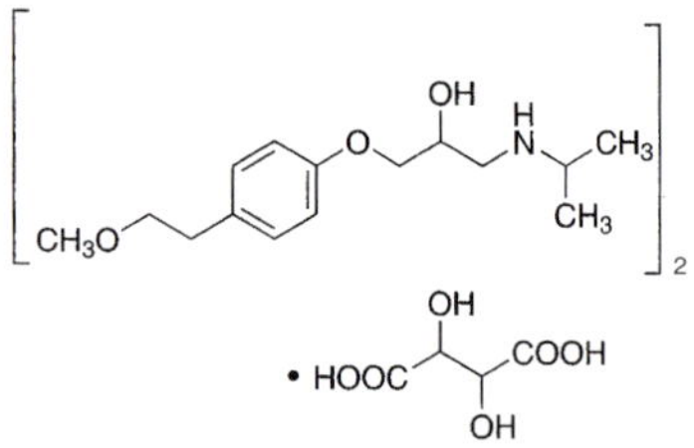

メトプロロール酒石酸塩 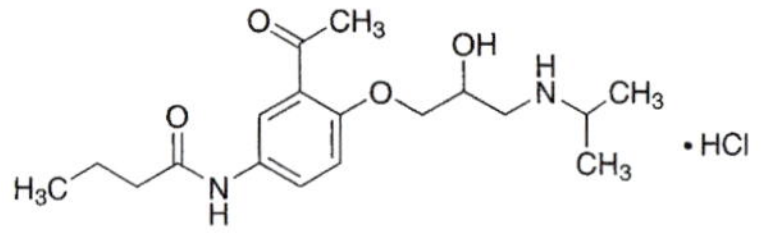　　　アセブトロール塩酸塩 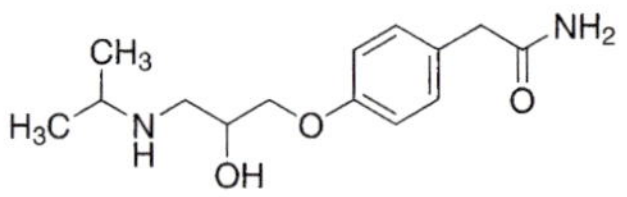　　　アテノロール

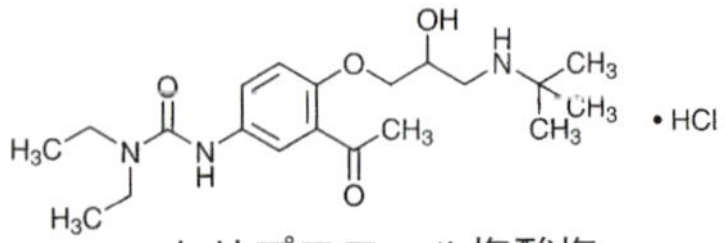

セリプロロール塩酸塩

c　その他交感神経関連薬

1) アドレナリン α 受容体遮断薬

アドレナリン α_1 受容体遮断薬の**プラゾシン** prazosin，**テラゾシン** terazosin，**ドキサゾシン** doxazosin は，抵抗血管の α_1 受容体を選択的に遮断し，抵抗血管の拡張と静脈の拡張により血管抵抗

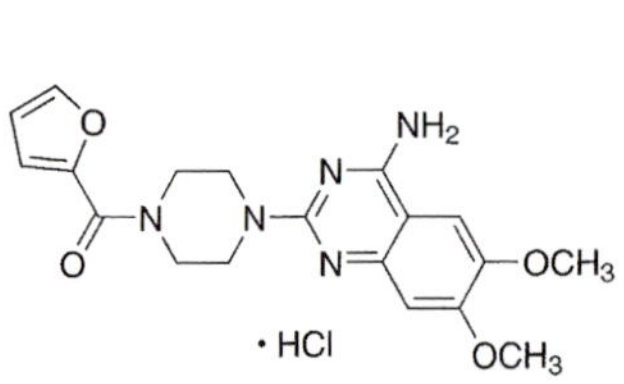

プラゾシン塩酸塩 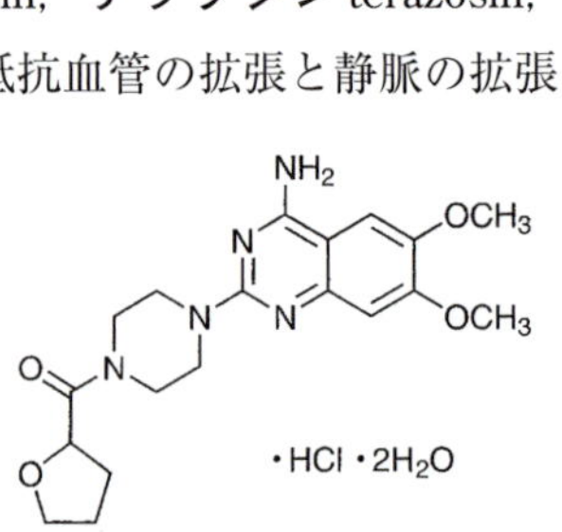　　　テラゾシン塩酸塩水和物

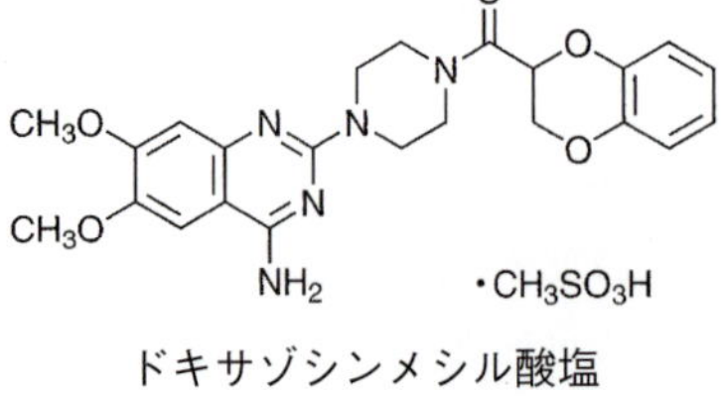

ドキサゾシンメシル酸塩 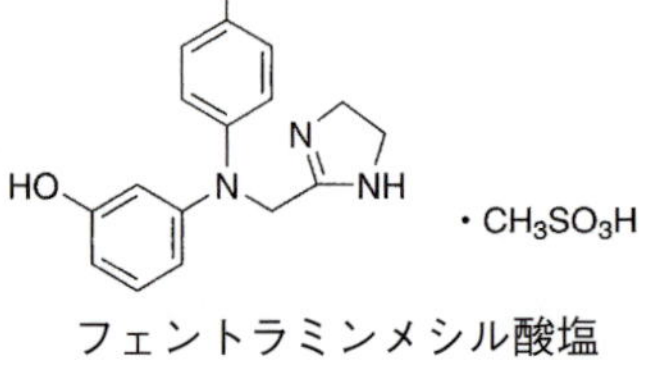　　　フェントラミンメシル酸塩

を低下させる．この効果は交感神経活動に依存して起きるので，臥位より立位で強く出る（起立性低血圧の誘発）．選択的 α_1 受容体遮断薬は，交感神経終末の α_2 受容体遮断作用はないので，特に長時間作用型では頻脈が少ない． α_1 受容体遮断薬は，早朝の高血圧に対して就眠前投与によって使用されるが，初回投与現象として起立性低血圧によるめまい，動悸，失神があるので少量より開始する．

2）中枢性交感神経抑制薬

中枢性交感神経抑制薬には**クロニジン** clonidine，**グアナベンズ** guanabenz などがあり，延髄の血管運動中枢のアドレナリン α_2 受容体を刺激することによって交感神経活動を抑制し，心拍出量と末梢血管抵抗を低下させて降圧作用を示す．眠気，口渇，倦怠感，陰萎などの副作用が多く，他剤を用いることができない場合や多剤併用でも血圧コントロールが困難な場合に使用される．これらの薬物は，腎機能障害時にも使用可能である．またクロニジンは褐色細胞腫の診断にも用いられる．**メチルドパ** methyldopa は，α メチルノルアドレナリンに代謝されて分泌顆粒に蓄積され，中枢性に交感神経を抑制することによって，主として末梢血管抵抗を低下させる．本剤は，妊娠に伴う高血圧に好んで用いられる．副作用には沈静，抑うつ状態がある．また立ちくらみおよび肝機能障害にも注意が必要である．

クロニジン塩酸塩　　　　グアナベンズ酢酸塩　　　　メチルドパ水和物

d　Ca^{2+} チャネル遮断薬

ジヒドロピリジン dihydropyridine（DHP）系（**アムロジピン** amlodipine，**エホニジピン** efonidipine，**ニカルジピン** nicardipine，**ニソルジピン** nisoldipine，**ニトレンジピン** nitrendipine，**ニフェジピン** nifedipine，**フェロジピン** felodipine，**シルニジピン** cilnidipine，**アゼルニジピン** azelnidipine など）およびベンゾチアゼピン benzothiazepine（BTZ）系（**ジルチアゼム** diltiazem） Ca^{2+} チャネル遮断薬は，細胞外 Ca^{2+} の流入に関わる膜電位依存性 L 型 Ca^{2+} チャネルを遮断することにより，冠動脈および末梢血管拡張作用により降圧作用を示す．主に DHP 系の Ca^{2+} チャネル遮断薬が降圧薬として用いられ，急速で強力な降圧作用をもつ．また臨床用量域では心抑制作用はほとんど示さない．さらに，腎血流量・糸球体濾過量の増加や軽度なアルドステロン分泌抑制作用による Na 利尿作用もあり，臓器血流保持効果にも優れているので，臓器障害合併例や高齢者でもよい適応となっている．短時間作用型の Ca^{2+} チャネル遮断薬は反射性交感神経緊張による頻脈を伴う場合が多い．これに対して血中半減期の長いアムロジピンや長時間作用型のニフェジピン徐放錠は，反射性交感神経緊張作用を改善している．シルニジピンは，L 型以外に N 型 Ca^{2+} チャネル阻害作用があり交感神経終末からのノルアドレナリン放出を抑制して反射性頻脈を抑制している．エホニジピン，ベニジピンやアゼルニジピンには，L 型に加え T 型 Ca^{2+} チャネル阻害作用がある．BTZ 系 Ca^{2+} チャネル遮断薬のジルチアゼムは，緩徐な降圧作用を示し，心抑制作用を伴う． Ca^{2+} チャネル遮断薬の副作用は，糖・脂質・電解質代謝に対する副作用もなく比較的少ないが，動悸，頭痛，ほてり感，浮腫，歯肉増生や便秘などがある．非 DHP 系 Ca^{2+} チャネル遮断薬は，心抑制のために心不全や高度徐脈例には禁忌であり，ジギタリス，β 遮断薬との併用には十分注意が必要である．さらに，α 受容体拮抗薬

アムロジピンベシル酸塩　　　ニカルジピン塩酸塩　　　ニソルジピン

ニフェジピン　　　フェロジピン　　　ジルチアゼム塩酸塩

は，頸動脈反射を抑制するので，併用で著明な低血圧を生じることがある．

e　レニン-アンギオテンシン関連薬

1) アンギオテンシン AT_1 受容体遮断薬 angiotensin receptor blocker (ARB)

　ロサルタン losartan，カンデサルタン candesartan，バルサルタン valsartan，テルミサルタン telmisartan，オルメサルタン olmesartan，イルベサルタン irbesartan は，アンギオテンシンⅡタイプ1 (AT_1) 受容体に結合し，アンギオテンシンⅡによる強力な血管収縮，体液貯留，交感神経の活性化を抑制することによって降圧作用を示す．組織レベルにおけるキマーゼ系などの ACE を介さないアンギオテンシンⅡの産生系に対しても，アンギオテンシンⅡの作用を受容体レベルで阻害する（図

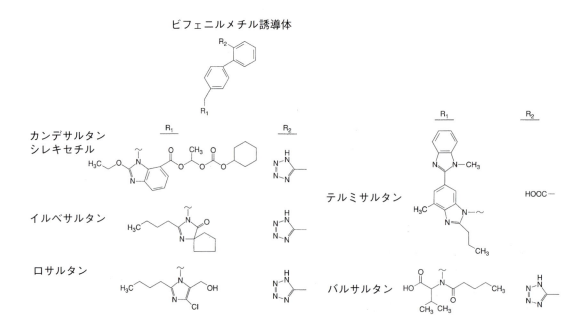

ビフェニルメチル誘導体

9-23).加えて，AT_1受容体遮断薬の投与は，血中のアンギオテンシンⅡ上昇作用を示し，間接的にAT_1受容体の心血管系作用に拮抗するタイプ2（AT_2）受容体を刺激する．さらに，AT_1受容体遮断薬は降圧作用以外の種々の作用を示すことが報告されており，ロサルタンは尿酸トランスポーターを介して血中尿酸値を低下させる作用が，テルミサルタンやイルベサルタンは糖代謝の改善に関与するペルオキシソーム増殖因子活性化受容体（PPARγ）を刺激する作用がある．臨床的にはすべての高血圧に用いられるが，特に糖尿病合併例，慢性腎炎合併例，左室肥大合併例，急性心筋梗塞後に汎用されている．副作用は低頻度であるが，妊婦や授乳婦への投与は禁忌で，重症肝障害患者には慎重投与となる．

2）ACE 阻害薬

　カプトプリル captopril，エナラプリル enalapril，リシノプリル lisinopril，ベナゼプリル benazepril，キナプリル quinapril，トランドラプリル trandolapril などは，アンギオテンシン変換酵素 angiotensin converting enzyme（ACE）を阻害し，アンギオテンシンⅠからアンギオテンシンⅡの合成を抑制することによって血中および組織中のレニン・アンギオテンシン（RA）系を抑制して末梢血管抵抗の低下，圧利尿曲線の左方移動，大血管のコンプライアンスの亢進，アルドステロンの分泌抑制，心・血管リモデリングを抑制する（図9-23）．またカリクレイン・キニン・プロスタグランジン系を増強する作用もあり，ブラジキニンはそれ自体強い血管拡張作用を有し，またプロスタグランジンの産生を介して血管拡張を引き起こし，これも降圧効果に関わっていると考えられている．ACE 阻害薬は組織プラスミノーゲン活性化因子（t-PA）の産生を増加させることが報告されており，線溶系の活性化がその一因である可能性がある．AT_1受容体遮断薬と同様にACE阻害薬は，すべての高血圧に用いられる．副作用は，低血圧，乾性咳嗽，高K血症，急性腎不全（両側腎動脈狭窄または片腎の動脈狭窄），催奇形性，血管性浮腫等であるが，最も多いのはブラジキニンの作用増強による空咳である．空咳が出現した場合は，ACE 阻害薬の服用を中断することになる．一方で，咳の誘発が高齢者の誤嚥性肺炎を防止するとの報告がある．最近の報告では，2型糖尿病治療薬のDPP-4阻害薬との併用により血管神経性浮腫が増加することがわかってきている．ACE 阻害薬の多くは腎排泄型であるので，腎障害患者には少量から投与すべきである．

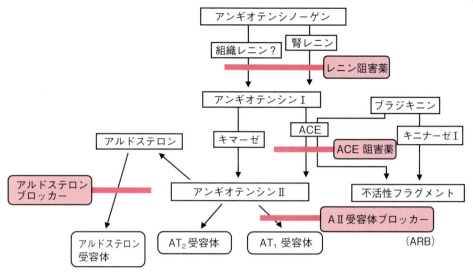

図 9-23. レニン-アンギオテンシン-アルドステロン系に働く高血圧治療薬

3) アルドステロン受容体遮断薬

　スピロノラクトン spironolactone やエプレレノン eplerenone などのアルドステロン受容体遮断薬は，遠位尿細管・集合管の尿細管上皮のアルドステロン受容体を阻害して，Na^+の再吸収を抑制し，循環血液量を減少させ血圧を低下させる（図9-23）．原発性アルドステロン症による高血圧や本態性高血圧症の中で食塩および容量感受性低レニン性高血圧には，特に効果が期待できる．また，アルドステロンは心血管系に障害作用を及ぼすため，アルドステロン受容体遮断薬には臓器保護効果もある．アルドステロン受容体遮断薬の副作用には，高K血症があり，スピロノラクトンは男性の女性化乳房・陰萎，および月経痛などの副作用があるが，エプレレノンはそれらの副作用が少ない．

4) 直接的レニン阻害薬（DRI）

　直接的レニン阻害薬 direct renin inhibitor（DRI）であるアリスキレン aliskiren は，ARB や ACE 阻害薬とは異なりレニンの酵素活性を直接阻害することにより血漿レニン活性を低下させてレニン-アンギオテンシン-アルドステロン系を抑制する（図9-23）．アリスキレンは血中半減期（40時間）が長く，高い組織移行性を有しているため，1日1回の投与で長時間にわたる安定した降圧効果を示す．また副作用も少なく忍容性に優れている．RA系阻害薬が積極的適応となる病態にもかかわらず ARB や ACE 阻害薬が副作用などで使用できない高血圧症に対し特に適応がある．重大な副作用には血管性浮腫，アナフィラキシーショック，高K血症，腎機能障害がある．また，P糖タンパク質阻害作用のあるイトラコナゾールやシクロスポリンとの併用は禁忌であり，ベラパミルやアトルバスタチンとの併用は注意が必要である．そのほか，他の RA 系阻害薬と同様，両側性腎動脈狭窄症患者や妊婦への投与は原則として禁忌である．

アリスキレンフマル酸塩

f エンドセリン関連薬

非選択的エンドセリン受容体遮断薬の**ボセンタン** bosentan と選択的 ET_{1A} 受容体遮断薬の**アンブリセンタン** ambrisentan がある．肺動脈性肺高血圧症に使用される．副作用には肝機能障害がある．

ボセンタン水和物　　　　　　アンブリセンタン

g その他の血管拡張薬

ヒドララジン hydralazine は，直接血管平滑筋に作用して血管を拡張させるが，その作用機序は不明である．実際，動脈の平滑筋を直接弛緩させて末梢血管抵抗を低下させる．その結果，頸動脈洞反射を介して交感神経緊張を誘発することがある．臨床的には，妊娠に伴う高血圧に用いられる．また速効性があるので高血圧緊急症にも用いることが可能である．副作用には，頭痛，嘔気，顔面紅潮，低血圧，動悸，めまい，狭心痛，ループス症候群（SLE 様症状）や狭心症発作を誘発することがある．また劇症肝炎の報告もあり肝障害者への投与は禁忌である．

9-5-4. 高血圧症治療薬の選択・併用・禁忌・薬物相互作用

a 第一選択薬と併用療法

降圧薬による血圧管理の目的は心血管系疾患の発症を予防することであり，この効果は降圧薬の種類によらず，降圧度の大きさに比例することが示されている．よって個々の高血圧患者に対して最も降圧効果が高く合併する種々の病態に適した降圧薬を選択することが求められる．

主要降圧薬には ARB，ACE 阻害薬，Ca^{2+} チャネル遮断薬，利尿薬，β 遮断薬の 5 種類があるが，それぞれ積極的適応，慎重投与や禁忌となる病態が存在し，それぞれの病態に合致した降圧薬を選択する（表 9-6，表 9-7）．積極的適応がない場合の高血圧に対しては，ARB，ACE 阻害薬，Ca^{2+} チャネル遮断薬，利尿薬の中から最初の薬剤を選択する（図 9-24）．利尿薬は高齢者高血圧を含む食塩感受性高血圧に対する効果が期待でき，脳卒中の抑制効果が示されている．また，チアジド系利尿薬は，代謝性副作用があるため高血圧治療においては少量で使用される．したがって，高血圧治療の第一選択薬として Ca^{2+} チャネル遮断薬，ARB，ACE 阻害薬，少量利尿薬が使用される．実際，降圧目標を達成するためには 2，3 種類の薬剤を併用することが多いが，併用による降圧治療が，単剤の高用量への変更による治療と比較して心血管イベントの発症を減少させることが報告されている．利尿薬（副作用：低カリウム血症）と ACE 阻害薬あるいは ARB（副作用：高カリウム血症）のように副作用を打ち消し合う薬剤の併用の有用性については，薬理作用の上からも有用である．また，RA 系阻害薬 ＋ Ca^{2+} チャネル遮断薬，RA 系阻害薬 ＋ 利尿薬の併用は，β 遮断薬 ＋ 利尿薬の併用より優れている可能性が示唆されている．現在第一選択薬の間で併用が推奨される組合せは，① ACE 阻害薬あるいは ARB と Ca^{2+} チャネル遮断薬，② ACE 阻害薬あるいは ARB と利尿薬，③ Ca^{2+} チャネル遮断

表 9-6. 主要降圧薬の積極的適応

		Ca 拮抗薬	ARB/ACE 阻害薬	チアジド系利尿薬	β遮断薬
左室肥大		●	●		
心不全			●*1	●	●*1
頻脈		●(非ジヒドロピリジン系)			●
狭心症		●			●*2
心筋梗塞後			●		●
CKD	(タンパク尿−)	●	●	●	
	(タンパク尿＋)		●		
脳血管障害慢性期		●	●	●	
糖尿病/MetS*3			●		
骨粗鬆症				●	
誤嚥性肺炎			●（ACE 阻害薬）		

*1 少量から開始し，注意深く漸増する．　*2 冠攣縮性狭心症には注意．
*3 メタボリックシンドローム
（高血圧治療ガイドライン 2014 より引用）

表 9-7. 主要降圧薬の禁忌や慎重投与となる病態

	禁　忌	慎重使用例
Ca 拮抗薬	徐脈（非ジヒドロピリジン系）	心不全
ARB	妊娠 高 K 血症	腎動脈狭窄症*1
ACE 阻害薬	妊娠 血管神経性浮腫 高 K 血症 特定の膜を用いるアフェレーシス/血液透析	腎動脈狭窄症*1
利尿薬（チアジド系）	低 K 血症	痛風 妊娠 耐糖能異常
β遮断薬	喘息 高度徐脈	耐糖能異常 閉塞性肺疾患 末梢動脈疾患

*1 両側性腎動脈狭窄の場合は原則禁忌
（高血圧治療ガイドライン 2014 より引用）

薬と利尿薬となる（図 9-25）．

b　薬物相互作用

降圧薬同士の相互作用には，降圧効果の増強作用や副作用の相殺など好ましい組合せがある反面，

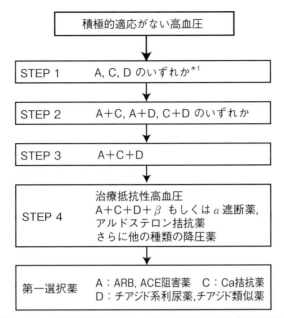

図 9-24. 積極的適応がない場合の高血圧治療の進め方
*1 高齢者では常用量の 1/2 から開始，1〜3 か月の間隔で増量．
（高血圧治療ガイドライン 2014 より引用）

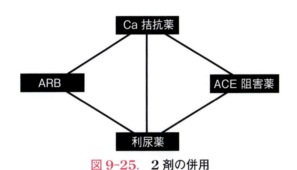

図 9-25. 2 剤の併用
ARB と ACE 阻害薬の併用は一般には用いられないが，腎保護のために併用するときは，腎機能，高 K 血症に留意して慎重に行う．
（高血圧治療ガイドライン 2014 より引用）

副作用が増強される場合もある．β遮断薬と BTZ 系 Ca^{2+} チャネル遮断薬の併用は，過度な心臓抑制作用が引き起こされる．RA 系阻害薬と K 保持性利尿薬の併用では，高カリウム血症が増強され，中枢性交感神経抑制薬とβ遮断薬の併用では，離脱症候群が引き起こされる場合がある．他疾患の治療薬と降圧薬の薬物相互作用では，非ステロイド性抗炎症薬（NSAIDs）は，腎でのプロスタグランジン産生を抑制することにより，腎血管収縮による腎血流量を低下させ，利尿薬，β遮断薬，ACE 阻害薬，ARB の降圧効果を減弱させる．また NSAIDs とこれらの降圧薬の併用は，脱水状態では，さらなる腎血流量の低下をきたし急性腎不全をきたす可能性がある．ヒスタミン H_2 受容体拮抗薬により薬物代謝酵素 P450 が阻害（CYP2D6，CYP3A4 の阻害）され，Ca^{2+} チャネル遮断薬，β遮断薬の降圧が増強される．また非 DHP 系 Ca^{2+} チャネル遮断薬の CYP3A4 阻害作用によりジゴキシンの血中濃度が上昇する．DHP 系 Ca^{2+} チャネル遮断薬と抗真菌薬や抗菌薬との間にも薬物代謝酵素 P450 の阻害による相互作用がある．食品と降圧薬の相互作用では，グレープフルーツあるいはそのジュースを

表 9-8. 降圧薬副作用リスト

副作用	原因	原因，出現に関連する因子など	対策
動悸，ほてり，頻脈	Ca拮抗薬（主としてジヒドロピリジン系）	血管拡張作用が強力で作用時間が短く，作用発現が急速だと生じやすい	減量，相互作用チェック，より作用時間が長く，作用発現が緩徐なCa拮抗薬あるいはCa拮抗薬以外の薬剤に変更
局所性浮腫（主として足首，足背，下腿，まれにまぶたや手指）	Ca拮抗薬（主としてジヒドロピリジン系）	用量依存性があるとされる	減量，他のCa拮抗薬あるいはCa拮抗薬以外の薬剤に変更，利尿薬は無効，ACE阻害薬またはARB併用
歯肉増殖	Ca拮抗薬（主としてジヒドロピリジン系）	シクロスポリンの併用は危険因子のひとつ	減量，他のCa拮抗薬あるいはCa拮抗薬以外の薬剤に変更，相互作用チェック（フェニトイン，シクロスポリン），口腔衛生指導
便秘	Ca拮抗薬（主として非ジヒドロピリジン系）	不明	他のCa拮抗薬あるいはCa拮抗薬以外に変更
伝導障害，心不全悪化	Ca拮抗薬（主として非ジヒドロピリジン系）	β遮断薬の併用時	ジヒドロピリジン系Ca拮抗薬あるいはCa拮抗薬以外への変更
尿酸の上昇	チアジド系利尿薬（類似薬も含む）	用量依存であるが低用量でも出現，アルコール摂取過多，肥満患者，腎機能低下患者	減量あるいは中止，ロサルタン併用，プリン体を多く含む食品の摂取制限，体重減少
低カリウム血症	チアジド系利尿薬（類似薬も含む）	用量依存，食塩摂取量	減量，カリウム保持性利尿薬の併用，RA系阻害薬の併用，食塩制限，カリウム補給，二次性高血圧の除外等
低ナトリウム血症	チアジド系利尿薬（類似薬も含む）	小柄な高齢の女性に多い，比較的投与開始後早期に出現，初期は消化器症状を呈することもあり	利尿薬の中止，併用薬（カルバマゼピン等中枢性作動薬）チェック可能であれば中止，薬剤性SIADHの可能性あり
低マグネシウム血症	チアジド系利尿薬（類似薬も含む）	用量依存，アルコール摂取過多が誘因となることがあるとされる	低カリウム血症と共存する場合，適切に是正されないと低カリウムの是正も困難になる
血清クレアチニン上昇，eGFR低下	チアジド系利尿薬（類似薬も含む）	糸球体内圧の低下によるもので必ずしも腎機能低下を意味しない	経過観察
光線過敏症	チアジド系利尿薬（類似薬も含む）	不明	利尿薬以外の薬剤への変更．頻度は製造販売後調査では0.3％，SLE様の皮膚症状を呈し，抗体陽性例もある．投与中止後の残存もあり，利尿薬以外の薬剤でも出現する可能性あり
糖代謝異常	チアジド系利尿薬（類似薬も含む），β遮断薬，特にその併用時	用量依存（利尿薬），β遮断薬とチアジド系利尿薬の併用時，2型糖尿病高リスク患者	利尿薬減量，RA系阻害薬併用，β遮断薬をカルベジロールに変更，β遮断薬とチアジド系利尿薬の併用を中止，もともと血糖値が高値である患者や肥満患者の場合，薬剤のみで血糖値が上昇したとはいえない
脂質代謝異常	チアジド系利尿薬（類似薬も含む），β遮断薬，特にその併用時	用量依存（利尿薬），β遮断薬とチアジド系利尿薬の併用時	β遮断薬をカルベジロールに変更，β遮断薬とチアジド系利尿薬の併用を中止，利尿薬減量
空咳	ACE阻害薬	日本人では欧米人よりも多い	ARBへの変更，他のACE阻害薬への変更，就寝前投与等
血管浮腫	ACE阻害薬（ARB，レニン阻害薬でも頻度は低いが可能性あり）	日本人では欧米人よりも少ない．DPP-4阻害薬併用で頻度増加の可能性	他のRA系阻害薬への変更，DPP-4阻害薬を他の糖尿病治療薬に変更
腎機能低下	ACE阻害薬，ARB，レニン阻害薬，アルドステロン拮抗薬	腎機能低下患者，腎動脈狭窄患者，心不全患者，NSAIDs使用，RA系阻害薬同士の併用	十分な経過観察，高カリウム血症の監視，腎動脈狭窄の評価，場合によってはRA系阻害薬中止，RA系阻害薬同士の併用中止
高カリウム血症	ACE阻害薬，ARB，レニン阻害薬，アルドステロン拮抗薬	腎機能低下患者，腎動脈狭窄患者，高齢者，NSAIDs使用患者，カリウム保持作用のある利尿薬使用時などにRA系阻害薬がさらに使用された場合，RA系阻害薬同士の併用	RA系阻害薬あるいはカリウム保持性利尿薬の減量あるいは中止，併用中止．NSAIDsのアセトアミノフェンへの変更等
女性化乳房	アルドステロン拮抗薬	スピロノラクトンでの頻度が多いがメチルドパなど他剤でも報告あり	スピロノラクトンは用量を減量，エプレレノンへの変更，他剤への変更

（高血圧治療ガイドライン2014より引用）

摂取した後に DHP 系 Ca^{2+} チャネル遮断薬を服用すると，その血中濃度が上昇することがよく知られている．これは，グレープフルーツによる消化管の CYP3A4 阻害作用により DHP 系 Ca^{2+} チャネル遮断薬の吸収増加を引き起こすためである．

参考文献
島本和明他，日本高血圧学会高血圧治療ガイドライン作成委員会編集：高血圧治療ガイドライン 2014，日本高血圧学会

9-6. 昇圧薬・低血圧治療薬

9-6-1. 低血圧症

　低血圧症は，めまいや失神などの症状が現れるほど血圧が低い場合をいう．高血圧と異なり数値的な基準はないが，一般的には，収縮期圧で 100 mmHg 以下の状態をいうことが多い．血圧が低すぎると，全身に十分な血液が供給されなくなり，細胞に十分な酸素や栄養を供給できないとともに，老廃物を取り除くことも難しくなる．血圧は心拍出量と末梢血管抵抗により規定されるため，心機能の低下や不整脈などによる心拍出量の低下や，循環血液量の減少，抵抗血管の拡張などにより低血圧が引き起こされる．低血圧は，原因が不明な**本態性低血圧**と，心不全や脱水，熱中症など原因疾患が特定できる**二次性低血圧**（または**症候性低血圧**）とに分類される．また，低血圧の経過の違いにより急性と慢性とに分類される．低血圧の多くは本態性低血圧であり，遺伝や体質が原因と考えられ，交感神経トーンが低い場合が多い．その他の低血圧症として，安静臥床後に急に起立した際に血圧が急激に下がる**起立性低血圧**がある．これは，起立時に重力により血液が下肢に溜まり，その結果，静脈還流量が減少し，心拍出量が減少することによる．正常であれば，こうした急激な血圧の低下はすぐに圧受容器に感知されて圧受容器反射が生じ，交感神経が活性化されて血管収縮や心拍出量増加が誘発され血圧は維持されるが，加齢や薬物の影響などで圧受容器反射が適切に働かないと低血圧を呈する．また，食後，食物を消化するために腸に大量の血液が集まることにより生じる**食後性低血圧**や透析患者に起こる**透析低血圧**などもある．

9-6-2. ショック

　ショックとは，血圧が低くなりすぎて，全身性循環不全をきたす病態である．収縮期圧 90 mmHg 以下を指標とすることが多く，典型的には交感神経系の緊張により，頻脈，顔面蒼白，冷汗などの症状を伴う．ショックに陥ると，細胞に十分な酸素や栄養を供給できなくなり，細胞は回復不能な損傷を受け，さらには壊死することもある．その結果，臓器は機能不全に陥り，患者が死亡するケースもある．ショックは，**循環血液量減少性** hypovolemic，**心原性** cardiogenic，**心外閉塞・拘束性** obstructive，**血液分布異常性** distributive の四つに大別される．

　① **循環血液量減少性ショック**：血液量が減少することで発症し，大量出血や脱水誘因（下痢・嘔吐・熱中症など）が原因となる．

　② **心原性ショック**：心臓の機能障害が起きたときに発症し，心筋性（心筋梗塞・うっ血性心不全など）や不整脈性，機械性（弁膜症・大動脈弁狭窄など）といった要因による．

　③ **心外閉塞・拘束性ショック**：肺塞栓や心臓が十分に拡張できない状態（心タンポナーデ），緊張

性気胸などが原因となる.

④ **血液分布異常性ショック**：アナフィラキシー，脊髄損傷，敗血症性などが原因となり発症する．ショックによる低血圧には，カテコールアミンであるドパミン，ドブタミン，アドレナリンなどが利用される．効果不十分な際には，ホスホジエステラーゼ阻害薬を併用することもある．

9-6-3. ドパミン作用薬

ドパミン dopamine は，心筋梗塞や急性心不全などに起因する心原性ショックに対する治療薬として，点滴静注される．ドパミンは，低用量では腎臓のドパミン D_1 様受容体に作用し，腎動脈の拡張による糸球体ろ過量の増加，および尿細管における Na^+ 再吸収の抑制により利尿作用を示すため，腎機能の低下を伴う循環不全状態の治療に有効である．中用量では，心筋のアドレナリン β_1 受容体にも作用して心筋収縮力を増加させ，脈圧と収縮期圧の増加をもたらす．高用量では，アドレナリン α_1 受容体にも作用し，全身の動脈を収縮させて昇圧作用を示すが，末梢血管抵抗の上昇は心臓の負荷を増やす．そのため，心原性ショックに対しては，副作用を減らして利尿および強心作用を効果的に発揮するために，低用量のドパミンとドブタミンとの併用療法が用いられる．**ドブタミン** dobutamine は，選択的アドレナリン β_1 受容体作用薬で心拍出量を増加させるが，心拍数の増加は軽度で，末梢血管抵抗もほとんど変化させない．

9-6-4. アドレナリン作用薬

アドレナリンは強力な血管収縮作用と心収縮力増強作用があるので，血液分布異常性ショックなど末梢血管拡張を原因とするショックに用いられる．また，心原性ショックに対してドパミンやドブタミンによる治療効果が不十分な場合にも，ノルアドレナリンや選択的アドレナリン α_1 受容体作用薬である**フェニレフリン** phenylephrine などが用いられる．

本態性低血圧や起立性低血圧には，プロドラッグで活性代謝物（脱グリシン体）が α_1 受容体を選択的に刺激する**ミドドリン** midodrine や，$\alpha\beta$ 受容体作用薬である**エチレフリン** etilefrine，ノルアドレナリン再取り込み阻害やモノアミンオキシダーゼ（MAO）阻害により間接的に交感神経機能を亢進させる**アメジニウム** amezinium などの経口投与可能なアドレナリン作用薬が用いられる．これらは，甲状腺機能亢進症の患者には禁忌である．また，ノルアドレナリン前駆物質である**ドロキシドパ** droxidopa も経口投与可能な昇圧薬であり，多系統萎縮症の一つであり自律神経症状を呈するシャイ・ドレーガー症候群や自律神経系などにアミロイド沈着が生じる家族性アミロイドポリニューロパチーの患者でみられる起立性低血圧に用いられる．

9-7. 末梢循環障害治療薬

9-7-1. 末梢循環障害治療薬

末梢循環障害は**閉塞性動脈疾患**と**機能性動脈疾患**に大別される．閉塞性動脈疾患は，様々な原因により末梢動脈の狭窄・閉塞を起こす疾患であり，**急性動脈閉塞症**と**慢性動脈閉塞症**とに分類される．急性動脈閉塞症は，他の部位に生じた血栓が遊離して動脈を塞ぐ動脈塞栓や，血管内膜病変部に急速に形成される動脈血栓などが原因となる．慢性動脈閉塞症には，主に下肢の大血管の動脈硬化による

閉塞性動脈硬化症 arteriosclerosis obliterans（ASO）や，主に膝窩動脈や前腕動脈以下の比較的細い動脈に発症する閉塞性血栓血管炎 thromboangitis obliterans（TAO；別名バージャー病などがある．また，機能性動脈疾患は血管攣縮などにより四肢末端の血流障害が生じる血管機能障害で，レイノー病や先端紫藍病（手足冷え症）などがある．いずれも病態に応じた適切な治療が必要であるが，血流確保を目的に，血管拡張薬が補助療法として用いられる．血管拡張薬は血管に対して直接作用し，心機能や血圧への影響が少ないものが用いられる．

a　プロスタグランジン製剤

プロスタグランジン EP_2 受容体および IP_1 受容体は Gs 共役型であり，アデニル酸シクラーゼの活性化→細胞内 cAMP レベルの上昇→プロテインキナーゼ A（PKA）の活性化を介して，血管弛緩作用を惹起する．この作用を利用して，EP_2 受容体のアゴニストである PGE_1 を微細な脂肪乳剤粒子中に溶解したリポ化製剤である**アルプロスタジル** alprostadil や，PGE_1 を α-シクロデキストリン（アルファデクス）と反応させて安定な包接化合物として製剤化した**アルプロスタジルアルファデクス** alprostadil alfadex が注射薬として慢性動脈閉塞症に用いられる．また，PGE_1 誘導体リマプロストを包接化合物とした**リマプロストアルファデクス** limaprost alfadex や，PGI_2 誘導体であり IP_1 受容体アゴニストとして作用する**ベラプロスト** beraprost は経口薬として投与される．これらは血小板凝集抑制作用も有する．

b　ニコチン酸系薬

ビタミン B 群の一種であるニコチン酸 nicotinic acid には末梢血管拡張作用があり，ニコチン酸にビタミン E を結合させた**トコフェロールニコチン酸エステル** tocopherol nicotinate やニコチン酸のプロドラッグである**ヘプロニカート** hepronicate が末梢循環障害に用いられる．ニコチン酸は顔面潮紅や胃腸障害などの副作用を起こしやすい．

c　交感神経作用性血管拡張薬

血管平滑筋に存在するアドレナリン $β_2$ 受容体は Gs 共役型であり，アデニル酸シクラーゼの活性化→細胞内 cAMP レベルの上昇→PKA の活性化を介して血管弛緩をきたす．そこで，$β_2$ 受容体作用薬である**イソクスプリン** isoxsuprine が血管拡張薬として末梢循環障害に適用される．

アルプロスタジル　　　リマプロスト　　　イソクスプリン塩酸塩

トコフェロールニコチン酸エステル　　　ベラプロストナトリウム

9-7-2. 肺高血圧症治療薬

　肺動脈性肺高血圧症 pulmonary arterial hypertension（PAH）は，肺小動脈の狭窄などによって肺血管抵抗が増加し，肺動脈の血圧が異常に上昇する疾患である．また，慢性血栓塞栓性肺高血圧症 chronic thromboembolic pulmonary hypertension（CTEPH）は，肺動脈に血栓ないしは塞栓ができて，肺動脈の血圧が異常に上昇する疾患である．いずれも難治性呼吸器疾患に認定されている．肺動脈の血圧が上昇すると右心室に負荷がかかるため，右心室の壁が厚くなって拡大し，右心室の機能が低下して右心不全に陥る．肺の血管を拡げて血液の流れを改善させる肺血管拡張療法が用いられる．また，補助的な治療法として，循環血液量を減少させて心臓の負担を減らすために利尿薬が用いられる．

a　プロスタグランジン製剤

　PGI_2（プロスタサイクリン）は Gs 共役型であるプロスタグランジン IP_1 受容体に作用し，アデニル酸シクラーゼの活性化→細胞内 cAMP レベルの上昇→ PKA の活性化を介して，血管を弛緩させる．PGI_2 製剤である**エポプロステノール** epoprostenol は肺動脈を弛緩させる作用を示し，注射薬として肺動脈性肺高血圧症に用いられる．

b　エンドセリン受容体拮抗薬

　血管内皮細胞などで産生されるエンドセリン-1 endothelin-1 は，Gq 共役型であるエンドセリン ET_A 受容体に作用し強力な血管収縮作用を示す．また，肺高血圧症患者の血漿中や肺組織ではエンドセリン-1 の産生が亢進しており，エンドセリン-1 産生量と肺高血圧症の重症度との間に正の相関が認められている．そこで，非選択的 ET_A/ET_B 受容体拮抗薬の**ボセンタン** bosentan や選択的 ET_A 受容体拮抗薬の**アンブリセンタン** ambrisentan が肺動脈性肺高血圧症に用いられている．なお，ボセンタンには重篤な肝障害の副作用がある．

c　ホスホジエステラーゼ 5 阻害薬

　血管内皮細胞から産生される一酸化窒素（NO）は，可溶性グアニル酸シクラーゼを活性化し，cGMP の産生を介して血管拡張反応を惹起する．そこで，cGMP を特異的に分解するホスホジエステラーゼ 5 phosphodiesterase 5（PDE5）を阻害すれば血管拡張作用は増強される．**シルデナフィル** sildenafil や**タダラフィル** tadalafil は選択的 PDE5 阻害薬であり，血管平滑筋細胞の cGMP レベルを上昇させて血管を弛緩させる．これらの PDE5 阻害薬は肺動脈に対する弛緩作用が強く，肺動脈性高血圧症に用いられる．なお，硝酸薬との併用は，NO による血管拡張作用が著しく増大して重度の難治性低血圧を招くおそれがあるため，禁忌とされる．

d　可溶性グアニル酸シクラーゼ刺激薬

　リオシグアト riociguat は，可溶性グアニル酸シクラーゼ刺激薬と呼ばれる新しいクラスの経口肺高血圧症治療薬である．リオシグアトは NO 非依存的に直接，可溶性グアニル酸シクラーゼ soluble guanylate cyclase（sGC）を刺激する作用と NO に対する sGC の感受性を高める作用の二つの機序を介して，血管平滑筋細胞内の cGMP レベルを上昇させて血管を弛緩させる．慢性血栓塞栓性肺高血圧症に対して適用される．なお，PDE5 阻害薬や硝酸薬との併用は，NO による血管拡張作用が著し

く増大して重度の難治性低血圧を招くおそれがあるため，禁忌とされる．

エポプロステノール　　　　シルデナフィルクエン酸塩

タダラフィル　　リオシグアト

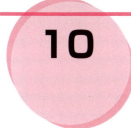

10 血液・造血器系に作用する薬物

止血機構による生理的な血栓形成能は，本来生体に備わっている重要な機能であり，血管の損傷による出血・失血を防ぐための生体防御機構として重要である．その一方で，何らかの原因で脳血管や冠状動脈に病的な血栓ができると，脳梗塞や心筋梗塞などを発症する．血栓塞栓症や出血性疾患などの疾患は，血液のもつ二面性の微妙なバランスが崩れることにより起こる．それらの薬物療法を正しく理解するためには，疾患に関する病態生理の理解とともに，その基礎となる血栓形成機構の理解が不可欠である．本章では最初に，生理的な止血機構について概説し，続いて病的血栓による血栓塞栓症に用いられる抗血栓薬，さらに止血薬について薬理作用と作用機序を中心に述べる．

10-1. 血液凝固・線溶系概論

10-1-1. 止血機構

止血機構による生理的血栓の形成過程には，血管壁，血小板，血液凝固系，線維素溶解系（線溶系）に関連する数多くの因子が複雑に関与している（図10-1）．

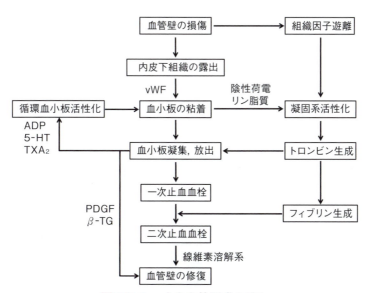

図10-1. 止血血栓形成の流れ
vWF：フォンビルブランド因子，PDGF：血小板由来増殖因子，β-TG：β-トロンボグロブリン

10-1-2. 血小板血栓形成

a　粘着反応

微小血管が損傷して出血が起こった場合，止血の第一歩は，露出した血管内皮下組織への血小板の**粘着** adhesion である（図 10-1）．この血小板粘着に関与するのが**フォンビルブランド因子** von Willebrand factor（vWF）という，血管内皮細胞や血小板で産生され血中に放出される糖タンパク質である．

vWF は，血液中にある状態では血小板とは結合しない．しかし血液が内皮下組織に接すると，血漿中の vWF は露出したコラーゲンなどに結合し，血流による**ずり応力** shear stress を受けて構造変化を起こす．この vWF に血小板膜の糖タンパク質 GPⅠb/Ⅴ/Ⅸ複合体が結合して，血小板が内皮下組織に粘着する．血小板の内皮下組織への粘着には，さらにコラーゲン受容体である GPⅠa/Ⅱa 複合体や GPⅥ も関与しており，この反応もずり応力依存性である．粘着した血小板では **GPⅡb/Ⅲa複合体**が活性化され，コラーゲン上の vWF は GPⅡb/Ⅲa 複合体とも結合して血小板粘着はさらに強固なものになる．

b　凝集反応

GPⅡb/Ⅲa 複合体はフィブリノーゲン受容体でもあり，活性化により**フィブリノーゲン** fibrinogen に結合できるようになる．フィブリノーゲンは GPⅡb/Ⅲa 複合体との結合部位を 2 か所もっており，2 個の血小板がフィブリノーゲンを介して結合する．このようにして複数の血小板が結合していくことが血小板の**凝集** aggregation である．速い血流により高いずり応力が働く環境下では，GPⅠb/Ⅴ/Ⅸ複合体と GPⅡb/Ⅲa 複合体が高分子重合体の vWF との結合を介してさらに血小板凝集を起こす．これは「ずり応力惹起血小板凝集」と呼ばれ，血小板の不可逆的な凝集を惹起する役割を果たしている．

c　放出反応

血小板内には，濃染顆粒，α 顆粒，リソソームという三つの顆粒が存在する．濃染顆粒には，ADP，セロトニン（5-HT），Ca^{2+} などが含まれており，血小板活性化によって**放出** secretion される．ADP，5-HT は，それらの受容体を刺激してアラキドン酸カスケードを活性し，トロンボキサン（TX）A_2 を生成する．ADP 受容体刺激はさらに GPⅡb/Ⅲa 複合体の活性化と放出反応の増強を引き起こす．一方で，活性化血小板膜上で進行する血液凝固反応により生成する**トロンビン** thrombin も，周囲の循環血小板を活性化する．これらの血小板活性化物質が循環血小板をポジティブフィードバック的にさらに活性化する．凝集塊はこれらの増幅反応により爆発的に成長し，血小板血栓（**一次止血血栓**）が形成される．しかし，この段階の止血血栓はまだはがれやすいため，血液凝固系で生成されるフィブリンが絡まることでより強固な止血血栓（**二次止血血栓**）が形成される（図 10-1）．

血小板の α 顆粒には，フィブリノーゲン，vWF，血液凝固第Ⅴ因子などの他，血小板由来成長因子 platelet-derived growth factor（PDGF），β-トロンボグロブリン thromboglobulin（β-TG）などの血小板に特異的なタンパク質が含まれている．PDGF，β-TG は細胞の成長因子として，血管傷害部位で放出されることにより血管細胞の増殖を促進し，血管修復に関与する．リソソームからは種々の水解酵素が放出され，止血の役割を終えた血小板の分解に関与する．

10-1-3. 血液凝固系

a 血液凝固反応

　血小板血栓が形成される傍らで，活性化血小板に露出する陰性荷電リン脂質（特にホスファチジルセリン，血小板第3因子ともいわれる）上を主な反応の場として，血液凝固系が活性化される．この血液凝固反応には，12種類の血液凝固因子（そのほとんどがタンパク質）が関わっているが，この中で第Ⅳ因子はCa^{2+}，第Ⅵ因子は欠番である．一般に，ローマ数字横にaを付けることで活性型（active）であることを示す．これらの因子には活性化されることにより，ほかの凝固因子の補助因子となるものや（第Ⅴ，第Ⅷ因子），セリン残基を活性中心にもつセリンプロテアーゼ（第Ⅱ，第Ⅶ，第Ⅸ～Ⅻ因子）やトランスグルタミナーゼ（第ⅩⅢ因子）として凝固因子タンパク質を限定分解するものがある．このほかプレカリクレイン，高分子キニノーゲン，vWFも凝固関連因子として働いている．

　凝固反応は，血管損傷などをきっかけに凝固因子が次々と活性化されて反応が爆発的に増幅されていくので，従来より**凝固カスケード**として説明されてきた．凝固カスケード反応は，損傷した血管壁のコラーゲンなどの陰性荷電表面との接触により，血液内に存在する凝固第Ⅻ因子（ハーゲマン因子）や第Ⅺ因子が活性化されて進行する**内因系凝固反応**と，損傷を受けた組織から**組織因子** tissue factorが血液へ混入することにより進行する**外因系凝固反応**からなっている．

　しかし，最近は生体内で起こる実際の凝固反応により近いものとして，組織因子発現細胞と活性化血小板をその反応の場とする**細胞依存型血液凝固反応**が知られるようになってきた（図10-2）．この凝固反応は**開始** initiation，**増幅** amplification，**進展** propagationの三段階からなる．開始期では，単球/マクロファージ，線維芽細胞，傷害内皮細胞などの細胞に組織因子が誘導され，第Ⅶ因子を活性化して外因系凝固反応が開始される．形成される組織因子/第Ⅶa因子複合体は，第Ⅸ因子と第Ⅹ因子を活性化し，第Ⅴa/Ⅹa因子複合体（**プロトロンビナーゼ** prothrombinase複合体）が傷害内皮細胞上に形成される．それにより少量のプロトロンビン（Ⅱ因子）がトロンビン（Ⅱa因子）に変換され，少量のトロンビンが産生される．増幅期ではこの少量のトロンビンが第Ⅴ因子，第Ⅷ因子，第Ⅺ因子と傷害局所の血小板を活性化して，さらに活性化血小板上に第Ⅴa因子，第Ⅷa因子，第Ⅺa

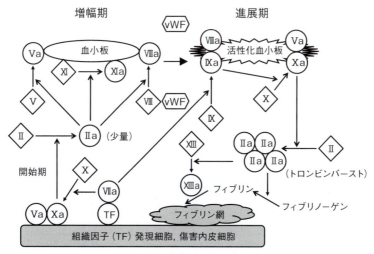

図10-2. 細胞依存型血液凝固反応

因子が結合する．進展期では，第Ⅶa因子と，第XIa因子により産生される第IXa因子により，活性化血小板上に第Ⅷa/IXa因子複合体（**テナーゼ** tenase 複合体）が形成され，さらに第Xa因子を産生する．さらに形成される第Va/Xa因子複合体がプロトロンビンに作用してフィブリン形成に必要な大量のトロンビンを産生する（トロンビンバースト）．

セリンプロテアーゼであるトロンビンは，フィブリノーゲン（第Ⅰ因子）分子からフィブリノペプチドA，Bを遊離してフィブリンモノマーを形成し，一方で第ⅩⅢ因子を活性化する．フィブリンモノマーは結合してフィブリンポリマーとなるが，これは可溶性で不安定である．損傷部位に形成された血小板血栓と絡み合った不安定フィブリンは第ⅩⅢa因子により架橋・安定化され，不溶性の安定化フィブリンが形成されて止血血栓（二次止血血栓）が形成される（図10-1）．

b 血液凝固反応制御系

生理的な止血血栓が血管傷害部位に限局するのは，上記のような凝固反応が血小板血栓中の陰性荷電リン脂質上で進行することと，傷害部位以外での凝固反応は血管内皮細胞上の凝固制御系に阻止されているからである．

凝固制御系において，生理的なプロテアーゼ阻害因子として最も重要な因子は**アンチトロンビン** antithrombin（従来アンチトロンビンⅢと呼ばれてきた）である．アンチトロンビンは，ヘパリン様物質の存在下で強いセリンプロテアーゼ阻害作用を有し，トロンビンをはじめ，第IXa～XIIa因子を阻害する．**ヘパリンコファクターⅡ** heparin cofactor Ⅱ もまた，ヘパリン様物質の存在下で選択的なトロンビン阻害作用を示す．**組織因子経路インヒビター** tissue factor pathway inhibitor（TFPI）も，第Xa因子と結合してその活性を阻害し，次に速やかに組織因子/第Ⅶa因子複合体と結合して第Ⅶa因子を阻害する．

さらに，**トロンボモジュリン** thrombomodulin，**プロテインC**およびプロテインSによる凝固制御系も重要である（図10-3）．血管内では常時，微量のトロンビンが生成されているが，傷害部位においては速やかに大量のトロンビンが生成される．このようなトロンビンは，血管内皮細胞膜上のトロンボモジュリンに結合するとフィブリノーゲンや血小板に到達できなくなり，そのフィブリン形成能，第Ⅴ因子，第Ⅷ因子活性化能，血小板活性化能を消失する．その一方でトロンビンは，プロテインCに結合してこれを活性化する．活性化プロテインCは，プロテインSを補助因子として，第Va因子，第Ⅷa因子を分解し，トロンビンの過剰生成を阻止して凝固反応を制御する．すなわち，トロンボモジュリン-プロテインC制御系は，生成されるトロンビンに応じて凝固系にネガティブフィードバックをかけて過剰なトロンビン産生を抑制し，血栓の成長を抑制することで血液の流動性を維持

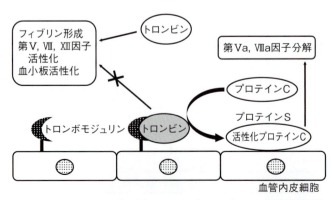

図10-3．トロンボモジュリン-プロテインC凝固制御系

する重要な役割を担っている．

10-1-4. 線維素溶解（線溶）反応

a 線溶系

止血血栓（フィブリン塊）は，その目的を果たした後，網内系細胞による貪食と線維素溶解系（線溶系）により徐々に溶解されていく（線溶 fibrinolysis）．とくに，**プラスミン plasmin** によりフィブリンを分解する線溶系が生理的に重要である（図10-4）．

セリンプロテアーゼであるプラスミンは，通常その前駆体で不活性の**プラスミノーゲン plasminogen** として血液中に存在している．プラスミノーゲンは血管内皮細胞や傷害された組織から遊離される**プラスミノーゲン活性化因子 plasminogen activator**（PA）により活性化されてプラスミンが生成される．プラスミンは，そのセリンプロテアーゼ活性によりフィブリンの Arg-Lys 結合を加水分解する．プラスミノーゲン活性化因子には，組織型 tissue type（t-PA）と主に腎血管で産生されるウロキナーゼ型 urokinase type（u-PA）があり，いずれも血管内皮細胞で産生され血液中に遊離される．線溶系により血栓が溶解される間に，血小板由来 PDGF などの働きにより血管の損傷が修復され，止血血栓はやがて消失する（図10-1）．

b 線溶制御系

血液中には，線溶系の活性化を制御している種々の阻害因子も存在し，線溶系の反応にブレーキをかけている（図10-4）．阻害因子としてもっとも重要なものは，α_2-**プラスミンインヒビター plasmin inhibitor**（α_2-PI）である．α_2-PI はプラスミンと 1：1 の複合体を形成し，プラスミンの作用を速効性かつ可逆的に阻害する．また，フィブリンへのプラスミノーゲンの結合も阻害する．また，α_2-マクログロブリンはプラスミンをゆっくりと不活性化する．その他，**プラスミノーゲン活性化因子インヒビター plasminogen activator inhibitor 1**（PAI-1），PAI-2 などの阻害因子がある．PAI-1 は主に血管内皮細胞や血小板で産生され，虚血刺激，トロンビンなどにより血中に放出され，t-PA と u-PA の主要な阻害因子として働いている．

線溶系は血液凝固系と連動しており，止血機構により強固なフィブリン血栓が形成されると，過剰なフィブリン血栓による血管閉塞を避けるために内皮細胞から遊離される t-PA がプラスミノーゲンを活性化してプラスミンを産生する（二次線溶）．しかし，同時に α_2-PI や内皮細胞などから遊離される PAI-1 により，形成されたフィブリン血栓の過剰溶解が遮断される．PAI-1 遊離は止血創傷治癒

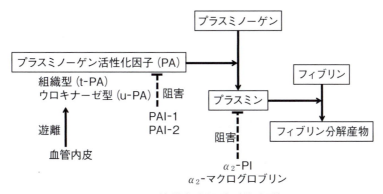

図10-4.　線維素溶解系（線溶系）

が完成すると低下し，それと同時に二次線溶が再活性化し血栓の溶解が起こる．さらに，血管損傷部位以外での線溶系の活性化も，制御系阻害因子により局所的に限定される．

　生理的な止血機構では，これら凝固系と線溶系の諸因子の活性が局所的，経時的に巧妙に制御されることにより，止血血栓形成，線溶，血管損傷修復が血管損傷部位にのみ限定されて進行し，止血が完了する．それらのバランスが崩れると，出血傾向が現れる．

10-2. 血栓塞栓症治療薬（抗血栓薬）

10-2-1. 血栓塞栓症の病態

　上述のように，血液は本来凝固しやすい性質をもっている．しかし，通常，血液は損傷のない正常な血管内では血栓を形成しない．これには，血管内皮細胞のもつ抗血栓性が重要な役割をもっている．内皮細胞の抗血栓性には，プロスタグランジン（PG）I_2 および**一酸化窒素** nitric oxide（NO）による抗血小板作用，ヘパリン様物質によるアンチトロンビンおよびTFPIの活性促進，トロンボモジュリンによるプロテインC活性化促進，t-PA産生による線溶活性亢進作用などが関与する．このような内皮細胞の抗血栓性の破綻（**血管壁の変化**），血液凝固系，線溶系，血小板などの**血液成分の変化**，そして**血流の変化**は病的血栓の危険因子として古くより知られている（**ウィルヒョーVirchowの三因子**）．血流は，何らかの原因で生じた小血栓を血管壁から剥離させ，また活性化凝固因子を希釈し，局所での血栓成長を抑制する役割をもつ．

　血流の速い動脈における血栓は，動脈硬化病変部での内皮細胞の機能障害や脱落，剥離した血管壁への血小板の粘着から始まり，主として血小板凝集塊（**白色血栓**）が中心となる．この形成過程では，速い血流によるずり応力は，逆に血小板の不可逆的な粘着・凝集を惹起するずり応力惹起血小板凝集を引き起こす要因となる．したがって，動脈血栓症の予防，治療には血小板の機能を阻害する抗血小板療法が重要になってくる．

　一方，長時間の非運動状態，長期臥床，静脈炎，心疾患によるうっ血などでは，血流の緩徐な静脈，とくに静脈弁ポケット部などで活性化された凝固因子が停滞して赤血球が多いフィブリン塊（**赤色血栓**）が形成されるので，静脈血栓症では抗凝固薬が薬物療法の中心になる．

　血管内で病的血栓が形成されると，血管の閉塞により循環障害を起こし，**血栓症**を生じる．心臓，動脈硬化を起こしている動脈，下肢深部静脈などで形成された血栓塊が血流に乗って移動し，小血管を閉塞して起こるものを**塞栓症**といい，血栓症とあわせて**血栓塞栓症**という．血栓あるいは塞栓が血流を障害する部位により，脳梗塞，心筋梗塞，肺塞栓症，深部静脈血栓症あるいは**播種性血管内凝固症候群** disseminated intravascular coagulation（DIC）などの重篤な疾患が引き起こされる．

　抗血栓薬 antithrombotics はこれらの血栓塞栓症の予防と治療に用いられ，血栓形成過程における作用点から**抗血小板薬**，**抗凝固薬**，**血栓溶解薬**に大別される．

10-2-2. 抗血小板薬 antiplatelet drugs

　血栓形成，とくに動脈血栓の場合は，動脈硬化部位などの障害血管壁への血小板の粘着，凝集が引き金となる．ADPや5-HTによる血小板の活性化に伴って膜リン脂質から遊離するアラキドン酸は，シクロオキシゲナーゼ（COX），さらにトロンボキサン合成酵素により TXA_2 に変換される． TXA_2 は

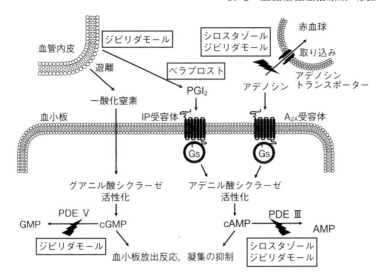

図 10-5. 血小板機能抑制系とベラプロスト，シロスタゾール，ジピリダモールの抗血小板作用機序

血小板膜上のプロスタノイド TP 受容体を刺激して，強力な血小板活性化作用を発揮する．また，凝固反応により生成されるトロンビンは生体内の最も強力な血小板活性化物質でもあり，**プロテアーゼ活性化受容体** protease-activated receptor（PAR）-1 を介して，血小板凝集と放出反応を強力に亢進する．

一方，血管内皮細胞によって産生・遊離される PGI_2 は，血小板膜上の Gs タンパク質に共役した**プロスタノイド IP 受容体**を刺激してアデニル酸シクラーゼを活性化し，cAMP 産生を増加させる（図 10-5）．cAMP は，cAMP 依存性プロテインキナーゼ（PKA）の活性化を介して GPⅡb/Ⅲa 複合体の活性化を抑制し，細胞内カルシウム濃度上昇を抑制して放出反応を抑制する．また，同じく血管内皮細胞から遊離する NO は，血小板内の可溶性グアニル酸シクラーゼを直接活性化し，cGMP 依存性プロテインキナーゼ（PKG）の活性化を介して血小板活性化を抑制する．

血小板活性化を抑制し，血栓形成を阻止する薬物が抗血小板薬である．血小板の活性化機構が複雑であることから抗血小板薬も多様なものがある．抗血小板薬は作用機序により，エイコサノイド代謝関連薬，cAMP 代謝関連薬，チエノピリジン系，そして 5-HT 受容体遮断薬に大別される．

a エイコサノイド代謝関連薬

1）アスピリン aspirin

COX タンパク質の活性部位にあるセリン残基をアセチル化することで COX-1 および COX-2 を不可逆的に阻害する（第 7 章参照）．血小板は COX-1 のみをもっており，アスピリンはその阻害により TXA_2 産生を抑制する．

アスピリンは解熱鎮痛薬，抗炎症薬としても用いられ，その成人用量は 1 日 1 〜 4.5 g である．しかし，抗血小板薬としてのアスピリンは，1 日 1 回 81 〜 324 mg（1 錠 81 mg と 100 mg 製剤がある）のいわゆる低用量アスピリンが用いられる．この用量により，健常人および動脈硬化の患者での血小板 TXA_2 産生が効果的に阻害される．しかし，ずり応力惹起血小板凝集は抑制しない．

高用量のアスピリンを用いると，血管内皮細胞の PGI_2 産生も抑制されるため抗血栓性が低下することが懸念される（アスピリンジレンマ）．しかし，低用量を用いることにより血小板における

COX-1が選択的に阻害され，抗血栓効果が発揮される．その主な理由としては，第一に，胃および上部小腸で吸収されたアスピリンは，門脈循環中で血小板のCOX-1をアセチル化により不活性化するが，初回通過効果をかなり受けるため（30～80％との報告がある），体循環中では大部分がCOX阻害作用のないサリチル酸に分解されること，第二に，血小板はタンパク質誘導能がないため，血小板のCOX-1の不可逆的な阻害効果は血小板寿命の10～14日間持続するが，血管内皮細胞のCOXはたとえ不可逆的に阻害されても新たに生合成され，24時間以内に機能が回復すること，第三に，血管内皮細胞ではCOX-1に加えて，ずり応力など種々の刺激によりCOX-2が恒常的に発現しており，アスピリンはCOX-2よりもCOX-1をより強く阻害することなどが考えられる．

狭心症，心筋梗塞，一過性脳虚血発作や脳梗塞などの虚血性脳血管障害，冠動脈バイパス術あるいは経皮的経管冠動脈形成術（PTCA）施行後における血栓・塞栓形成の抑制に用いられる．

低用量でも長期投与により用量依存的な消化管傷害（アスピリン潰瘍）が認められ，その治療，予防にはプロトンポンプ阻害薬のラベプラゾールとエソメプラゾールが適応となっている．

2) オザグレル ozagrel

トロンボキサン合成酵素を選択的に阻害することによりTXA$_2$産生を抑制し，血小板凝集抑制作用を示す．放出反応の抑制作用はアスピリンと同程度である．TXA$_2$産生が関与する血管収縮も抑制される．くも膜下出血後の脳血管攣縮およびこれに伴う脳虚血症状の改善，急性期の脳血栓症に伴う運動障害の改善に点滴静注される．発症後5日以内の脳血栓症急性期に有効性が高い．重大な副作用として，出血性脳梗塞，硬膜外血腫，脳内出血，消化管出血などの出血，ショックがある．

オザグレルナトリウム

3) イコサペント酸 icosapentate

魚油中に多いω3系多価不飽和脂肪酸の一つである**エイコサペンタエン酸** eicosapentaenoic acid（EPA）のエチルエステル製剤である．長期服用により，EPAがアラキドン酸と置換して細胞膜リン脂質中のアラキドン酸含有量が低下し，TXA$_2$産生量が減少する．また，ホスホリパーゼA$_2$の活性化により遊離されるEPAからCOXにより代謝されて生成するPGI$_3$は，PGI$_2$と同程度の血小板凝集抑制作用，血管拡張作用を示すが，TXA$_3$は血小板活性化作用，血管収縮作用をほとんど示さないので抗血小板作用が現れる．動脈の伸展性保持作用，血清脂質低下作用も有する．閉塞性動脈硬化症に伴う潰瘍，疼痛および冷感の改善に用いられる．

イコサペント酸エチル

b　cAMP代謝関連薬

1) ベラプロスト beraprost

血管内皮細胞によって産生・遊離されるPGI$_2$は生体半減期が数分であり，それを経口可能で安定にした誘導体がベラプロストである．プロスタノイドIP受容体（Gsタンパク質共役型）を刺激してアデニル酸シクラーゼを活性化し，血小板内のcAMP濃度を高めて強い抗血小板作用を示す（図10-5）．弱いながら，ずり応力惹起血小板凝集も抑制する．プロスタノイドIP受容体は動脈血管のみに発現しているので，動脈血管拡張作用や平滑筋増殖抑制作用も示す．

ベラプロストナトリウム

慢性動脈閉塞症に伴う潰瘍，疼痛および冷感の改善に用いられる．重大な副作用として脳出血などの出血傾向，ショック，肝機能障害，間質性肺炎などがある．出血症状のある患者，妊婦には禁忌である．

2) ホスホジエステラーゼ阻害薬 phosphodiesterase inhibitors

シロスタゾール cilostazol は，cAMP を分解する**ホスホジエステラーゼ（PDE）Ⅲ**の選択的阻害薬であり，血小板の cAMP 濃度を上昇させて血小板活性化を抑制し，ずり応力惹起血小板凝集も抑制する．PDEⅢは血管系にも分布することから，末梢の動脈および静脈血管拡張作用，平滑筋細胞増殖抑制作用を示す．

しかし，シロスタゾール自体の血小板機能抑制作用はあまり強くないことから，生体内では種々の刺激により血管内皮から遊離される PGI_2 との相互作用が重要と考えられている．また，アデノシントランスポーターの阻害作用により，赤血球，血管内皮細胞などへの**アデノシン**の細胞内取り込みを阻害する．循環血液中に増加したアデノシンは，血小板および血管平滑筋細胞上の Gs タンパク質共役型**アデノシン A_{2A} 受容体**を刺激して cAMP 産生を増加し，血小板機能抑制作用や血管拡張作用をさらに増強する（図 10-5）．血小板単独への作用ではなく，血管系全体へ作用することで，抗血栓作用や抗動脈硬化作用を示すものと考えられている．

慢性動脈閉塞症に伴う潰瘍，疼痛および冷感などの虚血性諸症状の改善に用いられる．重大な副作用に，出血，汎血球減少などがある．出血，うっ血性心不全には禁忌である．

ジピリダモール dipyridamole は，PDEⅢや PDEⅤ阻害による cAMP および cGMP 上昇作用を介して血小板凝集抑制作用，血管拡張作用を示すとされる．しかし，臨床用量を投与後の血中濃度でのこれら PDE 阻害作用は非常に弱く，むしろ最近ではアデノシントランスポーターの阻害を介した血中アデノシン濃度増加作用により，間接的に血小板の cAMP 濃度を上昇させる機序がより重要と考えられている．また，抗酸化作用により COX を不活性化するフリーラジカルを消去することで血管内皮細胞における PGI_2 産生を増加する．シロスタゾールと同様に，これらの複合的な作用機序による治療効果が示唆される（図 10-5）．しかし，単独での効果は弱く，ずり応力惹起血小板凝集はほとんど抑制しない．

虚血性心疾患や，ワルファリンと併用して心臓弁置換術後の血栓・塞栓の抑制に用いられる．冠血管拡張薬としても用いられ，平滑筋増殖抑制作用なども示す．

シロスタゾール　　　　　ジピリダモール

3) チエノピリジン系 thienopyridines

ADP は，血小板膜上の ADP 受容体サブタイプ $P2Y_1$，$P2Y_{12}$ および $P2X_1$ 受容体を刺激して血小板を活性化する（図 10-6）．$P2Y_1$ 受容体および $P2X_1$ 受容体の刺激により，形態変化を伴う一過性の血小板凝集が起きる．一方，$P2Y_{12}$ 受容体は Gi タンパク質共役型受容体であり，ADP 刺激によりアデ

ニル酸シクラーゼ活性が抑制されてcAMP濃度が低下し，さらにホスファチジルイノシトール3-キナーゼ（PI3K）経路の活性化が起きる．その結果，GPⅡb/Ⅲa複合体の活性化と放出反応の増強が起こるので，P2Y$_{12}$受容体の遮断は効果的な血小板凝集の抑制をもたらす．

チクロピジン ticlopidine，**クロピドグレル** clopidogrel，**プラスグレル** prasugrel はいずれもプロドラッグであり，肝臓の薬物代謝酵素（CYP）で生成される活性代謝物がP2Y$_{12}$受容体を不可逆的に遮断し，ADPの結合を遮断して血小板凝集を持続的に抑制する（図10-6）．さらに，cAMP産生を持続的に増加させて血小板内カルシウム濃度上昇も抑えるので，ADPばかりでなく各種血小板活性化物質による凝集反応を抑制する．また，ADPを必要とし，アスピリンが抑制しにくいずり応力惹起血小板凝集も抑制することから，アスピリンよりも有効性が高い．冠動脈ステント術後の血栓予防には，アスピリンとクロピドグレルの併用が行われる．

これらチエノピリジン系はプロドラッグであることから，その抗血小板作用の発現までは投与後数日を要する．クロピドグレルの場合，抗血小板効果は人種や個人間のばらつきが非常に大きく，その一つの要因として肝臓での活性体生成に主に関与する薬物代謝酵素CYP2C19の遺伝子多型が知られている．プラスグレルは，クロピドグレルとは異なる代謝形式で活性体に変換されるので抗血小板効果の多様性がないとされる．

虚血性脳血管障害，くも膜下出血手術後の脳血管攣縮に伴う血栓・塞栓ならびに血流障害の改善，慢性動脈閉塞症や，経皮的冠動脈形成術が適用される急性冠症候群などに用いられる．チクロピジンは重大な副作用として，血栓性血小板減少性紫斑病，無顆粒球症，重篤な肝障害などの発現が警告されている．クロピドグレルは，チクロピジンに比べてこれらの副作用を起こしにくい．

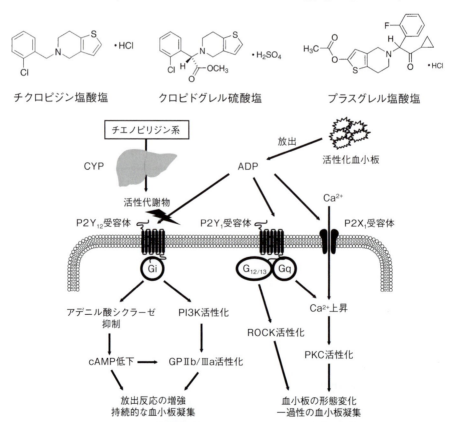

図10-6. ADPの血小板活性機構とチエノピリジン系抗血小板薬の作用機序
CYP：チトクロムP450, ROCK：Rhoキナーゼ

4）セロトニン関連薬

サルポグレラート sarpogrelate は 5-HT$_2$ 受容体の選択的遮断薬である．血小板および血管平滑筋にあるセロトニン 5-HT$_2$ 受容体に作用して，活性化血小板から遊離される 5-HT によって引き起こされる血小板凝集と血管収縮を抑制し，末梢循環障害を改善する．慢性動脈閉塞症に伴う潰瘍，疼痛および冷感などの虚血性諸症状の改善に用いられる．重大な副作用に，脳出血，消化管出血，血小板減少などがある．出血している患者，妊婦または妊娠の可能性のある患者には禁忌である．

サルポグレラート塩酸塩

10-2-3. 抗凝固薬 anticoagulants

抗凝固薬は凝固因子の生成を抑制するか，その活性を直接あるいは凝固制御系を亢進することで間接的に阻害して効果を示す．凝固系亢進による静脈血栓症，深部静脈血栓症，肺血栓塞栓症，脳梗塞などの血栓性疾患に適用される．とくに静脈血栓では血液凝固系の果たす役割が大きいので，抗凝固薬の意義が大きい．抗凝固薬は作用機序から，クマリン系経口抗凝固薬，ヘパリン関連薬，合成抗トロンビン薬，経口第Ⅹa因子阻害薬，トロンボモジュリン関連薬，その他に大別される．

a　クマリン系経口抗凝固薬

血液凝固因子のうち，プロトロンビン，第Ⅶ，第Ⅸ，第Ⅹ因子はビタミン K 依存性に肝臓で生成される**ビタミン K 依存性凝固因子**である．これらは，その前駆体タンパク質中の 10～12 個のグルタミン酸（Glu）残基が，ビタミン K 依存性 γ-カルボキシラーゼにより **γ-カルボキシグルタミン酸（Gla）残基**に変換されることで，凝固因子としての活性をもつ（図 10-7）．陰性に荷電し，カルシウム結合性を有する Gla 残基をもつ凝固因子は，カルシウムを介して活性化血小板膜上の陰性荷電リン脂質に結合・固定され，補助因子と多分子複合体を形成して凝固反応を進行させる．この γ-カルボキシル化反応は，コファクターである還元型ビタミン K のエポキシド体への酸化反応と共役している．ビタミン K エポキシドは，**ビタミン K エポキシド還元酵素複合体サブユニット 1** vitamin K epoxide reductase complex subunit 1（VKORC1）によりキノン型のビタミン K に変換された後，さらにヒドロキノン型の還元型ビタミン K に戻って再利用される（**ビタミン K サイクル**）．

クマリン系経口抗凝固薬である**ワルファリン** warfarin は，ビタミン K 類似の構造をもつことから，VKORC1 を阻害することにより肝臓におけるビタミン K 依存性凝固因子の生成を阻害する．そのため，既存の凝固因子が減少して安定した効果が発現するまでには 1～2 日を必要とし，採取血（試験管内）では抗凝固作用を示さない．また，様々な程度に γ-カルボキシル化されない前駆体タンパク質である protein induced by vitamin K absence or antagonist（PIVKA）が血中に増加するが，この PIVKA も正常な凝固因子と拮抗することで抗凝固作用を示し，ワルファリンの抗凝固作用を増強する．

深部静脈血栓症，心筋梗塞，肺血栓塞栓症，脳梗塞などの血栓性疾患に広く用いられ，フィブリンの形成が大きな役割を演じる静脈血栓塞栓症の予防・治療に適している．ワルファリンの用量は個人差が大きく，それには肝臓での代謝に主に関与する CYP2C9 と，VKORC1 をコードする遺伝子の遺伝子多型が関与することが明らかになっている．

重大な副作用として組織内，皮下などの出血，肝機能障害などがある．出血では頭蓋内出血の頻度がもっとも高く，維持量および治療効果は**プロトロンビン時間** prothrombin time などで判定しなが

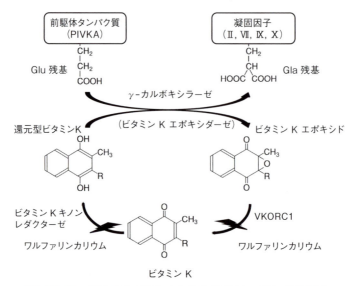

図 10-7. ビタミン K サイクルとワルファリンの作用点

PIVKA：protein induced by vitamin K absence or antagonist, VKORC1：vitamin K epoxide reductase complex subunit 1, Glu 残基：グルタミン酸残基, Gla 残基：γ-カルボキシグルタミン酸残基

ら決定する．過量投与による副作用にはビタミン K 製剤を用いる．出血または出血性疾患のある場合や，潰瘍性病変，重篤な腎・肝障害のある患者には禁忌である．また，血液胎盤関門を通過するので，妊婦または妊娠の可能性のある患者にも禁忌となっている．

ワルファリンはタンパク質結合率が約 97% ときわめて高く，半減期も約 36 時間と長いため，危険な相互作用を起こす薬剤が多数存在する．薬物を併用する場合には，各薬剤との相互作用の発現機序に関する十分な知識と理解が必要である．

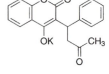

ワルファリンカリウム

b　ヘパリン関連薬

1) ヘパリン heparin

ヘパリンは，分子量 5,000〜20,000（平均分子量 15,000）の不均一な組成をもつ酸性ムコ多糖であり，それ自体に抗凝固活性はない．投与されたヘパリンは，血漿中のアンチトロンビンと結合してその立体構造を変化させ，さらにセリンプロテアーゼ活性をもつトロンビン，第 IXa 因子，第 Xa 因子などと等モル複合体を形成する．ヘパリンが存在しない場合のアンチトロンビンのみによるセリンプロテアーゼ活性阻害は非常に遅いが，この等モル複合体形成によりアンチトロンビンの阻害速度が飛躍的（約 1,000 倍）に高まり，トロンビンなどを即効的かつ不可逆的に阻害する（図 10-8）．

ヘパリンのアンチトロンビンとの結合にはヘパリン分子中の五糖構造が必須であるが，その結合に関与していない長い側鎖はトロンビンに結合することによって，アンチトロンビンと凝固因子との結合が促進される．一方，第 Xa 因子の阻害作用には，ヘパリンの凝固因子への結合は必要ではなく，アンチトロンビンへの結合のみで十分である．また，ヘパリンコファクターⅡも，ヘパリン依存性に選択的な抗トロンビン作用を示す．ヘパリンは分子量が大きいため，プロトロンビナーゼ複合体中のトロンビンや第 Xa 因子に作用することはできず，その抗凝固作用は新しい血栓の形成阻害に限定される．ヘパリンは直接の血小板刺激作用をもつが，トロンビンの阻害作用を介して血小板凝集を抑制

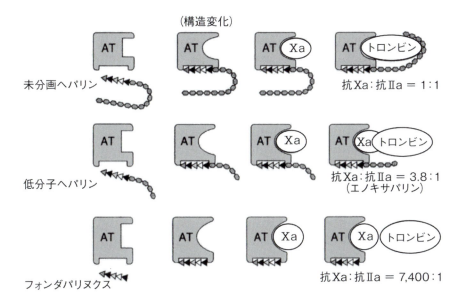

図 10-8. ヘパリン関連薬によるアンチトロンビン依存性のトロンビンおよび第Xa因子阻害様式の相違
AT：アンチトロンビン，Ⅱa：トロンビン，Xa：凝固第Xa因子
(Wong, N. N. (2003) *Heart Dis.*, **5**：295-302 より改変)

する．ヘパリンの抗凝固作用は，採取血（試験管内）でも現れる．

DICの治療，各種血栓塞栓症の治療および予防，血液透析時における体外循環装置使用時，輸血および血液検査の際の血液凝固の防止などに用いられる．消化管から吸収されないので経口投与では無効である．肝臓のヘパリナーゼで速やかに分解されるので点滴静注，まれに皮下投与で使用される．アンチトロンビンが欠乏または減少した状態では，作用増強のためにアンチトロンビン製剤（後述）が併用される．血液胎盤関門を通過しにくいので，妊婦にも使用可能である．ヘパリンは血管壁から**リポタンパク質リパーゼ**を血中に放出させるので，血漿清澄化作用も示す．

副作用には，過敏症，皮膚症状，長期投与で骨粗鬆症，投与部位の疼痛性血腫などがある．重大な副作用に消化管出血，血小板減少（ヘパリン起因性血小板減少症）などがある．DICを除く出血性疾患のある患者，重篤な肝・腎障害の患者，高齢者には原則禁忌である．過量投与による重症出血が起きた場合には，投与を直ちに中止し，塩基性タンパク質である**プロタミン** protamine で作用を中和する．

ヘパリン起因性血小板減少症（HIT）

未分画ヘパリン，低分子ヘパリン製剤投与による副作用として，Ⅱ型のヘパリン起因性血小板減少症 heparin-induced thrombocytopenia（HIT）が問題となっている．HITは発生機序から，ヘパリンの血小板活性化，凝集作用により非免疫学的に発症するⅠ型と，自己抗体（HIT抗体）が出現し投与5〜10日後に発症するⅡ型がある．Ⅱ型HITでは，活性化血小板のα顆粒から放出される血小板第4因子（PF4）がヘパリンと結合したヘパリン/PF4複合体への抗体（HIT抗体）が産生される．この免疫複合体が血小板の活性化を引き起こすとともに，血管内皮細胞上へのヘパラン硫酸などとPF4との複合体にHIT抗体が結合することで，組織因子遊離を介した凝固系の活性化が引き起こされる．最終的にトロンビンの産生過剰が生じ，血小板減少，さらに致死的な血栓塞栓症が誘発される．治療薬には抗トロンビン薬のアルガトロバンなどが用いられる．この抗凝固薬が逆に血栓塞栓症を誘発するという病態生理を

2) 低分子ヘパリン製剤 low-molecular-weight heparins

ダルテパリン dalteparin，**パルナパリン** parnaparin，**レビパリン** reviparin，および**エノキサパリン** enoxaparin は，従来の未分画ヘパリンを化学処理して得られる平均分子量 5,000 前後の低分子ヘパリン製剤である．低分子ヘパリンは，五糖構造でアンチトロンビンと複合体を形成してその立体構造を変化させ，未分画ヘパリンと同様に第Xa因子を間接的に阻害する．しかし，側鎖が短いためアンチトロンビンとトロンビンとの結合の促進作用が弱く，トロンビン阻害作用が減弱している（図 10-8）．また，ヘパリンよりも半減期が長く，血小板刺激作用が弱いことから HIT 誘発の危険性が低いなどの利点をもつ．

血液体外循環時の灌流血液の凝固防止や，DIC，術後における静脈血栓塞栓症の防止に静注や皮下注で用いられる．血管壁から血中へリポタンパク質リパーゼを放出する作用はほとんどない．

副作用はヘパリンと同様であるが，過量の場合のプロタミンの中和効果は不十分とされている．エノキサパリン以外は妊婦に禁忌である．

c　ダナパロイド danaparoid

平均分子量約 5,500 のヘパリン様物質（ヘパリノイド）であり，ヘパラン硫酸（84％），デルマタン硫酸（12％），コンドロイチン硫酸（4％）からなる混合物である．低分子ヘパリン製剤よりも，アンチトロンビンによる第Xa因子阻害作用をさらに選択的に増強する．血中半減期が長いことから持続的な効果を示し，1日2回の静注で DIC に有効である．

d　フォンダパリヌクス fondaparinux

ヘパリン類のアンチトロンビンへの結合に必須である基本五糖単位を完全化学合成したペンタサッカライドである．アンチトロンビンに結合して第Xa因子阻害作用を増強する．抗Xa：抗トロンビン活性比は 7,400：1 と，抗トロンビン活性がほとんどなく，第Xa因子を選択的に阻害するので，効率の良いトロンビン生成抑制による抗凝固効果を示す（図 10-8）．遊離の第Xa因子を阻害してプロトロンビナーゼ複合体の形成は阻害するが，複合体中の第Xa因子には阻害効果を示さない．

フォンダパリヌクスナトリウム

術後の静脈血栓塞栓症の発症予防に 1 日 1 回の皮下投与で用いられる．血小板第 4 因子とは結合しないので，II 型 HIT をほとんど起こさない．過量投与による出血の場合，ヘパリンに対するプロタミンのような有効な中和剤がないことから注意が必要で，新鮮凍結血漿などの使用が推奨されている．

e　合成抗トロンビン薬 synthetic anti-thrombins

1) アルガトロバン argatroban

特異的な合成抗トロンビン薬であり，アンチトロンビン非依存性にトロンビンの活性部位に直接結合し，可逆的なセリンプロテアーゼ阻害作用を示す．トロンビンのフィブリン生成作用，第XIII因子活性化によるフィブリン安定化作用や血小板凝集作用を強力に抑制する．他のセリンプロテアーゼへ

の阻害効果は弱く，作用はトロンビン選択的である．

発症後48時間以内の脳血栓症急性期，慢性動脈閉塞症，II型HITにおける血栓塞栓症などに静注で用いられる．

アルガトロバン水和物

2) ダビガトランエテキシラート dabigatran etexilate

経口投与可能な直接トロンビン阻害薬である．プロドラッグであり，腸管から吸収されるとエステラーゼにより活性代謝物であるダビガトランに変換される．遊離トロンビンおよびフィブリン結合トロンビンの両方を同程度かつ選択的に阻害することで抗凝固作用を示す．トロンビンによる血小板凝集も強力に阻害するが，コラーゲン，ADP，アラキドン酸による血小板凝集は阻害しない．第Xa因子など凝固系や線溶系に関与する他のセリンプロテアーゼの阻害作用も認められない．

心房細動患者における虚血性脳卒中及び全身性塞栓症の発症抑制に用いられるが，同じ適応を有するワルファリンよりも優位な抑制効果をもつことが示されている．さらに，ビタミンK含有食品の影響を受けないことや，頭蓋内出血などの重篤な出血のリスクもワルファリンに比べて少ないことが示されている．

ダビガトランエテキシラートメタンスルホン酸塩

f 経口第Xa因子阻害薬

凝固第Xa因子はトロンビン生成過程のすぐ上流に位置する凝固因子であり，1モルの第Xa因子は百数十モルのトロンビンを生成するとも報告されている．したがって，深部静脈血栓症などの予防にはトロンビンの直接の阻害よりも，第Xa因子の阻害がより効率的な血栓形成の抑制に繋がると考えられる．

エドキサバン edoxaban，**リバーロキサバン** rivaroxaban および**アピキサバン** apixaban は，標的分子を第Xa因子に絞った経口第Xa因子阻害薬である．遊離およびプロトロンビナーゼ複合体中の第Xa因子に結合し，その活性部位を可逆的かつ競合的に阻害する．それにより効率良くトロンビン生成を抑制し，出血を助長しない用量で効果的な抗凝固作用，さらに間接的な抗血小板作用を示す．トロンビンなど他の凝固関連因子のセリンプロテアーゼに対する直接の阻害活性はほとんどない．また，ワルファリンやヘパリンなどの既存の抗凝固薬と同等の抗血栓作用を示すこと，経口投与後の作用発現が速やかであること，抗血栓効果と出血促進作用の用量の乖離の幅が大きく安全域が広いこと，薬物相互作用のリスクが低く薬効用量のためのモニタリングが不要であることなど，ワルファリンの欠点を克服できる経口抗凝固薬とされている．

エドキサバンは下肢整形外科手術施行患者における静脈血栓塞栓症の発症抑制に用いられる．リバーロキサバンとアピキサバンは，非弁膜症性心房細動患者における虚血性脳卒中および全身性塞栓

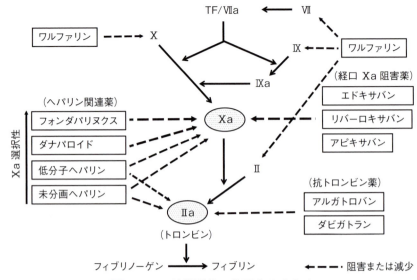

図 10-9. 抗凝固薬の作用点のまとめ
TF：組織因子

症の発症抑制に適用される．副作用は各種出血，貧血であるが，過量による出血には中和剤が知られていないことから注意が必要である．またこれらの薬物は CYP3A4 などによって代謝されるので，重症肝疾患患者での使用は禁忌である．

図 10-9 に，以上の抗凝固薬の作用点を図示した．

エドキサバントシル酸塩水和物

リバーロキサバン   アピキサバン

g トロンボモジュリン関連薬

1) トロンボモデュリンアルファ thrombomodulin alfa

　天然型ヒトトロンボモジュリンの活性部位を含む細胞外領域のみを遺伝子工学的に産生させた，遺伝子組換え可溶型ヒトトロンボモジュリン製剤である．トロンビンと結合した複合体としてトロンビンのプロテイン C 活性化を促進する．活性化プロテイン C は，第 V a, 第 VIIIa 因子を分解することでプロトロンビナーゼ複合体活性を抑制し，トロンビン産生を阻害するという，従来の抗凝固薬とは全く異なる作用機序をもっている（図 10-3）．

作用はアンチトロンビン非依存性であることから，アンチトロンビン活性が低下した病態でも有効である．出血に関連する副作用もヘパリンに比較して低く，安全性が高いとされる．DICの治療に点滴静注される．

2）乾燥濃縮人活性化プロテインC

この血漿分画製剤は，活性化プロテインCを有効成分として含有しているため，トロンボモジュリンに依存せず，トロンビンで活性化された第Ⅴa因子および第Ⅷa因子を選択的に不活性化する．さらに，血小板上でのトロンビン生成を抑制することにより血小板凝集抑制作用を示し，PAI-1活性を阻害して線溶系の活性を亢進する．

先天性プロテインC欠乏症に起因する深部静脈血栓症，急性肺血栓塞栓症，急激な皮膚の出血性壊死を起こす電撃性紫斑病に補充される．

h　その他

1）バトロキソビン batroxobin

ヘビ毒から精製されたセリンプロテアーゼである．フィブリノーゲンに作用してフィブリノペプチドAを遊離させ，プラスミンによる分解を受けやすくする．その結果，フィブリノーゲン濃度が持続的に低下して，抗血栓作用となって現れる．プラスミノーゲン量およびα_2-PIの減少作用やプラスミン活性の上昇作用も有する．血液粘度の改善作用と赤血球凝集抑制作用もあり，血流速度の上昇および血流量の増加を引き起こす．慢性動脈閉塞症に伴う虚血性諸症状の改善などに使用される．

2）乾燥濃縮人アンチトロンビンⅢ

加熱処理した血液製剤である．ヘパリン類の抗凝固作用はアンチトロンビンに依存しているので，先天性アンチトロンビン欠乏に基づく血栓形成傾向や，アンチトロンビン低下を伴うDICの患者に補充される．

10-2-4.　血栓溶解薬（線溶薬）thrombolytic drugs（fibrinolytic drugs）

線溶系では，プラスミノーゲン活性化因子（PA）が直接プラスミノーゲンをプラスミンに転換し，プラスミンが血栓の構成成分であるフィブリンを分解して血栓を溶解する（図10-4）．血栓溶解薬はPA製剤であり，血栓の溶解と除去により血流を回復させる．

a　ウロキナーゼ urokinase

ウロキナーゼはフィブリンに対する親和性が低く，循環血液中に投与した場合，血液中のプラスミノーゲンからプラスミンを生成する．生じたプラスミンの大部分は，α_2-PIによって阻害され，一部のプラスミンが血栓に到達してフィブリンを分解する．そのため，治療効果を上げるためには大量投与の必要があるが，循環血液中のα_2-PIの消費およびプラスミンの増加により，フィブリノーゲンや第Ⅴ，第Ⅷ因子も分解して出血傾向を起こしやすくなる（図10-10）．

発症後5日以内で出血の認められない脳血栓症，発症後6時間以内の冠動脈血栓などに用いられる．重大な副作用として，重篤な出血やショックを起こすことがある．出血性脳梗塞を起こしやすい脳塞栓またはその疑いのある患者には禁忌である．

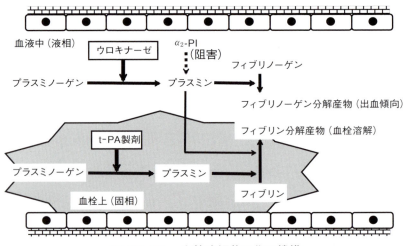

図 10-10. 血栓溶解薬の作用機構

b t-PA 製剤 tissue-type plasminogen activators

　遺伝子組換え型ヒト t-PA 製剤の**アルテプラーゼ** alteplase，血液中での半減期を延長させた第二世代の**モンテプラーゼ** monteplase がある．t-PA 製剤とプラスミノーゲンはいずれもフィブリンに高い親和性をもっており，これらはフィブリン血栓（固相）上で三量体を形成して，プラスミンを生成する．さらに，血栓上で生成したプラスミンは α_2-PI による阻害を受けにくいことから，フィブリンを効率よく溶解する．また t-PA 製剤は，フィブリン存在下ではその活性が著しく増強されるが，フィブリンが存在しない流血中ではきわめて活性が弱いので，ウロキナーゼに比べて全身的な出血傾向をきたしにくい（図 10-10）．
　アルテプラーゼは発症後 6 時間以内の急性心筋梗塞，発症後 4.5 時間以内の虚血性脳血管障害急性期に，モンテプラーゼは発症後 6 時間以内の急性心筋梗塞，急性肺塞栓症における肺動脈血栓に用いられ，これら血栓塞栓症の急性期に著効を示す．全身的な出血傾向はウロキナーゼに比べて少ないが，その作用機序から出血傾向は避けられず，特に重篤な脳内出血には注意が必要である．

10-3. 止血薬 hemostatics

　止血機構にかかわる血管壁，血液凝固系，血小板そして線溶系のいずれかの機能がなんらかの要因により障害されると，止血血栓形成に障害が起こり出血傾向が起こる．このような出血傾向による出血に対しては止血薬を用いる必要がある．止血薬にはそれぞれの要因に関連したものがある．

10-3-1. 血管強化薬（血管補強薬）capillary stabilizers

　カルバゾクロム carbazochrome および**アドレノクロム** adrenochrome は，アドレナリンの酸化物であるアドレノクロムの安定な誘導体である．血管壁成分のヒアルロン酸を分解するヒアルロニダーゼを阻害することで毛細血管の抵抗性を高め，また血管透過性を抑制して出血を防ぐ作用がある．血液凝固系，線溶系には影響を与えずに出血時間を短縮し，止血作用を示す．紫斑病などの毛細血管抵抗性の減弱および透過性の亢進による出血傾向，皮膚・粘膜などの出血，術中・術後の異常出血など

に単独または併用で用いられる．

カルバゾクロムスルホン酸
ナトリウム水和物

アドレノクロムモノアミノグアニジン
メシル酸塩水和物

10-3-2. 凝固促進薬 blood coagulants

血液凝固系に直接作用，またはその異常を改善して止血作用を示す．

a　ビタミン K 製剤

フィトナジオン phytonadione（ビタミン K_1 製剤）および**メナテトレノン** menatetrenone（ビタミン K_2 製剤）は，肝臓におけるビタミン K 依存性凝固因子の生合成を促進して止血効果を示す．しかしその効果発現は遅く，数時間以上必要である．ビタミン K_1 は生体内でビタミン K_2 に酵素的に変換されて作用するので，メナテトレノンはより速やかな止血作用を示す．なお，プロテイン C，プロテイン S の生合成もビタミン K 依存性である．

各種薬剤（ワルファリン，サリチル酸，抗生物質など）投与中に起こる低プロトロンビン血症，胆道および胃腸障害に伴うビタミン K の吸収障害，新生児の低プロトロンビン血症，肝障害に伴う低プロトロンビン血症など，ビタミン K 欠乏症に伴う出血傾向に用いられる．

フィトナジオン

メナテトレノン

b　精製蛇毒製剤

ヘモコアグラーゼ hemocoagulase はトロンビン様作用および組織因子様作用を示す蛇毒由来のタンパク質分解酵素であり，フィブリノーゲンを比較的可溶性のフィブリンに転化して止血作用を示す．この作用はヘパリンでは拮抗されない．また，血小板機能亢進作用もあるとされる．

肺・鼻・口腔内・性器・腎出血，外傷による出血に静注，筋注される．抗プラスミン薬との併用は血栓形成傾向が現れるおそれがあるので注意が必要である．

10-3-3.　抗線溶薬 antifibrinolytics（抗プラスミン薬 antiplasmins）

白血病，再生不良性貧血，紫斑病，術中・術後などでは，線溶系亢進により異常出血が起こる．抗プラスミン薬である**トラネキサム酸** tranexamic acid は，全身性あるいは局所の線溶系亢進が原因で生じる出血傾向にきわめて有用である．プラスミノーゲンおよびプラスミンはその構造中の**リシン結合部位** lysine binding site（LBS）を介してフィブリンの C 末端のリシンと結合する．トラネキサム酸

トラネキサム酸

ε-アミノカプロン酸

は，リシン結合部位に強く結合して，プラスミノーゲンのフィブリンへの結合やプラスミンへの変換を阻害してフィブリンの溶解を阻害する．プラスミンによるキニンやその他の炎症性ペプチドの産生を抑制するので，抗アレルギー作用や抗炎症作用も有する．

白血病，再生不良性貧血など全身性に線溶系亢進が関与すると考えられる異常出血や，肺・鼻・性器・腎出血など局所の線溶系亢進による異常出血などに用いられる．まれに一過性の色覚異常を起こすことがある．

ε-アミノカプロン酸 ε-aminocapronic acid はトラネキサム酸と同様の作用があり，配合剤として一般用医薬品に用いられる．

10-3-4. 局所止血薬 local hemostatics

a　トロンビン thrombin

外傷，手術中，抜歯後の出血や，骨性，膀胱，鼻および上部消化管からの出血に外用する．上部消化管出血に対しては経口用細粒または溶液を経口投与する．血管内に入ると流血を凝固させ，またアナフィラキシーショックを起こすなどのおそれがあるので，注射は行わない．

b　その他

止血機構障害の有無にかかわらず局所の止血効果を現すもので，ガーゼ型，綿型，スポンジなどの製品がある．各種手術時に出血創面に圧迫貼付するか創腔内に充填し，創傷面の止血や手術後の癒着防止などに用いる．**アルギン酸ナトリウム** sodium alginate，**酸化セルロース** oxidized cellulose，**ゼラチン** gelatin などがある．

10-4. 播種性血管内凝固症候群（DIC）治療薬

10-4-1. DIC の病態

DIC は，何らかの原因により組織因子の過剰産生が起こり，第X因子，プロトロンビン，フィブリノーゲンが次々と活性化されて，全身の微小血管内にフィブリン血栓が多発する症候群である．広範囲な微小血栓により，血管内皮細胞障害や虚血性臓器障害が起こる．血栓形成に凝固因子や血小板が消費されて低下し，さらに二次的に線溶系の亢進をきたすのでしばしば出血傾向がみられる．

敗血症，ショック，急性白血病，重症感染性，悪性腫瘍，産科疾患などの基礎疾患に好発するが，抗ウイルス薬や抗がん剤の副作用としても発症する．急性前骨髄球性白血病などの白血病によるDIC では，腫瘍細胞が組織因子やプラスミノーゲン活性化因子，線溶活性増強因子であるアネキシン A2 を大量に産生するので，凝固活性かつ線溶活性が高度に亢進され，著しい出血症状がみられる（**線溶亢進型 DIC**）．敗血症などの感染症による DIC では，リポポリサッカライド（LPS）や高サイトカイン血症のために白血球や血管内皮細胞が刺激されて組織因子や PAI-1 が大量に産生される．そのため，凝固活性は高度に亢進されるが線溶活性化は軽度であり，出血症状が軽度で臓器症状が強い病態を示す（**線溶抑制型 DIC**）．

10-4-2. DIC治療薬各論

治療の基本は基礎疾患の治療であるが，出血傾向にも関わらず，ヘパリン関連薬（未分画ヘパリン，低分子ヘパリン，ヘパリノイド），ヘパリン関連薬の増強にアンチトロンビン製剤，トロンボモデュリンアルファなどの抗凝固薬や合成プロテアーゼ阻害薬の投与が行われる．

DICでは血管内でトロンビンの産生過剰が起きており，内皮細胞障害によりトロンボモジュリンが低下することから，トロンボモデュリンアルファの投与が治療効果を示す．また，活性化プロテインCは，内皮細胞上の受容体やPAR-1に作用して抗炎症作用や細胞保護作用を示すことも治療効果に関与するとされる．

ガベキサート gabexate，**ナファモスタット** nafamostatは，アンチトロンビン非依存性にトロンビンおよび第Xa因子を阻害する合成プロテアーゼ阻害薬である．トリプシン，カリクレイン，プラスミンなども阻害するので，抗凝固作用のみならず抗線溶活性ももっている．DICに静注されるほか，急性膵炎に用いられる．

ガベキサートメシル酸塩　　　　　ナファモスタットメシル酸塩

10-5. 血友病治療薬

10-5-1. 血友病の病態

血友病 hemophiliaは，第Ⅷ因子，第Ⅸ因子の欠乏により出血する先天性の血液凝固障害疾患である．第Ⅷ因子が欠乏している血友病Aと，第Ⅸ因子が欠乏している血友病Bに分類され，血友病の約80％は血友病Aである．これらの凝固因子の遺伝子は正常であるが，凝固因子に対する自己抗体が産生されて発症する後天性血友病も知られている．

臨床症状は，膝や肘などの関節内腔，筋肉内，頭蓋内，消化管などへの出血が特徴であり，抜歯や外傷後の止血困難，皮下出血も高頻度に認められる．本疾患は**X連鎖劣性遺伝性疾患**のため，ほとんどが男性に発症するが，女性も保因者（キャリア）となる．血友病の重症度は，凝固因子の正常値に対する割合により，軽症（5～40％），中等症（1～5％），重症（1％未満）に分類される．

第Ⅷa因子と第Ⅸa因子は，活性化血小板上で第Ⅷa/Ⅸa因子複合体（テナーゼ複合体）を形成し，さらに第Xa因子を産生してプロトロンビンからトロンビンを生成するので，それらの因子が欠乏すると凝固時間が著しく延長する．血友病患者では，**活性化部分トロンボプラスチン時間** activated partial thromboplastin time（APTT）の延長が認められるが，**プロトロンビン時間**は正常である．血小板数も正常であるので，出血時間は延長しない．

第Ⅷ因子の安定化因子であるvWFの遺伝的異常により発症する遺伝性疾患に**フォンビルブランド病**がある．血友病Aと臨床症状や検査所見が似ているが，フォンビルブランド病では出血時間とAPTTの両方の延長がみられる．

10-5-2. 血友病治療薬各論

a 血液凝固因子製剤 blood clotting factor preparations

第Ⅷ因子の欠乏症である血友病Aには，加熱処理した乾燥濃縮人血液凝固第Ⅷ因子製剤や，遺伝子組換え型の第Ⅷ因子製剤である**オクトコグアルファ** octocog alfa および**ルリオクトコグアルファ** rurioctocog alfa が用いられる．第Ⅸ因子の欠乏症である血友病Bには乾燥人第Ⅸ因子複合体や乾燥濃縮人第Ⅸ因子製剤，**ノナコグアルファ** nonacog alfa が用いられる．これらの患者の出血傾向には，遺伝子組換え型の活性型第Ⅶ因子製剤である**エプタコグアルファ** eptacog alfa も用いられる．

b デスモプレシン desmopressin

バソプレシンの誘導体 1-deamino-[D-Arg8]-vasopressin であるデスモプレシンは，バソプレシンV_2受容体を刺激して血管内皮細胞などに貯蔵される第Ⅷ因子やvWFを放出し，止血亢進作用を示す．これらの因子をまったく欠乏する患者や，本薬物によりこれら因子の明らかな活性上昇が期待できない患者には使用できない．外傷性出血，抜歯時，手術時出血の止血，および軽症から中等症の血友病Aとフォンビルブランド病に適用される．昇圧作用はほとんど示さないが，過量により水分貯留や低ナトリウム血症を起こすことがある．重大な副作用として，脳浮腫，昏睡，痙攣などを伴う重篤な水中毒がある．

デスモプレシン酢酸塩水和物

10-6. 造血器概論

10-6-1. 造血組織

血球の新生を**造血** hemopoiesis というが，血球産生の部位は胎児期と出生後では大きく異なり，胎児期においては主として肝臓や脾臓でつくられ，出生後では骨髄が造血の場となる．幼児期においては全身の骨髄で造血が行われるが，成熟に伴い骨髄は脂肪細胞で置換され，造血能を失い，成人では残された胸骨，椎骨，骨盤等で造血される．造血が行われる骨髄は幼若血球成分で満たされており**赤色骨髄**と呼ばれ，造血能を失った骨髄は脂肪化しているので**黄色骨髄**と呼ばれる．

10-6-2. 造血の機構

a 造血幹細胞

胎児期に肝臓から骨髄に移動した血球に分化するおおもとの細胞は自己再生能をもっており骨髄で増殖する．このおおもとの細胞は，すべての血液細胞へ分化する能力を保持するので「全能性幹細胞」と呼ばれ，骨髄系幹細胞とリンパ系幹細胞に分化する．骨髄系幹細胞は，赤血球，顆粒白血球-単球，血小板へ，またリンパ球系幹細胞は，Tリンパ球，Bリンパ球へと種々の細胞にさらに分化するので，骨髄系幹細胞とリンパ球系幹細胞は「多能性幹細胞」と呼ばれる．多能性幹細胞は，い

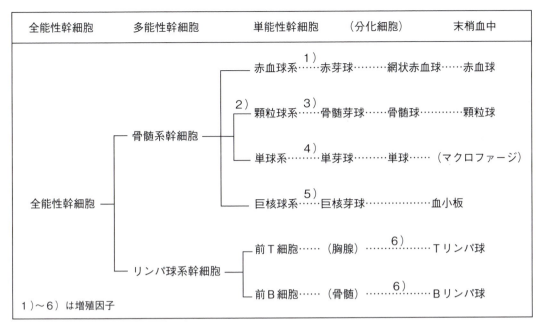

図10-11. 血球分化の過程

ずれの血球成分に分化するか方向が定まった細胞へ分化する．分化の方向が定まった細胞も自己再生能を保持しており，「単能性幹細胞」と呼ばれる．単能性幹細胞は，それぞれの血球の前駆細胞（「芽球」）となり，さらに何回かの分裂を経て成熟した血球となる．リンパ球の前駆細胞となる細胞は，骨髄から胸腺などのリンパ組織に入り，リンパ球に成熟する（図10-11）．

b 造血因子

骨髄において産生された血球成分は，末梢血中に移動して循環するが，それぞれの血球には寿命があり，老化したものはマクロファージなどにより貪食されて処理される．造血と破壊は動的平衡のもとにあり，末梢血中を循環する血球数は生理的な環境下では一定に保たれている．血球数の動的平衡は，各血球成分の造血を刺激する造血因子により調節されており，血球数が減少すると，それぞれの血球が担う機能の低下が引き金となって種々の組織から造血因子が分泌され，骨髄における造血が促進されて補充される（表10-1）．

c 血球の寿命

血管内あるいはリンパ管内を循環する血球のうち，老朽化した血球は脾臓など細網内皮組織で破壊され，新たに骨髄から供給されて更新する．血球の寿命は，種類によりまちまちで，おおよその寿命

表10-1. 造血因子

1）赤血球系	エリスロポエチン
2）顆粒球・単球系	顆粒球・単球コロニー刺激因子（GM-CSF）
3）顆粒球系	顆粒球コロニー刺激因子（G-CSF）
4）単球系	マクロファージコロニー刺激因子（M-CSF）
5）血小板系	トロンボポエチン
6）リンパ球系	インターロイキン類

インターロイキン類はその他の血球に対する造血因子ともなる．

表10-2. 血球の寿命

赤血球	約120日
白血球	
顆粒球	14日
Tリンパ球	4〜6か月
Bリンパ球	2〜4日
血小板	7〜10日

は表 10-2 の通りである．

10-7. 血液疾患

血液の構成成分の質的，量的変動により種々の病態が発症するが，血球数の変動を生じる主な疾患を表 10-3 に示した．

表 10-3. 血球数の変化を伴う疾患

赤血球	↑ ↓	赤血球増加症（多血症） 貧血
白血球	↑ ↓	白血病，悪性リンパ腫 白血球減少症（無顆粒球症）
血小板	↑ ↓	本態性血小板血症 血小板減少性紫斑病，播種性血管内凝固症候群（DIC）

（↑は増加，↓は減少を示す）

10-7-1. 貧血 anemia

単位容積あたりの血液に含まれる赤血球数や赤血球に含まれるヘモグロビン量が減少した状態をいう．

a 貧血の診断基準

貧血の診断は，赤血球数，ヘモグロビン量，ヘマトクリット値，赤血球沈降速度などを基準に判定されるが，WHOではヘモグロビン量を判定基準に採用している．これらの基準値は絶対的な値ではなく，随伴する症状を参照して判定される（表 10-4）．

b 貧血の種類

貧血は，赤血球の産生低下，崩壊の促進，異常赤血球産生（無効造血），喪失（出血）により生じるが，その発症機序は様々で，末梢血中の赤血球像に特徴的な変化が認められるものもある．末梢血球像は，Wintrobe の赤血球指数：平均血球容積 mean corpuscular volume（MCV），平均赤血球血色素量 mean corpuscular hemoglobin（MCH），平均赤血球色素濃度 mean corpuscular hemoglobin concentration（MCHC）をもって判定される．主な貧血症と発症機序（原因）および観察される末梢血球像を表 10-5 に示す．

c 貧血とその治療

1）鉄欠乏性貧血

血色素（ヘム heme）の構成成分である鉄が欠乏し，骨髄におけるヘモグロビン合成が障害されて生じる小球性低色素性貧血をいう．全貧血患者のおよそ 70％を占めており，女性に多く，成人女性の約 8％が鉄欠乏性貧血で，妊娠，授乳中の女性ではさらに顕著となる．

鉄欠乏の原因は，鉄の需要と供給（食物からの摂取）のバランス崩壊によるもので，需要増大としては発育・成長，妊娠，授乳，供給の不足としては吸収不良，低栄養（偏食），胃切除，無酸症（胃

表 10-4. 貧血の診断基準

（カッコ内は標準値）

	成人男性	成人女性	妊婦
赤血球数	<450万/μL （450〜580万/μL）	<400万/μL （400〜480万/μL）	
ヘモグロビン量	<13 g/dL （13.1〜16.6 g/dL）	<12 g/dL （12.1〜14.6 g/dL）	<11 g/dL
ヘマトクリット値	<39% （40〜50%）	<36% （37〜46%）	<33%
赤沈（ESR）*	>10 min/hr	>15 min/hr	

*赤沈（赤血球沈降速度 erythrocyte sedimentation rate；ESR）：血液中の赤血球が試験管内で沈んでいく速度を測定する．赤血球の細胞膜は負電荷をもっており，互いに反発しあっているが，血球数の減少により電荷による反発が小さくなるので沈降速度が亢進する．また，炎症に伴い血漿中に出現するタンパク質が赤血球の電荷を消去して沈降速度を早めるので，血沈は炎症のマーカーとなる．

表 10-5. 主な貧血症とその原因および末梢血球像

貧血の種類	原　因	末梢血球像
鉄欠乏性貧血	鉄の需要と供給のバランス崩壊（鉄不足）	小球性低色素性
巨赤芽球性貧血 （悪性貧血）	赤芽球のDNA合成過程における必須成分の欠乏 　ビタミンB_{12}（VB_{12}）欠乏 　葉酸欠乏	大球性正色素性
鉄芽球性貧血	赤芽球におけるヘム合成酵素障害	小球性低色素性
再生不良性貧血	幹細胞の障害（減少），一部自己免疫が関係	正球性正色素性
溶血性貧血	赤血球崩壊亢進，一部自己免疫が関係	正球性正色素性
腎性貧血	腎不全に伴うエリスロポエチン分泌低下	正球性正色素性

酸による吸収可能な2価鉄への還元が低下）等が挙げられる．また，出血（月経，慢性消化管出血，子宮筋腫など）による喪失も鉄欠乏の原因となる．

体内には3〜5gの鉄が存在し，そのうち60〜70%がヘモグロビン鉄として赤血球に取り込まれ，20〜25%が貯蔵鉄（フェリチン，ヘモシデリン）として骨髄や肝臓，脾臓に貯蔵され，3〜5%が組織鉄として筋肉（ミオグロビンとして）や他の組織（ヘム酵素など）に含まれ，2〜3%がトランスフェリンに結合して血漿鉄として循環している．貯蔵鉄のプールが比較的大きいため，鉄欠乏状態に陥っても貧血症状が発現するまで時間がかかり（潜在的鉄欠乏），貯蔵鉄が枯渇すると，造血組織に鉄を運搬する血漿鉄も減少して（不飽和鉄結合能増加），やがてヘモグロビン鉄が減少して初めて貧血症状は顕在化する．

治療は鉄の補充療法であり，2価鉄の経口投与が基本となる．鉄は，上部消化管から2価鉄として吸収されるが，腸粘膜に鉄吸収の調節機構があるので鉄過剰をきたす恐れは少ない．消化管からの吸収が不良の場合や鉄剤の経口投与により悪化する疾患（潰瘍性大腸炎など）がある場合には，3価鉄が静注で用いられるが，鉄過剰（ヘモクロマトーシス）をきたしやすいので，必要量を計算の上投与する．鉄剤投与により，速やかに貧血症状は解消（ヘモグロビン鉄の正常化）するが，貯蔵

デフェロキサミンメシル酸塩

鉄が回復して鉄欠乏状態が解消する（血清フェリチン値の正常化）まで 2〜3 か月間鉄剤投与を継続する必要がある．鉄過剰症の治療には，鉄キレート剤である**デフェロキサミン** deferoxamine が用いられる．

経口鉄剤：**硫酸鉄** ferrous sulfate（徐放製剤），**フマル酸第一鉄** ferrous fumarate，**クエン酸第一鉄** ferrous citrate，**溶性ピロリン酸第二鉄** ferric pyrophosphate（吸収効率を高める目的でビタミン C 等の還元剤を併用する）

静注鉄剤：**コンドロイチン硫酸・鉄コロイド** chondroitin sulfate・iron colloid，**含糖鉄** saccharated ferric oxide，**シデフェロン** cideferon

2）巨赤芽球性貧血

赤芽球の DNA 合成に必須の成分として働くビタミン（ビタミン B_{12}, 葉酸）の欠乏によって出現する貧血で，DNA 合成が阻害されるので，細胞は成熟するが，核が未熟な大型細胞（巨赤芽球）が出現する（ヘモグロビン合成は阻害されないので正色素性）．巨赤芽球は壊れやすく，骨髄内で崩壊して末梢血中に出てこないので，無効造血となる．

これらのビタミンは食餌性に供給されるが，摂取量の不足，消化管からの吸収障害，需要の増大等の原因により欠乏をきたして，貧血を発症する．治療にはビタミン補充療法がとられる．

① ビタミン B_{12} 欠乏性貧血

食物に含まれるビタミン B_{12} は，胃の壁細胞から分泌される内因子（Castle 因子）と結合して，回腸に運ばれ，粘膜細胞の内因子複合体の受容体と結合して吸収される．内因子分泌の欠如や回腸疾患により吸収が障害されてビタミン欠乏を生じるが，特に胃切除後や悪性貧血など内因子欠如をきたす病態に随伴する欠乏が治療の対象となる．

悪性貧血：自己免疫により内因子に対する抗体（抗内因子抗体）あるいは壁細胞に対する抗体（抗壁細胞抗体）が産生され，その結果内因子が欠乏して高度のビタミン B_{12} 欠乏をきたして発症する．

胃切除後貧血：胃潰瘍等での胃の切除により内因子を分泌する壁細胞が失われ，ビタミン欠乏をきたして発症する．

ビタミン B_{12} 欠乏による貧血の治療では，通常ビタミン B_{12} 製剤の経口投与でビタミンが補充されるが，悪性貧血や胃切除後貧血では，経口投与は無効で筋注で補充される．

天然型ビタミン B_{12}：**シアノコバラミン** cyanocobalamin，**ヒドロキソコバラミン** hydroxocobalamin

シアノコバラミン　　　　　　　　メコバラミン

（注射で用い，体内で補酵素型へ変換．ヒドロキソコバラミンは，排泄が遅く持続的）

補酵素（活性）型ビタミン B_{12}：**メコバラミン** mecobalamin（メチルコバラミン），**コバマミド** cobamamide（アデノシルコバラミン）（経口で用いても有効）

② 葉酸欠乏性貧血

　葉酸はプテリジンとパラアミノ安息香酸からなるプテロイル（プテロイン酸）基にグルタミン酸が結合した構造（プテロイルグルタメート）をもち，食品中では複数のグルタミン酸が結合したポリグルタミン酸型として存在する．ポリグルタミン酸型は消化管粘膜のプテロイルグルタミン酸加水分解酵素でモノグルタミン酸型に変換されて吸収される．葉酸は，体内でジヒドロ葉酸，さらにテトラヒドロ葉酸に還元されて活性化され，DNAやアミノ酸の合成の補酵素として作用する．葉酸の需要量が多く，貯蔵量が少ないので摂取不足による欠乏症を生じやすい．

　また，薬剤により葉酸欠乏をきたすことがある．潰瘍性大腸炎治療薬サラゾスルファピリジンは，葉酸吸収阻害により巨赤芽球性貧血を引き起こすおそれがある．フェニトイン等の抗てんかん薬は，プテロイルグルタミン酸加水分解酵素を阻害して葉酸欠乏を引き起こす．また，アルコール依存症患者では，葉酸の吸収と代謝が阻害され葉酸欠乏に陥ることが多い．葉酸拮抗薬（メトトレキサート，サルファ剤）は，葉酸の活性化や利用を障害し，葉酸欠乏状態を引き起こす．

　葉酸は消化管からよく吸収されるので，欠乏症の治療には**葉酸** folic acid の経口投与が基本となる．葉酸拮抗薬投与による利用障害には，**ホリナート** folinate（テトラヒドロ葉酸，活性葉酸）が用いられる．

葉酸　　　　　　　　　　　　ホリナートカルシウム

3）鉄芽球性貧血

　赤芽球内のヘム合成酵素の補酵素として働くビタミン B_6 に対する親和性低下により，鉄がヘム合成に利用されずにミトコンドリアにフェリチンとして蓄積して環状鉄芽球を生じ，無効造血をきたした病態である．先天的な遺伝性鉄芽球性貧血と骨髄異形成症候群（MDS）およびアルコールや抗結核薬イソニアジドなど薬剤による二次性のものがある．

ピリドキシン塩酸塩

　発症の原因となるビタミン B_6 に対する親和性低下に対して，**ピリドキシン** pyridoxine（ビタミン B_6）の大量投与が行われる．また，鉄過剰症をきたす場合には，鉄キレート剤（デフェロキサミン）を用いる．

4）再生不良性貧血

　骨髄における何らかの原因により骨髄球系幹細胞が障害されて減少することにより発症するもので，赤血球のみならず，白血球，血小板の減少もきたす**汎血球減少症** pancytopenia を特徴とする．幹細胞障害の原因には先天的なもの（Fanconi 貧血）と後天的なものがある．後天的なものがほとんどで，そのうち幹細胞に対する自己免疫的機序を介する特発性貧血が多い．ウイルス感染（特に肝炎ウイルス）や薬剤や放射線などにより誘発される二次性のものもある．

症状として，赤血球減少に基づく貧血症状のほかに，白血球（特に好中球）減少による重症感染症，血小板減少による皮膚の点状出血や紫斑，鼻血，歯肉出血が観察される．

軽症，中等症，重症に分類され，重症度により治療法が異なる．軽症例ではアンドロゲンによる造血刺激療法，中〜重症例（自己免疫が関係するものに対して）では免疫抑制療法，重症例では骨髄移植（45歳未満で，HLAの一致したドナーがいる場合）がとられる．支持療法（対症療法）として輸血（赤血球，血小板）や造血サイトカイン（エリスロポエチン，G-CSF）が適用される．

アンドロゲン療法：メテノロン metenolone，ナンドロロン nandrolone，テストステロン testosterone

免疫療法：抗ヒト胸腺細胞グロブリン（ATG），抗ヒトリンパ球ウサギ免疫グロブリン（ALG），シクロスポリン ciclosporin（軽症例にも適用），副腎皮質ステロイド．

メテノロンエナント酸エステル　　ナンドロロンデカン酸エステル

テストステロンエナント酸エステル

5）溶血性貧血

赤血球破壊の亢進（寿命の短縮）により末梢血中の赤血球数が減少し，貧血をきたす病態をいう．赤血球の形態異常（球状赤血球），細胞膜異常，酵素欠損など赤血球自身に原因がある先天性のものと，赤血球以外に原因のある後天的なものがある．後天的溶血性貧血は，赤血球膜に対する抗体を生じ，自己の赤血球に対する免疫反応（Ⅱ型アレルギー）が発現して溶血に至る自己免疫性のものが多い．抗体には体温付近の温度で抗原に結合する温式抗体と低温（寒冷）下で結合する冷式抗体があるが，温式抗体によるものが多い．抗体はクームス Coombs 試験で検出され，治療ではクームス試験陰性化が目標となる．また，薬物により抗体が産生されて発症する薬物誘発性免疫性溶血もある．

赤血球破壊が血管内で行われる血管内溶血と脾臓など細網内皮組織で行われる血管外溶血があるが，温式抗体を介するものは通常血管外溶血性である．

自己免疫性溶血性貧血の治療では，副腎皮質ステロイド薬や免疫抑制薬による薬物療法と脾臓摘出が適用されるが，副腎皮質ステロイド薬が第一選択である．

6）腎性貧血

腎不全に伴って発現する貧血で，赤血球増殖因子であるエリスロポエチンの腎からの分泌低下が主因となる（腎透析患者では必発）．エリスロポエチンは，アミノ酸165個からなる糖タンパク質で，血中のO_2分圧低下に呼応して腎尿細管間質細胞から分泌される．慢性腎不全ではネフロンが減少す

るので，これに伴いエリスロポエチン分泌も低下する．

治療ではエリスロポエチンの補充療法がとられるが，エリスロポエチンが投与できない例ではアンドロゲンが適用される．

エリスロポエチン療法：**エポエチン α, β** epoetin alfa, epoetin beta（遺伝子組換え製剤で，α, β は同一のアミノ酸配列をもつ糖タンパク質で糖鎖が異なる），**ダルベポエチン α** darbepoetin alfa（ヒトエリスロポエチンのアミノ酸配列の一部を改変し，新たな糖鎖を付加させて半減期を延長）

アンドロゲン療法：**メピチオスタン** mepitiostane（体内でエピチオスタノールに変換し，骨髄幹細胞に直接作用して骨髄中の赤芽球コロニー形成細胞を増加させる）

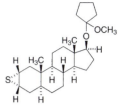

メピチオスタン

10-7-2. 多血症（赤血球増加症）

末梢血中の赤血球数，ヘモグロビン濃度，ヘマトクリット値が正常の上限を越えて増大するもので，原因不明の本態性のものと，二次性のものがある．本態性のもののうち，造血幹細胞の変異により赤血球が自律的に増加するものを真性多血症という．血球が増えて血液粘度が上昇し脳血流が阻害されるため，頭痛，耳鳴り等の神経症状をきたす．また，高血圧や血栓症を生じ，脳梗塞や心筋梗塞の発症の危険を高める．

治療は，瀉血によりヘマトクリット値を 42〜47% に急速に下げる．真性多血症では化学療法がとられる．

化学療法：**ヒドロキシカルバミド** hydroxycarbamide，**ブスルファン** busulfan

10-7-3. 白血球減少症（顆粒球減少症/無顆粒球症）

白血球には顆粒白血球（好中球，好酸球，好塩基球），リンパ球，単球があり，それぞれ特有の機能を担っているので，種々の病態ではそれぞれの機能が反映した白血球数の変動が認められる．白血球数に異常のある場合には，白血球の種類ごとの変化を確認する必要がある．

白血球数の基準値は 3500〜9000/μL であるが，白血球数が基準値より低下した状態を白血球減少症という．絶対的な基準ではないが，臨床的には，白血球数が 3000/μL 以下の状態を**白血球減少症** leukopenia としている．白血球のうち，40〜60% が顆粒球で，その大半は好中球であるので，顆粒球数の変動は好中球数の変動としてとらえられ，好中球が 1500/μL 以下を**顆粒球減少症**，好中球が 150/μL 以下を**無顆粒球症**としている．

白血球は骨髄でつくられるので，骨髄の機能が関係する骨髄異形成症候群や再生不良性貧血などの血液疾患で白血球数減少が検出される．また，抗悪性腫瘍薬は，直接造血細胞の増殖を抑制して白血球を減少させる．抗悪性腫瘍薬以外の薬剤でも，直接的にあるいは免疫学的な機序を介して白血球を減少させるものがあり，薬物副作用としての白血球減少症が問題になる．また，放射線も造血機能に影響を与えるので，放射線被曝や放射線治療時に白血球減少をみる．

顆粒球は，感染に対する自然免疫を担っているので，好中球が 1000/μL 以下になると感染抵抗力が低下して易感染性が出現し，500/μL 以下では重篤となり，日和見感染を生じるようになる．好中球が 500/μL 未満あるいは 1000/μL 未満であっても近日中に 500/μL 以下に低下すると予想され，38.3℃ 以上の発熱あるいは 38℃ の発熱が 1 時間以上継続した状態を**発熱性好中球減少症** febric neutropenia とし，感染症発症を疑い，広域抗生物質を用いた感染症治療（経験的治療 empiric therapy）を開始する．

治療においては，白血球減少の原因の除去（薬剤性のものでは被疑薬剤の投与中止），および好中球に対する造血因子の投与が行われる．

顆粒球コロニー刺激因子 granulocyte-colony stimulating factor（G-CSF）

G-CSFは，顆粒球系前駆細胞の分化・増殖を刺激し，骨髄における顆粒球産生を促すとともに，骨髄から末梢血への顆粒球の移動も促進する．**フィルグラスチム filgrastim**，**レノグラスチム lenograstim**，**ナルトグラスチム nartograstim** は，ヒトG-CSF遺伝子組換え製剤で，癌化学療法や血液疾患（再生不良性貧血，骨髄異形成症候群）に伴う好中球減少症に適用される．末梢血造血幹細胞移植のための幹細胞の末梢血への動員促進，造血幹細胞移植時の好中球産生刺激にも用いられる．

マクロファージコロニー刺激因子 macrophage-colony stimulating factor（M-CSF）

M-CSFは，単球・マクロファージ系前駆細胞の分化・増殖を促進し，単球・マクロファージからのGM-CSF，G-CSF放出を促進することにより間接的に好中球産生を刺激する．**ミリモスチム mirimostim** は，ヒト尿由来M-CSF製剤で，骨髄移植後の顆粒球増加促進，抗悪性腫瘍薬投与による顆粒球減少症に適用される．

10-7-4. 白血病 leukemia

骨髄中の造血幹細胞に腫瘍性増殖をするクローンを生じ，異常な白血球が無制限に増殖するので正常な造血（赤血球，血小板造血も）が障害されて感染，出血，貧血などの全身症状をきたして死に至らしめる血球の悪性腫瘍をいう．

・**急性白血病と慢性白血病**

出現した白血病細胞が分化・成熟障害を伴うか，成熟障害を伴わないかにより，急性白血病と慢性白血病に分けられる．骨髄検査で骨髄細胞中の芽球の存在比率で鑑別され，芽球の存在が30％以上（30〜95％）で急性白血病と判定される．急性白血病は，急激に発生して経過も早く，慢性白血病は緩やかに発症して経過も長いが，この分類は病状の経過を表すものではない．

急性白血病：造血幹細胞の成熟・分化がある一定段階で停止し，それより未分化の細胞のみで腫瘍を形成しているもので，末梢血中に幼若細胞（腫瘍化した芽球や前骨髄球）と成熟細胞（正常白血球）が出現し，成熟の中間段階の細胞が認められない白血病裂孔の現象が観察される．

慢性白血病：白血病細胞は分化・成熟能を保持していて，末梢血には各成熟段階の白血球が増加する．

・**骨髄性白血病とリンパ球性白血病**

腫瘍性に増殖している白血病細胞の起源により骨髄性とリンパ性白血病に分類される．細胞の鑑別にペルオキシダーゼ染色やエステラーゼ染色が用いられる．

骨髄性白血病：ペルオキシダーゼ染色陽性細胞が3％以上．

リンパ球性白血病：骨髄中の芽球のうちペルオキシダーゼ染色陽性細胞が3％以下．

治療においては，完全寛解（正常造血機能回復，臨床症状の消散）を目標に化学療法薬，分子標的薬を用いた薬物療法がとられる（悪性腫瘍と薬物の項参照）．

10-7-5. 血小板減少症

止血機能を担う血小板が減少すると，出血傾向をきたし，2万/μL未満になると消化管出血，脳出血などの自然出血の危険を生じる．血小板減少は，消費や破壊亢進による血小板寿命の短縮，骨髄に

おける血小板産生の低下が原因となるが，再生不良性貧血，播種性血管内凝固症候群（DIC），溶血性尿毒症症候群 hemolytic-uremic syndrome（HUS）などでは消費が亢進し，再生不良性貧血や白血病では産生が低下する．血小板減少により皮下に点状の紫斑をみるものを紫斑病というが，血小板に対する自己抗体を生じⅡ型アレルギー反応により血小板の破壊が亢進して血小板減少をきたすものを特発性血小板減少性紫斑病 idiopathic thrombocytopenic purpura（ITP）という．また，血小板凝集を仲介するフォン・ヴィルブランド因子 von Willebrand factor の分解酵素に対する自己抗体を生じ，その結果，血小板凝集機能が亢進し，血小板血栓が多発して血小板が多量に消費されるため血小板減少をきたすものを血栓性血小板減少性紫斑病 thrombotic thrombocytopenic purpura（TTP）という．

ITP および TTP の治療法は以下の通りである．

・**特発性血小板減少性紫斑病**
免疫抑制療法：副腎皮質ステロイド，免疫抑制薬（アザチオプリン，シクロホスファミド）
血小板輸血
トロンボポエチン受容体作動薬：エルトロンボパグ eltrombopag（非ペプチド化合物），**ロミプロスチム** romiplostim（ペプチド化合物）

・**血栓性血小板減少性紫斑病**
薬物療法：副腎皮質ステロイド＋抗血小板薬（アスピリン，チクロピジン，ジピリダモール）
血漿交換療法：新鮮凍結血漿で置換

エルトロンボパグオラミン

11 泌尿器系・生殖器系に作用する薬物

11-1. 利尿薬 diuretics

11-1-1. 腎臓の機能，尿生成機構

　腎臓は体液の恒常性を維持する重要な臓器の一つである．腎臓は，尿の生成を介して体内の水，電解質量や酸塩基平衡を調節し，タンパク質代謝産物（主に肝臓の尿素サイクルでアンモニアから産生される尿素）を排出するほか，各種のホルモンを生成し，血圧・体液量（レニン），赤血球数（エリスロポエチン），骨量（活性型ビタミン D_3）などを調節している．レニンは，腎血流量減少や交感神経の興奮によるアドレナリン β_1 受容体活性化によって傍糸球体装置から分泌され（図11-1），アンギオテンシン-アルドステロン系を活性化し，尿量を減少させる．エリスロポエチンは，低酸素の状態で腎皮質の尿細管周囲の間質に存在する線維芽細胞で産生される（図11-1）．ビタミン D_3 は，肝臓で25位がヒドロキシ化された後，腎皮質の近位尿細管上皮細胞において，パラトルモン（副甲状腺ホルモン；PTH）刺激によって活性化される 1α-ヒドロキシラーゼによって 1α 位がヒドロキシ化され，活性型ビタミン D_3（1,25-ヒドロキシコレカルシフェロール）となり（図11-1），これによって小腸粘膜におけるカルシウム吸収が促進される．

　尿生成の過程は，糸球体ろ過，尿細管における再吸収と分泌からなる．糸球体には血液側から，血管内皮細胞，糸球体基底膜，足細胞の足突起の三つの層からなるフィルターがあり，水や電解質を透過させるが，血球や分子量7万以上の血漿タンパク質をほとんど通さない．糸球体ろ過された原尿は，近位尿細管，ヘンレループ（係蹄），遠位尿細管，集合管を経て排出される（図11-1）．体内 Na^+ 量が体液量を決定するので，尿細管における Na^+ 再吸収の調節は体液量の恒常性維持において非常に重要である．近位尿細管では，水が細胞間隙を通って管腔側から基底膜（血管）側へ移動するほか，炭酸脱水酵素により産生される H^+ によって活性化される Na^+-H^+ 交換系，Na^+/グルコース共輸送系である SGLT1/2 などによって Na^+ が再吸収される．この SGLT2 を阻害するイプラグリフロジンなどが糖尿病治療薬として開発されている．管腔細胞内に取り込まれた Na^+ は，Na^+,K^+-ATPase などによって血管側へ移行する（図11-2）．ヘンレループ（係蹄）上行脚では Na^+/K^+/$2Cl^-$ 共輸送系で（図11-3），また，遠位尿細管では Na^+/Cl^- 共輸送系によって Na^+ が再吸収される（図11-4）．集合管には，上皮性 Na^+ チャネル epithelial Na^+ channel（ENaC）による Na^+ 再吸収が行われ，管腔細胞内に取り込まれた Na^+ が，Na^+,K^+-ATPase によって血管側へ移行するときに K^+ が細胞内に取り込まれ，これが管腔側に発現する K^+ チャネルを通って尿中へ排出されるので，血中の K^+ 濃度が低下する方向に動く（図11-5）．

　体液浸透圧を調節しているのは，脳下垂体後葉から分泌されるバソプレシン（抗利尿ホルモン；ADH）で，集合管の上皮細胞に発現する V_2 受容体を介して細胞内サイクリック AMP 濃度を増加さ

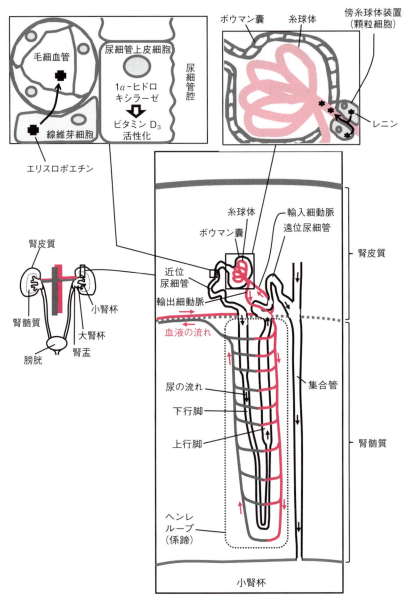

図 11-1. 腎臓の形態とはたらき

せ，活性化されたプロテインキナーゼA（PKA）が水チャネルAQP2（アクアポリン2）の細胞内から細胞膜への移行を促進するとともにチャネル機能を亢進させて水の再吸収を促進する（図 11-5）．アンギオテンシンIIの刺激によって副腎皮質の球状帯から分泌されるアルドステロンは，集合管や遠位尿細管上皮細胞の細胞質に存在するミネラルコルチコイド受容体と結合し，その複合体が核内に入って aldosterone-induced protein（AIP）の発現を促進し，この AIP が ENaC の発現増加，Na^+，K^+-ATPase の発現増加とそのエネルギーとして使われる ATP の産生亢進を誘起することで，Na^+再吸収を促進するとともに，K^+排泄を促進するので血中K^+濃度を低下させる（図 11-5）．

11-1-2. 利尿薬各論

a 浸透圧性利尿薬

近位尿細管では，大量の水が細胞間隙を通って再吸収される．**イソソルビド** isosorbide，**D-マンニトール** D-mannitol，**濃グリセリン** glycerin は，糸球体で完全にろ過される非電解質で，尿細管ではほとんど再吸収されないので，これらによって管腔内が高浸透圧となり水の再吸収が抑制される（図11-2）．腎・尿管結石や急性腎不全の時に利尿を目的として使用されるほか，脳圧上昇，眼圧上昇，内リンパ水腫を抑制する目的でそれぞれ脳浮腫，緑内障，メニエール病の治療に用いられる．

b 炭酸脱水酵素阻害薬

近位尿細管の管腔細胞において炭酸脱水酵素を阻害する薬は，細胞内 H^+ 濃度を低下させるので，Na^+-H^+ 交換体の機能が抑制されて Na^+ 再吸収が減少する（図11-2）．この時，HCO_3^- の尿中排泄が増えるので尿がアルカリ化する．代表的なものとして**アセタゾラミド** acetazolamide があるが，利尿作用が弱いので，利尿薬としてよりも緑内障やメニエール病の治療薬としてよく用いられるほか，てんかんや肺気腫における呼吸性アシドーシスや浮腫の治療に使用される．

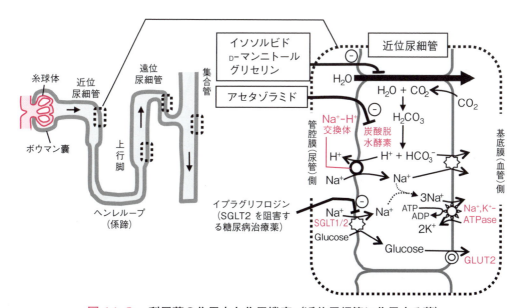

図 11-2. 利尿薬の作用点と作用機序（近位尿細管に作用する薬）
SGLT：sodium-glucose co-transporter（sodium-dependent glucose transporter）

c ループ利尿薬

ヘンレループ（係蹄）上行脚の管腔細胞に発現する$Na^+/K^+/2Cl^-$共輸送系を阻害する薬で，強力な利尿作用を示す（図11-3）．**フロセミド** furosemide，**ブメタニド** bumetanide，**アゾセミド** azosemide，**トラセミド** torasemide などが使用されている．フロセミドは降圧薬として利用される（降圧効果は弱く持続も短い）ほか，浮腫の治療に使用される．高尿酸血症，低カリウム血症，低ナトリウム血症などの副作用が見られる．フロセミド以外の薬は浮腫治療薬として主に使用されるが，フロセミドに比べて，ブメタニドは腸管吸収の個人差が少なく，アゾセミドはより持続的である．トラセミドは，抗アルドステロン作用を併せもつので，低カリウム血症を起こしにくい．

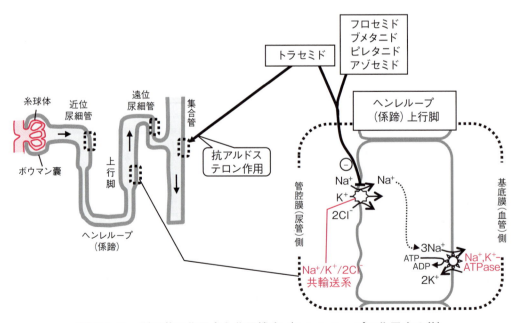

図 11-3．利尿薬の作用点と作用機序（ヘンレループに作用する薬）

d　チアジド系・チアジド系類似利尿薬

　遠位尿細管の管腔細胞に発現するNa$^+$/Cl$^-$共輸送系を阻害する薬で，中等度の効力を有する利尿薬，高血圧治療薬として使用される（図11-4）．チアジド系利尿薬には，**ヒドロクロロチアジド** hydrochlorothiazide，**トリクロルメチアジド** trichlormethiazide があり，高血圧，浮腫の治療に適用される．主な副作用には，高尿酸血症，低カリウム血症，低ナトリウム血症，高血糖症などがある．チアジドは，適応外使用として腎性尿崩症の治療に用いられることもある．腎性尿崩症の患者において，チアジドによって遠位尿細管でのNa$^+$再吸収が抑制されることで一時的に尿量は増えるが，体内のNa$^+$量減少によって細胞外体液量が低下し，糸球体ろ過量の減少と近位尿細管におけるNa$^+$と水の再吸収の増加により集合管に到達する尿が少なくなり最終的に尿量が減少すると考えられている．チアジド系利尿薬と同様の機序で利尿作用を示すチアジド系類似（非チアジド系）薬には，**メチクラン** meticrane，**インダパミド** indapamide，**トリパミド** tripamide，**メフルシド** mefruside などがあり，本態性高血圧の治療に使用される．

＜チアジド系利尿薬＞

ヒドロクロロチアジド　　　　トリクロルメチアジド

＜チアジド系類似利尿薬＞

メチクラン　　　　インダパミド

トリパミド　　　　メフルシド

e　カリウム保持性利尿薬

　糸球体ろ過されたNa$^+$のうち，90％程度は近位尿細管とヘンレループで再吸収され，遠位尿細管では5～8％，集合管では2～3％しか再吸収されない．そのため，集合管上皮細胞の上皮性Na$^+$チャネル（ENaC）の機能を抑制するカリウム保持性利尿薬の利尿作用は弱いが，高血圧症や浮腫の治療に用いられる．集合管においてENaCを阻害するとK$^+$排泄を抑制できるので，血中K$^+$濃度は上昇する（図11-5）．このため，カリウム保持性利尿薬は，ループ利尿薬やチアジド系利尿薬による低カリウム血症を改善する．副腎皮質球状帯から分泌されるアルドステロンによるミネラルコルチコ

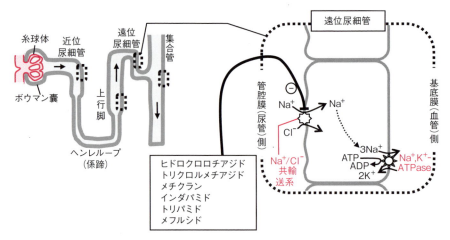

図 11-4. 利尿薬の作用点と作用機序（遠位尿細管に作用する薬）

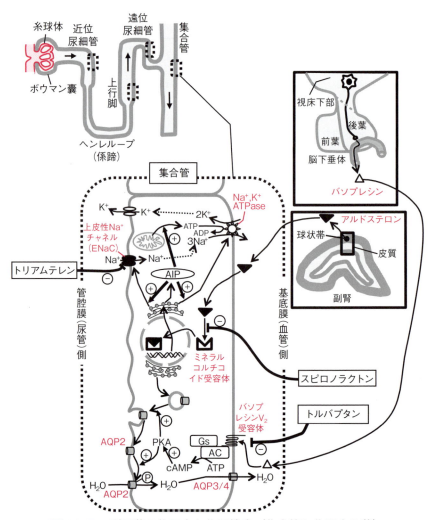

図 11-5. 利尿薬の作用点と作用機序（集合管に作用する薬）

AIP：aldosterone-induced protein，AQP：aquaporin，Gs：三量体 Gs タンパク質，AC：アデニル酸シクラーゼ，PKA：プロテインキナーゼ A.

イド受容体の活性化を遮断する抗アルドステロン薬として**スピロノラクトン** spironolactone，**カンレノ酸** canrenoate，**エプレレノン** eplerenone が使用されている．これらは aldosterone-induced protein (AIP) の発現を抑制することで，ENaC および Na^+, K^+-ATPase の発現と，能動輸送に必要な ATP の産生を抑制し，集合管における Na^+ 再吸収と K^+ 排泄を抑制する（図 11-5）．抗アルドステロン薬は，うっ血性心不全患者の死亡率を低下させることが証明されている．スピロノラクトンは男性において女性化乳房を起こすが，エプレレノンにはそのようなホルモン関連の副作用は少ない．カンレノ酸は注射薬として，経口抗アルドステロン薬が服用困難な患者の浮腫治療を目的に使用する．ENaC を直接抑制するのが**トリアムテレン** triamterene で，ホルモン関連の副作用はないが降圧作用が弱いのでチアジド系利尿薬，チアジド系類似利尿薬と併用することが多い．カリウム保持性利尿薬の共通の副作用として高カリウム血症がある．

スピロノラクトン　　カンレノ酸カリウム　　エプレレノン　　トリアムテレン

f　その他の利尿薬

α 型ヒト心房性ナトリウム利尿ペプチド atrial natriuretic peptide (ANP) の製剤である**カルペリチド** carperitide は，グアニル酸シクラーゼ内蔵 1 回膜貫通型受容体である ANP 受容体を活性化することで，細胞内サイクリック GMP 濃度上昇とそれに続くプロテインキナーゼ G 活性化を起こし，血管拡張，糸球体ろ過量増加，Na^+ 利尿などの効果を示す．注射用製剤として，急性心不全や慢性心不全の急性増悪期に投与される．集合管上皮細胞に存在するバソプレシン V_2 受容体遮断薬である**トルバプタン** tolvaptan は，バソプレシンによる水チャネルの機能増強を抑制することで利尿効果を示す（図 11-5）．既存の利尿薬で十分な効果が得られない場合に，心不全や肝硬変に伴う体液貯留を改善する目的で使用する．

トルバプタン

g　チアジド系およびループ利尿薬による高尿酸血症と低カリウム血症

チアジド系利尿薬やループ利尿薬は，血中では大部分がタンパク結合しているため糸球体ろ過されにくく，近位尿細管からトランスポーターを介して尿細管中へ移行する．一方，尿酸は糸球体ろ過された後，尿酸トランスポーター URAT1 で管腔細胞内へ再吸収され，尿酸排出トランスポーター URATV1 OAT1/3 により血中に移行するが，その後，再び管腔細胞内から MRP4 (multidrug resistance-associated protein 4) や NPT1 (sodium-dependent phosphate transporter type 1) によって尿細管中へ移行する．この MRP4 をチアジド系利尿薬やループ利尿薬が競合的に阻害するので，血中尿酸濃度が上昇することが報告されている．また，ループ利尿薬やチアジド系利尿薬によって遠位尿細管での Na^+ 再吸収が抑制されると，尿細管中の Na^+ 濃度が非常に高くなり，結果として集合管における ENaC を介する Na^+ 再吸収が増加するとともに K^+ 排泄が増加するので，血中 K^+ 濃度の低下が起こる（図 11-6）．

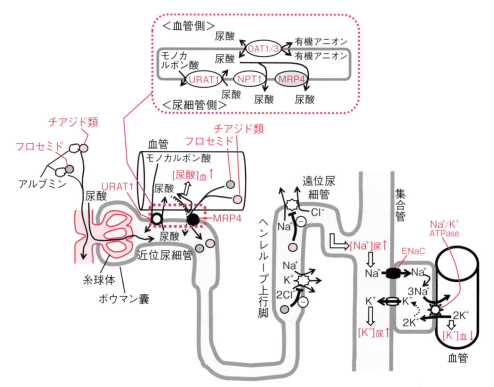

図 11-6. チアジド系およびループ利尿薬による高尿酸血症と低カリウム血症の発症機序
URAT1：urate transporter 1，OAT1/3：organic anion transporter 1/3，NPT1：sodium-dependent phosphate transporter type 1，MRP4：multidrug resistance-associated protein 4，ENaC：上皮性ナトリウムチャネル

11-2. 腎不全・ネフローゼ症候群治療薬

11-2-1. 急性・慢性腎不全の病態と治療薬

　急性腎不全は，腎機能の急性的な低下により体液の恒常性維持が不能となった状態で，多くは可逆的である．原因の70％以上を占めるのは腎前性のもので，ショックや脱水によって腎血流が減少することで糸球体ろ過量が減少し腎不全に至る．腎実質性のものには，糸球体腎炎，急性間質性腎炎，病原性大腸菌 O-157 による溶血性尿毒症症候群 hemolytic-uremic syndrome（HUS）のほか，薬物（シクロスポリン，インドメタシン，アミノグリコシド系抗生物質など）の副作用として生じる腎自体の障害などが原因で腎不全になるものがある．腎後性のものは，前立腺肥大症や尿路結石などによる尿路閉塞が原因で起こる．一方，慢性腎不全は，数か月から数年にわたって徐々に進行する不可逆的な腎機能低下で，慢性糸球体腎炎，糖尿病性腎症などが主な原因疾患である．

　腎不全の症状は，主に糸球体ろ過障害と尿細管障害によって起こる．糸球体ろ過率が低下すると体内に水と Na^+ が貯留し，高血圧，肺水腫，うっ血性心不全などを発症する可能性が高まり，リンの排泄が減少するので血中リン濃度が上昇する．また，糸球体の大分子に対する透過性が亢進するため，タンパク質が尿中に漏出し低アルブミン血症を呈する．尿細管障害により，電解質や酸の排泄が減少し，血中 K^+ 濃度が上昇するほか，H^+，硫酸イオン，リン酸イオンの濃度が上昇するので代謝

性アシドーシスを呈する．さらに，腎臓におけるエリスロポエチンの産生（図 11-1）が障害されるので腎性貧血を生じる．腸におけるカルシウム吸収を促進するビタミン D_3 の腎における活性化（図 11-1）が障害されるのに加えて，血中リン濃度上昇に伴って腸内リン濃度が増加し，腸内で $CaHPO_4$ として沈殿するため，腸から血中への Ca^{2+} 吸収が障害され，腎性骨異栄養症を発症することがある．

　腎不全の治療には，高血圧治療と糸球体内圧低下による糸球体保護を目的としてアンギオテンシン変換酵素阻害薬やアンギオテンシンⅡの AT_1 受容体遮断薬を用いる．水分貯留による浮腫を抑制するためにループ利尿薬，代謝性アシドーシスの改善には**炭酸水素ナトリウム** sodium bicarbonate を使用する．高カリウム血症の治療には，消化管からのカリウム吸収を抑制する**ポリスチレンスルホン酸ナトリウム** sodium polystyrene sulfonate や**ポリスチレンスルホン酸カルシウム** calcium polystyrene sulfonate を用い，高リン血症の是正を目的として，消化管内でリン酸イオンと結合する**沈降炭酸カルシウム** precipitated calcium carbonate，リン酸結合性ポリマーである**セベラマー** sevelamer などを使用する．低カルシウム血症は活性型ビタミン D_3 薬である**アルファカルシドール** alfacalcidol，**カルシトリオール** calcitriol，**マキサカルシトール** maxacalcitol などで治療し，腎性貧血を改善するためにエリスロポエチン製剤の**エポエチンアルファ** epoetin alfa，**エポエチンベータ** epoetin beta などを使用する．

ポリスチレンスルホン酸カルシウム　　　　ポリスチレンスルホン酸ナトリウム

11-2-2. ネフローゼ症候群の病態と治療薬

　ネフローゼ症候群は，腎糸球体障害によって基底膜のタンパク質透過性が亢進し，高度のタンパク尿と低タンパク（アルブミン）血症を呈するものをいい，高血圧，低タンパク血症による浸透圧低下が原因で起こる浮腫や，肝臓におけるリポタンパク質の合成促進による高コレステロール血症や血液凝固因子産生増加による凝固亢進などが見られる．原発性糸球体腎炎からネフローゼを発症するものには，微小変化症候群，膜性腎症，膜性増殖性腎炎などがあり，続発性のものとしては，糖尿病性腎症やループス腎炎（全身性エリテマトーデスによるもの）からネフローゼを発症するものが知られている．糸球体腎炎の治療には，副腎皮質糖質ステロイドホルモン薬，免疫抑制薬のほか，糸球体保護の目的でアンギオテンシン変換酵素阻害薬やアンギオテンシンⅡの AT_1 受容体遮断薬を使用する．また，高コレステロール血症対策には HMG-CoA 還元酵素を阻害するスタチン類を，血液凝固亢進を抑制する目的で抗血小板薬やワルファリンを用いる．

11-3. 尿崩症治療薬

　視床下部または下垂体後葉の障害によって**バソプレシン** vasopressin（抗利尿ホルモン antidiuretic hormone；ADH）の産生分泌が低下する中枢性尿崩症と，集合管の障害でバソプレシンに対する感受性が低下する腎性尿崩症があり，いずれも腎集合管における水の再吸収が障害されて多尿となる．中枢性尿崩症では，腫瘍，外傷，手術などが原因となる続発性のものが最も多いが，遺伝性のものや原因不明のものもある．腎性尿崩症には，バソプレシン V_2 受容体や水チャネル（アクアポリン；AQP）の先天性異常によるものと，尿路結石などによる尿路通過障害や躁病治療薬である炭酸リチウムの副作用として起こる後天性のものがある．

　中枢性尿崩症の治療には，バソプレシンの注射剤あるいは**デスモプレシン** desmopressin の点鼻剤・注射剤が用いられる．バソプレシンの受容体には，G_q タンパク質と共役する V_1 受容体と G_s タンパク質と共役する V_2 受容体がある．集合管には V_2 受容体があり，バソプレシンとデスモプレシンはこの受容体を刺激してサイクリック AMP を増加させ，活性化された PKA が AQP2 の集合管内腔膜への移行を促進するとともにチャネル活性を増強することで水の再吸収を促進する（図 11-5）．バソプレシンは血管平滑筋に発現する V_1 を刺激して PLC 活性化・細胞内 Ca^{2+} 濃度上昇を介して血管を収縮させるので血圧上昇を誘起するが，デスモプレシンは V_1 受容体よりも V_2 受容体に選択性が高いので血圧を上昇させにくい．

$$\text{CH}_2\text{CH}_2\text{CO}-\text{Tyr}-\text{Phe}-\text{Gln}-\text{Asn}-\text{Cys}-\text{Pro}-\text{D-Arg}-\text{GlyNH}_2$$
$$\cdot \text{CH}_3\text{COOH} \quad \cdot 3\text{H}_2\text{O}$$

デスモプレシン酢酸塩水和物

11-4. 過活動膀胱・低活動膀胱治療薬

11-4-1. 排尿・蓄尿の神経性制御

　膀胱に尿が溜まると，その情報は骨盤神経あるいは下腹神経の求心路を通って脊髄に入り，上行して橋の排尿中枢に達し，ここから大脳皮質に伝えられて尿意が高まる．この時，交感神経遠心路は，下腹神経を経由して膀胱に入り，アドレナリン β_2 あるいは β_3 受容体を介して排尿筋（膀胱平滑筋）を弛緩させる一方，アドレナリン α_1 受容体を介して内尿道括約筋や前立腺平滑筋（男性のみ）を収縮させると同時に，随意筋である陰部神経を介して外尿道括約筋（横紋筋）を収縮させて蓄尿状態を維持する．排尿時には，橋の排尿中枢が興奮し，その情報が仙髄まで下行して副交感神経遠心路が骨盤内臓神経を経由して膀胱に入り，ムスカリン性アセチルコリン M_3 受容体を介して排尿筋を収縮させる一方，交感神経や陰部神経（体性神経）の興奮が抑制されて尿道内圧が低下し，尿が円滑に排泄される（図 11-7）．神経因性膀胱とは，下部尿路機能（蓄尿と排尿）をつかさどる神経の異常によって引き起こされる下部尿路機能障害の総称で，原因となる神経疾患や処置には，脳血管障害，脳腫瘍，脳外傷，神経変性疾患（認知症，パーキンソン病など），脊髄損傷，腰部脊柱管狭窄症，糖尿病，骨盤内手術などがある．

　過活動膀胱 overactive bladder（OAB）とは，尿意切迫感（急に起こる抑えられないような強い尿意）を必須症状とし，頻尿（昼間と夜間）や切迫性尿失禁などの蓄尿異常を示すものである．過活動

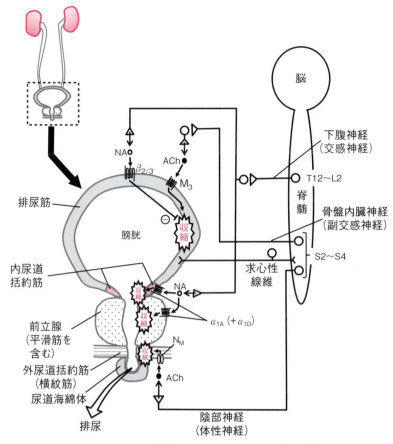

図 11-7．下部尿路における排尿の神経性調節

NA：noradrenaline，ACh：acetylcholine，$\beta_{2/3}$：アドレナリン β_2 および β_3 受容体，α_{1A} および α_{1D}：アドレナリン α_{1A} および α_{1D} 受容体，M_3：ムスカリン性アセチルコリン M_3 受容体，N_M：ニコチン性アセチルコリン N_M 受容体，T12：第 12 胸神経，L2：第 2 腰神経，S2 および S4：第 2 および第 4 仙骨神経

膀胱の原因としては，神経因性膀胱以外では，下部尿路閉塞（前立腺肥大症など），加齢，骨盤底の脆弱化［女性腹圧性尿失禁，膀胱脱（瘤）］などが挙げられる．

11-4-2． 過活動膀胱治療薬各論

　過活動膀胱の治療にはムスカリン性アセチルコリン受容体遮断薬である**プロピベリン** propiverine，**オキシブチニン** oxybutynin，**トルテロジン** tolterodine，**フェソテロジン** fesoterodine，**ソリフェナシン** solifenacin，**イミダフェナシン** imidafenacin などが使用される（図 11-8）．これらのうち，ソリフェナシンは M_3 受容体に選択性があり，イミダフェナシンは M_1 および M_3 受容体に選択性がある．プロピベリンおよびオキシブチニンには平滑筋直接弛緩作用もある．**クレンブテロール** clenbuterol はアドレナリン β_2 受容体，**ミラベグロン** mirabegron はアドレナリン β_3 受容体を選択的

＜抗ムスカリン薬＞

プロピベリン塩酸塩　　　　オキシブチニン塩酸塩　　　　酒石酸トルテロジン

444　第11章　泌尿器系・生殖器系に作用する薬物

フェソテロジンフマル酸塩　　コハク酸ソリフェナシン　　イミダフェナシン

<β刺激薬>　　　　　　　　　　　　　　　　　　　　　　　<平滑筋直接作用薬>

クレンブテロール塩酸塩　　ミラベグロン　　フラボキサート塩酸塩

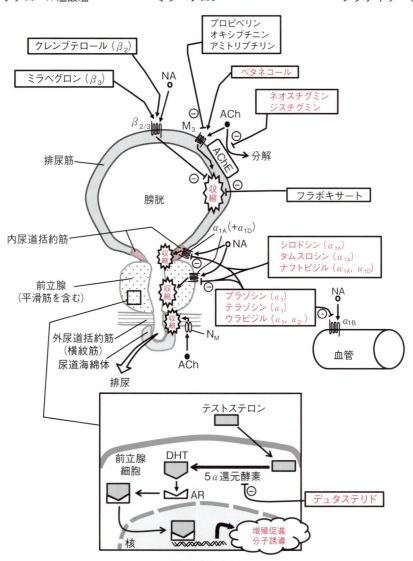

図11-8.　排尿異常治療薬の作用機序

NA：noradrenaline，AChE：acetylcholinesterase，$\beta_{2/3}$：アドレナリン β_2 および β_3 受容体，α_{1A}, α_{1B}, α_{1D} および α_2：アドレナリン α_{1A}, α_{1B}, α_{1D} および α_2 受容体，M_3：ムスカリン性アセチルコリン M_3 受容体，N_M：ニコチン性アセチルコリン N_M 受容体，DHT：dihydrotestosterone，AR：アンドロゲン受容体

11-4-3. 低活動膀胱治療薬各論

神経因性膀胱で，術後，分娩後に膀胱収縮力低下により排尿障害を起こす場合には，末梢性コリンエステラーゼ阻害薬である**ネオスチグミン** neostigmine，**ジスチグミン** distigmine や，ムスカリン性アセチルコリン受容体刺激薬である**ベタネコール** bethanechol などが用いられる（図 11-8）．

<コリンエステラーゼ阻害薬>　　　　　　　　　　　　　　　　　<ムスカリン受容体刺激薬>

ネオスチグミン臭化物　　　ジスチグミン臭化物　　　ベタネコール塩化物

11-5. その他の泌尿器疾患治療薬

重要な泌尿器疾患として尿路結石症や尿路感染症がある．尿路結石とは，腎から尿道に至る尿路内腔に尿成分が析出・結晶化して留まることで，下腹部鈍痛，疝痛，排尿痛，残尿感，血尿などの症状を呈する疾患をいう．上部尿路結石（腎結石，尿管結石）にはシュウ酸カルシウム結石が多く（尿路結石の80%以上を占める），下部尿路結石（膀胱結石，尿道結石）にはリン酸マグネシウムアンモニウム結石や尿酸結石が多い．リン酸マグネシウムアンモニウムは，ブドウ球菌，クレブシエラなどのウレアーゼ産生菌により尿がアルカリ化することで結晶化し結石を形成する．痛みの治療には，ムスカリン性アセチルコリン受容体遮断薬のブチルスコポラミン，非ステロイド性抗炎症薬（NSAIDs）のほか，κ オピオイド受容体刺激薬のペンタゾシンやμ オピオイド受容体刺激薬のブプレノルフィンなどの非麻薬性鎮痛薬が用いられる．直径1 cm以下の結石は自然排泄させるが，それよりも大きいものは体外衝撃波結石破砕術などで治療する．尿酸結石の溶解には，**クエン酸カリウム・クエン酸ナトリウム**合剤の投与による尿のアルカリ化が有効である．また，キサンチンオキシダーゼ阻害薬で尿酸生成を阻害するアロプリノールも用いられる．シュウ酸カルシウム結石に有効な治療薬はないが，シュウ酸が尿細管の方へ行かないようにするため，カルシウム摂取を多くして腸内でシュウ酸カルシウムを形成させ，シュウ酸を便中排泄させる．また，チアジド系利尿薬は遠位尿細管におけるNa^+再吸収を阻害し体液量を減らすことで，尿細管におけるカルシウム再吸収を高め，尿中カルシウム濃度を低下させるので，シュウ酸カルシウム結石の治療に用いられることがある．細菌感染によるリン酸マグネシウムアンモニウム結石の場合は，アスコルビン酸で尿を酸性化し，セファクロルなどの抗菌薬で細菌増殖を抑制することがある．**ウラジロガシエキス** querous salicina extract は，結石発育抑制・溶解作用，抗炎症作用，利尿作用があるので結石排出促進薬として使用される．

尿路感染症は，腎，尿管，膀胱の細菌感染による炎症で，基礎疾患がなく主に大腸菌感染によって起こる単純性尿路感染症と，尿路結石，前立腺肥大症，腫瘍などによる尿路狭窄を背景に大腸菌，クレブシエラ，緑膿菌，腸球菌，表皮ブドウ球菌などが原因で発症する複雑性尿路感染症がある．腎盂腎炎，膀胱炎，尿道炎があり，抗菌薬によって治療を行う．

11-6. 前立腺肥大症の病態と治療薬

11-6-1. 前立腺肥大症の病態

50歳以上の多くの男性では，前立腺内腺の肥大が起こることで尿道が狭窄し，膀胱に尿が充満する．その情報は，骨盤神経あるいは下腹神経の求心路を介して排尿中枢に達し，大脳皮質に伝えられて尿意が高まると同時に，交感神経が興奮してアドレナリン β_2 あるいは β_3 受容体を介して排尿筋（膀胱平滑筋）を弛緩させる一方，アドレナリン α_1 受容体を介して内尿道括約筋や前立腺平滑筋を収縮させるため排尿困難が生じる（図11-7）．

11-6-2. 前立腺肥大症治療薬

前立腺細胞の細胞質内にはアンドロゲン受容体が存在し，男性ホルモンによる刺激に依存して前立腺細胞の増殖が促進される．精巣で産生されたテストステロンは，前立腺細胞内に入り，5α 還元酵素によって 5α-ジヒドロテストステロンに変換された後，アンドロゲン受容体と複合体を形成し核内移行する（図11-8）．このため，アンドロゲン分泌を抑制する薬，5α 還元酵素阻害薬，抗アンドロゲン薬（アンドロゲン受容体アンタゴニスト）は前立腺肥大を抑制することができる．

a 抗アンドロゲン薬

抗アンドロゲン（アンドロゲン受容体遮断）作用を示す黄体ホルモン薬として，**クロルマジノン酢酸エステル** chlormadinone acetate，**アリルエストレノール** allylestrenol，**ゲストノロンカプロン酸エステル** gestonorone caproate などが用いられる．前立腺癌の治療には，フルタミドやビカルタミドなどの抗アンドロゲン薬のほか，脳下垂体前葉に存在するゴナドトロピン放出ホルモン（GnRH；LHRH）受容体を脱感作させて間接的にテストステロン分泌を抑制するGnRH受容体アゴニスト（リュープロレリンなど）やGnRH受容体アンタゴニスト（デガレリクス）が使用されるが，副作用が強いため前立腺肥大症の治療には通常用いない．

クロルマジノン酢酸エステル　　アリルエストレノール　　ゲストノロンカプロン酸エステル

b 5α 還元酵素阻害薬

デュタステリド dutasteride は，前立腺細胞内において，5α 還元酵素を阻害することでテストステロンから 5α-ジヒドロテストステロンへの変換を阻止する．その結果，アンドロゲン受容体活性が低下し，前立腺肥大が抑制される（図11-8）．

デュタステリド

11-6-3. 前立腺肥大に伴う排尿障害の治療薬

　前立腺肥大症では，膀胱内尿貯留によって交感神経が興奮し，アドレナリン α_1 受容体を介して内尿道括約筋や前立腺平滑筋が収縮することで排尿困難が生じる．したがって，α_1 受容体を遮断する薬や別の機序によって前立腺平滑筋を弛緩させる薬が，前立腺肥大症に伴う排尿障害の治療に有用である．内尿道括約筋や前立腺平滑筋には，α_{1A} 受容体や α_{1D} 受容体が豊富に発現しているが，血管平滑筋には α_{1B} 受容体が多い．このため，α_1 受容体遮断薬は起立性低血圧を誘起することがあるが，α_{1A} 受容体や α_{1D} 受容体を選択的に阻害する薬は血管系への副作用を示さないのでより有用である（図 11-8）．

a　アドレナリン α_1 受容体遮断薬

　α_1 受容体遮断薬である**プラゾシン** prazosin，**テラゾシン** terazosin，**ウラピジル** urapidil は，α_{1A} 受容体遮断作用を介して前立腺肥大症に伴う排尿障害を改善するが，α_{1B} 受容体遮断による低血圧や立ちくらみを誘起することがある．一方，α_{1A} 受容体を選択的に遮断する**シロドシン** silodosin や**タムスロシン** tamsulosin は起立性低血圧を起こしにくい．また，α_{1A} 受容体と α_{1D} 受容体を選択的に遮断する**ナフトピジル** naftopidil も血管系への副作用が少ない（図 11-8）．各遮断薬の効力比（α_{1A}/α_{1B}）は「シロドシン＞タムスロシン＞ナフトピジル＞プラゾシン＞テラゾシン」である．

プラゾシン塩酸塩

テラゾシン塩酸塩水和物

ウラピジル

シロドシン

タムスロシン塩酸塩

ナフトピジル

b　ホスホジエステラーゼ-5 阻害薬

　前立腺には一酸化窒素（NO）神経が分布し，神経から遊離された NO は平滑筋細胞中の可溶性グアニル酸シクラーゼを活性化することで，GTP からのサイクリック GMP 産生を増加させ，プロテインキナーゼ G（PKG）を活性化し弛緩反応を誘起するため，前立腺肥大に伴う排尿障害を改善する．前立腺細胞においてサイクリック GMP を分解するのがホスホジエステラーゼ-5（PDE5）である．PDE5 を選択的に阻害する**タダラフィル** tadalafil は，勃起不全（ED）治療薬（図 11-9）として開発されたが，前立腺肥大症に伴う排尿障害の治療薬としても使用される．

11-7. 勃起不全治療薬

11-7-1. 陰茎の勃起

　陰茎 penis は，根，体および亀頭からなる．陰茎内部には二つの陰茎海綿体と尿道周囲の尿道海綿体がある．海綿体はスポンジ状組織で，網状の海綿体小柱とその間隙にある海綿体洞からなる．海綿体小柱は結合組織と平滑筋でできており，海綿体洞は不規則な形をした静脈洞である．陰茎海綿体の中央には陰茎深動脈が走っている．非勃起状態では，陰茎深動脈，らせん動脈および海綿体小柱平滑筋は収縮している．勃起中枢は仙髄 S2〜S4 にあり，ここから出る骨盤内臓神経は副交感神経で，性的刺激に反応してアセチルコリンを遊離し，血管内皮細胞において内皮型一酸化窒素合成酵素

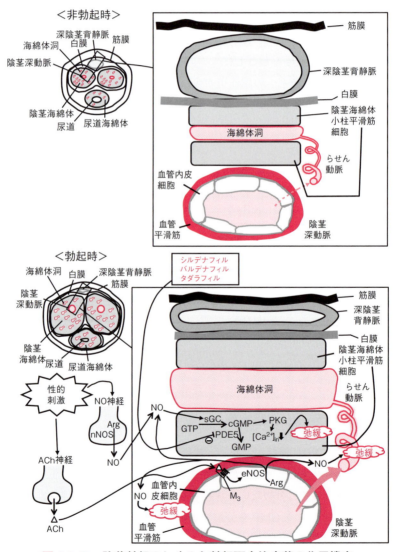

図 11-9.　陰茎勃起のしくみと勃起不全治療薬の作用機序

ACh：acetylcholinesterase，M_3：ムスカリン性アセチルコリン M_3 受容体，nNOS：神経型 NO 合成酵素，eNOS：内皮型 NO 合成酵素，Arg：アルギニン，sGC：可溶性グアニル酸シクラーゼ，PKG：プロテインキナーゼ G (eNOS) によるNO産生を促進するほか，海綿体組織に存在する非アドレナリン非アセチルコリンnon-adrenergic, non-cholinergic（NANC）神経では神経型一酸化窒素合成酵素（nNOS）によるNO産生を起こす．このNO神経から遊離されたNOは，可溶性グアニル酸シクラーゼを活性化し，GTPからのサイクリックGMP産生を促進してプロテインキナーゼG（PKG）を活性化する．PKGは，細胞質内カルシウム濃度（$[Ca^{2+}]_{in}$）を低下させて海綿体小柱平滑筋と陰茎深動脈平滑筋を弛緩させる．これによって，動脈血がらせん動脈を経て海綿体洞に貯留し充満すると，深陰茎背静脈が押しつぶされるため，流出抵抗が高まり，陰茎は硬く伸長し，勃起が成立する（図11-9）．

11-7-2. 勃起不全改善薬

海綿体平滑筋において，NO刺激により産生されるサイクリックGMPはホスホジエステラーゼ-5（PDE5）によって分解される．そこでPDE5を選択的に阻害する**シルデナフィル** sildenafil，**バルデナフィル** vardenafil，**タダラフィル** tadalafil が勃起不全治療薬として使用されている（図11-9）．

シルデナフィルクエン酸塩

バルデナフィル塩酸塩水和物

タダラフィル

11-8. 男性性腺機能不全治療薬

男性性腺機能低下症は，テストステロンや性腺刺激ホルモン（ゴナドトロピン）の分泌不全による性機能不全で，男性不妊症の原因となる．精巣に障害がある原発性のものと，視床下部・下垂体に原因がある続発性のものに分けられる．**テストステロン**の補充を行うほか，**ゴナドレリン**などのLH-RH製剤が用いられる．

ゴナドレリン酢酸塩

11-9. 妊娠・分娩・避妊に関連して用いられる薬物

11-9-1. 性周期概論

月経周期は平均28日で，子宮内膜の周期的変化はエストロゲンとプロゲステロンの変動によってもたらされる．このため，月経周期は卵巣周期と連動している．月経周期は，増殖期，分泌期，月

経期からなる．増殖期は月経が終わってから排卵までの約10日間で，卵巣周期では卵胞期と一致する．エストロゲン分泌量が増加して子宮内膜の増殖が起こる．血中エストロゲン濃度の上昇が一定期間持続すると，脳下垂体前葉では黄体形成ホルモン luteinizing hormone（LH）が一過性に放出（LHサージ）され，排卵が起こる．排卵後の卵胞は黄体となりエストロゲンとプロゲステロンを分泌する．分泌期は排卵後，月経開始までの期間で，卵巣周期では黄体期にあたる．排卵後，プロゲステロンの増加に伴ってエストロゲン作用は抑制されるようになり，プロゲステロンは内膜腺に作用して分泌反応を促進し，内膜に受精卵の着床と発育に適する環境をつくる．妊娠が成立しなければ，黄体は退縮し，エストロゲンとプロゲステロンの分泌が急激に低下し，月経が起こる．月経期には，エストロゲンとプロゲステロンの分泌は低下した状態となり，内膜組織の機能層の壊死・剥離が起こって血液や粘液とともに子宮外に排出される．

11-9-2. 排卵誘発薬

無月経には原発性のものと続発性のものがあり，さらに続発性無月経は内因性エストロゲン分泌のある第一度無月経と内因性エストロゲン分泌のない第二度無月経がある．**クロミフェン clomifene** は，エストロゲン受容体を競合的に阻害することで内因性エストロゲンによる負のフィードバックを抑制し，視床下部からの GnRH（LHRH）分泌を促進する．これによって，脳下垂体前葉からの卵胞刺激ホルモン follicle stimulating hormone（FSH）と LH の分泌が増加し，排卵が誘発される．

クロミフェンクエン酸塩

11-9-3. 子宮収縮薬・子宮弛緩薬

子宮用剤には分娩を促進する子宮収縮薬と切迫流産・早産の治療に使用される子宮収縮抑制薬がある．子宮平滑筋の収縮には，オキシトシン，プロスタグランジン $F_{2\alpha}$ やプロスタグランジン E_2 などが関与し，それぞれオキシトシン受容体，プロスタノイド FP 受容体およびプロスタノイド EP_1 受容体を介して作用を発現する．これらの受容体は，いずれも Gq 共役7回膜貫通型受容体で，刺激により活性化されたホスホリパーゼ C によって産生された IP_3 が IP_3 受容体を介してカルシウムストアからの Ca^{2+} 遊離を促進し，続いて Ca^{2+}-カルモジュリンがミオシン軽鎖キナーゼを活性化することで収縮反応を誘起する．IP_3 とともに産生されるジアシルグリセロールにより活性化されるプロテインキナーゼ C（PKC）は，ミオシン軽鎖の脱リン酸化抑制などを介して収縮反応を増強する．妊娠後期には，子宮におけるオキシトシン受容体の発現量が著明に増加する．さらに電位依存性 L 型カルシウムチャネルを介する細胞外からの Ca^{2+} 流入も子宮収縮に重要な役割を果たしている．一方，子宮平滑筋には，Gs と共役するアドレナリン β_2 受容体が発現しており，刺激により細胞内サイクリック AMP 濃度が上昇し，活性化された PKA が最終的にミオシン軽鎖のリン酸化を抑制する（図11-10）．

a 子宮収縮薬

陣痛誘発・促進，分娩促進の目的で，プロスタグランジン $F_{2\alpha}$ 製剤である**ジノプロスト**

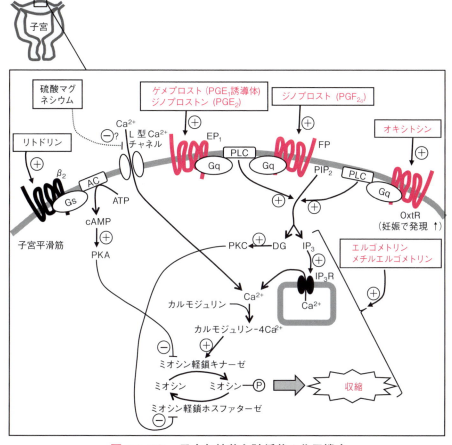

図 11-10. 子宮収縮薬と弛緩薬の作用機序

Gs および Gq：三量体 Gs および Gq タンパク質，AC：アデニル酸シクラーゼ，PLC：ホスホリパーゼ C，cAMP：サイクリック AMP，PKA および PKC：プロテインキナーゼ A および C，DG：ジアシルグリセロール，β_2：アドレナリン β_2 受容体，EP_1 および FP：プロスタグランジン EP_1 および FP 受容体，OxtR：オキシトシン受容体，IP_3R：IP_3 受容体，Ⓟ：リン酸

dinoprost，プロスタグランジン E_2 製剤である**ジノプロストン** dinoprostone，**オキシトシン** oxytocin などが用いられる．プロスタグランジン E_1 誘導体の**ゲメプロスト** gemeprost は妊娠中期の治療的流産を目的として使用される．麦角アルカロイドである**エルゴメトリン** ergometrine，**メチルエルゴメトリン** methylergometrine は，アドレナリン α 受容体やセロトニン受容体の部分アゴニストとして作用するが，子宮では平滑筋に直接作用して収縮反応を誘起する（図 11-10）．麦角アルカロイドは臨床的には陣痛や分娩の促進には使用せず，胎盤娩出前後に，子宮収縮止血を目的として使用されている．

ジノプロスト　　　　　ジノプロストン　　　　　ゲメプロスト

オキシトシン

エルゴメトリンマレイン酸塩

メチルエルゴメトリンマレイン酸塩

b　子宮弛緩薬

切迫早産・流産の治療に第一選択薬として使用されるのがアドレナリン β_2 受容体刺激薬**リトドリン** ritodrine である．また，**硫酸マグネシウム**は，カルシウムと拮抗し子宮平滑筋を直接的に弛緩させると考えられている（図11-10）．

リトドリン塩酸塩

11-9-4．経口避妊薬

経口避妊薬 oral contraceptives は，卵胞ホルモンと黄体ホルモンの合剤で，排卵抑制，子宮内膜増殖抑制，頸管粘液変化などを介して避妊効果を発現する．卵胞ホルモンは**エチニルエストラジオール** ethinylestradiol を，黄体ホルモンは**ノルエチステロン** norethisterone，**レボノルゲストレル** levonorgestrel などの中から一つを含んでいる．レボノルゲストレルは，緊急避妊薬として性交後72時間以内に内服するほか，子宮内に装着する子宮内避妊システムとしても使用される．重大な副作用として血栓症がある．

エチニルエストラジオール　　ノルエチステロン　　レボノルゲストレル

11-10．その他の生殖器系疾患治療薬

11-10-1．子宮内膜症の病態と治療薬

子宮内膜症は，子宮内膜組織が子宮以外の骨盤内臓器で増殖し組織癒着，痛み，不妊などを来す疾患で，エストロゲン刺激により症状が増悪する．外科的治療（根治手術では子宮と左右両卵巣を摘出）と薬物療法があるが，卵巣チョコレート嚢胞が見られる場合は破裂のリスクがあるため外科的療法が選択されることが多い．薬物療法では，下垂体前葉においてゴナドトロピン（LH，FSH）分泌を抑制し子宮内膜でのアンドロゲン作用を示すテストステロン誘導体の**ダナゾール** danazol のほか，第4世代黄体ホルモン製剤で強いプロゲステロン活性を有するがアンドロゲン活性をもたない**ジエノゲスト** dienogest などが有効である．また，GnRH（LHRH）受容体を脱感作させる目的で，GnRHアゴニストの**ブセレリン** busererin，**ゴセレリン** goserelin，**リュープロレリン** leuprorelin，**ナファレリン** nafarelin なども使用される．なお GnRH アンタゴニストのセトロレリクス cetrorelix とガニレ

ダナゾール

ジエノゲスト

H-5-oxo-Pro-His-Trp-Ser-Tyr- D-Ser(t-C$_4$H$_9$)-
Leu-Arg-Pro-NHC$_2$H$_5$ ・CH$_3$COOH

ブセレリン酢酸塩

5-oxoPro―His―Trp―Ser―Tyr―D-Ser(t-Bu)―
Leu―Arg―Pro―NHNHCNH$_2$ ・CH$_3$COOH
                    ‖
                    O

ゴセレリン酢酸塩

5-oxo-Pro-His-Trp-Ser-Tyr-D-Leu-Leu-Arg-Pro-NH-CH$_2$CH$_3$
・CH$_3$COOH

リュープロレリン酢酸塩

ナファレリン酢酸塩水和物

リクス ganirelix は，調節卵巣刺激下における早発排卵防止の目的で使用される．

11-10-2. 子宮筋腫の病態と治療薬

子宮筋腫は，子宮平滑筋から発生する良性腫瘍で，エストロゲン刺激により発育する．発生する場所によって，粘膜下筋腫，筋層内筋腫，漿膜下筋腫に分けられる．筋腫のできた場所や大きさによって症状が異なり，不妊や流産の原因になる可能性もある．外科的治療と薬物療法がある．薬物療法では，上述の GnRH アゴニストなどによりエストロゲン分泌を抑制する．

12 呼吸器系に作用する薬物

12-1. 呼吸器系概論

12-1-1. 肺・気道の生理学

a 呼吸

呼吸 respiration とは，酸素を体内に取り入れ，二酸化炭素を体外へ排出する働きをいう．肺胞内の空気と血液の間のガス交換を外呼吸または肺呼吸といい，血液と組織細胞との間のガス交換を内呼吸または組織呼吸という．呼吸器を構成する器官は，上気道（鼻腔・口蓋，咽頭，喉頭），下気道（気管，気管支，細気管支，終末気管支，呼吸細気管支，肺胞道）および肺胞である．呼吸器の最も重要な機能は，動脈血液ガス分圧，すなわち血液中酸素分圧（PaO_2）と二酸化炭素分圧（$PaCO_2$）を一定に保つことである．肺胞換気とは，肺動脈から始まり肺静脈で終わる毛細血管が豊富に分布している肺胞壁において，新鮮な空気と血液が薄い基底膜を介してガス交換を行うことである．これは，1 mL の新鮮な空気と 1 mL の血液によってなされる．通常，換気（V）より灌流（Q）の方が多く，V/Q は 0.8 である．肺気量は，安静呼吸時の呼吸量である **1 回換気量** tidal volume（TV），1 回換気量を超える最大吸入量の**予備吸気量** inspiratory reserve volume（IRV），1 回換気量を超える最大呼出量の**予備呼気量** expiratory reserve volume（ERV），最大呼出後に肺に残存する量である**残気量** residual volume（RV）の四つに分けられる．これらすべてを合わせた量を**全肺気量** total lung capacity（TLC）と呼ぶ．

b 呼吸周期

呼吸周期 respiratory cycle は**吸息相** inspiratory phase と**呼息相** expiratory phase の 2 相と定義されるが，近年では，呼息相をさらに呼息 1 相と呼息 2 相に分け，吸息相と合わせて 3 相とする呼吸周期 3 相説が主流である（図 12-1）．呼息 1 相は受動呼息とも呼ばれ，胸腔内陰圧が徐々に減少することによって肺胞内空気がゆっくり排泄される．呼息 2 相は能動呼息と呼ばれ，腹筋（安静呼吸時ではほとんど活動していない）の収縮によって積極的に肺胞内空気が排泄される．

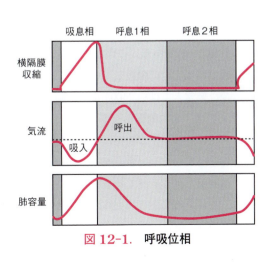

図 12-1. 呼吸位相

c 呼吸中枢

呼吸中枢 respiratory center は特定の神経核ではなく，橋から延髄において呼吸中枢ニューロンが密に分布し神経回路を形成している領域である（図12-2）．三つの部位，すなわち**背側呼吸性ニューロン群**（孤束核とその周辺の領域），**腹側呼吸性ニューロン群**（疑核・後疑核・傍疑核から後顔面神経核に至る領域）および**橋呼吸性ニューロン群**（内側結合腕傍脚核・Kölliker-Fuse 核を中心とした領域：呼吸調節中枢とも呼ばれる）がその中核をなす．呼吸中枢の機能として，呼吸リズムおよびパターンの形成，末梢および中枢からの入力の統合処理，運動出力の調節等がある．

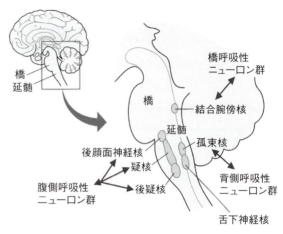

図12-2．呼吸中枢神経回路
（標準生理学 第7版，p.666，医学書院，2009年より引用）

呼吸中枢ニューロンは，呼吸中枢神経回路を形成し呼吸運動に同期して活動するニューロンである．吸息ニューロン（吸息相に脱分極と活動電位を示すニューロン）と呼息ニューロン（呼息相に脱分極と活動電位を示すニューロン）がある．

d 呼吸運動

呼吸中枢で形成された遠心性の呼吸運動シグナルは，頸髄から出る横隔神経により横隔膜に，胸髄から出る肋間神経により肋間筋に，腰髄から出る腰神経により腹筋に伝達される（図12-3）．同時に，このシグナルは延髄より出る迷走神経運動枝（反回神経・上喉頭神経）により上気道筋に伝達される．

吸気筋は，**横隔膜**と**外肋間筋**が主である．健常人の安静時換気運動はおもに横隔膜の収縮・弛緩によっている．横隔膜が収縮により下降し，胸腔内圧を陰圧にして，吸気を発生させる．横隔膜の収縮による容積変化は約 400 mL である．これは1回換気量（500 mL）の8割に相当する．横隔膜収縮が始まる直前には，吸気筋は完全に弛緩している．この時の肺気量を**機能的残気量** functional residual volume（FRV）と呼び，健常人では約 2400 mL（全肺気量の約 40%）である．

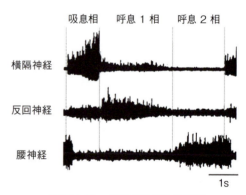

図12-3．呼吸関連神経活動

呼気筋は，**内肋間筋**と**腹筋**が主である．内肋間筋の収縮は，胸郭の横径を縮小させて肺を圧縮する．同時に，横隔膜の弛緩により胸腔内陰圧が減少し空気が排泄される．機能的残気量よりもさらに肺を縮小させるには，腹筋の収縮が不可欠である．腹筋の収縮は腹壁を陥凹させて腹部内臓を圧迫し，横隔膜を押し上げて肺を圧縮する．肺と胸郭を最大限に縮小させても，肺内には一定量の空気が残る．これを残気量（約 1200 mL）という．

上気道は，気道で一番狭い部分である．喉頭の声門は，吸気時に開大し，呼気時に狭くなる．この運動は喉頭の声門開大筋と閉鎖筋によって調節されている．

12-1-2. 呼吸調節

呼吸運動は，主に肺迷走神経を介する神経性調節と，延髄および頸動脈小体・大動脈小体の化学受容器を介する化学性調節を受ける．さらに，上位脳やホルモン等の他の要因によっても影響を受ける（図 12-4）．

a 神経性調節

肺伸展受容器 slowly adapting pulmonary stretch receptor（SAR）は，気管後壁の膜様部や気管支の平滑筋層内に見られ，迷走神経を介して肺の伸展状態を呼吸中枢に伝達し，呼吸の調節を行う．**ヘーリング-ブロイエル反射** Hering-Breuer reflex という．この反射機構が普段の呼吸制御でも働いており，適正な呼吸運動の調節を行っている．

侵害受容器 irritant receptor（rapidly adapting pulmonary stretch receptor：RAR）は，喉頭や肺門の気管分岐部，肺葉気管支の分岐部等に分布し，気道上皮細胞付近に自由神経終末として存在する．物理的な刺激や吸入された化学的物質等の刺激に反応する．求心性線維（上喉頭神経・迷走神経）は有髄（Aδ 線維）であり，気道に混入した異物を素早く排出・除去する**咳反射** cough reflex が誘発される．

肺迷走神経 C 線維 pulmonary C-fiber（J receptor）は，末梢気道からの求心性神経の 7〜8 割を占める．C 線維は様々な侵害性因子（細菌・ウイルス，抗原，有害ガス，肺うっ血）により興奮し，無呼吸反射や速い浅呼吸を引き起こす．

b 化学性調節

生体は血液ガス（PaO_2・$PaCO_2$・pH）が変化すると換気量を調節し，動脈血ガスを一定（PaO_2 = 90〜100 mmHg，$PaCO_2$ = 40 mmHg，pH = 7.40）に保つ．

二酸化炭素には強い呼吸刺激作用があり，換気量調節に最も重要な因子である．二酸化炭素による換気増大作用は，主に**延髄腹側表面近傍**に存在する**中枢化学受容野** central chemosensitive area を介している．脳細胞外液の［H^+］が中枢化学受容野を刺激すると考えられている．二酸化炭素は

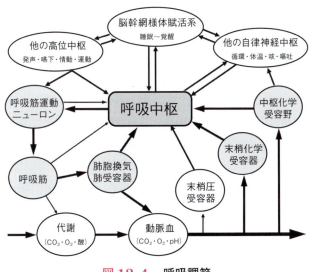

図 12-4．呼吸調節

血液-脳関門を容易に通過し脳細胞外液［H^+］の増加を引き起こす．化学受容野付近にはコリン作動性，セロトニン作動性等のシナプスが存在する．中枢化学感受機能や呼吸系の働きが低下すると$PaCO_2$は増加する．PaO_2が一定の条件下で，$PaCO_2$を正常の40 mmHgから60 mmHg程度まで上昇させると，換気はほぼ直線的に増加する（**二酸化炭素換気応答曲線** hypercapnic ventilatory response curve）．

　低酸素は呼吸を刺激するが，この刺激作用は強い低酸素（$PaO_2 < 60$ mmHg）において認められる．低酸素は**頸動脈小体** carotid body・**大動脈小体** aortic bodyの**末梢化学受容器** peripheral chemoreceptorを刺激する．内頸動脈と外頸動脈の分岐部に存在する頸動脈小体は**頸動脈洞神経（舌咽神経側枝）**を介して，大動脈弓部付近に散在する大動脈小体は**迷走神経**を介して延髄の孤束核に求心性情報を送る．頸動脈小体の呼吸に関する機能的役割は，大動脈小体のそれに比べてはるかに大きい．頸動脈小体には**TypeⅠ細胞**（**グロムス細胞** glomus cell）とTypeⅡ細胞が存在し，頸動脈洞神経の終末がシナプス結合をしている．PaO_2の低下はTypeⅠ細胞膜の酸素感受性K^+チャネルの透過性低下による脱分極と細胞内［Ca^{2+}］の増加を引き起こす．これにより，TypeⅠ細胞から伝達物質（ドパミン，アセチルコリン，サブスタンスP等）が放出され，頸動脈洞神経終末の活動電位発射を増加させる．頸動脈洞神経終末が低酸素を直接感受する可能性も否定できない．さらに，［H^+］で開口するASICチャネル acid-sensing ion channelの関与も示唆されている．$PaCO_2$の上昇は［H^+］濃度を上昇させ，TypeⅠ細胞膜のASICチャネルを介してNa^+を流入させ脱分極を起こす．$PaCO_2$や［H^+］の増加による頸動脈小体刺激作用は，PaO_2の低下による作用より弱い．TypeⅡ細胞はグリア細胞類似と考えられているが，その働きは不明である．$PaCO_2$を一定にしてPaO_2を低下させると，$PaO_2 < 60$ mmHgから換気量が著明に増加するが，その反応は直線ではない（**低酸素換気応答曲線** hypoxic ventilatory response curve）．

　低酸素自体は，呼吸中枢ニューロンの活動を抑制する．そのため，低酸素に対する呼吸反応は2相性（初期の増大とその後の抑制）となる．低酸素による呼吸抑制を**低酸素性換気抑制** hypoxic ventilatory depressionと呼ぶ．低酸素による呼吸抑制は，アデノシン，GABA，内因性オピオイド等の抑制性物質により呼吸中枢ニューロン活動が可逆的に抑制されるためと考えられており，代謝活動も抑制される．この反応は低酸素による器質的障害によるものではなく，低酸素に対する適応反応または防御反応の一種と考えられており，新生児や小動物で顕著である．

　アセチルコリン，ニコチン，シアン化合物，ドキサプラム等の化学物質も末梢化学受容器を刺激し，呼吸促進を起こす．

12-1-3. 呼吸興奮薬

　呼吸興奮薬 respiratory stimulantは，虚脱や麻酔薬・睡眠薬等の中毒作用で呼吸中枢が抑制され，呼吸機能の低下が起きた時に用いられる．1回換気量および呼吸回数を増加させる．最近は蘇生薬として用いられることはあまりなく，救急処置としてはより確実な人工呼吸，酸素吸入等が主になっている．

a　中枢性呼吸興奮薬

1）二酸化炭素

　二酸化炭素（CO_2）carbon dioxideは本来生理的に必須の物質で，血中濃度のわずかな変化により呼吸および循環に大きな影響を与える．呼吸興奮作用は強力で，2％二酸化炭素の吸入により著明に

呼吸数と振幅が増大するが，大量（20～30％）では逆に低下する．二酸化炭素の作用部位は主に中枢化学受容野であるが，末梢化学受容器も刺激する．

2）中枢性呼吸興奮薬

ジモルホラミン dimorpholamine，ジメフリン dimefline，レジブフォゲニン resibufogenin は，延髄興奮薬とも呼ばれ，延髄の呼吸中枢ニューロンを直接刺激する．ジモルホラミンは速効性で作用時間も長いが，一過性の強心作用と昇圧作用（血管運動中枢興奮作用）を有している．ジメフリンはバルビツール酸誘導体やオピオイドによる呼吸抑制に対して著明な呼吸興奮作用がある．レジブフォゲニンはセンソステロイドで，呼吸興奮作用に加え心拍出量増大作用がある．中枢性呼吸興奮薬の副作用は，循環器症状として血圧上昇，頻脈が認められ，大量投与では痙攣，振戦が起こる．

ジモルホラミン

3）麻薬拮抗薬

ナロキソン naloxone，レバロルファン levallorphan は，オピオイド受容体遮断薬である．麻薬の過剰投与や分娩時麻薬投与によって起こる新生児の呼吸抑制等の治療に用いられる．麻薬による中枢性化学受容野の二酸化炭素に対する感受性の低下からの回復作用と呼吸中枢ニューロン活動の抑制に対する拮抗作用により効果を現す．

4）ベンゾジアゼピン拮抗薬

フルマゼニル flumazenil は特異的なベンゾジアゼピン受容体拮抗薬である．ベンゾジアゼピン系薬物による呼吸中枢ニューロンに対する抑制作用に拮抗し，1回換気量，血液ガスおよび二酸化炭素換気応答を改善させる．ベンゾジアゼピン系薬物以外の中枢神経抑制薬による呼吸抑制には拮抗しない．フルマゼニル自体は，中枢神経系，呼吸循環器系，自律神経系，消化器系，泌尿生殖器系に対して作用を示さない．

b 末梢性呼吸興奮薬

ドキサプラム doxapram とロベリン lobeline は，主として頸動脈小体と大動脈小体の末梢化学受容器を刺激し，反射性に呼吸を興奮させる．ドキサプラムは呼吸中枢への直接興奮作用もあり，麻酔からの覚醒時の呼吸回復に用いられる．ニコチン nicotine も低用量では頸動脈小体を刺激し呼吸興奮を起こすが，高用量では逆に呼吸抑制を起こす．

ドキサプラム塩酸塩水和物

c その他

アセタゾラミド acetazolamide は炭酸脱水酵素を阻害し，代謝性アシドーシスを引き起こすことにより［H^+］を増加させ，間接的に中枢化学受容野を刺激する．プロゲステロン製剤は呼吸興奮作用を示し，睡眠時無呼吸症候群にも有効である．肺サーファクタント（肺表面を被う脂質-タンパク質複合体で，90％がリン脂質からなる．肺胞の表面張力を低下させ，虚脱を防ぐ）製剤が呼吸窮迫症候群の治療に用いられる．また，呼吸筋疲労（横隔膜の収縮力低下）による呼吸不全には横隔膜の収縮力を増大させるアミノフィリン，テオフィリンが用いられる．

12-1-4. 呼吸鎮静薬

呼吸鎮静薬 respiratory sedative とは，浅迫呼吸や努力呼吸を除き過呼吸を平静にする薬物をいう．

a 酸素

酸素（O_2）oxygen は呼吸を抑制する．心臓喘息時のように酸素摂取が妨げられた場合，高熱で酸素消費が多い場合，また脳感染等で呼吸中枢が刺激され興奮性が異常に高まっている場合には，呼吸数は著しく増加するものの浅呼吸になるため，換気量は減少し呼吸不全をきたす．このような場合には酸素を吸入させ，また適量のオピオイドにより呼吸中枢の異常興奮を抑制すると呼吸はゆっくりと深くなり，換気量は増大する．呼吸器障害や吸入麻酔時，事故による酸素不足，一酸化炭素中毒や血液障害（貧血，メトヘモグロビン血症等）に投与される．

b 麻薬性鎮痛薬

モルヒネ等のオピオイドが，耐えがたい痛みに伴って現れる呼吸異常を鎮めるために用いられる．

c ベンゾジアゼピン系薬物

ベンゾジアゼピン系薬物が，パニック障害やヒステリーによる過換気症候群 hyperventilation syndrome による異常呼吸を鎮めるために用いられる．

12-2. 鎮咳薬

12-2-1. 咳嗽反射

a 咳

咳 cough は，吸入相－加圧相－呼出相の3相が連動して起こる呼吸筋を介した生体防御運動の一つである．本来，咳と痰は免疫性機序とともに気道クリアランスに必須である．しかし，上気道炎症，胸膜炎，心臓疾患，心因性等による喀痰を伴わない乾性の咳は，本来の生体防御反応から逸脱し，体力の消耗，胸痛あるいは不眠等を伴う．このような場合には，**鎮咳薬** antitussive を用いて咳発生を抑制しなければならない．

一方，慢性気管支炎，慢性肺気腫や気管支喘息においては，濃厚かつ粘稠な分泌物が気道内に膠着し，換気障害と異常な咳発作を起こし，苦痛を与える．このような場合に鎮咳薬を使えば，気道内分泌物，異物の体外排出という咳本来の生体保護機能を阻害し，感染増悪や呼吸困難をきたすことがあるので，鎮咳薬の使用には注意が必要である．

b 咳反射回路

咳反射 cough reflex は，呼吸中枢での正常呼吸パターン形成の停止と咳パターン形成により起こる．刺激受容は，気道粘膜に存在する侵害受容器が主で，Aδ 線維を介して伝えられる．また，気管支や肺胞に存在する C 線維末端受容器および肺伸展受容器も関与する．咳は刺激の種類（機械的，

化学的，温熱，寒冷等）を問わず起こり，炎症やアレルギーに関する多くのケミカルメディエーターも受容器を興奮させる．上気道部の刺激は上喉頭神経求心性線維によって，下気道部の刺激は迷走神経内の求心性線維によって延髄孤束核内の中継ニューロンに伝達される．ついで，この情報は咳ゲート機構 cough gating mechanism に伝達・処理されることによって咳誘発トリガーとなり，呼吸中枢に伝わり咳パターンが形成される．この咳パターンが呼吸関連遠心性ニューロンにより呼吸筋に伝達され，咳運動が起こる（図 12-5）．

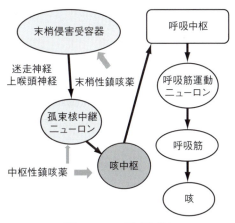

図 12-5. 咳嗽反射

c 咳中枢

咳中枢 cough center と考えられる部位（孤束核およびその近傍）が呼吸中枢と重複していることより，咳中枢は呼吸中枢とほぼ同じ延髄領域に存在すると考えられている．これより，咳中枢は，末梢からの求心性入力を受容する孤束核中継ニューロンと咳パターンを形成する呼吸中枢の間に存在する咳ゲート機構を含む神経（回路）領域と考えられるが，未だ不明である．

12-2-2. 中枢性鎮咳薬

中枢性鎮咳薬 central antitussive は咳中枢に直接作用する．また，末梢からの信号を受容する孤束核中継ニューロンのシナプス伝達を抑制する作用もある．

a 麻薬性鎮咳薬

麻薬性鎮咳薬として**コデイン** codeine，**ジヒドロコデイン** dihydrocodeine，**オキシメテバノール** oxymetebanol がある．鎮咳作用は鎮痛作用を現す量よりも少量で現れる．連日投与により耐性や依存が生じる．麻薬性鎮咳薬の鎮咳作用は，レバロルファンやナロキソンにより拮抗される．気道分泌を抑制するため痰が粘稠になり，気管支収縮を誘発するので気管支喘息患者には禁忌である．コデインの鎮咳効果はモルヒネの1/8〜1/9倍である．また，ジヒドロコデインの鎮咳作用はコデインに比べ約2倍，オキシメテバノールはコデインより約10倍強力である．増量により麻薬性鎮咳薬は呼吸を抑制するが，通常使用量では呼吸抑制は起こさない．これら麻薬性鎮咳薬が効かない咳にモルヒネは無効である．副作用として便秘がある．また，延髄にある化学受容器引き金帯 chemoreceptor trigger zone（CTZ）を刺激するので，悪心・嘔吐を起こす．

コデインリン酸塩水和物　　ジヒドロコデインリン酸塩　　オキシメテバノール

b　非麻薬性鎮咳薬

　非麻薬性鎮咳薬の効果は麻薬性鎮咳薬に比べ劣るが，耐性や依存性は少ない．アヘンアルカロイドや合成麻薬性鎮痛薬から転じた**デキストロメトルファン** dextromethorphan，**ジメモルファン** dimemorfan，**ノスカピン** noscapine，**チペピジン** tipepidine，抗ヒスタミン薬の構造から誘導された**ペントキシベリン** pentoxyverine，アドレナリン作用薬から転じた**クロフェダノール** clofedanol がある．デキストロメトルファンは咳中枢に作用することによりコデインの約 1/2 程度の鎮咳作用を現す．ジメモルファンはデキストロメトルファンの誘導体であり，鎮咳効果も同程度である．ノスカピンの鎮咳効果はコデインより弱いが，平滑筋弛緩作用を有し気管支拡張による鎮咳効果もある．チペピジンは，中枢作用の他に気管支分泌促進および気道粘膜の粘液線毛輸送系の亢進等の末梢作用も併せもつ．一般的に，鎮咳薬は呼吸循環器系に対し抑制作用を示すが，**ホミノベン** fominoben は呼吸循環刺激作用があるので，換気障害や呼吸不全を伴う咳患者に有用である．副作用として，消化器症状，悪心・嘔吐，眠気，頭痛等がある．また，デキストロメトルファンとモノアミンオキシダーゼ（MAO）阻害薬の併用はセロトニン症候群の恐れがあるため禁忌であり，ペントキシベリンは抗コリン作用があるため緑内障の患者に禁忌である．

デキストロメトルファン臭化水素酸塩水和物

ジメモルファンリン酸塩

ノスカピン

クロフェダノール塩酸塩

チペピジンヒベンズ酸塩

ペントキシベリンクエン酸塩

ホミノベン塩酸塩

12-2-3.　末梢性鎮咳薬

　末梢性鎮咳薬 peripheral antitussive は，気道への刺激を除去し受容器の興奮性を低下させることにより咳を抑える．湿性の咳の場合は去痰薬で痰を除くと治まることが多く，また，気道分泌促進作用をもつ薬物は炎症粘膜面を被覆保護することによって鎮咳効果をもたらす．麻薬性鎮咳薬の鎮咳作用の一部は気道のオピオイド受容体を介していると推定されている．

a　去痰薬

去痰薬は有用な末梢性鎮咳薬である（次節　去痰薬の項を参照）．

b　気管支拡張薬

気管支拡張薬は去痰薬とともに有用な末梢性鎮咳薬である（本章4節　気管支拡張薬の項を参照）．**エフェドリン** ephedrine，**メチルエフェドリン** methylephedrine は気管支拡張作用により鎮咳作用を示すが，中枢性鎮咳作用もあるらしい（第3章2節　交感神経に作用する薬物の項を参照）．

エフェドリン塩酸塩　　　dl-メチルエフェドリン塩酸塩

c　ベンゾナテート

ベンゾナテート benzonatate は局所麻酔薬テトラカインから誘導されたもので，主に肺伸展受容器を選択的に抑制して鎮咳効果を現す．一方，咳中枢の抑制作用や気管粘膜の知覚受容器の麻酔作用も有しており，これらの作用も鎮咳効果に関与する．日本では使用されていない．

d　漢方薬

鎮咳作用をもつ漢方薬は多成分製剤であるため，気管支筋弛緩作用，抗炎症作用，去痰作用等の複合的な鎮咳効果をもたらす．**麦門冬湯**は正常な動物では鎮咳作用を示さないが，気管支炎動物では著効を示す．アンギオテンシン変換酵素阻害薬投与後に副作用として起こる**空咳**は中枢性鎮咳薬では抑制されにくいが，麦門冬湯は効果がある．ケミカルメディエーターに対する拮抗作用と産生・遊離抑制作用が関与し，過敏状態にある侵害受容器およびC線維末端受容器の興奮性を低下させると考えられている．臨床で妊婦や高齢者に使用されている．

12-3.　去痰薬

12-3-1.　気道分泌と機能

気道粘膜は生理的な気道分泌液で潤っている．気道分泌液のほとんどは粘膜下組織の気管支腺と線毛上皮内に散在する**杯細胞**からのものである．さらに，気道液には**クララ細胞**，Ⅱ型肺胞上皮細胞から分泌される**肺サーファクタント** pulmonary surfactant が含まれており，気道全域のクリアランスに重要である．分泌量は1日10〜100 mLである（図12-6）．

気道粘膜を覆う分泌液は，表面にある濃厚なゲル状の層と深部にある希薄なゾル状の層の2層を形成している．線毛はゾル層の中に漬かっており，線毛の運動に伴って，ゲル層は移動し異物を運ぶ（粘液線毛輸送）．粘液の粘度が著しく高い場合も，著しく低い場合も輸送能は低下する．粘稠性に寄与する因子としては，ムコタンパク質，酸性ムコ多糖，DNA等がある．正常な気道粘液中の酸性ム

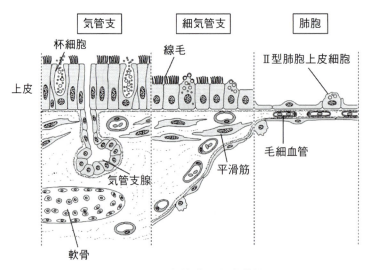

図 12-6. 気管支の細胞構築
(生理学テキスト 第 6 版, p.345, 文光堂, 2010 年より改変)

コ多糖はコンドロイチン硫酸, ヘパリン硫酸, ヒアルロン酸が主である.

12-3-2. 去痰薬

痰は, 量的・質的に異常をきたした気道分泌液である. 去痰障害は, 痰の気道壁への膠着と粘液線毛輸送機能の不全である. 去痰薬 expectorant とは, 喀痰の排泄を容易にする薬物をいう. 去痰効果には, 痰またはその前駆物質に作用して粘稠度を低下させる粘液溶解作用, 気道液量および構成成分の産生・分泌に影響を与えて粘液の性状を正常に近づける粘液修復作用, 気道を潤滑にし粘膜に膠着している痰を気道壁から離れやすくして粘液線毛による輸送を促進する作用等が関係する.

a 気道分泌促進型

咽頭粘膜や上部消化管粘膜を刺激して反射性に水分分泌を増加させ粘稠性を低下させる. アンモニウム塩, ヨード塩, トコン, セネガやオンジの成分であるサポニン saponin, **グアイフェネシン** guaifenesin, グアヤコールスルホン酸 guaiacol sulfonate がある. グアヤコール類は慢性気管支炎, 気管支拡張症の分泌抑制に用いられるが, これらの薬物による防腐殺菌作用が粘膜面の炎症に抑制的に働き, 粘膜修復の結果, 気道分泌液の産生や分泌量の低下が起こるものと考えられる. コリン作動薬は気管支腺のムスカリン受容体に作用して分泌を増加させるが, 去痰薬としての実用的価値はない.

グアイフェネシン

b 気道粘液溶解型

気道壁に膠着している粘稠性の高い痰には粘液溶解薬が用いられる. タンパク質分解酵素のトリプシン trypsin, セラペプターゼ serrapeptase, セアプローゼ seaprose は, ムコタンパク質を多量に含有する高粘稠性の痰, 炎症細胞や細菌の分解産物である DNA 線維を含有する膿性痰に有効である. ムコ多糖分解酵素のリゾチーム lysozyme には止血効果がある. **ブロムヘキシン** bromhexine は気道粘液分泌を亢進させ, 酸性糖タンパク質を溶解・低分子化させる.

システインの誘導体である**アセチルシステイン** acetylcysteine, **エチルシステイン** ethylcysteine,

メチルシステイン methylcysteine も粘液溶解作用をもつ．ムコタンパク質のペプチド鎖を連結するジスルフィド（-S-S-）結合を非酵素的反応で開裂して粘度を低下させる．副作用として，消化器症状，悪心・嘔吐，頭痛，過敏症等がある．ペニシリン系抗生物質を不活性化させるので，併用は避ける．

アセチルシステイン　　L-エチルシステイン塩酸塩　　L-メチルシステイン塩酸塩　　ブロムヘキシン塩酸塩

c 気道粘液修復型

気道液量および痰構成成分の産生・分泌を調整して粘性を正常化する．**カルボシステイン** carbocysteine は，他のシステイン誘導体と異なり直接ジスルフィド結合を開裂する作用はないが，痰中の粘性の高いフコムチンを減少させ粘性の低いシアロムチンを増加させて，粘液分泌細胞の大きさと数を減少させる．副作用として，消化器症状，頭痛，過敏症等がある．

L-カルボシステイン

d 気道分泌細胞正常化型

フドステイン fudosteine は，カルボシステインのカルボキシル基を修飾してヒドロキシエチル基を導入したもので，気道上皮杯細胞過形成抑制作用，漿液性分泌促進作用，抗炎症作用などをもち，粘液過分泌を抑制する．副作用として，消化器症状，頭痛，過敏症等がある．

フドステイン

e 気道粘膜潤滑型

アンブロキソール ambroxol はブロムヘキシンの活性代謝物であり，反射性分泌促進作用と直接作用の両作用により気道分泌を増加する．水と電解質の増加が主である．漿液性分泌を増すと同時にムコタンパク質分泌を変化させて異常状態にあるゾル，ゲル粘液層を正常に近づけ，粘液線毛輸送機能を改善する．また，クララ細胞およびⅡ型肺胞上皮細胞からサーファクタントの遊離を促して気道壁を潤滑にするとともに痰の粘着力を弱める．副作用として，胃腸障害，吐き気，発疹等がある．

アンブロキソール塩酸塩

12-4. 気管支喘息治療薬

12-4-1. 気管支平滑筋の神経支配

気道には交感神経，副交感神経および non-adrenergic non-cholinergic（NANC）神経の支配がある（図 12-7）．

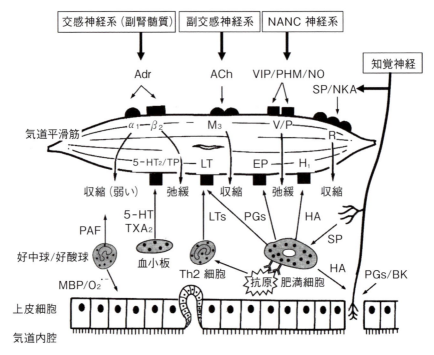

図 12-7. 気管支平滑筋神経支配と気管支喘息の病態
(標準薬理学 第 6 版, p.292, 医学書院, 2001 年より改変)

　交感神経の大部分は気管壁に分布する副交感神経節に神経終末を送っており，気管平滑筋には神経を送っていない．気管平滑筋には α_1 および β_2 受容体が分布しており，副腎髄質から放出されたアドレナリン（Adr）が作用する．β_2 受容体は Gs タンパク質を介して平滑筋を弛緩させる．α_2 受容体は副交感神経節に分布し，副交感神経終末からのアセチルコリンの遊離を抑制する．

　副交感神経は気管平滑筋や分泌腺に神経終末を送っている．M_1 受容体は節後線維の細胞体に，M_2 受容体は節後線維の終末に，M_3 受容体は気管平滑筋等の効果器に分布している．M_1 受容体は副交感神経節における神経伝達を促進し，節後線維終末からのアセチルコリン（ACh）の遊離を増大させる．M_2 受容体はネガティブフィードバックとして，節後線維終末からのアセチルコリンの遊離を抑制する．M_3 受容体は Gq タンパク質を介して平滑筋を収縮させる．

　NANC 神経は興奮性と抑制性に分かれる．両者とも神経終末が気道平滑筋に分布している．興奮性 NANC 神経として，気道上皮細胞の近傍に知覚神経 C 線維が存在する．気道が侵害性刺激を受けると，その信号は C 線維を介して延髄へと伝達される．この侵害性刺激が持続する状況では，軸索反射を介して神経終末から逆行性に化学伝達物質が放出され，局所に神経因性炎症が誘発される．また，腺分泌の亢進（痰）や気道平滑筋の収縮が起こる．この時，分泌される神経ペプチドとしてサブスタンス P substance P（SP），ニューロキニン A neurokinin A（NKA），カルシトニン遺伝子関連ペプチド calcitonin gene related peptide（CGRP）等がある．抑制性 NANC 神経として，気道平滑筋には血管作動性腸管ペプチド vasoactive intestinal peptide（VIP）やペプチドヒスチジンメチオニン peptide histidine methionine（PHM）を含む NANC 神経終末が投射している．この終末からは一酸化窒素（NO）も遊離される．

12-4-2. 気管支喘息の病態

　気管支喘息 bronchial asthma は，間欠性の可逆的な**気道狭窄**と慢性の**気道炎症**による呼吸困難を特徴とする呼吸器疾患であり，喘鳴や咳を伴う．気道狭窄（閉塞）は，気管支平滑筋の痙攣性収縮，血管拡張と透過性亢進による気管支粘膜の浮腫や腫脹，粘液腺細胞の分泌亢進による粘稠分泌物の貯留（粘液栓形成）によって発生する（図12-7）．慢性状態になると**気道リモデリング**（平滑筋の増生・基底膜の肥厚・結合組織の増加等）が認められる．

　喘息の特徴的病態は，気道過敏性と慢性炎症である．アトピー（アレルギー）型と非アトピー（非アレルギー）型に分類される．他に運動誘発喘息などがある．アトピー型喘息は小児に多く，喘息アレルギーを起すアレルゲンに対する特異的IgE抗体で原因物質を特定できる．非アトピー型喘息では，アレルゲンに対する特異的IgE抗体が証明できない．運動誘発喘息は小児に多く，運動直後に喘息発作を起こす．アスピリン喘息は，アスピリンを服用して15〜20分後に激しい喘息発作を起こす．成人喘息の10〜20％を占める．

　一般に喘息患者の70〜80％はIgE抗体をもっている．抗原抗体反応が起こると，貯蔵性メディエーター（ヒスタミン histamine；HA，セロトニン serotonin；5-HT，好酸球遊走因子 eosinophilic chemotactic factor；ECF，主要塩基性タンパク質 major basic protein；MBP 等）や非貯蔵性メディエーター（ブラジキニン bradykinin；BK，トロンボキサン A_2 thromboxane A_2；TXA_2，血小板活性化因子 platelet-activating factor；PAF，ロイコトリエン類 leukotrienes；LTs，プロスタグランジン類 prostaglandins；PGs 等）により気道狭窄を起こし，即時型および遅延型喘息を誘発する．また，アレルゲン以外の非特異的刺激（寒冷など）によって惹起される発作の場合は，感受性が亢進している侵害受容器が刺激され，迷走神経反射を介するコリン作動性機序によって気道狭窄を起こす．喘息は，感染に対する免疫システム（Th1-リンパ球）の代わりに，アレルギーを引き起こす免疫システム（Th2-リンパ球）による免疫応答によって特徴づけられる．

　症状は，喘鳴，咳，痰，呼吸困難，頻脈・奇脈等である．過敏性患者では特に，夜または早朝に反復性の喘鳴，息切れ，胸部絞扼感や咳が起こる．発作が寛解した時期は，健常人と全く変わらない．

12-4-3. 気管支喘息治療薬

　気管支筋収縮の緩解には，気管支拡張薬を用いる．アレルギー状態の改善には，特異的アレルゲンの除去，減感作療法（微量のアレルゲンエキスの反復投与による減感作），アレルゲン不明の場合の非特異的療法（金製剤，γグロブリン製剤，ワクチン），ケミカルメディエーターの作用阻止，抗体産生の抑制（免疫抑制薬，糖質コルチコイド）等がある．

a　気管支拡張薬

　気管支拡張薬 bronchodilator は，閉塞性呼吸器疾患である気管支喘息や慢性閉塞性肺疾患の治療薬として広く用いられている．主な薬物は，β_2 アドレナリン作動薬，抗コリン薬，キサンチン誘導体である．

1）β_2 アドレナリン作動薬

　β_2 アドレナリン作動薬，とくに第三世代 β_2 アドレナリン作動薬は β_1 作用がほとんどなく，またモノアミンオキシダーゼ（MAO）やカテコール-O-メチルトランスフェラーゼ（COMT）などの酵

素的分解を受けにくい．β_2 アドレナリン作動薬の気管支喘息緩解作用は，Gs-cAMP-PKA系を介した平滑筋弛緩による気管支拡張作用に基づくほか，気道閉塞あるいは気道クリアランスに関与する要因に対しての作用もある．**プロカテロール** procaterol，**インダカテロール** indacaterol，**フェノテロール** fenoterol，**テルブタリン** terbutaline 等は，ケミカルメディエーターの遊離阻害作用が知られている．長時間型作動薬 long-acting β_2 agonist である**サルメテロール** salmeterol，**ホルモテロール** formoterol が長期管理薬として用いられる．短時間型作動薬 short-acting β_2 agonist である**サルブタモール** salbutamol が喘息発作時のリリーバーとして用いられる．マブテロール mabuterol は粘液線毛系クリアランスの亢進作用もある．β_2 作動薬は副作用として不穏，吐き気，嘔吐がみられることがあり，偽受容体興奮に伴う骨格筋の攣縮，振戦の発現頻度が高い．心臓では，心室部には β_2 受容体は少ないが，洞結節を含む右心房部には多いため，頻脈（心悸亢進）の一因となる．そのため動悸，血圧上昇を起こすことがある．**ツロブテロール** tulobuterol は貼付で用いられるため，副作用は比較的少ない．

プロカテロール塩酸塩水和物

インダカテロールマレイン酸塩

フェノテロール臭化水素酸塩

サルメテロールキシナホ酸塩

サルブタモール硫酸塩

ツロブテロール

2）抗コリン薬

　気管支喘息発症機序の一つとして気道過敏症があり，喘息患者ではムスカリン受容体の機能亢進が起こっている．アトロピン誘導体である**イプラトロピウム** ipratropium，スコポラミン誘導体である**オキシトロピウム** oxitropium がある．他に，選択性が高く長時間型抗コリン薬 long-acting M_3 antagonist の**チオトロピウム** tiotropium や**グリコピロニウム** glycopyrronium は，慢性閉塞性肺疾患の第一選択薬である．これらの抗コリン薬は吸入により気管支収縮緩解作用を示す．抗コリン作動薬の抗喘息効果は M_3 受容体遮断によるが，迷走神経反射の抑制作用に加え，メディエーターによる気管支収縮を抑制し，同時に肺からのトロンボキサン A_2 の遊離を抑制する作用もある．副作用として，咽頭の乾燥感，めまい，嘔吐，排尿困難等がある．緑内障・前立腺肥大症には禁忌である．

イプラトロピウム臭化物水和物

チオトロピウム臭化物水和物

オキシトロピウム臭化物

グリコピロニウム臭化物
及び鏡像異性体

3）キサンチン誘導体

アドレナリン β_2 作動薬が無効になった重症発作には欠くことができない．代表的なものは**テオフィリン** theophylline とテオフィリンの持続性製剤でエチレンジアミンとの結合体である**アミノフィリン** aminophylline である．他に，**ジプロフィリン** diprophylline，**プロキシフィリン** proxyphylline，**コリンテオフィリン** choline theophylline がある．作用機序としては，cAMP 分解酵素であるホスホジエステラーゼ phosphodiesterase（PDE）を阻害して cAMP 濃度を上昇させることにより直接気管支筋の弛緩を起こす機序と，マスト細胞（肥満細胞）と白血球からのケミカルメディエーターの遊離を抑制する機序が考えられていた．しかし，治療効果を示す低濃度では PDE 阻害作用はきわめて弱いことがわかり，アデノシン受容体拮抗作用，血中カテコールアミンの増加作用，プロスタグランジン合成阻害作用等が薬効発現の機序としてあげられている．さらに，T 細胞や好酸球の気道への浸潤を抑制し，T 細胞の細胞増殖反応やサイトカイン産生能を抑制することも見いだされている．テオフィリンの至適血中濃度は 5〜20 μg/mL で，治療域が狭いため血中濃度モニタリング therapeutic drug monitoring（TDM）が必要である．副作用として，不眠，消化器症状，心悸亢進等があり，大量投与では中枢神経興奮作用が出る．

テオフィリン　　アミノフィリン水和物　　ジプロフィリン　　プロキシフィリン

b　副腎皮質ステロイド

副腎皮質ステロイド corticosteroid は，中等症以上の気管支喘息，とくに喘息重積状態の治療には不可欠である．作用機序としては，発作に対する急性効果として，**抗炎症タンパク質**（リポコルチン lipocortin ＝アネキシン A1）を生成してホスホリパーゼ A_2 活性および産生を抑制し，強力な抗炎症作用を発揮する．とくに血管透過性亢進を抑制して浮腫を減少させる．炎症による粘液分泌増加とそ

の粘稠化を防止し，気道狭窄を阻止する．またカテコールアミンの作用を増強し，PDE の作用を抑制して細胞内 cAMP を増加させる作用もある．また，発作準備状態の軽減のための長期間投与の効果として，ロイコトリエン類やプロスタグランジン類の産生抑制に加え，メディエーターの蓄積と遊離を阻止する（第 14 章 6 節　副腎皮質ホルモン関連薬の項を参照）．

　抗炎症作用の強い副腎皮質ステロイドが用いられる．吸入ステロイドとして，**ベクロメタゾン** beclometasone，**フルチカゾン** fluticasone，**ブデソニド** budesonide，**シクレソニド** ciclesonide，**モメタゾン** mometasone が喘息治療薬の第一選択薬の中心として用いられており，長期管理薬としても用いられている．急性時にはヒドロコルチゾン hydrocortisone やメチルプレドニゾロン methylprednisolone の静脈内投与を行う．長期間投与の副作用として，骨粗鬆症，満月様顔貌，糖尿病，消化性潰瘍，多毛症，副腎機能不全等がある．近年，長期使用により小児の成長が抑制されるとの報告もある．

ベクロメタゾン
プロピオン酸エステル

フルチカゾン
プロピオン酸エステル

ブデソニド

シクレソニド

モメタゾンフランカルボン酸エステル

c　抗アレルギー薬

　抗アレルギー薬 antiallergic drug は，I 型アレルギー反応に関与するケミカルメディエーターの遊離ならびに作用を調節する．喘息発作の予防と呼吸機能の正常化および維持に用いる．その作用機序に従って，ケミカルメディエーター遊離抑制薬，ヒスタミン H_1 受容体拮抗薬，トロンボキサン A_2 阻害薬，ロイコトリエン拮抗薬，Th2 サイトカイン阻害薬に分類される（第 6 章 4 節　アレルギー治療薬の項を参照）．

1）ケミカルメディエーター遊離抑制薬

　クロモグリク酸ナトリウム sodium cromoglicate，**トラニラスト** tranilast，**アンレキサノクス** amlexanox，**メキタジン** mequitazine，**ケトチフェン** ketotifen，**アゼラスチン** azelastine，**エピナスチン** epinastine，**イブジラスト** ibudilast，**レピリナスト** repirinast，**オキサトミド** oxatomide 等がある．作用機序としては，Ca^{2+} の細胞内流入を阻害し，気管支粘膜の肥満細胞からの脱顆粒およびケミカルメディエーターの遊離を抑制する．クロモグリク酸はアレルギー性気管支喘息や鼻炎に用いられる．

消化管から吸収されにくいので吸入で用いる．副作用として，発疹，胃腸障害，頭痛，眠気等がある．肝障害の患者には投与を避けるほうが良い．抗ヒスタミン作用のないアンレキサノクスやイブジラストは眠気等の中枢作用は少ない．

クロモグリク酸ナトリウム　　トラニラスト　　アンレキサノクス　　メキタジン

ケトチフェンフマル酸塩　　アゼラスチン塩酸塩　　エピナスチン塩酸塩　　イブジラスト

2）ヒスタミン H_1 受容体拮抗薬

第一世代の抗ヒスタミン薬は，抗ヒスタミン作用に加えて中枢抑制作用，抗コリン作用，気道線毛運動抑制作用，気道分泌抑制作用を有するため，喘息治療には不適である．第二世代の抗ヒスタミン薬である**セチリジン** cetirizine，**ロラタジン** loratadine は中枢抑制作用が弱く，気管支喘息に用いられる．副作用として，眠気，頭痛，口渇，吐き気，動悸等がある．ケミカルメディエーター遊離抑制薬のケトチフェン，アゼラスチン，オキサトミド，メキタジン，エピナスチンは抗ヒスタミン作用を併せもち，喘息治療に使用できる．

セチリジン塩酸塩　　ロラタジン

3）トロンボキサン A_2 阻害薬

トロンボキサン A_2 は PGH_2 からトロンボキサン合成酵素により産生され，血小板凝集作用，血管平滑筋および気管平滑筋収縮作用をもち，気道過敏症の発症にも関与する．**オザグレル** ozagrel はトロンボキサン合成酵素の阻害薬で，PGI_2 や PGE_2 の生成を促進して気管平滑筋弛緩作用を示す．

オザグレル塩酸塩水和物　　セラトロダスト　　ラマトロバン

小児には用いない．**セラトロダスト** seratrodast，**ラマトロバン** ramatroban はトロンボキサン受容体（TP）の拮抗薬である．副作用として発疹，瘙痒感，嘔吐等がある．

4）ロイコトリエン拮抗薬

5-リポキシゲナーゼによりアラキドン酸から生成されるロイコトリエン（LTC_4，LTD_4，LTE_4）は，平滑筋収縮作用，血管透過性亢進作用，好酸球遊走作用をもつ．LTB_4 から生成される血小板活性化因子（PAF）は，白血球の遊走や活性化に関与し，アレルギー性炎症を引き起こす．**プランルカスト** pranlukast，**モンテルカスト** montelukast，**ザフィルルカスト** zafirlukast は，システイニルロイコトリエン受容体（$CysLT_1$）拮抗作用があり喘息に有効である．発症後の喘息発作には効果がない．ケミカルメディエーター遊離抑制薬のアゼラスチン，オキサトミドにはロイコトリエン産生阻害作用もある．副作用として，吐き気，頭痛，眠気，発疹，肝機能値の異常等がある．

プランルカスト水和物

モンテルカストナトリウム

ザフィルルカスト

5）Th2 サイトカイン阻害薬

気管支喘息患者においては，Th1/Th2 バランスが Th2 に偏っている．**スプラタスト** suplatast は，Th2 型サイトカインであるインターロイキン（IL-4，IL-5）の産生抑制作用，IgE 抗体産生抑制作用，好酸球浸潤抑制作用，ケミカルメディエーター遊離抑制作用をもつ．副作用として胃部不快感，頭痛，眠気，発疹等がある．

スプラタストトシル酸塩

6）その他

既存治療によって気管支喘息症状を管理できない難治患者に対し，長期管理薬としてヒト化抗 IgE モノクローナル抗体である**オマリズマブ** omalizumab を用いる．血液中に遊離状態で存在する IgE 抗体と結合して除去するとともに，肥満細胞・好塩基球の細胞膜上に存在する IgE 受容体 FcεRI の発現を間接的に抑制する．副作用としてショック，倦怠感，発疹等がある．他に，エフェドリンを含む麻黄やサポニンを含む柴胡を構成生薬とする漢方製剤が予防的に用いられることもある．

12-5. 慢性閉塞性肺疾患

12-5-1. 慢性閉塞性肺疾患の病態

慢性閉塞性肺疾患 chronic obstructive pulmonary disease（COPD）は，有害な粒子やガスの吸入によって生じた肺の炎症反応に基づく進行性の気流制限を呈する疾患と定義される．この気流制限には様々な程度の可逆性を認め，発症と経過が緩徐である．現在では慢性閉塞性肺疾患を，気流閉塞を伴う**慢性気管支炎**と**肺気腫**が混在する，または，これら2疾患を併せもつ喘息ととらえるようになってきた．一方，気流閉塞を伴わない喘息や肺気腫，慢性気管支炎，あるいは他の病因または特別な病理像を伴う疾患（嚢胞性線維症，閉塞性細気管支炎）による気流閉塞は慢性閉塞性肺疾患には含まない．

慢性閉塞性肺疾患は末梢気道の炎症を初発病変とし，慢性化するとともに周囲に進展する．炎症の進展により，肺胞の破壊等の気腫化や，気管支粘液腺の肥大，気道上皮の浮腫，気管平滑筋の肥厚，気道分泌液の貯留等が起こる．病態の進展に伴い，肺過膨張，閉塞性換気障害，ガス交換障害が進行する．当初は無症状であるが，進行するにつれて労作性呼吸困難が起こる．肺炎，気管支炎を起こしやすく，急性増悪を繰り返しやすい．

12-5-2. 慢性閉塞性肺疾患の治療薬

薬物療法としては，気管支拡張薬，吸入ステロイド，メチルキサンチン，喀痰調整薬等が使用される．治療の中心は，長時間型気管支拡張薬である．軽症では短時間型気管支拡張薬（short-acting β_2 agonist，short-acting M_3 antagonist），中等症では長時間型気管支拡張薬（long-acting β_2 agonist，long-acting M_3 antagonist）およびメチルキサンチンの併用，急性あるいは重症および増悪を繰り返す場合は気管支拡張薬の増量と吸入ステロイドの追加を行う．長時間型抗コリン薬のチオトロピウムやグリコピロニウムは第一選択薬である．抗生剤治療は，急性増悪期の慢性閉塞性肺疾患患者に使用される．この場合，呼吸困難の悪化，痰の増加，膿痰の増加のうち少なくとも二つの条件を満たすことが必要である．

薬物治療を行っても低酸素症が1か月以上継続する場合，安静時 $PaO_2 < 55$ mmHg の患者あるいは $PaO_2 < 60$ mmHg で運動時または睡眠時に顕著な低酸素血症を示す患者に対し酸素療法が行われる．

12-6. 間質性肺炎

12-6-1. 間質性肺炎の病態

びまん性炎症が肺胞壁（間質）に起こる病気を総称して間質性肺疾患と呼ぶ．結合組織の増殖，肺胞壁の肥厚，ガス交換障害による呼吸不全等により，最終的に肺全体が線維化・硬化して萎縮する．初期には炎症所見が著明である**間質性肺炎** interstitial pneumonia に，後に線維化が進行し**肺線維症** pulmonary fibrosis となる．間質性肺炎や肺線維症は，感染性（ウイルス，真菌，細菌）肺炎，過敏性肺炎，薬剤性肺炎，放射線性肺炎，肺うっ血，慢性細気管支炎等の原因で起こる．症状として，乾性咳，労作性呼吸困難，発熱，チアノーゼ，湿性ラ音等がある．急性型（急性間質性肺炎）と慢性型

（特発性間質性肺炎）に分類される．

急性間質性肺炎は，急激に発症する劇症型肺損傷で，急性間質性肺炎またはハマン-リッチ症候群と呼ばれる．6か月以内の経過で死亡する．ほとんどの患者が40歳以上である．

特発性間質性肺炎は，進行性の線維症を伴う肺胞壁における原因不明の慢性炎症である．**特発性肺線維症**または原因不明の線維化肺胞炎は，特発性間質性肺疾患の50〜60％の症例の原因である．

薬剤性間質性肺炎は，薬剤の投与により肺間質組織へのマクロファージ，好中球，好酸球およびリンパ球等の炎症性細胞の浸潤によって炎症を呈し，肺胞壁の肥厚によって呼吸困難等の症状を呈する．薬剤性肺障害は発症機序から肺組織に対する直接的な障害作用に起因するものとアレルギー反応に起因するものに分類されるが，多くの場合は両機序が相伴って発症すると考えられている．高齢者への抗がん剤の投与による発症が多い．直接的な細胞障害作用を引き起こしやすい薬剤として，抗がん剤，分子標的治療薬（ゲフィチニブ），抗不整脈薬（アミオダロン）があり，肺障害の発現頻度は投与量に依存する．アレルギー性肺障害を引き起こしやすい薬剤としては，抗生物質，抗リウマチ薬，インターフェロン，顆粒球コロニー刺激因子製剤，小柴胡湯等が挙げられ，発現は投与量に依存しない．アレルギー性肺障害は予測が困難であり，また，症状の進行が早く，発症後数日以内に呼吸不全に陥ることもある．

12-6-2. 間質性肺炎の治療薬

ステロイド療法（プレドニゾロン療法：30〜60 mg/day，メチルプレドニゾロン：1000 mg/day 等）が基本となる．特発性肺線維症の治療薬として，ヒト線維芽細胞増殖抑制作用をもつ抗線維化剤の**ピルフェニドン** pirfenidone がある．副作用として，光暴露に伴う皮膚がん発症の可能性がある．慢性特発性間質性肺炎に適用外使用として，アセチルシステインの継続吸入が用いられることがある．

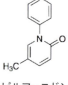

ピルフェニドン

12-7. その他の呼吸器疾患

12-7-1. 睡眠時無呼吸症候群

睡眠時無呼吸症候群 sleep apnea syndrome（SAS）は，睡眠中に無呼吸が断続的に繰り返す病気である．結果的に睡眠が十分にとれず，日中の傾眠，記憶力低下，集中力や活力の欠如が現れる．居眠り運転事故や作業中の重大事故等を起こしやすい．重症放置により不整脈，頻脈，高血圧，心不全，糖尿病，肺の機能障害が現れる．睡眠時無呼吸には，三つのタイプがある．

① **閉塞性睡眠時無呼吸**：鼻から気管上部までの上気道の狭窄や閉塞で発症する．上気道筋群の活動低下が原因であり，睡眠中にいびきが頻発する．中高年の男性の4〜6％，女性の1〜2％で認められる．肥満と組織の老化も誘発因子である．肥満による低換気症候群（ピックウィック症候群）の症状の一つである．喫煙と飲酒が閉塞性睡眠時無呼吸を悪化させる．小児では，扁桃やアデノイドの肥大が閉塞性睡眠時無呼吸を引き起こす．

② **中枢性睡眠時無呼吸**：延髄呼吸中枢の機能障害によって発症する．血中炭酸ガス分圧に対する中枢化学受容野の感受性が低下している．交代性無呼吸（チェーン-ストークス呼吸 Cheyne-Stokes respiration）が認められる．原因には脳腫瘍，脳炎，心不全等がある．

③ **混合型睡眠時無呼吸**：閉塞性と中枢性の両方の特徴をもつ．

治療薬として，プロゲステロン製剤が用いられる．

12-7-2． 呼吸窮迫症候群

呼吸窮迫症候群 acute respiratory distress syndrome（ARDS）は，臨床的に重症患者に突然起こる呼吸不全であり，呼吸困難，低酸素血症，両側肺水腫様び漫性肺胞浸潤を呈し，通常の治療に抵抗性を示す症候群である．広範な肺の微細循環障害と肺胞毛細血管膜の透過性亢進により，肺胞間質ついで肺胞内へ滲出性病変（肺水腫）が起こる．死亡率は高く（70％），予後はきわめて悪い．リスク因子として，ショック，感染症，敗血症，外傷（肺挫傷，頭部外傷），代謝異常，薬剤の過剰吸入（ヘロイン，メタドン，バルビツレート，コルヒチン），血液学的障害（大量輸血，DIC，人工心肺使用後）等がある．

治療薬として，副腎皮質ステロイド，エステラーゼ阻害薬のウリナスタチン ulinastatin，肺サーファクタント製剤等が用いられる．

13 消化器系に作用する薬物

13-1. 消化器系概論

消化器系は，消化管あるいは胃腸管と呼ばれる口腔から肛門までの一続きの管状の器官と消化液などを分泌する付属器官（唾液腺，肝臓，膵臓および胆嚢）から構成される．消化器系の主な機能は，食物の消化，栄養物の吸収，老廃物の排泄であり，これらは神経系および内分泌系により調節されている．

13-1-1. 消化管の構造と機能

消化管 gastrointestinal tract は，食道 esophagus，胃 stomach および十二指腸 duodenum の上部消化管 upper gastrointestinal tract と小腸 small intestine（空腸 jejunum，回腸 ileum）および大腸 large colon（上行結腸 ascending colon，横行結腸 transverse colon，下行結腸 descending colon，S状結腸 sigmoid colon），直腸 rectum，肛門 anus の下部消化管に大別される．上部消化管は胃酸と接する器官であり，これらの部位で発生する疾患の多くは，胃酸の関与が大きいことから，**酸関連疾患** acid-related diseases として位置づけられている．一方，空腸以下の小腸および大腸に発生する疾患には胃酸の関与はなく，腸管運動や吸収異常，さらには腸内細菌や免疫異常などが関与している．

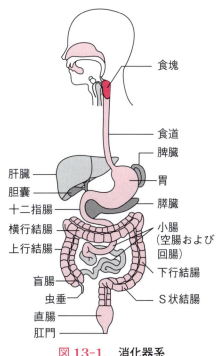

図 13-1. 消化器系

消化管は「第二の脳（セカンド・ブレイン）」とも呼ばれ，消化管全体の壁内には神経が網目状に張りめぐらされて**腸管神経系** enteric nervous system を形成しており，これは脊髄の神経細胞数に匹敵する末梢で最大の神経系である．外来性の自律神経による調節に加えて，消化管は外来刺激とは独立して局所でも機能が調節されている．一方，消化管は内臓器ではあるが，内側（管腔側）は口腔および肛門を介して外界と接しており，特に下部消化管の管腔内には100兆個もの腸内細菌が常在していることから，常に多くの刺激に曝されている．これらに対応するため，消化管には全身の70％にも及ぶ免疫担当細胞が存在し，**腸管免疫系** intestinal immune system を形成しており，生体内の最大の免疫器官でもある．

したがって，種々の消化管の病態には，上部消化管における胃酸，下部消化管における免疫系，さらに消化管機能の調節に関わる神経系が深く関与している．

13-1-2. 食道

食道は約25 cmの管状器官であり，上端は咽頭から続き，気管と心臓の後ろを通り，横隔膜を貫いて下端は胃へと繋がる．食塊が食道に入ると蠕動運動が生じ，食塊を胃へ送る．食道と胃の境界部には**食道下部括約筋** lower esophageal sphincter（LES）があり，胃内容物が食道へ逆流するのを防いでいる．

13-1-3. 胃

胃は食道に続く袋状に拡張した部分で，内容物の量により大きさは変化し，最大で1200〜1600 mLに達する．食物は口腔内で咀嚼を受けた後，食道から胃に入り，しばらく胃に停留して胃液と混ざり消化を受け，十二指腸へと排出される．胃液の主成分は胃酸，消化酵素，粘液で，pH 1〜2の強酸性であり，1日の分泌量は1.5〜2.5 Lである．

胃粘膜表面には**胃小窩** gastric pit と呼ばれるたくさんの小さな穴があり，その穴の周囲を種々の分泌腺が取り囲むようにして**胃底腺** gastric gland を形成している．噴門部には噴門腺，胃体部には胃腺，幽門には幽門腺があり，噴門腺と幽門腺からは主として粘液が分泌され，胃腺からは胃酸および消化酵素が分泌される．粘液の主成分は**ムチン** mucin であり，噴門腺や幽門腺の腺頸部および表層上皮細胞などの粘液分泌細胞 mucus cell（副細胞など）から分泌される．

胃における消化では，幽門が閉じた状態で蠕動運動が起こることで食物は胃液と混ざり半流動性のかゆ状となり，一定の割合で幽門が開口して十二指腸へ排出される．胃液は**壁（傍）細胞** parietal cell から分泌される**胃酸** gastric acid（塩酸）とビタミンB_{12}の吸収に必要である**内（在）因子** intrinsic factor，**主細胞** chief cell から分泌される**ペプシノーゲン** pepsinogen などが含まれる．胃では主として酸によって活性化された**ペプシン** pepsin によるタンパク質の消化が行われるが，胃ではペプトンまでしか消化されず，吸収可能な状態まで至らないため，タンパク質の消化は主として小腸で行われる．したがって，胃の主な機能はタンパク質の消化ではなく，食物を一旦貯蔵して一定の割合で十二指腸へ送り出すこと，および胃酸により殺菌することであると考えられる．

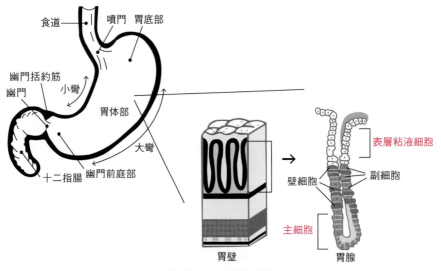

図 13-2. 胃の構造

13-1-4. 胃液分泌の調節

　胃液分泌は，交感神経と副交感神経による二重支配と各種消化管ホルモンにより調節されている．胃液分泌の調節は，**脳相**，**胃相**，**腸相**の3相に分けて説明される．脳相は食物が胃内に入る前の段階で，咀嚼，味覚，嗅覚などにより迷走神経が興奮するものである．胃相は食物が胃内に入り，胃壁の伸展刺激による迷走神経反射や壁内神経反射によるものと食物中のアミノ酸などにより胃底腺に分布するG細胞からの**ガストリン** gastrin の分泌の増大を介したものである．腸相は胃内容物が十二指腸に排出されると，十二指腸粘膜に分布するK細胞から**GIP**（gastric inhibitory peptide），D細胞から**ソマトスタチン** somatostatin，I細胞から**コレシストキニン** cholecystokinin（CCK），S細胞から**セクレチン** secretin が分泌され，膵臓から種々の消化酵素と重炭酸 HCO_3^- が分泌されると共に胃液分泌は抑制される．

　胃酸分泌は，胃腺に分布する**壁細胞** parietal cell の胃内腔側に存在する H^+,K^+-**ATPase**（プロトンポンプ）により行われる．H^+,K^+-ATPase は，ATPを分解することにより壁細胞の細胞質から胃管腔内に100万倍の濃度差に逆らって酸（H^+）を能動的に輸送する．壁細胞には**ヒスタミン H_2 受容体**，**ムスカリン M_3 受容体**，**ガストリン CCK2 受容体**が発現しており，それぞれ**ヒスタミン**，**アセチルコリン**，**ガストリン**により胃酸分泌が刺激される．H_2 受容体は Gs と共役しており，アデニル酸シクラーゼ adenylate cyclase を活性化することにより cAMP を上昇させ，cAMP-dependent protein kinase（PKA）の活性化を介して胃酸分泌を刺激する．M_3 受容体および CCK2 受容体は Gq と共役しており，phospholipase C（PLC）の活性化に続くイノシトール三リン酸 inositol 1,4,5-trisphospate（IP_3）産生による細胞内 Ca^{2+} 動員により胃酸分泌が刺激される．生理的な胃酸分泌の調節においてはヒスタミン H_2 受容体-cAMP を介する経路が最も関与が大きく，それゆえ H_2 受容体遮断薬は他の

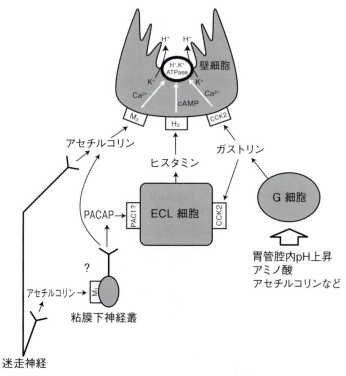

図 13-3．胃酸分泌調節機構

受容体遮断薬よりも胃酸分泌抑制作用が強く現れる．

　胃粘膜にはヒスタミンを含有する**腸クロム親和性様**enterochromaffin-like（**ECL**）**細胞**が存在しており，ガストリンおよびアセチルコリンはECL細胞上のそれぞれCCK2およびムスカリン（M_1?）受容体を活性化することによりヒスタミン遊離を促進し，このヒスタミンが壁細胞上のH_2受容体を介して間接的に胃酸分泌を促進する．最近，ECL細胞上にはM_1受容体が存在しないことが明らかになり，迷走神経性のアセチルコリンは壁内の**下垂体アデニル酸シクラーゼ活性化ペプチド**pituitary adenylate cyclase-activating polypeptide（PACAP）含有神経からPACAPを遊離し，ECL細胞上に発現する**PAC1受容体**を介してヒスタミン遊離を促進するという考えが主流となっている．M_1受容体遮断薬であるピレンゼピンが胃酸分泌を抑制するのは，迷走神経の神経節や粘膜下層神経叢に発現するM_1受容体を遮断することでアセチルコリンやPACAPの遊離を阻害することによるものと考えられる（図13-3）．

　主細胞にはCCK2受容体およびM_3受容体が発現しており，それぞれガストリンおよびアセチルコリンによりペプシノーゲン分泌が刺激されるが，生理学的には後者が重要であると考えられている．

13-1-5. 小腸および大腸

　小腸は**十二指腸**duodenum，**空腸**jejunum，**回腸**ileumから成る全長6〜7 mの管状器官であり，胃から送られてきた内容物を腸液，膵液，胆汁などにより消化し，吸収するのが主な機能である．十二指腸は小腸の上端25 cmの部位で，**十二指腸乳頭**duodenal papillaと呼ばれる部位に胆管と膵管が開口し，ここから胆汁や膵液が分泌される．小腸は下部消化管に分類されるが，十二指腸は胃と接しており，この部位で発生する疾患は胃酸との関連が強いことから，一般的に十二指腸は上部消化管に分類される．

　大腸は**盲腸**cecum，**結腸**colon，**直腸**rectumから成る全長約1.5 mの管状器官であり，小腸から送られてきた内容物から水分や電解質を吸収し，糞便を形成して，体外へ排泄する．

　腸管壁は，内側から粘膜，筋層および漿膜で構成され，筋層は内側の輪状筋と外側の縦走筋から成る．腸粘膜表面には無数の**絨毛**villusがあり，その表面にはさらに**微絨毛**microvillusがある．絨毛の間には**リーベルキューン腸腺**Lieberkuhn glandがあり，ここから腸液が分泌される．十二指腸には**ブルンネル腺**Brunner glandがあり，アルカリ性粘液が分泌される．粘膜下（粘膜筋板と輪状筋

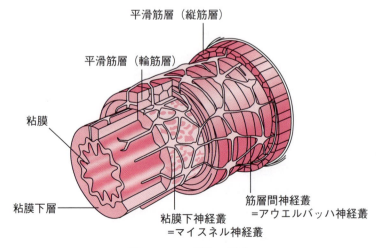

図13-4. 腸管の構造

の間）には**粘膜下神経叢** submucosal plexus（**マイスネル神経叢** Meissner's plexus），輪状筋と縦走筋の間には**筋層間神経叢** myenteric plexus（**アウエルバッハ神経叢** Auerbach's plexus）が分布している（図 13-4）．これらは内在性神経であり，外来の自律神経と種々のホルモンにより腸管の機能が調節されている．

腸管運動には，**振り子運動**，**分節運動**と**蠕動運動**がある．振り子運動は縦走筋の収縮・弛緩によるもので，腸管が長軸方向に伸縮することで腸内容物の混和と輸送を行う．分節運動は輪状筋の収縮・弛緩によるもので，ある間隔でくびれ（収縮輪）が生じることで腸内容物の混和を行う．蠕動運動は口側が収縮する一方で肛門側が弛緩することで，収縮輪が口側から肛門側に伝達されていくもので，この運動により腸内容物は肛門側へ輸送される．いずれも腸内容物による腸壁の伸展刺激により壁在神経を介して生じる**腸内反射（局所反射）**および迷走神経から中枢を経て再び迷走神経を介する，いわゆる外来神経を介する**腸外反射（迷走（中枢）神経反射）**により調節されている．

13-1-6. 消化管の神経性機能調節

消化管の神経系は，アウエルバッハ神経叢およびマイスネル神経叢で構成される内在性神経系と交感神経および副交感神経で構成される外来神経系がある．アウエルバッハ神経叢は縦走筋や輪状筋の運動を調節する運動神経系であり，マイスネル神経叢は管腔内の情報を感知する内在性知覚神経系であり，両者は介在神経を介して連関している．外来性の副交感神経の節前線維は遠心性の迷走神経と仙骨神経から成り，これらはアウエルバッハ神経叢とマイスネル神経叢のコリン作動性部位に接合している．一方，交感神経は節後線維であり，大部分はコリン作動性神経線維に終束している．消化管の機能は内在性神経系により局所で独自に調節されており，中枢からの指令は外来神経系を介して内在性神経系による局所での調節を修飾している．消化管には生体内の約 95％にも及ぶ**セロトニン** serotonin（5-hydroxytriptamine：5-HT）が存在しており，内臓知覚や運動などの調節に関与している．セロトニンは消化管粘膜に存在する**腸クロム親和性細胞** enterochromaffin cell で合成される．セロトニンの受容体は $5-HT_1$ 〜 $5-HT_7$ の七つのサブタイプとさらにそれぞれに多くのバリアントが存在しており，その作用は多彩である．消化管においては，**$5-HT_2$ 受容体**は平滑筋収縮に，**$5-HT_3$ 受容体**は迷走神経や内在性知覚神経などに発現しており，迷走神経からのアセチルコリン遊離の促進を介して腸管運動を亢進させること，また内在性知覚神経を興奮させることで遠心性迷走神経を介して内臓知覚を中枢に伝達する．また，**$5-HT_4$ 受容体**はアウエルバッハ神経叢の節前神経終末に作用してアセチルコリン遊離を促進する．また，副交感神経終末には**ドパミン D_2 受容体**が発現しており，アセチルコリン遊離を抑制している．

13-1-7. 肝臓・胆嚢・膵臓の構造と機能

a 肝臓

肝臓 liver は右上腹部を占める重量 1200 〜 1500 g の腹部臓器の中で最も大きい臓器であり，大きい**右葉** right lobe と小さい**左葉** left lobe に分けられる．肝臓には**門脈** portal vein と**肝動脈** hepatic artery の 2 本の流入血管と**肝静脈** hepatic vein の 1 本の流出血管がある．**肝（実質）細胞** liver cell（hepatocyte）は肝臓全体の容積の約 80％を占め，**中心静脈** central vein を中心に放射状に連なって直径約 1 mm の**肝小葉** hepatic lobule を構成し，肝小葉の中を門脈や肝動脈から中心静脈まで**類洞** sinusoid が通っている（図 13-5）．類洞の中には肝臓におけるマクロファージに相当する**クッ**

パー細胞 Kupffer cell が，類洞周囲腔（ディッセ腔 Disse 腔）内にはビタミン A などを貯蔵する**肝星細胞** hepatic stellate cell（伊東細胞 Ito cell）がある．肝実質細胞の間に**毛細胆管** bile canaliculus があり，**小葉間胆管** lubular duct，**肝内胆管** hepatic duct へ次第に太くなり，肝実質細胞で生成された胆汁が胆管へ分泌される．

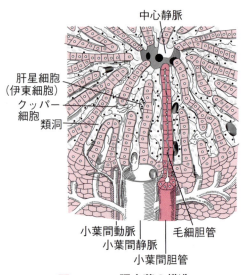

図 13-5. 肝小葉の構造

　肝臓は消化管から吸収された様々な栄養素を門脈から受け取り，代謝または貯蔵するほか，胆汁の生成，解毒・分解および排泄などの機能を有している．

① **糖質代謝** carbohydrate metabolism：グルコース glucose をグリコーゲン glycogen に変換して肝臓に貯蔵し，必要に応じてグルコースに分解して血液中に排出する．また，アミノ酸や脂肪酸をグルコースに変換する**糖新生** gluconeogenesis を行う．これらにより血糖のコントロールを行っている．

② **タンパク質（アミノ酸）代謝** protein（amino acid）metabolism：消化管から吸収されたアミノ酸からアルブミンや血液凝固因子などの生体に必須な様々なタンパク質を合成している．また，不要なアミノ酸は分解してアンモニアとし，尿素サイクルにより尿素として尿中に排泄される．

③ **脂質代謝** lipid metabolism：脂肪酸，中性脂肪，コレステロール，リン脂質，リポタンパク質の合成，分解を行っている．また，コレステロールから胆汁酸を合成し，胆汁として排出する．

④ **解毒** detoxification：アルコールや毒物，薬物などを分解し，胆汁中に排泄する．また，赤血球を分解してビリルビン bilirubin を生成し，胆汁中に排泄する．また，類洞には貪食能を有するクッパー細胞があり，細菌，ウイルス，腫瘍細胞，エンドトキシンなどから生体を防御している．

b　胆道と胆嚢

　胆道 biliary tract は，肝臓から出る**総肝管** common hepatic duct と胆嚢からの**胆嚢管** cystic duct が交流し**総胆管** common bile duct となり，膵臓からの**膵管** pancreatic duct と合流して十二指腸に繋がる．**胆嚢** gallbladder は洋なし型の袋状の臓器で，容量は約 40〜70 mL で，肝右葉下部に位置し，胆嚢管を介して胆管に接続している．胆道は肝臓で生成された胆汁を十二指腸に排出する経路であり，胆嚢は胆汁を一次的に貯蔵し，CCK などの刺激により胆嚢が収縮することで十二指腸に排出される．胆汁は胆嚢に貯蔵されている間に約 10 倍に濃縮される．胆汁の主成分である胆汁酸は肝臓でコレステロールから生成され，その界面活性作用により脂肪粒子を乳化してリパーゼの作用を受けやすくする．胆汁酸の 90〜95％は回腸末端で再吸収され，門脈から肝臓に戻り，再び胆汁中に排泄される（**腸肝循環** enterohepatic circulation）．

c　膵　臓

　膵臓 pancreas は，胃の後方の深部に位置する 65〜160 g の臓器で，右側は十二指腸，左側は脾臓に接している．膵臓は 1〜10 mm 程度の**小葉** pancreatic lobule に分かれており，各小葉に枝分かれするように膵管 pancreas duct が通っている．膵管は十二指腸の近くで総胆管と合流して**十二指腸乳頭** duodenal papilla（ファーター乳頭 papilla Vater）に開口している．小葉は膵液を生成する外分泌細

胞である**腺房細胞** acinar cell とその中に内分泌細胞である**ランゲルハンス島** islet of Langerhans が点在している．ランゲルハンス島には**グルカゴン** glucagon を分泌する**α細胞**，**インスリン** insulin を分泌する**β細胞**，**ソマトスタチン** somatostatin を分泌する**δ細胞**などがある．すなわち，膵臓は消化酵素などを分泌する外分泌とホルモンを分泌する内分泌の2種類の機能を有している．

膵液は1日500〜800 mL分泌され，多くの消化酵素と炭酸水素ナトリウムが含まれる．膵酵素には，炭水化物を分解する**膵アミラーゼ** pancreatic amylase（アミロプシン amylopsin），脂質を分解する**膵リパーゼ** pancreatic lipase（ステアプシン steapsin），タンパク質を分解する**トリプシノーゲン** trypsinogen（トリプシン trypsin），**キモトリプシノーゲン** chymotrypsinogen（キモトリプシン chymotrypsin），**カルボキシペプチダーゼ** carboxypeptidase などが含まれている．炭酸水素ナトリウムは胃酸を中和し，十二指腸内を膵酵素が働きやすいアルカリ性環境にする．

膵液の分泌は神経性と体液性に調節されており，神経性では副交感神経により分泌が促進され，体液性ではCCKと**セクレチン**により分泌が促進される．CCKはアミノ酸やペプチド，脂肪酸などの刺激により十二指腸および空腸粘膜の**I細胞**から分泌され，セクレチンは十二指腸管腔内の酸性化や脂肪酸，胆汁酸の刺激により十二指腸粘膜の**S細胞**から分泌される．

13-2. 消化性潰瘍治療薬

13-2-1. 消化性潰瘍の病態

消化性潰瘍 peptic ulcer（胃・十二指腸潰瘍 gastric/duodenal ulcer）は，胃または十二指腸に円形または線状の損傷が発生する疾患である．消化性潰瘍の成因は，**Shay & Sun**のバランス説で説明されている（図13-6）．胃粘膜は正常時には，**攻撃因子**と**防御因子**のバランスにより保たれており，このバランスの破綻が消化性潰瘍を発生させると考えられている．攻撃因子は内因性には胃酸やペプシン分泌であり，さらにヘリコバクター・ピロリや非ステロイド性抗炎症薬 non-steroidal anti-inflammatory drugs（NSAIDs）などの種々の薬物，またストレスなどが該当する．一方，防御因子は，内因性には粘液分泌，重炭酸イオン分泌，粘膜血流，粘膜上皮細胞回転などであり，これらの調節および維持においてプロスタグランジンが重要な役割を演じている．消化性潰瘍の治療においては，胃酸分泌を抑制することが第一選択であり，主としてH_2受容体遮断薬やプロトンポンプ阻害薬などが用いられる．防御系抗潰瘍薬は防御因子を増強させる目的で使用されるが，その効果については不明な部分が多く，補助的な使用が主である．

近年，**ヘリコバクター・ピロリ** *Helicobacter pylori* が消化性潰瘍および胃がんの原因菌であることが明らかになってきた．ヘリコバクター・ピロリはグラム陰性ラセン桿菌で，**ウレアーゼ**を有しており，尿素をアンモニアに変換することで，胃酸を中和することにより強酸環境下の胃でも生息可能である．ヘリコ

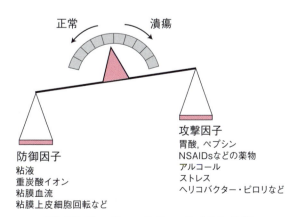

図13-6．**Shay & Sun**のバランス説

バクター・ピロリによる消化性潰瘍の発生機序については未だ不明であるが，消化性潰瘍のほか，萎縮性胃炎や胃がんなどとの関連が指摘されており，ヘリコバクター・ピロリ陽性が確認された場合には除菌療法が行われる．

13-2-2． 胃食道逆流症の病態

胃食道逆流症 gastroesophageal reflux disease（GERD）は，胃内容物が食道に逆流することにより起こる疾患であり，胸やけ・胸痛が主症状である．GERDには，食道粘膜に内視鏡的な傷害を認める**逆流性食道炎** reflux esophagitis および内視鏡的な粘膜傷害は認めないが，同様の症状を引き起こす**非びらん性胃食道逆流症** non-erosive reflux disease（NERD）などが含まれる．胃食道逆流症の成因としては，胃酸過多と食道下部括約筋の機能不全が挙げられ，治療には主として胃酸分泌抑制薬が用いられる．

13-2-3． 消化性潰瘍治療薬各論

13-2-3-1． 攻撃因子抑制薬

「酸なきところに潰瘍なし no acid, no ulcer」といわれるように，攻撃因子である胃酸は消化性潰瘍の病態に深く関わっており，胃酸を抑制することは消化性潰瘍の治療において最も重要である．そのため，胃酸分泌を強力に抑制する胃酸分泌抑制薬や胃酸を中和する制酸薬が使用される．また，消化性潰瘍のみならず，胃炎や胃食道逆流症などの多くの上部消化管疾患の治療においても胃酸分泌抑制薬や制酸薬が使用される（表13-1）．

a ヒスタミン H_2 受容体遮断薬 histamine H_2 receptor antagonist

ヒスタミン H_2 受容体遮断薬はヒスタミンの化学構造をもとに構造活性相関から開発された．H_2 受容体遮断薬の開発は，それまで消化性潰瘍の治療は病変部位を切除するという外科的疾患であったのを薬物療法による内科的疾患へと大きく変革させた．壁細胞上の H_2 受容体を選択的に遮断することにより強力に胃酸分泌を抑制し，その作用は他の壁細胞上に発現している M_3 受容体や $CCK2$ 受容体の遮断薬よりも強力である．このことは，ヒスタミンによる H_2 受容体の活性化が胃酸分泌の生理学的調節において最も重要であることを意味している．H_2 受容体遮断薬の胃酸分泌抑制作用は，プロトンポンプ阻害薬には劣るものの，安全性は高く，またプロトンポンプ阻害薬よりも効果発現が早いなどから現在でも広く使用されている．わが国では現在，**シメチジン** cimetidine，**ラニチジ**

シメチジン

ラニチジン塩酸塩
及び C^* 位幾何異性体

ファモチジン

表 13-1. 攻撃因子抑制薬

分類		薬物	特徴
H_2 受容体遮断薬		シメチジン	抗アンドロゲン作用（女性化乳房，乳汁分泌），CYP3A4，CYP2D6 阻害作用（薬物相互作用）
		ラニチジン ファモチジン	
		ニザチジン	コリンエステラーゼ阻害作用（消化管運動促進，唾液分泌促進作用）
		ロキサチジン	胃粘膜保護作用，粘液分泌促進作用
		ラフチジン	胃粘膜保護作用，粘液分泌促進作用（カプサイシン感受性知覚神経活性化）
プロトンポンプ阻害薬		オメプラゾール ランソプラゾール	薬物相互作用，個人差（CYP2C19）
		ラベプラゾール	非酵素的に代謝
		エソメプラゾール	オメプラゾールの S 体（CYP2C19 による代謝を受けにくい）
ムスカリン受容体遮断薬	三級アミン類	アトロピン スコポラミン ジサイクロミン ピペリドレート	中枢作用強い（血液脳関門を通過）
	四級アンモニウム類	ブチルスコポラミン N-メチルスコポラミン ブトロピウム チメピジウム プロパンテリン チキジウム	抗ムスカリンおよびパパベリン作用強力 神経節遮断作用 中枢作用弱い（血液脳関門を通過しにくい）
	選択的 M_1 受容体遮断薬	ピレンゼピン	胃酸分泌抑制作用（比較的強力） 平滑筋，心臓，瞳孔等に対する作用弱い
抗ガストリン薬	CCK2 受容体遮断薬	プログルミド	ガストリン分泌抑制作用 胃粘膜保護作用，粘液分泌促進作用
	局所麻酔薬	オキセサゼイン	ガストリン分泌抑制作用
制酸薬	吸収性	炭酸水素ナトリウム クエン酸ナトリウム	速効性，持続時間短い 代謝性アルカローシス
	非吸収性	酸化マグネシウム	下痢（下剤としても使用）
		乾燥水酸化アルミニウムゲル 合成ケイ酸アルミニウム	吸着・被覆保護，収斂作用
		ヒドロタルサイト	分子中にマグネシウムとアルミニウムをもつ（制酸作用と被覆保護・収斂作用）

ン ranitidine，ファモチジン famotidine，ニザチジン nizatidine，ロキサチジン roxatidine，ラフチジン rafutidine が臨床で使用されている．シメチジンは，抗アンドロゲン作用，さらに CYP3A4 および CYP2D6 阻害作用を有することから，女性化乳房や乳汁分泌などの副作用，他の薬物との相互作用の問題がある．

b プロトンポンプ阻害薬 proton pump inhibitor（PPI）

壁細胞の管腔側細胞膜に存在する H^+,K^+-ATPase（プロトンポンプ）を阻害することにより強力な胃酸分泌抑制作用を発揮する．これらの薬物は，酸性環境で活性化され，H^+,K^+-ATPase の α サブユニットのシステイン残基の SH 基に結合することにより**不可逆的**に酵素活性を阻害する．したがって，プロトンポンプ阻害薬の効果は持続的であり，1 回投与で 24 時間以上胃酸分泌を抑制する．わが国では現在，**オメプラゾール** omeprazole，**ランソプラゾール** lansoprazole，**ラベプラゾール** rabeprazole および**エソメプラゾール** esomeprazole が臨床で使用されている．オメプラゾールとランソプラゾールは CYP2C19 により代謝されるため，同酵素により代謝される他の薬物との相互作用（ワルファリンの代謝やクロピドグレルの活性化が影響を受けることが知られている）や CYP2C19 の遺伝子多型による個人差の問題がある．これに対して，ラベプラゾールは非酵素的に代謝されるため，薬物相互作用は少ない．オメプラゾールは光学異性体である R 体と S 体が混合されたラセミ体であるが，エソメプラゾールは S 体のみを取り出したものであり，オメプラゾールと比較して血中移行性が高く，また CYP2C19 による代謝を受けにくいため，高い血中濃度が得られ，また個人差が少ないなどの利点があるとされるが，臨床的には両者にはほとんど差はない．

最近，カリウムイオン競合型アシッドブロッカー potassium-competitive acid blocker（P-CAB）として**ボノプラザン** vonoprazan が開発された．ボノプラザンはカリウムイオンと競合することにより H^+,K^+-ATPase 活性を可逆的に阻害する．従来の PPI とは異なり酸性環境下における活性化の必要はなく，また壁細胞の分泌細管に高濃度に集積することから，作用発現が早く，持続的な酸分泌抑制作用を発揮する．さらに，CYP2C19 による代謝を受けにくい．

オメプラゾール 及び鏡像異性体

ランソプラゾール

ラベプラゾールナトリウム 及び鏡像異性体

ボノプラザンフマル酸塩

c ムスカリン受容体遮断薬 muscarinic acetylcholine receptor antagonist

ムスカリン受容体遮断薬（抗コリン薬 anti-cholinergic drug）は，主として壁細胞上の **M_3 受容体**を遮断することにより胃酸分泌を抑制する．しかし，ムスカリン受容体遮断薬の胃酸分泌抑制作用は H_2 受容体遮断薬などと比較すると弱く，また胃以外にも，唾液腺（M_3），平滑筋（M_3），心臓（M_2）など副交感神経支配臓器におけるムスカリン受容体も遮断するため，口渇，排尿困難，便秘，散瞳，頻脈などの副作用が伴うことから，一般的には胃酸分泌抑制薬としては使用されない．一方，

腹痛，下痢，便秘などの種々の消化器症状の発現は消化管運動の異常（運動亢進や平滑筋攣縮など）に起因していることが多く，これらの症状の改善（鎮痙作用）を目的にムスカリン受容体遮断薬が使用されることが多い．ムスカリン受容体遮断薬には**三級アミン類と四級アンモニウム類**があり，消化器症状に対しては主として四級アンモニウム類が使用される．ピレンゼピンは，三級アミン類であるが，**選択的にムスカリン M_1 受容体を遮断**する胃酸分泌抑制薬として使用される．

① 三級アミン類

三級アミン類はムスカリン受容体遮断のほかにパパベリン様鎮痙作用を有し，消化管から吸収されやすいが，血液脳関門を通過することから中枢作用を示すものが多い．**アトロピン** atropine や**スコポラミン** scopolamine などの天然ベラドンナアルカロイド，合成のものとしては**ジサイクロミン** dicyclomine や**ピペリドレート** piperidolate などがある．

② 四級アンモニウム類

四級アンモニウム類は，ムスカリン受容体遮断およびパパベリン様鎮痙作用が強力で，さらに神経節遮断作用を示すものが多く，鎮痙作用と胃酸分泌抑制作用は強いが，主として鎮痙薬として使用される．また，血液脳関門を通過しにくく，中枢作用は比較的弱い．スコポラミンをブチル化した**ブチルスコポラミン** butylscopolamine や ***N*-メチルスコポラミン** *N*-methylscopolamine，**ブトロピウム** butropium，**チメピジウム** timepidium，**プロパンテリン** propantheline，**チキジウム** tiquizium などがある．チキジウムは選択的ムスカリン受容体遮断薬に分類されることが多く，これは消化器系（消化管，胆道系）や膀胱に対する選択性が高く，副作用が比較的少ないためとされるが，厳密には他の同類薬と差はない．

③ **選択的ムスカリン M_1 受容体拮抗薬**

ピレンゼピン pirenzepine はムスカリン M_1 受容体に選択的な遮断薬であり，胃酸分泌を比較的強力に抑制し，またガストリン分泌抑制作用も有する．平滑筋，心臓，瞳孔などに対する作用は弱いため，副作用は少ない．ピレンゼピンの作用は，ECL細胞上の M_1 受容体を遮断することによるものと以前は考えられていたが，M_1 受容体はECL細胞上には発現していないことが明らかになり，現在では迷走神経終末の M_1 受容体を遮断することにより，アセチルコリンあるいはPACAPの放出を阻害し胃酸分泌を抑制するものと考えられている．

ピレンゼピン塩酸塩水和物

d 抗ガストリン薬

プログルミド proglumide は，ガストリン受容体（CCK2受容体）を遮断することにより胃酸分泌を抑制するが，その作用は H_2 受容体遮断薬と比較すると弱い．また，ガストリン分泌の抑制作用や胃粘膜保護作用がある．局所麻酔薬である**オキセサゼイン** oxethazaine はマイスネル神経叢の内在性知覚神経を麻痺させることでガストリン分泌を阻害する．

及び鏡像異性体

プログルミド

e 制酸薬

　制酸薬 antacids は，胃内の酸を中和・緩衝するという古くから使用されてきた薬物であるが，H_2 受容体遮断薬やプロトンポンプ阻害薬が登場した現在では，使用頻度は少なくなった．制酸薬は効果が短いものの，速効性であることから，症状改善効果が高く，現在でも急性胃炎などに対して使用される．制酸薬には**吸収性**と**非吸収性**のものがあり，全身性の副作用の観点から非吸収性のものが使用される場合が多い．吸収性制酸薬である**炭酸水素ナトリウム** sodium bicarbonate や**クエン酸ナトリウム** sodium citrate は速効性であるが，アルカローシスや高ナトリウム血症などを引き起こすことがある．一方，非吸収性制酸薬である**酸化マグネシウム** magnesium oxide，**乾燥水酸化アルミニウムゲル** dried aluminum hydroxide gel，**合成ケイ酸アルミニウム** synthetic aluminum silicate，**ヒドロタルシト** hydrotalcite（分子中にアルミニウムとマグネシウムをもつ単一化合物）などは，消化管からほとんど吸収されないことから，血液の酸・塩基平衡にはほとんど影響を及ぼさない．しかし，大量投与では高カルシウム血症や高マグネシウム血症を引き起こす場合があり，アルミニウムを含有するものは透析脳症を引き起こす可能性があるため，透析患者には禁忌である．また，他の薬物の吸収に影響を与える可能性があるため，併用には注意が必要である．アルミニウムを含有するものは制酸作用は弱いが，吸着・被覆・収斂作用があり，胃粘膜保護作用が期待できる．酸化マグネシウムは下痢を引き起こすことから，下剤として使用される場合が多い．

13-2-3-2. 防御因子増強薬（表13-2）

a 防御系抗潰瘍薬

　防御因子，すなわち粘液分泌，重炭酸イオン分泌，粘膜血流，上皮細胞回転などを増強することで胃粘膜保護作用を発揮する薬物である．基本的に作用機序は不明なものが多く，また効果についても疑問視される場合も多いが，わが国では頻繁に使用されている．内因性プロスタグランジンの産生を増加させる作用を有するものが多い．代表的なものとして，スクラルファート sucralfate，エ

スクラルファート水和物

エカベトナトリウム水和物

テプレノン

レバミピド
及び鏡像異性体

カベトナトリウム ecabet sodium，テプレノン teprenone，レバミピド rebamipide，セトラキサート cetraxate，メチルメチオニンスルホニウムクロリド methylmethionine sulfonium chloride（MMSC），アズレンスルホン酸ナトリウム sodium azulene sulfonate，ポラプレジンク polaprezinc，イルソグラジン irsogladine，ゲファルナート gefarnate，アルジオキサ aldioxa，ソファルコン sofalcone，トロキシピド troxipide などがある．

b　プロスタグランジン誘導体

　胃粘膜におけるプロスタグランジン類，特にプロスタグランジン E_2 は，粘液分泌，重炭酸イオン分泌，粘膜血流などの防御因子を活性化する．また，弱いながら胃酸分泌抑制作用も有している．非ステロイド性抗炎症薬（NSAIDs）が胃粘膜傷害を誘起するのは，胃粘膜におけるプロスタグランジン E_2 産生を阻害することで防御因子を低下させたことに起因すると考えられている．したがって，PGE_1 誘導体であるオルノプロスチル ornoprostil，ミソプロストール misoprostol，PGE_2 誘導体であるエンプロスチル enprostil は，消化性潰瘍あるいは NSAIDs による消化管障害に対して用いられる．副作用として下痢を誘起することが知られており，また子宮収縮作用を有することから妊娠中は使用できない．

表13-2．防御因子増強薬

分類	薬物	特徴
防御系抗潰瘍薬	スクラルファート	ショ糖硫酸エステルアルミニウム塩（pH 3.5 以下の酸性下で潰瘍部のタンパク質と結合し，保護・治癒促進），抗ペプシン
	エカベトナトリウム	抗ペプシン，粘膜血流増加，粘液分泌促進
	テプレノン	粘液（高分子糖タンパク質，リン脂質）分泌促進，PG 増加
	レバミピド	粘液分泌促進，プロスタグランジン（PG）増加，活性酸素抑制
	セトラキサート	胃粘膜微小循環改善，抗ペプシン，PG 増加，抗カリクレイン作用（胃酸分泌抑制）
	メチルメチオニンスルホニウムクロリド	キャベツ等に含有される含硫アミノ酸　粘膜血流増加，粘液分泌促進
	アズレンスルホン酸ナトリウム	抗炎症，ヒスタミン遊離抑制，上皮形成促進
	ポラプレジンク	亜鉛と L-カルノシンの錯体　胃粘膜の傷害部位に付着し，保護・治癒促進
	イルソグラジン	粘膜血流増加，細胞間コミュニケーション活性化
	ゲファルナート	粘膜抵抗性増強，粘液分泌促進，粘膜血流増加
	アルジオキサ	抗ペプシン，被覆保護，組織再生促進
	ソファルコン	PG 増加，粘膜血流増加，粘液分泌増加
	トロキシピド	粘液分泌促進，粘膜血流増加，代謝賦活作用
プロスタグランジン誘導体	オルノプロスチル	PGE_1 誘導体
	ミソプロストール	PGE_1 誘導体
	エンプロスチル	PGE_2 誘導体

13-2-3-3. ヘリコバクター・ピロリ除菌療法

現在，わが国ではヘリコバクター・ピロリ陽性胃炎（消化性潰瘍も含む）の患者に対してヘリコバクター・ピロリの除菌が行われる．一般的には，**プロトンポンプ阻害薬**（オメプラゾール，ランソプラゾール，ラベプラゾールあるいはエソメプラゾール）と**抗生物質 2 剤**（アモキシシリン amoxicillin および**クラリスロマイシン** clarithromycin）が併用され（投与期間は 1 週間），除菌成功率はわが国でも 70〜90％とされている（一次除菌療法）．除菌の失敗の多くはクラリスロマイシンに対する耐性菌の出現によるものと考えられており，二次除菌療法ではクラリスロマイシンの代わりに**メトロニダゾール** metronidazole を用い，その場合の除菌成功率は 90％以上とされている．

13-3. 健胃・消化促進薬

13-3-1. 健胃薬

健胃薬 stomachics は，胃運動，唾液や胃液分泌を促進する薬物で，食欲不振や消化不良などに使用される．

a 苦味健胃薬 bitter stomachics

味覚刺激反射により唾液や胃液分泌を促進し，また胃粘膜刺激反射により胃運動を亢進する．センブリ，ゲンチアナ，ホミカ，リュウタン，オウバク，キナ，コンズランゴ，オウレン，クジンなど．

b 芳香健胃薬 aromatic stomachics

精油または辛味成分を含有し，消化管粘膜を直接刺激，あるいはその芳香により消化管の運動や分泌，吸収などを促進する．芳香を有するものとして，イズシュクシャ，ウイキョウ，カミツレ，ガジュツ，ケイヒ，ハッカ，ニクズク，ゴシュユ，トウヒ，l-メントールなどがある．また，辛味を有するものとして，コショウ，サンショウ，ショウキョウ，トウガラシなどがある．

c 酸薬 acid drugs

希塩酸はペプシン活性化作用をもつほか，小腸粘膜刺激による膵液分泌を促進する．

13-3-2. 消化薬 digestants

消化薬は，膵切除術，慢性膵炎，無酸症，低酸症，胃切除後の消化不全などに補充療法として使用する酵素製剤で，動物性消化酵素，植物性消化酵素および微生物性消化酵素などがある．

a 動物性消化酵素

ペプシン pepsin は，ウシまたはブタの胃粘膜から抽出したペプシンに乳糖を混ぜて，含糖ペプシンとしてタンパク質の消化のために使用する．至適 pH は約 2.0 で，一般に希塩酸または塩酸リモナーデなどを併用し食前に投与する．パンクレアチン pancreatin は主として，ブタの膵臓から抽出され，膵アミラーゼ，プロテアーゼ（トリプシン，キモトリプシン，カルボキシペプチダーゼなど）お

および膵リパーゼを含有し，デンプン，タンパク質，脂肪分を分解する．

b　植物性消化酵素

アミラーゼ（ジアスターゼ）は麦芽，カビ，細菌などから得られるものと，膵臓から得られるものがある．一般には麦芽アミラーゼが使用され，至適pHは弱酸性（pH 4.5～5.5）であるため，胃液分泌が少ない場合や食物が胃液と十分に混和される前に使用する．

c　微生物性消化酵素

タカジアスターゼ，サナクターゼ，β-ガラクトシダーゼなどの微生物から得られた酵素で，耐酸性で至適pHは3～5である．アスペルギルス産生ガラクトシダーゼは乳糖分解能を有し，乳児の乳糖不耐による消化不良の改善に使用される．

13-4. 消化管運動改善薬 gastrointestinal prokinetics

上部消化管における**機能性消化管障害** functional gastrointestinal disorders は，胃部不快感（胃痛，膨満感，嘔気，嘔吐，胸やけなど）や食欲低下を主徴とする**機能性ディスペプシア** functional dyspepsia（FD）と呼ばれ，以前は慢性胃炎とされていたが，実際には炎症像はほとんど認められず，その症状を説明できるような器質的障害はない．何らかの原因による消化管運動の機能不全により生じると考えられ，消化管運動を促進させることで症状が緩和することが多い．

a　副交感神経刺激薬

消化管のムスカリン受容体を直接刺激することにより消化管運動を亢進させる**アクラトニウム** aclatonium などがある．また，アセチルコリンを分解する酵素であるコリンエステラーゼを阻害することによりアセチルコリンの作用を増強させることで消化管運動を亢進させる**アコチアミド** acotiamide がある．

表 13-3. 消化管運動改善薬

分　類	薬　物	特　徴
副交感神経刺激薬	アクラトニウム	ムスカリン受容体刺激
	アコチアミド	コリンエステラーゼ阻害
ドパミン D_2 受容体遮断薬	スルピリド	中枢作用強い 定型抗精神病薬（統合失調症，うつ病）
	ドンペリドン	中枢作用弱い
	メトクロプラミド	中枢作用あり $5-HT_3$ 受容体遮断＋$5-HT_4$ 受容体刺激作用
	イトプリド	コリンエステラーゼ阻害作用→消化管運動促進
セロトニン $5-HT_4$ 受容体刺激薬	モサプリド	
オピオイド受容体刺激薬	トリメブチン	低用量：交感神経 μ 受容体刺激→NA↓，ACh↑→運動促進 高用量：副交感神経 μ，κ 受容体刺激→ACh↓→運動抑制

b ドパミン D_2 受容体遮断薬

　消化管の壁在神経叢の副交感神経終末には**ドパミン D_2 受容体**があり，副交感神経終末からのアセチルコリンの遊離に対して抑制的に制御している．したがって，ドパミン D_2 受容体の遮断はアセチルコリンの遊離を増大させることで消化管運動を亢進させる．また，制吐薬としても使用される．ドパミン D_2 受容体遮断薬としては，**スルピリド** sulpiride，**ドンペリドン** donperidone，**メトクロプラミド** metoclopramide，**イトプリド** itopride などがある．スルピリドは中枢作用が強く，うつ病や統合失調症などの治療に用いられるが，特にストレスなどが原因と考えられる消化性潰瘍や種々の消化器症状の改善にも有効である．メトクロプラミドは，D_2 受容体遮断に加えて，セロトニン 5-HT_3 受容体遮断および 5-HT_4 受容体刺激作用を有する．イトプリドは，D_2 受容体遮断に加えて，コリンエステラーゼ阻害作用を有する．

アクラトニウムナパジシル酸塩

アコチアミド塩酸塩水和物・HCl・$3H_2O$

ドンペリドン

メトクロプラミド

イトプリド塩酸塩・HCl

モサプリドクエン酸塩水和物 及び鏡像異性体・$2H_2O$

トリメブチンマレイン酸塩 及び鏡像異性体

c セロトニン 5-HT_4 受容体刺激薬

　セロトニン 5-HT_4 受容体刺激薬は，アウエルバッハ神経叢の節前神経終末に発現している**セロトニン 5-HT_4 受容体**を活性化することによりアセチルコリンの遊離を促進し，消化管運動を亢進させる．選択的セロトニン 5-HT_4 受容体刺激薬として**モサプリド** mosapride がある．以前は同様な薬物としてシサプリドが広く用いられていたが，薬物相互作用や QT 延長などの副作用の問題から現在では使用されていない．

d　オピオイド受容体刺激薬

トリメブチン trimebutine は，アウエルバッハ神経叢の交感神経終末に発現している**オピオイドμ受容体**を刺激することによりノルアドレナリンの放出を抑制し，その結果，副交感神経終末からのアセチルコリンの遊離を促進することで消化管運動を亢進させる．また，高用量では副交感神経終末に発現する**オピオイドμおよびκ受容体**を刺激することによりアセチルコリン遊離を抑制することで消化管運動を抑制する．したがって，トリメブチンは胃腸運動調律薬とも呼ばれ，過敏性腸症候群などにも用いられる．さらに，末梢性制吐作用も有している．

13-5. 催吐薬・制吐薬

13-5-1. 嘔吐の機序

嘔吐 vomiting は，摂取した生体に有害な物質を速やかに排出するための防御反応の一つである．嘔吐は胃幽門括約筋の収縮と食道下部括約筋の弛緩（胃の出口が閉じ，入口が開く），胃の逆蠕動運動，さらに横隔膜や腹筋の収縮により胃内容物が口から排出される現象で，延髄の**嘔吐中枢** vomiting center の活性化により引き起こされる．消化管粘膜の直接刺激のほか，動揺病（乗り物酔い）やメニエール病などの内耳迷路の異常，全身投与された毒物や薬物，脳腫瘍や脳出血などの中枢疾患，さらには強い不安やストレスなどの精神的要因によっても嘔吐が生じる．

消化管粘膜における化学的あるいは物理的刺激は，迷走神経求心路あるいは内臓知覚神経（交感神経求心路）により直接あるいは**化学受容器引き金帯** chemoreceptor trigger zone（CTZ）を介して嘔

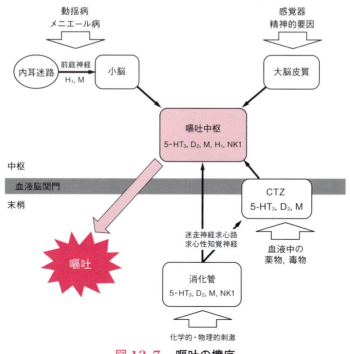

図 13-7．**嘔吐の機序**

吐中枢に伝えられる．CTZ は嘔吐中枢近傍の第四脳室底に存在すると考えられており，CTZ への刺激は嘔吐中枢へと伝えられる．CTZ は血液脳関門の外側（末梢側）に位置しており，血液脳関門を通過できないような血液中の様々な毒物や薬物などに応答する．内耳迷路－前庭神経－小脳を介する刺激や大脳皮質などの高次中枢からの刺激によっても嘔吐中枢は刺激される（図 13-7）．

消化管の迷走神経終末にはセロトニン $5-HT_3$ 受容体，サブスタンス P の受容体であるニューロキニン 1 neurokinin 1（NK1）受容体が，CTZ にはセロトニン $5-HT_3$ 受容体，ドパミン D_2 受容体，ムスカリン受容体，オピオイド受容体が，さらに前庭神経から小脳を介する経路にはヒスタミン H_1 受容体やムスカリン受容体が存在することが知られており，これらの受容体を刺激あるいは抑制することで催吐作用や制吐作用がもたらされる．

13-5-2. 催吐薬 emetics

催吐薬としては，吐根（トコン）の主成分である**エメチン** emetine や**硫酸銅** copper sulfate などがあり，いずれも胃粘膜を直接刺激することにより嘔吐を引き起こす．エメチンは一部 CTZ を介する作用を有すると考えられている．催吐薬ではないが，アポモルヒネは CTZ の D_2 受容体を刺激することで嘔吐を引き起こす．また，レボドパはドパミンに代謝され，CTZ の D_2 受容体を刺激し，またモルヒネなど麻薬性鎮痛薬は CTZ のオピオイド受容体を刺激することにより嘔吐を引き起こす．

13-5-3. 制吐薬 antiemetics（表 13-4）

13-5-3-1. 中枢性制吐薬

a　ドパミン D_2 受容体遮断薬

CTZ のドパミン D_2 受容体遮断作用を有するフェノチアジン系薬物である**クロルプロマジン** chlorpromazine, **プロクロルペラジン** prochlorperazine, **ペルフェナジン** perphenazine などがある．これらはアポモルヒネやモルヒネなどによる嘔吐には有効であるが，動揺病などには無効である．

b　ヒスタミン H_1 受容体遮断薬

動揺病やメニエール病などの内耳迷路－前庭神経－小脳を介する嘔吐にはヒスタミン H_1 受容体遮断薬である**ジメンヒドリナート** dimenhydrinate, **ジフェンヒドラミン** diphenhydramine, **プロメタジン** promethazine, **メクリジン** meclizine などの中枢作用のある**第一世代抗ヒスタミン薬**が用いられる．これらは嘔吐中枢（孤束核）にも一部作用していると考えられている．

13-5-3-2. 末梢性制吐薬

消化管粘膜に対する直接刺激による嘔吐を抑制するもので，知覚神経を麻痺させる局所麻酔薬である**アミノ安息香酸エチル** ethyl aminobenzoate や**オキセサゼイン** oxethazaine, ムスカリン受容体遮断薬（抗コリン薬）である**アトロピン** atropine や**ブチルスコポラミン** butylscopolamine などがある．また，消化管運動改善薬などは種々の消化器症状を改善することで悪心・嘔吐を抑制する．

13-5-3-3. 中枢・末梢性制吐薬

a　ドパミン D_2 受容体遮断薬

主として CTZ のドパミン D_2 受容体を遮断することで制吐作用を示すもので，**メトクロプラミド** metoclopramide や**ドンペリドン** domperidone などがある．また，末梢では消化管運動改善作用を有しており，この作用もまた制吐作用に関与しているものと考えられる．

b　セロトニン 5-HT_3 受容体遮断薬

CTZ のセロトニン 5-HT_3 受容体を遮断することで制吐作用を示すもので，**グラニセトロン** granisetron，**オンダンセトロン** ondansetron，**アザセトロン** azasetron，**ラモセトロン** ramosetron，**トロピセトロン** tropisetron，**パロノセトロン** palonosetron などがある．5-HT_3 受容体は嘔吐中枢（孤束核）にも存在すると考えられており，5-HT_3 受容体遮断薬の制吐作用に一部関与している可能性がある．シスプラチンなどの抗がん薬は，副作用として嘔吐を引き起こすことが知られており，これは**腸クロム親和性細胞** enterochromaffin cell（EC 細胞）からのセロトニン遊離を誘起することで 5-HT_3 受容体を活性化することによるものと考えられており，5-HT_3 受容体遮断薬は特に抗がん剤による嘔吐に対して繁用される．

グラニセトロン塩酸塩　　オンダンセトロン　　アザセトロン塩酸塩

ラモセトロン塩酸塩　　アプレピタント

c　ニューロキニン 1（NK1）受容体遮断薬

サブスタンス P の受容体である **NK1 受容体**は，迷走神経終末および嘔吐中枢（孤束核）に発現しており，NK1 受容体遮断薬である**アプレピタント** aprepitant およびそのプロドラッグである**ホスアプレピタント** fosaprepitant は特に抗がん薬による遅発性嘔吐に有効である．

表 13-4. 制吐薬

カテゴリー	分類	薬物	特徴
中枢性制吐薬	D_2 受容体遮断薬	クロルプロマジン プロクロルペラジン ペルフェナジン	CTZ の D_2 受容体遮断
	H_1 受容体遮断薬	ジメンヒドリナート ジフェンヒドラミン プロメタジン メクリジン	前庭神経-小脳経路および嘔吐中枢に作用
末梢性制吐薬	局所麻酔薬	アミノ安息香酸エチル オキセサゼイン	胃粘膜における求心性知覚神経を麻痺
	オピオイド受容体刺激薬	トリメブチン	末梢性の制吐作用（アポモルヒネよりも硫酸銅による嘔吐を強く抑制）
中枢・末梢性制吐薬	D_2 受容体遮断薬	スルピリド メトクロプラミド ドンペリドン	CTZ および迷走神経終末における D_2 受容体遮断
	5-HT_3 受容体遮断薬	グラニセトロン オンダンセトロン アザセトロン ラモセトロン トロピセトロン パラノセトロン	迷走神経終末における 5-HT_3 受容体遮断
	ムスカリン受容体遮断薬 （抗コリン薬）	アトロピン スコポラミン ブトロピウム	反射性嘔吐に有効
	NK1 受容体遮断薬	アプレピタント ホスアプレピタント	迷走神経終末および嘔吐中枢における NK1 受容体遮断

13-6. 瀉下薬（下剤/抗便秘薬）・止瀉薬

13-6-1. 便秘と下痢の病態

下部消化管症状で最も頻繁に認められるのが**便秘** constipation と**下痢** diarrhea である．便秘は，数日以上排便がなくなった状態で，下腹部の膨満感や腹痛などを呈する．便秘には，腸閉塞や腹部・消化管の腫瘍，炎症などにより腸管内腔の狭窄や通過障害が生じる**器質性便秘**と消化管の異常収縮や痙攣，あるいは運動低下，排便反射の異常などによる**機能性便秘**がある．器質性便秘の治療は，その原因を取り除くことであり，瀉下薬は一般に機能性便秘に対して使用される．機能性便秘には，**痙攣性便秘，弛緩性（運動減退性）便秘**および**習慣性便秘**があり，痙攣性便秘は消化管運動の異常亢進による消化管平滑筋のれん縮により，また弛緩性便秘は消化管運動の異常低下により，いずれも腸内容物の輸送が障害され，水分吸収が進行し，便が硬くなり，さらに排泄が困難となる．習慣性便秘は排便反射が正常に生じなくなった状態である．

下痢は水分の多い液状便を排出する状態で，下部消化管における水分や電解質の吸収障害あるいは分泌促進，消化管運動促進などにより生じる．非吸収性物質が腸管腔内に多量に存在することによる

浸透圧性下痢，消化管分泌亢進による分泌性下痢，消化管炎症による粘膜障害性下痢，消化管運動亢進による運動異常性下痢などがある．

13-6-2. 瀉下薬

下剤 cathartics あるいは緩下薬 laxatives とも呼ばれ，便秘の治療のほか，毒物などの有害物質の排出や大腸検査などの際に使用される．**機械的下剤**として**塩類下剤**，**膨張性下剤**，**粘滑性下剤**，**浸潤性下剤**，**糖質下剤**などがあり，**刺激性下剤**として**小腸刺激性下剤**と**大腸刺激性下剤**がある（表13-5）．

13-6-2-1. 機械的下剤

a 塩類下剤

難吸収性の塩類は腸管腔内を高張にし，浸透圧効果により組織中から水分を管腔内に吸引することで腸内容物を軟化させ，また内容物の容積を増大させることで管腔内圧を増加させて腸管運動を刺激し，排出させる．大量の水とともに服用する必要がある．**酸化マグネシウム**，**硫酸マグネシウム**，**リン酸水素ナトリウム**，**硫酸ナトリウム**などがある．

b 膨張性下剤

親水性コロイドを生成し，腸管腔内で水分を吸収してゲル化，膨張することにより機械的に腸粘膜を刺激することで腸管運動を刺激し，排出させる．**メチルセルロース** methylcellulose，**カルボキシメチルセルロース** carboxymethylcellulose（カルメロース），**寒天** agar などがある．

c 粘滑性下剤

界面活性作用により腸内容物の表面張力を低下させることで水分を浸潤させ，硬便を軟化させるもので，**ジオクチルソジウムスルホサクシネート** dioctyl sodium sulfosuccinate（DSS）などがある．

d 浸潤性下剤

腸管粘膜表面を滑らかにすることで排出を促進させるもので，**ジオクチルソジウムコハク酸**や**流動パラフィン** liquid parafin などがある．

e 糖類下剤

ラクツロース lactulose は，ガラクトースとフルクトースからなる合成二糖類で，腸管腔内の浸透圧を高めて内容物の水分含量を増加させる．また，腸内細菌により分解されて乳酸や酢酸が生成されるため，腸液の分泌を増加させる．これらにより，腸内容物が軟化し排出される．ラクツロースは，乳酸や酢酸を生成することでアンモニア産生菌などの発育が阻害することから肝性脳症に対しても用いられる．

13-6-2-2. 刺激性下剤

a 小腸刺激性下剤

ヒマシ油 caster oil は，小腸においてリパーゼによりリシノール酸とグリセリンに分解され，前者

表13-5. 瀉下薬

カテゴリー	分 類	薬 物	特 徴
機械的下剤	塩類下剤	酸化マグネシウム 硫酸マグネシウム リン酸水素ナトリウム 硫酸ナトリウム	腸管腔内を高張にし，浸透圧効果により水分を管腔内に吸引する．
	膨張性下剤	メチルセルロース カルボキシメチルセルロース（カルメロース） 寒天	親水コロイドを生成し，水分を吸収して膨張する．
	粘滑性下剤	ジオクチルソジウムスルホサクシネート（DSS）	界面活性作用
	浸潤性下剤	ジオクチルコハク酸 流動パラフィン	腸管粘膜表面を滑らかにする．
	糖質下剤	ラクツロース	腸管腔内を高張にし，かつ乳酸や酢酸を生成し，腸液分泌を増加させる．
刺激性下剤	小腸刺激性下剤	ヒマシ油	分解産物のリシノール酸が小腸粘膜を刺激
	大腸刺激性下剤	センノシド（ダイオウ，センナ） アロエ	アントラキノン系 瀉下作用が強力
		ビサコジル ピコスルファート	ジフェニルメタン系 緩和な瀉下作用

が小腸粘膜を刺激し，腸管運動を促進する．

b 大腸刺激性下剤

大腸粘膜を化学的に刺激することで排便を促進する．

フェノールフタレイン系：フェノールフタレイン誘導体であるフェノバリンが用いられてきたが，フェノールフタレインに発がん作用があることが明らかになり，現在は使用されていない．

ジオクチルソジウムスルホサクシネート

センノシド

ビサコジル

ピコスルファートナトリウム水和物

アントラキノン系：生薬の**大黄**（ダイオウ），**センナ**，**アロエ**などが用いられる．有効成分は**センノシド** sennoside，**アロエエモジン** aloe emodin，**エモジン** emodin などのアントラキノン誘導体であり，大腸粘膜を直接刺激することで腸管運動を促進する．

ジフェニルメタン系：アントラキノン誘導体よりも効果は緩和であり，**ビサコジル** bisacodyl や**ピコスルファート** picosulfate などがある．

13-6-3. 止瀉薬

止瀉薬 antidiarrheal agents は下痢の症状緩和を目的に使用され，**腸管運動抑制薬**，**収斂薬**（しゅうれん），**吸着薬**，**殺菌（防腐）薬**，**乳酸菌（整腸）製剤**などがある（表 13-6）．

a 腸運動抑制薬

阿片（アヘン）や**モルヒネ**は腸管神経叢や平滑筋に発現する**オピオイド μ 受容体**を介して蠕動運動を抑制することで強力な止瀉作用を示す．これらは以前は止瀉薬として用いられたが，今日では中枢作用の少ない合成非麻薬性オピオイドである**ロペラミド** loperamide が繁用される．同様なオピオイド μ 受容体刺激薬である**トリメブチン**は，腸管運動調律薬として，低用量では運動促進作用を示すが，高用量では運動を抑制し，止瀉作用を示す．ムスカリン受容体遮断薬は，腸管運動を抑制することで止瀉作用を示す．特に，下部消化管に対して作用が強いとされる**メペンゾラート** mepenzolate は，**過敏性腸症候群**（IBS）に伴う腹痛や下痢症状に対して用いられる．

b 収斂薬

腸管粘膜のタンパク質と結合することにより粘膜面を被覆保護することで止瀉作用を示す．**タンニン酸アルブミン** albumin tannate，**ビスマス製剤**（**次没食子酸ビスマス** bismuth subgallate，**次硝酸ビスマス** bismuth subnitrate）などがある．

表 13-6. 止瀉薬

分類	薬物	特徴
腸管運動抑制薬	モルヒネ ロペラミド トリメブチン	オピオイド μ 受容体刺激
	メペンゾラート	ムスカリン受容体遮断 （下部消化管に作用が強い） IBS にも使用される．
収斂薬	タンニン酸アルブミン ビスマス製剤（次没食子酸ビスマス，次硝酸ビスマス）	粘膜表面に結合し，被覆保護する．
吸着薬	ケイ酸アルミニウム ケイ酸マグネシウム	細菌性毒素などを吸着する．
殺菌（防腐）薬	ベルベリン	殺菌・防腐作用
乳酸菌（整腸）薬	ラクトミン ビフィズス菌 カゼイ菌	乳酸，酢酸，酪酸などを生成することで腸管腔内を酸性化し，病原菌の発育とアンモニアの生成・吸収を阻害する．

c 吸着薬

細菌性毒素などを吸着することにより腸管を保護するもので，**ケイ酸アルミニウム** alminium silicate，**ケイ酸マグネシウム** magnesium silicate などがある．

d 殺菌（防腐）薬

ベルベリン berberine は，殺菌・防腐作用を有しており，感染性の下痢に対して効果を発揮する．

e 乳酸菌（整腸）製剤

乳酸菌は乳酸や酢酸を産生することにより腸内を酸性化し，病原性の細菌の発育を阻止するほか，アンモニアなどの産生や吸収を抑制する．乳酸菌製剤として，**ラクトミン** lactomin，**ビフィズス菌**，**カゼイ菌**，さらに酪酸を産生する**酪酸菌**なども使用される．

ベルベリン塩化物水和物　　ロペラミド塩酸塩　　メペンゾラート臭化物

13-7. 機能性消化管障害の病態と治療薬

胃痛，胸やけ，食欲不振，下痢，便秘，腹痛などの消化器症状があるのに，その原因を説明できる器質疾患が認められない場合がある．これらの症状は消化管全体にわたって認められることから，近年，**機能性消化管障害** functional gastrointestinal disorders（FGIDs）と呼ばれ，特に**非びらん性胃食道逆流症** non-erosive reflux disease（NERD），**機能性ディスペプシア** functional dyspepsia（FD），**過敏性腸症候群** irritable bowel syndrome（IBS）がよく知られている．

NERD は，胸やけや前胸部の灼熱感，胸痛などの GERD（胃食道逆流症）と同様な症状を呈し，食道粘膜の知覚過敏（疼痛閾値の低下）により，胃液に対する感受性が高まった状態であると考えられている．治療には GERD と同様に，H_2 **受容体遮断薬**や**プロトンポンプ阻害薬**などの胃酸分泌抑制薬が使用される．

FD は，胃痛，胸やけ，上腹部膨満感などの胃炎や消化性潰瘍と同様な症状を呈し，胃運動の異常，胃内容排出の遅延や適応性弛緩（胃内容物に応じて胃が拡張する反応）の異常，さらには知覚過敏などにより生じるものと考えられている．治療には H_2 **受容体遮断薬**や**プロトンポンプ阻害薬**などの胃酸分泌抑制薬，**消化管運動改善薬**などが使用される．

IBS は，下腹部痛や膨満感を伴う下痢や便秘などの便通異常が慢性的に持続する疾患であり，腸管運動の異常や知覚過敏などにより生じるものと考えられている．下痢や便秘などの便通異常に

ポリカルボフィルカルシウム

は症状に併せて止瀉薬や下剤が使用される．**メペンゾラート**などの下部消化管に対する作用の強い抗コリン薬は，腹痛などの症状，さらには異常運動亢進に伴う下痢や便秘に有効である．**ポリカルボフィルカルシウム** polycarbophil calcium はアクリルポリマーであり，胃酸存在下にカルシウムを脱離すると，下部消化管においては高い吸収性を示し，膨潤・ゲル化する．水分が多い場合には水分を吸収し，水分の少ない場合には水分を放出することで，腸管腔内の水分バランスを調節する作用があり，IBS に伴う下痢および便秘の両方を改善する．**男性の下痢型 IBS** に対しては 5-HT_3 受容体遮断薬である**ラモセトロン** ramosetron が用いられる．ラモセトロンは，大腸蠕動運動の亢進や水分輸送の異常，知覚過敏などを抑制することで効果を発揮しているものと考えられている．その他，D_2 受容体遮断薬や 5-HT_4 受容体刺激薬などの消化管運動改善薬やトリメブチンなどの消化管運動調律薬なども使用される．

これらの疾患の背景にはストレスなどの心身的な要因が強く示唆されるため，抗不安薬なども使用される．

13-8. 炎症性腸疾患の病態と治療薬

13-8-1. 炎症性腸疾患の病態

炎症性腸疾患 inflammatory bowel disease（IBD）には，**潰瘍性大腸炎** ulcerative colitis（UC）と**クローン病** Crohn's disease（CD）があり，いずれも原因不明の難治性疾患であり，厚生労働省の特定疾患（難病）に指定されている．潰瘍性大腸炎は大腸（結腸）に限局して生じ，特に直腸に好発し，びらんや潰瘍を伴う慢性炎症性病変を呈する．クローン病は，回腸，盲腸付近に好発し，大腸から小腸，さらには消化管全体を侵しうる肉芽腫性炎症性病変を呈する．いずれも増悪と寛解を繰り返し慢性的に推移し，長期重症例ではがん化しやすいことが知られている．原因は不明で，細菌感染，アレルギー反応，自己免疫応答，さらにはストレスなどが関与すると考えられている．

13-8-2. 炎症性腸疾患の治療薬

潰瘍性大腸炎およびクローン病は，病変部位や病変像，全身症状などに違いはあるものの，病態にはいずれも共通の機序が関与しており，治療薬についても共通で使用されるものが多い．特に，炎症および免疫系の関与が強いことから，**5-アミノサリチル酸製剤**，**副腎皮質ステロイド薬**，**免疫抑制薬**，**生物学的製剤**などが使用される（表 13-7）．

a 5-アミノサリチル酸製剤

サラゾスルファピリジン salazosulfapyridine は，腸内細菌によりアゾ基が還元的に開裂し，**5-アミノサリチル酸** 5-aminosalicylic acid（5-ASA）とスルファピリジンが生成し，5-ASA が活性本体として抗炎症作用を発揮すると考えられている．一方，スルファピリジンはサラゾスルファピリジンの副作用の原因となることが示唆されていることから，スルファピリジンを含まない 5-ASA（**メサラジン** mesalazine）自体が用いられるようになってきた．5-ASA は経口投与された場合には消化管で吸収されて下部消化管の病変部位まで到達できないため，エチルセルロースの多孔性被膜でコーティングした**時間依存性徐放製剤**や pH 7 以上で崩壊する高分子ポリマーでコーティングした **pH 依存性放**

サラゾスルファピリジン　　　　　メサラジン（5-アミノサリチル酸）

表13-7. 炎症性腸疾患治療薬

分　類	薬　物	特　徴
5-ASA 製剤	サラゾスルファピリジン	腸内細菌により 5-ASA とスルファピリジンに分解され，5-ASA が効果を発揮する．
	メサラジン	時間依存性徐放製剤 pH 依存性放出製剤
副腎皮質ステロイド薬	プレドニゾロン デキサメタゾン ベタメタゾン	
免疫抑制薬	アザチオプリン タクロリムス	
	6-メルカプトプリン シクロスポリン	保険適用外
生物学的製剤	インフリキシマブ アダリムマブ	抗ヒト TNF-α モノクローナル抗体

出製剤により下部消化管の病変部位に到達できるような工夫がなされている．5-ASA の正確な作用機序については不明であり，ロイコトリエン生合成の抑制，炎症性細胞の組織への浸潤抑制，活性酸素産生抑制などが報告されている．

b　副腎皮質ステロイド薬

　副腎皮質ステロイド薬は，抗炎症作用に加えて免疫抑制作用を有することから，IBD をはじめとする多くの自己免疫疾患に繁用される．**プレドニゾロン** prednisolone，**デキサメタゾン** dexamethasone，**ベタメタゾン** betamethasone などがよく使用されており，経口投与のほか，静脈内投与，注腸剤や坐剤としても使用される．副腎皮質ステロイド薬は副作用が多く，また抵抗性や離脱症候群なども問題となっており，一定期間の使用後は漸減される．

c　免疫抑制薬および生物学的製剤

　5-ASA 製剤や副腎皮質ステロイド薬では十分な効果が得られない中等症から重症例に対しては免疫抑制薬や生物学的製剤が使用される．免疫抑制薬では，**アザチオプリン** azathioprine や **6-メルカプトプリン** 6-mercaptopurine，**タクロリムス** tacrolimus，**シクロスポリン** ciclosporin などがよく使用されるが，メルカプトプリンおよびシクロスポリンは保険適用外である．

　生物学的製剤では，IBD に対しては腫瘍壊死因子 tumor necrosis factor（TNF）-α に対するモノクローナル製剤が使用され，マウス/ヒトのキメラ型の**インフリキシマブ** infliximab，完全ヒト型の**アダリムマブ** adalimumab などがある．生物学的製剤の多くは関節リウマチなどの自己免疫疾患

に使用されており，完全ヒト型 TNF-α モノクローナル抗体である**ゴリムマブ** golimumab，ペグ化 TNF-α モノクローナル抗体である**セルトリズマブペゴル** certolizumab pegol，さらに TNF-α の受容体（TNF-α/LT-α 受容体）の可溶性ヒト IgG 融合タンパク質である**エタネルセプト** etanercept などは IBD に対して適応拡大の臨床試験段階にある．

13-9. 痔の病態と治療薬

痔は，肛門周囲に生じる疾患であり，一般にいぼ痔と呼ばれる**痔核（内痔核，外痔核）**，切れ痔と呼ばれる**裂肛**，穴痔と呼ばれる**痔瘻**に分類される．痛みや出血を伴い，特に排便の際に激しく痛む場合も多い．便秘や下痢，ストレス，さらには出産などが原因となる．外科的治療と保存的治療があり，保存的治療において軟膏剤や坐剤などの外用薬，鎮痛，抗炎症，止血作用のある内服薬が使用される．

トリベノシド

外用薬としては，抗炎症を目的として**副腎皮質ステロイド薬**，感染症に対しては**フラジオマイシン** fradiomycin などの抗生物質，鎮痛を目的として**リドカイン** lidocaine などの局所麻酔薬，抗炎症・鎮痛・抗浮腫作用などを期待して**トリベノシド** tribenoside，創傷面の被覆保護などを目的として次没食子酸ビスマス，創傷治癒を促進する大腸菌死菌浮遊液である**ポステリザン** posterisan などの配合剤が使用される．また，硫酸アルミニウムカリウム aluminium potassium sulfate とタンニン酸 tannic acid の配合薬を痔基底部に注射し，痔核を硬化・縮小させるものもある．

13-10. 肝疾患の病態と治療薬

13-10-1. 肝疾患の病態

肝疾患には，**急性肝炎** acute hepatitis，**慢性肝炎** chronic hepatitis，**劇症肝炎** fulminant hepatitis，**肝硬変** liver cirrhosis などがあり，急性や慢性肝炎の発症にはウイルス性，薬剤性，アルコール性，自己免疫性などがある．急性および慢性肝炎のほとんどがウイルス感染によるもので，肝炎ウイルスには **A 型**，**B 型**，**C 型**，**D 型**，**E 型**，**G 型**，**TT 型**などがあり，わが国では A 型，B 型，C 型が多い．肝細胞が破壊され，**AST**（アスパラギン酸アミノトランスフェラーゼ/GOT）および **ALT**（アラニンアミノトランスフェラーゼ/GPT）の上昇，黄疸，発熱，全身倦怠感，易疲労感，食欲不振などの症状が現れる．慢性肝炎は特に B 型，C 型肝炎ウイルスの持続感染により生じ，急性肝炎に比べると症状は乏しいが，肝硬変に進行する危険性がある．肝硬変は肝疾患の終末像であり，肝細胞の破壊後に線維化が広範に不可逆的に生じ，正常な肝機能を維持できなくなった状態で，生命に関わる様々な合併症（消化管出血，浮腫，肝性脳症など）を生じ，さらに高頻度に肝がんに進展することが知られている．肝硬変の原因の 70% 以上が C 型ウイルス，約 10% が B 型肝炎ウイルスによるものである．劇症肝炎は，急性肝炎のうち，特に肝細胞の破壊が急激に進行した状態で，極めて予後の悪い重篤な疾患である．

13-10-2. 肝疾患治療薬

B型およびC型肝炎ウイルスによるウイルス性肝炎に対しては，**インターフェロン**や**抗ウイルス薬**が用いられる．また，肝機能の改善を目的に**肝庇護薬**や**小柴胡湯**などが用いられる．肝性脳症に対しては**ラクツロース**や**分岐鎖アミノ酸製剤**などが用いられる（表13-8）．

13-10-2-1. インターフェロン interferon（IFN）

抗ウイルス作用を有するサイトカインの一つであり，肝炎に対してはⅠ型インターフェロンが用いられる．天然型である **IFNα** および **IFNβ**，遺伝子組換え型である **IFNα-2a**，**IFNα-2b**，ポリエチレングリコール polyethylene glycol（PEG）を付加することで持続化させた**ペグインターフェロン**（**PEG IFNα-2a**，**PEG IFNα-2b**）などがある．

IFNは，細胞表面に存在するIFN受容体に結合することで細胞内チロシンキナーゼを活性化し，STAT（signal transducer and activator of transcription）のリン酸化を誘導する．リン酸化STATは複合体を形成して核内に移行し，ISRE（interferon stimulated response element）に結合することによりプロテインキナーゼ，2′,5′-オリゴアデニル酸合成酵素（2′,5′-OAS），2′-ホスホジエステラーゼなどの抗ウイルスタンパク質を誘導し，ウイルスタンパク質の合成を阻害すると考えられている．また，IFNは細胞傷害性T細胞やNK細胞などを活性化することによりウイルスに感染した細胞を傷害する．

IFNの副作用としては，発熱，全身倦怠感などのインフルエンザ様症状が現れることが多い．重篤な副作用としては間質性肺炎や抑うつからの自殺観念，自殺企図があり，特に注意が必要である．

13-10-2-2. 抗ウイルス薬 antivirotics

わが国におけるC型ウイルス性肝炎の約7割はインターフェロンが効きにくいジェノタイプⅠb型であり，またB型ウイルス性肝炎の場合，C型ウイルス性肝炎と比較してインターフェロンの効果は限定的である．近年，インターフェロンと抗ウイルス薬の併用により抗ウイルス効果は大幅に向上している．

a 抗C型肝炎ウイルス（HCV）薬

リバビリン ribavirin は合成核酸アナログであり，詳細な作用機序は不明であるが，生体内でリン酸化された後，**RNAポリメラーゼ**を阻害することでHCVの合成を抑制すると考えられている．また，イノシン一リン酸脱水素酵素 inosine monophosphate dehydrogenase（IMPDH）を阻害することによりGTP（グアノシン三リン酸 guanosine triphosphate）を低下させることでC型肝炎ウイルスの増殖を阻害し，さらにTh1優位な細胞性免疫誘導作用によりウイルス排除を促進することなどが報告されている．

近年，**直接作用型抗ウイルス薬** direct acting antivirals（DAA）と呼ばれる新しいタイプの抗ウイルス薬が登場してきた．**テラプレビル** telaprevir は，HCVの複製に必須であるウイルスタンパク質産生のためのHCVポリタンパク質プロセシングに関与する **NS3/4Aセリンプロテアーゼ**を阻害することによりウイルスの増殖を抑制する．しかし，重篤な皮膚病変（スティーブン-ジョンソン症候群など）や貧血などの副作用が知られている．同様のNS3/4Aセリンプロテアーゼ阻害薬として**シメプレビル** simeprevir があり，テラプレビルよりも副作用が少ないとされている．**ダクラタスビル**

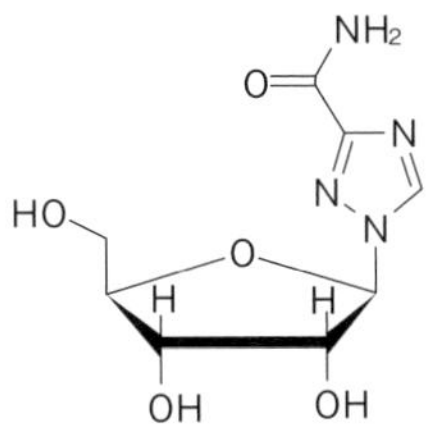

13-10 肝疾患の病態と治療薬

リバビリン

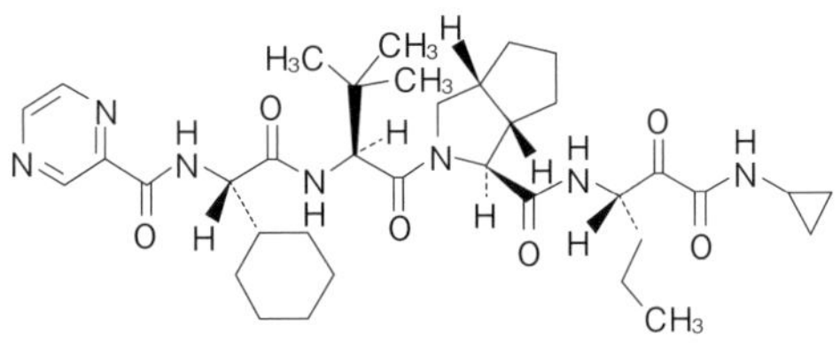

テラプレビル

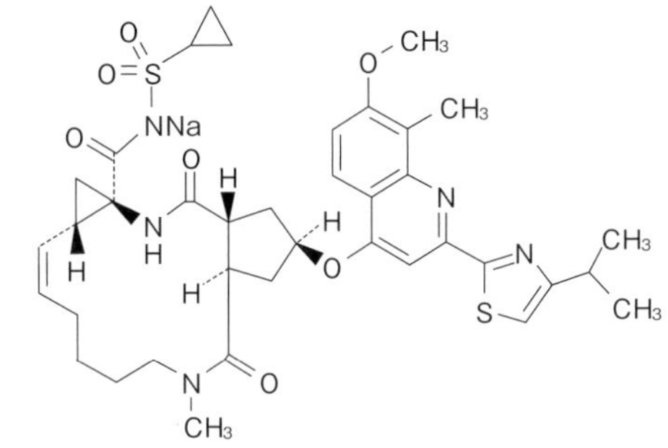

シメプレビルナトリウム

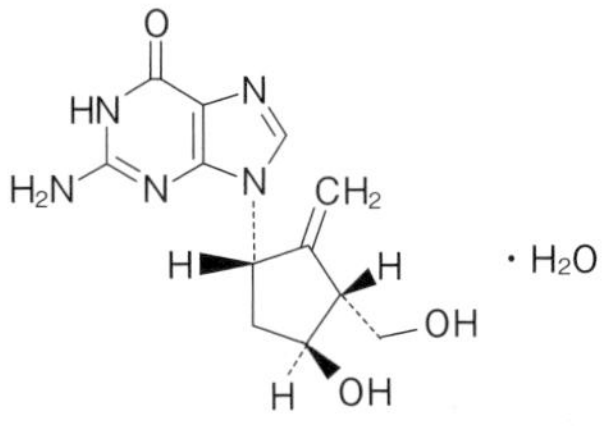

エンテカビル水和物

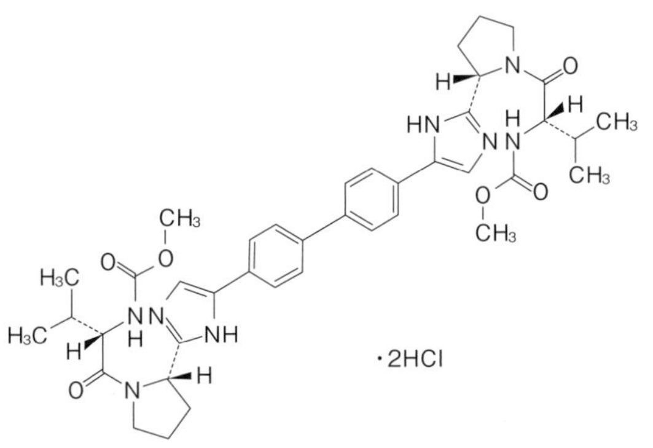

ダクラタスビル塩酸塩

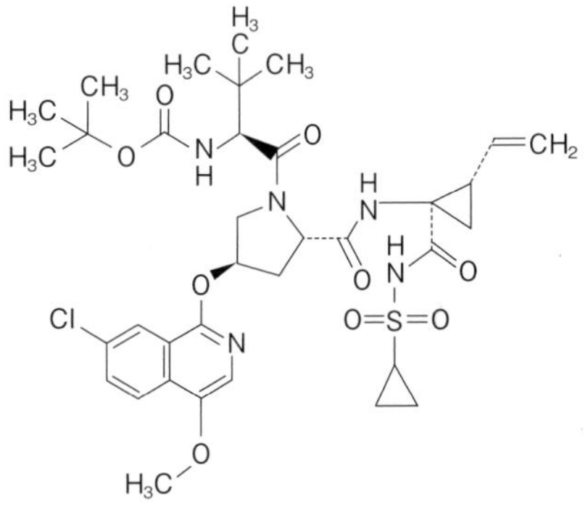

アスナプレビル

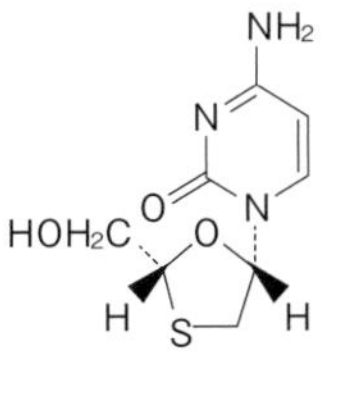

ラミブジン

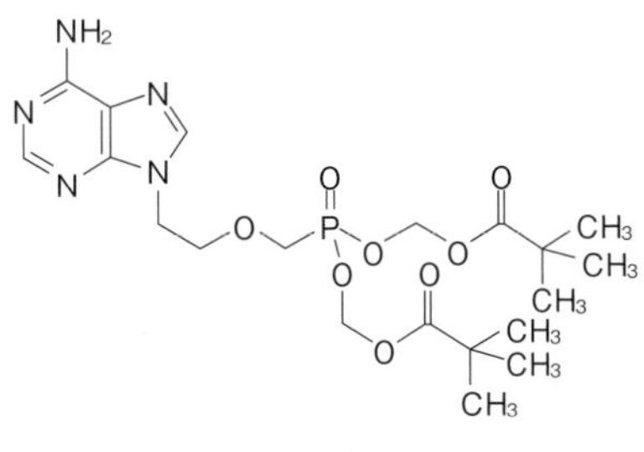

アデホビルピボキシル

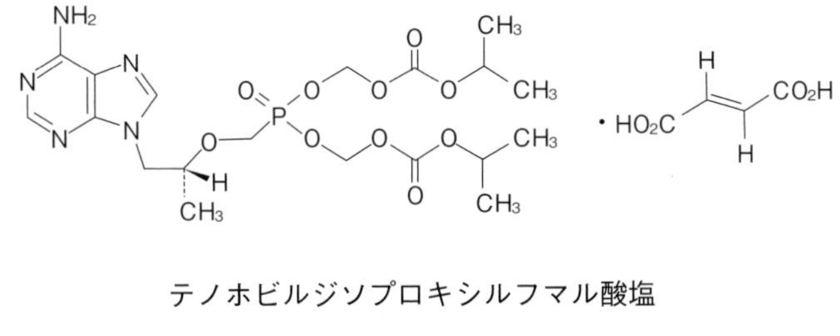

テノホビルジソプロキシルフマル酸塩

daclatasvir は HCV の複製および細胞内シグナル伝達の調節に関与する **NS5A 複製複合体阻害薬**であり，NS5A と結合することにより NS5A の二量体複合体の形成を阻害することでウイルスの増殖を抑制する．ダクラタスビルを NS3/4A セリンプロテアーゼ阻害薬である**アスナプレビル** asunaprevir と併用することで IFN を用いない新しい治療法が注目されている．今後の DAA として，NS3/4A セリンプロテアーゼ阻害薬である**バニプレビル** vaniprevir，NS5A 阻害薬である**レディパスビル** ledipasvir，NS5B ポリメラーゼ阻害薬であるソホスブビル sofosbuvir などが臨床試験段階にある．

b 抗 B 型肝炎ウイルス（HBV）薬

HBV は DNA ウイルスであるが，増殖過程においてプレゲノム RNA から **RNA 依存性 DNA ポリメラーゼ（逆転写酵素）**により DNA を合成する．ラミブジン lamivudine（3TC），アデホビルピボキシル adefovir pivoxil，エンテカビル entecavir，テノホビル tenofovir は合成核酸アナログであり，生体内でリン酸化されることで活性化し，**HBV-DNA ポリメラーゼ**を阻害する．ラミブジンは YMDD モチーフの変異によるラミブジン耐性ウイルスの出現が知られている．アデホビルはラミブジン耐性

表 13-8. 肝疾患治療薬

カテゴリー	分類	薬物	特徴
インターフェロン製剤	天然型	IFNα IFNβ	
	遺伝子組換え型	IFNα-2a IFNα-2b	
		PEG-IFNα-2a PEG-IFNα-2b	ペグ化（持続化）
抗ウイルス薬	抗 HCV 薬	リバビリン	生体内でリン酸化された後，RNA ポリメラーゼを阻害
		テラプレビル シメプレビル アスナプレビル*	NS3/4 セリンプロテアーゼ阻害
		ダクラタスビル*	NS5A 複製複合体阻害 *アスナプレビルと併用（IFN を用いない治療法）
	抗 HBV 薬	ラミブジン	
		アデホビルピボキシル エンテカビル テノホビル	ラミブジン耐性ウイルスに対しても有効
肝庇護薬	甘草成分	グリチルリチン製剤	糖質コルチコイド様作用，インターフェロン誘導作用，抗炎症・抗アレルギー作用，肝細胞保護作用など
	胆汁成分	ウルソデオキシコール酸	胆汁うっ滞改善，肝細胞保護作用
	漢方方剤	小柴胡湯	慢性肝炎に対して使用 抗炎症・抗アレルギー作用 間質性肺炎の副作用
肝性脳症改善薬	合成二糖類	ラクツロース	腸管腔内を酸性化し，アンモニア産生菌の発育抑制，アンモニア吸収抑制
	特殊アミノ酸製剤	分岐鎖アミノ酸製剤	アミノ酸バランスの是正

ウイルスにも効果はあるが，アデホビル耐性ウイルスの出現の報告もある．エンテカビルおよびテノホビルは耐性ウイルスの出現がほとんどないとされている．

13-10-2-3. 肝庇護薬（かんひご）

　グリチルリチン glycyrrhizin は，甘草（カンゾウ）*Glycyrrhizae Radix* に含まれており，糖質コルチコイド様作用，インターフェロン誘導作用，抗炎症・抗アレルギー作用，解毒作用，肝細胞保護作用や肝細胞増殖作用などを有している．**ウルソデオキシコール酸** ursodeoxycholic acid（UDCA）は胆汁酸の成分であり，利胆薬として使用されるほか，肝細胞保護作用や胆汁うっ滞改善作用などがある．**小柴胡湯**は，柴胡（サイコ），黄芩（オウゴン），半夏（ハンゲ），人参（ニンジン），甘草（カンゾウ），生姜（ショウキョウ），大棗（タイソウ）の7種類の生薬からなる漢方方剤であり，抗炎症作用や抗アレルギー作用などがあり，慢性肝炎に対して使用されるが，副作用として間質性肺炎を引き起こすことが知られており，特にインターフェロンとの併用でその危険性が高まることから併用禁忌となっている．

13-10-2-4. 肝性脳症改善薬

　肝硬変や劇症肝炎の際に認められる肝性脳症（肝性昏睡）は，肝機能の低下による意識障害であり，アンモニア代謝異常や分岐鎖アミノ酸低下による偽神経伝達物質の生成によるものと考えられている．**ラクツロース** lactulose は，ガラクトースとフルクトースからなる合成二糖類であり，分解されることなく下部消化管に達し，乳酸菌により分解されて乳酸や酢酸を生成することにより腸管腔内を酸性化し，アンモニア産生菌の発育抑制，アンモニア吸収抑制作用を示す．また，**分岐鎖アミノ酸製剤**は，アミノ酸バランスの是正に効果があるとされている．分岐鎖アミノ酸 branched chain amino acid（BCAA）と芳香族アミノ酸 aromatic amino acid（AAA）のモル比は**フィッシャー Fisher 比（BCAA/AAA）**と呼ばれ，肝機能が低下するとフィッシャー比が低下するため，これを是正するために分岐鎖アミノ酸を主とした特殊アミノ酸製剤を用いる．

グリチルリチン酸　　　　　　　　　　　ラクツロース

13-11. 胆道疾患治療薬

　胆道系の疾患には，**胆嚢・胆管炎**や**胆石症**があり，炎症は感染症によるもので，抗生物質が用いられる．胆嚢に作用する薬物（利胆薬）は，肝臓からの胆汁分泌を促進する**催胆薬** choleretic と胆嚢からの胆汁排泄を促進する**排胆薬** cholekinetic がある．催胆薬としては**ウルソデオキシコール酸** ursodeoxycholic acid（UDCA）およびその立体異性体である**ケノデオキシコール酸** chenodeoxycholic acid（CDCA）などがある．これらは胆汁うっ滞の改善のほか，胆石溶解薬としてコレステロール胆石の溶解にも用いられる．排胆薬としてはカテコールアミン分解酵素である catechol-*O*-methyltransferase（COMT）を阻害することにより Oddi 括約筋を弛緩させる**フロプロピオン** flopropione があり，胆道疾患における疼痛の緩和に用いられる．

ウルソデオキシコール酸　　　　ケノデオキシコール酸　　　　フロプロピオン

13-12. 膵臓疾患治療薬

膵臓の代表的な疾患として**急性膵炎** acute pancreatitis と**慢性膵炎** chronic pancreatitis がある．急性膵炎は種々の原因により本来膵臓の細胞内では不活性型として存在するトリプシンなどの消化酵素が活性化され，膵臓の細胞を**自己消化**することにより生じる疾患で，激しい腹痛を伴い，重症例ではショックや多臓器不全を引き起こし，死亡率も高い．慢性膵炎は膵炎が持続した状態で，膵実質細胞の消失と間質の線維化により膵臓の機能が不可逆的に損なわれ，慢性的な腹痛（背部痛）を伴い，膵外分泌不全による消化不良と膵内分泌不全による糖尿病を生じる．いずれも胆石症などの胆道系疾患やアルコール多飲が原因となることが知られている．

治療には原因の除去が第一であり，疼痛緩和，感染症対策に加えて，膵外分泌の抑制と膵酵素の阻害が中心となる．膵液の分泌は胃酸の十二指腸への流入が刺激になることから，**H_2 受容体遮断薬**や**プロトンポンプ阻害薬**などの胃酸分泌抑制薬が使用される．また，トリプシンをはじめとするタンパク質分解酵素を阻害する**ナファモスタット** nafamostat，**ガベキサート** gabexate，**ウリナスタチン** ulinastatin，**カモスタット** camostat などが用いられる（カモスタットのみ内服で，他はすべて静注で使用）．膵液のうっ滞を改善する目的で COMT 阻害により Oddi 括約筋を弛緩させる**フロプロピオン** flopropione が用いられる．また，疼痛抑制に抗コリン薬，非ステロイド性抗炎症薬，麻薬性あるい

ガベキサートメシル酸塩　　　　ナファモスタットメシル酸塩

ウリナスタチン　　　　カモスタットメシル酸塩　　　　フェニペントール

は非麻薬性鎮痛薬などが使用されるが，麻薬性および非麻薬性鎮痛薬はOddi括約筋を収縮させることからアトロピンなどの抗コリン薬を併用する必要がある．**フェニペントール** fenipentol は慢性膵炎に用いられ，膵外分泌を促進することで膵機能を活性化させるが，急性膵炎に対してはむしろ悪化させる危険性がある．また，ランゲルハンス島 β 細胞が破壊されて糖尿病が発症した場合には**インスリン** insulin 投与を行う．

14 代謝系・内分泌系疾患と薬物

14-1. 糖尿病 diabetes

　わが国の糖尿病患者は，食生活の欧米化やライフスタイルなどの変化により年々増加傾向にあり，約950万人に達している（平成24年国民健康・栄養調査）．糖尿病は，慢性的な高血糖状態が続く病態であり，インスリンの絶対的不足，あるいは相対的不足により発症する．糖尿病治療の大きな目的は，**糖尿病三大合併症（腎症，網膜症，神経症）** をはじめとする多くの合併症を予防することにある．近年，GLP-1受容体作動薬，DPP-4阻害薬および選択的SGLT2阻害薬など，従来の糖尿病治療薬とは異なる薬理作用をもつ薬物が登場しており，糖尿病に対する薬物療法は変革の時期を迎えている．

14-1-1. 糖尿病の診断基準

　以下の①～④いずれかが確認された場合は「糖尿病型」と判定する．ただし，①～③のいずれかと④が確認された場合は，糖尿病と判定する．2012年4月より，日本独自のHbA$_{1c}$表記であったJapan Diabetes Society（JDS）値から国際標準のNational Glycohemoglobin Standardization Program（NGSP）値が用いられるようになった．

① 早朝空腹時血糖 126 mg/dL 以上
② 75 g 経口ブドウ糖負荷試験（OGTT）で2時間値 200 mg/dL 以上
③ 随時血糖値 200 mg/dL 以上
④ HbA1c（NGSP値）が 6.5% 以上

14-1-2. 糖尿病の分類と治療

　糖尿病は，大きく1型糖尿病と2型糖尿病に分類される．1型糖尿病とは，膵β細胞の破壊により発症する自己免疫性の疾患であり，インスリンが絶対的に不足している病態である．2型糖尿病とは，何らかの原因により，膵β細胞からのインスリンの分泌不足，あるいは肝臓の糖代謝調節異常，骨格筋および脂肪細胞でのインスリンの作用不足（**インスリン抵抗性 insulin resistance**）の病態である．わが国において，糖尿病患者の95%以上が2型糖尿病であるといわれている．2型糖尿病の発症は，遺伝素因の他，食生活の乱れや運動不足を起因とする生活習慣病が主な原因となっている．そのため，2型糖尿病では，経口薬を用いた薬物療法とともに，運動療法および食事療法を組み合わせた治療が行われている．

14-1-3. 膵β細胞におけるインスリン分泌機構

　食事由来のグルコースは，膵β細胞の**グルコーストランスポーター 1/2** glucose transporter 1/2

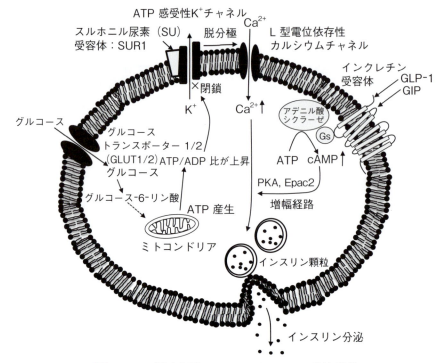

図 14-1. 膵β細胞におけるインスリン分泌機構

（GLUT1/2）を介して取り込まれ，グルコキナーゼによりグルコースは速やかにグルコース-6-リン酸へと変換される（解糖系）．その後，TCA 回路，電子伝達系により，ATP が産生され，細胞内 ATP/ADP 比が亢進する．その結果，**ATP 感受性カリウムチャネル**が閉口し，細胞膜が脱分極を起こすことで L 型電位依存性カルシウムチャネルが活性化され，カルシウムが細胞内へ流入し，インスリン分泌顆粒膜を刺激する．その結果，インスリン分泌顆粒膜が細胞膜と融合し，インスリンが細胞外へ放出される（図 14-1）．

14-1-4. 肝臓，骨格筋および脂肪細胞に糖代謝調節機構

　肝臓は，恒常的に発現する**グルコーストランスポーター 2** glucose transporter 2（GLUT2）を介してグルコースを取り込んでいる．取り込まれたグルコースは，グルコース-6-リン酸を経て，グリコーゲン合成酵素の働きによりグリコーゲンへと変換される．その際，インスリンは，グリコーゲン合成酵素を活性化する働きをもち，肝臓からのグルコース放出を抑制している．一方，血糖値が低下するとグリコーゲンの分解によりグルコースが生成され，血中にグルコースが放出される．このように肝臓は，生体の血糖維持に重要な役割をもっている．

　一方，骨格筋および脂肪細胞では，膵β細胞から分泌されたインスリンが，骨格筋および脂肪細胞のインスリン受容体に結合すると，受容体のチロシン残基がリン酸化される．受容体のチロシン残基のリン酸化部位に SH2 ドメイン（Src homology 2 domain）を有するインスリン受容体基質 insulin receptor substrate（IRS）が結合し，自身のチロシン残基がリン酸化される．IRS のチロシン残基に対して SH2 ドメインを有する PI3 キナーゼが結合し，下流の AKT/プロテインキナーゼ B（PKB）が活性化される．低分子量 G タンパク質 Rab は，GLUT4 小胞の膜移行に関与しており，AKT/PKB の基質である AS160 により制御されている．AS160 は Rab の GTPase 活性化因子 GTPase-activating protein（GAP）として働いており，リン酸化されると不活性化され，Rab-GDP は Rab-GTP 型とな

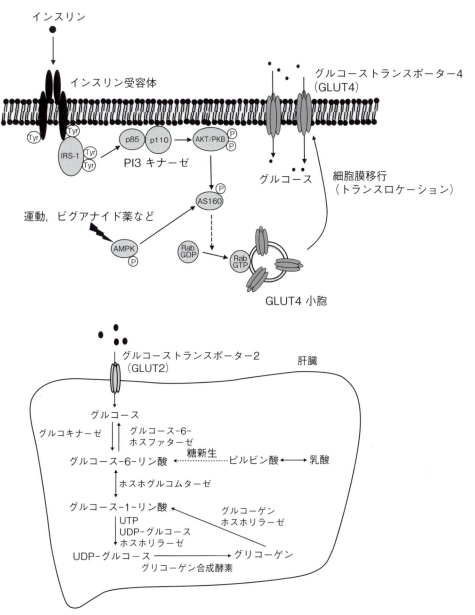

図14-2. 肝臓，骨格筋および脂肪細胞における糖代謝調節機構

り活性化する．その結果，細胞質に局在する**グルコーストランスポーター4** glucose transporter 4（GLUT4）が細胞膜に移行することで，血中からグルコースが取り込まれる．取り込まれたグルコースは，それぞれ骨格筋細胞ではグリコーゲン，脂肪細胞では脂質へと変換される．ただし，骨格筋細胞のグルコース-6ホスファターゼの活性が非常に低いため，グリコーゲンが再びグルコースに戻ることはなくエネルギー源として使用される（図14-2）．

14-1-5. インスリン製剤

インスリン製剤は，1型糖尿病では絶対的適応であり，2型糖尿病では食事療法，あるいは経口糖尿病治療薬でのコントロールが難しく，合併症を発症しやすい場合などに使用される．インスリン製剤は，その作用時間および作用様式から，多種多様なインスリン製剤が開発され，臨床で使用されて

いる．インスリン分泌には，膵β細胞から絶えず少量分泌され続ける**基礎分泌**と食事の際，一時的に分泌される**追加分泌**がある（図14-3）．インスリン療法では，正常な基礎分泌および追加分泌を模倣できるようにすることが大事である．インスリン製剤は，基礎分泌を補う製剤，追加分泌を補う製剤，基礎分泌と追加分泌両方を補う製剤に分けることができる．インスリン製剤では，低血糖に常に注意する必要がある．

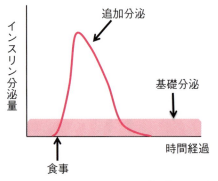

図 14-3．インスリンの基礎および追加分泌

a 速効型インスリン製剤（生合成ヒト中性インスリン，ヒトインスリン）

ヒトインスリンと全く同じアミノ酸配列をもつ，インスリン製剤である．しかし，膵β細胞から分泌されるインスリンは単量体であるが，本製剤は，製剤の安定性を得るため6量体構造をしている．したがって，皮下投与された後に，2量体，単量体となって血中に移行するため，作用発現時間に約30分を要する．そのため，本製剤は，食前30分前に服用する必要がある．最大作用時間は1～3時間，作用持続時間は5～8時間である．

b 超速効型インスリン製剤（インスリンアスパルト insulin aspart，インスリンリスプロ insulin lispro，インスリングルリジン insulin glulisine）

超速効型インスリン製剤は，ヒトインスリンの一部分のアミノ酸を置換させ，6量体，あるいは2量体形成を防ぐインスリンアナログ製剤である．速効型インスリン製剤の作用発現時間は，約30分であるのに対して，本剤の作用発現時間は，皮下注射後わずか10～20分である．そのため，食直前に服用する．最大作用時間は1～3時間，作用持続時間は3～5時間である．

c 中間型インスリン製剤（ヒトイソフェンインスリン水性懸濁）と中間型インスリンアナログ製剤（中間型インスリンリスプロ）

中間型インスリン製剤は，速効型インスリンにプロタミンを加えて結晶化させ，作用時間を長くしたNPH（neutral protamine hagedorn）インスリン製剤である．作用発現時間は30分～3時間，最大作用時間は2～12時間，作用持続時間は18～24時間である．また，超速効型インスリン製剤（インスリンリスプロ）にプロタミンを加えたNPL（neutral protamine lispro）インスリン製剤がある．こちらの作用発現時間は30分～1時間，最大作用時間は2～6時間，作用持続時間は24時間である．

d 持効型溶解インスリン製剤（インスリングラルギン insulin glargine，インスリンデテミル insulin detemir，インスリンデグルデク insulin degludec）

持効型溶解インスリン製剤の作用時間は約24時間であり，インスリン基礎分泌を補うために使用される．インスリングラルギンは，ヒトインスリンのA鎖21位のアスパラギンをグリシンに置換し，B鎖C末端にアルギニンを二つ付加したインスリンアナログであり，中性のpH領域で低い溶解性を示す．よって，生理的pHでは，不溶化物となり，緩慢に薬物が溶解されていく．インスリンデテミルは，ヒトインスリンのB鎖30位のトレオニンを欠損させ，B鎖29位のリシンのεアミノ酸

をミリストイル化したインスリンアナログであり，アミノ酸置換により単量体への解離が遅延するのに加え，単量体となって血中に移行した後にアルブミンと結合することにより作用が持続する．インスリンデグルデクは，ヒトインスリンB鎖30位のトレオニンを欠損させ，B鎖29位のリシンにグルタミン酸をスペーサーとして脂肪酸のヘキサデカン二酸と結合させたインスリンアナログであり，皮下組織において可溶性で安定したマルチヘキサマーとして滞留する．そのため，体液により個々のヘキサマーが分解され，モノマーを放出し効果を示すので作用が持続する．

e 混合型インスリン製剤と二相性インスリンアナログ製剤

混合型インスリン製剤は，速効型インスリン製剤と中間型インスリン製剤を混合したものであり，その混合比によって種類が異なる．二相性インスリンアナログ製剤は，超速効型インスリン製剤と中間型インスリン製剤を混合したものである．基礎分泌および追加分泌両方を補うために使用される．

14-1-6. 経口糖尿病治療薬

a スルホニル尿素薬（トルブタミド tolbutamide（第一世代），グリベンクラミド glibenclamide（第二世代），グリメピリド glimepiride（第三世代）など）

膵β細胞のATP感受性カリウムチャネルは，カリウムチャネル（Kir6.2）とスルホニル尿素薬 sulfonylurea（SU薬）の結合部位であるSUR1（sulfonylurea receptor 1）が各々四つずつからなるヘテロ八量体構造を形成している．SU薬は，SUR1に結合し，ATP感受性カリウムチャネルを閉口することにより，細胞膜を脱分極させ，L型電位依存性カルシウムチャネルを開口させる．このため，細胞内のカルシウム濃度が上昇し，インスリン分泌が促進される（図14-1）．また，近年，SU薬の標的タンパク質として，Epac2が見出され，SU薬とEpac2との結合は，低分子量Gタンパク質Rap1を活性化させ，インスリン分泌顆粒の細胞膜融合を促進させることが示唆されている．現在，主に第二世代および第三世代のSU薬が使用され，第一世代はほとんど使用されていない．**グリクラジド gliclazide（第二世代）**は，血小板凝集抑制作用や抗酸化作用も併せもつ．**グリベンクラミド glibenclamide（第二世代）**は，最も強力で作用時間が長い．**グリメピリド glimepiride（第三世代）**は，アディポネクチンを増加させることによりインスリン抵抗性を改善する作用をもつと考えられている．SU薬は低血糖に注意しなければならない．重症ケトアシドーシスや妊婦には禁忌である．

b 速効型インスリン分泌促進薬（ナテグリニド nateglinide，ミチグリニド mitiglinide，レパグリニド repaglinide）

これらの薬物は，スルホニル尿素構造をもたないが，スルホニル尿素薬と同様，SUR1 に結合し，インスリン分泌を促進させる．スルホニル尿素薬と比べ，速やかに薬理作用を現し，短時間で消失する．ナテグリニドとミチグリニドの作用持続時間は，2 時間程度であるが，レパグリニドは作用時間が 4〜6 時間と長い．

ナテグリニド

ミチグリニドカルシウム水和物

レパグリニド

c ビグアナイド薬（メトホルミン metformin，ブホルミン buformin）

ビグアナイド薬は，AMP 依存性キナーゼ AMP-activated protein kinase（AMPK）を活性化させ，肝臓において糖新生抑制作用および骨格筋，脂肪細胞においてグルコースの取込み促進作用を有することが示されている（図 14-2）．AMPK は，セリン・トレオニンキナーゼであり，細胞内エネルギーセンサーとして，細胞内の代謝調節に重要な役割をもち，運動や虚血といった AMP/ATP 比が増加する条件下において，その活性が上昇する．重度の肝機能障害，中等度以上の腎機能障害などの患者では，ビグアナイド薬による乳酸アシドーシスの発症リスクが高まるため禁忌となっている．

メトホルミン塩酸塩

ブホルミン塩酸塩

d α-グルコシダーゼ阻害薬（アカルボース acarbose，ボグリボース voglibose，ミグリトール miglitol）

食事由来の糖質（デンプン）が小腸より吸収されるためには，単糖（グルコース）まで分解される必要がある．二糖類の α-グルコシド結合を加水分解し単糖にする α-グルコシダーゼは，小腸粘膜上皮細胞表面の刷子縁に存在する．これらの薬物は，α-グルコシダーゼを阻害し，糖の吸収を阻害し，食後高血糖を抑制する（図 14-4）．食後高血糖は，脳血管障害および冠動脈疾患などの大血管障害の発症・進展に寄与すると考えられている．**ミグリトール**は，小腸上部での糖吸収抑制作用が強く，血糖上昇のピークを遅延させるが，薬物の一部が小腸上皮より吸収されるため，小腸下部での糖吸収抑制作用が弱まる．一方，**アカルボース**および**ボグリボース**は，小腸上皮での吸収を受けず，小腸全域に作用するため，血糖上昇のピーク時間を変化させないが，ピークを抑制する．アカルボースは，α-アミラーゼ阻害作用も有する．副作用として，腹痛，腹部膨満感，放屁などがある．

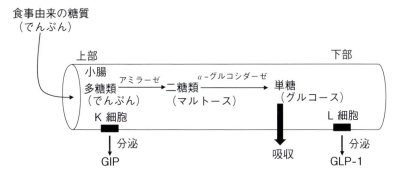

図 14-4. 小腸における糖代謝と消化管ホルモン分泌

ボグリボース　　　　　アカルボース　　　　　ミグリトール

e　チアゾリジン誘導体（ピオグリタゾン pioglitazone）

ピオグリタゾンは，脂肪細胞において，転写因子である**ペルオキシソーム増殖因子活性化受容体 γ** peroxisome proliferator activated receptor γ（**PPARγ**）を活性化させ，脂質代謝に関わるさまざまな遺伝子群の発現を調節

ピオグリタゾン塩酸塩

することで，インスリン抵抗性を改善する．その一つであるアディポネクチンは，AMPK を活性化することによりインスリン抵抗性を改善させる．また，ピオグリタゾンは，前駆脂肪細胞からの分化促進作用を有する一方で，肥大脂肪細胞を縮小する作用を併せもつため，インスリン抵抗性を惹起する tumor necrosis factor（TNF）-α の肥大脂肪細胞からの分泌を抑制する．心機能低下状態にある患者では，心不全の進行が認められることがあることから，心不全および心不全既往歴の患者には禁忌である．

f　選択的 SGLT2 阻害薬（イプラグリフロジン L-プロリン ipragliflozin L-proline，ダパグリフロジン dapagliflozin，ルセオグリフロジン luseogliflozin，トホグリフロジン tofogliflozin）

Na 共役能動輸送性糖輸送担体 sodium glucose co-transporter 2（**SGLT2**）は，腎近位尿細管に存在するグルコース吸収に関わるトランスポーターであり，糸球体ろ過された約 90％のグルコースを再吸収している．これらの薬物は，SGLT2 を選択的に阻害し，グルコースの再吸収を阻害することで尿中へのグルコース排泄を増大させる．そのため，インスリン作用とは関係なく，血糖低下作用が現れる．他の糖尿病用薬（特に，SU 剤，速効型インスリン分泌促進剤，インスリン製剤）を投与中の患者への SGLT2 阻害薬の追加は低血糖を起こす恐れがあるので十分に注意しなければならない．

イプラグリフロジン
L-プロリン

ダパグリフロジン
プロピレングリコール
水和物

ルセオグリフロジン水和物

トホグリフロジン水和物

14-1-7. インクレチン関連薬

a　GLP-1 受容体作動薬（リラグルチド liraglutide，エキセナチド exenatide，リキシセナチド lixisenatide）

インクレチンとは，食事摂取に伴い，消化管から分泌され膵臓からのインスリン分泌を促すホルモンの総称である．小腸下部 L 細胞から分泌される**グルカゴン様ペプチド-1** glucagon-like peptide-1（GLP-1）と小腸上部 K 細胞から分泌される**グルコース依存性インスリン分泌ポリペプチド** glucose-dependent insulinotropic polypeptide（GIP）がインクレチンとして機能する．インクレチンは，生理的条件下でのインスリン分泌の約 50％を担うとされており，食後の血糖調節に重要な役割を担っている．また，GLP-1 は中枢神経系に働き，食欲抑制作用（体重減少）を示す一方，GIP は，脂肪細胞への脂肪蓄積を亢進（体重増加）させることが知れており，これらインクレチンの膵β細胞以外の多彩な生理的な作用が明らかになりつつある．さらに，2 型糖尿病患者において，GLP-1 の分泌は健常者と比べ低下しているが，GIP の分泌は変化しないことが知られており，GIP 投与はインスリン分泌をさらに促進しないとされている．インクレチンは，血中へ分泌されたのち，**dipeptidyl peptidase-4（DPP-4）**により，速やかに分解され不活性化されるため，血中半減期はいずれも数分以内である．リラグルチド，エキセナチドおよびリキシセナチドは，DPP-4 による分解を受けにくいように合成された GLP-1 アナログであり，いずれも注射剤として用いられる．これらの薬物は，膵β細胞に存在する GLP-1 受容体に結合すると，アデニル酸シクラーゼを活性化し，ATP から

His-Ala-Glu-Gly-Thr-Phe-Thr-Ser-Asp-Val-Ser-Tyr-Leu-Glu-Gly-Gln-Ala-Ala-Lys-
Glu-Phe-Ile-Ala-Trp-Leu-Val-Arg-Gly-Arg-Gly

リラグルチド

His-Gly-Glu-Gly-Thr-Phe-Thr-Ser-Asp-Leu-Ser-Lys-Gln-Met-Glu-Glu-Ala-Val-Arg-Leu-
Phe-Ile-Glu-Trp-Leu-Lys-Asn-Gly-Gly-Pro-Ser-Ser-Gly-Ala-Pro-Pro-Pro-Ser-NH₂

エキセナチド

His-Gly-Glu-Gly-Thr-Phe-Thr-Ser-Asp-Leu-Ser-Lys-Gln-Met-Glu-Glu-Glu-Ala-Val-Arg-Leu-Phe-
Ile-Glu-Trp-Leu-Lys-Asn-Gly-Gly-Pro-Ser-Ser-Gly-Ala-Pro-Pro-Ser-Lys-Lys-Lys-Lys-Lys-Lys-NH₂

リキシセナチド

サイクリック AMP の産生を亢進させ，プロテインキナーゼ A 依存性，あるいは非依存性経路を活性化することにより，インスリン分泌を増強させる（図 14-1）．これらの作用はグルコース濃度依存的であるため，GLP-1 単独では低血糖を起こすことはない．

b　DPP-4 阻害薬（シタグリプチン sitagliptin，ビルダグリプチン vildagliptin，アログリプチン alogliptin，リナグリプチン linagliptin，テネリグリプチン teneligliptin，アナグリプチン anagliptin，サキサグリプチン saxagliptin）

　DPP-4 は，N 末端から 2 番目にプロリンあるいはアラニンを有するペプチドの N 末端からジペプチドを切り出す酵素であり，広範囲に発現している．インクレチンは，速やかに DPP-4 により分解され，不活性化される．そのため，これらの薬物は DPP-4 の作用を阻害し，インクレチンの作用を増強させる役割をもつ．

シタグリプチンリン酸塩水和物　　　ビルダグリプチン　　　アログリプチン安息香酸塩

リナグリプチン　　　テネリグリプチン臭化水素酸塩水和物　　　アナグリプチン

サキサグリプチン水和物

14-2.　脂質異常症 dyslipidemia

　脂質異常症は，血清脂質の LDL コレステロールの値が 140 mg/dL 以上を示す高コレステロール血症，トリグリセリドの値が 150 mg/dL 以上を示す高トリグリセリド血症，HDL コレステロール値が 40 mg/dL 以下を示す低 HDL コレステロール血症に分類される．これらの病態が持続すると，動脈硬化が発症・進展し，心筋梗塞，脳梗塞などの重大な病気を引き起こす恐れがある．
　血清脂質は，そのままの型では血液中に溶け込むことが困難であるため，比較的親水性を示す**アポタンパク質**と結合した**リポタンパク質**を形成して血中に存在している．リポタンパク質は，脂質

やアポタンパク質の組成による比重の違いにより**カイロミクロン**，**超低密度リポタンパク質** very low density lipoprotein（VLDL），**低密度リポタンパク質** low density lipoprotein（LDL），**高密度リポタンパク質** high density lipoprotein（HDL）に大きく分類される．脂質異常症は，これらリポタンパク質の代謝異常が原因となって発症する．

14-2-1. リポタンパク質の代謝経路

リポタンパク質の代謝経路には，主に外因性経路，内因性経路およびコレステロール逆転送系がある（図14-5）．

a　外因性経路（食事由来）

食事由来の脂質（特にトリグリセリド）は，アポタンパク質であるApoB-48やApoC-Ⅱなどと結合して，カイロミクロンを形成し，毛細血管内皮細胞表面に存在するリポタンパクリパーゼ lipoprotein lipase（LPL）により，トリグリセリドが加水分解を受け，カイロミクロンレムナントとなる．リポタンパクリパーゼの活性化には，ApoC-Ⅱが必要とされる．カイロミクロンレムナントは，肝臓のレムナント受容体を認識し，エンドサイトーシスにより肝臓内に取り込まれ代謝される．

b　内因性経路

肝臓で合成されたコレステロールやトリグリセリドは，アポタンパク質であるApoB-100などと結合してVLDLとなり，肝臓より放出される．放出後，VLDLはApoC-Ⅱと結合し，LPLの作用によりIDL（intermediate density lipoprotein）となる．IDLは，**肝性トリグリセリドリパーゼ** hepatic

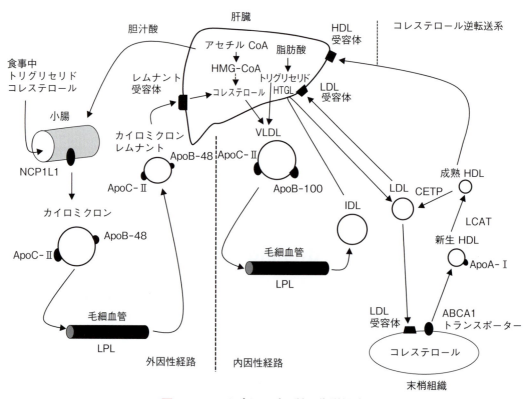

図14-5.　リポタンパク質の代謝経路

triglyceride lipase（HTGL）の作用によりLDLへと変換される．LDLは，肝臓のLDL受容体および末梢組織のLDL受容体に結合後，エンドサイトーシス機構により細胞内に取り込まれ代謝される．

c コレステロール逆転送系

肝臓以外の末梢組織の過剰なコレステロール蓄積は，末梢組織の機能障害となる．この末梢組織の過剰なコレステロールを胆汁中へ排泄するために，コレステロールを肝臓に輸送するコレステロール逆転送系と呼ばれる経路が存在する．この経路は，末梢組織の細胞膜に存在するATP-binding cassette transporter A1（ABCA1）の作用を介して，細胞内リン脂質およびコレステロールを血漿中のアポリポタンパク質A1（ApoA-1）を受け手として血中へ排出しHDLを産生することから始まる．HDLに含まれるコレステロールは，レシチン・コレステロールアシルトランスフェラーゼ lecithin-cholesterol acetyltransferase（LCAT）の作用により，コレステロールエステル体となり，成熟したHDL型を形成し，HDL受容体を介して肝臓に取り込まれる．また，コレステロールエステル転送タンパク cholesteryl ester transferase protein（CETP）の作用により，HDL中のコレステロールエステルがVLDL，LDLに転送され，最終的に肝臓のLDL受容体を介して細胞内に取り込まれ代謝される．

14-2-2. 脂質異常症治療薬（表14-1）

a HMG-CoA還元酵素阻害薬（スタチン）

スタチンは，肝臓におけるコレステロール合成の律速酵素であるhydroxymethylglutaryl-CoA（HMG-CoA）還元酵素を阻害し，コレステロール合成を抑制する（図14-6）．スタチンによる血中コレステロール低下作用は，肝臓のコレステロール含量低下によるLDL受容体のアップレギュレーションによるものと考えられている．細胞内コレステロールの枯渇により，転写因子であるsterol regulatory element binding protein-2（SREBP-2）が小胞体から核に移行し，LDL遺伝子プロモー

表14-1. 脂質異常症治療薬の特性

分類	LDL-C	TG	HDL-C	non HDL-C	薬物名
スタチン（HMG-CoA還元酵素阻害薬）	↓↓↓	↓	↑	↓↓↓	プラバスタチン，アトルバスタチン，ロスバスタチン，ピタバスタチン，シンバスタチン，フルバスタチン
陰イオン交換樹脂	↓↓	↑	↑	↓↓	コレスチミド，コレスチラミン
小腸コレステロールトランスポーター阻害薬	↓↓	↓	↑	↓↓	エゼチミブ
フィブラート系薬	↓	↓↓↓	↑↑	↓	ベザフィブラート，フェノフィブラート，クロノフィブラート，クリノフィブラート
ニコチン酸誘導体	↓	↓↓	↑	↓	ニセリトロール，ニコモール，トコフェロールニコチン酸エステル
プロブコール	↓	−	↓↓	↓	プロブコール
多価不飽和脂肪酸	−	↓	−	−	イコサペント酸エチル，オメガ-3脂肪酸エチル

↓↓↓：≦−25%，↓↓：−20〜−25%，↓：−10〜−20%
↑：10〜20%，↑↑：20〜30%，−：−10〜10%

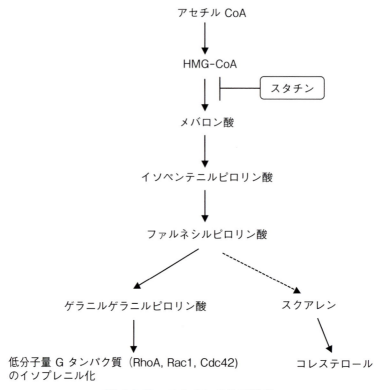

図 14-6. スタチンの作用機序

ター上の sterol regulatory element（SRE）に結合することで，LDL受容体の転写を促進させると考えられている．また，スタチンは，コレステロール低下作用に依存しない，抗酸化作用や抗炎症作用などの多面的作用（pleiotropic effects）が近年注目されている．これらの作用は，スタチンの HMG-CoA 還元酵素阻害によるメバロン酸経路の中間体であるファルネシルピロリン酸およびゲラニルゲラニルピロリン酸の生成抑制によるもので，低分子量 G タンパク質のイソプレニル化が抑制されることに起因すると考えられている．現在わが国では，6種類のスタチンが使用されている（**プラバスタチン** pravastatin，**シンバスタチン** simvastatin，**フルバスタチン** fluvastatin，**アトルバスタチン**

プラバスタチンナトリウム　　シンバスタチン　　フルバスタチンナトリウム

アトルバスタチンカルシウム水和物　　ピタバスタチンカルシウム　　ロスバスタチンカルシウム

atorvastatin，ピタバスタチン pitavastatin，ロスバスタチン rosuvastatin）．副作用としては，単独での発症率は低いものの，フィブラート系薬などとの併用により，横紋筋融解症の発症率が増加するので注意する．妊婦や重篤な肝障害患者には禁忌となっている．

b 陰イオン交換樹脂（コレスチラミン colestyramine，コレスチミド colestimide）

コレスチラミンおよびコレスチミドは，腸管内において外因性のコレステロールおよび胆汁酸と結合し，胆汁酸の再吸収（腸肝循環）を抑制することによりコレステロールを糞便中に排泄させる．その結果，肝臓においてコレステロールから胆汁酸への異化作用が促進され，コレステロール含量が低下するため，LDL 受容体の発現が増加し，血中からコレステロールが取り込まれる．完全胆道閉塞により胆汁が腸管に排泄されない患者には禁忌である．

c 小腸コレステロールトランスポーター阻害薬（エゼチミブ ezetimibe）

エゼチミブは，小腸粘膜に存在する**コレステロールトランスポーター** Niemann-Pick C1 Like 1（NPC1L1）を特異的に阻害し，食事（外因性）由来および胆汁酸分泌由来（内因性）のコレステロールの小腸からの吸収を抑制する．エゼチミブ単独でのコレステロール低下作用は弱く，代償的に肝臓における HMG-CoA 還元酵素活性を上昇させる．そのため，スタチンとの併用により，LDL コレステロールを効果的に低下させることができる．重篤な肝障害の患者には禁忌である．

d フィブラート系薬（ベザフィブラート bezafibrate，フェノフィブラート fenofibrate，クロフィブラート clofibrate，クリノフィブラート clinofibrate）

フィブラート系薬物は，転写因子である peroxisome proliferator-activated receptor α（PPARα）のアゴニストであり，PPARα を活性化し，さまざまな遺伝子発現を調節する．フィブラート系薬は，血管，脂肪細胞および骨格筋において，LPL および HTGL の発現を増加させ，トリグリセリドから遊離脂肪酸への分解を促進させる．また，フィブラート系薬は，ApoA-Ⅰ および ApoA-Ⅱ の生成を増

加させるが，ApoC-Ⅲの産生を抑制する．ApoA-Ⅰは，HDL の主要な構成タンパク質であり，ApoC-Ⅱは，LPL の補酵素である．一方，ApoC-Ⅲは，LPL の活性化を抑制する因子である．そのため，フィブラート系薬は，LPL の活性も亢進させる．透析患者および重篤な肝障害の患者には禁忌である．

e ニコチン酸系薬（トコフェロールニコチン酸エステル tocopherol nicotinate, ニセリトロール niceritrol, ニコモール nicomol）

アドレナリンは，脂肪細胞の β_3 受容体に結合するとサイクリック AMP を増加させ，ホルモン感受性リパーゼを活性化させることでトリグリセリドを脂肪酸とグリセロールに分解する．脂肪細胞より遊離された脂肪酸は，肝臓に入りトリグリセリド合成の材料となる．ニコチン酸系薬は，脂肪細胞のニコチン酸受容体（GPR109A）に結合し，サイクリック AMP を減少させ，ホルモン感受性リパーゼ活性を低下させることにより，トリグリセリドの分解を抑制する．その結果，遊離脂肪酸の肝臓への流入が減少し，肝臓におけるトリグリセリド合成および VLDL 産生を減少させるため，血中 LDL が減少する．また，ニコチン酸系薬は，LPL 活性化作用をもち，VLDL および LDL などのリポタンパク質の異化作用を促進させる．また，動脈硬化惹起性リポタンパク質である Lp（a）低下作用と ApoA-Ⅰ の異化抑制による HDL 上昇作用が示されている．

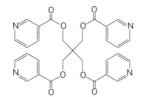
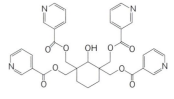

トコフェロールニコチン酸エステル　　ニセリトロール　　ニコモール

f プロブコール probucol

プロブコールは，肝臓においてコレステロールから胆汁酸への異化反応を促進させる薬物である．家族性高コレステロール血症（ホモ接合体）においても，一定のコレステロール低下作用を示すことから，LDL 受容体を介さない経路が考えられている．また，プロブコールは，抗酸化作用をもつため，LDL の酸化を抑制することで動脈硬化を抑制すること，コレステロールエステル転送タンパクによる HDL から LDL，VLDL への交換反応を促進し，HDL を減少させることが示唆されている．重篤な心室性不整脈および妊婦には禁忌である．

プロブコール

g 多価不飽和脂肪酸（イコサペント酸エチル ethyl icosapentate, オメガ-3 脂肪酸エチル）

これらの薬物は，肝臓における脂肪酸合成やトリグリセリド合成に関わる転写因子 SREBP-1c の活性を抑制し，血中トリグリセリドを減少させるので VLDL 合成が抑制される．また，転写因子 PPARα 活性化作用を有しており，LPL の発現を増加させ，VLDL の代謝を促進させる．空腹時は吸収が悪いため，食直後に服用する．

イコサペント酸エチル

14-3. 高尿酸血症・痛風 hyperuricemia・gout

　高尿酸血症とは，血清尿酸の濃度が 7.0 mg/dL を超えるものと定義されている．未治療のまま高尿酸血症の状態が続くと，尿酸塩沈着に伴う痛風関節炎および腎障害の発症が増加傾向を示す．また，血清尿酸値が上昇するにつれて，脂質異常症，高血圧，2 型糖尿病などのメタボリックシンドロームを発症しやすいことが知られている．したがって，これらの疾患を予防する観点から，高尿酸血症の治療は非常に重要であり，治療としては，生活習慣の改善に加えて，薬物療法が適切に行われる必要がある．薬物としては，体外へ尿酸排泄を促進させるか，あるいは尿酸産生を抑制するものに分類される．尿酸値が 7.0 mg/dL 以上で，痛風発作や痛風結節がある場合は，原則として薬物療法が適応となる．また，無症候高尿酸血症では，血清尿酸値が 9.0 mg/dL 以上，または，8.0 mg/dL 以上で腎障害，尿路結石などの合併症が見られる場合は薬物療法の適応となっている．

14-3-1. 血中尿酸濃度調節機構

　アデノシンやグアノシンといったプリン体の最終産物である尿酸（図 14-7）は，腎糸球体で約 100％ろ過され，近位尿細管において，再吸収・分泌されるため，糸球体ろ過されたおおよそ 10％が排泄される．尿酸排泄機構は，尿酸の尿細管再吸収および分泌に関わる尿酸トランスポーターが次々と発見されたことで，その全容が明らかになりつつある．urate transporter 1（URAT1）は，近位尿細管上皮細胞の管腔側膜に存在し，尿酸の再吸収に重要な役割をもっている．また，尿細管上皮細胞の血管側に存在するグルコーストランスポーター 9 glucose transporter 9（GLUT9）は，血中に尿酸を運ぶトランスポーターとして，ABCG2 トランスポーター（ATP-binding cassette subfamily G member 2 transporter）は，近位尿細管上皮細胞の管腔側膜に存在し，尿酸の尿細管分泌に関わるトランスポーターとして同定されている．

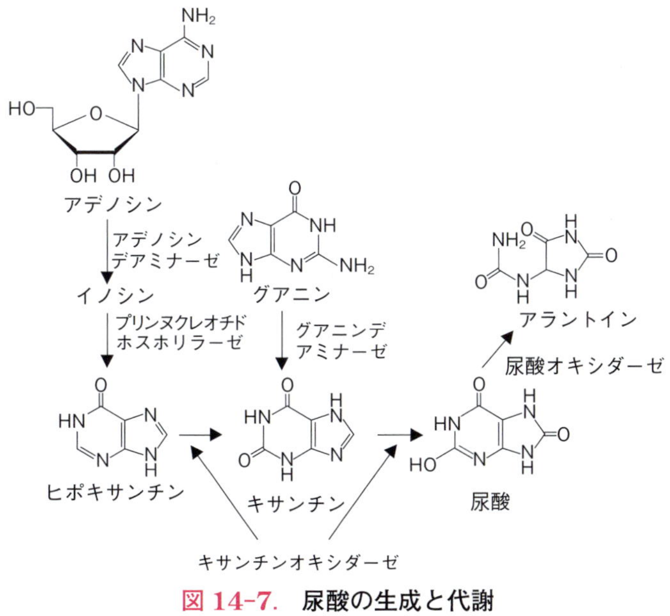

図 14-7. 尿酸の生成と代謝

14-3-2. 高尿酸血症・痛風治療薬

a 尿酸産生抑制薬（アロプリノール allopurinol，フェブキソスタット febuxostat，トピロキソスタット topiroxostat）

現在，尿酸産生抑制薬として，アロプリノール，フェブキソスタットおよびトピロキソスタットが用いられており，いずれもプリン代謝経路の最終段階に作用する**キサンチンオキシダーゼを阻害する**．この両者は，構造が大きく異なっており，アロプリノールはプリン骨格を有するのに対して，フェブキソスタットおよびトピロキソスタットはその骨格を有していない．アロプリノールの場合，代謝産物であるオキシプリノールもキサンチンオキシダーゼ阻害作用をもつため，血中半減期が長く，効果は持続する．しかし，オキシプリノールは尿中排泄するため，腎機能障害時は中毒性表皮壊死融解症や過敏性血管炎などの副作用に注意しなければならない．一方，フェブキソスタットおよびトピロキソスタットは，肝臓におけるグルクロン酸抱合を介して代謝されるため，軽度から中等度の腎障害時でも使用できる利点があり，ほとんど副作用がみられないのが特徴である．フェブキソスタットおよびトピロキソスタットは，骨髄抑制が過度に生じる恐れがあるため，メルカプトプリン・アザチオプリン投与中の患者には禁忌である．

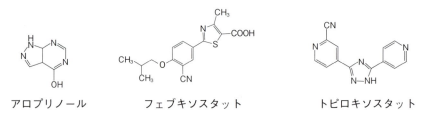

アロプリノール　　　フェブキソスタット　　　トピロキソスタット

b 尿酸排泄促進薬（プロベネシド probenecid，ベンズブロマロン benzbromarone，ブコローム bucolome）

プロベネシドおよびベンズブロマロンは，尿細管の管腔側に存在する尿酸トランスポーター（URAT1）の機能を阻害し，尿酸の再吸収を抑制することで，尿酸の排泄を促進させる．尿酸排泄促進薬を用いる際には，尿路結石を予防する目的で，水分補給により尿量を増加させること，クエン酸カリウム・クエン酸ナトリウムの尿アルカリ薬が用いることが望ましいとされる．プロベネシドは，尿酸以外にも多くの薬物の排泄を阻害することから，薬物相互作用に注意しなければならない．腎臓結石または高度の腎障害をもつ患者には禁忌である．

ベンズブロマロンは，尿酸排泄作用が最も強く，代謝物も活性をもつため，作用持続時間が長く1日1回の投与でよい．頻度としては低いが，劇症肝炎などの重篤な副作用を引き起こすことがあるため，投与開始後6か月は定期的な肝機能検査が義務づけられている．プロベネシド同様，腎臓結石または高度の腎障害をもつ患者には禁忌となっている．

ブコロームは，尿酸排泄促進作用をもつ非ステロイド性抗炎症薬（NSAID）であるが，URAT1への阻害作用は調べられていない．CYP2C9阻害作用をもつため，ワルファリンの血中濃度を増加させる恐れがあるため注意しなければならない．他のNSAIDと同様，消化性潰瘍をもつ患者には禁忌である．

プロベネシド ベンズブロマロン ブコローム

c 痛風発作治療薬（コルヒチン colchicine, NSAIDs, 副腎皮質ステロイド）

　痛風発作は，尿酸塩結晶の蓄積により誘発される急性関節炎である．関節腔内に侵入した尿酸塩結晶は，白血球の一種である好中球により異物と認識されて貪食される．尿酸塩結晶を貪食した好中球は，プロスタグランジン，TNF-α，interleukin (IL)-1β，活性酸素などの炎症物質を放出し，関節腔内に炎症を引き起こす．

　コルヒチンは，イヌサフラン Colchicum autumnale より得られるアルカロイドで，痛風発作の前兆期に頓服，あるいは予防的に連用して服用する．好中球が尿酸塩結晶を貪食するためには，ロイコトリエン B_4 や N-ホルミルメチオニルペプチドなどの走化性因子の助けを受け，尿酸塩結晶まで遊走しなければならない．コルヒチンは，微小管を構成するタンパク質であるチューブリンと結合し，好中球の遊走を決定づける微小管形成阻害作用をもっている．ただし，コルヒチンは，鎮痛および抗炎症作用は認められていない．

　非ステロイド性抗炎症薬（NSAIDs）は，痛風発作の極期に用いる．現在，痛風発作に適応のある NSAIDs は，インドメタシン，ナプロキセン，フェンブフェン，プラノプロフェンおよびオキサプロジンがある．NSAIDs で十分な効果が得られなかった場合は，副腎皮質ステロイドであるプレドニゾロンを経口投与する．また，膝・肘関節などに水腫を伴う関節炎の場合は，プレドニゾロンを注入する場合がある．

コルヒチン

d 尿酸分解酵素薬（ラスブリカーゼ rasburicase）

　抗癌剤治療による腫瘍細胞の破壊の結果，大量の核酸，カリウムなどが細胞内から血中に放出され，高尿酸血症や高カリウム血症が生じる．ラスブリカーゼは，このような癌化学療法に起因して発現する高尿酸血症に対して使用される遺伝子組換え型尿酸オキシダーゼである．ヒト以外のほとんどの哺乳類は，この尿酸オキシダーゼ（ウリカーゼ）をもち，尿酸を水溶性のアラントインに代謝するため，容易に尿中に排泄する．ラスブリカーゼは点滴静注される（図 14-7）．

14-4. 成長ホルモン関連薬

14-4-1. 成長ホルモン growth hormone（GH）

　成長ホルモン（GH）は，下垂体前葉のソマトトロフと呼ばれる細胞から分泌されるペプチドホルモンで，その分泌は視床下部から分泌される**成長ホルモン放出ホルモン** growth hormone-releasing hormone（GHRH）により促進的に，ソマトスタチンにより抑制的に調節されている．GH は，肝臓

や脂肪組織などの細胞膜に発現する GH 受容体に結合し，血糖の上昇および遊離脂肪酸の血中への放出を促進する直接作用（抗インスリン作用），および肝臓や軟骨細胞などにおける**ソマトメジン C**（別名：**インスリン様成長因子-1** insulin-like growth factor-1（IGF-1））の生合成・分泌を介した各種臓器の成長促進作用（間接作用）をもつ．GH 受容体は 1 回膜貫通型受容体で，GH 結合により二量体化して細胞内ドメインに結合している **JAK**（Janus kinase/Just another kinase）型チロシンキナーゼにより活性化され，転写因子 **STAT**（signal transducer and activator of transcription）を活性化することで標的因子の転写活性を高める．ソマトメジン C（IGF-1）は，**IGF-1 受容体やインスリン受容体**（いずれも 1 回膜貫通型チロシンキナーゼ内蔵型受容体）に結合し，**PI3 キナーゼ/Akt/mTOR**（mammalian target of rapamycin）系の活性化を介した転写調節を行う．

GH の分泌過剰あるいはソマトメジン C 分泌過剰状態は，骨端軟骨の消失以前であれば**下垂体性巨人症**を，骨端軟骨の消失以降（骨端閉鎖後）であれば**先端巨大症**を生じる．一方，小児期に GH 分泌が不足すると，骨の成長が阻害されて**下垂体性小人症**になる．先天性甲状腺機能低下症（クレチン病）が原因の甲状腺性小人症では知能・精神の発達が障害されるが，下垂体性小人症では知能・精神発達は障害されない．

14-4-2. 下垂体性巨人症，先端巨大症の治療薬

1）ソマトスタチンアナログ製剤

オクトレオチド octreotide および**ランレオチド** lanreotide は，14 個のアミノ酸からなるソマトスタチン構造を元に合成された環状構造をもつペプチド製剤で，下垂体性巨人症，先端巨大症に対して皮下注で使用され，血中の GH およびソマトメジン C を減少させる．また，オクトレオチドは消化管ホルモン産生腫瘍（VIP 産生腫瘍，カルチノイド腫瘍，ガストリン産生腫瘍）からのホルモン分泌抑制を目的として使用される．

オクトレオチド酢酸塩　　　　　　　　　　　ランレオチド酢酸塩

2）成長ホルモン受容体拮抗薬

GH 受容体拮抗薬の**ペグビソマント（遺伝子組換え）** pegvisomant（genetical recombination）は，ヒト GH の遺伝子組換え体のアミノ酸残基 9 か所にポリエチレングリコール（PEG）がアミド結合した修飾タンパク質である．GH 受容体に結合することで，GH による GH 受容体の二量体化を阻害してソマトメジン C の生合成・分泌を抑制する．先端巨大症に対して皮下注で使用される．

14-4-3. 下垂体性小人症の治療薬

1）ソマトロピン（遺伝子組換え）somatropin（genetical recombination）

ヒト GH の遺伝子組換え製剤であり，骨端線閉鎖を伴わない下垂体性小人症や，重症の成人成長ホルモン分泌不全症に対して皮下注で使用される．GH は抗インスリン様作用と細胞増殖作用を有するため，糖尿病患者と悪性腫瘍のある患者には禁忌である．

2) メカセルミン（遺伝子組換え）mecasermin (genetical recombination)

ヒトソマトメジンCの遺伝子組換え製剤であり，GH抵抗性のGH単独欠損症Type 1A，ラロン型小人症に対して皮下注で使用されるほか，インスリン受容体異常症や脂肪萎縮性糖尿病などにおける高血糖，高インスリン血症，黒色表皮腫，多毛に対しても使用される．ソマトメジンCは細胞増殖作用を有するため，悪性腫瘍のある患者には禁忌である．

14-5. 甲状腺ホルモン関連薬

14-5-1. 甲状腺ホルモン thyroid hormone [triiodothyronine (T_3), thyroxine (T_4)]

甲状腺ホルモンは，甲状腺の**ろ胞細胞**から分泌されるチロシン誘導体ホルモンで，**トリヨードチロニン** triiodothyronine (T_3) と**チロキシン** thyroxine (T_4) の2種類がある．量的にはT_4が多いが，活性はT_3の方が強い．甲状腺の**傍ろ胞細胞**からは**カルシトニン**が分泌される（図14-8）．

T_3, T_4の生合成・分泌は，視床下部の**甲状腺刺激ホルモン放出ホルモン** thyrotropin-releasing hormone (**TRH**) の刺激により下垂体前葉から分泌される**甲状腺刺激ホルモン** thyroid-stimulating hormone (**TSH**) が甲状腺の**TSH受容体**を刺激することで促進される．血中のT_3, T_4量の増加により負のフィードバック機構が働き，TRH，TSHの分泌がともに抑制され，その結果，血中のT_3, T_4は安定したレベルを維持することができる（図14-8）．T_3, T_4の生合成過程は，① 血中ヨードイオン（I^-）が甲状腺のろ胞細胞に取り込まれ，**甲状腺ペルオキシダーゼ**の作用で遊離ヨード（I_2）となる．② **チログロブリン**のチロシン残基にI_2が結合して**MIT**（monoiodotyrosine）と**DIT**（diiodotyrosine）となる．③ チログロブリン分子内でDITとDIT，あるいはDITとMITが縮合し，それぞれT_4およびT_3が生合成され，チログロブリンに結合した状態でコロイドとしてろ胞腔内に貯蔵される．④ チログロブリンがろ胞細胞に取り込まれるとT_3とT_4は遊離型になり血中へ分泌される（図14-8）．これら生合成の過程はいずれもTSHによって促進される．血中に分泌されたT_3, T_4

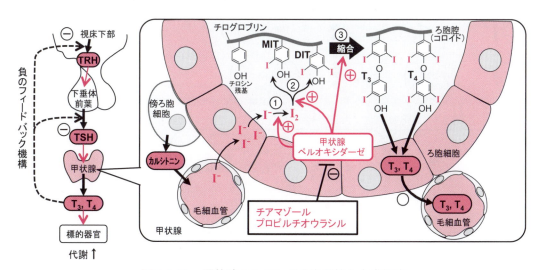

図14-8. 甲状腺ホルモンの分泌調節と合成経路
MIT：monoiodotyrosine，DIT：diiodotyrosine，T_3：triiodothyronine，T_4：thyroxine

はほとんどが**チロキシン結合グロブリン**と結合した状態で標的細胞に運ばれる．T_3 と T_4 は標的細胞の細胞膜を通過して細胞内に入り，核内受容体の**甲状腺ホルモン受容体**に結合して標的因子の転写活性を高める．T_4 は主に肝臓で脱ヨウ素化されて活性の高い T_3 になる．T_3 と T_4 の主な生理作用には，**基礎代謝の亢進**による**体温上昇**，グリコーゲン分解促進による**血糖上昇**，**タンパク異化作用亢進**，**血中コレステロール低下**，アドレナリンβ受容体発現増加による**心機能亢進**などがある．

14-5-2. 甲状腺機能亢進症の病態と治療薬

a 甲状腺機能亢進症（バセドウ病）

甲状腺機能亢進症の代表的な疾患である**バセドウ病** Basedow's disease（**Graves病**）は，甲状腺の TSH 受容体に対する自己抗体（**抗 TSH 受容体刺激抗体** anti-TSH receptor-stimulating antibody（**TSAb**））が持続的に TSH 受容体を刺激するため，甲状腺肥大と機能亢進（T_3, T_4 の生合成・分泌亢進）をきたす疾患である（図 14-9A, B）．20〜40代の女性に多く（男性：女性 = 1：4〜7），左右対称に甲状腺全体が肥大化する**びまん性甲状腺腫**，**頻脈**，**眼球突出**（**Merseburg の三徴**）（図 14-9C），手指振戦，体温上昇，体重減少，血糖上昇，血中コレステロール低下などの症状がみられる．バセドウ病では，高い血中 T_3, T_4 レベルにより強い負のフィードバックがかかるため，TRH，TSHレベルは低下する（図 14-9B）．バセドウ病以外の甲状腺機能亢進症として，**亜急性甲状腺炎**（甲状腺の炎症により障害された甲状腺ろ胞細胞から一時的に甲状腺ホルモン分泌が増加）や TSH 過剰分泌を伴う**下垂体腫瘍**，甲状腺ホルモンの過剰分泌をきたす甲状腺腫（**プランマー病**）などがある．

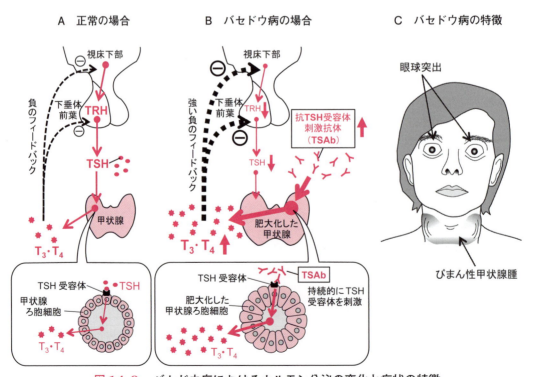

図 14-9. バセドウ病におけるホルモン分泌の変化と症状の特徴

TRH：thyrotropin-releasing hormone, TSH：thyroid-stimulating hormone, TSAb：anti-TSH receptor-stimulating antibody, T_3：triiodothyronine, T_4：thyroxine.

b　抗甲状腺薬

1）甲状腺ペルオキシダーゼ阻害薬

　チアマゾール thiamazole および**プロピルチオウラシル** propylthiouracil はいずれも甲状腺ペルオキシダーゼを阻害して T_3, T_4 の生合成を抑制する（図14-8）．甲状腺ホルモンの生合成が増加している甲状腺機能亢進症に使用されるが，亜急性甲状腺炎に対しては無効である．バセドウ病では TSAb の血清濃度を減少させる作用もある．重大な副作用として**無顆粒球症**，**白血球減少症**があるため，白血球数の減少傾向や，咽頭痛や高熱などの症状がみられた場合は，直ちに投与を中止して適切な治療を行う必要がある．チアマゾールは胎盤を通過しやすいため，妊婦には胎盤通過が少ないプロピルチオウラシルが使用されるが，乳汁中にわずかに移行するため産後の授乳は回避する．

2）放射性ヨウ化ナトリウム

　^{131}I を用いて甲状腺に集積させ，β線放射により甲状腺を破壊する．甲状腺破壊が強すぎた場合に，副作用として甲状腺機能低下症が起こるため，チアマゾールやプロピルチオウラシルに抵抗性を示す場合に用いる．妊婦，授乳中は禁忌である．

3）アドレナリンβ受容体遮断薬

　プロプラノロールは，甲状腺機能亢進症のβ受容体発現増加による心機能亢進（頻脈，動悸）および手指の振戦の改善に使用する．

14-5-3．甲状腺機能低下症の病態と治療

a　甲状腺機能低下症

　先天的に甲状腺ホルモンの分泌がない**クレチン病**，後天的な甲状腺機能低下症の**粘液水腫**および**慢性甲状腺炎（橋本病）**がある．甲状腺機能低下症として最も多い慢性甲状腺炎（橋本病）では，甲状腺に対する自己抗体（**抗チログロブリン抗体**，**抗甲状腺ペルオキシダーゼ抗体**など）による甲状腺破壊がみられ，症状は数十年をかけてゆっくりと進行する．クレチン病では，知能・精神発達の遅れを伴う成長不全がみられる．後天的甲状腺機能低下症は中年以降の女性に多く発症し，皮下組織へのグリコサミノグリカン沈着による粘液水腫（圧痕を残さない浮腫）や，基礎代謝低下による体温低下，皮膚乾燥，血中コレステロール上昇，徐脈，嗄声などの症状がみられる．

b　甲状腺機能低下症の治療薬

1）甲状腺ホルモン

　レボチロキシン levothyroxine（T_4 製剤）やリオチロニン liothyronine（T_3 製剤）がある．補充療法には，力価が安定し，半減期が長い T_4 製剤が用いられる．T_3 製剤は，粘液水腫による昏睡の場合のみに使用される．

レボチロキシンナトリウム水和物　リオチロニンナトリウム

2）乾燥甲状腺

チログロブリンはそのままでは生理活性を示さないが，服用すると体内で分解されてT_3，T_4を放出するため，チログロブリンを含む乾燥甲状腺も使用されるが，T_4/T_3含有比が3〜5と一定でないことから，現在はあまり使用されていない．

14-6. 副腎皮質ホルモン関連薬

14-6-1. 副腎皮質ホルモン adrenocortical hormone

副腎皮質はステロイドホルモンを産生・分泌する器官で，外側から**球状層**，**束状層**，**網状層**からなり，それぞれ**鉱質コルチコイド（主にアルドステロン）**，**糖質コルチコイド（主にコルチゾール）**，**副腎アンドロゲン（主にDHEA，dehydroepiandrosterone）**を分泌する（図14-10）．

これらステロイドホルモンはいずれもコレステロールからつくられるプレグネノロンを前駆体として生合成される（図14-11）．炭素数18〜21のものがあり，互いに類似した構造を有するが，ヒドロキシ基，カルボニル基，アルデヒド基などの違いによってその生理活性は大きく異なる（図14-10，図14-11）．糖質コルチコイドおよび副腎アンドロゲンの分泌は，視床下部から放出される**副腎皮質刺激ホルモン放出ホルモン** corticotropin-releasing hormone（**CRH**）が下垂体前葉を刺激することで分泌される**副腎皮質刺激ホルモン** adrenocorticotropic hormone（**ACTH**）により促進される．CRHおよびACTHの分泌は，血中糖質コルチコイド濃度上昇により負のフィードバックを受ける．また，CRH，ACTHおよび糖質コルチコイドの分泌量には日内変動がみられ，ヒトが目覚めて活動時間に入る前の早朝に高く，夕方から夜間にかけて減少する．ストレスによりホメオスタシスが破綻する

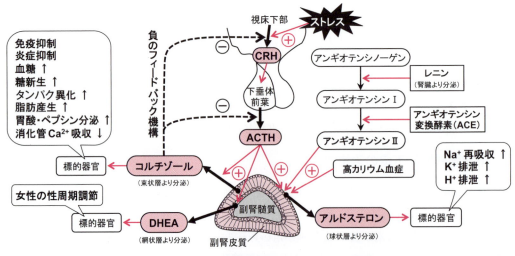

図14-10．副腎皮質ホルモンの分泌調節
DHEA：dehydroepiandrosterone

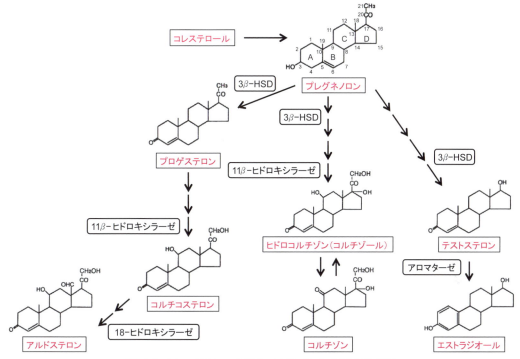

図 14-11. ステロイドホルモン生合成経路の概略
3β-HSD：3β-ヒドロキシステロイドデヒドロゲナーゼ

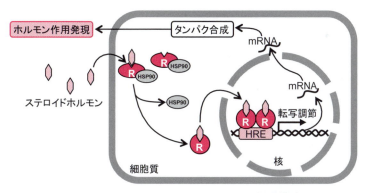

図 14-12. ステロイドホルモンの作用機序
R：ステロイドホルモン受容体，HSP：熱ショックタンパク質，HRE：ホルモン応答配列

と，視床下部から CRH 分泌が起こり，ACTH，糖質コルチコイド分泌が促進される．一方，球状層からのアルドステロン分泌は，ACTH の血中濃度にあまり影響されず，主にレニン-アンギオテンシン系により産生されるアンギオテンシンIIや高カリウム血症によって促進される（図 14-10）．

　分泌された副腎皮質ホルモンは血液中では結合タンパクと結合して標的細胞へ運ばれ，遊離型となって拡散により標的細胞内へ入る．核内受容体である**ステロイドホルモン受容体**は細胞質において**熱ショックタンパク質 90（HSP90）**などのシャペロンタンパク質群と複合体を形成しているが，ステロイドホルモンの結合により受容体は HSP90 から解離して核内へ移行する．ステロイド-受容体の複合体は 2 量体となって遺伝子上の**ホルモン応答配列** hormone response element（**HRE**）と結合し標的遺伝子の転写を調節することでホルモン作用を発現する（図 14-12）．

14-6-2. アルドステロン症の病態と治療

a　アルドステロン症

副腎皮質球状層から分泌される主な鉱質コルチコイドの**アルドステロン**は，腎臓の遠位尿細管および集合管に作用し，**Na^+再吸収**と尿中への**K^+，H^+の排泄**を促進する．**原発性アルドステロン症**は，副腎皮質の腫瘍によるアルドステロン過剰分泌が原因で発症し，Na^+と水の再吸収促進による**高血圧**や**浮腫**，K^+排泄促進による**低カリウム血症**，H^+排泄促進による**代謝性アルカローシス**，アルドステロンの糖質コルチコイド活性による**耐糖能異常**などの症状がみられる．アルドステロンの血中濃度が上昇するため負のフィードバックがかかり血中レニン量は減少する．一方，心不全や肝硬変などが原因でレニン分泌が増加した結果，アルドステロンの過剰分泌が起こる**続発性アルドステロン症**ではレニン，アルドステロンともに血中濃度は上昇する．

b　抗アルドステロン薬

1) スピロノラクトン spironolactone

アルドステロン受容体に対する競合的受容体拮抗薬で，経口で使用されるカリウム保持性利尿薬である．原発性アルドステロン症のほか，高血圧症，心性浮腫，腎性浮腫，肝性浮腫など様々な浮腫に対して適用される．

2) カンレノ酸カリウム potassium canrenoate

スピロノラクトンの活性代謝物カンレノンの誘導体で，スピロノラクトンの経口服用が困難な患者に対して静注で使用される．原発性アルドステロン症，心性浮腫，肝性浮腫に対して適用される．

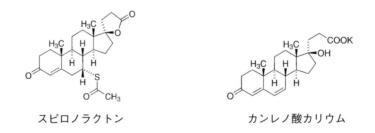

スピロノラクトン　　　　カンレノ酸カリウム

14-6-3. 糖質コルチコイド関連薬

a　糖質コルチコイド

1) 天然糖質コルチコイド

副腎皮質束状層から分泌される主な糖質コルチコイドとして**コルチゾール cortisol**（別名：**ヒドロコルチゾン hydrocortisone**）や**コルチゾン cortisone** がある．いずれも経口投与により消化管から速やかに吸収され，肝臓で代謝され，尿中に排泄される（血漿消失半減期 70〜90分，生物学的半減期 8〜12時間）．不活性型のコルチゾンは，生体内でコルチゾールに変換されて作用する．コルチゾールにはアルドステロンの 1/3000 程度の弱い鉱質コルチコイド作用があるため，大量のコルチゾールによって Na^+ と水の貯留による**高血圧**および**浮腫**，**低カリウム血症**などが生じる．

2) 合成糖質コルチコイド

天然の糖質コルチコイドがもつ鉱質コルチコイド活性を弱めて，糖質コルチコイド活性を強くし，さらに代謝を遅くした合成糖質コルチコイドが開発され，臨床に広く使用されている．

プレドニゾロン prednisolone，**メチルプレドニゾロン** methylprednisolone，**トリアムシノロン** triamcinolone は，中時間作用型（血漿消失半減期 150～200 分，生物学的半減期 12～36 時間）に属する合成糖質コルチコイドで，コルチゾールの 4～5 倍の糖質コルチコイド作用を有する．トリアムシノロンはほとんど鉱質コルチコイド作用をもたないが，プレドニゾロンとメチルプレドニゾロンには弱い鉱質コルチコイド作用があり副作用として無視できない．

デキサメタゾン dexamethasone と**ベタメタゾン** betamethasone は長時間作用型（血漿消失半減期 200～300 分，生物学的半減期 36～54 時間）に属し，糖質コルチコイド作用はコルチゾールの 25 倍と非常に強く，鉱質コルチコイド作用はほとんどない．

b　糖質コルチコイドの生理作用

糖質コルチコイドの生理作用として，① アミノ酸からの**糖新生促進**と**糖利用抑制（抗インスリン作用）**による**血糖上昇作用**，② 組織のタンパク質を分解して遊離アミノ酸を増加させる**タンパク異化作用**，③ **脂肪分解促進**および**脂肪産生促進**作用，④ ホスホリパーゼ A_2（PLA_2）抑制による**抗炎症**

作用，⑤**免疫抑制作用**，⑥アドレナリンや甲状腺ホルモン，成長ホルモンなどの作用を微量で増強する**許容作用**，などがあげられる．

c 糖質コルチコイドの臨床適応

副腎皮質機能不全症の補充療法および診断に使用されるが，大部分は抗炎症作用および免疫抑制作用を目的として副腎皮質以外の疾患に使用される．

d 糖質コルチコイドの副作用

糖質コルチコイドの長期間使用による副作用として，血糖上昇作用による**糖尿病**，タンパク異化作用による**筋萎縮**，骨のタンパク異化作用と消化管の Ca^{2+} 吸収抑制による**骨粗しょう症**，脂肪産生促進作用と異常脂肪沈着による**満月様顔貌**や**野牛肩**，免疫抑制作用による**易感染**がみられる．さらに，胃における胃酸およびペプシンの分泌促進作用による**消化性潰瘍の悪化**や，ACTH 分泌抑制作用による**副腎皮質萎縮**，白内障，緑内障，精神障害，動脈硬化，小児の成長抑制などがある．長期連用後，投与を突然中止すると発熱・脱力感・関節痛・ショック症状などの**ステロイド離脱症候群**が現れる．

14-6-4. クッシング症候群の病態と治療

a クッシング症候群

副腎皮質束状層からコルチゾールが慢性的に過剰分泌される疾患で，中年の女性に多くみられる（男女比 1：3.5）．クッシング症候群のうち，下垂体前葉の腫瘍により ACTH 分泌が促進されている病態を**クッシング病**といい，副腎皮質の過形成や副腎皮質束状層の腺腫あるいは癌によりコルチゾール分泌が亢進している病態を**狭義のクッシング症候群**という．狭義のクッシング症候群には，**異所性**

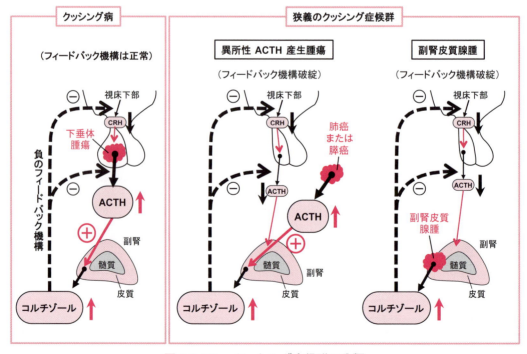

図 14-13．クッシング症候群の分類

ACTH 産生腫瘍（肺癌，膵癌など）から分泌される ACTH 様物質が副腎皮質を刺激してコルチゾール分泌を促進している病態も含まれる（図 14-13）．クッシング症候群では，糖質コルチコイド作用による**糖尿病**，**満月様顔貌**，**中心性肥満**，**野牛肩**，**骨粗しょう症**，**筋萎縮**，**成長抑制**，下腹部の**赤色皮膚線条**（腹壁への急激な脂肪沈着により皮下組織が断裂するため）がみられる．また，コルチゾールの弱い鉱質コルチコイド作用による**高血圧**，**浮腫**，**低カリウム血症**（筋力低下を誘起），**代謝性アルカローシス**（テタニーを誘起），さらに，副腎アンドロゲン分泌増加による**多毛**，**無月経**，**不妊症**などがみられる．クッシング病と狭義のクッシング症候群を識別するために，**メチラポン（ステロイド合成阻害薬）投与試験**と**高用量デキサメタゾン（合成糖質コルチコイド）抑制試験**が行われる．クッシング病では視床下部-下垂体前葉-副腎皮質系のフィードバック機構が機能しているため，メチラポン投与試験により ACTH 分泌は増加し，高用量デキサメタゾン抑制試験により ACTH 分泌は抑制される（図 14-13）．一方，狭義のクッシング症候群ではフィードバック機構が破綻しているため，いずれの診断試験に対しても血中 ACTH 量は変化しない．副腎皮質の過形成や腺腫が原因のクッシング症候群では，過剰分泌されたコルチゾールにより下垂体前葉が慢性的に強く抑制された状態にあるため，血中 ACTH 量は低値を示す．一方，クッシング病と異所性 ACTH 産生腫瘍の場合は，血中 ACTH 量は高値を示す．

b 副腎皮質ホルモン合成阻害薬

1）メチラポン metyrapone

11β-ヒドロキシラーゼを阻害しコルチゾール産生を抑制する．メチラポン投与により血中 ACTH 量が上昇した場合はクッシング病，変化がなかった場合はその他のクッシング症候群と診断する．

2）ミトタン mitotane

手術不能例や再発例における第一選択薬で，副腎皮質に対して選択的な細胞毒性を示し，副腎皮質を萎縮させる．また，ステロイド合成阻害作用によりコルチゾール分泌を抑制する．

3）トリロスタン trilostane

アルドステロンとコルチゾールの生合成に関与する 3β-ヒドロキシステロイドデヒドロゲナーゼを特異的かつ競合的に阻害し，アルドステロンおよびコルチゾール過剰分泌による諸症状を改善する．

14-6-5. アジソン病の病態と治療

a アジソン病

特発性副腎萎縮（抗副腎皮質抗体による自己免疫疾患）や副腎結核，副腎への癌転移などの副腎病変により副腎皮質ホルモンの分泌が低下して発症する．糖質コルチコイド低下による**体重減少**，疲

労，**低血糖**，鉱質コルチコイド低下による**低血圧**，**低ナトリウム血症**，**高カリウム血症**などの症状がみられ，女性では，アンドロゲン欠乏により**無月経**，**脱毛**が起こる．血中コルチゾールの低下によりフィードバック機構が働き，下垂体前葉からのACTH分泌が亢進することで，**色素沈着**が起こる．血中のコルチゾールおよびアルドステロンは低値を示し，血中ACTHは高値を示す．

b　副腎皮質機能低下症の治療薬

糖質，鉱質コルチコイド両方の作用をもつ**コルチゾール（ヒドロコルチゾン）**が使用される．色素沈着が強い場合は，ACTH分泌抑制作用の強い**デキサメタゾン**が使用される．

15 感覚器・皮膚に作用する薬物

15-1. 眼球の構造と機能調節機構

眼球は，外膜（角膜・強膜），中膜（ぶどう膜＝虹彩・毛様体・脈絡膜），内膜（網膜）で構成される袋状の構造をなし，内腔は**眼房水（房水）** aquaous humor および硝子体液で満たされている（図15-1）．外界からの光は，角膜 cornea・**水晶体** lens および硝子体 vitreous を通過して**網膜** retina 上に結像し，網膜内に存在する2種類の視細胞（杆体細胞および錐体細胞）によって電気信号に変換された後，双極細胞および神経節細胞に伝えられる．このようにして得られた視覚情報は，**視神経** optic nerve を経て脳に至り，視覚中枢で処理される．

眼球の機能は，自律神経系による調節を受けている．眼球内に入る光の量を調節するために虹彩 iris が絞りの役目を果たしているが，この瞳孔調節は虹彩の**瞳孔散大筋**（放射状筋）および**瞳孔括約筋**（輪状筋）の2種類の平滑筋によって調節されている（図15-2）．瞳孔散大筋および瞳孔括約筋は，それぞれ交感神経（アドレナリン α_1 受容体）および副交感神経（アセチルコリン M_3 受容体）によってのみ調節を受けている（第3章1節参照）．

一方，焦点の調整と**眼圧（眼内圧）** ocular tension の維持は，毛様体に投射している交感神経（アドレナリン β_2 受容体）および副交感神経（アセチルコリン M_3 受容体）の拮抗的二重支配によって調節されている．**毛様体筋** ciliary muscle の収縮・弛緩による水晶体の肥厚化・扁平化が近接視・遠方視をもたらすことで焦点調整が行われる．

水晶体に栄養を供給し眼圧を維持するために，毛様体上皮細胞から眼房水が産生分泌される．この産生にはⅡ型炭酸脱水酵素も関与している．ほとんどの眼房水は**シュレム管** Schlemm canal を介し

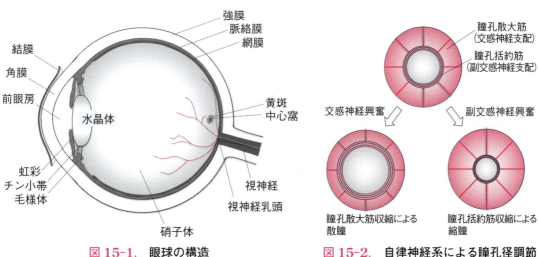

図15-1．眼球の構造

図15-2．自律神経系による瞳孔径調節

て排出され（約90％），一部はぶどう膜強膜流出路によって排出される（約10％）．眼圧は，眼房水によって通常10〜21 mmHgの範囲に保たれている（平均眼圧は14〜16 mmHg）．毛様体筋の収縮・弛緩によって線維柱帯の拡張・縮小が起こり，これによってシュレム管を介した眼房水の排出が促進・抑制され，結果として眼圧は低下・上昇する（図15-3）．

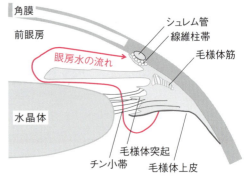

図15-3．前眼部の構造と眼房水の流路

15-2. 緑内障の病態と治療薬

15-2-1. 緑内障の病態

緑内障 glaucomaは，「視神経と視野に特徴的変化を有し，通常，眼圧を十分に下降させることにより視神経障害を改善もしくは抑制しうる眼の機能的構造的異常を特徴とする疾患」（緑内障診療ガイドライン第2版，日本眼科学会）と定義されている．わが国における失明原因の第1位を占める疾患である．視神経乳頭の陥凹や視野の狭窄，視力の低下等が現れ，やがて失明に至る．急激に眼圧が上昇した場合は，眼痛のほか，頭痛や吐き気を伴うこともある．高眼圧のみを呈する場合は高眼圧症という．

従来，緑内障は高眼圧によって視神経が圧迫されて萎縮し，視覚異常を生じる疾患と捉えられてきた．しかし，眼圧が正常範囲にあっても視覚障害を呈する正常眼圧緑内障がかなりの割合で存在することから，視神経の脆弱性における個人差や，視神経乳頭部の循環障害などの眼圧以外の因子も関与していると考えられるようになった．

15-2-2. 緑内障治療薬

緑内障そのものを治療するのではなく，眼圧の低下作用により症状の改善や病態の進行防止を企図した薬物が用いられている．眼圧低下の治療戦略として，① ぶどう膜強膜経由の眼房水流出促進（プロスタグランジン関連薬・アドレナリンα_1受容体遮断薬），② 眼房水産生の抑制（アドレナリンβ受容体遮断薬・アドレナリンα_2受容体刺激薬・炭酸脱水酵素阻害薬），③ シュレム管経由の眼房水流出促進（ムスカリン受容体刺激薬），④ 硝子体容積の減少（高張浸透圧薬）などがある．単剤のみでは目標とする眼圧レベルを長期にわたって維持できないことが多いため，作用機序の異なる二剤あるいは三剤の併用投与が行われる．

a プロスタグランジン関連薬

プロスタグランジン関連薬は，縮瞳・散瞳を伴わずに眼圧を強力に低下できるため，アドレナリンβ受容体遮断薬に取って代わり第一選択薬として用いられるようになった（図15-4）．**イソプロピルウノプロストン** isopropyl unoprostoneは，プロスタグランジン$F_{2\alpha}$（$PGF_{2\alpha}$）の代謝物誘導体であり，シュレム管を経由する隅角流出路（主経路）およびぶどう膜強膜流出路（副経路）の流路抵抗を減少

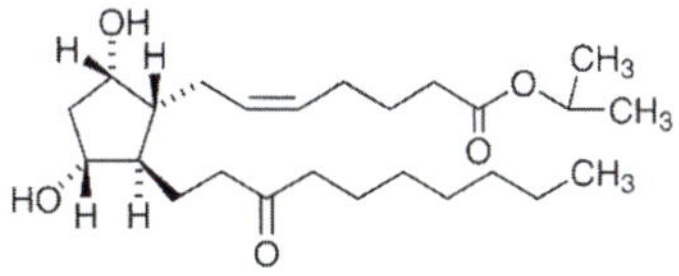

イソプロピルウノプロストン 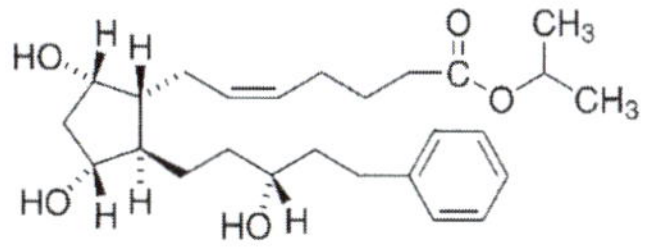　　ラタノプロスト

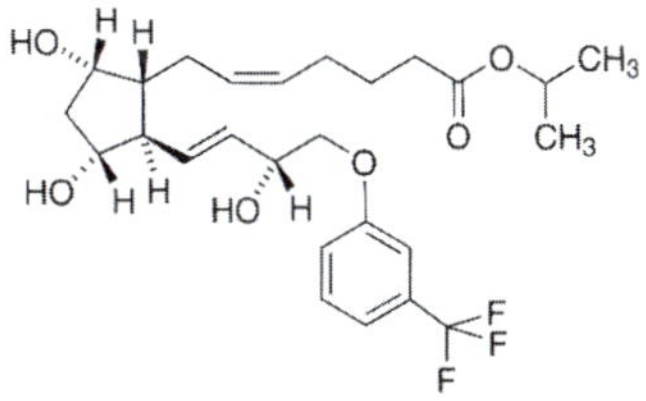

トラボプロスト 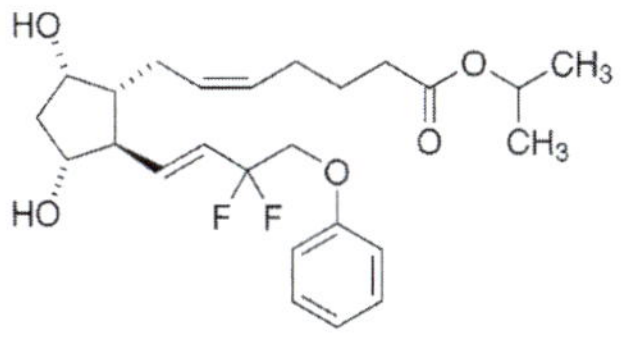　　タフルプロスト 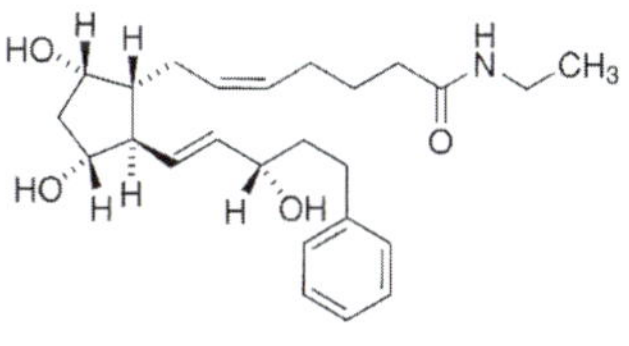　　ビマトプロスト

図 15-4. 緑内障治療薬（プロスタグランジン関連薬）

させることにより眼房水排出を促進すると考えられている．副作用として虹彩への色素沈着，結膜充血，眼刺激症状などがある．$PGF_{2\alpha}$ 誘導体の**ラタノプロスト** latanoprost は，エステラーゼによる加水分解によって生じる活性代謝物がプロスタグランジン FP 受容体を刺激し，ぶどう膜強膜流出路を介して眼房水流出を促進する．ラタノプロスト類似の薬物として他に**トラボプロスト** travoprost，**タフルプロスト** tafluprost がある．また，**ビマトプロスト** bimatoprost は，プロスタマイド受容体（FP 受容体と FP 受容体スプライスバリアントの複合体）に作用し，ぶどう膜強膜流出路による眼房水流出を促進する．

b　アドレナリン α_1 受容体遮断薬

ブナゾシン bunazosin（第 3 章 2 節参照）は，眼血管平滑筋の α_1 受容体を遮断して血管拡張を引き起こし，眼房水のぶどう膜強膜流出路からの排出を促進させ，眼圧を低下させる．β 受容体遮断作用がないので，心疾患や気管支喘息患者にも使用できる．他の治療薬が使えない場合や効果不十分の場合に用いる．副作用として結膜充血がある．

c　アドレナリン β 受容体遮断薬

眼房水を産生する毛様体上皮細胞には，アドレナリン β_2 受容体と α_2 受容体が発現しており，β_2 受

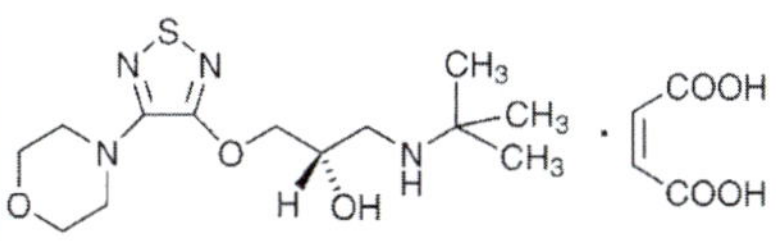

チモロールマレイン酸塩 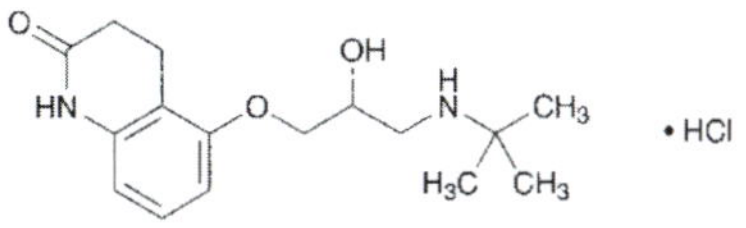　　カルテオロール塩酸塩 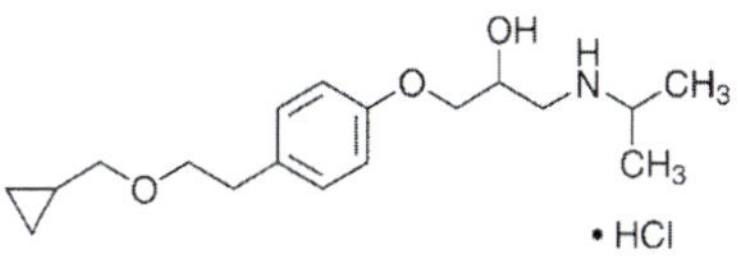　　ベタキソロール塩酸塩

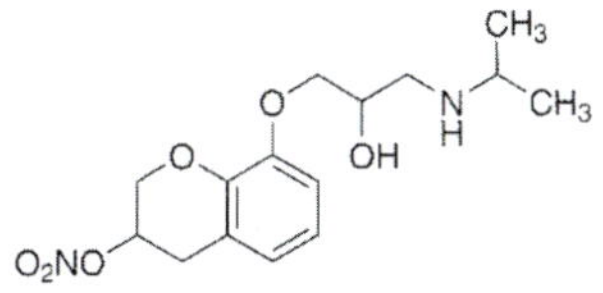

ニプラジロール 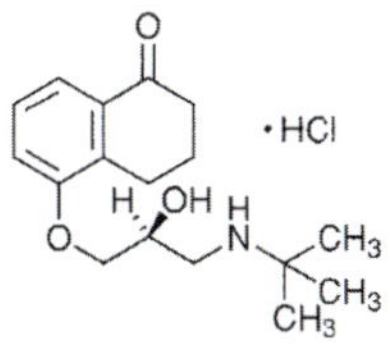　　レボブノロール塩酸塩

図 15-5. 緑内障治療薬（アドレナリン β 受容体遮断薬）

容体の活性化により眼房水の産生が増加する．このため，β受容体遮断薬が用いられる（図 15-5）．第一世代の**チモロール** timolol，第三世代の**カルテオロール** carteolol，**ベタキソロール** betaxolol，**ニプラジロール** nipradilol などの点眼薬がある．受容体遮断作用と α_1 受容体遮断作用を併せもつ**レボブノロール** levobunolol も用いられる．ニプラジロールは，β 受容体遮断作用，α_1 受容体遮断作用に加え，一酸化窒素（NO）の放出を介する血管拡張作用も有する．

d　アドレナリン $\alpha\beta$ 受容体刺激薬

α_1 受容体刺激により毛様体血管が収縮し，結果として眼房水の産生抑制を引き起こす．また，β_2 受容体刺激によるぶどう膜の血管拡張およびプロスタグランジン産生増加によりぶどう膜強膜流出路からの眼房水の排出が促進される．さらに，毛様体上皮細胞の α_2 受容体刺激により眼房水産生が抑制される．これらの作用により，眼圧が低下する．アドレナリンのプロドラッグで眼移行性が良く，低濃度で作用する**ジピベフリン** dipivefrin の点眼薬があり，開放隅角緑内障や高眼圧症に適用される（図 15-6）．しかし，隅角や前眼房が浅いなどの眼圧上昇の素因のある患者に用いると，急性閉塞隅角緑内障を起こす可能性があるので十分注意をする必要がある．

e　アドレナリン α_2 受容体刺激薬

毛様体上皮細胞の α_2 受容体が刺激されると眼房水産生が抑制されるため，結果として眼圧は低下する．**アプラクロニジン** apraclonidine が，レーザー照射による切開手術後に起こる一過性眼圧上昇の防止に適用される．**ブリモニジン** brimonidine は，他薬の効果不十分または使用できない場合の緑内障・高眼圧症に適用される（図 15-6）．

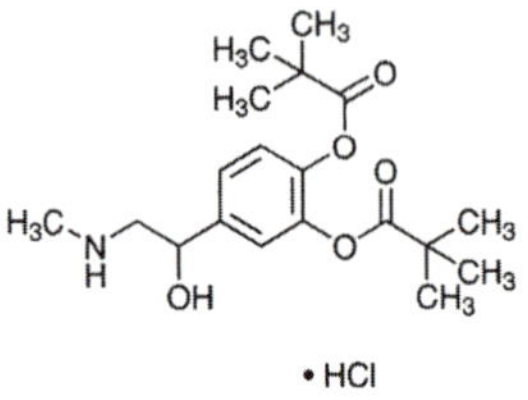

ジピベフリン塩酸塩 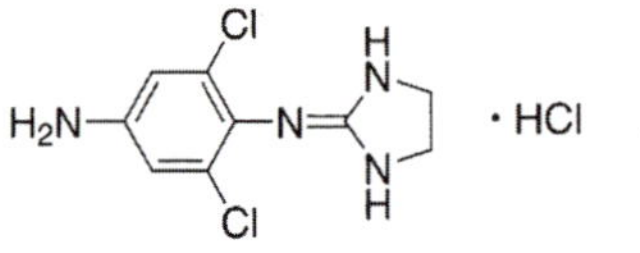　　　アプラクロニジン塩酸塩 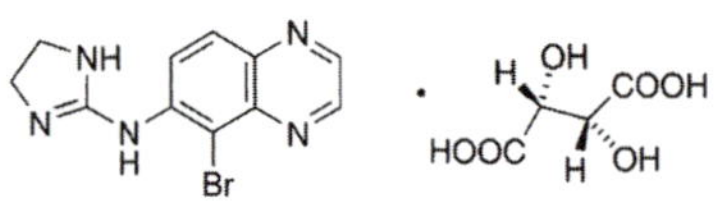　　　ブリモニジン酒石酸塩

図 15-6.　緑内障治療薬（アドレナリン受容体作動薬）

f　炭酸脱水酵素阻害薬

毛様体上皮細胞に存在する炭酸脱水酵素は，眼房水の産生に関与しており，この酵素の阻害によって眼房水の産生は抑制され眼圧は低下する．眼科用内服薬として**アセタゾラミド** acetazolamide が用いられているが，全身性副作用が出やすい．点眼薬としては，II 型炭酸脱水酵素を選択的に阻害す

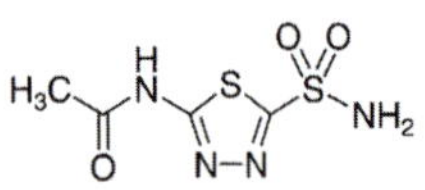

アセタゾラミド 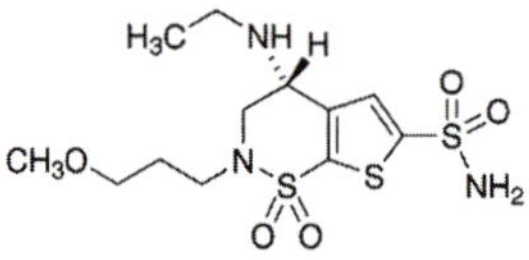　　　ブリンゾラミド 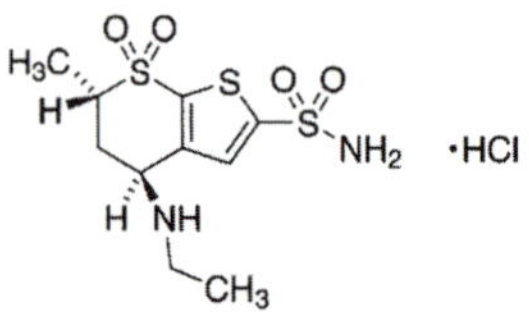　　　ドルゾラミド塩酸塩

図 15-7.　緑内障治療薬（炭酸脱水酵素阻害薬）

るドルゾラミド dorzolamide およびブリンゾラミド brinzolamide がある（図 15-7）．これらの点眼薬は，全身性副作用がほとんどなく，また正常眼圧緑内障にも有効とされる．

g　コリン作動薬

ムスカリン受容体作動薬の**ピロカルピン** pilocarpine は，瞳孔括約筋の M_3 受容体を刺激することにより縮瞳を起こす．この時，虹彩が伸長するため，虹彩根部は薄くなり，隅角が広がる．また，毛様体筋の M_3 受容体を刺激するため，シュレム管は拡張し，眼房水の排出は促進する．これらの結果，眼圧は低下する．アセチルコリンエステラーゼ阻害薬の**ジスチグミン** distigmine も，同様にシュレム管を介する眼房水の排出を促進する．これらの薬物は緑内障全般に使用できるが，特に閉塞隅角緑内障に有効である（図 15-8）．β 受容体遮断薬，プロスタグランジン関連薬が登場するまでの中心的治療薬であった．副作用として，近視化や縮瞳による暗黒感，眼痛などがある．

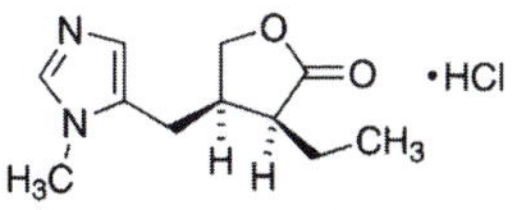

図 15-8.　緑内障治療薬（コリン作動薬）

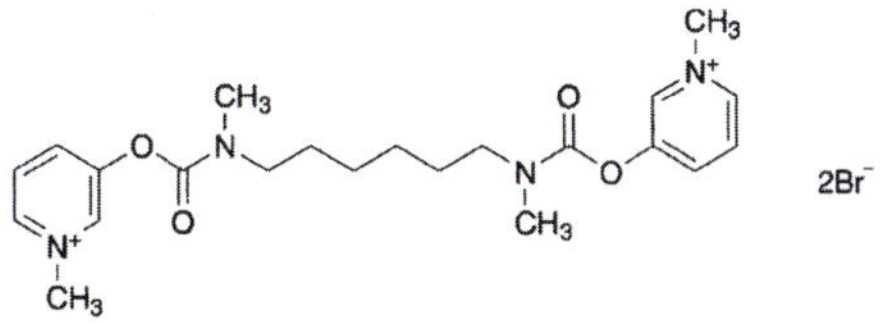

h　血漿浸透圧上昇薬（浸透圧利尿薬）

血液の浸透圧を高めて組織から水分を引き込むため，結果として硝子体が小さくなり眼圧が低下する．閉塞性隅角緑内障の急性発作などに適用する．**D-マンニトール** D-mannitol および**濃グリセリン** glycerin の点滴静注，**イソソルビド** isosorbide の経口内服薬などがある．

i　Rho キナーゼ阻害薬

近年新たに，Rho キナーゼ阻害薬である**リパスジル** ripasudil が，他薬で効果不十分な緑内障・高眼圧症に対する併用薬として認可された．Rho キナーゼは，平滑筋などの細胞の収縮・弛緩反応を調節する酵素であり，毛様体筋や線維柱帯にも発現している．Rho キナーゼを阻害すると，線維柱帯-シュレム管を介した主経路からの眼房水の排出が促進され，眼圧が低下する．

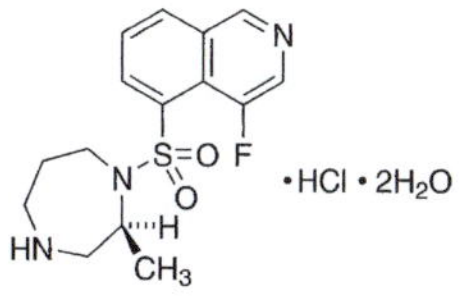

リパスジル塩酸塩水和物

15-3.　縮瞳薬・散瞳薬

散瞳は，瞳孔散大筋の収縮，あるいは瞳孔括約筋の弛緩によって生じる（図 15-2）．眼底検査や屈折能検査を行う際，あるいは白内障手術を容易にする目的で散瞳薬が用いられる．また，虹彩毛様体炎に対して，虹彩と水晶体とが癒着するのを防止するために使用される．

フェニレフリン phenylephrine は，アドレナリン α_1 受容体に選択的な作動薬であり（第 3 章 2 節参照），瞳孔散大筋を収縮させることによって散瞳を起こす．毛様体筋には作用しないので，水晶体

径には影響せず，遠近調節麻痺を起こさない．しかし，散瞳により虹彩根部が肥厚する結果として隅角が狭められるため，眼圧上昇の素因のある患者では閉塞隅角緑内障の発作を起こすおそれがある．

抗コリン薬の**シクロペントラート** cyclopentolate，**アトロピン** atropine（第3章3節参照），**トロピカミド** tropicamide は，瞳孔括約筋のムスカリン受容体（M_3受容体）を遮断することによって，瞳孔括約筋を弛緩させ，散瞳を起こす．これらの薬物は，毛様体筋のM_3受容体も遮断するため，毛様体筋の弛緩によってシュレム管経路による眼房水の排出を抑制し，眼圧を上昇させる．眼圧上昇の素因のある患者には禁忌である．また毛様体筋の弛緩は水晶体の扁平化を起こすことで遠視状態をもたらすので，近くの物が見えにくくなる（遠視性調節麻痺）．

シクロペントラート塩酸塩　　　　トロピカミド

縮瞳は，瞳孔散大筋の弛緩，あるいは瞳孔括約筋の収縮によって生じる．診断・治療を目的とした縮瞳薬として，瞳孔括約筋を収縮させる副交感神経作用薬が用いられている．すなわち，ムスカリン受容体作動薬の**ピロカルピン**，およびアセチルコリンエステラーゼ阻害薬の**ジスチグミン**である（図15-8）．コリン作動薬はシュレム管経路を介する眼房水排出の促進により眼圧低下作用があるため，緑内障治療にも適用される（第15章2節参照）．また，散瞳に用いられる抗コリン薬とは逆に，近視状態をもたらすことで遠くのものが見えにくくなる（近視性調節麻痺）．ジスチグミンは，調節性内斜視への適応がある．

15-4. 白内障の病態と治療薬

15-4-1. 白内障の病態

白内障 cataract とは，前眼部において集光の役割を果たす**水晶体** lens が混濁し，視力障害をきたす病態をいう．加齢に伴って発症する加齢白内障が最も多いが，種々の全身性疾患に合併して発症する場合や，他の眼疾患に併発する場合，副腎皮質ステロイドなどの副作用により生じる場合もある．

水晶体の混濁は，水晶体の主要構成成分タンパク質である**クリスタリン** crystallin が異常な会合を起こし，透明性を失うことによって生じる．クリスタリンの異常会合は，構成アミノ酸残基の一部がL型からD型に変化することが引き金になるとされている．このような水晶体タンパク質の変性を誘導する因子として，紫外線や活性酸素種の関与が考えられている．また，トリプトファンなどの芳香環を有するアミノ酸の酸化によって生じたキノイド物質が水晶体タンパク質の変性に関与するとの**キノイド仮説** quinoid hypothesis も，病態形成機序を説明する有力な仮説として知られている．

白内障が重度に進行して視力障害が著しい場合は，水晶体を除去して人工レンズを装填する外科的治療法が採られる．病態が軽度〜中等度の場合は，病態の進行を遅らせる目的で，薬物療法が行われる．水晶体の混濁は不可逆的であり，混濁した水晶体を薬物療法によって元に戻すことはできない．

15-4-2. 白内障治療薬

a　ピレノキシン pyrenoxine

水晶体混濁の誘発因子と考えられているキノイド物質が水晶体タンパク質に結合するのを競合的に阻害する．また，自身がフリーラジカル消去作用，抗酸化作用を有している．これらの作用により，水晶体混濁の進行を妨げる．

b　グルタチオン glutathione

生体内の主要な抗酸化物質として知られるグルタチオンは，水晶体にも高濃度に含まれているが，白内障患者の水晶体ではグルタチオン濃度が低下しており，フリーラジカル・活性酸素種に対する防御能が低下していることが報告されている．そこでグルタチオンを点眼薬として補充することにより，酸化的ストレスから水晶体を保護する．

c　チオプロニン tiopronin

チオール基を有するグリシン誘導体で，水晶体タンパク質の酸化的変性および会合を阻止する．

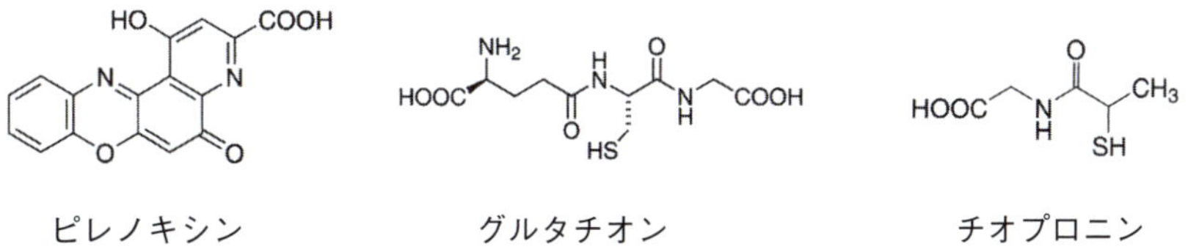

図15-9. 白内障治療薬

d　唾液腺ホルモン

水晶体タンパク質の変性が生じる際に，水晶体内の Ca^{2+} 濃度の上昇が関与すると考えられている．唾液腺ホルモンは，血清 Ca^{2+} 濃度の調節作用により，水晶体の混濁を妨げるとされる．

15-5. 加齢黄斑変性症の病態と治療薬

15-5-1. 加齢黄斑変性症の病態

加齢黄斑変性症 age-dependent macular degeneration は，50歳以上で発症し，中心窩を中心に半径3 mm の範囲に認める加齢に基づく黄斑の異常である．病型は萎縮型と滲出型に分けられる．萎縮型は比較的欧米人に多い型で，病態は緩徐に進行するため視力の急速な低下は生じない．一方，滲出型は比較的日本人に多い病型で，発症後数か月から2年程度で視野中心の視力が急速に低下する．脈絡膜由来の異常な新生血管が，**網膜色素上皮** retinal pigment epithelium の下，あるいは網膜と網膜色素上皮の間に侵入し，異常血管からの出血・血漿成分の漏出が網膜障害を引き起こす（図 15-10）．

現在臨床適用されている加齢黄斑変性症治療薬はいずれも，滲出型にみられる異常血管の新生を抑

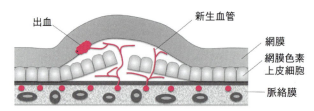

図 15-10. 滲出型加齢黄斑変性症の病態

制する薬物である．

15-5-2. 加齢黄斑変性症治療薬

a　ベルテポルフィン verteporphin

薬物単独で作用するものではなく，光線力学療法を実施する際に適用される．ベルテポルフィンはポルフィリン環構造を有する部分異性体の混合物であり，690 nm 付近の波長の光によって活性化されて，フリーラジカルや一重項酸素を生成する．本薬物を静脈内に投与し，脈絡膜新生血管にレーザー光を照射すると，照射部位の血管内皮細胞が傷害されて血管が閉塞するため，異常新生血管が退縮する．

ベルテポルフィン

b　ペガプタニブ pegaptanib

特異的に標的物質に結合する能力をもつ合成 DNA/RNA 分子を**アプタマー** aptamer と呼ぶ．ペガプタニブは，医薬品として認可された最初のアプタマー誘導体であり，修飾された核酸塩基よりなる RNA オリゴヌクレオチドをベースとし，さらに 40 kDa のポリエチレングリコール polyethylene glycol (PEG) による修飾を施すなどして体内での分解を抑制した構造をもつ．本薬は，血管新生に密接に関わることが知られる血管内皮細胞成長因子 vascular endothelial growth factor (VEGF) のアイソフォームの一つである $VEGF-A_{165}$ に結合してその生物活性発現を阻止し，異常血管の新生を妨げる（図 15-11）．硝子体内投与で適用される．

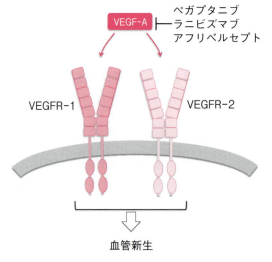

図 15-11. 加齢黄斑変性症治療薬の作用機序

c　ラニビズマブ ranibizumab

VEGFに対するヒト化モノクローナル抗体のFab断片であり，ペガプタニブと同様に，VEGFの血管新生促進作用を妨げる．滲出型加齢黄斑変性症，網膜静脈閉塞症に伴う黄斑浮腫に硝子体内投与で適用される．

d　アフリベルセプト afrivercept

VEGF受容体（VEGFR-1およびVEGFR-2）の細胞外ドメインとヒトIgG1のFcドメインの融合タンパク質である．VEGFを捕捉することにより，その生物活性発現を阻止し，異常新生血管の成長を妨げる．適用法・適応症はラニビズマブと同様である．

15-6. めまいの病態と治療薬（鎮暈薬）

15-6-1. めまいの病態

めまい（眩暈）は，空間認識の異常により浮動する感覚や回転する感覚が生じた状態であり，なんらかの原因によって平衡感覚の処理機構に異常が生じるとめまいが発症する．平衡感覚は，**内耳** inner ear を構成する**前庭迷路** vestibular labyrinth（耳石器および三半規管）によって受容され，延髄上部に位置する**前庭神経核** vestibular nucleus に伝えられる（図15-12）．前庭迷路から**前庭神経** vestibular nerve を経て前庭神経核に達する経路が末梢前庭系であり，この経路の障害により生じるめまいを末梢性めまいと呼ぶ．末梢性めまいに分類されるものに，**メニエール病** Ménière disease や良性発作性頭位眩暈症に伴うめまいがある．

一方，前庭神経核に伝えられた平衡感覚の情報はさらに小脳や眼運動系，脊髄運動系，視床-大脳皮質系など，中枢神経系のさまざまな領域に伝えられるが，これらの経路を総称して**中枢前庭系**と呼ぶ．中枢性めまいは，前庭神経核から小脳までの伝達経路に障害があるものを指し，脳血管障害に伴うめまいはこれに該当する．この他，前庭神経核を介さず，酸素欠乏，低血糖，うつ病などに伴って生じる非前庭性めまいがある．

メニエール病は，繰り返す回転性めまい発作，変動性難聴および耳鳴を三大主徴とする疾患である．内耳における内リンパの過剰な蓄積（内リンパ水腫）が膜迷路の破綻をきたし，K$^+$濃度の高い

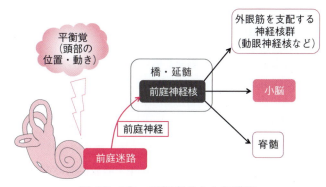

図 15-12. 平衡覚の主な伝導路

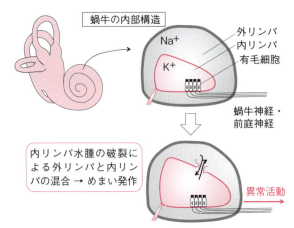

図 15-13. メニエール病におけるめまい発作の機序

内リンパが外リンパと混合することで蝸牛感覚上皮の**有毛細胞** hair cell の興奮性に異常をきたすことがめまい発作の本態と考えられている（図 15-13）.

動揺病 motion sickness は，いわゆる乗り物酔いに相当する病態で，前庭迷路への加速度刺激の反復によって自律神経系機能が障害をきたすことによって発症する.

15-6-2. めまい治療薬

めまいの発症機序に応じて，内耳迷路の機能亢進に対する抑制作用，内耳の微小循環改善作用，内リンパ水腫の除去作用を有する薬物などが適用される.

a 抗ヒスタミン薬 anti-histaminergics（ヒスタミン H_1 受容体遮断薬）

迷路機能の亢進を抑制してめまい症状を軽快させる．ジフェンヒドラミン diphenhydramine（抗ヒスタミン薬）・ジプロフィリン diprophylline（キサンチン誘導体）配合剤，およびジメンヒドリナート dimenhydrinate（ジフェンヒドラミンの 8-クロルテオフィリン塩）があり，動揺病やメニエール症候群に伴う悪心・嘔吐・めまいに適用される．また，動揺病に適応のある抗ヒスタミン薬として他にプロメタジン prometazine がある.

b ベタヒスチン betahistine

ヒスタミン H_1 受容体に対する部分作動薬活性を有する．内耳の微小循環改善作用や，血管透過性の調整による内リンパ水腫の除去作用を示し，メニエール病等の末梢性めまいに適用される.

c ジフェニドール difenidol

作用機序の詳細は明らかでないが，椎骨・脳底動脈の攣縮の抑制による脳血流改善作用，前庭神経からの異常インパルスの遮断作用，眼振抑制作用が知られる．内耳障害に基づくめまいに適用される.

d イソプレナリン isoprenaline

アドレナリンβ受容体作動薬であるイソプレナリン（第3章2節参照）も，内耳障害に基づくめまいに適応がある．内耳の循環改善作用や，内耳液の産生・吸収機構の正常化作用がある.

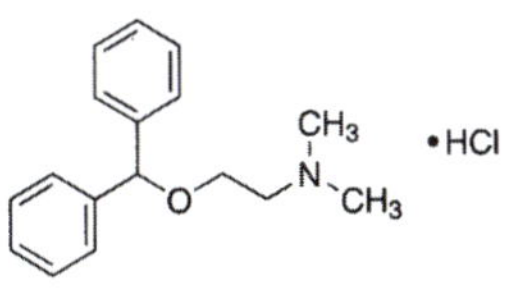

ジフェンヒドラミン塩酸塩 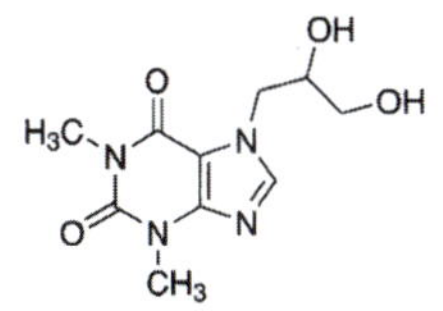　　ジプロフィリン 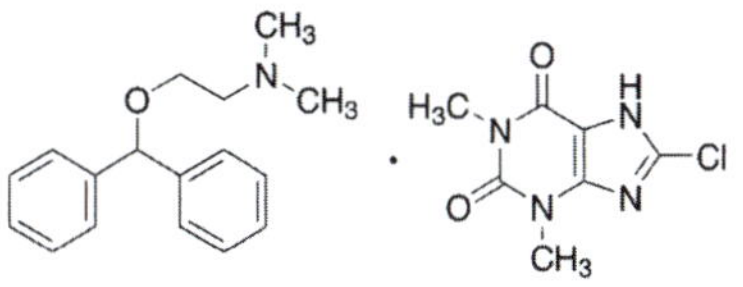　　ジメンヒドリナート

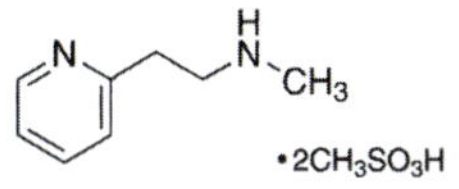

ベタヒスチンメシル酸塩 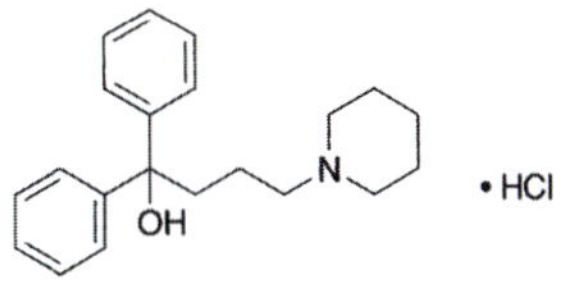　　ジフェニドール塩酸塩

図 15-14. めまい治療薬

e　アデノシン三リン酸 adenosine trisphosphate（ATP）

血管拡張作用を有し，メニエール病等の内耳障害に基づくめまいに適用される．

f　脳循環・代謝賦活薬

脳循環・代謝賦活薬の**イフェンプロジル** ifenprodil や**イブジラスト** ibudilast（第5章12節参照）は，脳卒中後遺症に伴うめまいの改善に使用される．

この他，フェノチアジン系抗精神病薬の**ペルフェナジン** perphenazine はメニエール症候群に対する適応がある．また，利尿薬の**アセタゾラミド** acetazolamide や**イソソルビド** isosorbide は，内リンパ水腫の改善作用によりメニエール病に適用される．**炭酸水素ナトリウム** sodium bicarbonate 輸液製剤は，動揺病・メニエール症候群・その他の内耳障害に基づく悪心・嘔吐・めまいに適用される．

15-7. 褥瘡・皮膚潰瘍の病態と治療薬

15-7-1. 褥瘡・皮膚潰瘍の病態

褥瘡 decubitus ulcer とはいわゆる床擦れのことであり，局所の循環障害によって生じる皮膚および皮下組織の壊死を特徴とする皮膚潰瘍 skin ulcer 性疾患である（図 15-15）．脳卒中やパーキンソン病等の脳神経疾患などによってもたらされる寝たきりの状態は，局所（特に骨の突出した箇所）の圧迫による血行障害を引き起こすため，褥瘡の重要な誘因となる．圧迫，摩擦，感染などの局所性因子に加え，全身性の低栄養状態，脱水，貧血なども褥瘡形成を促す因子となりうる．

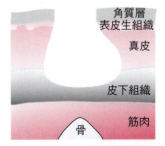

図 15-15. 褥瘡による皮膚潰瘍の形成

褥瘡の状態は創部の色によって概ね黒色期（壊死組織が創面を覆っている状態），黄色期（滲出液が多く，不良肉芽が露出した状態で，感染を伴うことが多い），赤

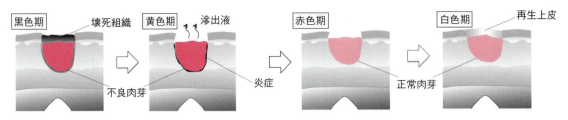

図 15-16. 褥瘡創面の色による病期の分類

色期（健康な肉芽が形成され，創部の再生が進んでいる状態），白色期（再生が進み，上皮組織が新生されるとともに肉芽組織が退縮する状態）の4段階に分類される（図 15-16）.

15-7-2. 褥瘡・皮膚潰瘍治療薬

褥瘡・皮膚潰瘍の治療に用いられる薬物は，局所血流改善作用を有するもの，肉芽形成など組織の再生を促進するもの，抗炎症作用を有するものに大別される．病変部が感染を伴う場合は抗菌薬・消毒薬等も適用される．

a ブロメライン bromelain

タンパク質分解酵素であり，黒色期の壊死組織を分解・除去する目的で用いられる．褥瘡の他，熱傷，表在性各種潰瘍，挫傷などの創傷面に適用される．

b アルプロスタジルアルファデクス alprostadil alfadex

プロスタグランジン E_1 prostaglandin E_1（PGE_1）誘導体である．病変局所の血流改善作用がある．

c ブクラデシン bucladesine

サイクリック AMP 誘導体（dibutyryl cAMP）であり，細胞膜を通過して血管平滑筋細胞内で cAMP の働きを模倣することで血管拡張作用を示し，局所血流を改善する．

d リゾチーム lysozyme

消炎酵素薬であり，線維芽細胞の増殖や結合組織線維の形成を促進し，皮膚潰瘍部の修復を促す．

e トレチノイントコフェリル tretinoin tocoferil

ビタミン A とビタミン E のエステル結合体で，病変部へのマクロファージの遊走促進，線維芽細胞の増殖促進，血管新生促進，肉芽形成促進作用を有する．

f アルクロキサ alcloxa

線維芽細胞増殖，結合組織代謝促進，血管新生促進などにより，肉芽形成や表皮再生を促進する．

g トラフェルミン trafermin

ヒト塩基性線維芽細胞成長因子 basic fibroblast growth factor（bFGF，FGF-2）の遺伝子組換え体で，血管新生促進および肉芽形成促進により潰瘍部の再生を促す．スプレー剤として病変部に適用される．

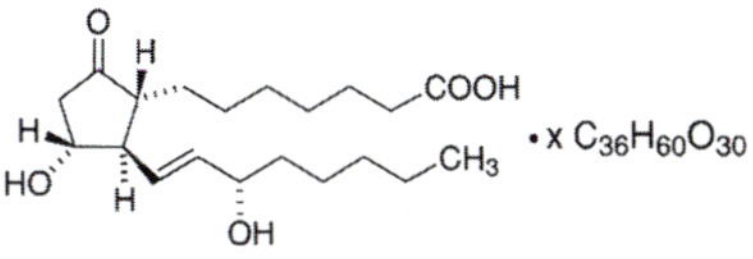

アルプロスタジルアルファデクス 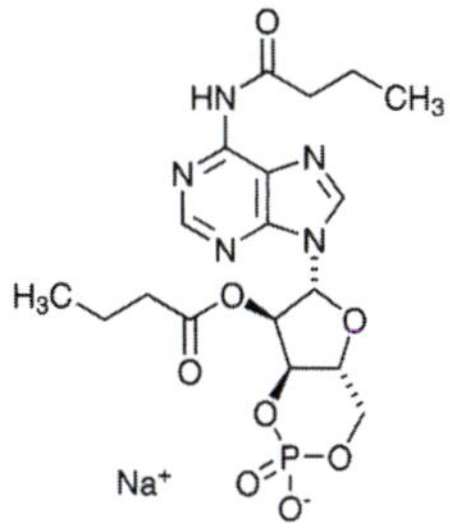　ブクラデシンナトリウム 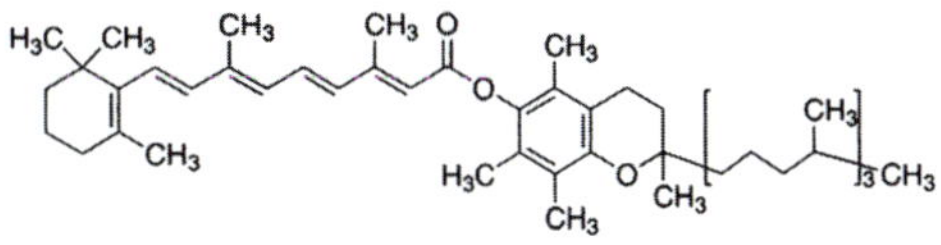　トレチノイントコフェリル

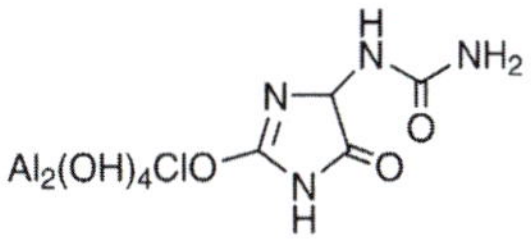

アルクロキサ 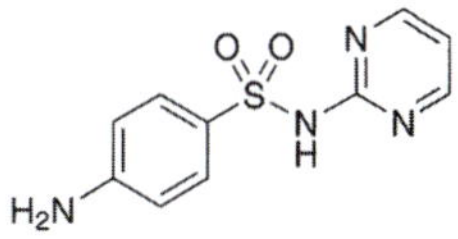　スルファジアジン 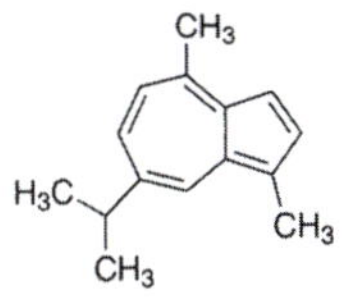　ジメチルイソプロピルアズレン

図 15-17．褥瘡・皮膚潰瘍治療薬

　その他，収斂薬（タンパク質に結合して不溶性の被膜を形成し，局所を保護する薬物）である**亜鉛華軟膏**，殺菌作用を有する白糖・ポビドンヨード配合軟膏や**ヨウ素** iodine（外用散・軟膏），抗菌作用を有するサルファ剤の**スルファジアジン** sulfadiazine，抗炎症作用を有する**アズレン** azulene（ジメチルイソプロピルアズレン dimethylisopropylazulene）なども用いられる．

15-8. 角化症・乾癬の病態と治療薬

15-8-1. 角化症・乾癬の病態

　角化症 keratosis とは，表皮の角質組織が異常に肥厚した状態をいう．また**乾癬** psoriasis とは，慢性的な皮膚の角化性疾患を指す．

　乾癬には尋常性乾癬，関節症性乾癬，膿疱性乾癬，滴状乾癬が含まれる．最も頻度の高い尋常性乾癬は炎症性の皮膚角化疾患であり，病理組織学的には表皮内への好中球の浸潤を特徴とする．病変部の表皮細胞の増殖は異常に亢進しており，表皮細胞の主要な細胞骨格タンパク質である**ケラチン** keratin の発現異常（正常の皮膚には発現の認められない分子種である炎症性ケラチンの発現）が見られる．尋常性乾癬発症の根本原因は不明であるが，**シクロスポリン** ciclosporin 等の免疫抑制薬が著効を示すことなどから，細胞性免疫の活性化を伴うIV型アレルギー様の発症機序の関与が近年想定されている（図 15-18）．すなわち，何らかの抗原に感作されたT細胞が皮膚組織内に遊走し，サイトカインを遊離することによって表皮**ケラチノサイト** keratinocyte（角化細胞）を活性化すると考えられる．

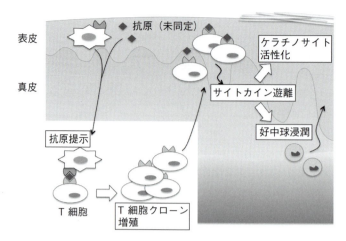

図15-18. 乾癬の病態成立機序に関する仮説

15-8-2. 角化症・乾癬治療薬

a 活性型ビタミン D_3 activated vitamin D_3

タカルシトール tacalcitol，カルシポトリオール calcipotriol，マキサカルシトール maxacalcitol は，活性型ビタミン D_3 として表皮細胞の過増殖の抑制と分化誘導の促進により，表皮の角化を是正する．軟膏剤あるいはローション剤として適用される．

b ビタミンA vitamin A

ビタミンA（軟膏）は，表皮の新陳代謝を高め，また炎症性ケラチンの発現を抑制して正常な上皮の再形成を促す．乾癬を含む角化性皮膚疾患に適用される．類薬としてビタミンA誘導体の**エトレチナート** etretinate（カプセル剤）がある．

c シクロスポリン ciclosporin

ヘルパーT細胞からのTh2サイトカインの産生を抑制する免疫抑制薬であり（第6章2節参照），内服で各種の乾癬に対して有効である．尋常性乾癬については，皮疹が全身の30％以上に及ぶもの，あるいは難治性の場合に用いられる．

d 分子標的薬

ウステキヌマブ ustekinumab は，インターロイキン interleukin（IL）-12 および IL-23 に対する完全ヒト型モノクローナル抗体である．IL-12/IL-23 によるヘルパーT細胞やナチュラルキラー細胞などの免疫担当細胞の活性化を抑制する．既存治療で効果不十分な尋常性乾癬・関節性乾癬に皮下注射で適用される．また，関節リウマチや炎症性腸疾患の治療薬として知られる**インフリキシマブ** infliximab（ヒト-マウスキメラ型抗TNF-α抗体）および**アダリムマブ** adalimumab（完全ヒト化抗TNF-α抗体）も尋常性乾癬・関節性乾癬等に対する適応が認可されている（第8章1節参照）．最近，ヒト型抗ヒトIL-17A抗体である**セクキヌマブ** secukinumab も，既存治療で効果不十分な尋常性乾癬・関節性乾癬に対する適応が認可された．

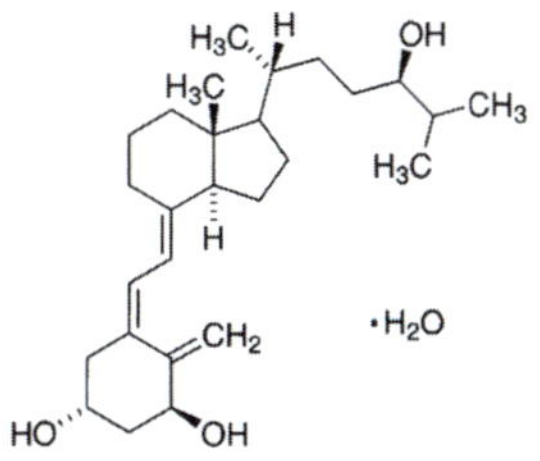

タカルシトール水和物 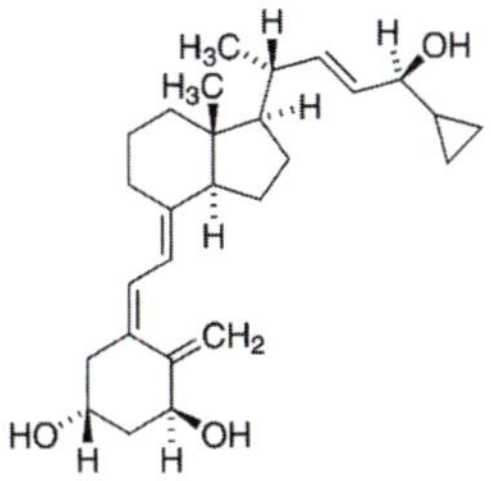　　カルシポトリオール 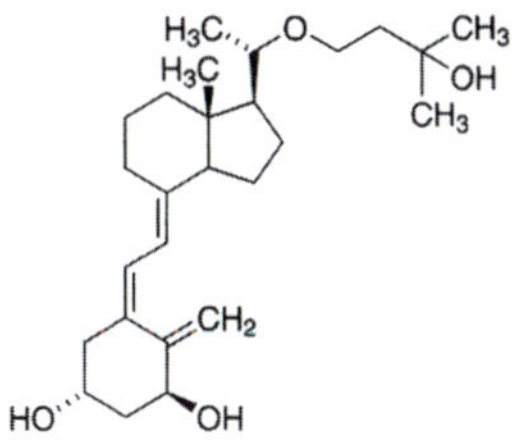　　マキサカルシトール

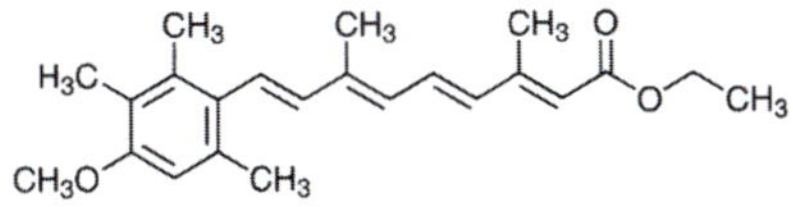

エトレチナート

図 15-19. 角化症・乾癬治療薬

e　尿素 urea

角質の水分保持増加，および角質の溶解剥離の促進効果があり，外用クリーム，ローション，軟膏剤としてアトピー性皮膚炎，老人性乾皮症，掌蹠角化症，魚鱗癬などに適用される．

その他，強力な抗炎症作用を有する**副腎皮質ステロイドの外用薬**（第 15 章 10 節参照）も乾癬治療に有効である．

15-9.　皮膚真菌症の病態と治療薬

皮膚の真菌感染症の代表的なものに**白癬**と**皮膚カンジダ症**がある．

白癬は皮膚糸状菌（白癬菌）による真菌感染症で，みずむし（足白癬），たむし（体部白癬），しらくも（頭部浅在性白癬）などがこれに当たる．皮膚糸状菌は湿度の高い環境で感染しやすく，痒み等の自覚症状を伴う頃には菌の増殖がかなり進行して治りにくい状態になっていることが多い．適切な治療を行わないかぎり，長期間にわたって感染範囲は拡大し，菌の増殖が進む．

深在性白癬および表在性白癬に内服で適用される抗真菌薬として**テルビナフィン** terbinafine と**イトラコナゾール** itraconazole がある．テルビナフィンは，**ミコナゾール** miconazole とともに深在性・表在性白癬に対して外用薬としても適用される．また，表在性白癬に対して外用で適用される抗真菌薬として，**ケトコナゾール** ketoconazole，**ビホナゾール** bifonazole，**ネチコナゾール** neticonazole，**ラノコナゾール** lanoconazole などのイミダゾール系薬物の他，**リラナフタート** liranaftate，**ブテナフィン** butenafine，**アモロルフィン** amorolfine がある．

カンジダ症は，ヒトの皮膚，腟，口腔，咽頭に常在菌として存在する分芽真菌のうち主として *Candida albicans* による表在性真菌症である．皮膚カンジダ症のうち最も多い間擦疹型皮膚カンジダ症は，関節等の屈曲部位で密着・湿潤した部位に紅斑，鱗屑などを生じる．**ケトコナゾール**，**ネチコナゾール**，**ラノコナゾール**などのイミダゾール系抗真菌薬の外用剤が第一選択である．また治療にあ

たっては，常在菌による感染が成立した背景となる生活習慣の指導（清潔・乾燥の維持）や，免疫低下・菌交代に関連する薬歴（免疫抑制薬や抗生物質等の投与歴）の検証も重要である．

15-10. アトピー性皮膚炎の病態と治療薬

15-10-1. アトピー性皮膚炎の病態

アトピー性皮膚炎 atopic dermatitis は，痒みの強い湿疹病変が慢性的に増悪・寛解を繰り返す皮膚疾患である．多くは乳幼児期から幼小児期にかけて発症する．血中の免疫グロブリンE immunoglobulin E（IgE）高値と好酸球の増加を認める．IgE 産生能の亢進や皮膚バリア機能の低下などの遺伝的素因に，アレルギー機序や環境要因などが複雑に絡み合って発症する．特に，皮膚バリア機能の低下によって侵入しやすくなった抗原に対するⅠ型アレルギーおよびⅣ型アレルギーが発症機序において中心的役割を担うものと考えられている．

15-10-2. アトピー性皮膚炎治療薬各論

a 副腎皮質ステロイド外用薬

アトピー性皮膚炎の薬物治療の中心に位置づけられるステロイド外用薬は，作用強度によって5段階のランク（Ⅰ群：strongest 〜 Ⅴ群：weak）に分類されている（表15-1）．皮疹の程度に合わせて適切なランクの薬物を選択する．13歳以上の軽症例では**プレドニゾロン** prednisolone や**クロベタゾン** clobetasone 等を含むⅣ群（mild）以下の薬物，中等症から重症例では**ベタメタゾン** betamethasone や**フルオシノニド** fluocinonide 等を含むⅡ群（very strong）以下の薬物が選択される（第7章2節参照）．乳幼児では成人よりも1ランク低い薬剤を選択する．

b 免疫抑制薬

タクロリムス tacrolimus 水和物軟膏がある（第6章2節参照）．副腎皮質ステロイドに見られる毛細血管拡張や皮膚の萎縮をきたさないが，使用初期に皮膚刺激感がしばしばみられる．また，**シクロスポリン** ciclosporin の内服薬が，既存治療で効果不十分なアトピー性皮膚炎に対する適応がある．

c 抗アレルギー薬

アトピー性皮膚炎に伴う強い痒みを抑える目的で，必要に応じてヒスタミン H_1 受容体遮断作用を有する抗アレルギー薬（**フェキソフェナジン** fexofenadine，**アゼラスチン** azelastine，**オキサトミド** oxatomide，**エピナスチン** epinastine，**セチリジン** cetirizine など）が内服で用いられる．また，気管支喘息，アレルギー性鼻炎，アトピー性皮膚炎に適応のある**スプラタスト** suplatast は，Th2 サイトカイン（IL-4 および IL-5）の産生を抑制して IgE の産生も低下させ，好酸球を減少させる（第6章5節参照）．

この他に，皮膚の保湿を目的とする**尿素** urea 含有外用剤や，外用の非ステロイド性抗炎症薬（**イブプロフェンピコノール** ibuprofen piconol，**スプロフェン** suprofen，**ベンダザック** bendazac，ウ

表 15-1. ステロイド外用薬のランク分け

ランク	薬物名
I 群 strongest	クロベタゾールプロピオン酸エステル（0.05％） ジフロラゾン酢酸エステル（0.05％）
II 群 very strong	モメタゾンフランカルボン酸エステル（0.1％） ベタメタゾン酪酸エステルプロピオン酸エステル（0.05％） フルオシノニド（0.05％） ベタメタゾンジプロピオン酸エステル（0.064％） ジフルプレドナート（0.05％） アムシノニド（0.1％） ジフルコルトロン吉草酸エステル（0.1％） 酪酸プロピオン酸ヒドロコルチゾン（0.1％）
III 群 strong	デプロドンプロピオン酸エステル（0.3％） デキサメタゾンプロピオン酸エステル（0.1％） デキサメタゾン吉草酸エステル（0.12％） ベタメタゾン吉草酸エステル（0.12％） ベクロメタゾンプロピオン酸エステル（0.025％） フルオシノロンアセトニド（0.025％）
IV 群 medium	プレドニゾロン吉草酸エステル酢酸エステル トリアムシノロンアセトニド（0.1％） アルクロメタゾンプロピオン酸エステル（0.1％） クロベタゾン酪酸エステル（0.05％） ヒドロコルチゾン酪酸エステル（0.1％）
V 群 weak	プレドニゾロン（0.5％）

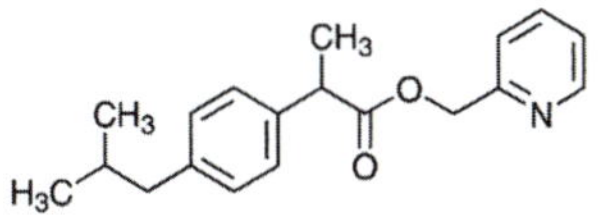

イブプロフェンピコノール 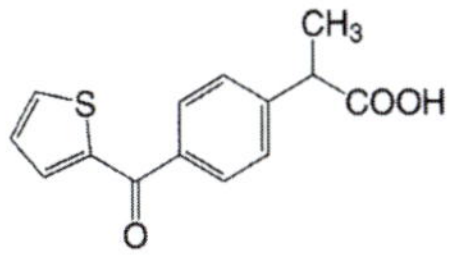　　スプロフェン 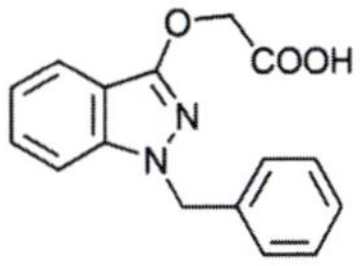　　ベンダザック 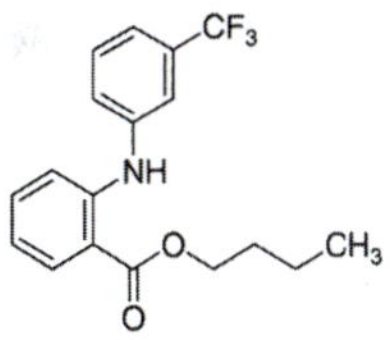　　ウフェナマート

図 15-20. 外用非ステロイド性抗炎症薬

フェナマート ufenamate）がある（図 15-20）．

15-11. その他の皮膚疾患の病態と治療薬

15-11-1. 蕁麻疹 urticaria

蕁麻疹は，強い痒みを伴って生じる限局性の膨疹と紅斑を指し，病理組織学的には真皮上層部における浮腫と毛細血管拡張を特徴とする．本病変は，狭義のアレルギー（I 型アレルギー）に基づいて生じるもので，皮膚に局在するマスト細胞 mast cell から遊離されるケミカルメディエーター，なかでも主にヒスタミン histamine によって引き起こされると考えられている．皮膚症状だけでなく，咽頭・喉頭部に浮腫が生じると呼吸困難・嚥下困難などの症状が発現する．重篤な場合は，血圧低下な

どのアナフィラキシー anaphylaxis 症状を伴うことがある．治療の第一選択は，ヒスタミン H_1 受容体遮断作用を有する**抗アレルギー薬**である．

15-11-2. 接触皮膚炎 contact dermatitis

　接触皮膚炎は，外因性の物質が皮膚に付着することによって生じる皮膚の炎症である．刺激性を有する物質が皮膚を直接傷害する一次刺激性接触皮膚炎と，遅延型アレルギー反応により発症するアレルギー性接触皮膚炎がある．アレルギー性接触皮膚炎の成立機序は，Ⅳ型アレルギーに相当する（図15-21）．接触皮膚炎の原因となる物質は多くの場合分子量 1,000 以下の低分子量化合物であり，これが表皮内に浸透し，表皮内のタンパク質と結合して抗原性を獲得すると，ランゲルハンス細胞やマクロファージに捕獲され，T 細胞に提示される．感作された T 細胞が再び侵入した原因物質に反応し，TNF-α や IL-2 をはじめとする種々のリンホカインの産生放出を伴う局所の細胞性免疫反応をもたらし，炎症応答を惹起する．

　治療においては原因物質の特定と除去が最も重要であるが，症状緩和のための治療薬としてはⅡ群（very strong）以上の強力な**副腎皮質ステロイド外用薬**を用いる．痒みに対しては，ヒスタミン H_1 受容体遮断作用を有する**抗アレルギー薬**の内服を用いる．

15-11-3. 光線過敏症 photodermatosis

　光線過敏症は，日常的に受けるレベルの光（主に紫外線）の照射によって皮膚に異常な反応を起こす疾患群である．原因は遺伝性要因や代謝異常をはじめ多岐にわたるが，皮膚に付着した外用剤成分や，内服等で全身投与されて皮膚に到達した薬物が光線照射を受けて皮膚症状を生じるケースが含まれる．光線過敏型薬疹の原因となる薬物として**ニューキノロン系抗菌薬**や**非ステロイド性抗炎症薬**などが挙げられる．治療にあたっては，光線過敏症の原因となっている薬剤が確定すればその投与を中止し，他剤に変更する．また，症状改善には**副腎皮質ステロイド外用薬**や内服の**抗アレルギー薬**を用いる．

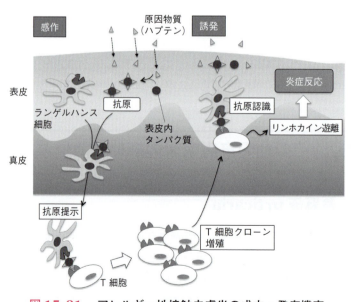

図 15-21．　アレルギー性接触皮膚炎の成立・発症機序

16 感染症と薬物

16-1. 抗菌薬概論

16-1-1. 抗感染症薬（化学療法薬）とは

　細菌やウイルスなどの病原体が生体に侵入して増殖することを感染という．感染により病的症状が現れた状態が**感染症** infectious disease である．ヒトに感染症を起こす病原微生物は多様で，細菌以外にも真菌，ウイルス，原虫などがある．病原微生物に冒されることにより，生体は種々の症状を呈するが，病原微生物の増殖を阻止したり殺したりすることにより症状を軽減させることができる．抗感染症薬は，寄生体と宿主細胞の間の構造や機能，代謝系の違いを標的にして，宿主細胞を損傷することなく，選択的に寄生体の発育を抑制または死滅させる目的で使用される．以下，病原微生物に対する化学療法薬を抗菌薬，抗真菌薬，抗ウイルス薬に分類し，寄生虫に対する化学療法薬を抗寄生虫薬と呼ぶ．また，抗酸菌は細菌類ではあるが，その性質が他の細菌と大きく異なるので，抗酸菌に対する化学療法薬を抗抗酸菌薬と呼ぶことにする．

16-1-2. 感染症薬の分類

a　化学療法薬の作用機序による分類

　抗菌薬は，その作用機序によって以下の4種類に大別される．
　1）ペプチドグリカン細胞壁合成を阻害する薬物：β-ラクタム系（ペニシリン系，セフェム系，カルバペネム系，モノバクタム系）が含まれる．
　2）細菌のタンパク質合成を阻害する薬物：アミノグリコシド系，マクロライド系，テトラサイクリン系，リンコマイシン系，ストレプトグラミン系，オキサゾリジノン系，クロラムフェニコール系が含まれる．
　3）細菌の核酸合成を阻害する薬物：キノロン系，リファンピシン，サルファ薬が含まれる．
　4）細胞膜に作用し，細胞内タンパク質の漏出を引き起こす薬物：ポリペプチド系が含まれる．

b　抗菌スペクトルによる分類

　抗菌薬が病原微生物に作用する場合，その有効な感受性菌の範囲を**抗菌スペクトル** antibiotic spectrum と呼ぶ．抗菌薬に対する細菌の感受性試験としては希釈法，またはディスク法が用いられる．希釈法は**最小発育阻止濃度** minimal inhibitory concentration（MIC）を直接測定する方法で，ディスク法は MIC を間接的に利用した測定法である．

16-1-3. 作用機序

　宿主である動物細胞と細菌では構造および代謝に大きな違いがある．抗菌薬は，この相違点を標的として，細菌のみに作用して選択毒性を発揮する．選択毒性が強いほど宿主細胞には毒性が低く，安全な抗菌薬といえる．抗菌薬の作用は，細菌を死滅する殺菌作用と細菌の増殖を抑制する静菌作用とに分けられる（図16-1，表16-1）．

a　細胞壁合成阻害薬

　細菌に存在するが動物細胞には存在しない細胞壁構成成分であるペプチドグリカンの生合成を阻害する抗菌薬で，動物細胞には作用しないため選択毒性がきわめて高い．

b　タンパク質合成阻害薬

　タンパク質合成の場であるリボソームは，細菌では沈降定数70Sで，30Sと50Sのサブユニットで構成されており，動物細胞のリボソームとは構造が異なる．細菌のリボソームのみを特異的に阻害する抗菌薬は，細菌に対する毒性が高く，動物細胞に対する毒性が低い．

c　細胞膜機能阻害薬

　グラム陰性菌細胞膜特有のリン脂質，外膜のリポ多糖に作用して膜透過性を亢進させる抗菌薬である．選択毒性は他と比べて劣る．

d　核酸合成阻害薬

　DNA複製で重要な働きをする酵素であるDNAジャイレースDNA gyraseや，RNA合成に携わる酵素であるDNA依存性RNAポリメラーゼの構造や機能が，細菌と動物細胞では大きく異なっている．この群の抗菌薬は，細菌の酵素のみを特異的に阻害するので選択毒性に優れている．

e　葉酸合成阻害薬

　細菌の葉酸代謝系のみに特異的に作用して核酸合成を阻害する抗菌薬である．これはパラアミノ安

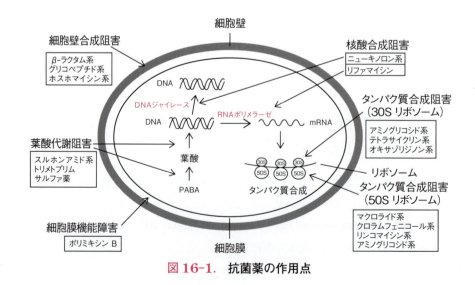

図16-1.　抗菌薬の作用点

表 16-1. 化学療法の作用機序

化学療法の作用機序大別	抗菌薬の系統	薬物	作用機序
細胞壁合成阻害	β-ラクタム系	ペニシリン系，セフェム系，カルバペネム系，ペネム系，モノバクタム系	・細胞壁合成酵素のトランスペプチダーゼ活性を阻害
	グリコペプチド系	バンコマイシン テイコプラニン	・トランスペプチダーゼの基質であるペンタペプチドC末端のD-アラニル-D-アラニンと結合して，ペプチドグリカン生合成阻害
	ホスホマイシン系	ホスホマイシン	・ペプチドグリカン生合成の初期段階（UDPサイクル）を阻害
タンパク質合成阻害	アミノグリコシド系	ストレプトマイシン	・30Sリボソームサブユニットに作用し，異常タンパク質の合成を引き起こす
		カナマイシン ゲンタマイシン	・30S，50Sリボソームサブユニットに作用し，30S開始複合体形成を阻害 ・転座反応の阻害
	マクロライド系	エリスロマイシン クラリスロマイシン ロキシスロマイシン アジスロマイシン	・50Sリボソームサブユニットに作用し，アミノアシル転移反応を阻害
	クロラムフェニコール系	クロラムフェニコール	・50Sリボソームサブユニット上のペプチジルトランスフェラーゼ部位に結合し，リボソーム上でのP座のペプチジルtRNAからA座のアミノアシルtRNAへのペプチド鎖移動を阻害
	テトラサイクリン系	テトラサイクリン ミノサイクリン ドキシサイクリン	・30Sリボソームサブユニットに作用し，タンパク質合成初期複合体の形成を阻害
	リンコマイシン系	リンコマイシン クリンダマイシン	・50Sリボソームに結合しタンパク質合成を阻害
	オキサゾリジノン系	リネゾリド	・翻訳過程の70S開始複合体の形成を阻害
	その他	ムピロシン	・イソロイシルtRNA合成酵素-イソロイシン-AMP複合体の生成を阻害
核酸合成阻害	ニューキノロン系	ノルフロキサシン エノキサシン レボフロキサシン	・DNAジャイレース阻害 ・トポイソメラーゼIV阻害 → DNA合成阻害
	リファマイシン	リファンピシン	・RNAポリメラーゼ阻害 → RNA合成阻害
細胞膜機能阻害	ポリペプチド系	ポリミキシン コリスチン	・細胞膜リン脂質と結合し，細菌細胞膜の透過性を亢進して細胞膜の機能を阻害
葉酸合成阻害	スルホンアミド系	スルファメチゾール スルファメトキサゾール スルファモノメトキシン トリメトプリム	・パラアミノ安息香酸（PABA）と競合的に拮抗し葉酸生合成を阻害

息香酸 p-aminobenzoic acid（PABA）と代謝拮抗するスルホンアミド類，および細菌のジヒドロ葉酸還元酵素を特異的に阻害するトリメトプリムがある．

16-1-4. 薬剤耐性と耐性獲得機構

　抗菌薬の有効性には一定の範囲があり，MIC法によって求められた病原微生物に対する感受性菌の範囲を示す抗菌スペクトルで分類できる．新しい抗菌薬が使われると，当初は感受性菌に対して強い抗菌作用を発現するが，使用が拡大するにつれて耐性菌が出現するようになる．一つの抗菌薬に耐性を獲得した菌は，構造が類似した抗菌薬に対しても耐性を示すことがある．これを交叉耐性（交差耐性）と呼ぶ．さらに，耐性化した菌に対して他の抗菌薬を使用すると新たに耐性を獲得するようになる多剤耐性となる．耐性出現の機構は表16-2のように分類される．

表 16-2. 薬物耐性と耐性獲得機構

耐性機序			耐性化する主な抗菌薬
抗菌薬の分解酵素の獲得	分解酵素	β-ラクタマーゼ ペニシリナーゼ セファロスポリナーゼ	β-ラクタム系 ペニシリン系 セフェム系
	修飾酵素	リン酸化酵素 アセチル転移酵素 アデニル転移酵素	アミノグリコシド系
		アセチル転移酵素	クロラムフェニコール系
薬剤作用点の構造の変化	新規作用点	PBP	β-ラクタム系
		ペプチドグリカン前駆体	グリコペプチド系
	変異による親和性の低下		β-ラクタム系
	作用点の修飾		アミノグリコシド系
	膜組成の変化		ポリペプチド系
作用点の保護	保護タンパク質の出現		キノロン系 テトラサイクリン系
薬剤の細胞内蓄積の阻害	細胞内流入量減少		カルバペネム系 サルファ剤 ニューキノロン薬 アミノグリコシド系
	細胞外への排出量増加		
細菌の耐性遺伝子の獲得	形質導入	・細菌ウイルスによる耐性プラスミドの複製をもって感受性菌に伝達	
	形質転換	・耐性菌の溶菌などにより放出された耐性プラスミドが直接感受性菌に侵入	

16-2. 抗菌薬各論

16-2-1. ペプチドグリカン細胞壁合成を阻害する薬物

　細菌は単細胞生物で，正常な発育には細胞壁が必須である．すべてのグラム陽性菌およびグラム陰性菌に共通する細胞壁成分として，耐圧隔壁の役割を果たしているのがペプチドグリカン peptidoglycan である．細胞壁成分のペプチドグリカンの構成単位は，グリカンとペプチドである．グリカンは，N-アセチルグルコサミン N-acetylglucosamine（GlcNAc）と N-アセチルムラミン酸 N-acetylmuramic acid（MurNAc）の二糖が結合したものである．一方，ペプチドの方は，四つのアミノ酸（L-アラニン，D-グルタミン酸，L-リシンまたはジアミノピメリン酸 diaminopimelic acid（DAP），D-アラニン）からなり，その多くは MurNAc に結合する．グリカン同士はグリコシド結合で連鎖を形成し（タテ系），ペプチド同士も3番目のアミノ酸（L-リシンまたは DAP）と4番目のD-アラニンが架橋し（ヨコ系），強固な網目構造をつくる（図 16-2）．

　ペニシリン系抗菌薬，セファロスポリン類（セフェム系）などの β-ラクタム系抗菌薬は，細胞壁合成に関与するトランスペプチダーゼとカルボキシペプチダーゼの2種類の酵素の両者，あるいは一方を阻害する．これらの酵素はムレイン架橋酵素 murein crosslinked enzyme とも呼ばれ，ペプチド

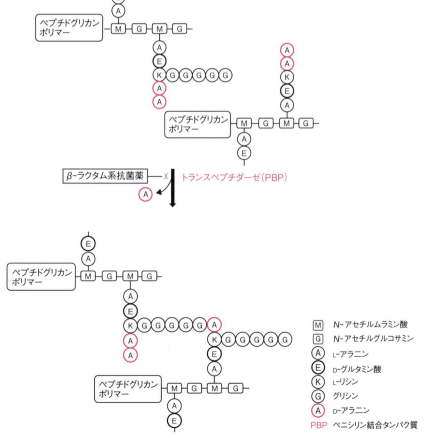

図 16-2． 黄色ブドウ球菌におけるペプチドグリカン生合成過程と β-ラクタム系抗菌薬の作用

グリカン生合成の最終過程で，ペンタペプチド末端のD-アラニン-D-アラニンのペプチド結合が切れて他のペンタペプチド側鎖と結合する反応に関与する．ペニシリンの作用点であることから，ペニシリン結合タンパク質 penicillin binding proteins（PBPs）と総称される．

グラム陽性菌とグラム陰性菌では細胞壁の構造に違いがある．グラム陽性菌の細胞では，ペプチドグリカンの厚い多層構造からなり耐圧性に富むのに対して，グラム陰性菌のペプチドグリカンは薄く多糖体やタイコ酸が存在する．

a β-ラクタム系薬

β-ラクタム系抗菌薬は，直鎖状ペプチドグリカンのペプチド末端であるD-アラニン-D-アラニンと立体構造が類似しているため，ペプチド転移酵素およびD-アラニンカルボキシペプチダーゼを競合的に阻害し架橋形成を阻害する．抗菌活性に必須な骨格の基本構造にβ-ラクタム環を有する抗生物質である．β-ラクタム環に隣接する構造によりペニシリン（ペナム）系，セフェム系，オキサセフェム系，カルバペネム系，ペネム系，モノバクタム系に分類される．β-ラクタム系薬は副作用が少なく抗菌力が強い．β-ラクタム環は耐性菌の産生するβ-ラクタマーゼによって開裂し失活する．β-ラクタム系抗菌薬の選択毒性は高く，作用は殺菌的である．β-ラクタム系薬に共通する副作用として，造血障害，腎障害などがある．

1）ペニシリン系薬

ペニシリン系抗菌薬は，その抗菌スペクトルの違いからペニシリン系薬（狭域）と広域ペニシリン系薬に分類される．

① ペニシリン系（狭域性）

天然のペニシリンは，Fleming（1929年）によって青カビ *Penicillium notatum* の産生する抗生物質として発見された．その中で**ペニシリンG**（**ベンジルペニシリン** benzylpenicillin）が最も抗菌力が強く，化学的に安定である．ベンジルペニシリンは，グラム陽性球菌，グラム陰性球菌に有効であるが，グラム陰性桿菌には無効である．ペニシリン分解酵素であるペニシリナーゼ penicillinase で不活

一般名	基本骨格	代表的薬物
ペナム系	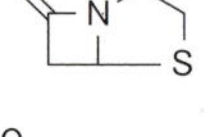	ベンジルペニシリン アンピシリン
セフェム系	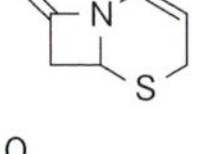	セファゾリン セファレキシン セフォチアム
オキサセフェム系	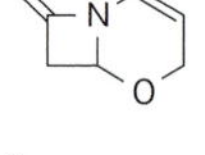	ラタモキセフ
カルバペネム系	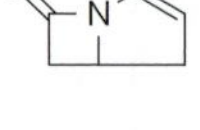	イミペネム メロペネム
ペネム系	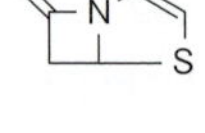	ファロペネム
モノバクタム系	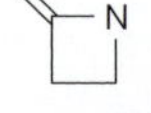	アズトレオナム カルモナム

図16-3. β-ラクタム系抗菌薬の種類と代表的薬物

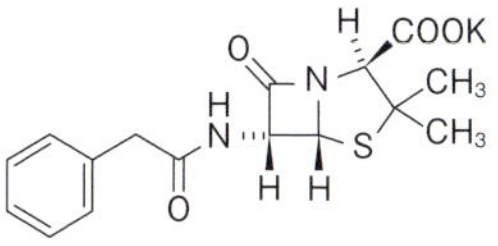

ベンジルペニシリンカリウム 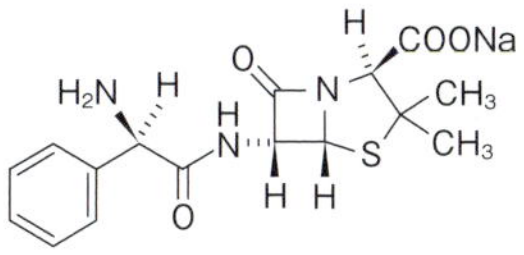　　アンピシリンナトリウム 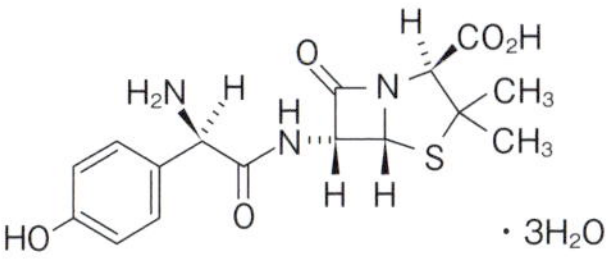　　アモキシシリン水和物

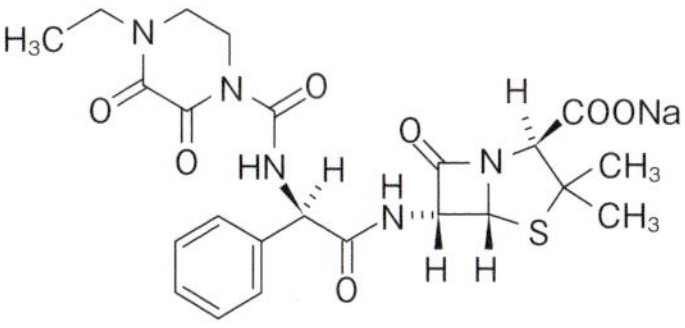

ピペラシリンナトリウム 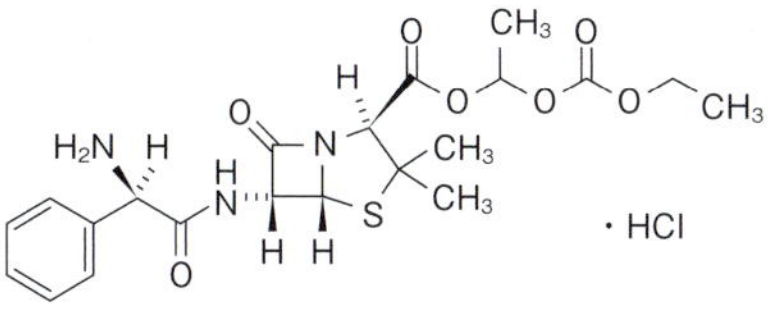　　バカンピシリン塩酸塩 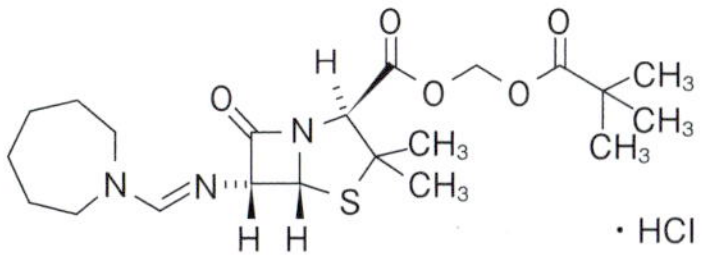　　ピブメシリナム塩酸塩

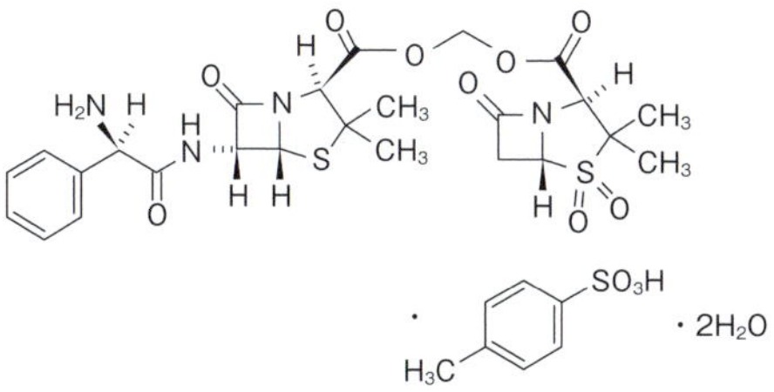

スルタミシリントシル酸塩水和物 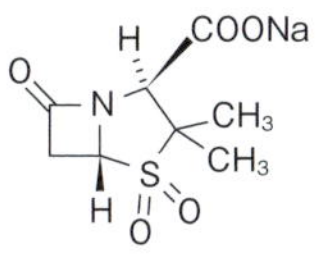　　スルバクタム

図 16-4．ペニシリン系薬

性化される．

　ペニシリン G は，①抗菌スペクトルが狭い，②耐性菌（ペニシリナーゼ産生菌）に無効，③胃酸で分解されやすいので経口投与ができない，などの弱点があり，そのため，天然のペニシリンにアミダーゼを作用させて 6-アミノペニシラン酸を単離し，側鎖を化学的に修飾することによって半合成ペニシリンが開発された．

② **ペニシリン系（広域性）**

　広域性のペニシリン系薬は，グラム陽性菌ばかりでなくグラム陰性桿菌にも有効で，**アンピシリン** ampicillin などがある．**アモキシシリン** amoxicillin は，アンピシリンのベンゼン環のパラ位にヒドロキシ基を導入したものでアンピシリンより高い吸収性を示す．**ピペラシリン** piperacillin は，ペニシリン系抗菌薬の中では最も広い抗菌スペクトルをもつ．緑膿菌にも有効である．

　バカンピシリン bacampicillin は，アンピシリンのエステル化プロドラッグである．

　ペニシリン等に共通の副作用として，過敏（アレルギー）反応，発熱，顆粒球減少症，腎障害，胃腸障害（悪心，下痢，食欲不振）などがある．

③ **β-ラクタマーゼ阻害薬**

　β-ラクタマーゼは β-ラクタム環を加水分解する．β-ラクタマーゼ阻害薬の**スルバクタム** sulbactam，**クラブラン酸** clavulanic acid，**タゾバクタム** tazobactam は，ラクタマーゼの活性中心と安定なエステル結合を形成して不活性化を起こす．抗菌活性と β-ラクタマーゼ阻害作用を共に有する**クロキサシリン** cloxacillin とアンピシリンの複合剤は，アンピシリン耐性ブドウ球菌に対して抗菌作用を示すようになる．また，同様な目的で用いられる**スルタミシリン** sultamicillin は，アンピシリンとスルバクタムのエステル結合体で，吸収後体内のエステラーゼで分解されアンピシリンとスルバ

クタムを遊離する相互プロドラッグである．β-ラクタマーゼ阻害薬の構造式を図16-4に示す．

2) セフェム系薬

セフェム系薬は，7-アミノセファロスポラン酸（7-ACA）を基本骨格とするセファロスポリン系 cephalosporins，その骨格の7位にメトキシ基をもつセファマイシン系 cephamycins および1位のイオウ原子が酸素原子に置換されたオキサセフェム系 oxacephems の3群からなる．

セフェム系抗菌薬は，選択毒性が高いことや，ペニシリナーゼに安定でかつ耐性ブドウ球菌やグラム陰性桿菌にも有効であることなどから汎用されている．これまでに抗菌作用の増強，抗菌スペクトルの拡大，セファロスポリナーゼに対する安定性，吸収，持続性の改善に向けて，四世代にわたってセフェム系抗菌薬が開発されている．

セフェム系抗菌薬の主な副作用として，腎毒性，過敏反応，薬剤性発熱，薬疹などがある．腎毒性はフロセミドなどのループ利尿薬との併用により増大する恐れがある．セフェム系はペニシリン系より腎毒性の発生頻度は高いが，第二世代以降では腎毒性は弱くなっている．他には広域性抗生物質に特徴的な胃腸障害や菌交代症がある．

第一世代セフェム系薬

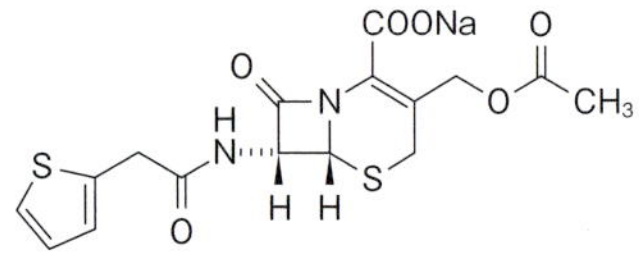

セファロチンナトリウム 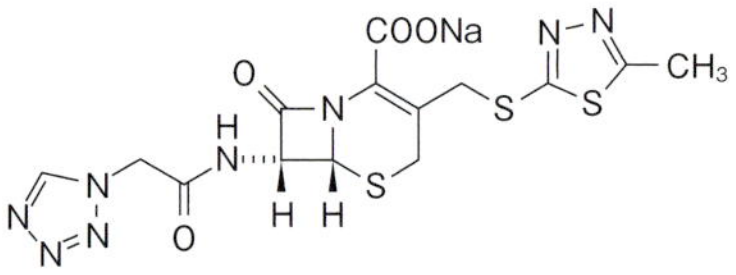　　セファゾリンナトリウム 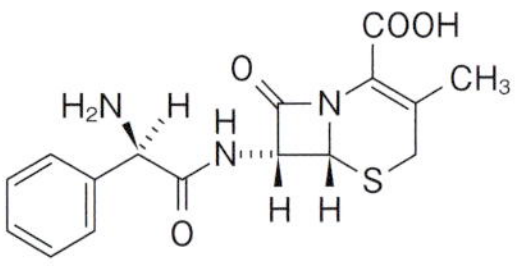　　セファレキシン

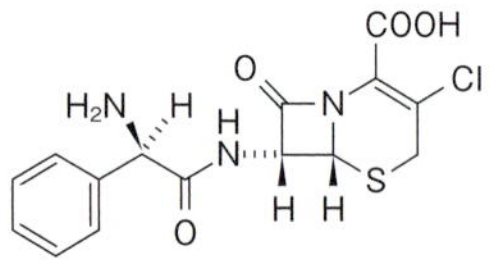

セファクロル 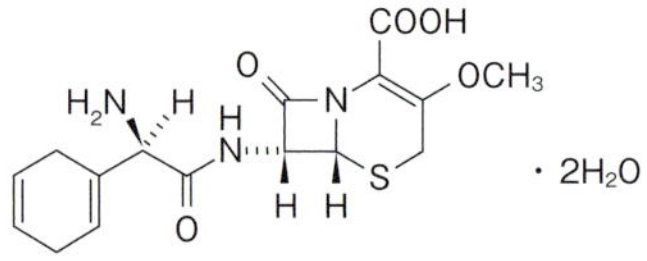　　セフロキサジン水和物

第二世代セフェム系薬

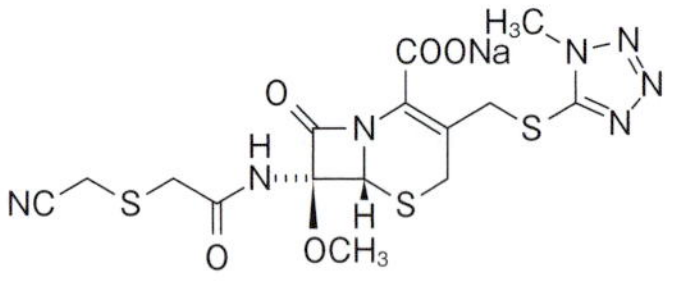

セフメタゾールナトリウム 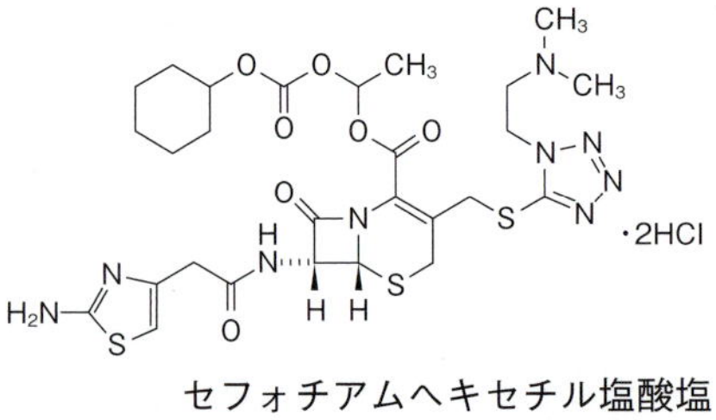　　セフォチアムヘキセチル塩酸塩

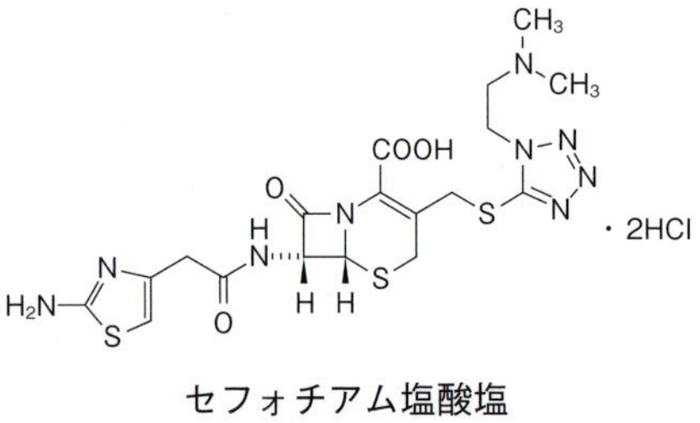

セフォチアム塩酸塩 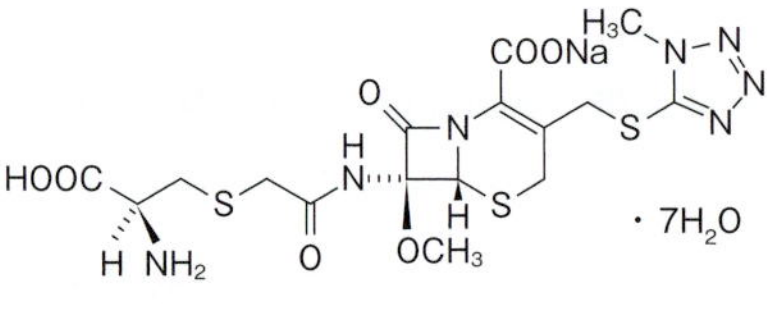　　セフミノクスナトリウム水和物

図16-5．セフェム系薬

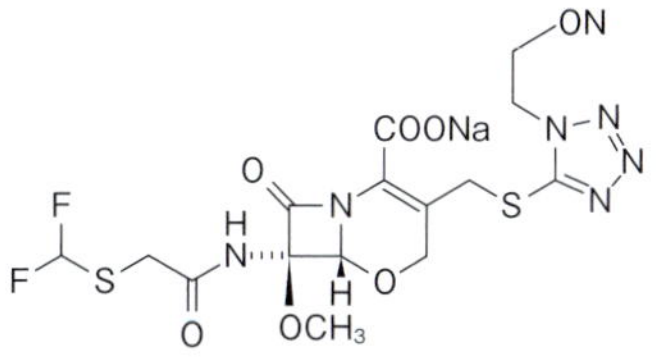

フロモキセフナトリウム 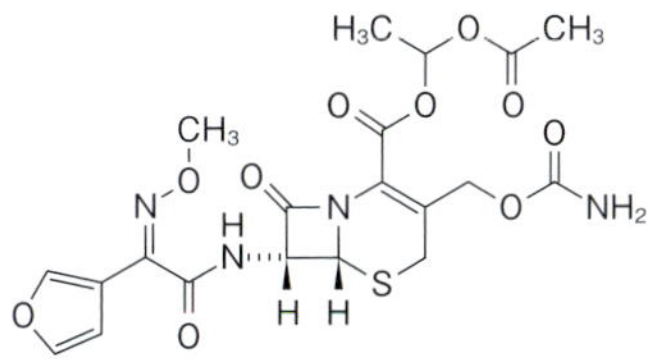　　セフロキシムアキセチル 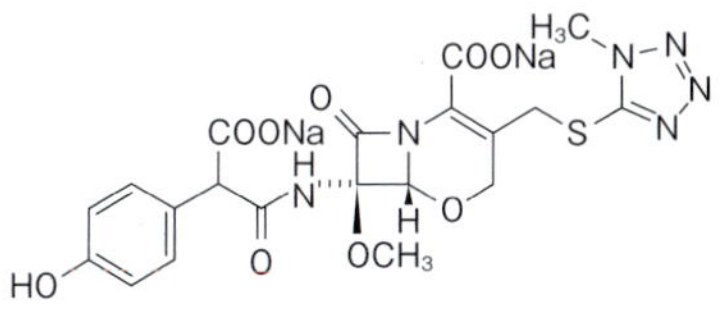　　ラタモキセフナトリウム

第三世代セフェム系薬

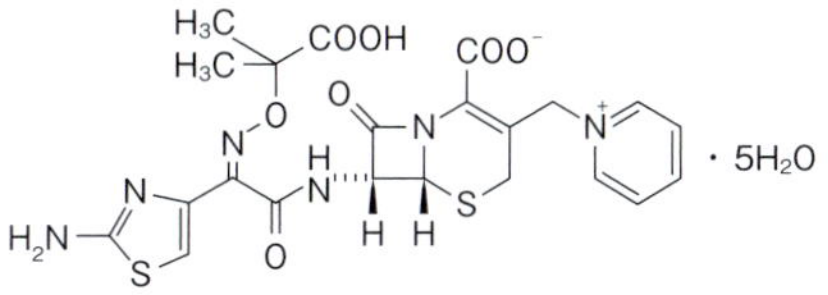

セフタジジム水和物 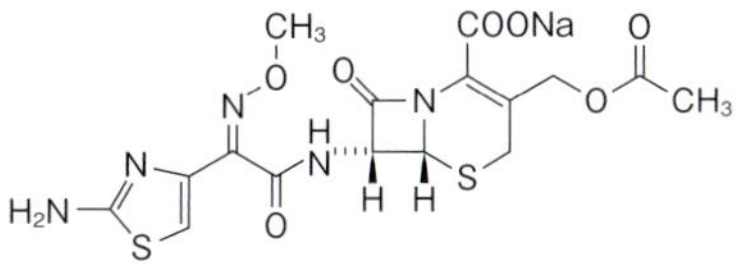　　セフォタキシムナトリウム

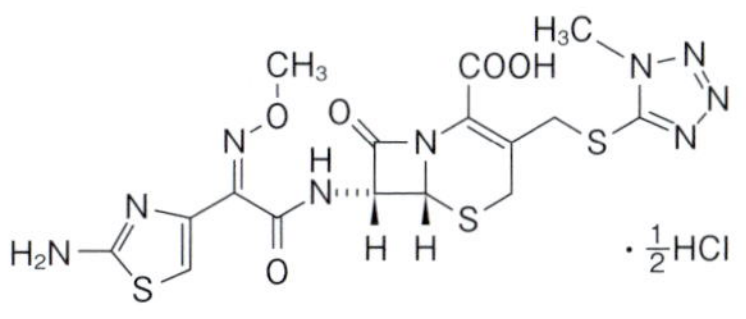

セフメノキシム塩酸塩 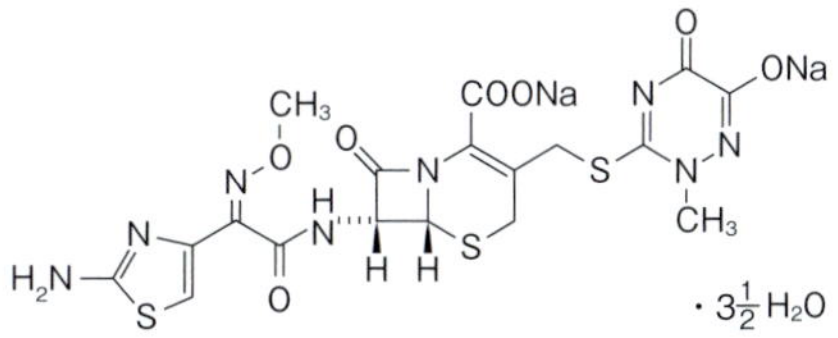　　セフトリアキソンナトリウム水和物

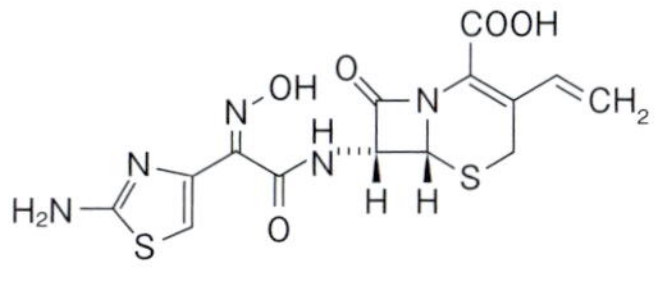

セフジニル 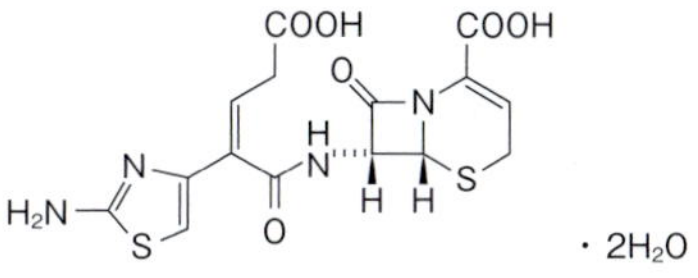　　セフチブテン水和物

第四世代セフェム系薬

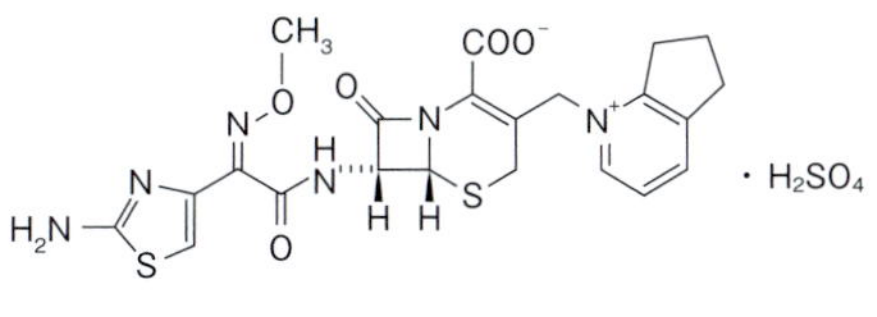

セフピロム硫酸塩 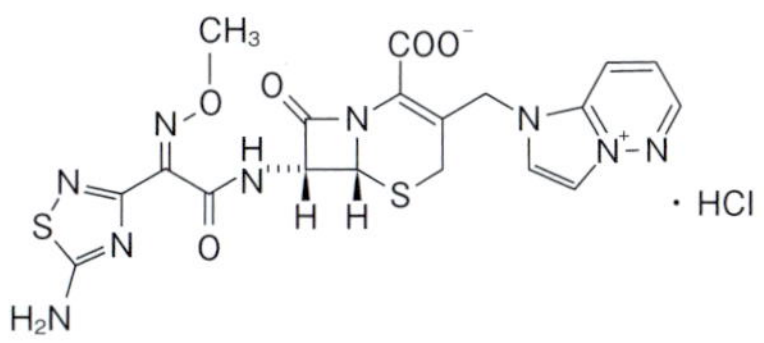　　セフォゾプラン塩酸塩

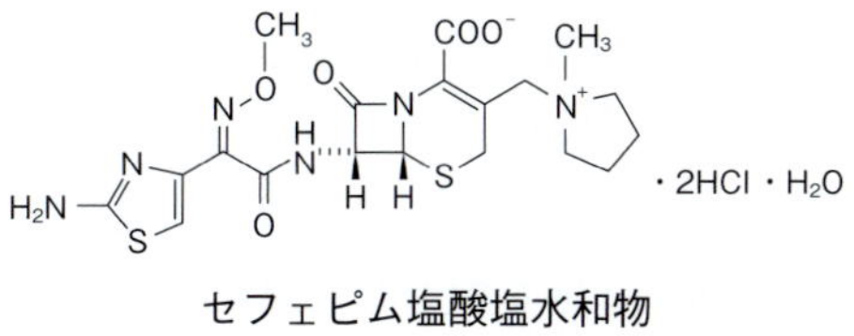

セフェピム塩酸塩水和物

図 16-5. つづき

① 第一世代セフェム系

　セファロスポリウム属糸状菌 *Cephalosporium acremonium* の培養液から発見されたセファロスポリン C は，抗菌力に優れ，かつアンピシリンに匹敵する抗菌スペクトルを有するセファゾリン cefazolin などが開発された．広域性ペニシリン系抗菌薬とほぼ同様の抗菌スペクトルで，グラム陽性球菌に有効である．ブドウ球菌のペニシリナーゼでは分解されないが，グラム陰性桿菌のセファロスポリナーゼ cephalosporinase で分解される．

② 第二世代セフェム系

　さらなる抗菌力の増強，抗菌スペクトルの拡大およびセファロスポリナーゼに対する安定化がはかられ，**セフメタゾール** cefmetazole などの第二世代セフェム系薬が開発された．β-ラクタマーゼに安定であり，抗菌スペクトルは，第一世代の有効菌の他に，インフルエンザ菌，エンテロバクター，シトロバクターにも拡大した．第二世代のうち腸管での吸収が悪いものは注射で用いられる．一方，エステル化により吸収されやすくなったプロドラッグは経口投与が可能である．

③ 第三世代セフェム系

　β-ラクタマーゼに安定となり，グラム陰性菌に対する抗菌力がさらに強化され，かつ緑膿菌やセラチアにも抗菌力を有し，抗菌スペクトルは，バクテロイデスなど大部分のグラム陰性桿菌にも拡大した．しかし，グラム陽性菌に対する作用は弱いのでグラム陽性菌の感染症には適用されない．一方で，第三世代セフェム系薬の安易な使用によって難治性の**メチシリン耐性（多剤耐性）黄色ブドウ球菌** methicillin-resistant *Staphylococcus aureus*（MRSA）の出現を来した．

④ 第四世代セフェム系

　ブドウ球菌に対する抗菌力を強化した**セフピロム** cefpirome などのセフェム系薬が開発された．β-ラクタマーゼに安定で，第三世代の抗菌作用を有している．さらに，緑膿菌にも有効で，黄色ブドウ球菌（グラム陽性菌）に対する抗菌作用は高い．易感染性宿主の難治・重症院内感染症の治療に用いられる．

3) その他のβ-ラクタム系薬

　ペニシリン系およびセフェム系以外に，カルバペネム系 carbapenems，ペネム系 penems およびモノバクタム系 monobactams がある．これらも β-ラクタム系薬の作用部位であるペニシリン結合タンパク質（PBP）に結合して細胞壁合成を阻害し，強力な殺菌作用を示す．いずれの抗菌薬も β-ラクタマーゼにきわめて安定である．

① カルバペネム系

　カルバペネム系抗菌薬には，注射用の**イミペネム** imipenem，**パニペネム** panipenem，**メロペネム** meropenem，**ビアペネム** biapenem，**ドリペネム** doripenem と経口用の**テビペネムピボキシル** tebipenem pivoxil がある（図 16-6）．

　イミペネムは，広い抗菌スペクトルをもつ．β-ラクタム系薬やアミノグリコシド系薬と交叉耐性を示さないので，各種の耐性菌にも有効である．イミペネムは，腎近位尿細管においてデヒドロペプチダーゼ I dehydropeptidase I（DHP-I）で分解されやすくその分解物によって腎毒性が現れることがある．このため，この酵素の阻害薬であるシラスタチン cilastatin を配合した製剤が用いられる．パニペネムは，イミペネムの中枢神経毒性を除いた改良型で，幅広い抗菌スペクトルを有する．DHP-I により代謝を受けて腎毒性を示すので，有機アニオン輸送系阻害薬のベタミプロン betamipron との合剤が用いられる．メロペネムは，幅広い抗菌スペクトルを有する．抗菌作用をイ

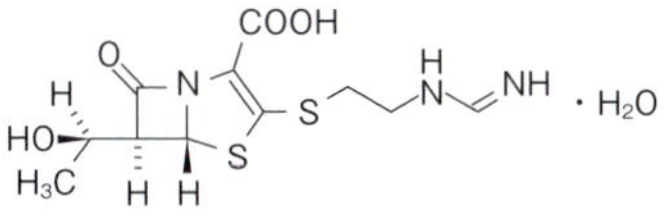

イミペネム水和物 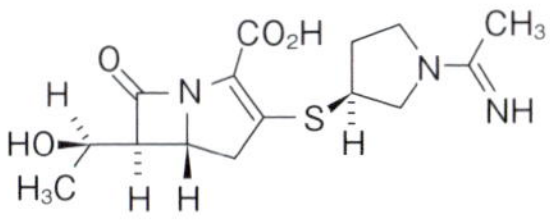　　　　　パニペネム 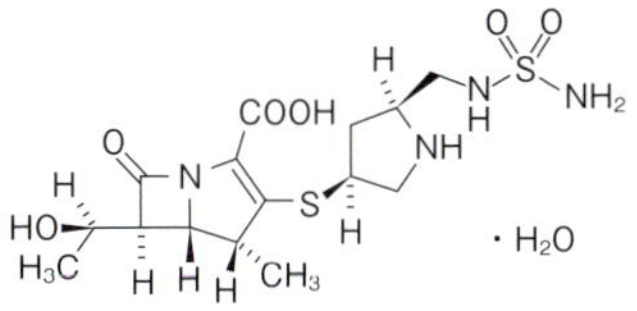　　　　　　ドリペネム水和物

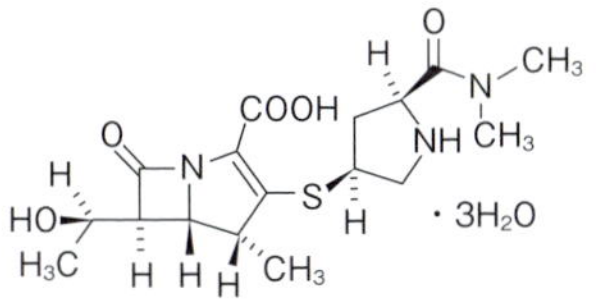

メロペネム水和物 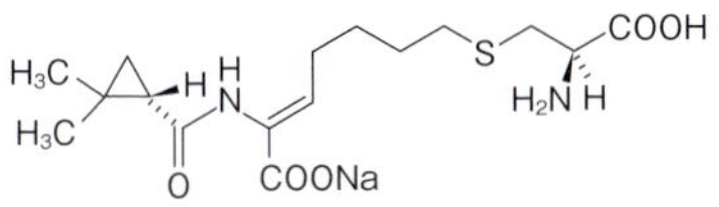　　　　シラスタチンナトリウム

図 16-6. カルバペネム系薬

ミペネム，パニペネムと比較すると，グラム陽性菌に対しては同様で，グラム陰性菌に対しては優れ，腸球菌に対しては劣る．腎毒性と中枢神経毒性（痙攣誘発作用など）が軽減されている．DHP-Ⅰに安定なため，単独で使用される．

② モノバクタム系

β-ラクタム環を母核とする抗菌薬で，**アズトレオナム** aztreonam と**カルモナム** carumonam がある（図 16-7）．アズトレオナムは，β-ラクタマーゼに極めて安定である．抗菌作用は殺菌的で，イミペネムとほぼ同様の抗菌スペクトルをもつ．グラム陰性菌にのみ有効であり，グラム陽性菌および嫌気性菌には無効である．

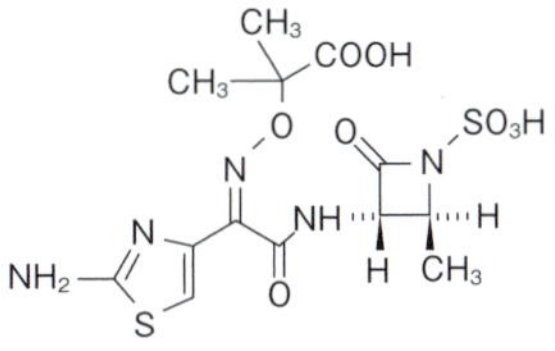

アズトレオナム　　　　　　ファロペネムナトリウム水和物
（経口ペネム系薬）　　　　　（モノバクタム系薬）

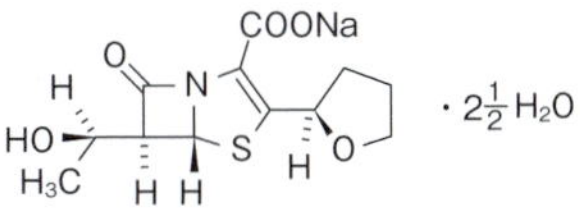

図 16-7. モノバクタム系薬および経口ペネム系薬

③ 経口ペネム系

経口投与可能なペネム系の抗菌薬で，**ファロペネム** faropenem がある．

b　その他の細胞壁合成阻害薬

β-ラクタム系と異なる作用機序で細胞壁合成を阻害する．グリコペプチド系抗菌薬の**バンコマイシン** vancomycin と**テイコプラニン** teicoplanin，およびグリコペプチド系以外の薬物として**ホスホマイシン** fosfomycin がある．

1）グリコペプチド系薬

グリコペプチド系薬はグラム陽性菌にのみ有効で，細菌の細胞壁前駆体である直鎖状ペプチドグリカン末端の D-アラニン-D-アラニンと結合することにより，細胞壁の合成を阻害し殺菌的な抗菌作用

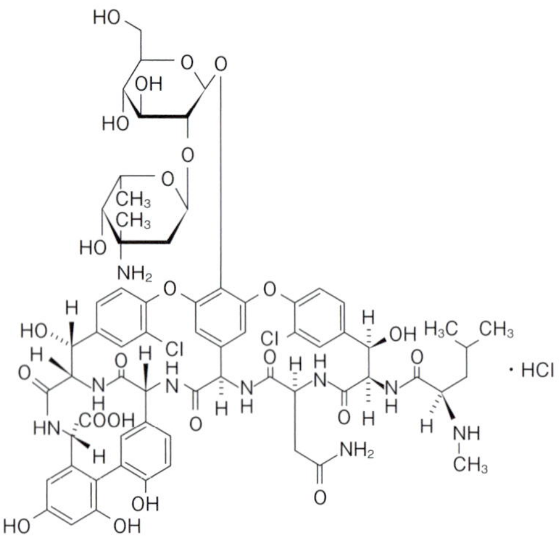

バンコマイシン塩酸塩

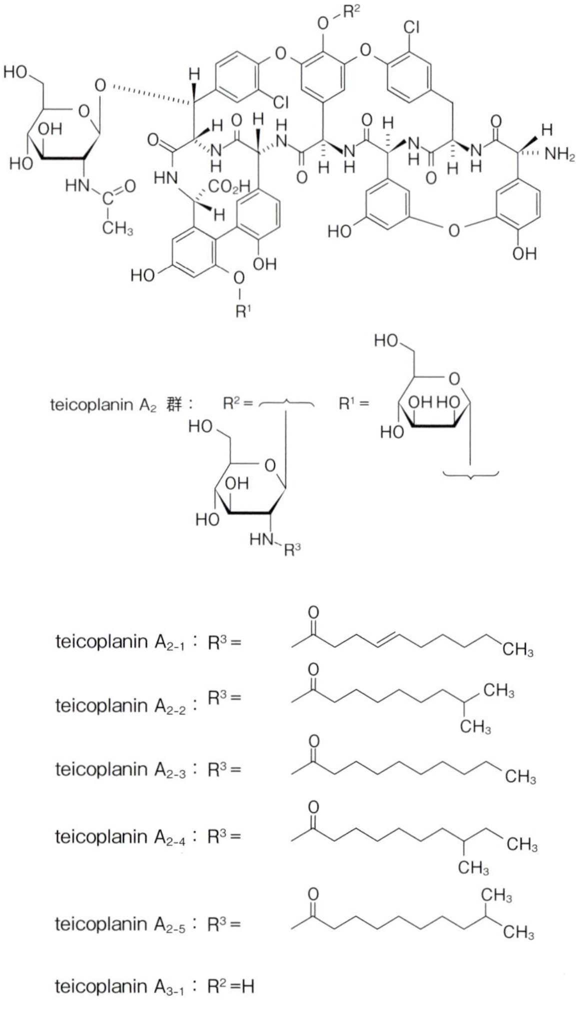

テイコプラニン

図 16-8.　グリコペプチド系薬

を示す．MRSA に対して抗菌作用を示す．バンコマイシンは，他の抗菌薬と交叉耐性を示さないので MRSA 感染症の第一選択薬として重要な薬剤である．テイコプラニンは，6 種のグリコペプチドを主成分とする抗菌薬で，バンコマイシンと同様の作用機序をもつ．MRSA 感染症に用いる．

グリコペプチド系薬に共通の副作用として，経口剤では胃腸障害や過敏症，静注では肝・腎機能障害，聴器障害，血管痛，静脈炎などがある．

2）ホスホマイシン

ホスホマイシンは，細菌細胞壁合成の初期段階に働く酵素（UDP-*N*-アセチルグルコサミン-エノールピルビン酸転移酵素）に不可逆的に結合し，細胞壁合成を阻害して殺菌的作用を示す．抗菌作用は強い．*β*-ラクタム系薬と併用し，他の抗菌薬で無効な難治性感染症や MRSA 感染症に用いられる．

16-2-2.　細菌のタンパク質合成を阻害する薬物

細菌のタンパク質合成系では，30S と 50S リボソームサブユニットが結合した 70S リボソームが働

くが，動物細胞は 40S と 60S リボソームサブユニットが結合した 80S リボソーム系であり，この相違が選択毒性の基礎となる．

a　アミノグリコシド（アミノ配糖体）系薬

　アミノシクリトール（ヘキソース分子）と 1 個から数個のアミノ糖からなる水溶性の塩基性抗菌薬で，**ストレプトマイシン** streptomycin，**ゲンタマイシン** gentamycin などが含まれる．アミノグリコシド系抗菌薬は，細菌のリボソーム 30S に結合してポリソーム形成の初期段階を阻害し，mRNA 複合体へ tRNA が結合して翻訳が開始される段階を抑える．タンパク質合成を阻害するとともに，mRNA のコドンの読み違えを起こして異常タンパク質を生成する．ストレプトマイシン以外のアミノグリコシド系薬は 50S サブユニットにも結合する．

　アミノグリコシド系薬は，グラム陽性菌・陰性菌に対して抗菌作用を示し殺菌的に作用する．広範な抗菌スペクトルと強い抗菌作用をもつ．アミノグリコシド系の主たる適用は結核と緑膿菌感染症である．ストレプトマイシンは細菌性心内膜炎（ベンジルペニシリンまたはアンピシリンとの併用に限る）にも用いられる．抗緑膿菌薬としては，ゲンタマイシン，**トブラマイシン** tobramycin，**ジベカシン** dibekacin などが用いられる．ゲンタマイシンは緑膿菌，セラチアなどのグラム陰性桿菌による難治性感染症の治療薬として重要である．抗緑膿菌作用をもたないアミノグリコシド系抗菌薬としては，フラジオマイシン，リボスタマイシンがある．アミノグリコシド系抗菌薬の耐性菌は，不活性化酵素の産生，リボソームの薬剤感受性の低下，菌体内への薬剤透過性の低下により耐性を獲得する．不活性化酵素は，不活性化する部位や基質に対する特異性を有し多種多様である（表 16-2 参照）．基本骨格に置換基を導入することによって不活性化酵素の作用を受けにくい薬物が数多く開発されている．ゲンタマイシンや**アミカシン** amikacin は緑膿菌に対して強い抗菌作用をもつ．**アルベカシン** arbekacin は MRSA に対して特に強い抗菌作用をもつ．アミノグリコシド系薬は水溶性で，腸管からほとんど吸収されないので，筋肉内または点滴注射によって投与される．ただし，細菌性赤痢や腸炎などの腸管感染症に対しては経口投与される．

　アミノグリコシド系薬に特徴的な副作用として，聴器障害（第Ⅷ脳神経障害；難聴と平衡感覚障害），腎毒性（腎不全）がある．

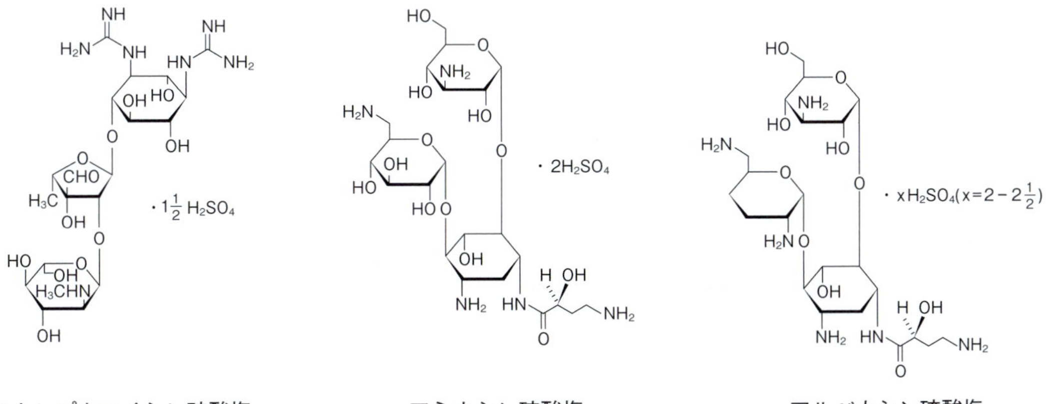

ストレプトマイシン硫酸塩　　　アミカシン硫酸塩　　　アルベカシン硫酸塩

図 16-9．アミノグリコシド系薬

b　マクロライド系薬

巨大環状（14～16員環）ラクトンにデオキシ糖が結合した構造を有する抗菌薬をマクロライド系薬と総称する．14員環薬には**エリスロマイシン** erythromycin，**クラリスロマイシン** clarithromycin，**ロキシスロマイシン** roxithromycin，15員環薬には**アジスロマイシン** azithromycin，16員環薬には**ジョサマイシン** josamycin，**スピラマイシン** spiramycin，**ミデカマイシン** midecamycin，**ロキタマイシン** rokitamycin などがある（図 16-10）．マクロライド系抗菌薬は，細菌のリボソーム 50S サブユニットに結合し，ペプチジル tRNA の転座反応を阻害することにより，タンパク質合成を阻害する．抗菌作用は静菌的である．細菌の細胞膜をよく透過するが，ヒトの細砲には入りにくいので，選択毒性は優れている．マクロライド系に共通する副作用として，大量投与時に胃腸障害（悪心，嘔吐，下痢），発疹などが現れることがある．組織へ高濃度に移行するので，長期連用の際は肝障害に注意する．

エリスロマイシンは主に経口投与で用いられるが，胃酸に不安定で消化管からの吸収が良好でないことから，製剤的工夫がなされてエステル化体が開発された．クラリスロマイシンおよびアモキシシリンは，プロトンポンプ阻害薬のランソプラゾールとの3剤併用により，ヘリコバクター・ピロリの除菌に用いられる．ロキシスロマイシンは胃酸に安定で消化管から吸収されやすい．血中半減期が長く，臓器移行性が良好であるという優れた性質を有する．アジスロマイシンは，エリスロマイシンに N-メチル基を導入した15員環構造を有するが，他のマクロライド薬に比べ抗菌力が強く，半減期が長く，臓器移行性が優れている．

テリスロマイシン telithromycin はクラリスロマイシンと共通のラクトン環を有し，8位にケトン基があることから，ケトライド系と呼ばれる．テリスロマイシンはマクロライド系抗生物質と同様の

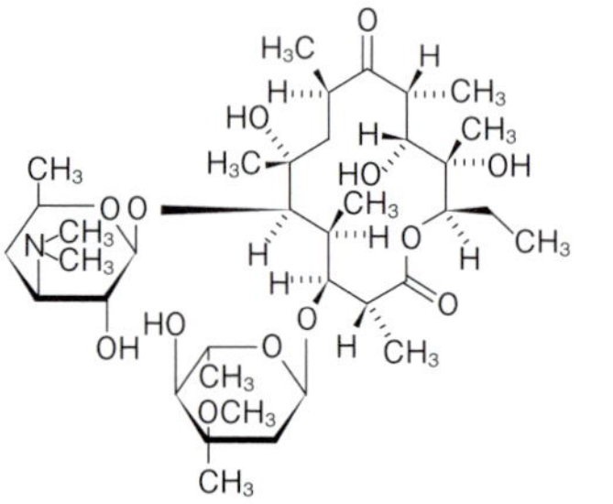

エリスロマイシン

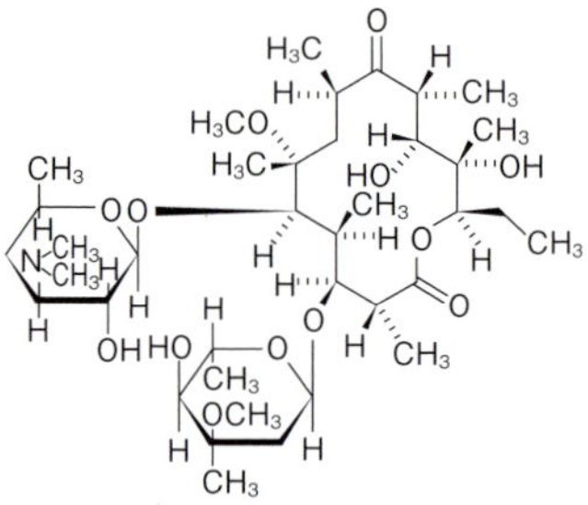

クラリスロマイシン

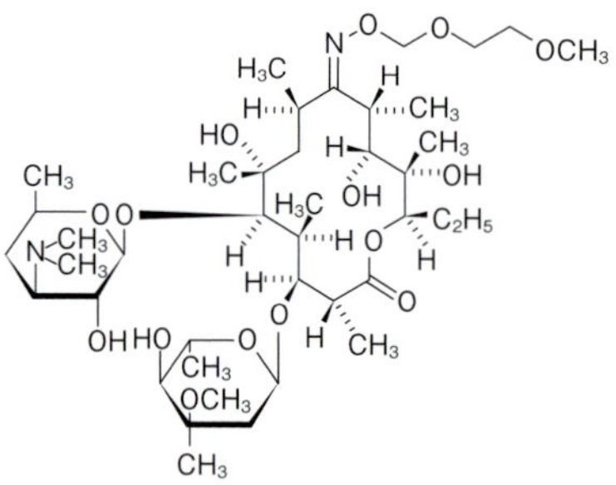

ロキシスロマイシン

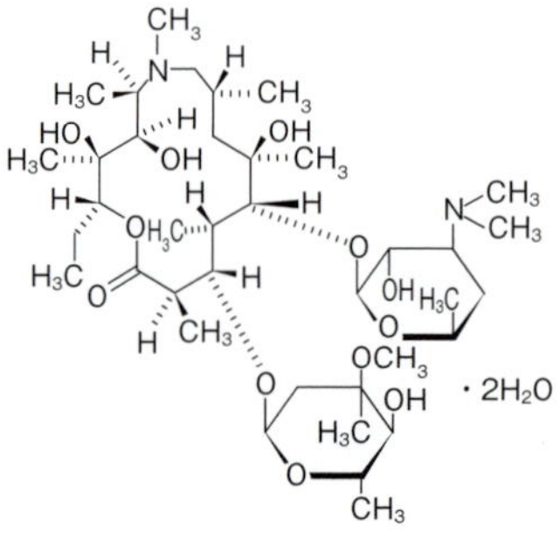

アジスロマイシン水和物

図 16-10．マクロライド系薬

作用機序，抗菌スペクトルを示すが，抗菌力は強い．

c　クロラムフェニコール系薬

クロラムフェニコール chloramphenicol とチアンフェニコール thiamphenicol がある．抗菌スペクトルは広いが，現在は多くの菌が耐性化している．化学的に合成可能な抗菌薬で，骨髄移行性が高い．副作用として重篤な再生不良性貧血があるので適応は限定される．

d　テトラサイクリン系薬

放線菌よりクロルテトラサイクリン chlortetracycline およびオキシテトラサイクリン oxytetracycline が発見され，それぞれを脱クロル化および還元することにより**テトラサイクリン** tetracycline が得られた．四環系骨格を有する抗菌薬で，経口投与される（図 16-11）．テトラサイクリン系薬は，広い抗菌スペクトルを有していたため繁用されたが，現在，多くの菌が耐性を獲得している．しかし，β-ラクタム系やアミノグリコシド系薬が無効なリケッチア，マイコプラズマ，クラミジア，コレラ，ブルセラに有効である．今日では半合成誘導体の**ドキシサイクリン** doxycycline と**ミノサイクリン** minocycline が繁用されている．

副作用として胃腸障害，光線過敏症の他，骨や歯牙形成を阻害する作用があり，妊婦，新生児，乳幼児には使用不可である．Ca^{2+}，Mg^{2+}，Al^{3+}，Fe^{2+} などを含む薬剤や食品と併用するとキレート形成により吸収率が低下する．

e　リンコマイシン系薬

リンコマイシン lincomycin とクリンダマイシン clindamycin は，マクロライド系抗生物質と類似した作用機序，抗菌スペクトルを示す．副作用も類似しており，マクロライド系抗菌薬と部分的に交叉耐性を示す．β-ラクタム系抗生物質につぐ第 2 選択薬となっている．

f　オキサゾリジノン系薬

リネゾリド linezolid は，バンコマイシン耐性腸球菌（VRE）感染症治療薬として開発された．50S サブユニットのドメイン V に特異的に結合することにより，50S リボソーム，30S リボソーム，

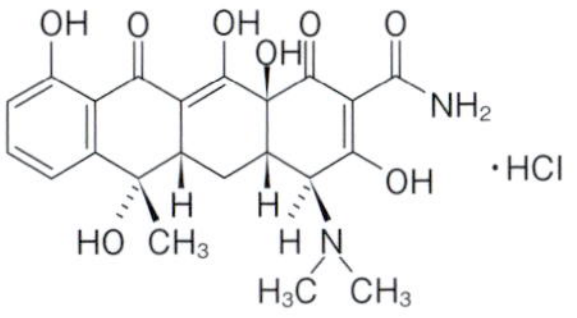

テトラサイクリン塩酸塩

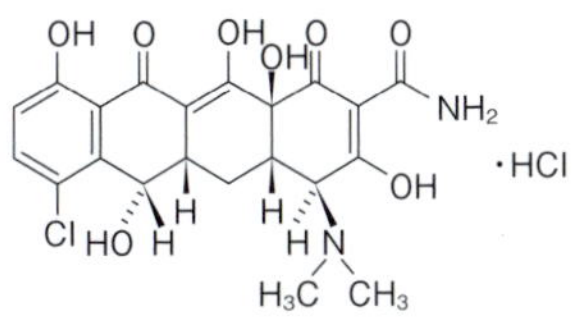

デメチルクロルテトラサイクリン塩酸塩

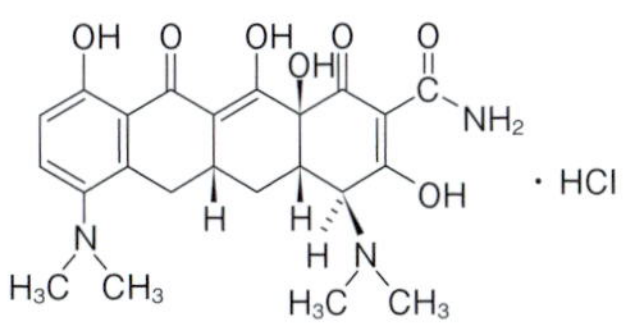

ミノサイクリン塩酸塩

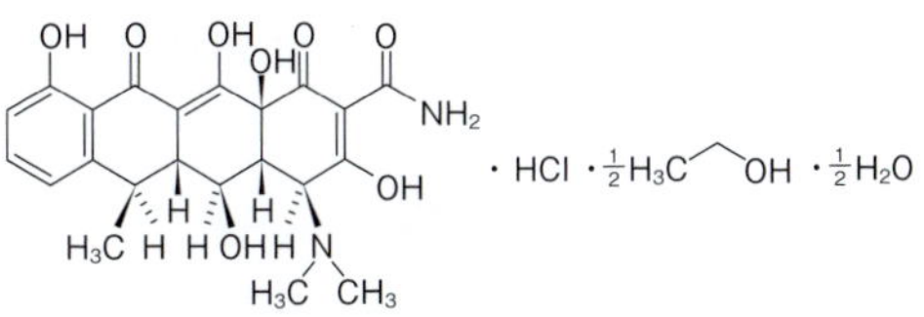

ドキシサイクリン塩酸塩水和物

図 16-11．テトラサイクリン系薬

mRNAおよびf-Met-tRNAからなる開始複合体の形成を阻害する．わが国では，MRSAおよびVREに用いられる．バンコマイシン耐性黄色ブドウ球菌（VRSA）やペニシリン耐性肺炎球菌（PRSP）など，多剤耐性菌にも抗菌力をもつ．他薬剤との交差耐性はみられない．

g　ストレプトグラミン系薬

ストレプトグラミンにはA型とB型が存在し，A型化合物は，リボソームの50Sサブユニットに結合し，tRNAの結合やペプチジルトランスフェラーゼ活性を阻害し，基質の結合を抑制することによりタンパク質合成を阻害する．一方，B型化合物は，50Sサブユニットのペプチジルトランスフェラーゼ領域の別の部位に結合し，不完全なポリペプチド鎖を放出させることによりペプチド伸長を阻害する．A型の**ダルホプリスチン** dalfopristin およびB型の**キヌプリスチン** quinupristin との70：30の混合物である配合剤が臨床使用されている．グリコペプチド系とは作用機序が異なるため，VRE，さらにMRSA，PRSPに対し優れた抗菌作用を示す．

16-2-3.　細菌の核酸合成を阻害する薬物

細菌の核酸合成系は基本的には動物細胞と同じであるが，DNAの構造や核酸合成に関わる酵素などに違いがある．このグループの薬物は，それらの違いをもとに細菌の核酸合成を阻害し，選択毒性を発現する．

a　キノロン（ピリドンカルボン酸）系薬

細菌のDNAジャイレース DNA gyrase （$\alpha_2\beta_2$）は，らせん構造のない閉鎖環状の二重鎖DNAに作用し，一方の鎖の切断と再結合を繰り返すことにより，超らせん構造を形成する．キノロン系抗菌薬が本酵素のαサブユニットに結合してその活性を阻害するとDNAの複製が止まる．トポイソメラーゼⅣ topoisomerase Ⅳ は，DNA複製後期において，複製された連結状態にある二つの娘DNAを分離し，DNA複製を完了させる役割をもつ．作用は殺菌的で，選択毒性は高い．D-キノロン系の**ナリジクス酸** nalidixic acid を出発点とするキノロン系抗菌薬は，グラム陰性菌に抗菌作用を有するため，これまで尿路・胆道・腸管感染症に広く用いられてきた．近年，グラム陽性菌，緑膿菌，セラチアにまで抗菌スペクトルを拡大し，抗菌作用も強い．**ノルフロキサシン** norfloxacin 以降に開発されたものはニューキノロン系と呼ばれ，経口抗菌薬として汎用されている．

1) キノロン系（オールドキノロン系，第1世代）

最初にナリジクス酸が開発され，他に**ピロミド酸** piromidic acid，**ピペミド酸** pipemidic acid （PPA）がある．緑膿菌を除くほとんどのグラム陰性桿菌に有効であるが，オールドキノロン系抗菌薬はグラム陰性桿菌に対してのみ殺菌作用を示す．ナリジクス酸はグラム陰性菌（緑膿菌を除く）に対して抗菌活性をもつ．ピペミド酸は，消化管からの吸収はよく，主に尿中に排泄される．代謝されやすく，臓器への移行性が悪く，しかも耐性ができやすい．

2) ニューキノロン系（第2世代）

オールドキノロン系抗菌薬の後，ピリドンカルボン酸骨格にフッ素やピペラジニル基を導入することで，グラム陽性菌にまで抗菌スペクトルが拡大した．ノルフロキサシン，**オフロキサシン** ofloxacin，**レボフロキサシン** levofloxacin，**シプロフロキサシン** ciprofloxacin などがある．これらの

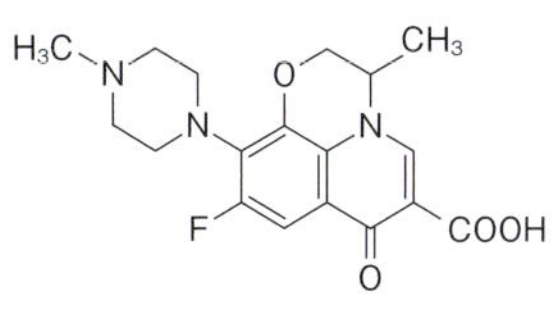

オフロキサシン 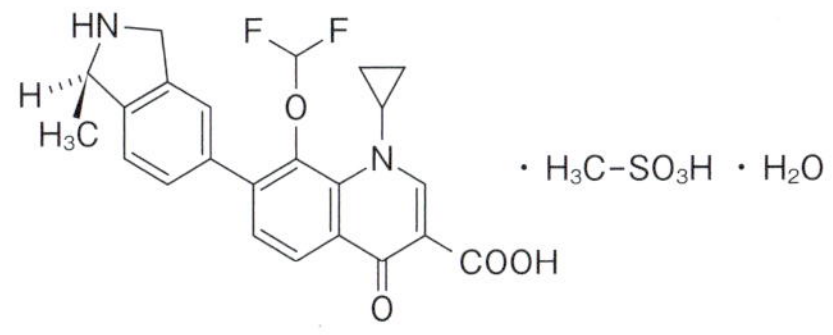　　メシル酸ガレノキサシン水和物 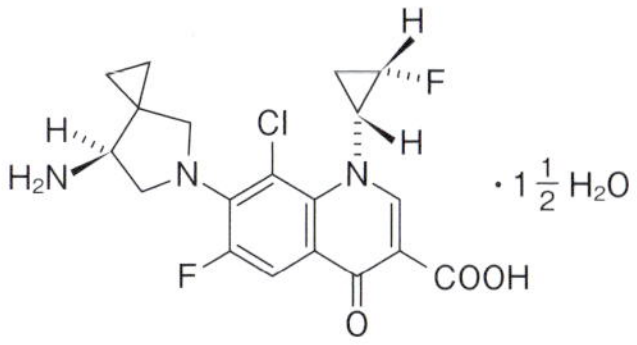　　シタフロキサシン水和物

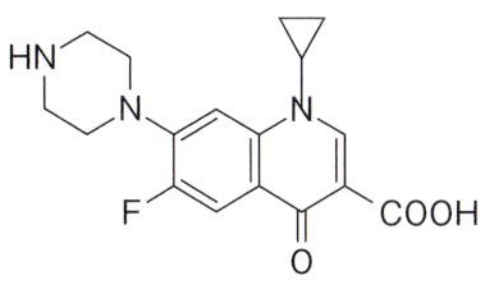

シプロフロキサシン 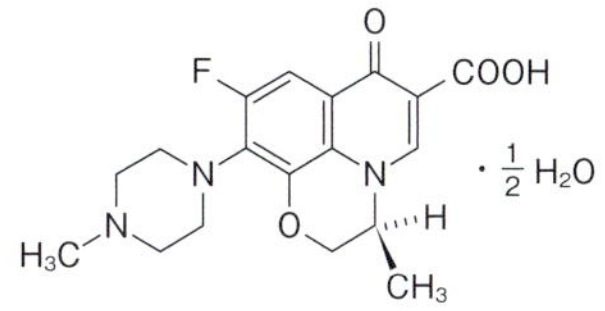　　レボフロキサシン水和物 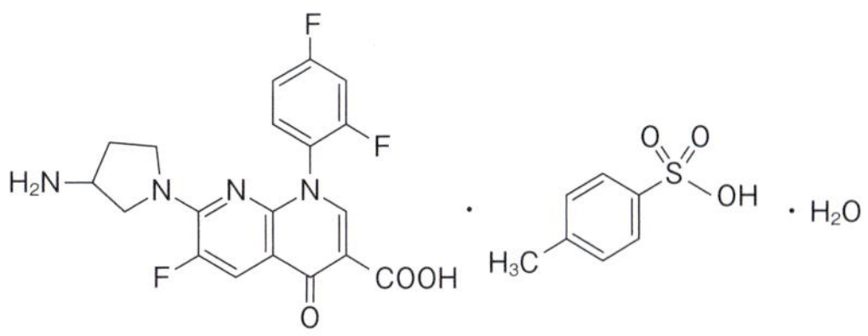　　トスフロキサシントシル酸塩水和物

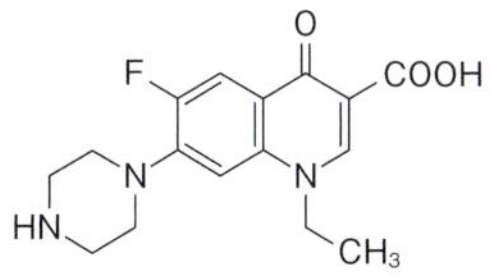

ノルフロキサシン 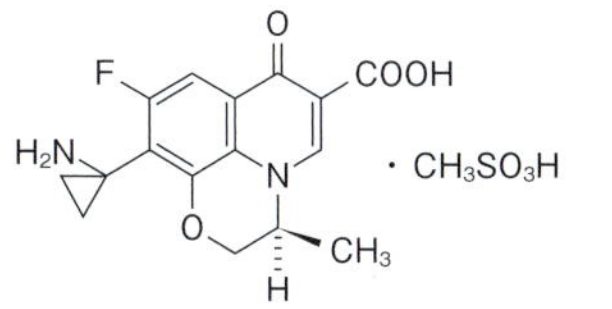　　パズフロキサシンメシル酸塩 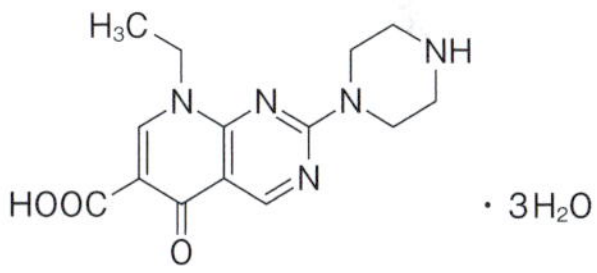　　ピペミド酸水和物

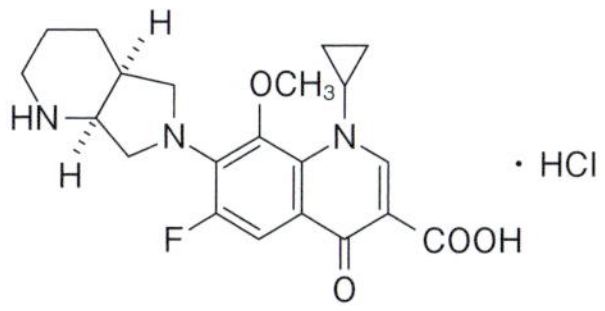

モキシフロキサシン塩酸塩 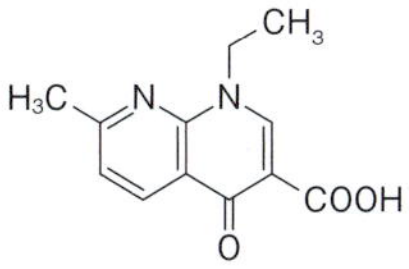　　ナリジクス酸

図 16-12. キノロン系薬，ニューキノロン系薬

薬物は，DNA・DNA ジャイレース複合体との結合が強いため抗菌作用が高い．ニューキノロン系抗菌薬は強い抗菌力をもち，かつ組織移行性がよく，副作用もわずかであり，耐性菌も発生しにくいという優れた特色を有している．抗菌スペクトルは非常に広く，使用頻度の増加により耐性菌の出現が問題になっている．その耐性獲得機序は，染色体支配の DNA ジャイレースの変異と細胞外膜の透過性低下・排出ポンプの亢進である．副作用は比較的少ないが，胃腸障害，過敏症状，中枢神経障害，光線過敏症などが知られている．

b　サルファ薬

スルホンアミド系抗菌薬（サルファ剤）は，細菌感染の予防，治療に最初に使用された有用な化学療法薬である．スルファニルアミドを基本骨格としてアミド基を各種複素環に置換した構造をもつ．いずれも細菌の葉酸の生合成を阻害することにより核酸代謝を阻害して抗菌作用を発現する．**スルファジメトキシン** sulfadimethoxine，**サラゾスルファピリジン** salazosulfapyridine，**ST（スルファメトキサゾール** sulfamethoxazole・**トリメトプリム** trimethoprim）**合剤**がある．

ST 合剤は，持続性スルホンアミド系のスルファメトキサゾールと 2,4-ジアミノピリジン系抗菌薬のトリメトプリムを，5：1 の割合で配合した合剤である．トリメトプリムは，細菌のジヒドロ葉酸

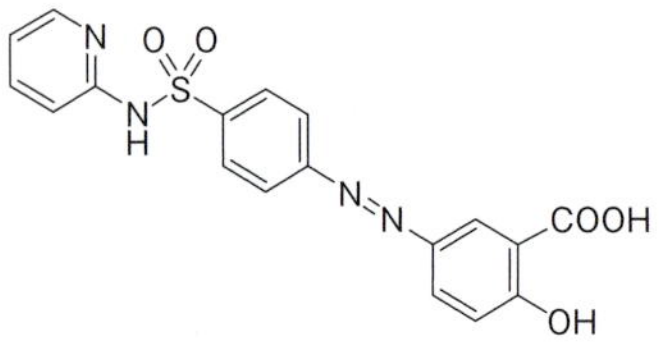

サラゾスルファピリジン 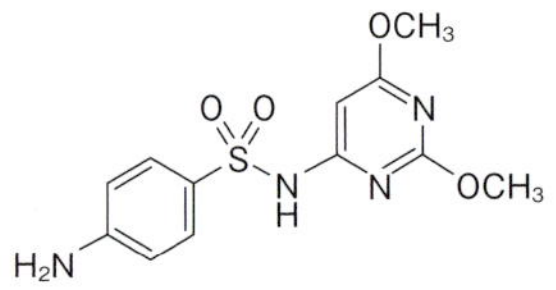　　　　　　　　スルファジメトキシン

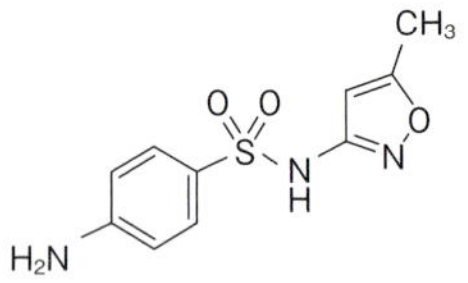

スルファメトキサゾール（S） 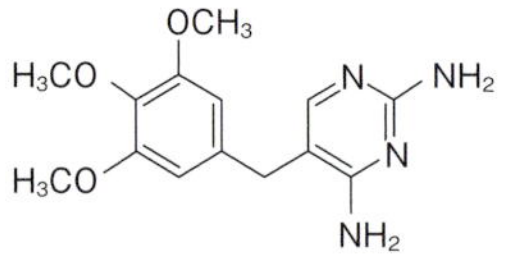　　　　　　トリメトプリム（T）

図 16-13.　サルファ薬

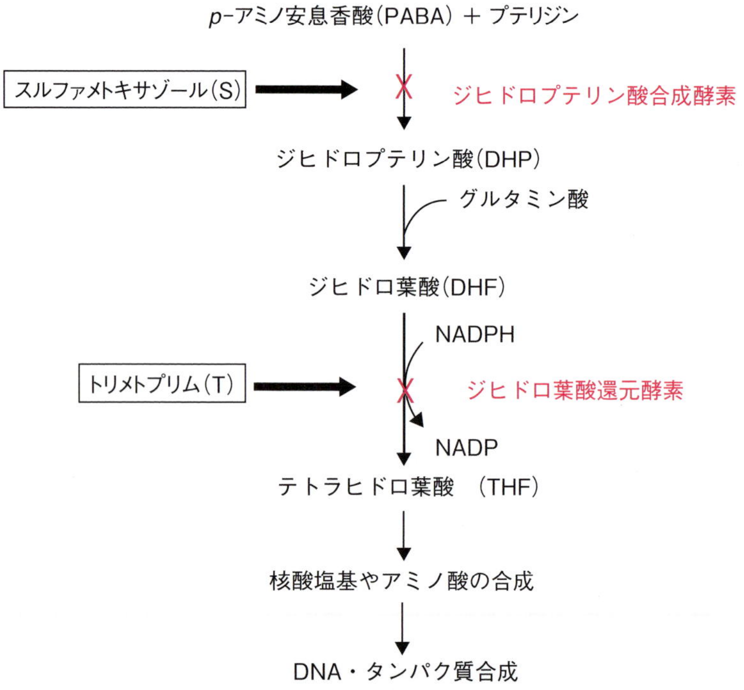

p-アミノ安息香酸（PABA）＋ プテリジン
　↓
スルファメトキサゾール(S) ──→ ✗ ジヒドロプテリン酸合成酵素
　↓
ジヒドロプテリン酸（DHP）
　↓ ← グルタミン酸
ジヒドロ葉酸（DHF）
　↓ ← NADPH
トリメトプリム(T) ──→ ✗ ジヒドロ葉酸還元酵素
　↓ → NADP
テトラヒドロ葉酸　（THF）
　↓
核酸塩基やアミノ酸の合成
　↓
DNA・タンパク質合成

図 16-14.　細菌の葉酸代謝と ST 合剤の阻害部位

からテトラヒドロ葉酸への反応に関わるジヒドロ葉酸還元酵素を阻害する．テトラヒドロ葉酸の減少は，DNAやタンパク質の合成を抑制することにつながる．トリメトプリムは，動物細胞のジヒドロ葉酸還元酵素をほとんど阻害しない．それぞれの薬物が葉酸代謝経路の異なる部位を阻害することから，相乗的に抗菌作用が増大する（図16-14）．腎や肺への移行性は良好である．

　サラゾスルファピリジンは，抗菌作用とは別にT細胞やマクロファージに作用し，インターロイキン（IL）-1，IL-2，IL-6 などの炎症性サイトカインの産生を抑制する．その活性部分は，腸内細菌で分解された5-アミノサリチル酸（メサラジン）である（本剤は5-アミノサリチル酸とスルファピリジンに分解される）．

c　その他

　リファンピシン rifampicin は，DNA を鋳型として mRNA を合成する転写酵素である細菌の RNA ポリメラーゼに結合して mRNA 合成を阻害する．動物の RNA ポリメラーゼにはほとんど作用しないので選択毒性は高く，広い抗菌スペクトルをもつ．結核治療の主要薬物として用いられるほか，ハンセン病の治療にも用いられている．肝ミクロソーム CYP450（CYP3A4）を強力に誘導する作用があるので，シクロスポリン，ジギタリス，テオフィリン，アゾール系抗真菌薬，抗 HIV 薬などと併用するときには，併用薬の作用を減弱させるので注意が必要である．

　ムピロシン mupirocin は，細菌のタンパク合成の初期段階でイソロイシル tRNA 合成酵素-イソロイシン AMP 複合体の生成を阻害する．MRSA に特に有効である．鼻腔内の MRSA の除菌のため，MRSA 感染症発症の危険性の高い患者や，その患者に接する医療従事者（保菌者）の鼻腔内に塗布される．

16-2-4.　細菌の細胞膜機能を障害する薬物

a　ポリペプチド系薬

　ポリペプチド系抗菌薬は，細菌の細胞膜を障害して膜透過性を変え，細胞内物質を漏出して殺菌作用を示す．細胞膜の構造は，動物と微生物で共通する点が多いため，選択毒性は低い．**コリスチン** colistin，**ポリミキシン B** polymixin B，**バシトラシン** bacitracin がある．腸管からは吸収されないので全身投与は筋注で行う．グラム陽性菌に対する抗菌作用は弱いが，ポリミキシン B は白血病治療時の腸管内殺菌の目的で経口投与される．バシトラシンは，アミノグリコシド系抗菌薬のフラジオマイシンとの合剤として使用される．

b　抗抗酸菌薬

1）抗結核薬

　結核菌はらい菌とともに抗酸菌に属し，菌体がロウ状の高級脂肪酸（ミコール酸）を含む厚い細胞壁で包まれている．結核菌の発育は遅く，また抗結核薬の投与は長期にわたるので単剤使用は極めてまれである．2剤以上を併用して抗菌作用を高めるだけでなく，耐性や副作用の発現をいかに抑えるかが重要となる．抗結核薬としては，リファンピシン，**イソニアジド** isoniazid（INH），**エタンブトール** ethambutol，**ピラジナミド** pyrazinamide，ストレプトマイシンなどがある．未治療結核の治療には，耐性菌の発生を防ぐために，リファンピシン，イソニアジド，エタンブトール（またはストレプトマイシン）の3剤併用法が標準的な方法として用いられる．最近は，リファンピシンとピラジナミドを組み入れた初期強化療法も行われている．第1選択薬に対して耐性が生じた場合には，より抗菌力が弱く副作用の強い，第2選択薬の**エチオナミド** ethionamide，**パラアミノサリチル酸** p-aminosalicylic acid（PAS），**サイクロセリン** cycloserine，**カナマイシン** kanamycin，**エンビオマイシン** enviomycin が多剤併用される．

　イソニアジドは，抗酸菌に特有な細胞壁ワックス様成分であるミコール酸の生合成を阻害する．結核菌に選択的に作用し，他の細菌には無効である．リファンピシンとともに結核菌に対して最も強力な抗菌活性を示す．腸管より吸収され，速やかに各組織に移行する．耐性の獲得は速やかであるが，他剤との交叉耐性はない．副作用として，ビタミン B_6 との構造類似性からビタミン B_6 欠乏を起こ

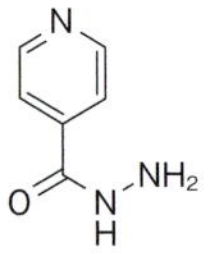

イソニアジド 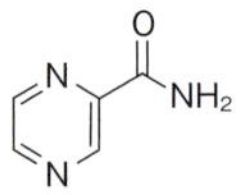　　　　　ピラジナミド 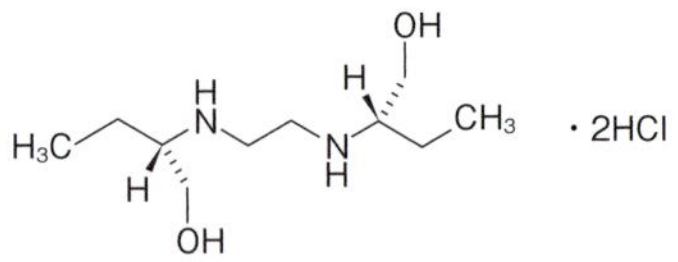　　　　　エタンブトール塩酸塩

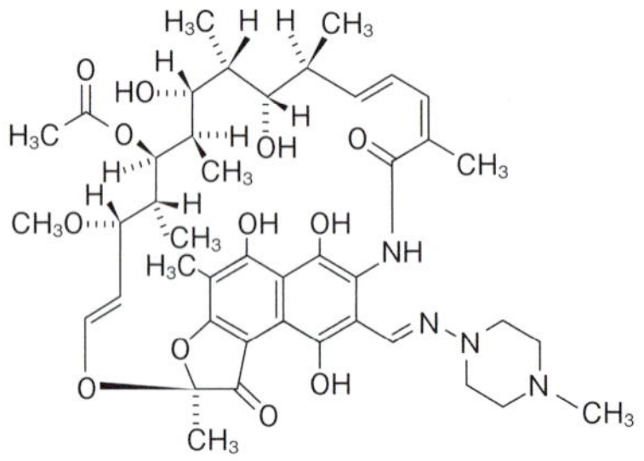

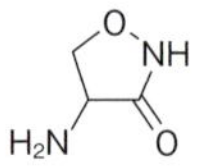

サイクロセリン

リファンピシン

図 16-15. 抗結核薬

し，それによって末梢神経障害（しびれや運動障害など）を起こすことがある．予防のためにビタミンB_6を併用する．

　ストレプトマイシンはアミノグリコシド系薬であるが（第16章2節参照），もっぱら結核の治療に用いられる．新鮮な滲出性病巣によく効くが，古い乾酪病巣への効果は弱い．耐性菌は出現しやすい．

　エタンブトールは，グリセロール代謝とタンパク質合成を阻害し静菌的に作用する．結核菌に特有な細胞壁の構成成分である多糖類アラビノガラクタンの合成に関わるアラビノシル転移酵素を阻害する．重大な副作用として視力障害（視力減退，視野狭窄）がある．

　ピラジナミドは，脱アミノ作用を受けた生体内分解物のピラジン酸が結核菌の発育を阻止する．殺菌的に作用する．リファンピシンとともに治療期間を短縮するために多剤併用療法に加えられる．細胞内結核菌に対する作用が他剤より強いため，マクロファージ内に潜んで生き残っている結核菌（persister）を殺菌することができる．

2）抗ハンセン病薬

　抗酸桿菌であるらい菌 *Mycobacterium leprae* による慢性感染症では，罹患部位は皮膚，上気道，精巣，眼，表在性の末梢神経系などに及ぶ．ハンセン病は原則として治療期間の短縮，耐性の出現予防のため多剤併用が行われる．ハンセン病治療に用いられる薬物は，葉酸代謝を阻害する**ジアフェニルスルホン** diaphenylsulfone，**リファンピシン**，らい菌のDNA機能を障害する**クロファジミン** clofazimine，**オフロキサシン** ofloxacin の4種類である．最近，催奇形性で薬害を起こした**サリドマ**

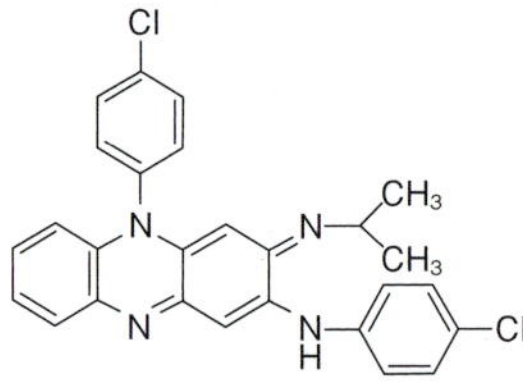

クロファジミン 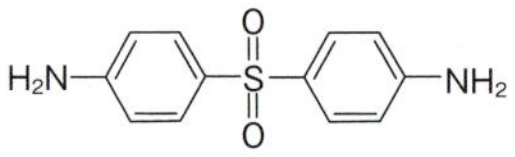　　　　　　　ジアフェニルスルホン

図 16-16. 抗ハンセン病薬

イド thalidomide がハンセン病治療薬として見直されている．

16-3. 抗真菌薬

　真核生物である真菌は，動物細胞に近い構造をしている弱毒菌であるが，近年，広域性抗菌薬，副腎皮質ステロイド，抗腫瘍薬，免疫抑制薬などの投与や放射線治療を受けている患者，AIDS（本章4節参照）患者などに，日和見感染症としての真菌症が増加している．抗真菌薬は両者の細胞壁の有無，細胞膜構成成分であるステロールの構造，真菌特有の代謝酵素などのわずかな違いを標的に選択毒性を発揮する．抗真菌薬は，深在性抗真菌薬と表在性抗真菌薬に分類される．深在性真菌症の主な病原真菌には，カンジダ，アスペルギルスおよびクリプトコッカスやムコールがあり，真菌血症のほか，肺，尿路，心内膜，髄膜など深部組織に感染し障害をきたす．表在性真菌症の主な原因菌は皮膚糸状菌で，水虫，たむし，爪白癬など皮膚感染症を引き起こす．放線菌とノカルジアは真菌類ではないが，真菌類と一緒にして取り扱われる．また AIDS 患者に発症しやすい肺炎の原因菌であるニューモシスチス・カリニは，真菌に分類されている．

　代表的な深在性抗真菌薬には，**アムホテリシン B** amphotericin B とそのリポソーム製剤，**フルシトシン** flucytosine，**アゾール系薬**（**ミコナゾール** miconazole，**フルコナゾール** fluconazole，**イトラコナゾール** itraconazole），**テルビナフィン** terbinafine，**ミカファンギン** micafungin などがある．表在性抗真菌薬には，**グリセオフルビン** griseofulvin，**ケトコナゾール** ketoconazole，**クロトリマゾール** clotrimazole などがある．また，カリニ肺炎治療薬に ST 合剤や**ペンタミジン** pentamidine がある（図 16-17，16-18）．表在性真菌症の治療に深在性抗真菌薬も用いられる．

a　ポリエン系薬

　アムホテリシン B は，真菌細胞膜のエルゴステロールと特異的に結合して細胞膜を貫通する孔を形成し細胞内成分を漏出することにより作用する．毒性が非常に強いので重篤な疾患だけに使用される．耐性がみられ，ナイスタチンと交叉耐性がある．腸管からの吸収が悪いので，消化管カンジダ症（内服）以外は点滴静注する．吸収された薬物の大部分は血漿タンパク質や細胞膜と結合し，その後

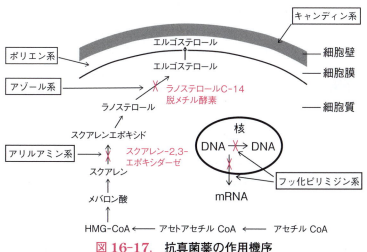

図 16-17. 抗真菌薬の作用機序

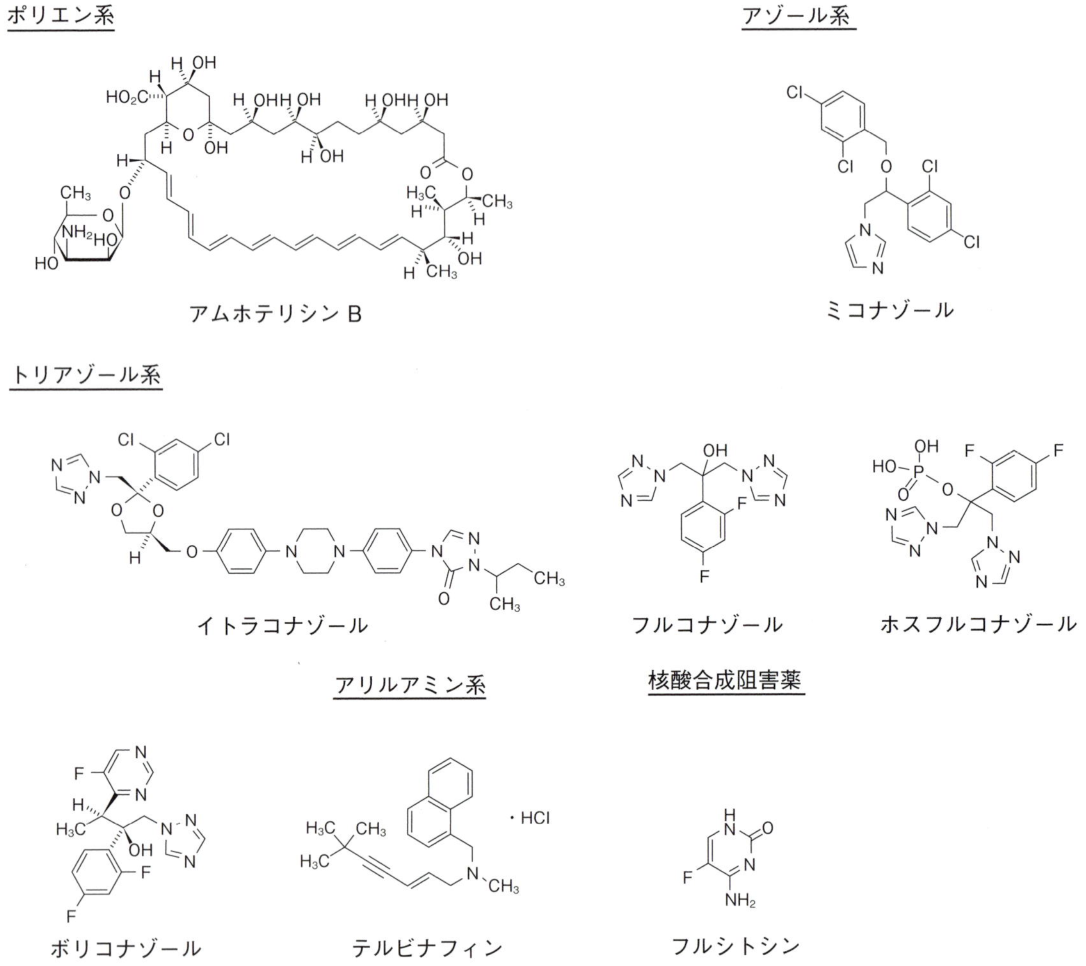

ポリエン系

アムホテリシンB

アゾール系

ミコナゾール

トリアゾール系

イトラコナゾール

フルコナゾール

ホスフルコナゾール

アリルアミン系

核酸合成阻害薬

ボリコナゾール

テルビナフィン

フルシトシン

図 16-18．抗真菌薬

徐々に血中または尿中に排泄される．主な副作用に発熱，悪心，嘔吐，貧血，電解質異常，腎障害などがある．副作用の軽減のためにリポソーム製剤が開発されている．**ナイスタチン** nystatin の作用機序はアムホテリシンBと同様で，膜の透過性障害作用である．胃腸管より吸収されないので，深在性真菌症には無効である．消化管の真菌症には経口で，表在性真菌症には局所に適用される．フルシトシンは，5-フルオロシトシン 5-fluorocytocine とも呼ばれる．シトシンデアミナーゼによって脱アミノ化され，5-フルオロウラシル 5-fluorouracil に変換される．5-フルオロウラシルは，さらに5-フルオロデオキシウリジン酸に変換された後DNA合成を阻害する．

b　アゾール系薬

　イミダゾール系（5員環構造中に窒素を二つ含む）のミコナゾールと，トリアゾール系（5員環構造中に窒素を三つ含む）のフルコナゾール，イトラコナゾール，**ホスフルコナゾール** fosfluconazole （フルコナゾールのプロドラッグ），**ボリコナゾール** voriconazole がある．シトクロム P450 依存性のラノステロール C-14 脱メチル化酵素を阻害し，真菌エルゴステロールの生合成を妨げる．

c　アリルアミン系薬

　テルビナフィンは，アリルアミン系の代表的薬物で深在性皮膚真菌症の治療に用いられる．爪白

癬，爪カンジダなどの表在性皮膚真菌症にも経口投与される．エルゴステロール生合成経路のスクアレンからラノステロール合成を触媒する酵素であるスクアレン-2,3-エポキシダーゼを阻害する．副作用に重篤な肝障害，血液障害がある．

d　キャンディン系薬

ミカファンギンは，キャンディン系注射用抗真菌薬で，真菌細胞壁の主要構成成分の一つである 1,3-β-D-グルカンの生合成を特異的に阻害する．アゾール系抗真菌薬で無効なカンジダ症にも用いられる．グリセオフルビンは，皮膚糸状菌による白癬（皮膚，爪，毛髪）の治療に経口投与される．作用機序は，真菌の有糸分裂を特異的に阻害することである．

e　その他の抗真菌薬

免疫不全患者で発病するニューモシスチス肺炎の治療薬ではペンタジミン，ST合剤がある．

16-4.　抗ウイルス薬

16-4-1.　ウイルスの分類

ウイルスは，DNA型ウイルス（ヘルペスウイルス，B型肝炎ウイルスなど）とRNA型ウイルス（インフルエンザウイルス，HIVなど）に分類される．DNA型ウイルスは遺伝情報をDNAとしてもつウイルスで，宿主細胞の核DNA内に侵入してDNAを複製し，RNAポリメラーゼを利用してmRNAを合成し，それによってタンパク質を合成して新たなウイルス粒子をつくる．一方，RNA型ウイルスの遺伝情報はRNAにあり，ウイルスのRNAポリメラーゼを利用してRNAを複製するタイプと，ゲノムRNAが逆転写酵素によりDNAとなり宿主細胞の核DNA内に侵入してDNAを複製するタイプがある．

ウイルスの感染と増殖は次のような機序で起こる．

① ウイルスが宿主細胞に吸着する．② 細胞に吸着したウイルス粒子は，エンドサイトーシス，膜融合，または直接細胞質内に侵入する．③ 侵入したウイルスのカプシドからゲノム（DNAまたはRNA）が放出（脱殻）される．④ 自分自身のゲノムを複製して遺伝子を発現する．⑤ 新たに生成されたカプシドにゲノムが収められて新しいウイルス粒子が組み立てられる．⑥ 成熟したウイルス粒子が宿主細胞表面膜から放出される，または出芽する．これらの各段階に作用する抗ウイルス薬が用いられる．

現在実用化されている抗ウイルス薬は，抗ヘルペスウイルス薬，抗インフルエンザウイルス薬，HIV感染症治療薬および抗肝炎ウイルス薬である．

16-4-2.　抗ヘルペスウイルス薬

単純ヘルペスウイルス感染症には**アシクロビル** aciclovir と**ビダラビン** vidarabine（Ara-A），サイトメガロウイルス感染症には**ガンシクロビル** ganciclovir，水痘・帯状疱疹ウイルス感染症にはアシクロビル，**バラシクロビル** valaciclovir などが用いられる．アシクロビルの眼軟膏と点眼液は，単純ヘルペスウイルスに起因する角膜炎に用いられる．

抗ヘルペス・抗サイトメガロウイルス薬

アシクロビル　　　　　ガンシクロビル　　　　ビダラビン（Ara-A）

逆転写酵素阻害薬

ジドブジン　　　ジダノシン　　　ラミブジン　　　アバカビル硫酸塩

エムトリシタビン　　　ネビラピン　　　エファビレンツ

プロテアーゼ阻害薬

リトナビル　　　　　　　　　　ネルフィナビルメシル酸塩

ホスアンプレナビルカルシウム水和物　　　アタザナビル硫酸塩

ロピナビル　　　　　　　　　　サキナビルメシル酸塩

図 16-19．抗ウイルス薬

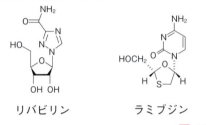

インジナビル硫酸塩エタノール付加物

抗インフルエンザ薬

ザナミビル水和物　　アマンタジン塩酸塩　　オセルタミビルリン酸塩

抗B型・抗C型肝炎ウイルス薬

リバビリン　　ラミブジン

図16-19.　つづき

a　アシクロビル

アシクロビルは，DNA合成時のDNA鎖伸長に必須の3′-ヒドロキシ基を欠く非環式グアノシン類似体である．アシクロビルは，ヘルペスウイルスのチミジンキナーゼ thymidine kinase によりリン酸化されて一リン酸誘導体に変換され，ついで感染細胞のリン酸化酵素によりアシクロビル-三リン酸になる．正常細胞にはウイルス性チミジンキナーゼは存在せず，アシクロビルはほとんどリン酸化されないので，本薬の選択毒性は極めて高い．

b　バラシクロビル

バラシクロビルは，アシクロビルのL-バリンエステルでプロドラッグであり，投与後にアシクロビルに変換されて抗ウイルス作用を発現する．

c　ビダラビン

ビダラビンは，糖部分が異なるアデノシン類似体である．これが宿主細胞よりもウイルスのDNA依存性DNAポリメラーゼを強力に阻害し抗ウイルス作用を発現する．

d　イドクスウリジン

イドクスウリジン idoxuridine は，単純ヘルペスウイルスに起因する角膜炎の局所治療にのみ使用

e ガンシクロビル，バルガンシクロビル

ガンシクロビルは，アシクロビルの側鎖にヒドロキシメチル基が挿入されたもので，アシクロビルの構造に類似している．サイトメガロウイルス感染細胞内で，感染細胞由来のデオキシグアノシンキナーゼによりリン酸化され，活性型の三リン酸化体になる．デオキシグアノシン三リン酸（dGTP）のDNAへの取込みを競合阻害することでDNAポリメラーゼを阻害する．**バルガンシクロビル** valganciclovirは，L-バリンがエステル結合したプロドラッグである．すべてのヘルペスウイルスに有効であるが，特にサイトメガロウイルスに対する活性が強い．

f ホスカルネットナトリウム

ホスカルネットナトリウム foscarnet sodium は無機ピロリン酸誘導体で，すべてのヘルペスウイルスおよびHIVに有効である．

16-4-3. 抗インフルエンザウイルス薬

インフルエンザウイルスにはA，B，Cの三つの型があり，A型およびB型は小児および成人に感染し流行を起こす．A型，B型ではウイルス粒子表面に赤血球凝集素およびノイラミニダーゼが存在する．抗インフルエンザウイルス薬として，脱殻阻害薬と放出阻害薬がある．

a ノイラミニダーゼ阻害薬（放出阻害薬）

ノイラミニダーゼは，ウイルスの表面に存在する酵素で，新しく形成されたウイルスが気管支粘膜上皮の感染細胞から脱離するとき，感染細胞とウイルスを結びつけているシアル酸部分を切り離す働きをしている．**ザナミビル** zanamivir，**オセルタミビル** oseltamivir，**ラニナビル** laninavir，**ペラミビル** peramivir がある．

ザナミビルは，乾燥微粉末の吸入により気道粘膜に投与される．A型およびB型インフルエンザウイルス（RNAウイルス）のノイラミニダーゼ（シアリダーゼ）を選択的に阻害して感染細胞からのウイルスの放出を抑制する．A型およびB型インフルエンザウイルスに有効であるが，発症後なるべく早く（48時間以内に）投与することが望ましい．

オセルタミビルは，エチルエステルのプロドラッグで経口投与可能である．10歳以上の未成年の患者でオセルタミビル服用後に異常行動を発現した例が報告されているため，10歳以上の未成年の患者においてはハイリスク患者を除いて使用を控えることが重要である．

b 脱殻阻害薬

感染初期にウイルスの脱殻を阻害する薬物で，**アマンタジン** amantadine がある．アマンタジンは，三環アミン構造をもち，A型インフルエンザウイルスに対して感染初期の内服で症状の発現を防止・軽減する．細胞質内に侵入したウイルス粒子膜上のM2タンパク質に結合し，その機能を抑制して脱殻を抑制し，ウイルスRNAの核内移行を妨げる．M2タンパク質のないB型インフルエンザウイルスや麻疹ウイルスには無効である．

16-4-4. 抗 HIV 薬

後天性免疫不全症候群 acquired immunodeficiency syndrome (AIDS) は，**ヒト免疫不全ウイルス** human immunodeficiency virus (HIV) がヘルパー T 細胞に感染することにより引き起こされる．HIV は，CD4 陽性ヘルパー T 細胞，マクロファージ，樹状細胞に感染する RNA レトロウイルスである．侵入し脱殻した後，ウイルス RNA は HIV の RNA 依存性 DNA ポリメラーゼ（逆転写酵素）により DNA に逆転写され，リンパ球染色体に取り込まれる．取り込まれたプロウイルス DNA は，ウイルスの構造と調節タンパク質を合成し，これらウイルス構成物質が集合してウイルス粒子を形成した後，細胞膜から出芽により放出される．CD4 陽性ヘルパー T 細胞が減少すると免疫不全に陥り，悪性カポジ肉腫やカリニ肺炎などの日和見感染症を併発する．

a　ヌクレオシド系逆転写酵素阻害薬

ヌクレオシド系逆転写酵素阻害薬には，**ジドブジン** zidovudine, **ジダノシン** didanosine, **ラミブジン** lamivudine, **サニルブジン** sanilvudine, **ザルシタビン** zalcitabine などがある．

ジドブジン（**アジドチミジン** azidothymidine (AZT)）は，チミジン誘導体のヌクレオシド系逆転写酵素阻害薬である．HIV 感染細胞内でチミジンキナーゼにより活性化型（AZT-三リン酸）になり，ウイルスの逆転写酵素を競合的に阻害し，また，HIV の DNA に取り込まれて DNA 鎖の伸長を停止する．単剤による治療よりも併用のほうが有効で，ヌクレオシド系または非ヌクレオシド系やプロテアーゼ阻害薬との多剤併用療法が主流である．

ラミブジンは，シトシン誘導体で，逆転写酵素を阻害し，また DNA 鎖に取り込まれて HIV の複製を阻害する．重篤な副作用として，血液障害（汎血球減少，貧血など），中枢神経障害（ニューロパシー錯乱）などがある．

b　非ヌクレオシド系逆転写酵素阻害薬

HIV の逆転写酵素に直接結合して，RNA から DNA への逆転写を阻害する．**ネビラピン**

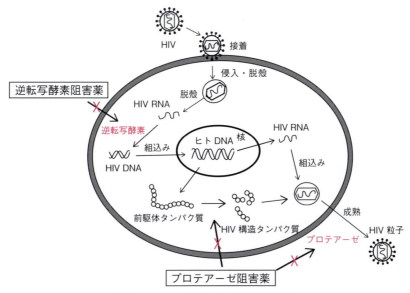

図 16-20．抗 HIV 薬の作用部位

nevirapine，エファビレンツ efavirenz，リルピビリン rilpivirine などがある．これらの薬物は CYP450 により代謝されるので，薬物相互作用を起こしやすい．

リルピビリン塩酸塩

c　プロテアーゼ阻害薬

　HIV 感染細胞内でのウイルス粒子の成熟過程において，ウイルス前駆体タンパク質は HIV 特異的プロテアーゼによって切断され，ウイルスを構成するタンパク質が生成する．プロテアーゼ阻害薬には，インジナビル indinavir，サキナビル saquinavir，リトナビル ritonavir，ネルフィナビル nelfinavir などがある．

d　CC ケモカイン受容体阻害薬

　CC ケモカイン受容体阻害薬は，HIV が宿主細胞に接着・侵入する際に，関与する補受容体である細胞膜上の CC ケモカイン受容体-5（CCR5）に結合し，HIV-1 の宿主細胞内への侵入を阻害する．その阻害薬として，マラビロク maraviroc がある．

マラビロク

16-4-5．抗肝炎ウイルス薬

　B 型肝炎および C 型肝炎治療には，インターフェロン療法のほかに，抗 B 型肝炎ウイルス薬としてラミブジンが，抗 C 型肝炎ウイルス薬としてリバビリンが用いられる．

a　インターフェロン製剤

　インターフェロンは産生細胞や誘導方法の違いから，α 型，β 型，γ 型に分けられ，抗ウイルス作用，免疫調節作用，細胞増殖抑制作用をもつ．α 型および β 型 IFN は，B 型肝炎，C 型肝炎に有効で抗腫瘍作用もある．多くの細胞はウイルスの感染を受けると，細胞のもつ遺伝情報に基づいて，新たな IFN を細胞外に放出する．IFN がウイルスの未感染細胞表面の受容体に結合すると，オリゴアデニル酸合成酵素，タンパク質リン酸化酵素，ホスホジエステラーゼを誘導しそれぞれウイルスの mRNA の破壊，ポリソーム形成阻害（タンパク質合成阻害），tRNA の機能消失（ポリペプチド鎖伸長阻害）により，ウイルスの増殖を抑制する．

b　合成抗肝炎ウイルス薬

　C 型肝炎ウイルス（RNA ウイルス）に対するリバビリン ribavirin と B 型肝炎ウイルス（DNA ウイルス）に対するラミブジン，エンテカビル entecavir がある．
　ラミブジンは細胞内でリン酸化され，B 型肝炎ウイルスの DNA ポリメラーゼと逆転写酵素によりウイルス DNA に取り込まれ，DNA 鎖伸長を阻害する．リバビリンは，プリンヌクレオチド誘導体であり，C 型慢性肝炎に対して IFNα-2b と併用することにより効力が著しく向上する．IFN と併用時は，貧血の危険性が増す．ラミブジンは，ピリミジン誘導体で，HIV の逆転写酵素を阻害する抗 HIV 薬（前項，抗 HIV 薬の項参照）である．エンテカビルも類似の作用機序により抗ウイルス作用を示す．

16-4-6. その他の抗ウイルス薬

抗RSウイルス薬は，RSウイルス（respiratory syncytial virus）が宿主細胞に接着・侵入する際に重要な役割を果たすFタンパク質に結合して，ウイルスの感染性を中和し，ウイルスの複製および増殖を抑制する．抗RSウイルス薬として**パリビズマブ** palivizumab と**イノシンプラノベクス** inosine pranobex がある．

パリビズマブは，遺伝子組換え抗RSウイルスモノクローナル抗体で，低出生体重児や肺疾患・心疾患をもった乳幼児，RSウイルス感染流行初期に予防薬として使用される．イノシンプラノベクスは，免疫機能を調整する薬物で，小児に発症しやすい変異麻疹ウイルスによってゆっくりと進行する脳炎（亜急性硬化性全脳炎 subacute sclerosing panencephalitis）の治療に用いられる．

16-5. 抗寄生虫薬

寄生虫は，体内に寄生する内部寄生虫 endoparasites と体外に寄生する外部寄生虫 ectoparasites に分けられる．内部寄生虫は，原虫 protozoa と蠕虫類 helminthes に分類され，多細胞生物の線形動物（線虫類）と扁形動物（条虫類および吸虫類）は蠕虫類と総称される．内部寄生虫を駆除するものを抗寄生虫薬，そのうち原虫に有効なものを抗原虫薬，蠕虫類に有効なものを抗蠕虫薬または駆虫薬と呼ぶ（図 16-21）．

16-5-1. 抗原虫薬

人体に寄生する単細胞生物である原生動物を原虫と呼んでいる．マラリア原虫，赤痢アメーバ，トキソプラズマ，トリコモナス原虫などがある．抗寄生虫薬の作用点となる標的部位は限られてくる．また，寄生虫疾患は宿主内で形態や代謝機構の変化を伴うことが多いので，薬物療法を行う際にはその過程に適した薬剤が用いられる．寄生虫症の薬物治療では，有効薬剤の短期大量投与が原則として行われるが，虫体内容物が多量に放出されると，宿主にアレルギー反応などを起こすことがある．

a 抗マラリア薬

感染症を起こすマラリア原虫には，熱帯熱マラリア原虫，三日熱マラリア原虫，四日熱マラリア原虫，卵型マラリア原虫の4種類があり，雌ハマダラカによって媒介される．赤血球内の原虫に作用する薬物として，**キニーネ** quinine がある（図 16-21）．原虫感染した赤血球内に入り，原虫を特異的に殺す．臨床における発熱発作を抑制する．原虫特有の酵素に作用して原虫を殺す薬物として，ジヒドロ葉酸還元酵素阻害薬のピリメタミン，サルファ薬のスルファドキシン，抗菌薬のテトラサイクリン

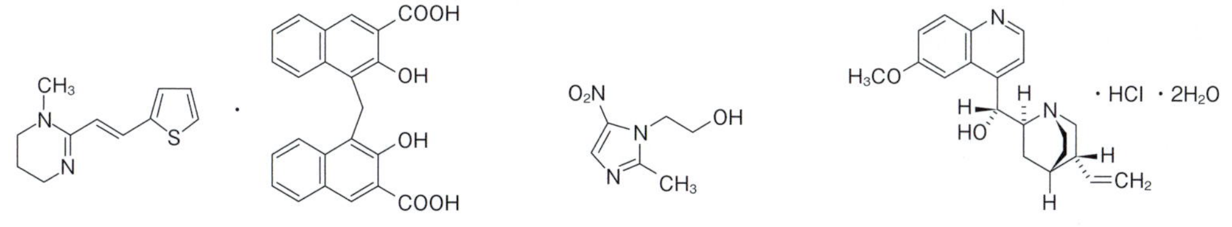

ピランテルパモ酸塩 　　　 メトロニダゾール 　　　 キニーネ塩酸塩水和物

図 16-21. 抗寄生虫薬

などが使用される.

b 抗トリコモナス薬

　嫌気性寄生虫でかつ原虫であるトリコモナスによる感染症では，性行為により感染する性感染症がある．女性では膣内に感染し膣炎を，男性では尿道あるいは膀胱内に感染し尿道炎を起こす．抗トリコモナス薬には，**メトロニダゾール** metronidazole と**チニダゾール** tinidazole があり，これらはトリコモナス原虫に殺虫的に作用する．

16-5-2. 抗蠕虫薬（駆虫薬）

a 駆虫薬

　駆虫薬には，寄生虫を痙攣，麻痺させて消化管から排出させるものと，組織に侵入した寄生虫を代謝阻害により殺滅するものがある．消化管内の寄生虫を駆除する場合，駆虫薬としては消化管から吸収されにくい薬物が望ましい．線虫類としては，蛔虫，鉤虫，蟯虫，糞線虫，フィラリア（糸状虫）などがある．駆虫薬には**ピランテル** pyrantel, **メベンダゾール** mebendazole, **チアベンダゾール** thiabendazole, **ジエチルカルバマジン** diethylcarbamazine などがある．

　ピランテルは，消化管寄生線虫に有効な広域スペクトルをもつ駆虫薬である．経口投与した場合，消化管からはほとんど吸収されないため腸全域における寄生虫に作用し，安全性も高い．メベンダゾールは，消化管のあらゆる線虫に対して優れた効果を示し，殺卵作用もある．成虫，幼虫の両者に活性をもち，蛔虫卵および鞭虫卵の殺卵作用ももつ．寄生虫に対する作用はゆっくりと発現し寄生虫の消化管からの排除には数日を要する．チアベンダゾールは，ベンズイミダゾールの誘導体で，殺虫，駆虫の両作用を有すると共に，幼虫殺滅，殺卵作用も有する．ジエチルカルバマジンは，フィラリア感染の治療薬として用いられる．蚊が媒介して感染するリンパ性フィラリア症（糸状虫症）の予防と治療の第一選択薬である．酸素消費を抑制して筋活動を低下させる．

b 抗吸虫薬

　日本では，日本住血吸虫症のほか，肝吸虫症，肝蛭症，肺吸虫症，横川吸虫症（アユが媒介する日本で最も多い感染症）などの患者が認められる．その治療には，**プラジカンテル** praziquantel が用いられる．

c 抗条虫薬

　抗条虫薬にはプラジカンテルと**アルベンダゾール** albendazole がある．

16-6. 消毒薬

　消毒薬は，人体（皮膚・粘膜）に適用する手指消毒薬と，器物や施設の消毒に用いられる環境消毒薬の二つに大別される．手指消毒は，皮膚常在菌を主な対象に含めるか否かにより衛生的手洗いと手術時手洗いに分類される．また，消毒薬の環境適用や患者適用においては，その目的により様々な消毒レベルが存在し，環境消毒では抗微生物スペクトルの広さにより分類される．消毒の目的により消

毒法や消毒薬を選択する際には，上記の分類を明確に意識して選択することが必要である．

16-6-1. 手指消毒薬

消毒薬として，① 菌体成分であるタンパク質・核酸などの変性作用，② 酵素機能の阻害・不活化作用，③ 細胞膜に損傷を起こす作用，④ 脂質の溶解作用などを有する化合物が主に使用されている．これらの性質を有するものの中で人体組織への毒性，刺激性の低い薬物が手指消毒薬として使用される．

a　アルコール類

消毒用**エタノール** ethanol（76.9～81.4 v/v％），70 v/v％**イソプロパノール** isopropanol および速乾手指消毒薬などが使用されている．

b　界面活性剤

陽イオン界面活性剤は殺菌力を，陰イオン界面活性剤は洗浄力を有している．消毒薬としては陽イオンおよび両性界面活性剤が使用される．陽イオン界面活性剤は，逆性石鹸あるいは陽性石鹸と呼ばれる．使用濃度は，① 0.01 w/v％：感染皮膚面，② 0.1～0.025 w/v％：手術部位粘膜，③ 0.01～0.05 w/v％：結膜囊，④ 0.02～0.05 w/v％：腟，⑤ 0.1 w/v％：手指，⑥ 0.1～0.5 w/v％：医療器材，床などの環境である．両性界面活性剤自体は低毒性であるが，脱脂作用のため手荒れが激しく，手指消毒には適さない．**ヒビテン**はグルコン酸塩として用いられる．使用濃度は，① 0.02 w/v％：外陰部，外性器の皮膚，結膜囊，② 0.05 w/v％：創傷部位，③ 0.1～0.5 w/v％：手指，皮膚，医療器材，床などの環境である．皮膚には低毒性で，かつ吸着して持続的殺菌効果を示す．

c　ハロゲン含有化合物類

ヨウ素系消毒薬は，皮膚などに応用される消毒薬の中では最も作用スペクトルが広い．**ヨードチンキ** iodine tincture は，ヨウ素とヨウ化カリウムをエタノールに溶解して調製される．外科手術の際には，等量の70％エタノールで希釈した希ヨードチンキが皮膚や創傷の消毒に用いられる．咽頭などの粘膜用には，グリセリンを加えて刺激性を緩和した**複方ヨード・グリセリン** compound iodine glycerin（ザイフェルト液，改良ルゴール液）がある．**ヨードホル** iodophor は，ヨウ素を担体と結合することにより水溶性を増し，担体からヨウ素を徐々に遊離させて組織刺激性を減少したものである．塩素酸塩系消毒薬である次亜塩素酸ナトリウムは，① 0.01～0.05％溶液を手指・皮膚の消毒目的で，② 0.005～0.01％溶液を手術部位の皮膚・粘膜の消毒目的で使用する．

d　重金属化合物

有機水銀化合物である**マーキュロクロム** mercurochrome が用いられている．皮膚表面の一般消毒目的には2～5％液が，創傷・潰瘍面の殺菌・消毒目的には0.2～2％液が用いられている．**硝酸銀** silver nitrate は，新生児膿漏眼の予防に点眼薬として使用されている．

e　その他の手指消毒薬

酵素の不活性化，核酸や細胞壁の合成阻害作用を有する色素類と**ホウ酸**，**酢酸**，**安息香酸**，**サリチル酸**などの弱酸類が使用される．

16-6-2. 環境消毒薬

組織障害を起こす作用が強い化合物は，人体に直接使用することができず，水，医療器具，施設などの消毒に使用される．

a 無機系塩素化合物

無機系の塩素化合物である**塩素**，**サラシ粉**，**次亜塩素酸ナトリウム** sodium hypochlorite（NaOCl）が使用されるが，有機物の存在により有効塩素量が減少して殺菌力が弱まるので注意が必要である．次亜塩素酸ナトリウムは，0.02〜0.05％溶液が医療器具の消毒に用いられる．

b アルデヒド類

ホルマリン folmalin（ホルムアルデヒド）は，芽胞やウイルスを含む（一部抵抗性のものもある）ほとんどすべての微生物に有効であり，古くから病室の消毒のための燻蒸剤として使用されてきた．

c その他の環境消毒薬

環境消毒薬として他に両性界面活性剤とフェノール類がある．両性界面活性剤は，両性石鹸 ampholytic soap とも呼ばれ，グリシン系化合物に殺菌作用がある．陽イオン界面活性剤（逆性石鹸）と比べて広い pH 領域で作用し広い抗菌スペクトルを有する．フェノール類には，**フェノール**と**クレゾール**が使用されている．殺菌効果は無芽胞細菌（結核菌，緑膿菌を含む）と真菌には有効であるが，芽胞とウイルスに対しては無効である．

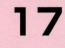

17 悪性腫瘍と薬物

17-1. 悪性腫瘍概論

1）悪性腫瘍とは
　生体の構成細胞から変異して自律的に増殖し（腫瘍化），過剰な組織を形成する細胞集団を腫瘍という．異常増殖した細胞集団が正常組織を圧迫するが，侵襲することはないものを**良性腫瘍**といい，腫瘍細胞が浸潤能と転移能を獲得して周辺組織を侵襲・破壊し，全身に影響を及ぼすものを**悪性腫瘍**という．

2）悪性腫瘍の種類
　腫瘍化する細胞の種類から血液がん，癌腫 carcinoma，肉腫 sarcoma に分類される．**血液がん**（**造血器腫瘍**）は，血球由来細胞の腫瘍で，白血病，リンパ腫，骨髄腫を含み，**癌腫**は上皮細胞が腫瘍化したもので，多くの臓器がんがこれに相当する．**肉腫**は，非上皮性細胞（骨，軟骨，筋肉などの支持組織を構成する細胞）から派生した腫瘍をいう．悪性腫瘍のうち「癌」と表記するものは癌腫にかぎり，血液がんや肉腫などの他の悪性腫瘍は「がん」と表記する．

3）悪性腫瘍の多段階発生説[*1]
　悪性腫瘍の発生メカニズムとして，①正常細胞が遺伝子（DNA）の変異を起こし（イニシエーション），②変異細胞が増殖能を獲得し（プロモーション），さらに③転移能や浸潤能を獲得した（プログレッション）細胞が選択されて，発生するという「多段階発生説」の考えが提唱されている．

「イニシエーション」
・正常細胞の DNA が遺伝子が障害され，変異する．
・発癌物質，放射線，ウイルス，活性酸素などが原因（イニシエーター）となる．

「プロモーション」
・遺伝子変異の蓄積
・変異細胞の修復・排除機構の崩壊（癌抑制遺伝子の不活化）
・変異細胞の増殖能の獲得（癌遺伝子の活性化）
　　プロモーター；胃がん‥食塩　肝がん‥フェノバルビタール　皮膚がん‥ホルボールエステル
　乳がん‥エストロゲン　前立腺がん‥アンドロゲン

「プログレッション」
・悪性形質（転移・浸潤能）の獲得 → 前がん細胞から悪性腫瘍細胞へ変異

[*1] 分化した細胞が増殖を繰り返すうちに悪性形質を獲得するのではなく，初めから転移・浸潤能をもった未分化な芽細胞が発現し，増殖して発生するとする「芽細胞発癌説」もある．

4）組織型分類および病期分類

① 組織型分類

腫瘍細胞を組織学的に分類するもので，癌腫については，上皮細胞としての組織学的特徴から以下の3種に大別される．腫瘍の組織型は，治療に対する感受性，治療効果，予後を反映するので，治療法の選択にあたって鑑別が必要となる．

腺癌：腫瘍細胞の集合が，分泌腺に類似した形態をとるもの（胃がん，大腸がん，乳がん，肝臓がんなど）

扁平上皮癌：腫瘍細胞の集合が重層扁平上皮構造をとるもの（食道がん，子宮頸がんなど）

移行上皮癌：腫瘍細胞が扁平上皮と円柱上皮の中間的性状を示すもの（膀胱がん，尿管がんなど）

② 病期分類

がんの病期（ステージ）分類は，一般に，TNM分類（国際対癌連合；UICCによって定められた悪性腫瘍の進行度分類）を評価基準にして，大きく0（Ⅰ）～Ⅳ期の5（4）期に分類される．各病期の基準は腫瘍ごとに設定されている．

TNM分類：

T（tumor）：がんの大きさ，浸潤の程度（T0 腫瘤なし，T1～T4 臓器ごとに程度で分類）

N（lymph nodes）：リンパ節転移の程度（N0 転移なし，N1～N3 臓器ごとに転移の程度で分類）

M（metastasis）：遠隔転移の有無（M0 転移なし，M1 転移あり）

ステージ（臨床進行期）分類：

消化器がんでは，腫瘍細胞の浸潤度から「**早期がん（粘膜下層に留まるもの）**」と「**進行がん（粘膜下層を超えて浸潤するもの）**」に分類する．

5）腫瘍マーカー

腫瘍細胞が産生し，血中に放出するそれぞれの腫瘍に特徴的な物質で，その濃度が腫瘍の進展に相関するものを腫瘍マーカーという．マーカーとなる物質には，癌胎児性抗原，癌関連抗原（糖鎖抗原，組織産生抗原）や酵素などがある．

表17-1．主な腫瘍マーカー

腫瘍	腫瘍マーカー
食道癌	SCC（扁平上皮癌関連抗原）
肺がん；小細胞肺がん	NSE（神経特異エノラーゼ），ProGRP（ガストリン放出ペプチド前駆体）
非小細胞肺がん 扁平上皮がん	SCC（扁平上皮癌関連抗原），CYFRA21-1（サイトケラチン19フラグメント）
食道がん	SCC（扁平上皮癌関連抗原）
消化器癌；胃がん 大腸がん	ペプシノーゲンⅠ/Ⅱ比（慢性萎縮性胃炎の検出） CEA（癌胎児性抗原），CA19-19（糖鎖抗原19-19）
肝がん	α-フェトプロテイン（AFP），PIVKA-Ⅱ
膵がん	CA19-9，CEA
乳がん	CA15-3，BCA225（乳がん抗原225），erbB-2（癌遺伝子産物）
卵巣がん	CA125
前立腺がん	前立腺特異抗原（PSA），酸性ホスファターゼ（PAP）

17-2. 悪性腫瘍の治療における薬物治療の位置づけ

1）悪性腫瘍の治療の種類

悪性腫瘍の治療には，手術療法，放射線療法，薬物療法およびこれらの療法を併用する集学的療法があり，治療の目標は腫瘍の種類や進行度に応じて選択される．腫瘍の初期においては手術療法や放射線療法による局所療法が採用され，腫瘍細胞の除去も可能で治癒が期待できる．腫瘍が進展して全身に転移した状態では，局所療法の適用はなく，全身療法が採用される．全身療法では主として薬物療法が適用されるが，薬物は全身に作用することになるので用量が規制され，腫瘍細胞の根絶は期待できない．したがって，薬物治療の目的も腫瘍の種類や進行度に応じて①～③と異なる．

① 治癒（腫瘍細胞の根絶・除去）
② 延命（生存期間の延長）：治癒が困難である場合
③ 症状の緩和（支持療法）：延命も期待できない場合（腫瘍・合併症による障害，治療による障害・副作用の軽減，不安・恐怖の除去を目指す）

2）薬物療法

薬物療法には，化学療法，免疫療法，ホルモン療法がある．薬物療法に対する感受性は腫瘍の種類によって異なり，血液がんでは治癒や長期の寛解（正常機能の回復）が期待でき，治療の第一選択となるものがあるが，固形癌（癌腫）では，第一選択とはならず，手術不能例や転移・再発例に対して腫瘍縮小，無増悪期間・生存期間の延長を目標に適用される．また，手術の前後に適用される特殊な薬物療法もある．

術後補助化学療法 adjuvant chemotherapy：残存している腫瘍細胞の根絶を目指し，術後の再発抑制．

術前化学療法 neoadjuvant chemotherapy：腫瘍を縮小し，手術による完全切除を目指す．

表 17-2．薬物療法の感受性

治癒が期待できる（化学療法の絶対的適応）	絨毛がん，急性白血病，悪性リンパ腫，睾丸腫瘍
延命が期待できる（補助化学療法）	乳がん，卵巣がん，小細胞肺がん，慢性骨髄性白血病 多発性骨髄腫
症状緩和が期待できる（補助化学療法）	食道がん，胃がん，大腸がん，非小細胞肺がん，前立腺がん，子宮頸がん，膀胱がん
効果が小さい	脳腫瘍，悪性黒色腫，腎がん，膵がん，肝がん，甲状腺がん

17-3. 抗悪性腫瘍薬各論

17-3-1. 抗悪性腫瘍薬の種類

抗悪性腫瘍薬（抗がん薬）とは，悪性腫瘍の薬物療法（化学療法，ホルモン療法，免疫療法）に用いられる薬物をいう．化学療法やホルモン療法では，自律的増殖能と不死化を獲得した腫瘍細胞の増

殖機構，不死化機構を阻害（アポトーシス誘導）して細胞増殖と生存を阻止する薬物が用いられ，免疫療法では，免疫機構を賦活して免疫による腫瘍細胞排除を促進する薬物が用いられる．近年の分子生物学の進展に伴い，腫瘍細胞の増殖，浸潤，転移を制御する分子機構が明らかにされ，これらを標的とした分子標的薬が開発され，薬物療法に応用されている．

17-3-2. 細胞周期と抗悪性腫瘍薬の関係

細胞は，DNA合成準備期（G_1期），DNA合成期（S期），分裂準備期（G_2期），分裂期（M期）の細胞周期を経て分裂・増殖する．化学療法に用いられる細胞傷害性抗腫瘍薬の中には，ある特定の細胞周期にある細胞にのみ毒性を示す（**周期特異的**）薬物がある．これらの薬物の抗腫瘍効果の発現には，細胞が作用する周期を経過する必要があり，抗腫瘍効果をあげるためには腫瘍細胞との接触時間を長くする（すべての細胞が作用周期を経過する）ことが有効（**時間依存性**）で，有効血中濃度を長時間持続させるために反復あるいは持続的投与法が採られる．一方，いずれの周期にある細胞にも作用する（**周期非特異的**）薬物もあり，これらの薬物の抗腫瘍効果は濃度に依存して高くなり（**濃度依存性**），宿主が耐えられる限りに1回投与量を高めて投与する．

表 17-3. 抗悪性腫瘍薬の分類

化学療法薬（細胞傷害性抗腫瘍薬）
 1) アルキル化薬
 2) 白金化合物
 3) 代謝拮抗薬
　　プリン代謝拮抗薬
　　ピリミジン代謝拮抗薬
　　葉酸代謝拮抗薬
 4) 抗腫瘍性抗生物質
 5) 微小管阻害薬
 6) トポイソメラーゼ阻害薬
 7) 副腎皮質ステロイド
分子標的薬
 1) 小分子標的薬（チロシンキナーゼ阻害薬，その他）
 2) 大分子標的薬（抗体製剤）
ホルモン療法薬
 1) 乳がん治療薬
 2) 前立腺がん治療薬
 3) 子宮体がん治療薬
免疫関連薬（生体応答修飾物質 biological response modifiers）
 1) サイトカイン関連薬（インターフェロン，インターロイキン）
 2) 免疫賦活薬

表 17-4. 細胞周期と抗悪性腫瘍薬

周期特異的薬物	
S期	代謝拮抗薬，イリノテカン，アントラサイクリン
S/G_2期	エトポシド
G_2期	ブレオマイシン
G_2/M期	タキソイド
M期	ビンカアルカロイド
周期非特異的薬物	DNAに結合して合成を抑制する薬物 　アルキル化薬，シスプラチン，アクチノマイシン，マイトマイシンC

17-3-3. 抗悪性腫瘍薬（各論）

17-3-3-1. 化学療法薬

a アルキル化薬

アルキル化薬は，反応性の高いエチレンイミンやカルボニウムイオンなど反応基（陽性電荷中間体）を形成して，細胞内の核酸やタンパク質の陰性荷電部位を標的にアルキル基を結合させる．核酸塩基のうちグアニンの 7 位は特にアルキル化を受けやすく，アルキル化薬は，DNA グアニジル基の 7 位のアルキル化により，DNA 二本鎖間の架橋や誤塩基対の形成等により DNA 複製を阻害して抗腫瘍作用を発現するものが多い（二つのアルキル化反応基を有する化合物では架橋を生じる）．

1）マスタード（クロロエチラミン）系薬物

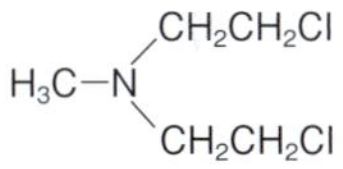

化学兵器として開発されたナイトロジェンマスタードが血液腫瘍に対する効果を示すことが確かめられ，悪性腫瘍の化学療法の最初の薬物となった．ナイトロジェンマスタードは分子中にクロロエチルアミノ基を有し，クロルを脱離してエチレンイミンを形成して DNA をアルキル化するが，毒性が強いため，毒性の軽減と治療効果の向上を目標に分子中にクロロエチル基を有する種々の薬物がつくられた．

① シクロホスファミド cyclophosphamide，イホスファミド ifosfamide

シクロホスファミドは，プロドラッグで，肝ミクロソーム P450（CYP）で代謝されて 4-ヒドロキシシクロホスファミドを生じ，非酵素的にアルドホスファミドを経て活性体ホスファミドマスタードに変換され，さらに反応基ノルナイトロジェンマスタードを生成する．ホスファミドマスタードの生成過程の副産物であるアクロレイン（$CH_2=CH-CHO$）は，出血性膀胱炎を誘発するので，アクロレインと結合して無毒化する SH 化合物であるメスナ（$HS-CH_2-CH_2-SO_3Na$）が併用される．イホスファミドも同様に肝で代謝され活性化され，アルデヒド体を経てイホスファミドマスタードとアクロ

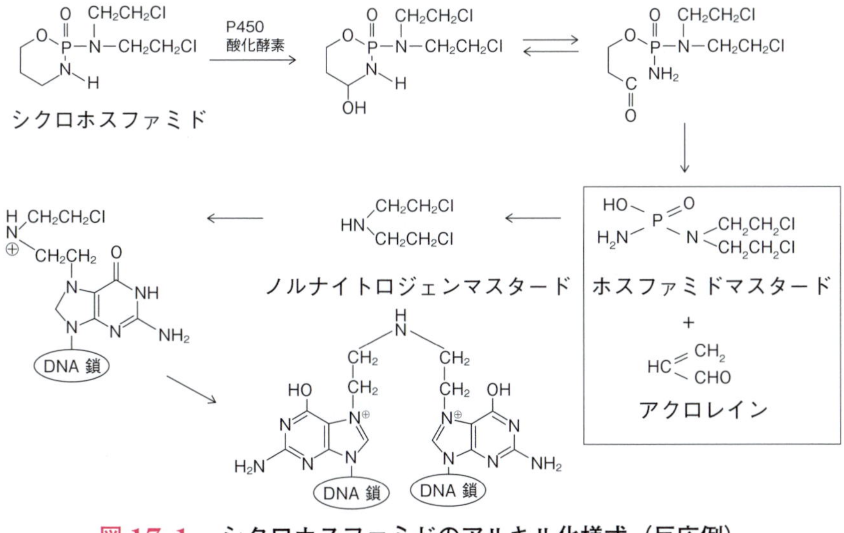

図 17-1. シクロホスファミドのアルキル化様式（反応例）

レインを生成する．シクロホスファミドは広範な腫瘍の標準治療薬として，イホスファミドは，小細胞肺がんや子宮頸がんなどのほか肉腫に用いられる．

② メルファラン melphalan，ベンダムスチン bendamustine

ノルナイトロジェンマスタード（bis-2-chloroethylamine）とフェニルアラニンあるいはベンズイミダゾール環を縮合させて，腫瘍細胞への取り込みの改善を図った誘導体．メルファランは多発性骨髄腫の標準治療薬，ベンダムスチンは，非ホジキンリンパ腫，マントル細胞リンパ腫に用いられる．

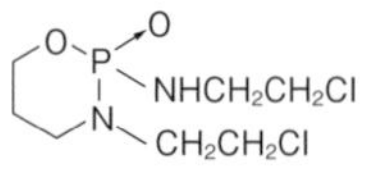

イホスファミド 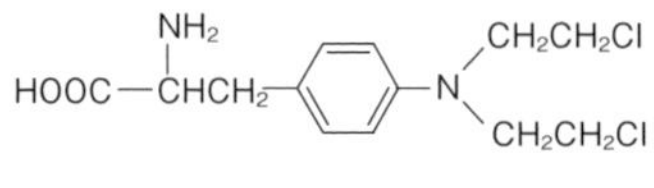　　　メルファラン 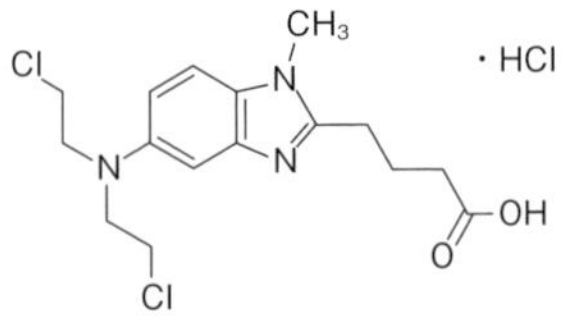　　　ベンダムスチン塩酸塩

③ ニムスチン nimustine，ラニムスチン ranimustine，カルムスチン carmustine

ニトロソ尿素にクロロエチル基が結合した残基を有する化合物で，分解によりアルキル化分子クロロエチルカルボニウムイオン（$ClCH_2CH_2^+$）を生成して，主として DNA グアニン残基の O-6 位をアルキル化する．高い脂質溶解性をもつため血液脳関門を通過するものが多く脳腫瘍の治療に用いられる．

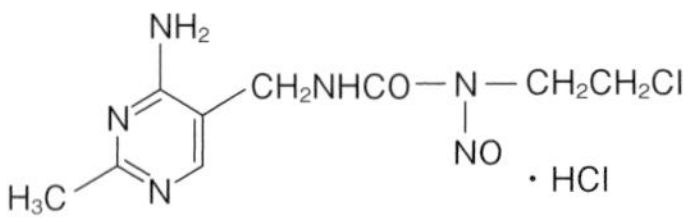

ニムスチン塩酸塩 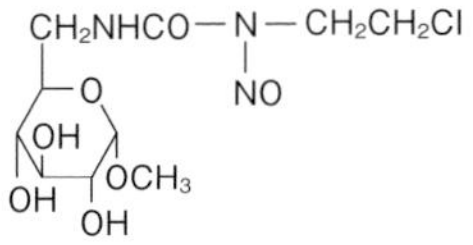　　　ラニムスチン

④ ブスルファン busulfan

クロルエチレン系薬物のハロゲンアルキル基をメチルスルホン酸エステルに置換して，副作用軽減を図ったもので，慢性骨髄性白血病，真性多血症に用いられる．

2）その他

① ダカルバジン dacarbazine，プロカルバジン procarbazine

生体内代謝で生じるジアゾメタン（$CH_2=N^+=N^-$）からカルボニウムイオンを生成してアルキル化する．ダカルバジンは，ホジキンリンパ腫や悪性黒色腫の標準治療薬であり，プロカルバジンは，ホジキンリンパ腫に用いられる．

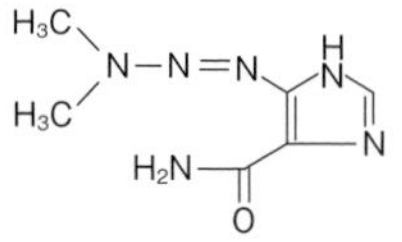

ダカルバジン 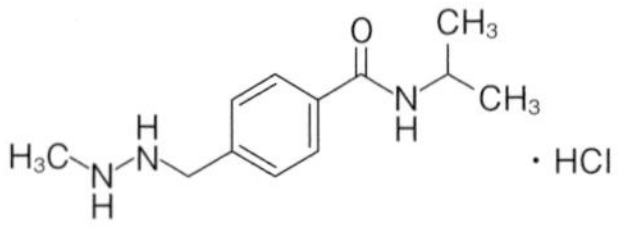　　　プロカルバジン塩酸塩

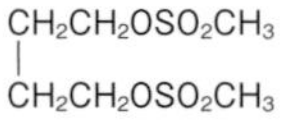

ブスルファン 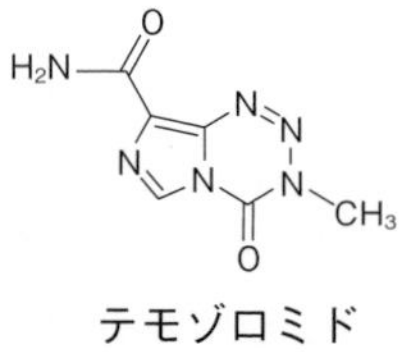　　　テモゾロミド

② テモゾロミド temozolomide

メチルジアゾニウム（N≡N$^+$-CH$_3$）を生成してDNAグアニジル基のO-6位をメチル化する．経口投与で，脳脊髄液中へ良好に移行（血液関門を通過）するので悪性神経膠腫に用いられる．

b　白金化合物

錯体中心の白金原子に対して二つのクロルなどの脱離基がシスに配位した水溶性の2価の無機白金錯体で，細胞内で脱離基が解離して水分子と置き換わり陽イオンとなって活性化され，アルキル化薬と同様の反応様式でDNAに共有結合して架橋する．架橋様式は，同一DNA鎖内の隣接するグアニン残基に結合する（鎖内架橋 intrastrand cross-link）ことが多く，2本のDNA鎖をまたいでの架橋形成（鎖間架橋 interstrand cross-link）は少ない．

白金原子にアンモニアと塩素原子が配位した**シスプラチン** cisplatin は，広範な固形癌に有効で，多くの腫瘍の標準治療に用いられる．**カルボプラチン** carboplatin, **ネダプラチン** nedaplatin, **オキサリプラチン** oxaliplatin は，副作用である腎障害や嘔吐の軽減を目指して脱離基の塩素原子を種々の分子で置換したもので，オキサリプラチンは，大腸がん治療の標準薬として用いられる．**ミリプラチン** miriplatin は，側鎖に脂肪酸が結合した脱離基を有し，油性造影剤（リピオドール）に懸濁して肝動脈に注入・塞栓する肝がんのリピオドリゼーションに用いられる．

シスプラチン　　カルボプラチン　　オキサリプラチン

c　代謝拮抗薬

DNA合成に必要な基質などに類似する化学構造を有し，細胞内の代謝酵素に拮抗的に作用して腫瘍細胞に必須な成分の合成を阻害したり，発育・増殖に関わる分子の構成残基と置換してその機能を阻害したりして抗腫瘍作用を示すものをいう．

1）プリン代謝拮抗薬

核酸の構成成分であるアデニンとグアニンの代謝を阻害する物質で，**メルカプトプリン** 6-mercaptopurine, **フルダラビン** fludarabine, **ネララビン** nelarabine, **クラドリビン** cladribine, **ペントスタチン** pentostatin がある．

① メルカプトプリン

アデニンの6-位のアミノ基をメルカプト（SH）基で置換したもので，体内でチオイノシン一リン酸となり，イノシン一リン酸脱水素酵素（IMPDH）に代謝拮抗してアデニル酸，グアニル酸産生を低下させてDNA合成を阻害する．急性白血病，慢性骨髄性白血病に用いられる．肝のキサンチン酸化酵素で代謝されて6-チオ尿酸となり不活性化される（アロプリノールの併用で作用増強）．

② フルダラビン，クラドリビン

2-位のアミノ基をハロゲン元素で置換したアデニンアラビノシドで，生体内で代謝されてハロゲン化 ara-ATP となり，DNAに取り込まれてDNAポリメラーゼなどのDNA複製酵素を阻害する．非ホジキンリンパ腫やリンパ性白血病などに用いられるほか，骨髄幹細胞移植時の前治療に用いられる．

③ ネララビン

グアニンアラビノシド（ara-G）のプロドラッグで，体内でT細胞に高い選択性のあるara-Gに変換され，抗腫瘍作用を発現する．T細胞急性リンパ性白血病やT細胞リンパ芽球性リンパ腫に用いられる．

④ ペントスタチン

ヌクレオシド類縁化合物で，アデノシンデアミナーゼを阻害してデオキシアデノシンを蓄積させ，その結果，代謝体デオキシアデノシン三リン酸（dATP）を生成してDNA合成を阻害する．成人T細胞白血病，リンパ腫，ヘアリー細胞白血病に用いられるが，シクロホスファミド，イホスファミドの併用で心毒性が発現する（併用禁忌）．

メルカプトプリン水和物　フルダラビンリン酸エステル　クラドリビン　ネララビン　ペントスタチン

2）ピリミジン代謝拮抗薬

核酸の構成成分であるピリミジン塩基（シトシン，チミン，ウラシル）の代謝を阻害する物質で，フッ化ピリミジン（5-フルオロウラシル）類とシトシンアラビノシド類に分類される．

i．フッ化ピリミジン類

① 5-フルオロウラシル fluorouracil（5-FU）

生体内で活性体5-フルオロデオキシウリジン一リン酸（FdUMP）に変換してチミジル酸合成酵素を不可逆的に阻害してDNA合成を抑制する．5-フルオロウリジン一リン酸（FUMP）を経て5-フルオロウリジン三リン酸（FUTP）にも代謝され，RNAに取り込まれてタンパク質や核酸の合成を阻害する．肝のジヒドロピリミジン脱水素酵素（DPD）で速やかに代謝されて不活性化されるので（ソリブジンはDPDを不可逆的に阻害），半減期が短い．消化器がん，乳がん等の腺癌に用いられ，胃がんでは，5-FUに対するbiochemical modulationを期待してメトトレキサート・フルオロウラシル交代療法（メトトレキサート投与後に5-FUを投与）が採られる．

フルオロウラシル

メトトレキサート・フルオロウラシル交代療法：メトトレキサートの作用によりプリン合成が阻害され，その結果プリン合成系で消費されなかったPRPP（phosphoribosyl pyrophosphate）が蓄積し，5-FUからFdUMPへ変換する酵素反応が促進され，作用が増強される．

② テガフール tegafur

血中濃度の維持（持続時間延長）を目的に合成された5-FUのプロドラッグ．肝のP450で代謝されて5-FUに変換し活性化される．テガフールの抗腫瘍作用増強と副作用軽減を目的に配合剤が開発されている．

UFT（テガフール・ウラシル配合）：ウラシルが5-FUの分解を抑制（作用増強）

TS-1（テガフール・ギメラシル・オテラシル配合）：
　ギメラシル；5-FUの異化代謝酵素阻害（作用増強）

オテラシル：消化管組織の 5-FU 活性化酵素阻害（副作用軽減）

③ カルモフール carmofur，ドキシフルリジン doxifluridine

肝臓に依存しないで活性化される 5-FU のプロドラッグ．カルモフールは腸管から速やかに吸収され自然分解で，ドキシフルリジンは腫瘍細胞に取り込まれて細胞内で代謝されて 5-FU に変換される．

④ カペシタビン capecitabine

ドキシフルリジンのプロドラッグで，吸収後，肝でドキシフルリジンに変換され，腫瘍細胞に取り込まれて活性化する．副作用に皮膚障害（手足症候群）がある．

テガフール　カルモフール　ドキシフルリジン　カペシタビン

ii. シトシンアラビノシド類

① シタラビン cytarabine

シトシンアラビノシド（ara-C）．生体内でリン酸化されて ara-CTP となり，DNA ポリメラーゼを阻害して DNA 合成を抑制する．白血病細胞に対して分化誘導作用や直接的殺細胞作用も示す．肝，腎，腸上皮などのシチジンデアミナーゼで速やかに代謝，不活性化される．急性白血病の第一選択薬で，他薬との併用で腺癌にも用いられる．

② シタラビンオクホスファート cytarabine ocfosfate，エノシタビン enocitabine

シチジンデアミナーゼに対する抵抗性を付加したシタラビンのプロドラッグ．

③ ゲムシタビン gemucitabine

シトシンにジフルオロ糖が結合したシチジン誘導体．体内でリン酸化されて，ゲムシタビン三リン酸となり DNA ポリメラーゼを阻害する．膵がんの第一選択薬で，他に非小細胞肺がん，胆道がんなどにも用いられる．

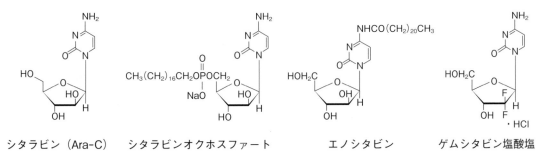

シタラビン（Ara-C）　シタラビンオクホスファート　エノシタビン　ゲムシタビン塩酸塩

3) 葉酸代謝拮抗薬

葉酸 folic acid は，アミノプテリン，パラアミノ安息香酸，グルタミン酸からなる構造を有し，B 群ビタミンの一つとして細胞発育の必須因子として働く．体内で，① 葉酸還元酵素により 7,8-ジヒドロ葉酸への還元，② ジヒドロ葉酸還元酵素により 5,6,7,8-テトラヒドロ葉酸（活性葉酸）への還

元，③ ホルミル（-CHO）化され，5-ホルミルテトラヒドロ葉酸（ホリナート），④ ホルミル基が 10-位の N と結合して 5,10-メチレンテトラヒドロ葉酸に変換され，③，④ で生成するホルミルテトラヒドロ葉酸とメチレンテトラヒドロ葉酸が核酸（プリン塩基，チミジン）やアミノ酸（メチオニングリシン，セリンなど）の生合成過程で炭素供与体（ホルミル基，メチニル基，メチレン基）として作用する．

葉酸

① **メトトレキサート methotrexate**

葉酸と類似した構造を有し，ジヒドロ葉酸還元酵素を阻害し，葉酸の活性化（テトラヒドロ葉酸の産生）を抑制し，結果として ③，④ の反応を抑制して核酸合成を阻害する．白血病，悪性リンパ腫のほかに，他剤との併用で乳がんや胃がんに用いられる．免疫抑制を目的に慢性関節リウマチにも適用される．

② **ペメトレキセド pemetrexed**

葉酸と類似した構造を有し，ジヒドロ葉酸還元酵素阻害作用に加えて，チミジル酸合成酵素（メチレンテトラヒドロ葉酸を補酵素としてデオキシウリジン一リン酸 dUMP からデオキシチミジン一リン酸 dTMP への変換を触媒）の阻害作用も示す．悪性胸膜中皮腫や非小細胞肺がんに用いられる．

メトトレキサート

ペメトレキセドナトリウム水和物

③ **ホリナート folinate，レボホリナート levofolinate**

ホリナート（ホルミルテトラヒドロ葉酸，活性葉酸），レボホリナート（l-ホリナート，ホリナートの光学活性体）は，細胞内に取り込まれ補酵素として作用する．抗腫瘍活性をもたないが，葉酸代謝拮抗薬の毒性軽減（ホリナート救援療法）やフルオロウラシルの抗腫瘍効果の増強（レボホリナート・フルオロウラシル療法）を目的に用いられる．

メトトレキサートのホリナート救援療法：活性葉酸は能動的に細胞内に取り込まれるが，腫瘍細胞はこの取り込み機構を欠くので，メトトレキサート投与後にホリナートを投与すると，正常細胞における毒性が軽減（解毒）され，副作用の発現が抑制される．

レボホリナート・フルオロウラシル療法：ホリナートの代謝産物（5,10-メチレンテトラヒドロ葉酸）が FdUMP とチミジル酸合成酵素と強固な三元複合体を形成して 5-FU の抗腫瘍活性を増強する．

4）その他の代謝拮抗薬

① **ヒドロキシカルバミド hydroxycarbamide**

リボヌクレオチドのリボースを還元してデオキシリボースへ変換する酵素であるリボヌクレオチド還元酵素を阻害し，DNA 合成を抑制する．慢性骨髄性白血病の第一選択薬．

ヒドロキシカルバミド

② L-アスパラギナーゼ L-asparaginase

血中の L-アスパラギン酸を分解し，アスパラギン酸要求性腫瘍細胞を栄養欠乏状態に導き，抗腫瘍作用を発現する．急性白血病，リンパ腫に用いる．ショック，凝固異常（低フィブリノーゲン血症による出血傾向），急性膵炎，高アンモニア血症等の副作用を呈する．

d 抗腫瘍抗生物質

微生物が産生する物質で，腫瘍細胞の DNA と結合あるいは DNA 塩基対間に挿入（インターカレート；水平に入り込む）して，DNA 合成阻害や DNA 切断作用により抗腫瘍作用を示すものをいう．

1）アントラサイクリン系

4 環性芳香族化合物であるアントラサイクリンをアグリコンとする配糖体で，ドキソルビシン doxorubicin（別名アドリアマイシン adriamycin），ダウノルビシン daunorubicin，エピルビシン epirubicin，イダルビシン idarubicin，アムルビシン amrubicin，アクラルビシン aclarubicin，ピラルビシン pirarubicin，ミトキサントロン mitoxantrone がある．塩基対間にインターカレートし，DNA，RNA ポリメラーゼおよびトポイソメラーゼⅡを阻害して DNA，RNA 合成を抑制する．その他，キノン部の還元によりフリーラジカル中間体を介して生成する活性酸素による細胞毒性も抗腫瘍作用に寄与する（心臓で脂質の過酸化物生成により心毒性を発現）．静脈内投与時に血管漏出により血管炎（硬結，壊死）を生じる．多くの薬物が，P 糖タンパク質の基質となり，腫瘍細胞における P 糖タンパク質の発現増幅により耐性を生じる．

① ドキソルビシン

広範な腫瘍（悪性リンパ腫，肺がん，消化器がん，乳がん，膀胱腫瘍，骨肉腫）で標準治療薬として用いられる．慢性毒性として総投与量 500 mg/m^2 以上になると重篤な心筋障害が起こり，心不全をきたす恐れがある．

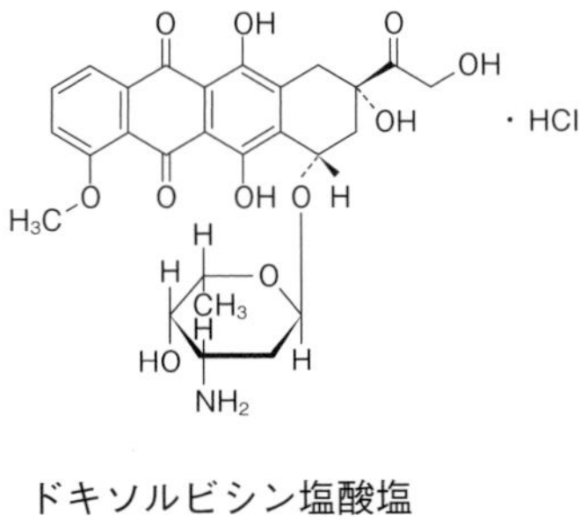

ドキソルビシン塩酸塩 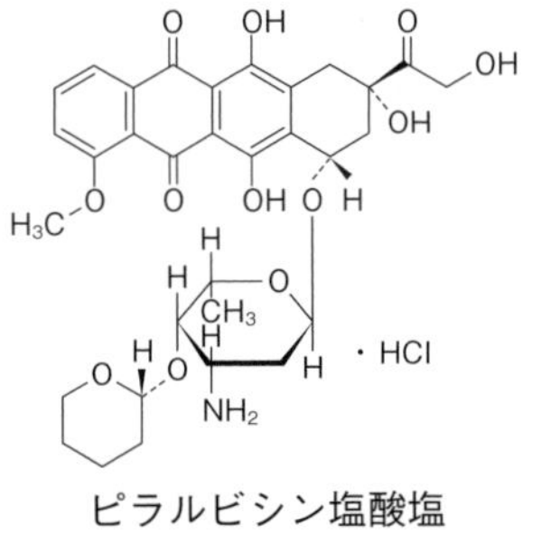　　ピラルビシン塩酸塩 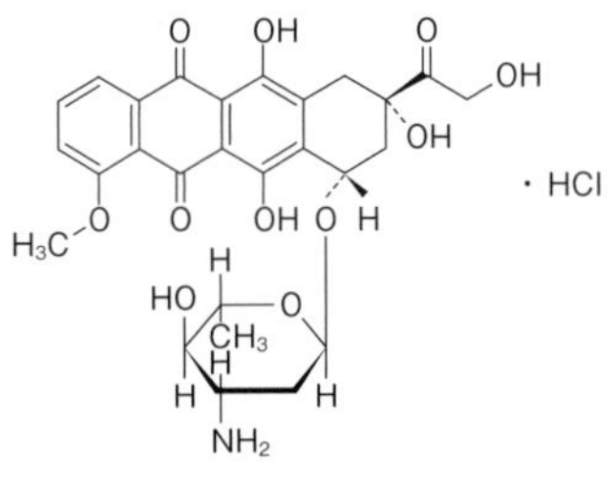　　エピルビシン塩酸塩

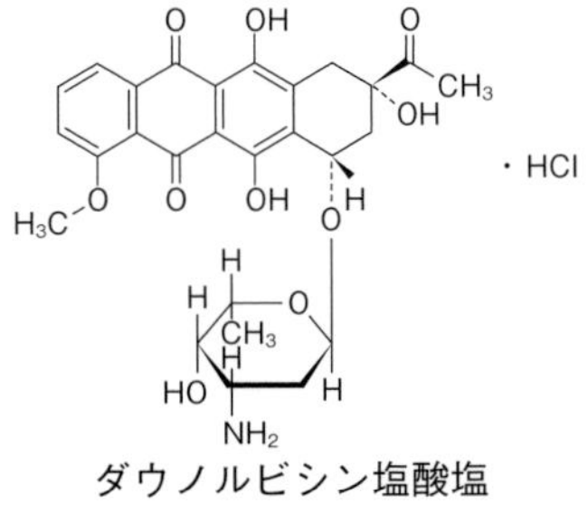

ダウノルビシン塩酸塩 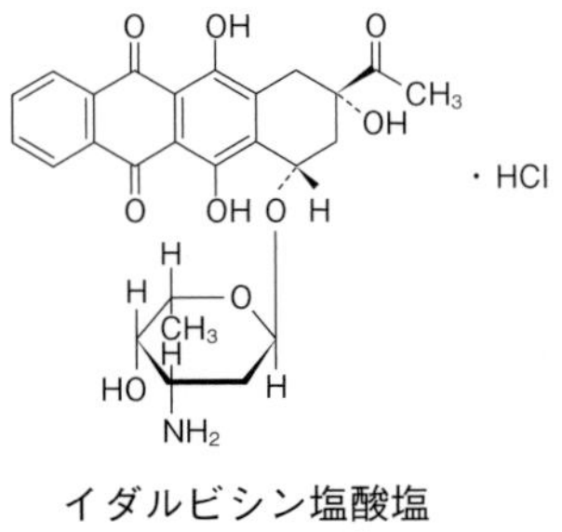　　イダルビシン塩酸塩 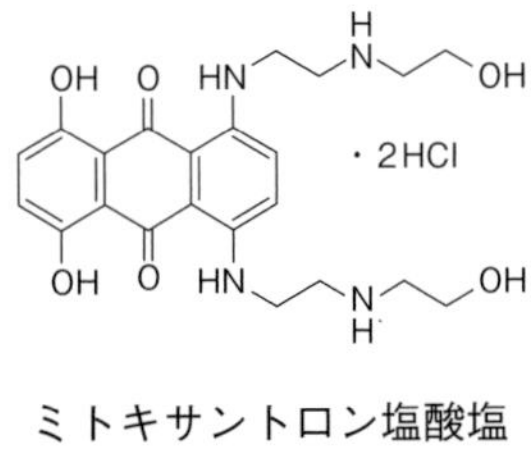　　ミトキサントロン塩酸塩

② ダウノルビシン，イダルビシン

急性白血病（寛解導入）の標準薬．

③ ピラルビシン，エピルビシン

副作用軽減を目的に開発されたドキソルビシン類縁化合物で，エピルビシンはドキソルビシンの糖部を化学修飾した半合成品．エピルビシンは糖の4-位のOH基が反転した立体異性体．広範な癌腫に用いられ，エピルビシンは乳がんの標準治療薬である．

④ ミトキサントロン

アントラサイクリン構造を有さず，3環性化合物で非配糖体．DNA鎖を架橋して腫瘍細胞のDNA合成を阻害する．急性白血病，悪性リンパ腫，乳がん，肝臓がんに用いられる．

2) マイトマイシン C mitomycin C

嫌気的環境下で酵素的に還元されて活性化され，2本鎖のDNAに架橋（グアニン O-6位をアルキル化）するとともにフリーラジカルを生成してDNAを切断する．広い抗腫瘍スペクトルを示し，ほとんどの腫瘍に効果を発揮する．特徴的な副作用に溶血性尿毒症（HUS）症候群がある．

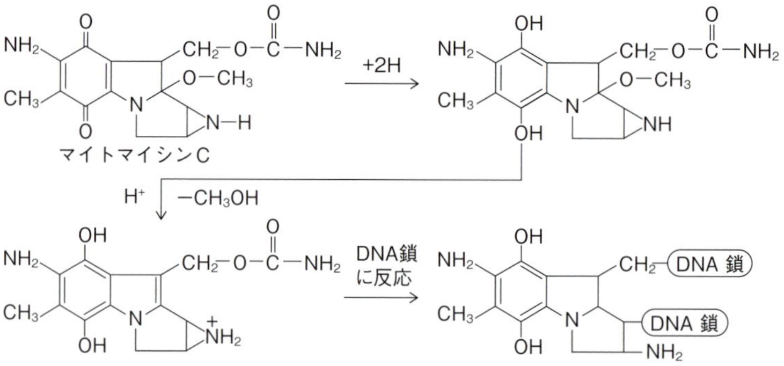

図 17-2． マイトマイシン C の反応様式

3) アクチノマイシン D actinomycin D

芳香環に2本のペプチド鎖が結合した構造で，DNAの塩基対間に挿入して2本鎖間に架橋して（グアニン塩基との水素結合により）RNAポリメラーゼによる転写を阻害する．小児腫瘍や絨毛腫瘍の標準治療薬．

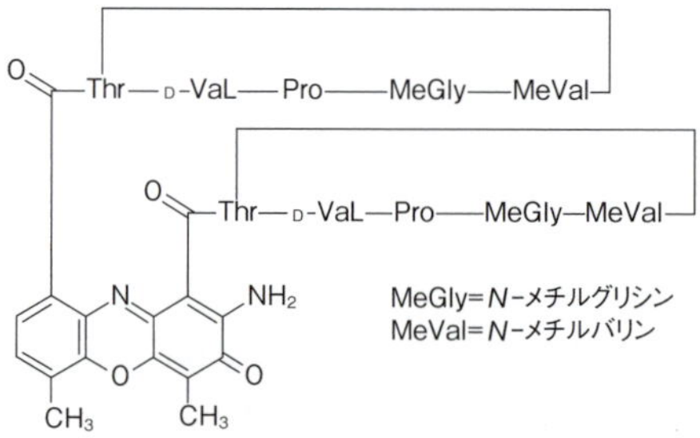

アクチノマイシン D

4) ブレオマイシン bleomycin，ペプロマイシン peplomycin

細胞内で鉄とキレートを形成し，O_2の存在下にラジカルを発生させて非酵素的にDNA鎖を切断する．皮膚がん，肺がん，食道がんなど扁平上皮性組織がんに用いられる．重大な副作用には，肺毒性

ブレオマイシン酸	: R =	—OH
ブレオマイシン A₁	: R =	—NH(CH₂)₃S(O)CH₃
ブレオマイシンデメチル–A₂	: R =	—NH(CH₂)₃SCH₃
ブレオマイシン A₂	: R =	—NH(CH₂)₃S⁺(CH₃)₂ · X⁻
ブレオマイシン A₂′-a	: R =	—NH(CH₂)₄NH₂
ブレオマイシン A₂′-b	: R =	—NH(CH₂)₃NH₂
ブレオマイシン A₅	: R =	—NH(CH₂)₃NH(CH₂)₄NH₂
ブレオマイシン B₁′	: R =	—NH₂
ブレオマイシン B₂	: R =	—NH(CH₂)₄NHC(=NH)NH₂
ブレオマイシン B₄	: R =	—NH(CH₂)₄NHC(=NH)NH(CH₂)₄NHC(=NH)NH₂

ブレオマイシン塩酸塩

（肺線維症，間質性肺炎）がある．

e 微小管阻害薬

　微小管はチューブリン（α，βチューブリンの異種2量体）が重合して形成されるが，チューブリンの付加（重合）により伸長し，解離（脱重合）により短縮し，重合と脱重合は動的平衡が保たれている．有糸核分裂における分裂装置（紡錘体）は微小管で構成されており，重合を阻止して微小管の伸長を抑制するか，解離を阻害して微小管を安定化（短縮を阻止）すると，紡錘体形成あるいは染色体の分離機構（微小管の伸長と短縮が関与）が阻害されて細胞分裂が停止する．微小管の形成（重合・脱重合）に影響を及ぼし，有糸細胞分裂を阻害する物質（分裂毒）は，腫瘍細胞の分裂を阻止するので，悪性腫瘍の治療に応用される．

1）ビンカアルカロイド

　ビンクリスチン vincristine，**ビンブラスチン** vinblastine は，ニチニチソウ（キョウチクトウ科）から単離されたアルカロイド成分で，**ビンデシン** vindesine（デスアセチルビンブラスチン），**ビノレルビン** vinorelbine（半合成）は化学修飾体であるが，いずれもチューブリンに結合して重合を阻止し，微小管形成を阻害して有糸分裂中期で細胞分裂を停止（染色体の移動を停止）させ，細胞分裂を障害する．ビンクリスチンとビンブラスチンは，構造は類似しているが，抗腫瘍活性と臨床毒性（副作用）において顕著な違いを示す（交差耐性を示さない）．

ビンクリスチン：白血病，悪性リンパ腫，小児腫瘍に用いられ，末梢神経障害（神経麻痺，筋麻痺，痙れん）が用量規制因子となるが，骨髄抑制は弱い．

ビンブラスチン：悪性リンパ腫，絨毛性疾患（絨毛がん），卵巣がん，精巣がんに用いられ，骨髄抑制（白血球減少）が用量規制因子で，神経毒性は軽度である．

ビンブラスチン硫酸塩   ビンクリスチン硫酸塩

2) タキソイド化合物

パクリタキセル paclitaxel，**ドセタキセル** docetaxel がある．パクリタキセルは西洋イチイから単離された植物成分で，ドセタキセルはパクリタキセルの誘導体（半合成）．微小管のチューブリンに結合して重合を促進し，微小管の脱重合を抑制し安定化することにより有糸核分裂を阻害し，G_2/M 期で細胞分裂を停止させて抗腫瘍活性を示す．両薬剤とも，広範な固形がん（非小細胞肺がん，胃がん，子宮体がん，乳がんなど）に用いられる．用量規制因子は，骨髄抑制（好中球減少）である．

パクリタキセル   ドセタキセル水和物

3) エリブリン eribulin

クロイソカイメンから単離された成分の合成誘導体で，チューブリンの重合を阻害して微小管の伸長を抑制することで細胞分裂を停止させ，細胞死を引き起こす．乳がんに用いられる．

f　トポイソメラーゼ阻害薬

DNAの複製・転写の過程ではDNAのトポロジー（「ねじれ」や「からみ」）を解消する必要があるが，DNAを切断してトポロジーを解消する酵素をトポイソメラーゼという．トポイソメラーゼには，DNA2本鎖のうち一方だけを切断し，切断部分でもう一方のDNA鎖を通過させてねじれを解消し（直鎖状になる），切断部分を再び結合させるトポイソメラーゼIと，複製された姉妹染色体の一部が互いに巻き付き合うと分離不能となるので，片方の娘染色体の2本鎖DNAを切断して，一方の2本鎖DNAを通過させて姉妹染色体DNAに生じるトポロジーを解消させ，その後切断部位を再結合するトポイソメラーゼIIがある．これらの酵素を阻害するとDNA複製は阻止され，細胞増殖が阻害される．

1) トポイソメラーゼI阻害薬

イリノテカン irinotecan，**ノギテカン** nogitecan は，中国原産植物である喜樹から単離されたアルカロイド成分カンプトテシンの誘導体で，トポイソメラーゼIと安定な複合体を形成し，酵素活性を阻害する（S期特異的）．

① イリノテカン

　プロドラッグで，生体内でカルボキシエステラーゼにより活性代謝体 SN-38 に変換される．SN-38 は，UDP-グルクロン酸転移酵素（UGT1A1）で代謝されるが，UGT1A1 には遺伝子多型があり，UGT1A1*6 のホモ接合体では代謝が遅くなり，副作用の発現頻度が高くなる．広範な腫瘍に有効であり，肺がん，大腸がんの標準治療薬である．重大な副作用に高度の下痢（用量規制因子）があるが，投与中あるいは投与直後に発生する（早発性）下痢は，イリノテカンのコリンエステラーゼ阻害によるものであり，投与後 24 時間以降に発現する遅発性下痢は，活性代謝物 SN-35（グルクロン酸抱合体が腸内細菌により代謝されて遊離）による腸管粘膜障害によるものであると考えられている．

2）トポイソメラーゼⅡ阻害薬

　エトポシド etoposide，ソブゾキサン sobuzoxane は，DNA に結合したトポイソメラーゼと複合体を形成して，トポイソメラーゼⅡの DNA 鎖切断・再構成作用を阻害し，DNA 複製を阻止する（S 期および G_2 期に作用）．

① エトポシド

　メギ科植物の配糖体成分ポドフィロトキシン（アルカロイドではない）の誘導体．広範な腫瘍に有効で，小細胞肺がん，胚細胞腫（精巣がん，卵巣がん）の標準治療薬である．重大な副作用には骨髄抑制（用量規制因子），間質性肺炎がある．

② ソブゾキサン

　ビス（2,6-ジオキソピペラジン）誘導体（合成化合物）．悪性リンパ腫，成人 T 細胞リンパ腫に用いられる．

③ アントラサイクリン系抗生物質

　DNA にインターカレートした分子がトポイソメラーゼⅡに結合してその活性を阻害する．

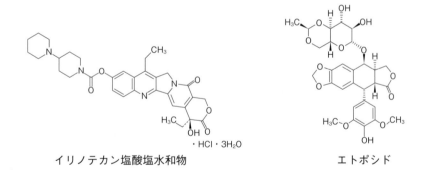

イリノテカン塩酸塩水和物　　　　　エトポシド

g　副腎皮質ステロイド

　副腎皮質ステロイドは，腫瘍細胞に対してアポトーシス誘導作用（直接的殺細胞作用）を示すので抗悪性腫瘍薬として用いられる．**プレドニゾロン，メチルプレドニゾロン，デキサメタゾン**が，急性リンパ性白血病，悪性リンパ腫，多発性骨髄腫などに他の抗悪性腫瘍薬との併用で適用される．
　（併用例）
DCMP 療法：ドキソルビシン＋シタラビン＋メルカプトプリン＋プレドニゾロン（急性リンパ性白血病）
ESHAP 療法：エトポシド＋メチルプレドニゾロン＋シタラビン＋シスプラチン（悪性リンパ腫）

VAD療法：ビンクリスチン，ドキソルビシン，デキサメタゾン（多発性骨髄腫）

17-3-3-2. 分子標的薬

　近年の分子生物学の進展に伴い，がんの増殖・浸潤・転移を制御する分子機構が明らかになり，関与する分子のうち，①正常細胞には存在せず，腫瘍細胞にのみ発現する特異的な分子，②正常細胞の分子に類似するが，同一ではない分子，③正常細胞と腫瘍細胞に共通するが，その重要性が異なる分子などを標的とした抗悪性腫瘍薬が開発されている．これらの薬物を分子標的治療薬というが，腫瘍細胞に対してより選択性が高くなるので，正常細胞に対する毒性に基づく副作用の軽減・回避が期待されている．分子標的薬の治療効果は，標的となる分子の発現や構造の差異に依存するので，治療効果を予測するために標的分子の検出や発現遺伝子解析などに基づく診断薬（コンパニオン診断薬）も開発されている．分子標的治療薬は，細胞内のシグナル伝達を修飾する小分子標的薬とモノクローナル抗体薬がある．

a 小分子（シグナル伝達修飾）分子標的薬

1）チロシンキナーゼ阻害薬

　細胞の分化・増殖に関連する細胞内の情報伝達には種々のチロシンキナーゼが発動している．チロシンキナーゼには受容体型と細胞質型があるが，これらに対する阻害薬が開発されている．チロシンキナーゼ阻害薬の国際的一般名称（INN）には，-tinib（一部 -nib）のステムがあてられる．

i. 受容体型キナーゼ阻害薬

　増殖因子は，細胞内領域にチロシンキナーゼ活性を有する酵素内蔵型受容体に結合して，細胞増殖シグナルを発信する．増殖因子受容体は，刺激されると二量体化（二つの受容体が集合）して，内蔵するチロシンキナーゼが活性化され，受容体のチロシン残基を相互に自己リン酸化する．このリン酸化反応により細胞内の増殖シグナルが発動するので，チロシンキナーゼを阻害することにより細胞増殖が抑制される．種々の増殖因子受容体チロシンキナーゼ阻害薬が開発され，悪性腫瘍の治療に適用されている．**ゲフィチニブ** gefitinib（上皮成長因子受容体；EGFR），**エルロチニブ** erlotinib（EGFR），**ラパチニブ** lapatinib（EGFR/HER2），**アキシチニブ** axitinib（血管内皮増殖因子受容体；VEGFR）がある．アキシチニブは，血管内皮細胞の増殖を阻害して腫瘍組織の血管新生を抑制する．

表 17-5. 受容体型チロシンキナーゼ阻害薬の種類

薬物名	受容体	適応腫瘍
ゲフィチニブ	EGFR	非小細胞肺がん（EGFR受容体変異陽性）
エルロチニブ	EGFR	非小細胞肺がん，膵がん
ラパチニブ	EGFR/HER2	乳がん（HER2高発現）
アキシチニブ	VEGFR	腎細胞がん，肝がん
スニチニブ	VEGFR/PDGFR/KIT/CSF-1R	消化管間質腫瘍，腎細胞がん
ソラフェニブ	VEGFR/PDGFR/KIT/Raf（細胞質）	腎細胞がん，肝がん
パゾパニブ	VEGFR/PDGFR/KIT	悪性軟部腫瘍
レゴラフェニブ	VEGFR/PDGFR/KIT など	結腸がん・直腸がん

HER2：human EGFR related type 2（EGFR類似受容体）

ii. マルチキナーゼ阻害

　血管内皮増殖因子受容体（VEGFR），血小板由来増殖因子受容体（PDGFR），幹細胞因子受容体（KIT），コロニー刺激因子受容体（CSF-1R）などの複数の受容体チロシンキナーゼを阻害して，腫瘍組織の血管新生（VEGFRとPDGFRが関与）と腫瘍細胞の増殖を抑制して抗腫瘍作用を発現する．**スニチニブ** sunitinib，**ソラフェニブ** sorafenib，**パゾパニブ** pazopanib，**レゴラフェニブ** regorafenib がある．

ゲフィチニブ　　　エルロチニブ塩酸塩

ソラフェニブトシル酸塩　　　スニチニブリンゴ酸塩

iii. 細胞質型キナーゼ阻害

① Bcr-Abl チロシンキナーゼ阻害薬

　9番染色体と22番染色体の相互転座により生じるフィラデルフィア染色体上にあるキメラ（BCR/ABL）遺伝子の産物は活性化チロシンキナーゼで，慢性骨髄性白血病や急性リンパ性白血病（一部）の引き金となる．**イマチニブ** imatinib，**ニロチニブ** nilotinib，**ダサチニブ** dasatinib は，Bcr-Ablチロシンキナーゼを阻害するので，慢性骨髄性白血病やフィラデルフィア染色体陽性急性リンパ性白血病に奏効する．

イマチニブメシル酸塩　　　ニロチニブ塩酸塩水和物

② ALK チロシンキナーゼ阻害薬

　非小細胞肺がんの一部では，2番染色体にある独立して存在するEML-4遺伝子とALK（チロシンキナーゼ）遺伝子が逆位に転座してEML-4-ALK融合遺伝子を生じているものがある．この融合遺伝子産物は恒常的に活性化されたチロシンキナーゼで，発現により，チロシンキナーゼによる細胞増殖シグナルが発動し，細胞の異常増殖が促進され，腫瘍細胞が発生する．**クリゾチニブ** crizotinib は，チロシンキナーゼのATP結合部位に結合して酵素活性を阻害する．クリゾチニブの適用は，ALK融合遺伝子陽性非小細胞肺がんで，その診断のためにコンパニオン診断薬も開発されている．

2）セリン・トレオニンキナーゼ阻害薬

セリン・トレオニンを基質とするリン酸化酵素（セリン・トレオニンキナーゼ）も，細胞の分化・増殖の情報伝達系に関わっている．mTOR（哺乳類ラパマイシン標的タンパク質）は，セリン・トレオニンキナーゼの一種で，恒常的な活性化により腫瘍細胞の異常増殖や腫瘍血管増殖を生じる．**テムシロリムス** temsirolimus，**エベロリムス** everolimus は，この活性化酵素を阻害して腎細胞がんに対して抗腫瘍作用を発現する．

3）分化誘導薬

急性前骨髄球性白血病細胞では，好中球系細胞の分化・増殖に関わっている 15 番染色体上の PML 遺伝子と 17 番染色体上のレチノイン酸受容体（RARα）遺伝子が，相互転座して PML/RARα 融合遺伝子を生じ，それぞれの本来の機能を失った融合遺伝子タンパク質が産生される．RARα は細胞分化に関わる遺伝子の転写活性を調節しており，その機能消失により分化が障害され，腫瘍細胞は不死化し，一方で PML の機能消失により細胞増殖能が高まり，白血病が発症すると考えられている．**トレチノイン** tretinoin は，ビタミン A 誘導体（レチノイド）で，大量で RARα 活性を刺激し，分化を誘導する（腫瘍細胞は，分化により成熟してアポトーシスにより死滅する）．**タミバロテン** tamibarotene は，PML/RARα 融合遺伝子タンパク質に結合して，PML と RARα の両方を抑制する因子を解離させ，腫瘍細胞の分化を誘導するとともに増殖を抑制する．両薬物とも催奇形性があり，重大な副作用にはレチノイン酸症候群がある．

トレチノイン

タミバロテン

4）プロテアソーム阻害薬

プロテアソーム（タンパク質分解酵素複合体）は，ユビキチンで標識された細胞周期制御，免疫応答，シグナル伝達などを制御するタンパク質を処理して，これらの反応系を調節・制御している（ユビキチン-プロテアソーム系）．**ボルテゾミブ** bortezomib は，プロテアソームを阻害して細胞増殖や細胞死に関わる調節因子の分解を抑制し，増殖の抑制，アポトーシスの誘導等により抗腫瘍作用を発現する．その調節因子として転写因子である NF-κB に対する抑制因子 Iκ-B がある．ボルテゾミブは，多発性骨髄腫に適用される（オーファンドラッグ）．

ボルテゾミブ

5）その他

i．三酸化ヒ素

前骨髄性白血病細胞の分化を抑制している PML/PARα 遺伝子（転座により生成）を分解してその機能を解除する（分化促進，アポトーシス誘導）．急性前骨髄球性白血病に適用．

ii．サリドマイド thalidomide，レナリドミド lenalidomide（サリドマイド誘導体）

血管新生抑制，サイトカイン産生抑制，細胞増殖抑制，免疫調節など多様な作用により抗腫瘍作用

を発現する．多発性骨髄腫に適用．

iii. **ボリノスタット** vorinostat

　核タンパク質ヒストンは，遺伝子発現に関与しており，アセチル化されると転写活性は促進され，脱アセチル化により抑制される．ボリノスタットは，ヒストン脱アセチル化酵素 histone deacetylase（HDAC）を阻害し，アセチル化ヒストンを増加させてがん抑制遺伝子の転写活性を促進し，腫瘍増殖を抑制する．皮膚 T 細胞性リンパ腫に適用．

サリドマイド　　　　　　　　　　ボリノスタット

b　大分子（モノクローナル抗体）分子標的薬

　腫瘍細胞に存在する増殖因子受容体，細胞膜抗原，増殖因子を標的としたモノクローナル抗体が作成され，これらの分子を発現する悪性腫瘍の治療に応用されている．

　抗体は遺伝子組換え技術により作成されるが，抗体の構成からキメラ抗体，ヒト化抗体，ヒト抗体に分類される．それぞれの抗体製剤にはモノクローナル抗体 monoclonal antibody に因む -mab の語に抗体の構成を示す文字を加えた命名ステムが与えられている．

　マウス抗体（-momab）：抗体のすべての領域がマウス抗体由来．
　キメラ抗体（-ximab）：マウス抗体可変領域とヒト抗体定常領域を組み合わせた複合抗体．
　ヒト化抗体（-zumab）：可変領域の一部（相補性決定領域）がマウス由来で，他のフレーム領域は
　　　　　　　　　　　　ヒト抗体．
　ヒト抗体（-mumab）：ヒト抗体の遺伝子を組み込んだトランスジェニックマウスから得られる完
　　　　　　　　　　　全ヒト型抗体．
　主な抗体分子標的薬の標的分子と抗体の種類，適用の一覧を表 17-6 に示した．

1）抗体の作用機序
i. **抗体依存性細胞傷害作用（ADCC）/補体依存性細胞傷害作用（CDC）作用**

　抗体製剤のうちあるものは，標的分子に結合した抗体を介して ADCC 作用あるいは CDC 作用を誘導して抗腫瘍作用を発現する．この機序を介して抗腫瘍効果を発現する抗体製剤には，**リツキシマブ**（CD20 陽性 B 細胞性非ホジキンリンパ腫），**オファツムマブ**（CD20 陽性慢性リンパ性白血病），**モガムリズマブ**（CCR4 陽性成人 T 細胞白血病リンパ腫），**トラスツズマブ，ペルツズマブ**（HER2 陽性乳がん）がある．

抗体依存性細胞傷害作用 antibody-dependent cell-mediated cytotoxicity（ADCC）
　腫瘍細胞の標的分子に結合した抗体の Fc 部分を認識・結合したエフェクター細胞（NK 細胞やマクロファージ）が，細胞傷害性物質（パーフォリンやグランザイムなど）を放出して腫瘍細胞のアポトーシスを誘導する．

補体依存性細胞傷害作用 complement-dependent cytotoxicity（CDC）
　標的分子に結合した抗体の定常部に血清中の補体が結合し，補体成分の連鎖反応が開始され，活性

表 17-6. 主な腫瘍マーカー

標的分子の分類	標的薬	標的分子	抗体の構成	適用
細胞膜抗原	リツキシマブ rituximab	CD20	キメラ抗体	B 細胞性非ホジキン病
	オファツムマブ ofatumumab	CD20	ヒト抗体	慢性リンパ性白血病
	モガムリズマブ mogamulizumab	CCR4	ヒト化抗体	成人 T 細胞性白血病
	ゲムツズマブ gemutuzumab	CD33	ヒト化抗体	急性骨髄性白血病
	イブリツモマブ ibritumomab	CD20	マウス抗体	B 細胞性非ホジキン病
サイトカイン受容体	トラスツズマブ trastuzumab	HER2	ヒト化抗体	乳がん
	ペルツズマブ pertuzumab	HER2	ヒト化抗体	乳がん
	セツキシマブ cetuximab	EGFR	キメラ抗体	結腸・直腸がん
	パニツムマブ panitumumab	EGFR	ヒト抗体	結腸・直腸がん
サイトカイン	ベバシズマブ bevacizumab	VEGF	ヒト化抗体	結腸・直腸がん，非小細胞肺癌，乳がん

化補体成分が抗体を結合した腫瘍細胞膜に小孔を生じさせて細胞溶解を起こす．

ii. 受容体遮断

受容体抗体である**セツキシマブ**と**パニツムマブ**は，遮断抗体として作用し，受容体（EGFR）に結合して，上皮増殖因子（EGF）の受容体への結合を競合的に阻止し，受容体の二量体化を妨げて増殖刺激の発動を遮断して抗腫瘍作用を発現する．また，抗体が結合した受容体の細胞内への移動（内在化 internalization）によってアポトーシスも誘発される．

iii. サイトカイン中和（捕捉）

ベバシズマブは，血管内皮細胞成長因子（VEGF）に対するヒト化抗体で，VEGF を捕捉・中和して，血管内皮細胞の VEGF 受容体との結合を阻止し，VEGF による腫瘍血管新生を阻害し，腫瘍増殖を抑制する．結腸・直腸がん（化学療法との併用），非小細胞肺がん（扁平上皮がんを除く）に適用される．

iv. 選択的薬物送達

抗体を薬物送達システム（DDS）における薬物送達のデバイスとして腫瘍細胞への選択的送達（ターゲッティング）を図る目的で用いたもので，抗腫瘍作用は送達された薬物により，抗体自身は抗腫瘍作用を示さない．

① **ゲムツズマブオゾガマイシン**は，抗 CD33 抗体であるゲムツズマブに抗腫瘍抗生物質オゾガマイシンを結合させ，CD33 を発現する急性骨髄性白血病細胞をターゲットとする選択的薬物送達を図ったものである．CD33 抗原に結合した抗体-薬物複合体は，飲作用（ピノサイトーシス）により細胞内に取り込まれ，オゾガマイシンが細胞内に放出されて，抗腫瘍作用を発現する．

② **イットリウム（^{90}Y）イブリツモマブチウキセタン**は，抗 CD20 抗体であるイブリツモマブにチウキセタンをキレート剤として ^{90}Y を結合させたもので，抗体-薬物複合体は選択的に B 細胞膜の CD20 抗原に結合し，^{90}Y が放出するベータ線によりアポトーシスを誘導して抗腫瘍作用を発現する．

17-3-3-3. ホルモン療法薬

増殖が性ホルモンに依存する腫瘍の治療には，ホルモン受容体作用薬，遮断薬，ホルモン合成阻害

薬，あるいはフィードバック機構を介するホルモン分泌抑制薬を用いたホルモン療法がとられる．

a 乳がん治療薬

エストロゲン受容体陽性（エストロゲン受容体を高度に発現している）乳がんは，エストロゲンにより増殖が促進されるので，治療にはエストロゲン受容体拮抗薬，ホルモン合成阻害薬およびホルモン分泌調節薬（LH-RH 誘導体）が用いられる．女性ホルモンの分泌様態は閉経前と閉経後では大きく変化しており，閉経前乳がんと閉経後乳がんに用いられる薬物が異なることに留意する必要がある．

1) 抗エストロゲン薬（受容体拮抗薬）

エストロゲン受容体を遮断してエストロゲン依存性乳がんの増殖を抑制する．

i. タモキシフェン tamoxifen，トレミフェン toremifene，フルベストラント fulvestrant

タモキシフェンとトレミフェンは，非ステロイド性の拮抗薬で選択的エストロゲン受容体モジュレーター（SERM）の性質を示し，乳腺以外の組織（骨組織，子宮内膜，脂肪組織）に対して作用薬あるいは拮抗薬として作用する．タモキシフェンは，子宮内膜では作用薬として作用するので子宮体がんの危険性を高める．ステロイド性化合物であるフルベストラントは，いずれの組織に対しても拮抗薬として作用する．タモキシフェンは閉経前・後の乳がんに適用されるが，トレミフェン，フルベストラントは閉経後乳がんにのみ適用される．

タモキシフェンクエン酸塩　　　　トレミフェンクエン酸塩

ii. メピチオスタン mepitiostane

生体内で代謝されて生じるエピチオスタノールが，乳腺のエストロゲン受容体を競合的に遮断し，エストロゲン作用による腫瘍細胞の増殖刺激を遮断する．アンドロゲン作用を有するので，アンドロゲン依存性腫瘍には禁忌．

2) アロマターゼ阻害薬

閉経後では，エストロゲンは副腎皮質から分泌されるアンドロゲンから脂肪組織や筋肉などのアロマターゼを介して生成されるので，アロマターゼ阻害薬が閉経後乳がんの治療に用いられる．アロマターゼ阻害薬には，非ステロイド性化合物で競合的に作用するアナストロゾールとレトロゾール，ステロイド性化合物で非可逆（非競合）的に作用するエキセメスタンがある．アナストロゾールは，閉

アナストロゾール　　　　レトロゾール　　　　エキセメスタン

経後エストロゲン受容体陽性乳がんの標準治療薬である．アロマターゼ阻害薬の副作用には，エストロゲン低下に基づくほてり，骨密度低下・関節痛などがある．

3）ホルモン分泌抑制薬（LH-RH 誘導体）

性ホルモン分泌は，視床下部-下垂体-性腺フィードバック調節系によりコントロールされている．性ホルモン血中濃度の低下により視床下部からゴナドトロピン（性腺刺激ホルモン）放出ホルモン（Gn-RH）が下垂体前葉に向けて放出され，この刺激によりゴナドトロピン（黄体形成ホルモン；LH，卵胞刺激ホルモン；FSH）が分泌され，それぞれ黄体，卵胞，精巣に作用してプロゲストーゲン（黄体ホルモン），エストロゲン，テストステロン分泌が促進される．**リュープロレリン** leuprorelin，**ゴセレリン** goserelin は Gn-RH 誘導体で，このホルモン分泌調節系に作用して卵胞からのエストロゲン分泌を抑制し，エストロゲン依存性乳がんの増殖を抑制する．Gn-RH 誘導体は，投与初期（短期投与）では，下垂体の Gn-RH 受容体を刺激して性腺刺激ホルモン分泌を促進するが，長期投与では，下垂体の Gn-RH 受容体が継続的に刺激されるので脱感作（ダウンレギュレーション；受容体数の減少）が生じ，ゴナドトロピン分泌が低下し，その結果エストロゲン分泌が抑制される．Gn-RH 誘導体は，閉経前乳がんに適用される．副作用には，エストロゲン低下に基づく更年期障害などがある．

b 前立腺がん治療薬

前立腺がんは前立腺の外腺に発生する腫瘍で，その増殖は，テストステロンから 5α-還元酵素によって生成するジヒドロテストステロン（DHT）により促進される．前立腺がんの治療では，アンドロゲンに対するホルモン療法が標準治療法となっている．ホルモン療法には，DHT の作用を遮断する抗アンドロゲン薬，およびテストステロン分泌を抑制する Gn-RH 誘導体などが用いられる．

1）抗アンドロゲン薬

i. フルタミド flutamide，**ビカルタミド** bicalutamide

前立腺癌組織のアンドロゲン受容体を遮断して腫瘍に対する増殖刺激を遮断する．フルタミドは，体内で速やかにヒドロキシル化体（活性本体）に代謝されアンドロゲン受容体に結合・遮断する．ビカルタミドはラセミ体製剤であるが，R 体が活性体である．

ii. クロルマジノン chlormadinone

強力なプロゲストーゲン作用を有するが，前立腺では，テストステロンの細胞への取り込みを阻害するとともに，ジヒドロテストステロン（DHT）の受容体への結合を阻害して細胞増殖を抑制する．前立腺がんおよび前立腺肥大に適用される．

2）テストステロン分泌抑制薬（Gn-RH 誘導体）

精巣からのテストステロン分泌は，下垂体から放出される間質細胞刺激ホルモン（ICSH，黄体形成ホルモン）の作用により促進される．**Gn-RH 誘導体**は，乳がん治療薬の項で示した機序により ICSH 分泌を抑制し，テストステロン分泌を低下させる．副作用として投与初期に一過性の血中テストステロンの上昇による随伴症状（骨性疼痛，排尿困難）を生じる．

フルタミド　　　　　　　　ビカルタミド

3) エストラムスチン estramustine

エストラジオールとアルキル化薬ラニムスチンを化学的に結合させたもので，エストラジオール部分による前立腺への誘導機能と，抗アンドロゲン作用による腫瘍増殖抑制効果，ナイトロジェンマスタード部分による DNA アルキル化による殺細胞効果が相乗的に発揮される．

エストラムスチンリン酸エステルナトリウム水和物

c 子宮体がん治療薬

子宮内膜の増殖はエストロゲンにより促進され，プロゲストーゲンにより抑制される．子宮体がんは，子宮内膜に発生する腺癌で，発生・進展はエストロゲン過剰が母地にある．**メドロキシプロゲステロン** medroxyprogesterone は，合成プロゲストーゲンで子宮体がんおよび乳がん（大用量）の治療に適用される．その抗腫瘍作用には，抗エストロゲン作用のほかに DNA 合成抑制作用，下垂体・性腺抑制作用などが関与すると考えられている．

メドロキシプロゲステロン酢酸エステル

17-3-3-4. 免疫療法薬

生体内では，自己の細胞の遺伝子変異により生じる腫瘍クローンは，腫瘍傷害性 T 細胞（CTL）やナチュラルキラー（NK）細胞などを介する免疫機構（獲得免疫および自然免疫）によって認識され，排除されるが，免疫機構で排除されなかった腫瘍細胞が増殖成長して腫瘍が形成される．免疫療法は，腫瘍細胞に対する免疫応答を賦活して悪性腫瘍の増殖を抑制することを目的とした治療法で，免疫担当細胞を活性化したり，腫瘍細胞に対して殺傷作用をもつサイトカインや非特異的免疫能を高める免疫賦活薬が用いられる．

1) サイトカイン

i. インターフェロン interferon

腫瘍細胞に対する直接的な増殖抑制作用と CTL や NK 細胞など免疫細胞を活性化して間接的な増殖抑制作用を示す．インターフェロン（IFN）には，α, β, γ タイプがあり，天然型（a で表記）と遺伝子組換え型（b で表記）製剤がある．IFNα（腎がん，慢性骨髄性白血病，多発性骨髄腫），IFNβ（膠芽腫，髄芽腫，皮膚悪性黒色腫），IFNγ（腎がん，慢性肉芽腫）の適用がある．副作用には自己免疫疾患の悪化（禁忌），抑うつ（自殺企図），間質性肺炎，インフルエンザ様症状がある．

ii. インターロイキン interleukin

T 細胞や NK 細胞の増殖を刺激し，細胞性免疫，体液性免疫を賦活して抗腫瘍作用を発現する．

遺伝子組換え型インターロイキン-2（IL-2）製剤として**セルモロイキン** celmoleukin と**テセロイキン** teceleukin がある．セルモロイキンは血管肉腫，テセロイキンは腎がん，血管肉腫の適応がある．副作用には，体液貯留（浮腫，肺水腫），抑うつなどがある．

2）非特異的免疫賦活薬

キノコや細菌の成分による生物学的応答調節（BRM）作用により免疫力を促進するので，化学療法等に併用される．細菌成分には**ピシバニール**（溶連菌製剤），**乾燥 BCG**（弱毒化ウシ型結核菌），キノコ成分には**クレスチン**（カワラタケ菌糸体の多糖類），**レンチナン**（シイタケの多糖体）などがある．

17-4. 薬物治療の実際

a 早期発見，早期治療

悪性腫瘍は，単一（モノクローン）の変異細胞から発生し，発症早期では変異が少なく，均一の性状を示す細胞が急速に増殖するために，抗腫瘍薬に高い感受性を示すので，早期発見・早期治療が重要となる．

b 多剤併用療法

腫瘍細胞は進展に伴い細胞数は増大するとともに，変異して薬剤耐性能を獲得するなどして抗悪性腫瘍薬に対して多様な感受性を示す細胞集団を形成するので，単一の抗悪性腫瘍薬では奏効しなくなる．薬剤抵抗性腫瘍細胞の混在に対応するためには多剤併用が必要となる．多剤併用療法では①〜③の原則を満たす薬物が選択され，併用により相補的な抗腫瘍作用の増強（相乗効果）が見込まれ，個々の薬物の用量が低くなるので，副作用発現を軽減することができる．

（原則）：① 治療効果の上昇が認められること（実証されていること）
　　　　② 作用機序の異なる薬剤の組合せであること
　　　　③ 毒性（副作用）が重複していないこと

c レジメン

多剤併用療法にあたって，投与薬物，投与量，投与方法（経路，投与速度），投与スケジュール（投与期間，投与間隔）等について時系列的計画が設定される．この治療計画をレジメンといい，薬物療法の標準化・薬物療法の安全確保を目的に各医療施設において登録，管理されている．レジメンでは支持療法についても同様に計画が設定される．

表 17-7 に子宮体がんに適用される AP[*1] 療法のレジメンを例示する．

[レジメンで設定されている主な併用薬物の組合せ例]（組合せ薬物はアルファベットで表示されることが多い）

　IP：イリノテカン＋シスプラチン（非小細胞肺がん）

[*1] ドキソルビシンを，製品名アドリアマイシン adriamycin に由来して「A」で表記し，シスプラチンを，プラチナ化合物（cis-diamminedichloroplatinum；CDDP）に由来して「P」と表記する．

表17-7. レジメン例（AP療法）

薬物名	投与量・投与		投与スケジュール（日）				
			1	2	3	4	5
ドキソルビシン	60 mg/m²/日	静注	↑				
シスプラチン	50 mg/m²/日	点滴静注	↑				
グラニセトロン	40 mg/kg/日	点滴静注	↑				
アプレピタント	125 mg/日	経口	↑				
	85 mg/日	経口		↑	↑		
デキサメタゾン	9.9 mg/日	静注	↑				
	8 mg/日	経口		↑	↑	↑	

EP：エトポシド＋シスプラチン（小細胞肺がん）
CAP：シクロホスファミド＋ドキソルビシン[*1]＋シスプラチン（卵巣がん）
CAF：シスプラチン[*2]＋ドキソルビシン＋フルオロウラシル（乳がん）
CMF：シクロホスファミド＋メトトレキサート＋フルオロウラシル（乳がん）
FOLFOX：レボホリナート（FOL）＋フルオロウラシル（F）＋オキサリプラチン（OX）（大腸がん）
FOLFIRI：レボホリナート（FOL）＋フルオロウラシル（F）＋イリノテカン（IRI）（大腸がん）

d 抗悪性腫瘍薬の有害反応（副作用）

多くの抗悪性腫瘍薬は，腫瘍細胞に対する選択性は高くなく，正常細胞に対しても毒性を示し，有害反応を発現させる．細胞毒性は，特に骨髄，口腔および胃腸上皮，毛包，生殖腺上皮など細胞回転の速い増殖性組織細胞で顕著に出現し，骨髄抑制，消化器障害（悪心・嘔吐，下痢，便秘，口内炎），脱毛などを引き起こす．また，悪性腫瘍薬の中には免疫原性を示すものもあり，免疫的機序を介する有害作用を発現させるものもある．一般に，細胞毒性による有害反応は濃度依存的であり，免疫的機序を介する反応は濃度非依存的である．有害反応は，化学療法の継続に影響を及ぼし，重度の反応は治療の中止につながり，用量を規制する因子（dose limiting factor）となる．

主な有害反応と対処法について記述する．

1）血液毒性（骨髄抑制）

骨髄細胞に対する細胞毒性により発現するもので，多くの抗悪性腫瘍薬に共通する薬物有害反応である．造血幹細胞が障害されるので汎血球減少をきたし，ことに白血球減少と血小板減少は致死的影響を及ぼす．

赤血球減少（貧血）と血小板減少に対しては，それぞれ赤血球濃厚液（白血球除去）輸血と血小板輸血で対処する．白血球減少にはG-CSFなどの造血因子が適用されるが，発熱性好中球減少症febrile neutropenia（FN）では感染症発症を疑い，経験的抗菌療法 empiric therapy がとられる．

2）悪心・嘔吐 chemotherapy-induced nausea and vomitting（CINV）

多くの抗悪性腫瘍薬に共通する薬物有害反応であるが，発症の頻度から高度（90％以上の患者に出現），中等度（30〜90％），低度（10〜30％），最小（10％以下）にランク分けされる．高度薬物と

[*2] シスプラチン cisplatin は，「C」で表記する場合もある．

してはシスプラチンやシクロホスファミドがあげられる．CINV には，化学療法開始後 1，2 時間から 24 時間以内に生じる急性嘔吐と 24 時間以降に生じる遅発性嘔吐がある（心理的要因が関係し，化学療法の開始前から始まる予測性嘔吐もある）．発症には，消化管粘膜障害に基づくセロトニン遊離を介する機構や延髄の化学受容器（CTZ）刺激による機構が関与すると考えられている．

CINV は，最も苦痛な副作用の一つで QOL の面からも十分対応する必要があり，制吐薬が適用される．急性嘔吐にドパミン受容体拮抗薬（メトクロプラミド），セロトニン $5-HT_3$ 受容体拮抗薬が用いられ，急性～遅発性嘔吐に副腎皮質ステロイド（デキサメタゾン等）やニューロキニン NK-1 受容体拮抗薬（アプレピタント）が用いられる．アプレピタントには注射用剤ホスアプレピタントメグルミンもある．重症度に応じて制吐薬を選択するが，高度のリスクにはセロトニン $5-HT_3$ 受容体拮抗薬，デキサメタゾン，アプレピタント，中等度リスクにはセロトニン $5-HT_3$ 受容体拮抗薬，デキサメタゾン（アプレピタント追加も考慮），低リスクにはデキサメタゾンを適用する（制吐薬適正使用ガイドライン 2010，日本癌治療学会）．

3) 下　痢

投与直後から投与中に発現する早発性下痢と投与後 24 時間以降に発現する遅発性下痢がある．高度の下痢を来す薬物にはイリノテカンやフルオロウラシル，メトトレキサート，シタラビン等がある．

早発性下痢は，抗悪性腫瘍薬のコリンエステラーゼ阻害作用などコリン作動性神経の刺激によるもので，止瀉薬として抗コリン薬（アトロピン等）が用いられる．消化管粘膜細胞の傷害・脱落による遅発性下痢にはロペラミド（オピオイド受容体刺激）が用いられる．

4) 過敏性反応

過敏性反応は，化学療法に用いられるすべての抗悪性腫瘍薬が原因となり得るが，発症頻度の高い薬物にはシタラビン，パクリタキセル，ドセタキセル，L-アスパラギナーゼ，抗体製剤などがある．過敏性反応には，免疫学的機序（主としてⅠ型アレルギー）を介して平滑筋収縮や血管透過性亢進，腺分泌亢進などをきたし，発赤や膨疹，痒みなどの皮膚症状を主症状とする薬物アレルギーがある．アレルギー反応には，極めて短い時間のうちに（投与後 5 分以内に発症するものが多い）全身性症状を呈し，血圧低下によりショック症状を生じるアナフィラキシーもある．抗体製剤輸注時には，非免疫的機序（サイトカイン放出によると考えられている）を介してアレルギー反応に類似した症状を呈するインフュージョンリアクション（急性輸注反応）をみることがある．アレルギー反応は，投与後 5 分から 30 分で発症し，再投与により再発，重症化するが，インフュージョンリアクションは，投与中または投与後 24 時間以内に多く現れ，投与回数を重ねるごとにその頻度や重篤度は低下することが知られる．アレルギー反応出現時には薬物投与を中止する必要があるが，インフュージョンリアクションでは輸注速度を遅くするなどで対応が可能である．

過敏性反応の予防には，デキサメタゾン（副腎皮質ステロイド），ヒスタミン H_1，H_2 受容体遮断薬を前投与するが，インフュージョンリアクションでは発熱も伴うのでアセトアミノフェン等の解熱薬を追加する．

5) 腫瘍崩壊症候群

抗悪性腫瘍薬によって腫瘍細胞が崩壊するに伴い，血中に放出された成分あるいはその代謝産物が原因となって発症する症候群をいい，急性白血病（急性骨髄性白血病，急性リンパ球性白血病），悪

性リンパ腫などの治療時に出現することが多い．通常，治療開始後 12 〜 72 時間以内に起き，主な症候には，高尿酸血症（放出されたプリン塩基が代謝されて尿酸を生じる），乳酸アシドーシス（発症機序は不明で，重症度に相関），高リン血症（核酸が分解され，構成成分リン酸が放出され，尿細管でリン酸カルシウムを析出して急性腎不全をきたす），高カリウム血症（細胞内電解質である K^+ イオンの放出による），低カルシウム血症（高リン血症に伴い，反応性に血中 Ca^{2+} イオンが低下する）などがある．

水分負荷（補液）や利尿薬をあらかじめ投与し，高尿酸血症の予防では，尿酸生成を阻害するキサンチン酸化酵素阻害薬（アロプリノール），尿酸分解酵素薬（ラスブリカーゼ）を，また尿酸析出・結石形成の予防に尿アルカリ化薬（クエン酸塩，重炭酸ナトリウム）を適用する．高カリウム血症重症時にはグルコース-インスリン療法，陽イオン交換樹脂投与で対応するが，著しい他の電解質異常では人工透析が適用される．

e 抗悪性腫瘍薬に対する耐性

悪性腫瘍の化学療法において，治療開始時には有効であった抗悪性腫瘍薬が，投与を続けるうちに次第に効かなくなる現象を生じることがある．この現象を薬剤耐性 drug tolerance というが，抗腫瘍薬に対する耐性発現には薬剤の作用発現や不活性化に関わる機構の量的・質的変化が原因となる．

1）薬剤排泄ポンプ（トランスポーター）を介する耐性

腫瘍細胞膜に存在する ATP を駆動力に薬物を排泄する輸送担体（ポンプ）の発現が増大あるいは誘導されることにより細胞内薬物濃度が低下し，細胞毒性が回避される．薬物輸送担体には，P 糖タンパク質，MRP（multidrug resistance-related protein），BCRP（breast cancer related protein）などの ABC（ATP-binding cassette）トランスポーターがあり，これらのトランスポーターは複数の薬物輸送に関与するので，多剤に対して耐性を発現することになる．それぞれのトランスポーターが輸送する代表的薬物を以下に示す．

P 糖タンパク質：アントラキノン系，ビンカアルカロイド，エトポシド

MRP の 1 種である LRP（lung resistance-related protein）：アントラサイクリン系，ビンカアルカロイド，シスプラチン

BCRP：ミトキサントロン，イリノテカン

2）薬剤の取込み能の変化による耐性

薬物の細胞内への取込み（流入）もトランスポーターを介するものがあり，このトランスポーターの発現低下や変異が生じて輸送能力が低下すると，細胞内の薬物濃度が低下して耐性を生じる．この機構を介する例として，還元葉酸キャリア reduced folate carrier を介して細胞内に取り込まれるメトトレキサートがある．

3）薬剤の不活性化機構の量的・質的変化による耐性

① 不活性化酵素の過剰発現

フルオロウラシルは，ジヒドロピリミジン脱水素酵素（DPD）によって代謝され不活化されるが，DPD が過剰発現して耐性を生じる．

② **不活性化酵素の活性増強**

　シスプラチンは，グルタチオン S-トランスフェラーゼによって代謝されて（グルタチオン抱合）排泄されるが，SH 供与体となるグルタチオンやメタロチオネインの動員により，この酵素活性が高められて耐性が発現する．

4）標的酵素の量的・質的変化による耐性

　葉酸拮抗薬，トポイソメラーゼ阻害薬，微小管作用薬などでは，標的分子の量的/質的変化により薬剤耐性が発現する．ジヒドロ葉酸還元酵素遺伝子が増幅され，酵素が高発現することによりメトトレキサートに対する耐性が発現する．トポイソメラーゼⅠあるいはⅡの変異により，これらの酵素を標的とするイリノテカンやドキソルビシンやエトポシドに対する耐性が発現する．

　ゲフィチニブは，EGFR チロシンキナーゼの ATP 結合部位に競合的に結合して抗腫瘍作用を発現するが，EGFR 遺伝子に変異が生じると，ゲフィチニブに対する親和性が低下して耐性が発現する．

5）アポトーシス抑制による薬剤耐性

　アポトーシスを誘導することにより抗腫瘍作用を発現する抗悪性腫瘍薬に対する耐性発現に，腫瘍細胞のアポトーシス制御機構の異常が関連することが知られている．アポトーシス抑制因子（Bcl-2, Bcl-X）の過剰発現は，抗がん薬により誘導されるアポトーシスから細胞を回避させ，抗がん薬に対する耐性を発現させる．また，アポトーシス抑制タンパク質（cFLIP）の誘導も耐性発現に関与する．

18 解毒薬

18-1. 薬物・毒物中毒と標準治療

　薬物の過量投与や毒物の摂取によって生じる**急性中毒** acute poisoning に対しては，適切な初期治療を行い，後遺症を残さずに救命を図ることが重要である．中毒の原因となりうる物質は無数に存在し，それぞれの物質は多種多様な形で生体に悪影響を及ぼす．いくつかの薬物に対しては，その毒性を特異的に遮断・拮抗する治療薬が存在する（次節以降参照）が，そのような特異的治療法が存在しないケースも多い．したがって中毒治療においては，原因物質の種類に関わらず共通に導入される初期治療をまず実施し，その間に中毒原因物質を特定して，対応する特異的な治療法があればそれを加える，といった手順が一般に採られる．また，自殺企図による薬物・毒物の過量摂取のケースが多くを占めることから，緊急状態を脱した後は患者に対する精神的ケアも重要となる（表18-1）．

　中毒に共通の標準治療法として，体温・呼吸・循環等の全身状態の管理やけいれん対策とともに，薬物を体内から積極的に排除する方法が採られる．薬物の排除法について，日本中毒学会の推奨する標準治療には（1）胃洗浄 gastric lavage，（2）活性炭・緩下剤，（3）腸洗浄 mechanical colon cleansing が挙げられている（2015年7月現在）．その他に，強制利尿や血液浄化法といった手法もある．**催吐薬** emetics の使用は，現在では推奨されていない．

　活性炭 activated carbon は多くの薬物・毒物を吸着し，それらの消化管吸収を妨げるため，消化管除染の国際的ガイドラインにおいても第一選択に位置づけられている．成人では50～100gを経口投与する．薬物・毒物服用から1時間以内の投与が有効とされる．

　緩下剤 cathartics は単独で使用することはなく，活性炭と併用される．理論的には，活性炭-薬物・毒物複合体の消化管内通過時間を減少させる，活性炭から脱着した薬物・毒物の消化管吸収の時間を減少させるなどの効果が期待される．中毒治療における有効性についての明確なエビデンスはないものの，臨床現場では頻用される．塩類下剤や糖類下剤が用いられるが，近年では排泄の速い糖類下剤の**D-ソ**

D-ソルビトール

表 18-1. 薬物・毒物中毒治療の基本方針

1. 全身状態の管理
   ・体温・呼吸・循環管理
   ・けいれん対策
2. 原因物質の同定
3. 原因物質の吸収阻害・排泄促進（非特異的治療）
   ・消化管除染（胃洗浄，活性炭・緩下剤の投与，腸洗浄）
   ・強制利尿
   ・血液浄化法
4. 原因物質に対応する特異的治療
5. 精神的ケア

ルビトール D-sorbitol が多用されている．

18-2. 重金属中毒治療薬

重金属中毒は，職業病や公害病の原因としてわが国においてもしばしば問題になってきた．鉛，亜鉛，ヒ素，水銀，カドミウムといった重金属は体内に蓄積しやすく，タンパク質中のチオール基に結合するなどしてその働きを妨げ，長期的に毒性をもたらす．これらの金属の体外への排出を促進する解毒薬がいくつかある（図 18-1）．

1）ジメルカプロール dimercaprol

分子内に二つのチオール基を有しており，これらが金属イオンと結合することにより形成された水溶性のキレート化合物が，尿中に排泄される．金属によって不活性化されていたタンパク質のチオール基を回復させる作用もある．ヒ素中毒や水銀中毒の他，銅，鉛，金，ビスマス，クロム，アンチモンの中毒に適用される．一方で，鉄，カドミウム，セレンはキレートを形成することで毒性が増強されるため，これらの金属の中毒に対してジメルカプロールは用いない．過量投与で悪心・嘔吐，頭痛，灼熱感などを起こすことがある．

2）エデト酸カルシウム二ナトリウム calcium disodium edetate（CaNa$_2$-EDTA）

鉛（Pb^{2+}）は Ca^{2+} よりも EDTA に対して親和性が高いため，本薬を投与すると，Pb^{2+} は Ca^{2+} の代わりに分子内に捕集されて水溶性キレートを形成し，尿中に排泄される．鉛中毒に対して点滴静注あるいは内服で用いられる．

3）ペニシラミン penicillamine

抗リウマチ薬としても知られるが，重金属イオンをキレートする性質を有しており，内服薬として鉛，水銀，銅の中毒に対する適応がある．また，先天性の銅代謝異常により肝臓・脳・眼・腎臓などに銅が異常に蓄積して細胞傷害を引き起こすウィルソン Wilson 病の治療にも適用される．なお，

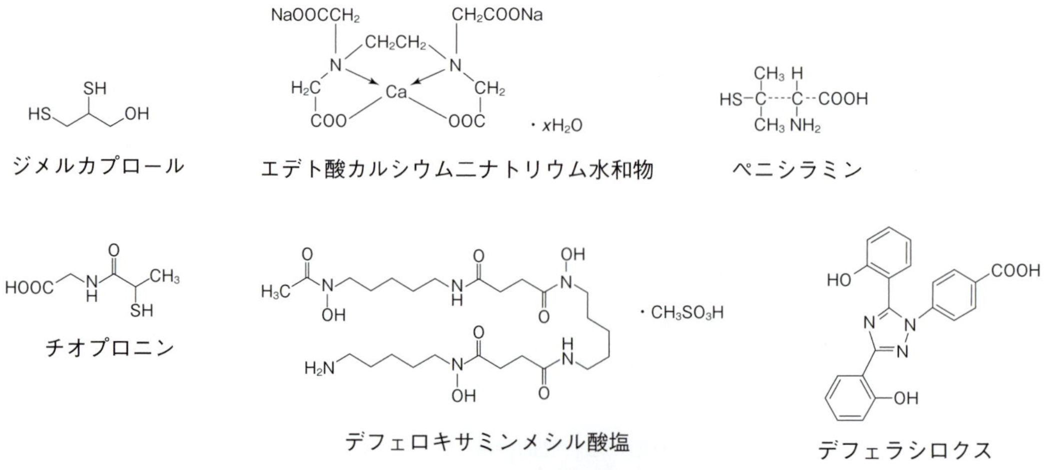

図 18-1. 重金属中毒治療薬

ウィルソン病の治療薬にはこの他に，やはり銅のキレート作用を有する**トリエンチン塩酸塩** trientine hydrochloride や，銅の消化管吸収を妨げる**酢酸亜鉛水和物** zinc acetate dihydrate がある．

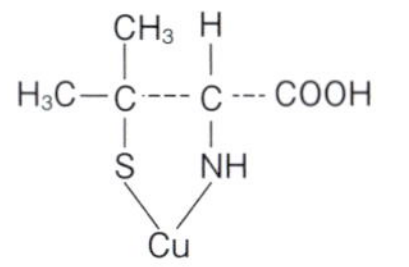

ペニシラミン-銅複合体

4) チオプロニン tiopronin

肝機能改善薬および老人性白内障治療薬として知られる．重金属をキレートして尿中排泄を促す作用もあり，水銀中毒時の水銀の排泄増加の目的で用いられる．

5) デフェロキサミンメシル酸塩 deferoxamine mesilate

Fe^{3+} と高親和性に結合するキレート薬で，水溶性の**フェリオキサミンB**を形成して尿中に排泄される．鉄貯蔵・代謝異常を呈する疾患であるヘモクロマトーシスに対し，注射剤として使用される．また同じく Fe^{3+} キレート薬である**デフェラシロクス** deferasirox は，薬物2分子が1個の Fe^{3+} と錯体を形成し，主に糞便中に排泄される．輸血による慢性鉄過剰症に対して内服で用いられる．

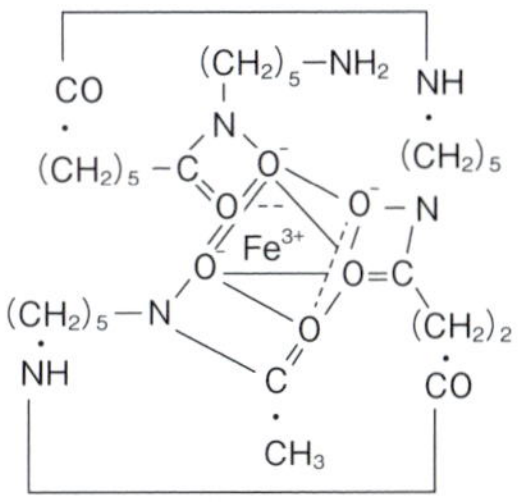

フェリオキサミンB

18-3. 薬理学的拮抗薬

中毒原因物質の薬理作用に拮抗することによって毒性を回避する薬物が種々知られている（図18-2）．

1) アトロピン atropine

ムスカリン受容体遮断薬である．有機リン系殺虫剤・農薬による中毒や，副交感神経刺激薬の過量投与による中毒に対して注射剤として用いられる．また適応外ではあるが，カルバメート carbamate 系殺虫剤（有機リン系化合物と同じくアセチルコリンエステラーゼを阻害する）による中毒にも有効である．

2) プラリドキシムヨウ化物 pralidoxime iodide

有機リン系殺虫剤は，アセチルコリンエステラーゼの酵素活性中心に共有結合でリン酸基を付加することにより，酵素活性を非可逆的に阻害する（第3章3節参照）．プラリドキシムは，酵素活性中心に結合したリン酸基を奪い取ることによってアセチルコリンエステラーゼを再賦活させる．有機リン系殺虫剤による中毒に対して静注で用いられる．

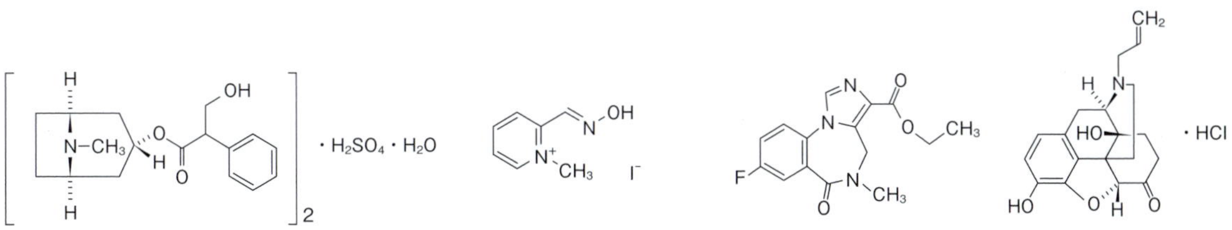

アトロピン硫酸塩水和物　　プラリドキシムヨウ化物　　フルマゼニル　　ナロキソン塩酸塩

図 18-2. 薬物中毒治療薬（薬理学的拮抗薬）

3) フルマゼニル flumazenil

GABA$_A$ 受容体のベンゾジアゼピン結合部位（ベンゾジアゼピン受容体）に対する競合的拮抗薬である．ベンゾジアゼピン系薬物による鎮静作用の解除および呼吸抑制の改善が適応となっているが，ベンゾジアゼピン系薬物の過量投与による薬物中毒の治療および鑑別にも静注で用いられる．総投与量が 3 mg に達しても応答がなければ，他薬による中毒を考慮する．

4) ナロキソン塩酸塩 naloxone hydrochoride

オピオイド μ 受容体拮抗薬であり，モルヒネ morphine をはじめとするオピオイド系薬物による呼吸抑制並びに覚醒遅延の改善に適用される．ヘロイン heroin などを含むモルヒネ関連薬物による急性中毒に対しては，繰り返し静注を行う．

　この他，過量投与された治療薬に拮抗して有害作用を軽減する薬物として，抗凝固薬ヘパリン heparin 中毒に対する**プロタミン硫酸塩** protamine sulfate や，同じく抗凝固薬であるワルファリン warfarin の中毒に対する**フィトナジオン** phytonadione（ビタミン K$_1$），カルシウム拮抗薬中毒に対するカルシウム製剤などが挙げられる．

18-4. 放射性同位元素除去薬

ペンテト酸カルシウム三ナトリウム pentetate calcium trisodium および**ペンテト酸亜鉛三ナトリウム** pentetate zinc trisodium は，超ウラン元素（プルトニウム，アメリシウム，キュリウム）による体内汚染軽減に用いられる．それぞれ，カルシウムおよび亜鉛と置換して超ウラン元素と結合し，尿中に排泄される．

ペンテト酸カルシウム三ナトリウム

ヘキサシアノ鉄(Ⅱ)酸鉄(Ⅲ)水和物 iron(Ⅲ)hexacyanoferrate(Ⅱ)hydrate(Fe$^{III}_4$[Fe^{II}(CN)$_6$]$_3$・xH$_2$O：別名プルシアンブルー Prussian blue）は，薬物の結晶水のプロトンとセシウムイオンとのイオン交換，および薬物結晶構造へのセシウムの吸着によって，放射性セシウムの消化管吸収と腸肝循環を妨げ，糞便中への排泄を促進する．放射性セシウムによる体内汚染の軽減に用いられる他，タリウムおよびタリウム化合物による中毒にも適用される．

18-5. その他の解毒薬・中毒治療薬

1) ヒドロキソコバラミン hydroxocobalamin

ビタミン B$_{12}$ 関連薬であり，シアンおよびシアン化合物による中毒に対して注射剤・輸液として適用される．分子内でコバルト原子に結合しているヒドロキシ基をシアノ基へと置換することにより，シアンを分子内に取り込んでシアノコバラミン（ビタミン B$_{12}$）となり，尿中に排泄される．

2）亜硝酸アミル isoamyl nitrite/チオ硫酸ナトリウム sodium thiosulfate

シアン（CN^-）およびシアン化合物に対する中毒に対して両薬物を用いる．亜硝酸アミルは，赤血球中のヘモグロビンをメトヘモグロビンに変換する（ヘム鉄を Fe^{2+} から Fe^{3+} にする）．シアン化合物は Fe^{3+} に高い親和性を有するため，シアンメトヘモグロビンを生成する．CN^- の主要標的分子であるミトコンドリアのシトクロムオキシダーゼからも CN^- が解離してメトヘモグロビンに結合するので，ミトコンドリア呼吸鎖活性が回復する．亜硝酸アミルに続いてチオ硫酸ナトリウム（$Na_2S_2O_3$）を投与しておくと，CN^- はメトヘモグロビンから徐々に解離し，チオ硫酸と結合して毒性の低いチオシアン酸（SCN^-）を生成し，最終的には尿中に排泄される．チオ硫酸ナトリウムは，ヒ素中毒に対する適応もある．

3）アセチルシステイン acetylcysteine

解熱鎮痛薬アセトアミノフェン acetaminophen の過量摂取による肝毒性を軽減する．本薬は，肝細胞に取り込まれてシステインを生成し，グルタチオン生合成の材料となる．グルタチオンは，肝毒性を示すアセトアミノフェン代謝物と結合してこれを無毒化する（図 18-3）．

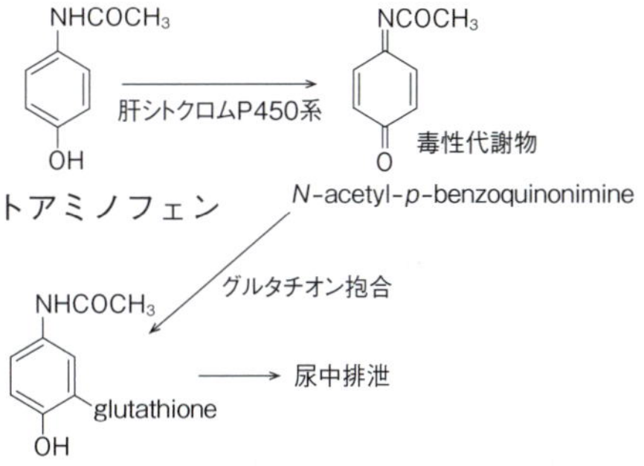

図 18-3. アセトアミノフェン代謝物の無毒化機構

4）メスナ mesna

抗悪性腫瘍薬であるイホスファミド ifosfamide およびシクロホスファミド cyclophosphamide の体内での副生成物であるアクロレイン acrolein を捕捉し，これら薬物の副作用である膀胱障害の発現を予防する（第 17 章 3 節参照）．

5）ホリナートカルシウム folinate calcium

抗悪性腫瘍薬メトトレキサート methotrexate の正常細胞に対する毒性を軽減する目的で用いられる（ホリナート救援療法）．細胞内に取り込まれて活性型葉酸（5,10-メチレンテトラヒドロ葉酸）と

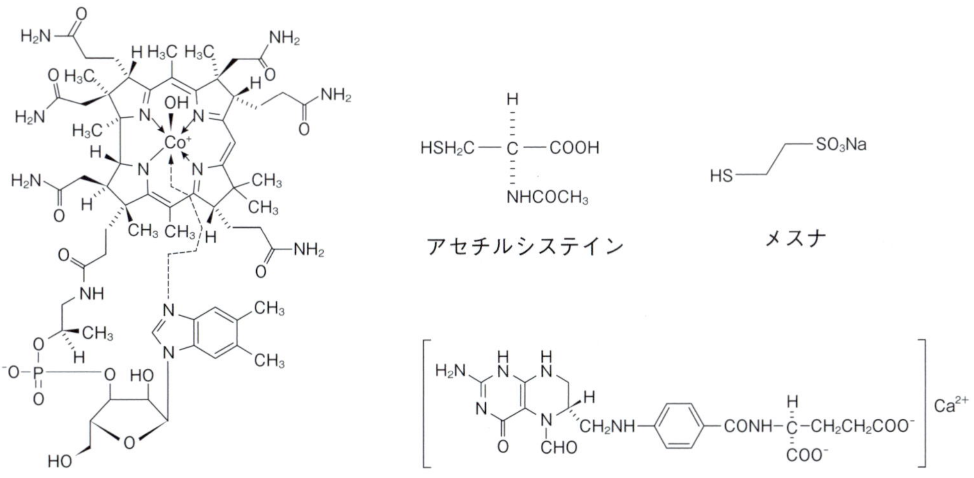

ヒドロキソコバラミン　　レボホリナートカルシウム

図 18-4. その他の薬物中毒治療薬

なり，チミジル酸合成を再開させる（第17章3節参照）．

6) 呼吸刺激薬

末梢性呼吸刺激薬の**ドキサプラム** doxapram は，中枢神経系抑制薬による中毒時の呼吸抑制ならびに覚醒遅延に対する適応がある．また，中枢性呼吸刺激薬の**ジモルホラミン** dimorpholamine は，催眠薬中毒等による呼吸障害および循環機能低下に対して用いられる（第12章1節参照）．

日本語索引

ア

アウエルバッハ神経叢　481
アカルボース　516,517
アカンプロサート　285
アキシチニブ　604
亜急性硬化性全脳炎　585
亜急性甲状腺炎　530
アクアポリン-2　121
悪性腫瘍　589
悪性症候群　249
悪性貧血　110,426
アクチノマイシン D　600
アクチビン　107
アクラトニウム　491
アクラルビシン　599
アクロレイン　621
アコチアミド　491
アゴニスト　7,19
アザセトロン　495
アザチオプリン　296,341,342,502
亜酸化窒素　194
アシクロビル　580,579
アジスロマイシン　570
アジソン病　537
アシタザノラスト　307,308
アジドチミジン　583
亜硝酸アミル　98,377,621
アシル CoA デヒドロゲナーゼ　108
アスコルビン酸　111
アズトレオナム　567
アスナプレビル　505
L-アスパラギナーゼ　599
L-アスパラギン酸カルシウム　350
アスピリン　101,326,330,343,407
アスピリン喘息　329
アスピリン様物質　326
アスペルギルス産生ガラクトシダーゼ　491
アズレン　551
アズレンスルホン酸ナトリウム　489
アセタゾラミド　223,435,459,542,549
N-アセチルグルコサミン　561
アセチルコリン　72,144,165,172,479
　受容体　74
　生合成　72,73,145
　生理作用　74
　代謝　73
　貯蔵　73
　不活性化　145
　分解　73
　分布　72

遊離　73
アセチルコリンエステラーゼ　17,73,145
アセチルコリンエステラーゼ阻害薬　166,182
アセチルコリン塩化物　75
アセチルコリン受容体　148
　サブタイプ　74
アセチルコリン受容体作動薬　164
アセチルサリチル酸　330
アセチルシステイン　336,464,621
アセチルフェネトライド　223
アセチル抱合　50
N-アセチルムラミン酸　561
アセチル CoA カルボキシラーゼ　111
アセトアミノフェン　234,335,336,343,344,621
　作用機序　327
アセトヘキサミド　515
アセブトロール　160,161,379,385
アセメタシン　330,332
アゼラスチン　101,102,309,311,470,554
アゼルニジピン　387
アゾセミド　372,436
アゾール系薬　578
アタザナビル　580
アダムス-ストークス症候群　360
アダリムマブ　104,299,342,502,552
アディポカイン　103,107
アディポサイトカイン　107
アディポネクチン　107
アテトーゼ　268
アデニル酸シクラーゼ　8,68,69
アデノシルコバラミン　110,426
アデノシン　96,366,409
アデノシン三リン酸　277,549
アデノシン A_{2A} 受容体　409
アデノシン A_{2A} 受容体拮抗薬　266
アテノロール　160,161,379,385
アデホビルピボキシル　506
アトピー性皮膚炎　554
アトピー性皮膚炎治療薬　554
アトモキセチン　240,242
アドリアマイシン　599
アトルバスタチン　522
アドレナリン　63,125,147,150,151,153
アドレナリン作動性シナプス　146
アドレナリン作動性神経　144
アドレナリン作動性神経遮断薬　156,163
アドレナリン受容体　67,144,147
アドレナリン受容体拮抗薬　156

アドレナリン受容体作動薬　149,150,156
アドレナリン受容体刺激薬　152
　構造活性相関　156
アドレナリン神経遮断薬　163
アドレナリン反転　150
アドレナリン α_1 受容体刺激薬　153
アドレナリン α_2 受容体刺激薬　153,542
アドレナリン $\alpha\beta$ 受容体刺激薬　542
アドレナリン α 受容体遮断薬　157,386
アドレナリン α_1 受容体遮断薬　541
アドレナリン β 受容体作動薬　370
アドレナリン β 受容体刺激薬　155
アドレナリン β_1 受容体刺激薬　154
アドレナリン β_2 受容体刺激薬　154
アドレナリン β_3 受容体刺激薬　154
アドレナリン β 受容体遮断薬　159,363,375,379,385,531,541
アドレノクロム　277,418
アトロピン　75,168,170,366,487,494,544,619
アナグリプチン　519
アナストロゾール　609
アナフィラキシー　292
アナフィラキシー型過敏症　291
アナフィラキシーショック　177
アナンダミド　283
アニリン系　335
アネキシン A1　132,319
アバカビル　580
アバタセプト　300,342
アピキサバン　415,416
アプタマー　546
アプラクロニジン　153,154,542
アフリベルセプト　547
アプリンジン　362
アプレピタント　495
アフロクアロン　185
アヘン　87,499
アポタンパク質　519
アポトーシス　104
アポモルヒネ　268
アマンタジン　269,274,581,582
アミオダロン　365
アミカシン　569
アミド型局所麻酔薬　175
アミトリプチリン　256,257
アミノ安息香酸エチル　494
アミノグリコシド系薬　569
5-アミノサリチル酸　501
アミノ酸代謝　482
アミノ配糖体系薬　569

623

アミノフィリン 469
アミラーゼ 491
アミロイドβペプチド 270
アミロプシン 483
アミロライド感受性上皮型 Na$^+$ チャネル 30
アムホテリシン B 577,578
アムルビシン 599
アムロジピン 379,387
アメジニウム 396
アモキサピン 256,257
アモキシシリン 490,563
アモスラロール 160,161
アモバルビタール 207
アモロルフィン 553
アラキドン酸 99
アラキドン酸カスケード 99
アリスキレン 93,390
アリピプラゾール 250,251
アリメマジン 309
アリルアミン系薬 578
アリルエストレノール 446
アリール酢酸系 332
アルガトロバン 382,414
アルキル化薬 297,593
アルギン酸ナトリウム 420
アルクロキサ 551
アルコール 282
アルコール依存症治療薬 285
アルコール脱水素酵素 198
アルサス型反応 292
アルジオキサ 489
アルツハイマー型認知症治療薬 270
アルツハイマー病 270,272
アルツハイマー病治療薬 272,273
アルデヒド脱水素酵素 198
アルテプラーゼ 380,418
アルドステロン 129,130,133,320,532
アルドステロン症 534
アルファカルシドール 349,441
アルフゾシン 159
アルプラゾラム 213
アルプレノロール 160,161
アルプロスタジル 102,397
アルプロスタジルアルファデクス 397,550,551
アルベカシン 569
アルベンダゾール 586
アレコリン 166
アレスチン 60
アレルギー 291
アレルギー疾患 305
アレルギー性結膜炎 306
アレルギー性接触皮膚炎 556
アレルギー性鼻炎 305
　病態成立機構 306
アレルゲン 291
アレンドロン酸 347

アロエ 498
アロエエモジン 499
アログリプチン 519
アロステリックアンタゴニスト 24
アロステリック部位 24
アロチノロール 160,161
アロディニア 226
アロプリノール 526
アロマターゼ 134
アロマターゼ阻害薬 609
アンギオテンシノーゲン 91
アンギオテンシン
　受容体 92
　生合成 91,92
　生理作用 92
アンギオテンシン II 91
　生理作用 93
アンギオテンシン II タイプ 1 (AT$_1$) 受容体拮抗薬 375
アンギオテンシン変換酵素 92
アンギオテンシン変換酵素阻害薬 375
アンギオテンシン AT$_1$ 受容体遮断薬 388
アンギオポエチン 106
安全域 20
安息香酸 588
アンタゴニスト 19
アンチトロンビン 404
アンテドラッグ 326
アントラサイクリン系抗生物質 603
アンドロゲン 137
アンドロゲン受容体 138
アンピシリン 563
アンピロキシカム 331,334,343
アンフェタミン 156,240,241
アンフェタミン類 156,241,282
アンフェナク 330
アンブリセンタン 91,391,398
アンブロキソール 465
アンレキサクノス 308,470
α 型ヒト心房性ナトリウム利尿ペプチド 439
α-グルコシダーゼ阻害薬 516
α-ケトグルタル酸 84
α 細胞 483
α-シヌクレイン 263
α 遮断薬 157
αβ 遮断薬 160,161
α 受容体 147
α$_1$ 受容体 68,148
α$_2$ 受容体 68
α-セクレターゼ 271
d-α-トコフェロール 114
α$_2$-プラスミンインヒビター 405
Addison 病 132
Augsberger の式 54
I 細胞 483
IFN アルファコン-1 302
IGF-1 受容体 528

IL-2 受容体 296
Rho キナーゼ阻害薬 543
RNA 依存性 DNA ポリメラーゼ 506
RNA ポリメラーゼ 504
RS ウイルス 585

イ

胃 477,478
イオンチャネル 16,26
イオンチャネル内蔵型受容体 5,6,28,85,202
イオンチャネル内蔵型受容体作動薬 6
イオントランスポーター 16,26,41
イグラチモド 340
移行上皮癌 590
イコサペント酸 408
イコサペント酸エチル 101,524
胃酸 478
胃酸分泌調節機構 479
胃・十二指腸潰瘍 483
胃小窩 478
胃食道逆流症 484
イストラデフィリン 97,266,270
胃切除後貧血 426
イソクスプリン 154,155,397
イソソルビド 435,543,549
イソニアジド 110,575
イソフルラン 195
イソプレナリン 152,155,548
イソプロパノール 587
イソプロピルアンチピリン 234
イソプロピルウノプロストン 540,541
依存形成薬物
　分類 280
　法規制 279
　種類と作用 279
　分析 284
痛みの伝達 226
イダルビシン 599
一塩基多型 52
I 型アレルギー 291
I 型インターフェロン 504
一酸化窒素 378
一次作用 2
一次止血血栓 402
一硝酸イソソルビド 377
1 回換気量 455
一過性作用 3
一酸化窒素 97,406
イットリウム (^{90}Y) イブリツモマブチウキセタン 608
一般作用 3
胃底腺 478
伊東細胞 482
イドクスウリジン 581
イトプリド 492
イトラコナゾール 553,577,578

胃内容排出速度 56
イニシエーション 589
イヌサフラン 527
イノシトール三リン酸 10,33,68,356
イノシトール三リン酸受容体 37
イノシン一リン酸脱水素酵素 297,504
イノシンプラノベクス 303,585
イバンドロン酸 347
イフェンプロジル 274,277,549
イブジラスト 274,277,308,470,549
イブプロフェン 331,333,343
イブプロフェンピコノール 555
イプラグリフロジン L-プロリン 517,518
イプラトロピウム 170,171,468
イブリツモマブ 608
イブリツモマブチウキセタン 608
イプリフラボン 350
違法ドラッグ 284
イホスファミド 593,621
イマチニブ 605
イミキモド 303
イミダフェナシン 170,171,443,444
イミノベンジル誘導体 247
イミプラミン 256,257
イミペネム 566,567
イムノフィリン 295
医薬品,医療機器等の品質,有効性及び安全性の確保等に関する法律 1
イリノテカン 602,603
イルソグラジン 489
イルベサルタン 388
陰イオン交換樹脂 523
インクレチン 125,128
インクレチン関連薬 518
陰茎 448
インジセトロン 78
インジナビル 581,584
インスリン 116,124,483,509
　基礎分泌 514
　生合成過程 125
　生理・薬理作用 126
　追加分泌 514
　分泌誘発機序 125
インスリンアルパルト 514
インスリングラルギン 514
インスリングルリジン 514
インスリン受容体 126,528
インスリン受容体基質 126,512
インスリン製剤 513
インスリン抵抗性 385,511
インスリンデグルデク 514
インスリンデテミル 514
インスリン様成長因子 107
インスリン様成長因子-1 118,528
インスリンリスプロ 514
インダカテロール 468
インターナリゼーション 61

インダパミド 384,437
インターフェロン 103,301,504,611
インターフェロン製剤 301,584
インターフェロンファミリー 103
インターフェロン-α 302
インターフェロン-γ 289
インターロイキン 103,611
インターロイキン-2 289
インターロイキン-6 302
インターロイキンファミリー 103
インテグリン 317
インドメタシン 101,330,332,343
インドメタシンファルネシル 330,332
インヒビン 107
インフリキシマブ 104,299,342,502,552
ε-アミノカプロン酸 420
EC 細胞 495
ECL 細胞 128
EGF 受容体 106
EGF ファミリー 106
EP 受容体 99
ESHAP 療法 603
ET_A 受容体 91
ET_B 受容体 91

ウ

ウェルニッケ脳症 108
ウステキヌマブ 103,299,552
内向き整流性 K^+ チャネル 27,32
うつ病 252
うつ病性障害 252
ウフェナマート 555
ウベニメクス 303
右葉 481
ウラジロガシエキス 445
ウラピジル 157,158,159,447
ウリナスタチン 475,508
ウルソデオキシコール酸 507
ウレアーゼ 483
ウロキナーゼ 417
運動異常性下痢 497
運動合併症 267
運動神経 141
Vaughan-Williams 分類 360
wearing off 現象 267
Wintrobe の赤血球指数 424

エ

エアゾール剤 46
エイコサノイド 99,132
　受容体 100
　生理・薬理作用 100
エイコサノイド産生阻害薬 101
エイコサノイド受容体作動薬 102
エイコサノイド受容体遮断薬 101
エイコサノイド代謝関連薬 407
エイコサペンタエン酸 320,408

エオタキシン 104
エカベトナトリウム 488
エキセナチド 518
エキセメスタン 609
エスシタロプラム 257,258
エスゾピクロン 204
エスタゾラム 205
エステル型局所麻酔薬 175
エストラジオール 134,138,347
エストラムスチン 611
エストリオール 134
エストロゲン 134
エストロゲン応答配列 135
エストロゲン受容体 135
　遺伝子転写調節 136
エストロン 134
エスモロール 160,161
エゼチミブ 523
エソメプラゾール 486,490
エタネルセプト 104,300,342,503
エタノール 198,587
　代謝 199
エダラボン 277
エタンブトール 575
エチオナミド 575
エチゾラム 204,213
エチドロン酸 347
エチニルエストラジオール 452
エチルシステイン 464
エチレフリン 153,396
エデト酸カルシウム二ナトリウム 618
エテンザミド 332
エドキサバン 415,416
エトスクシミド 222
エトドラク 330,333,343
エトポシド 603
エトレチナート 112,552,553
エドロホニウム 167
エナラプリル 375,389
エノキサパリン 414
エノシタビン 597
エバスチン 310,311
エピナスチン 81,102,310,311,470,554
エピネフリン 151
エピリゾール 335
エピルビシン 599,600
エピレグリン 106
エファビレンツ 580,584
エフェドリン 156,463
エプタコグアルファ 422
エプタゾシン 233
エフリン 106
エプレレノン 134,373,390,439
エペリゾン 185
エベロリムス 295,606
　作用機序 296
エポエチンアルファ 105,429,441
エポエチンベータ 105,429,441
エホニジピン 387

エポプロステノール 102,398
エムトリシタビン 580
エメダスチン 311
エメチン 494
エモジン 499
エモルファゾン 335
エリスロポエチン 105
エリスロマイシン 570
エリブリン 602
エルカトニン 124,348
エルゴカルシフェロール 112,113
エルゴステロール 113
エルゴタミン 158
エルゴメトリン 157,158,451
エルデカルシトール 349
エルトロンボパグ 105,431
エルロチニブ 604
エレトリプタン 238
塩化ストロンチウム 236
塩基性抗炎症薬 335
塩基性線維芽細胞増殖因子 317
エンケファリン 87
炎症 318
炎症後期 317
炎症収束性メディエーター 319
炎症初期 316
炎症性腸疾患 501
炎症中期 317
炎症反応 315
　メディエーター 318
遠心性神経 141
延髄 189
塩素 588
エンタカポン 265,269
エンテカビル 506,584
エンテロクロマフィン細胞 76
エンテロクロマフィン様細胞 128
エンドセリン 90
エンドセリン-1 398
　構造 90
エンドセリン関連薬 391
エンドトキシン 317
エンドモルフィンⅠ 88
エンドモルフィンⅡ 88
エンドルフィン 87
エンビオマイシン 575
エンプロスチル 102,489
A型ボツリヌス毒素 184
Aキナーゼ 9
Aδ線維 225
AADC阻害薬 264,265
ABCトランスポーター 45
ABCG2トランスポーター 525
ACE阻害薬 389
AChE阻害薬 272
ACTH産生腫瘍 537
ALKチロシンキナーゼ阻害薬 605
AMP依存性キナーゼ 516
AMPA受容体 83
AP療法 613
AT_1受容体 92

AT_2受容体 92
AT_1受容体拮抗薬 93
ATP感受性カリウムチャネル 512
ATP感受性K^+チャネル 32,126
ATP感受性K^+チャネル開口薬 375
ATP受容体 96
FGFファミリー 107
H_1受容体 81
H_2受容体 81
H_3受容体 82
H_4受容体 82
H_2受容体遮断薬 500,508
HBV-DNAポリメラーゼ 506
H^+,K^+-ATPアーゼ 128
HMG-CoA還元酵素阻害薬 521
5-HT_1受容体 77
5-HT_2受容体 78,481
5-HT_3受容体 78,481
5-HT_4受容体 78,481
5-HT_3受容体遮断薬 495
L型電位依存性Ca^{2+}チャネル 35,352
L型VDCC 35
LH-RH誘導体 610
M受容体 149
M_1受容体 75
M_2受容体 75
M_3受容体 75
MAPキナーゼ 13,323
MAPKシグナル伝達経路 13
MHCクラスⅠ 289
MHCクラスⅡ 289
mTOR阻害薬 295
Na共役能動輸送性糖輸送担体 517
Na^+チャネル 26
Na^+チャネル遮断薬 360
Na^+-Ca^{2+}交換体 33,42
Na^+/Ca^{2+}交換輸送体 354
Na^+/Cl^-共輸送体 42
NADHデヒドロゲナーゼ 108
Na^+-H^+交換体 42
Na^+/HCO_3^-共輸送体 42
Na^+,K^+ポンプ 28,30
Na^+/K^+-ATPアーゼ 133
Na^+/K^+/$2Cl^-$共輸送体 42
NANC神経 466
Naxチャネル 29
NGSP値 511
NK細胞 288
NK1受容体 495
N_M受容体 74,149,180
NMDA受容体 83
N_N受容体 75,149
NO合成酵素 97
NPHインスリン製剤 514
NPLインスリン製剤 514
NS3/4Aセリンプロテアーゼ 504
NS5A複製複合体阻害薬 505
NSAIDs
　アリール酢酸系 332,333

　アントラニル酸系 332
　イソキサゾール酢酸系 333
　インドール酢酸系 332
　オキシカム系 333
　コキシブ系 334
　作用機序 327
　サリチル酸系 329
　ナフタレン系 333
　ピラノ酢酸系 333
　フェナム酸系 332
　フェニル酢酸系 332
　副作用 328
　プロピオン酸系 333
　薬理作用 328
S細胞 128,483
S状結腸 477
SH2ドメイン 512
SKCaチャネル 311
SLCトランスポーター 45
SNAREタンパク質 73
$S1P_1$受容体 300
ST合剤
　阻害部位 574
SU薬 515
X連鎖劣性遺伝性疾患 421

オ

横隔膜 456
横行結腸 477
横行小管 180
黄色骨髄 422
黄体 120
黄体形成ホルモン 118,120,450
黄体形成ホルモン放出ホルモン 118
黄体ホルモン 120,134
　生合成 137
　生合成経路 134
　生理・薬理作用 137
　分泌調節 137
黄体ホルモン応答配列 137
黄体ホルモン関連薬 137
黄体ホルモン受容体 137
嘔吐 493,613
嘔吐中枢 493
オキサセフェム系 564
オキサゾラム 213
オキサゾリジノン系薬 571
オキサトミド 101,102,309,311,470,554
オキサプロジン 343
オキサリプラチン 595
オキシコドン 231
オキシテトラサイクリン 571
オキシトシン 115,122,451
オキシトロピウム 170,171,468
オキシブチニン 170,171,443
オキシメテバノール 461
オキセサゼイン 179,487,494
オクスプレノロール 160

オクトコグアルファ　422
オクトレオチド　116,117,528
オザグレル　101,312,381,408,471
オザグレルナトリウム　278
悪心　613
オステオプロテゲリン　346
オセルタミビル　581,582
オートレセプター　66
オピオイド　87,279
オピオイド受容体　88,227,228
　　サブタイプ　89
オピオイドκ受容体　493
オピオイドμ受容体　493,499
オファツムマブ　607,608
オプシン　112
オプソニン化　290
オフロキサシン　572,573,576
オマリズマブ　472
オメガ-3 脂肪酸エチル　524
オメプラゾール　486,490
オーラノフィン　339
オランザピン　250,251
2',5'-オリゴアデニル酸合成酵素　302
オルノプロスチル　102,489
オルプリノン　371
オルメサルタン　388
オレキシン　89
オレキシン受容体拮抗薬　209
オロパタジン　311
オンコスタチン M　107
オンダンセトロン　495
ODT 療法　46
on-off 現象　267
OX40 リガンド　104

カ

外因系凝固反応　403
壊血病　111
開口分泌　65,145
開始　403
外痔核　503
咳嗽反射　461
回腸　477,480
海馬　188
外部寄生虫　585
外膜　355
潰瘍性大腸炎　501
外用非ステロイド性抗炎症薬　555
解離性麻酔薬　197
解離定数　21
改良ルゴール液　587
外肋間筋　456
カイロミクロン　520
化学受容器引き金帯　71,461,493
化学走性因子　316
化学的拮抗　24
化学伝達物質遊離抑制薬　307
化学療法　559
化学療法薬　557

過活動膀胱　442
過活動膀胱治療薬　443
過換気症候群　460
過感受性　163
可逆的阻害薬　166
角化症　551
角化症・乾癬治療薬　552,553
拡散　44
核酸合成阻害薬　296,558
獲得免疫　287,288
核内受容体　16,112
核内受容体スーパーファミリー　322
角膜　539
下行結腸　477
下垂体アデニル酸シクラーゼ活性化ペプチド　480
下垂体後葉ホルモン　120
下垂体腫瘍　530
下垂体性小人症　528
下垂体前葉ホルモン　118
下垂体ホルモン　115,116
ガストリン　128,479
ガストリン受容体　487
ガストリン CCK2 受容体　479
カゼイ菌　500
脚気　108
活性型ビタミン D_3　113,349,552
活性化部分トロンボプラスチン時間　421
活性炭　617
活性葉酸　427
活動電位持続時間　352
カテコールアミン　63,150
　　基本化学構造　146
　　生合成　63,146
　　生合成経路　147
　　代謝　65
　　不活性化　146
　　分布　66
カテコールアミン関連強心薬　370
カテコール-O-メチルトランスフェラーゼ　64,147,467
カナキヌマブ　103,299,342
カナマイシン　575
ガニレリクス　118,452
ガバペンチン　223,235
過敏性腸症候群　76,499,501
過敏性反応　614
カフェイン　96,239
カプトプリル　389
過分極活性化チャネル　353
ガベキサート　101,421,508
カペシタビン　597
カベルゴリン　117,265,268
カモスタット　508
可溶性グアニル酸シクラーゼ　97,357
可溶性グアニル酸シクラーゼ刺激薬　399
空咳　463

カラバル豆　166
ガランタミン　167,168,272,273
カリウムチャネル　30
カリウム保持性利尿薬　134,437
カリクレイン　94
カリジン　94
顆粒球減少症　429
顆粒球コロニー刺激因子　430
カルシウム受容体　124
カルシウム代謝異常疾患治療薬　350
カルシトニン　123,124,529
カルシトニン遺伝子関連ペプチド　466
カルシトニン製剤　348
カルシトリオール　113,349,441
カルシニューリン　293
カルシニューリン阻害薬　294
カルシポトリオール　552,553
カルテオロール　160,161,385,541,542
カルバコール　165
カルバゾクロム　277,418
カルバペネム系　566
カルバマゼピン　221,260
カルビドパ　264,265
カルピプラミン　247,250
カルベジロール　160,161,364,375,379
カルペリチド　95,373,439
カルボキシペプチダーゼ　483
カルボキシメチルセルロース　497
カルボシステイン　465
カルボプラチン　595
カルムスチン　594
カルモジュリン　355
カルモナム　567
カルモフール　597
加齢黄斑変性症　545
加齢黄斑変性症治療薬　546
ガレノキサシン　573
カレバスチン　310
がん　589
眼圧　539
眼球　539
緩下薬　497,617
肝硬変　503
感作　59
肝細胞　481
肝細胞増殖因子　107
ガンシクロビル　579,580,582
間質細胞刺激ホルモン　120,138
間質性肺炎　473
癌腫　589
環状ヌクレオチド依存性チャネル　69
肝静脈　481
肝小葉　481
緩徐活性型遅延整流性 K^+ チャネル　352
肝星細胞　482

肝性トリグリセリドリパーゼ 520
肝性脳症改善薬 507
間接型アドレナリン受容体作動薬 150,155
間接作用 2
関節リウマチ 339
関節リウマチ治療薬 339
乾癬 551
完全アゴニスト 20
感染症 557
完全ヒト抗体 298
完全房室ブロック 360
肝臓 481
　糖代謝調節機構 512
乾燥甲状腺 532
乾燥水酸化アルミニウムゲル 488
乾燥濃縮人アンチトロンビンIII 417
乾燥濃縮人活性化プロテインC 417
乾燥 BCG 612
カンデサルタン 375,388
寒天 497
含糖鉄 426
肝動脈 481
眼内圧 539
肝内胆管 482
カンナビジオール 283
カンナビノール 283
間脳 189
肝庇護薬 507
眼房水 539
　流路 540
カンレノ酸 134,439
カンレノ酸カリウム 534
γ-アミノ酪酸 8,82
γ-カルボキシグルタミン酸 114,115,411
γ-セクレターゼ 271
κオピオイド受容体 88
κ受容体 89

キ

起炎症性メディエーター 318
記憶細胞 289
記憶障害 201
機械受容性チャネル 28
機械的下剤 497
気管支拡張薬 467
気管支喘息 467
危険ドラッグ 284
キサンチンオキシダーゼ 58,526
キサンチン誘導体 239,370,469
器質性便秘 496
偽性コリンエステラーゼ 74
季節性アレルギー性鼻炎 306
拮抗作用 55,56
拮抗的二重支配 141
拮抗薬 19
気道炎症 467

気道狭窄 467
気道リモデリング 467
キナプリル 375,389
キニジン 362
キニーネ 585
キニノーゲン 94
キヌプリスチン 572
キノイド仮説 544
機能性消化管障害 491,500
機能性ディスペプシア 491,500
機能性動脈疾患 397
機能性便秘 496
機能耐性 60
機能的拮抗 24
機能的残気量 456
キノロン系薬 572
気分安定化薬 260
気分障害 252
気分障害治療薬 252
キマーゼ 92
キメラ型タンパク質 342
キメラ抗体 298
キモトリプシノーゲン 483
キモトリプシン 483
逆アゴニスト 25
逆耐性 282
逆転写酵素 506
脚ブロック 360
逆輸送 45
逆流性食道炎 484
ギャップ結合 352
キャンディン系薬 579
吸収 43,45
球状層 532
求心性神経 141
急性炎症 316
急性炎症反応 315
急性肝炎 503
急性期タンパク質 318
急性心不全 367
急性膵炎 508
急性前骨髄球性白血病 112
急性中毒 617
急性疼痛 225
急性動脈閉塞症 397
急性白血病 430
急速活性型遅延整流性 K^+ チャネル 352
吸息相 455
吸入麻酔薬 193
橋 189
凝固因子 114
競合性筋弛緩薬 180,181
競合的アンタゴニスト 20,23
凝固カスケード 403
橋呼吸性ニューロン群 456
凝固促進薬 419
凝集 402
狭心症 376
強心薬 369
強直間代発作 217

強迫性障害 212
胸部誘導 353
共輸送 45
共輸送系 26,41
協力作用 55
局所作用 2
局所止血薬 420
局所反射 481
局所麻酔薬 175
　作用メカニズム 176
　投与方法と特徴 178
虚血性心疾患 376,377
虚血性心疾患治療薬 377
巨赤芽球性貧血 110,426
去痰薬 464
キラー T 細胞 288
起立性低血圧 395
禁煙補助薬 285
筋型動脈 355
筋型ニコチン受容体 180
筋弛緩 202
筋弛緩回復薬 184
筋小胞体カルシウム ATP アーゼ 370
筋小胞体 Ca^{2+} ポンプ 69,354
金製剤 339
筋層間神経叢 481
禁断症状 61,208
金チオリンゴ酸ナトリウム 339
GABA
　受容体 85
　生合成 82,84
　生理作用 82,85
　代謝 84
　分解経路 84
$GABA_A$ 受容体 85,202
$GABA_B$ 受容体 85
$GABA_C$ 受容体 85
GABA トランスアミナーゼ 85
QRS 波 354
QT 間隔 354

ク

グアイフェネシン 464
クアゼパム 206
グアナベンズ 153,154,387
グアニル酸シクラーゼ 354
グアニル酸シクラーゼ型受容体 15
グアニンヌクレオチド交換因子 69,356
グアネチジン 164
グアノシン三リン酸 504
グアヤコールスルホン酸 464
空腸 477,480
クエチアピン 250,251
クエン酸カリウム・クエン酸ナトリウム合剤 445
クエン酸第一鉄 426
クエン酸ナトリウム 488
グスペリムス 296

クッシング症候群　131,536
クッシング病　536
クッパー細胞　288,481
クマリン系経口抗凝固薬　411
苦味健胃薬　490
くも膜下出血　278
クラスリン　60
クラドリビン　595
グラニセトロン　78,495
クラブラン酸　563
クララ細胞　463
クラリスロマイシン　490,570
グランザイム　289
グリア細胞　227
グリア細胞由来神経成長因子　107
クリアランス　43,44
グリクラジド　515
グリクロピラミド　515
グリコーゲン　482
グリコーゲン合成酵素　127
グリコピロニウム　170,171,468
グリコペプチド系薬　567
グリシン　86
グリシン受容体　8
クリスタリン　544
グリセオフルビン　577
クリゾチニブ　605
グリチルリチン　507
クリノフィブラート　523
グリベンクラミド　515
グリメピリド　515
クリンダマイシン　571
グルカゴン　116,125,127,483
グルカゴン様ペプチド　127
グルカゴン様ペプチド-1　128,518
グルクロン酸抱合　50
グルココルチコイド受容体　297
グルコース　125
グルコース依存性インスリン分泌刺激ポリペプチド　128,518
グルコーストランスポーター　126
グルコーストランスポーター2　511,512
グルコーストランスポーター4　513
グルコーストランスポーター9　525
グルタチオン　545
グルタチオン抱合　50
グルタミン酸
　受容体　83
　生合成　82
　生理作用　83
　代謝　82
グルタミン酸仮説　244
グルタミン酸脱炭酸酵素　85
グルタミン酸NMDA受容体拮抗薬　272
クレスチン　612
クレゾール　588
クレチン病　531

グレープフルーツジュース　58
クレマスチン　309
クレンブテロール　154,155,443,444
クロキサシリン　563
クロキサゾラム　213
クロザピン　244,250,251
クロチアゼパム　213
クロトリマゾール　577
クロナゼパム　222
クロニジン　153,387
クロバザム　222
クロピドグレル　96,380,410
クロファジミン　576
クロフィブラート　523
クロフェダノール　462
クロベタゾール　325,326
クロベタゾン　554
クロミフェン　136,450
クロミプラミン　256,257
クロム親和性細胞　76
グロムス細胞　458
クロモグリク酸ナトリウム　307,308,470
クロライドチャネル　39
クロラゼプ酸　213
クロラムフェニコール　571
クロルジアゼポキシド　213
クロルゾキサゾン　185
クロルテトラサイクリン　571
クロルフェニラミン　308,309
クロルフェネシン　185
クロルプロパミド　515
クロルプロマジン　157,159,245,246,247,494
クロルマジノン　610
クロルマジノン酢酸エステル　446
クロロエチラミン系薬物　593
クローン病　501
Graves病　530

ケ

経験的抗菌療法　613
経口第Xa因子阻害薬　415
経口糖尿病治療薬　515
経口避妊薬　452
ケイ酸アルミニウム　500
ケイ酸マグネシウム　500
形質細胞　290
頸動脈小体　458
頸動脈洞神経　458
経肺投与　46
けいれん　216
痙攣性便秘　496
劇症肝炎　503
下剤　497
ゲストノロンカプロン酸エステル　446
ケタミン　83,197,236
血液/ガス分配係数　194
血液がん　589

血液凝固因子製剤　422
血液凝固反応　403
血液胎盤関門　48
血液毒性　613
血液脳関門　47,48
血液脳脊髄関門　48
血液分布異常性ショック　396
血管　355
血管拡張薬　374,391
血管強化薬　418
血管作動性腸管ペプチド　466
血管内皮細胞成長因子　546
血管内皮細胞増殖因子　106
血管内皮細胞由来弛緩因子　97
血管内皮成長因子　317
血管平滑筋細胞　355
血管補強薬　418
月経周期　449
結合組織増殖因子　107
血色素　425
血漿浸透圧上昇薬　543
血漿タンパク結合率　47
血漿タンパク質　57
血小板活性化因子　307,467
血小板活性機構　410
血小板減少症　431
血小板由来成長因子　106,402
欠神発作　217
血清病　292
血栓症　406
血栓性血小板減少性紫斑病　431
血栓塞栓症　406
血栓溶解薬　380,417
血中尿酸濃度調節機構　525
血中濃度モニタリング　469
血中薬物濃度-時間曲線　43
結腸　480
血友病　421
解毒　482
ケトコナゾール　553,577
ケトチフェン　309,311,470
ケトプロフェン　331,333,343
解熱鎮痛薬　234,335
ケノデオキシコール酸　507
ゲファルナート　489
ゲフィチニブ　604
ケミカルメディエーター　291
ケミカルメディエーター遊離抑制薬　470
ゲムシタビン　597
ゲムツズマブ　608
ゲムツズマブオゾガマイシン　608
ゲメプロスト　102,451
ケモカイン　103,317
ケモカインファミリー　104
ケモタキシン　316
ケラチノサイト　551
ケラチン　551
下痢　496,614
健胃薬　490
眩暈　547

幻覚薬　79,283
ゲンタマイシン　569
原虫　585
原発性アルドステロン症　534
K$^+$チャネル　26
　αサブユニット　31
KATPチャネル　126

コ

抗悪性腫瘍薬
　細胞周期　592
　分類　592
　有害反応　613
降圧薬
　禁忌や慎重投与となる病態　392
　積極的適応　392
　副作用リスト　394
降圧利尿薬　384
抗アルドステロン薬　373,534
抗アレルギー性抗不安薬　215
抗アレルギー薬　307,470,554,556
抗アンドロゲン薬　446
抗インフルエンザウイルス薬　582
抗ウイルス薬　505
抗うつ薬　215,235,254
　副作用　260
　分類　255
好塩基球　287
抗炎症タンパク質　469
抗炎症薬　315
抗ガストリン薬　487
抗肝炎ウイルス薬　584
交感神経　143,466
交感神経幹　141
交感神経系　141
交感神経遮断薬　163
交感神経様作用薬　149
抗感染症薬　557
交換輸送系　26,41
抗凝固薬　411
抗狭心症薬　376
抗菌スペクトル　557
抗菌薬　558
口腔用スプレー剤　46
攻撃因子　483
攻撃因子抑制薬　484,485
高血圧　383
高血圧症治療薬　391
抗結核薬　576
抗血小板薬　380,406
抗血栓薬　406
抗原　289
抗原提示細胞　289
膠原病　291
抗甲状腺ペルオキシダーゼ抗体　531
抗甲状腺薬　531
抗コリンエステラーゼ　164
抗コリン薬　168,468
交差依存性　208

交叉耐性　61,208
好酸球　287
好酸球遊走因子　467
鉱質コルチコイド　129,320,532
　生理・薬理作用　133
鉱質コルチコイド応答配列　133
鉱質コルチコイド関連薬　133
鉱質コルチコイド受容体　133
恒常性　2
甲状腺機能亢進症　530,531
甲状腺刺激ホルモン　116,119,529
甲状腺刺激ホルモン放出ホルモン　117,529
甲状腺ペルオキシダーゼ　122,529
甲状腺ペルオキシダーゼ阻害薬　531
甲状腺ホルモン　122,529,531
甲状腺ホルモン関連薬　529
甲状腺ホルモン受容体　123,530
構成型NOS　98
合成ケイ酸アルミニウム　488
合成抗トロンビン薬　414
合成抗ムスカリン薬　171
抗精神病薬　243,245
構成的活性　25
合成糖質コルチコイド　535
光線過敏症　556
抗線溶薬　419
酵素　17
酵素活性内蔵型受容体　5,12
酵素製剤　336
抗体　290
　サイトカイン　299
　細胞膜タンパク質　299
　分類　298
抗体依存性細胞傷害作用　607
抗体医薬　342
好中球　287
好中球増多症　318
抗チログロブリン抗体　531
高電位活性化　33
高電位活性化電位依存性Ca^{2+}チャネル　34
抗てんかん薬　218,235,266
　作用機序　220
後天性免疫不全症候群　583
抗トリコモナス薬　586
高尿酸血症　525
　発症機序　440
高尿酸血症・痛風治療薬　526
抗ハンセン病薬　576
抗ヒスタミン薬　308,548
抗ヒト胸腺細胞グロブリン　428
抗ヒトリンパ球ウサギ免疫グロブリン　428
抗不安薬　213
抗不整脈薬　235,358
　分類　360
　Sicilian Gambit分類　361
抗プラスミン薬　419
興奮作用　2

興奮性シナプス後電位　83
興奮毒性　83
合胞体性栄養膜細胞　49
硬膜外麻酔　180
抗マラリア薬　585
高密度リポタンパク質　520
抗ムスカリン薬　168
　化学構造　170
肛門　477
高用量デキサメタゾン抑制試験　537
抗利尿ホルモン　120,442
高齢者
　薬物投与　54
抗HIV薬　583
抗RANKLモノクローナル抗体　350
抗TSH受容体刺激抗体　530
コカイン　175,178,282
呼吸窮迫症候群　475
呼吸興奮薬　458
呼吸周期　455
呼吸中枢　456
呼吸鎮静薬　460
黒質　189
50％致死量　19
50％中毒量　20
50％有効量　19
個人差　52
ゴセレリン　118,452,610
呼息相　455
骨格筋
　興奮収縮連関　181
　糖代謝調節機構　512
骨格筋緊張　184
骨芽細胞　113
骨形成タンパク質　107
骨髄性白血病　431
骨髄抑制　613
骨粗鬆症　345
骨粗鬆症治療薬　344,347
骨リモデリング　113
コデイン　231,461
ゴナドトロピン　120
ゴナドトロピン放出ホルモン　118
ゴナドトロフ　118,120
ゴナドレリン　118,449
コハク酸デヒドロゲナーゼ　108
コバマミド　426
固有活性　20
固有心筋　352
コラーゲン　111
コリスチン　575
ゴリムマブ　104,299,342,503
コリンアセチル基転移酵素　72
コリンアセチルトランスフェラーゼ　145
コリンエステラーゼ再賦活薬　168
コリンエステラーゼ阻害薬　164,184
　酵素阻害のメカニズム　169

日本語索引

コリンエステル類 165
コリン作動性シナプス 145
コリン作動性神経 144,145
コリン作動薬 164,165,543
 化学構造（間接型） 167
 化学構造（直接型） 165
 構造 166
 作用 166
コリン性クリーゼ 167
コリンテオフィリン 469
コリントランスポーター 145
コルサコフ症候群 108
コルチコステロイド 236
コルチコトロフ 117,119
コルチコレリン 117
コルチゾール 129,318,324,532,534,
 535,538
コルチゾン 324,325,344,534,535
コルヒチン 527
コルホルシンダロパート 371
コレカルシフェロール 112,133
コレシストキニン 479
コレスチミド 523
コレスチラミン 523
コレステロール 129
コレステロールエステル転送タンパ
 ク質 521
コレステロールトランスポーター
 523
コレラ毒素 12
混合型アドレナリン受容体作動薬
 150,156
混合型インスリン製剤 515
混合型睡眠時無呼吸 475
コンドロイチン硫酸・鉄コロイド
 426
COMT阻害薬 265,269

サ

サイクリックAMP 9,68
サイクロセリン 575
最小肺胞濃度 194
最小発育阻止濃度 557
催胆薬 507
細動脈 355
サイトカイン 102
サイトカイン関連薬 303
催吐薬 494,617
ザイフェルト液 587
細胞依存型血液凝固反応 403
細胞間生合成経路 320
細胞間接着分子 317
細胞質型ホスホリパーゼA_2 318
細胞傷害型アレルギー 292
細胞傷害性T細胞 288
細胞性免疫 288,289
細胞増殖因子 103,105
細胞増殖阻害薬 295
細胞壁合成阻害薬 558
細胞膜機能阻害薬 558

細胞膜受容体 4
細胞膜Ca^{2+}ポンプ 354
細胞融解型アレルギー 292
催眠薬 199,201
 用量と発現作用 203
サイロシビン 283
サイロシン 283
サイロトロフ 116
杯細胞 463
鎖間架橋 595
サキサグリプチン 519
サキナビル 580,584
酢酸 588
酢酸亜鉛 619
サクシニルコリン 183
サケカルシトニン 123,348
殺菌薬 500
作動薬 19
鎖内架橋 595
サナクターゼ 491
ザナミビル 581,582
サニルブジン 583
ザフィルルカスト 101,313,472
サブスタンスP 466
サポニン 464
左葉 481
サラシ粉 588
サラゾスルファピリジン 340,501,
 573
サリチル酸 329,588
サリチル酸中毒 331
サリチル酸ナトリウム 330,332
サリドマイド 576,606
ザルシタビン 583
ザルトプロフェン 331,333,343
サルファ薬 573
サルブタモール 154,155,468
サルポグレラート 78,411
サルメテロール 154,155,468
酸化セルロース 420
Ⅲ型アレルギー 292
酸化マグネシウム 488,497
三環系抗うつ薬 215,256,257
酸関連疾患 477
残気量 455
三尖弁 351
酸素 460
散瞳 543
散瞳薬 543
酸薬 490

シ

次亜塩素酸ナトリウム 588
ジアシルグリセロール 10,68,356
ジアスターゼ 491
ジアゼパム 213,222
シアナミド 285
シアノコバラミン 110,426
ジアフェニルスルホン 576
ジアミノピメリン酸 561

ジエチルカルバマジン 586
ジエノゲスト 452
ジオクチルソジウムスルホサクシ
 ネート 497
痔核 503
時間依存性徐放製剤 501
弛緩性便秘 496
ジギタリス 369,370
子宮筋腫 454
子宮収縮薬 450
子宮収縮抑制薬 452
糸球体ろ過 50,59
糸球体ろ過速度予測値 52
子宮内膜症 452
シグナル伝達修飾分子標的薬 604
シクレソニド 298,325,326,470
シクロオキシゲナーゼ 99,318
シクロオキシゲナーゼ-1 380
シクロオキシゲナーゼ反応 327
シクロスポリン 294,428,502,551,
 554
ジクロフェナク 101,330,332,343
シクロペントラート 170,171,544
シクロホスファミド 296,297,593,
 621
刺激性下剤 497
刺激薬 19
止血薬 418
持効型溶解インスリン製剤 514
ジゴキシン 366,369
自己受容体 66,68
自己消化 508
自己分泌 102
自己免疫寛容 290
自己免疫疾患 290
ジサイクロミン 487
視細胞 111
シサプリド 492
脂質異常症 519
脂質異常症治療薬 521
脂質拡散 44
脂質代謝 482
止瀉薬 499
四肢誘導 353
視床 189,227
視床下部 115,189
視床下部ホルモン 115,116
次硝酸ビスマス 499
視神経 539
ジスキネジア 268
ジスチグミン 167,445,543,544
システイニルロイコトリエン 101
ジストニア 268
シスプラチン 595
ジスルフィラム 285
自然免疫 287,288
持続性作用 3
ジソピラミド 362
シタグリプチン 519
ジダノシン 580,583
シタフロキサシン 573

シタラビン 597
シタラビンオクホスファート 597
シチコリン 101,277
疾患修飾性抗リウマチ薬 339
シデフェロン 426
自動能亢進 361
シトクロム P450 49,57
ジドブジン 580,583
シナカルセト 350
シナプス後抑制 243
シナプス前抑制 243
ジノプロスト 102,450
ジノプロストン 102,451
市販薬
　薬物乱用 284
ジヒドロエルゴタミン 157,158,239
ジヒドロエルゴトキシン 277
ジヒドロオロテートデヒドロゲナーゼ 297
ジヒドロコデイン 461
ジヒドロテストステロン 137
　生理作用 138
ジヒドロピリジン受容体 180
ジヒドロピリジン誘導体 35
ジヒドロ葉酸 110
ジヒドロ葉酸還元酵素 297
ジピベフリン 151,542
ジピリダモール 409
ジフェニドール 548,549
ジフェニルピラリン 309
ジフェンヒドラミン 81,308,309,494,548,549
ジブカイン 175
ジフテリア毒素 12
ジプロフィリン 469,548,549
シプロフロキサシン 572,573
シプロヘプタジン 309
ジフロラゾン 325,326
ジベカシン 569
シベンゾリン 362
脂肪細胞
　糖代謝調節機構 512
シメチジン 484
ジメチルイソプロピルアズレン 551
ジメチルトリプタミン 283
ジメチルフェニルピペラジニウム 172
ジメトチアジン 239
ジメフリン 459
シメプレビル 504
ジメモルファン 462
ジメルカプロール 618
ジメンヒドリナート 494,548,549
次没食子酸ビスマス 499
ジモルホリン 242,459,622
社会不安障害 211
瀉下薬 498
遮断薬 19
シャペロンタンパク質 533
習慣性便秘 496

重金属中毒治療薬 618
重症筋無力症 167
十二指腸 477,480
十二指腸乳頭 480,482
終板 180
周皮細胞 355
縮瞳 544
縮瞳薬 543
主細胞 478
主作用 3
樹状細胞 287,288
腫脹 315
術後補助化学療法 591
術前化学療法 591
受動輸送 44,45
腫瘍壊死因子 103,317,342
腫瘍壊死因子ファミリー 104
主要塩基性タンパク質 467
主要組織適合遺伝子複合体 288
受容体 4
　細胞内情報伝達 67
受容体型キナーゼ阻害薬 604
受容体共役型 Ca^{2+} チャネル 33
受容体作動性 Ca^{2+} チャネル 38,356
腫瘍崩壊症候群 614
腫瘍マーカー 590
シュレム管 539
循環血液量減少性ショック 396
昇圧薬 395
消炎酵素剤 336
消化管 477
消化管運動改善薬 491,500
消化管ホルモン 128
消化性潰瘍 483
消化薬 490
笑気 194
上行結腸 477
症候性低血圧 395
小柴胡湯 507
硝酸イソソルビド 98,374,377
硝酸銀 587
硝酸薬 374,377
硝子体 539
脂溶性ビタミン 111
小腸 477
　消化管ホルモン分泌 517
　糖代謝 517
小腸コレステロールトランスポーター阻害薬 523
小児
　薬物投与 53
小脳 190
上皮細胞増殖因子 106,317
上皮性 Na^+ チャネル 133
小分子分子標的薬 604
小胞アセチルコリントランスポーター 73
小胞モノアミントランスポーター 64
小胞モノアミントランスポーター2

146
静脈麻酔薬 196
小葉 482
小葉間胆管 482
初回通過効果 45
食塩感受性高血圧 385
食後性低血圧 395
褥瘡 549,550
褥瘡・皮膚潰瘍治療薬 550,551
食道 477,478
食道下部括約筋 478
食胞 288
食欲抑制薬 243
ジョサマイシン 570
ショック 395
処方薬乱用 279
徐脈性不整脈 359
シラスタチン 566,567
ジラゼプ 101
自律神経系 141
　器官応答 143
　機能 142
　機能調節 144
　細胞内情報伝達 143
　受容体サブタイプ 143
　神経伝達物質 143
　瞳孔径調節 539
自律神経節 141,171
自律神経節刺激薬 171
自律神経節遮断薬 172
ジルチアゼム 35,366,379
シルデナフィル 98,399,449
シルドプロット 24
シルニジピン 387
痔瘻 503
シロシビン 283
シロシン 283
シロスタゾール 381,409
シロドシン 447
シロリムス 295
侵害刺激 225
侵害受容器 457
心外閉塞・拘束性ショック 396
心外膜 351
心筋 351
心筋梗塞 376
神経栄養因子 103
神経筋接合部 182
神経筋接合部遮断薬 180
神経遮断性麻酔 196
神経腫 225
神経症 210
神経性アミノ酸 82
神経成長因子 107
神経成長因子ファミリー 107
神経線維 177
神経伝達物質 144
神経内分泌 115
神経の活動電位 176
神経ブロック 179
心原性ショック 396

進行がん 590
心室 351
心疾患の NYHA 分類 368
心室筋 352
心室中隔 351
滲出型加齢黄斑変性症 546
浸潤麻酔 179
心身症 210
真性コリンエステラーゼ 74
腎性貧血 429
心尖 351
心臓 351
腎臓 433
身体依存 61,279
心底 351
心的外傷およびストレス因関連障害群 210
心的外傷後ストレス障害 212
進展 403
心電図 353
浸透圧性下痢 497
浸透圧性利尿薬 435,543
心内膜 351
腎排泄 50
シンバスタチン 522
心不全 368
心不全治療薬 369
心房 351
心房筋 352
心房性ナトリウム利尿ペプチド 94,354
心膜 351
心膜液 351
蕁麻疹 555
親和性 19
C 型ナトリウム利尿ペプチド 94
C キナーゼ 10
C ケモカイン 104
C 線維 225
C 反応性タンパク質 318
Ca^{2+} 依存性不活性化 34
Ca^{2+} 依存性 Cl^- チャネル 40
Ca^{2+} ウェーブ 356
Ca^{2+} 活性化 Cl^- チャネル 41
Ca^{2+} 活性化 K^+ チャネル 30,32
Ca^{2+} 感受性の亢進 356
Ca^{2+} 感受性の低下 358
Ca^{2+} 拮抗薬 35
Ca^{2+} チャネル 26
Ca^{2+} チャネル遮断薬 366,379
Ca^{2+} ポンプ 33
CC ケモカイン 104
CC ケモカイン受容体4 105
CC ケモカイン受容体阻害薬 584
CCK2 受容体 487
CD 抗原 288
CFTR Cl^- チャネル 40
Cl^- チャネル 26,40
Cl^- チャネル内蔵型受容体 40
ClC Cl^- チャネル 39
Cl^--HCO_3^- 交換体 43

CNG チャネル 69
CRE 結合タンパク質 69
CXC ケモカイン 104
CX3C ケモカイン 104
CysLT 受容体 101
G 細胞 128
G タンパク質共役型受容体 5,8,67,86
G タンパク質共役型受容体作動薬 10
Gi サブユニット 11
GLP-1 受容体作動薬 518
Gn-RH 誘導体 610
GPⅡb/Ⅲa 複合体 402
Gq サブユニット 11
Gq タンパク質 8
Gs サブユニット 11
Gs タンパク質活性化型 α サブユニット 12
GTPase 活性化因子 512
JAK-STAT シグナル 15
JAK-STAT シグナル系 119
JDS 値 511
Schild プロット 25
Shay & Sun のバランス説 483
shunting 効果 85
Sicilian Gambit 分類 360

ス

膵アミラーゼ 483
膵管 482
水晶体 539,544
水性拡散 44
膵臓 482
膵臓ホルモン 124
睡眠
　深度と脳波 200
睡眠関連病態 200
睡眠時異常行動 201
睡眠時無呼吸症候群 474
睡眠障害 200
水溶性ビタミン 108
膵リパーゼ 483
膵 β 細胞
　インスリン分泌機構 511
スキサメトニウム 182,183
スキャッチャードプロット 22
スクラルファート 488
スコポラミン 170,171,487
スタチン 521,522
スチリペントール 224
ステアプシン 483
スティーブンス-ジョンソン症候群 329
ステージ分類 590
ステロイド外用薬 555
ステロイド性抗炎症薬 320,325
　構造活性相関 320
　作用機序 322
　適応疾患 321

　副作用 323,324
　薬理作用 321
ステロイドホルモン 129
　作用機序 533
　生合成経路 533
ステロイドホルモン受容体 533
ステロイド離脱症候群 324
ストア作動性 Ca^{2+} チャネル 39
ストリキニーネ 87,242
ストレプトグラミン系薬 572
ストレプトマイシン 569
スニチニブ 605
スパイラルウェーブ論 359
スパイラルリエントリー 359
スピペロン 247,249
スピラマイシン 570
スピロノラクトン 133,373,385,390,439,534
スフィンゴシン 300
スフィンゴシン-1-リン酸受容体1 300
スプラタスト 313,472,554
スプロフェン 555,554
スボレキサント 90,209
スマトリプタン 78,237
ずり応力 402
ずり応力惹起血小板凝集 402
スリンダク 330,332,343
スルタミシリン 563
スルチアム 223
スルトプリド 247,249
スルバクタム 563
スルピリド 247,249,492
スルピリン 234,336
スルファジアジン 551
スルファジメトキシン 573
スルファメトキサゾール 573
スルホニル尿素受容体 32,126
スルホニル尿素薬 515
Scatchard プロット 22

セ

セアプローゼ 464
生合成ヒト中性インスリン 514
制酸薬 488
静止膜電位 7
性周期 449
精神依存 61,278
性腺刺激ホルモン 120
性腺刺激ホルモン放出ホルモン 118
生体内利用率 43
生体膜 44
成長ホルモン 116,118,527
成長ホルモン関連薬 527
成長ホルモン受容体 119
成長ホルモン受容体拮抗薬 528
成長ホルモン放出ホルモン 116,527
制吐薬 494,496

青斑核　189
生物学的製剤　298
生物学的半減期　43,44
性ホルモン　134
セイヨウオトギリソウ　58
生理学的拮抗　24
生理活性ヌクレオシド　95
生理活性ヌクレオチド　95
生理活性物質　63
生理活性ペプチド　87
セカンドメッセンジャー　5,9
咳　460
咳ゲート機構　461
赤色血栓　406
赤色骨髄　422
脊髄　190
　痛覚伝達　226
脊髄型興奮薬　242
脊髄後根神経節　225
脊髄上行路　227
脊髄反射経路　185
脊髄麻酔　180
咳中枢　461
咳反射　457,460
セクキヌマブ　103,552
セクレチン　128,479,483
セコバルビタール　207
セチプチリン　256,257
セチリジン　310,311,471,554
舌咽神経側枝　458
舌下錠　46
セツキシマブ　106,608
赤血球増加症　429
節後線維　141
節遮断薬　172
接触皮膚炎　556
節前線維　141
接着分子　317
セトラキサート　489
セトロレリクス　118,452
セファクロル　564
セファゾリン　564
セファマイシン系　564
セファレキシン　564
セファロスポリナーゼ　566
セファロスポリン系　564
セファロチン　564
セフェピム　565
セフォゾプラン　565
セフォタキシム　565
セフォチアム　564
セフォチアムヘキセチル　564
セフジニル　565
セフタジジム　565
セフチブテン　565
セフトリアキソン　565
セフピロム　565,566
セフミノクスナトリウム　564
セフメタゾール　564,566
セフメノキシム　565
セフロキサジン　564

セフロキシムアキセチル　565
セベラマー　441
セボフルラン　195
セマフォリン　106
ゼラチン　420
セラトロダスト　101,312,472
セラペプターゼ　464
セリプロロール　160,161,385
セリン/トレオニンキナーゼ型受容体　14
セリン・トレオニンキナーゼ阻害薬　606
セルサスの四主徴　315
セルトラリン　257,258
セルトリズマブペゴル　104,299,342,503
セルモロイキン　103,303,612
セレギリン　265,269
セレクチン　317
セレコキシブ　331,334,343
セロトニン　467,481
　生合成　76
　生合成/分解経路　77
　生理・薬理作用　78
　代謝　76
　分布　76
セロトニン仮説　244
セロトニン関連薬　411
セロトニン受容体　77
　サブタイプ　78
セロトニン受容体作動薬　214
セロトニン・ドパミンアンタゴニスト　78,245
セロトニントランスポーター　66,77
セロトニン・ノルアドレナリン再取込み阻害薬　79,216,258
セロトニン 5-HT_{1A} 受容体作動薬　214
セロトニン 5-HT_4 受容体　492
セロトニン 5-HT_3 受容体遮断薬　495
線維芽細胞増殖因子　107
線維素溶解系　405
腺癌　590
前眼部　540
全静脈麻酔　196
全身作用　2
全身性エリトマトーデス　362
全身性自己免疫疾患　291
全身麻酔　191
全身麻酔薬　191,193
選択的エストロゲン受容体調節薬　136
選択的エストロゲン受容体モジュレーター　347
選択的セロトニン再取込み阻害薬　79,216,257
選択的 $α_1$ 遮断薬　158
選択的 $α_2$ 遮断薬　159
選択的 $β_1$ 遮断薬　161

選択的 $β_1$ 受容体遮断薬　160
選択的 COX-2 阻害薬　334
選択的 SGLT2 阻害薬　517
先端巨大症　528
蠕虫類　585
前庭神経　547
前庭神経核　547
前庭迷路　547
蠕動運動　481
セント・ジョーンズ・ワート　58
センナ　498
センノシド　498
全肺気量　455
全般性不安障害　211
全般発作　217
腺房細胞　483
線溶　405
線溶系　405
線溶薬　417
前立腺肥大症　446
前立腺肥大症治療薬　446
全 $trans$-レチナール　112
全 $trans$-レチノイン酸　112

ソ

相加作用　55
総肝管　482
早期がん　590
早期後脱分極　358
臓器特異的自己免疫疾患　291
双極性障害　252
造血　422
造血因子　103,105,423
造血幹細胞　422
造血器腫瘍　589
相乗作用　55
総胆管　482
早朝覚醒　202
増幅　403
僧帽弁　351
相補性決定領域　298
即時型アレルギー　291
即時型過敏症　291
即時相反応　291
束状層　532
促進拡散　45
促進性 G タンパク質　8
塞栓症　406
速度的バイオアベイラビリティ　43
続発性アルドステロン症　534
組織因子　403
組織因子経路インヒビター　404
組織耐性　60
ソタロール　365
速効型インスリン製剤　514
速効型インスリン分泌促進薬　516
速効性作用　3
ゾテピン　247,250
外向き電流　352
ゾニサミド　222,266,270

ゾピクロン 204
ソファルコン 489
ソフォスブビル 506
ソブゾキサン 603
ソマトスタチン 116,117,125,479,483,527
ソマトスタチンアナログ製剤 528
ソマトトロフ 116
ソマトメジンC 118,528
ソマトレリン 116
ソマトロピン 119,528
ソラフェニブ 605
ソリフェナシン 170,171,443,444
ゾルピデム 204
D-ソルビトール 617
ゾルミトリプタン 238
ゾレドロン酸 236,347

タ

第一世代抗ヒスタミン薬 308,309,494
第Ⅰ相反応 49
体液性免疫 289,290
ダイオウ 498
第三級アミン三環系抗うつ薬 256
代謝 43,49
代謝型グルタミン酸受容体 84
代謝系疾患 511
耐性 59,60,208,279
耐性獲得機構 560
体性神経系 141
大腸 477
大動脈 355
大動脈小体 458
大動脈弁 351
第二級アミン三環系抗うつ薬 256
第二世代抗ヒスタミン薬 309,311
　薬理作用 310
第Ⅱ相反応 49
大脳 187
大脳基底核 187
大脳基底核神経回路
　運動調節機構 262
大脳皮質 187,227
大脳皮質興奮薬 239
大脳辺縁系 188
ダイノルフィン 87
ダイノルフィンA 88
ダイベナミン 157
大麻 283
退薬症候 61,208,279
タウタンパク質 271
ダウノルビシン 599
ダウンレギュレーション 61
唾液腺ホルモン 545
タカジアスターゼ 491
多価不飽和脂肪酸 524
タカルシトール 552,553
ダカルバジン 594
タキフィラキシー 61

ダクラタスビル 504
タクロリムス 295,341,342,502,554
多血症 429
多元受容体標的抗精神病薬 245
多剤併用療法 612
ダサチニブ 605
多シナプス反射 185
タゾバクタム 563
タダラフィル 98,399,447,449
脱顆粒 291
脱感作 60
脱共役 61
脱共役タンパク質1 70
脱分極性筋弛緩薬 180,181,183
脱法ドラッグ 284
脱抑制 228
脱力発作 217
ダナゾール 452
ダナパロイド 414
ダニ 306
ダパグリフロジン 517,518
ダビガトラン 382,415
タフルプロスト 102,541
タペンタドール 232
タミバロテン 112,606
タムスロシン 157,158,159,447
タモキシフェン 609
タリペキソール 265,268
タルチレリン 117
ダルテパリン 414
ダルベポエチンアルファ 105,429
ダルホプリスチン 572
単球 288
炭酸水素ナトリウム 441,488,549
炭酸脱水酵素阻害薬 435,542
炭酸リチウム 260
短時間型気管支拡張薬 473
単シナプス反射 185
胆汁中排泄 51
単純部分発作 216
弾性型動脈 355
弾性血管 355
男性ホルモン 120,134,137,320
　生合成 137
　生理・薬理作用 138
　分泌調節 138
男性ホルモン関連薬 139
胆石症 507
胆道 482
タンドスピロン 77,214
ダントロレン 183
ダントロレンナトリウム 182
タンニン酸アルブミン 499
胆嚢 482
胆嚢管 482
胆嚢・胆管炎 507
タンパク質合成阻害薬 558
タンパク質代謝 482
TypeⅠ細胞 458
WHO方式三段階除痛ラダー 234

チ

チアジド系利尿薬 437
チアゾリジン誘導体 517
チアプリド 247,250
チアプロフェン酸 331,333,343
チアベンダゾール 586
チアマゾール 123,531
チアミラール 197
チアミン 108
チアミンピロリン酸 108
チアラミド 335
チアンフェニコール 571
チエノピリジン系 409
チエノピリジン系抗血小板薬 410
チエピン誘導体 247
遅延型アレルギー 293
遅延型過敏症 293
遅延後脱分極 69,358
チェーン-ストークス呼吸 474
チオ同族体 297
チオトロピウム 170,171,468
チオプロニン 545,619
チオペンタール 197
チオ硫酸ナトリウム 621
知覚神経 141
チキジウム 487
蓄尿 442
チクロピジン 380,410
遅効性作用 3
チザニジン 185
チニダゾール 586
遅発相反応 291
チペピジン 462
チミジンキナーゼ 581
チミペロン 247,249
チメピジウム 487
チモロール 160,161,541,542
チャネル不活性化部位 28
注意欠陥過活動性障害 72
中間型インスリンアナログ製剤 514
中間型インスリン製剤 514
中間型インスリンリスプロ 514
中心静脈 481
中枢化学受容野 457
中枢興奮薬 239,282
中枢神経系 141,187
中枢性感作 226
中枢性筋弛緩薬 184,186
中枢性抗コリン作用薬 266,269
中枢性呼吸興奮薬 459
中枢性睡眠時無呼吸 474
中枢性制吐薬 494
中枢性鎮咳薬 461
中枢性$α_2$受容体作動薬 209
中枢前庭系 547
中枢抑制薬 281
中毒性表皮壊死症 329
中脳 189

中膜　355
チューブリン　601
腸外反射　481
腸肝循環　51,52,482,523
腸管神経系　477
長期増強現象　83
腸クロム親和性細胞　481,495
腸クロム親和性様細胞　480
長時間型気管支拡張薬　473
超速効型インスリン製剤　514
超低密度リポタンパク質　520
腸内反射　481
直接型アドレナリン受容体作動薬　150,153
直接作用　2
直接作用型抗ウイルス薬　504
直接的レニン阻害薬　390
直腸　477,480
チラミン　155
チリソロール　160
治療係数　20
治療指数　20
チロキシン　122,529
チロキシン結合グロブリン　123,530
チログロブリン　122
チロシン　146,147
L-チロシン　63
チロシンキナーゼ型受容体　12,13
チロシンキナーゼ阻害薬　604
チロシン水酸化酵素　146
チロシンヒドロキシラーゼ　63
鎮暈薬　547
鎮咳薬　460
沈降炭酸カルシウム　441
鎮痛補助薬　235
鎮痛薬　225

ツ

痛覚伝達機構　225
痛覚伝導路　179
通年性アレルギー性鼻炎　306
痛風　525
痛風発作治療薬　527
d-ツボクラリン　182
ツロブテロール　155,468

テ

低活動膀胱治療薬　445
低カリウム血症　440
定型抗精神病薬　119,245,247
低血圧症　395
低血圧治療薬　395
抵抗血管　355
テイコプラニン　567,568
低酸素換気応答曲線　458
低酸素性換気抑制　458
ディッセ腔　482
低電位活性化　33

低分子ヘパリン製剤　414
低密度リポタンパク質　520
テオフィリン　239,469
テオブロミン　239
テガフール　596
テガフール・ウラシル配合　596
テガフール・ギメラシル・オテラシル配合　596
デカメトニウム　183
デガレリクス　118
デキサメタゾン　298,325,326,344,502,535,538,603
デキストロメトルファン　462
デクスメデトミジン　209
デコイ受容体　298,300
テストステロン　120,137,428,449
テストステロンエナント酸エステル　139
テストステロン分泌抑制薬　610
デスフルラン　195
デスモプレシン　121,422,442
テセロイキン　103,303,612
鉄芽球性貧血　427
鉄欠乏性貧血　425
テトラカイン　175
テトラコサクチド　119
テトラサイクリン　571
テトラサイクリン系薬　571
テトラヒドロカンナビノール　283
テトラヒドロ葉酸　110,427
テトラベナジン　163,164
テトラメチルアンモニウム　172
テトロドトキシン　176
テナーゼ　404
テネリグリプチン　519
デノスマブ　104,350
デノパミン　154,155,370
テノホビル　506
デヒドロアスコルビン酸　111
7-デヒドロコレステロール　113
デヒドロペプチダーゼI　566
テビペネムピボキシル　566
デフェラシロクス　619
デフェロキサミン　619
テプレノン　489
テムシロリムス　606
デメチルクロルテトラサイクリン　571
テモゾロミド　595
デュタステリド　139,446
デュロキセチン　235,258
テラゾシン　157,158,159,386,447
テラプレビル　504
テリスロマイシン　570
テリパラチド　124,350
テルグリド　117
テルビナフィン　553,577,578
テルブタリン　154,155,468
テルミサルタン　388
電位依存性チャネル　26,27
電位依存性不活性化　34

電位依存性Ca^{2+}チャネル　33,35,126,356
　α_1サブユニット　34
電位依存性K^+チャネル　27,30
電位依存性Na^+チャネル　28,29,352
電位依存性Na^+チャネル遮断薬　175
電位センサー　180
てんかん　216
てんかん重積症　217
てんかん発作　217
伝導麻酔　179
天然型ビタミンB_{12}　426
天然糖質コルチコイド　534
δオピオイド受容体　87
δ細胞　483
δ受容体　89
D_1様受容体　70
D_2様受容体　70,71
DCMP療法　603
delayed on現象　267
DP受容体　99,312
DPP-4阻害剤　519
T管　180
T細胞　288
　IL-2産生機構　294
T細胞抗原受容体　289
T細胞受容体　289
T_3製剤　531
T_4製剤　531
T波　354
Tリンパ球　288
TGF-βファミリー　107
Th2サイトカイン阻害薬　313,472
TNM分類　590
TP受容体　99
t-PA製剤　418
TRPチャネル　33,37

ト

瞳孔括約筋　539
瞳孔散大筋　539
統合失調症　243
　遺伝的要因　245
　病因　244
統合失調症治療薬　243,245
　分類　246
　D_2受容体遮断作用　248
倒錯型心室頻拍　365
糖質コルチコイド　101,129,320,532,534
　作用発現機序　132
　生理作用　131,535
　薬理作用　131
　副作用　536
　臨床適応　536
糖質コルチコイド応答配列　131
糖質コルチコイド関連薬　132,534
糖質コルチコイド受容体　131,322

糖質コルチコイド反応性配列　323
糖質代謝　482
糖新生　482
透析低血圧　395
疼痛　315
糖尿病　511
洞房結節　352
洞房ブロック　359
動脈　355
動揺病　548
ドキサゾシン　157,158,159,386
ドキサプラム　459,622
ドキシサイクリン　571
ドキシフルリジン　597
トキソイド　304
ドキソルビシン　599
特異的作用　3
特殊心筋　352
毒性　3
特発性血小板減少性紫斑病　431
特発性肺線維症　474
ドコサヘキサエン酸　320
トコフェロール　114
トコフェロールニコチン酸エステル　397,524
トシリズマブ　103,299,342
トスフロキサシン　573
ドセタキセル　602
ドネペジル　167,168,272,273
ドパ　146,147
L-ドパ　63
ドパミン　63,117,146,147,152,153,370,396
ドパミンアゴニスト　265,268
ドパミン仮説　244
ドパミン受容体　70
ドパミン受容体部分アゴニスト　250,251
ドパミン受容体部分作動薬　245
ドパミン神経安定化薬　251
ドパミン神経変性　263
ドパミン神経路　248
ドパミントランスポーター　66
ドパミン β-ヒドロキシラーゼ　64
ドパミン β-水酸化酵素　146
ドパミン D_2 受容体　481,492
ドパミン D_2 受容体遮断薬　494,495
トピラマート　223
トピロキソスタット　526
トファシチニブ　300,341,342
ドブタミン　152,155,370,396
トブラマイシン　569
トポイソメラーゼⅣ　572
トポイソメラーゼ阻害薬　602
トポイソメラーゼⅠ阻害薬　602
トポイソメラーゼⅡ阻害薬　603
トホグリフロジン　517,518
トラスツズマブ　607,608
トラセミド　372,436
トラゾドン　256,257

トラゾリン　157
トラニラスト　307,308,470
トラネキサム酸　419
トラピジル　381
トラフェルミン　107,550
トラボプロスト　102,541
トラマドール　232
トランスケトラーゼ　108
トランスフォーミング細胞増殖因子-α　106
トランスフォーミング細胞増殖因子-β　107,319
トランスポーター　45
トランドラプリル　389
トリアゾラム　204
トリアゾロピリジン系抗うつ薬　256,257
トリアムシノロン　325,326,344,535
トリアムテレン　385,439
トリエンチン　619
トリクロホス　209
トリクロルメチアジド　384,437
トリパミド　437
トリプシノーゲン　483
トリプシン　464,483
トリプタン系薬　238
トリプトファン　109
トリプトファン 5-ヒドロキシラーゼ　76
トリプロリジン　309
トリヘキシフェニジル　266,270
ドリペネム　566,567
トリベノシド　503
トリメタジオン　222
トリメタファン　173
トリメトプリム　573
トリメブチン　493,499
トリヨードチロニン　122,529
トリロスタン　134,537
トルエン　284
ドルゾラミド　542,543
トルテロジン　170,171,443
トルバプタン　121,374,439
トルブタミド　515
トルペリゾン　185
トレチノイン　112,606
トレチノイントコフェリル　112,550,551
トレプロスチニル　102
トレミフェン　609
ドロキシドパ　64,265,269,396
トロキシピド　489
トロスピウム　171
トロピカミド　170,171,544
トロピセトロン　495
ドロペリドール　196
トロポニン C　180
トロンビン　402,420
トロンボキサン類　99
トロンボキサン A_2　467
トロンボキサン A_2 関連薬　312

トロンボキサン A_2 合成酵素阻害薬　311,312
トロンボキサン A_2 受容体拮抗薬　311,312
トロンボキサン A_2 阻害薬　471
トロンボポエチン　105
トロンボポエチン受容体作動薬　431
トロンボモジュリン　404
トロンボモジュリン関連薬　416
トロンボモジュリン-プロテイン C 凝固制御系　404
トロンボモデュリンアルファ　416
貪食細胞　288
貪食作用　288
ドンペリドン　492,495
Toll 様受容体　288
two-pore domain K^+ チャネル　27,33

ナ

ナイアシン　109
内因系凝固反応　403
内因子　110,478
内因性オピオイド　228
　アミノ酸配列　88
内因性オピオイドペプチド　87
内因性交感神経刺激様作用　159
内活性　20
内耳　547
内痔核　503
ナイスタチン　578
ナイトロジェンマスタード　593
内皮型 NO 合成酵素　136
内皮細胞　355
内部寄生虫　585
内分泌系疾患　511
内膜　355
内肋間筋　456
ナタリズマブ　299
ナチュラルキラー細胞　288
ナテグリニド　516
ナトリウムチャネル　28
ナトリウム利尿ペプチド　94,373
　生理作用　95
ナトリウム利尿ペプチド受容体　95
ナドロール　160,161,379,385
ナファゾリン　153
ナファモスタット　101,421,508
ナファレリン　118,452
ナフトピジル　157,158,159,447
ナブメトン　330
ナプロキセン　331,333,343
生ワクチン　304
ナラトリプタン　238
ナリジクス酸　572,573
ナルトグラスチム　105,303,430
ナルトレキソン　233
ナルフラフィン　89
ナロキソン　229,233,459,620

ナ

ナンドロロン 428

ニ

Ⅱ型アレルギー 292
Ⅱ型肺胞上皮細胞 463
ニカルジピン 387
肉腫 589
ニコチン 165,172,284,459
ニコチンアミド 109
ニコチンアミドアデニンジヌクレオチド 109
ニコチンアミドアデニンジヌクレオチドリン酸 109
ニコチン依存症 285
ニコチン酸 109,397
ニコチン酸アミド 109
ニコチン酸系薬 524
ニコチン受容体 145,148
ニコチン性アセチルコリン受容体 7,74
ニコモール 524
ニコランジル 98,379
ニザチジン 485
二酸化炭素 458
二酸化炭素換気応答曲線 458
二次作用 2
二次止血血栓 402
二次性低血圧 395
二次性能動輸送 45
ニセリトロール 524
ニセルゴリン 274,277
二相性インスリンアナログ製剤 515
ニゾフェノン 277,278
ニソルジピン 387
日中不安 202
ニトラゼパム 205
ニトレンジピン 387
ニトログリセリン 98,374,377
ニトロプルシドナトリウム 98
ニフェカラント 365
ニフェジピン 379,387
ニプラジロール 98,160,541,542
ニムスチン 594
ニメタゼパム 205
乳酸カルシウム 350
乳児重症ミオクロニーてんかん 224
ニューキノロン系抗菌薬 556
ニューレグリン 107
ニューロキニン1 494
ニューロキニン1受容体遮断薬 495
ニューロキニンA 466
尿細管再吸収 50,59
尿細管分泌 50,59
尿酸 525
尿酸産生抑制薬 526
尿酸排泄促進薬 526
尿酸分解酵素薬 527

尿生成機構 433
尿素 553
尿崩症治療薬 442
尿路結石 445
ニロチニブ 605
妊娠 55
認知症 270

ヌ

ヌクレオシド系逆転写酵素阻害薬 583

ネ

ネオスチグミン 75,167,184,445
ネダプラチン 595
ネチコナゾール 553
熱感 315
熱ショックタンパク質 131
熱ショックタンパク質90 322,533
ネビラピン 580,583
ネフローゼ症候群 441
ネララビン 595,596
ネルフィナビル 580,584
粘液水腫 531
粘着 402
粘膜下神経叢 481
粘膜障害性下痢 497

ノ

ノイラミニダーゼ阻害薬 582
脳萎縮 272
脳幹興奮薬 242
濃グリセリン 435,543
脳血管疾患 273
脳血管疾患治療薬 273,277
脳血管障害 273
脳梗塞 274
　急性期治療 275
脳梗塞治療薬 274
脳出血 276
脳循環・代謝改善薬 275
脳循環・代謝賦活薬 549
脳性ナトリウム利尿ペプチド 94,354
能動輸送系 26,41
脳波 216
脳由来神経栄養因子 107,254
ノギテカン 602
ノスカピン 462
ノナコグアルファ 422
ノルアドレナリン 63,144,147,151,153,371
ノルアドレナリン前駆体 265
ノルアドレナリン・特異的セロトニン作動性抗うつ薬 259
ノルアドレナリントランスポーター 66,146
ノルエチステロン 452

ノルトリプチリン 256,257
ノルフロキサシン 572,573
non-REM睡眠 200
no on現象 267

ハ

バイオアベイラビリティ 43
肺気腫 473
肺サーファクタント 463
肺伸展受容器 457
排泄 43,50
肺線維症 473
背側呼吸性ニューロン群 456
排胆薬 507
肺動脈性肺高血圧症 398
肺動脈弁 351
排尿 442
　神経性調節 443
排尿異常治療薬 444
肺迷走神経C線維 457
排卵誘発薬 450
バカンピシリン 563
パーキン 263
パーキンソン病 261
パーキンソン病治療ガイドライン 267
パーキンソン病治療薬 261,263
　構造 265,266
　作用機序 264
　副作用 266
白色血栓 406
白癬 553
白内障 544
白内障治療薬 545
麦門冬湯 463
パクリタキセル 602
バクロフェン 86,185,236
破骨細胞 113,288
バシトラシン 575
橋本病 531
バージャー病 397
播種性血管内凝固症候群 406
播種性血管内凝固症候群治療薬 420
バシリキシマブ 103,299
パズフロキサシン 573
バセドウ病 123,530
バゼドキシフェン 348
パゾパニブ 605
バソプレシン 115,120,121,442
バソプレシン受容体拮抗薬 374
麦角アルカロイド 158
麦角アルカロイド誘導体 268
バッカル錠 46
白金化合物 595
白血球減少症 429,531
白血球増多症 318
白血球分化抗原 288
白血病 430
発熱性好中球減少症 430,613

日本語索引　**639**

バトロキソビン　417
パニック障害　211
パニツムマブ　106,608
バニプレビル　506
パニペネム　566,567
バニリルマンデル酸　64
パーフォリン　289
パミテプラーゼ　380
パミドロン酸　347
パラアミノサリチル酸　575
バラシクロビル　579,581
パラトルモン　345
バランス麻酔　191
バリコシティー　66
パリビズマブ　585
パリペリドン　250,251
バルガンシクロビル　582
バルサルタン　388
バルデナフィル　98,449
パルナパリン　414
バルビタール　207
バルビツール酸系催眠薬　206
バルビツール酸誘導体　86,206,281
バルプロ酸　85,260
バルプロ酸ナトリウム　219,239
バレニクリン　172,285
ハロキサゾラム　205
パロキセチン　79,257,258
ハロタン　196
パロノセトロン　495
ハロペリドール　247,249
パンクレアチン　490
汎血球減少症　428
バンコマイシン　567,568
反跳現象　324
反跳性不眠　202
パントテン酸　109

ヒ

非アドレナリン非コリン作動性神経　98
ビアペネム　566
ヒアルロン酸ナトリウム　344
ピオグリタゾン　517
ビオチン　111
非可逆的阻害薬　168
非攪拌水層　46
非カテコールアミン　152
光受容機構　111
ビカルタミド　610
非競合的アンタゴニスト　24
ビグアナイド薬　516
ピクロチン　242
ピクロトキシニン　242
ピクロトキシン　86,242
ピコスルファート　499
ビサコジル　499
ピシバニール　612
微絨毛　480
微小管阻害薬　601

ヒスタミン　316,467,479
　受容体　81
　生合成　79
　生合成/分解経路　80
　生理作用　81
　代謝　79
　分布　79
ヒスタミン受容体
　サブタイプ　81
ヒスタミンH_2受容体　479
ヒスタミンH_1受容体拮抗薬　471
ヒスタミンH_1受容体遮断薬　494,548
ヒスタミンH_2受容体遮断薬　484
非ステロイド性抗炎症薬　19,101,233,326,330,342,556
ヒストン脱アセチル化酵素　607
ビスホスホネート　347
ビスマス製剤　499
非選択性カチオンチャネル　26
非選択性陽イオンチャネル　37
非選択的作用　3
非選択的α受容体遮断薬　157
非選択的β遮断薬　161
非選択的β受容体遮断薬　160
ビソプロロール　160,161,364,375
ピタバスタチン　523,522
ビタミン　108
ビタミンA　111,552
ビタミンB_1　108
ビタミンB_2　108
ビタミンB_3　109
ビタミンB_6　109,427
ビタミンB_{12}　100,426
ビタミンB_{12}欠乏性貧血　426
ビタミンC　111
ビタミンD　112
ビタミンD_2　112
ビタミンD_3　113
ビタミンD受容体　113
ビタミンE　114
ビタミンK　114
ビタミンK_1　114
ビタミンK_2　114,349
ビタミンK依存性カルボキシラーゼ　114,115
ビタミンK依存性凝固因子　411
ビタミンKエポキシド還元酵素複合体サブユニット1　411
ビタミンKサイクル　411
ビダラビン　579,580,581
ピックウィック症候群　474
非定型抗精神病薬　250
　副作用　252
ヒトイソフェンインスリン水性懸濁　514
ヒトインスリン　514
ヒト化抗体　298
ヒト下垂体性性腺刺激ホルモン　120
非特異的作用　3

非特異的免疫賦活薬　303
ヒト絨毛性ゴナドトロピン　120
ヒト免疫不全ウイルス　583
5-ヒドロキシインドール酢酸　77
ヒドロキシカルバミド　598
ヒドロキシジン　215,309
5-ヒドロキシトリプタミン　76
11-ヒドロキシラーゼ　129
17-ヒドロキシラーゼ　129
18-ヒドロキシラーゼ　130
21-ヒドロキシラーゼ　129
25-ヒドロキシラーゼ　113
ヒドロキソコバラミン　426,620
ヒドロクロロチアジド　384,437
ヒドロコルチゾン　298,318,321,324,344,534,535,538
ヒドロタルシド　488
非ヌクレオシド系逆転写酵素阻害薬　583
ビノレルビン　601
非麦角系アルカロイド誘導体　268
ピパンペロン　249
ヒビテン　587
非びらん性胃食道逆流症　484,500
非ピリン系　335
非ピリン性解熱鎮痛薬　234
ビフィズス菌　500
皮膚潰瘍　549
皮膚カンジダ症　553
皮膚真菌症　553
皮膚粘膜眼症候群　329
ピペミド酸　572,573
ピペラシリン　563
ビペリデン　266,270
ピペリドレート　487
ビホナゾール　553
ヒマシ油　497
ビマトプロスト　541
非麻薬性鎮咳薬　462
肥満細胞　291
ピモベンダン　371
百日咳毒素　12
標準12誘導　353
表面麻酔　179
ピラジナミド　575
ピラゾロン系　336
ピラルビシン　599,600
ピランテル　585,586
ピリドキサミン　109
ピリドキサール　109
ピリドキサールリン酸　109
ピリドキサール5′-リン酸　109
ピリドキシン　109,428
ピリドスチグミン　167
ピリドンカルボン酸系　572
ピリミジン代謝拮抗薬　297
ビリルビン　482
ピリン系　336
ピリン性解熱鎮痛薬　234
ピルシカイニド　363
ビルダグリプチン　519

ピルビン酸カルボキシラーゼ　111
ピルビン酸デヒドロゲナーゼ　108
ピルフェニドン　474
ピルブテロール　154
ピルメノール　362
ピレタニド　372
ピレノキシン　545
ピレンゼピン　75,487
ピロカルピン　165,166,543,544
ピロキシカム　331,333,343
広場恐怖症　212
ピロヘプチン　266,270
ピロミド酸　572
ビンカアルカロイド　601
ビンクリスチン　601
貧血　424
　　診断基準　425
ビンデシン　601
頻度依存性遮断　176
ピンドロール　160,161,379,385
ビンブラスチン　601
頻脈性不整脈　358
B 型ボツリヌス毒素　184
B 型モノアミンオキシダーゼ阻害薬　269
B 細胞　288
B_1 受容体　94
B_2 受容体　94
B リンパ球　288
Bcr-Abl チロシンキナーゼ阻害薬　605
BDNF 遺伝子
　　抗うつ効果　254
BLT 受容体　101
His 束　352
P 糖タンパク質　615
P 波　354
P2 受容体　96
PAC1 受容体　480
PDE Ⅲ 阻害薬　370
pH 依存性放出製剤　503
PI3 キナーゼ/Akt/mTOR 系　528
PK/PD 理論　1
PR 間隔　354
PTH 受容体　124
P2X 受容体　96
P2Y 受容体　96

フ

ファスジル　277,278
ファーター乳頭　482
ファモチジン　82,485
ファレカルシトリオール　349
ファロペネム　567
不安障害　210,211
不安症群/不安障害群　210
不安神経症　210
フィゾスチグミン　166
フィッシャー比　507
フィトナジオン　114,419,620

フィナステリド　139
フィブラート系薬　523
フィブリノーゲン　402
フィルグラスチム　105,303,430
フィンゴリモド　300
　　免疫抑制作用機序　301
フェキソフェナジン　81,310,311,554
フェソテロジン　443,444
フェニトイン　221
フェニペントール　509
フェニルエタノールアミン-N-メチル転移酵素　146
フェニルエタノールアミン-N-メチルトランスフェラーゼ　64
フェニレフリン　153,396,543
フェノキシベンザミン　157,158
フェノチアジン誘導体　245,247
フェノテロール　468
フェノバルビタール　206,220
フェノフィブラート　523
フェノール　588
フェノールフタレイン系　498
フェブキソスタット　526
フェリオキサミン B　619
フェロジピン　387
フェンサイクリジン　283
フェンサイクリジン類　283
フェンタニル　196,231
フェントラミン　157
フォリトロピンベータ　120
フォンヴィルブランド因子　431
フォンダパリヌクス　414
フォンビルブランド因子　402
不活化ワクチン　304
副交感神経　143,466
副交感神経系　141
副交感神経様作用薬　164
副交感神経刺激薬　491
副甲状腺ホルモン　124,345
副甲状腺ホルモン製剤　350
複雑部分発作　217
副作用　3
副腎アンドロゲン　532
副腎皮質　129
副腎皮質機能低下症　538
副腎皮質刺激ホルモン　117,119,532
副腎皮質刺激ホルモン放出ホルモン　117,532
副腎皮質ステロイド　297,344,428,469,527,556,603
副腎皮質ステロイド外用薬　554,556
副腎皮質ステロイド薬　502
副腎皮質ホルモン　129,320,532
　　生合成経路　130
　　分泌調節　130,131,532
副腎皮質ホルモン関連薬　532
副腎皮質ホルモン合成阻害薬　537
腹側呼吸性ニューロン群　456
複方ヨード・グリセリン　587

ブクラデシン　550,551
ブコローム　526,527
ブシラミン　340
ブシンドロール　160
ブスルファン　594
不整脈　358
ブセレリン　118,452
ブチリルコリンエステラーゼ　74
ブチルスコポラミン　170,171,487,494
ブチロフェノン誘導体　247,249
腹筋　456
ブデソニド　298,325,326,470
ブテナフィン　553
ぶどう膜強膜流出路　540
フドステイン　465
ブトロピウム　487
ブナゾシン　157,159,541
ブピバカイン　175,177
ブプレノルフィン　233
部分アゴニスト　20
部分発作　216
ブホルミン　516
フマル酸第一鉄　426
不眠症　201
ブメタニド　372,436
フラジオマイシン　503
プラジカンテル　586
ブラジキニン　316,467
　　受容体　94
　　生合成　93,94
　　生理作用　94
プラスグレル　96,380,410
プラスミノーゲン　405
プラスミノーゲン活性化因子　405
プラスミノーゲン活性化因子インヒビター　405
プラスミン　405
プラゾシン　157,158,159,386,447
プラノプロフェン　331,333,343
プラバスタチン　522
フラビンアデニンジヌクレオチド　108
フラビンモノヌクレオチド　108
フラボキサート　170,171,443,444
プラミペキソール　265,268
プラリドキシム　167,168,619
プラルモレリン　116
プランマー病　530
プランルカスト　101,313,472
振り子運動　481
ブリジノール　185
プリミドン　221
ブリモニジン　542
ブリンゾラミド　542,543
プリン代謝拮抗薬　296
プリンヌクレオチド　96
フルオシノニド　554
5-フルオロウラシル　578,596
5-フルオロシトシン　578
プルキンエ線維　352

日本語索引

フルコナゾール 577,578
フルジアゼパム 213
フルシトシン 577,578
フルタゾラム 213
フルタミド 610
フルダラビン 595
フルチカゾン 298,325,326,470
フルトプラゼパム 213
フルドロコルチゾン 133
フルニトラゼパム 205
フルバスタチン 522
フルフェナジン 246,247
フルフェナム酸 330,332,343
フルベストラント 609
フルボキサミン 79,257,258
フルマゼニル 206,459,620
フルラゼパム 205
フルルビプロフェン 331,333,343
ブルンネル腺 480
ブレオマイシン 600
フレカイニド 363
プレガバリン 235
プレグネノロン 129
プレドニゾロン 298,325,344,502, 535,554,603
プレプロインスリン 124
プレプロエンケファリン 87
プレプログルカゴン 127
プロインスリン 124
プロエンケファリンA 88
プロエンケファリンB 88
プロオピオメラノコルチン 87,117, 119
プロカイン 175,178
プロカインアミド 362
プロカテロール 154,155,468
プロカルバジン 594
プロキシフィリン 469
プログルカゴン 127
プログルミド 487
プログルメタシン 330,332,343
プログレッション 589
プロクロルペラジン 494
プロゲステロン 137
プロスタグランジン関連薬 540
プロスタグランジン類 99,467
プロスタグランジンI_2 316,381
プロスタノイド 99
プロスタノイドIP受容体 407
フロセミド 372,436
プロダイノルフィン 88
プロタミン 413,620
ブロチゾラム 205
プロチレリン 117
プロテアーゼ活性化受容体 407
プロテアーゼ阻害薬 584
プロテインキナーゼA 9,68
プロテインキナーゼC 10,68
プロテインキナーゼG 98
プロテインC 404
プロテインS 404

プロテクチンD1 320
プロドラッグ 49
プロトロンビナーゼ 403
プロトロンビン 114
プロトロンビン時間 411,421
プロトンポンプ 479,486
プロトンポンプ阻害薬 486,490, 500,508
プロナーゼ 336
ブロナンセリン 250,251
プロパゲルマニウム 303,304
プロパフェノン 363
プロパンテリン 170,171,487
プロピベリン 170,171,443,443
プロピルチオウラシル 123,531
プロフェナミン 266,270
プロブコール 524
プロプラノロール 161,239,364,379, 385
フロプロピオン 508
プロベネシド 526,527
プロペリシアジン 246,247
プロポフォール 196,197
ブロマゼパム 213
ブロムヘキシン 464
ブロムペリドール 247,249
プロメタジン 308,309,494
ブロメライン 550
フロモキセフ 565
ブロモクリプチン 117,265,268
プロモーション 589
ブロモバレリル尿素 208
プロラクチン 117,119
分化誘導薬 606
分岐鎖アミノ酸 507
分岐鎖アミノ酸製剤 507
分子標的薬 552,604
分節運動 481
分泌性下痢 497
分布 43
分布容積 43,44
Fasリガンド 104
　アポトーシス誘導作用 104
V_{1a}受容体 121
V_{1b}受容体 121
V_2受容体 121
VAD療法 604
VEGFファミリー 106
von Harnackの換算表 54

へ

平均血球容積 424
平均赤血球血色素量 424
平均赤血球色素濃度 424
平衡覚
　伝導路 547
閉塞性血栓血管炎 397
閉塞性睡眠時無呼吸 474
閉塞性動脈硬化症 397
閉塞性動脈疾患 397

ペガプタニブ 546
壁細胞 478,479
ヘキサシアノ鉄(Ⅱ)酸鉄(Ⅲ)水和物 620
ヘキサメトニウム 173
ヘキソバルビタール 207
ペグインターフェロン 504
ペグビソマント 119,528
ベクロニウム 74,182,183
ベクロメタゾン 298,325,326,470
ベザフィブラート 523
ペースメーカーポテンシャル 353
ベタキソロール 160,161,541,542
ベータセルリン 106
ベタネコール 165,445
ベタヒスチン 548,549
ベタミプロン 566
ベタメタゾン 298,325,326,344,502, 535,554
ペチジン 231
ヘテロ受容体 68
ベナゼプリル 389
ペニシラミン 110,618
D-ペニシラミン 340
ペニシリナーゼ 562
ペニシリン系薬 562
ペニシリン結合タンパク質 562
ペニシリンG 562
ペネム系 566
ベバシズマブ 106,608
ヘパリン 382,412
ヘパリン起因性血小板減少症 413
ヘパリンコファクターⅡ 404
ベバントロール 160
ペプシノーゲン 478
ペプシン 478,490
ペプチドグリカン 561
ペプチドヒスチジンメチオニン 466
ベプリジル 366
ヘプロニカート 397
ペプロマイシン 600
ベポタスチン 311
ペミロラストカリウム 307,308
ヘム 425
ペメトレキセド 598
ヘモコアグラーゼ 419
ペモリン 240,241
ベラパミル 35,366,379
ベラプロスト 102,381,397,408
ペラミビル 582
ペランパネル 83
ヘリコバクター・ピロリ 483
ヘリコバクター・ピロリ除菌療法 490
ヘーリング-ブロイエル反射 457
ペルオキシ亜硝酸イオン 98
ペルオキシソーム増殖因子活性化受容体γ 517
ペルゴリド 265,268
ペルツズマブ 607,608

ベルテポルフィン 546
ヘルパーT細胞 288
ペルフェナジン 246,247,494,549
ベルベリン 500
ペロスピロン 78,250,251
辺縁系 227
変形性関節症 344
ベンジルペニシリン 562
ベンズアミド誘導体 247,249
片頭痛 236
片頭痛治療薬 237
ベンズブロマロン 526,527
ベンセラジド 264,265
ベンゾジアゼピン拮抗薬 459
ベンゾジアゼピン系抗不安薬 215
ベンゾジアゼピン系催眠薬 201,204
ベンゾジアゼピン系薬物 86,201,236,460
ベンゾジアゼピン受容体 202
ベンゾジアゼピン誘導体 281
　作用スペクトラム 203
ベンゾナテート 463
ベンダザック 555,554
ペンタゾシン 233
ペンタミジン 577
ベンダムスチン 594
ペンテト酸亜鉛三ナトリウム 620
ペンテト酸カルシウム三ナトリウム 620
ペンテトラゾール 242
扁桃体 188
ペントキシベリン 462
ペントスタチン 595,596
ペントバルビタール 207
便秘 496
扁平上皮癌 590
β_2アドレナリン作動薬 467
βアミロイド 270,271
β-エンドルフィン 87,88
β-ガラクトシダーゼ 491
β-カロテン 111
β細胞 483
β遮断薬
　化学構造 161
　構造活性相関 162
　有害作用 162
β受容体 69,147,148
β_1受容体刺激薬 155
β_2受容体刺激薬 155
β_3受容体刺激薬 155
β-セクレターゼ 271
β-トロンボグロブリン 402
3β-ヒドロキシステロイド脱水素酵素 129
β-ラクタム系薬 562
Henderson-Hasselbalchの式 45

ホ

防御因子 483
防御因子増強薬 489
芳香健胃薬 490
芳香族アミノ酸 507
芳香族L-アミノ酸脱炭酸酵素 76,146
芳香族L-アミノ酸デカルボキシラーゼ 64
ホウ酸 588
房室結節 352
房室ブロック 359
放射性ヨウ化ナトリウム 531
放出 402
房水 539
抱水クロラール 208
傍分泌 102
傍ろ胞細胞 529
ボグリボース 516,517
補酵素 108
ホスアンプレナビル 580
ホスカルネット 582
ポステリザン 503
ホスファチジルイノシトール3キナーゼ/AKT 323
ホスファチジルイノシトール二リン酸 68,356
ホスフェニトイン 221
ホスフルコナゾール 578
ホスホジエステラーゼ 69,469
ホスホジエステラーゼⅢ 409
ホスホジエステラーゼ-5 98,398
ホスホジエステラーゼ阻害薬 409
ホスホジエステラーゼ-5阻害薬 448
ホスホマイシン 567,568
ホスホリパーゼA_2 68,99,132
ホスホリパーゼC 8
ホスホリパーゼ$C\beta$ 68,356
ボセンタン 91,391,398
補体 288
補体依存性細胞傷害作用 607
発赤 315
ボツリヌス毒素 73
ポテンシエーション 56
ボノプラザン 486
ポビドンヨード 551
ピンドロール 160
ホマトロピン 171
ホミノベン 462
ホモクロルシクリジン 309
ホモバニリン酸 64
ポラプレジンク 489
ポリエチレングリコール 504,546
ポリカルボフィルカルシウム 501
ボリコナゾール 578
ポリスチレンスルホン酸カルシウム 441
ホリトロピンアルファ 120
ホリナート 427,598,621
ボリノスタット 607
ポリミキシンB 575
ボルテゾミブ 606

ホルマリン 588
ホルモテロール 154,155,468
ホルモン 115
ホルモン応答配列 533
ホルモン分泌抑制薬 610
ホルモン療法薬 608
本態性低血圧 395

マ

マイスネル神経叢 481
マイトマイシンC 600
マウス抗体 298
マキサカルシトール 349,441,552,553
マーキュロクロム 587
膜安定化作用 160
マクロファージ 287,288
マクロファージコロニー刺激因子 346,430
マザチコール 266,270
マジンドール 243
麻酔前投薬 198
マスタード系薬物 593
マスト細胞 291
マスト細胞膜安定化薬 307
末梢化学受容器 458
末梢神経系 141,187
末梢性カテコール-O-メチルトランスフェラーゼ阻害薬 269
末梢性筋弛緩薬 180
末梢性呼吸興奮薬 459
末梢性鎮咳薬 462
マブテロール 154
マプロチリン 256,257
麻薬拮抗性鎮痛薬 232
麻薬拮抗薬 233,459
麻薬性鎮咳薬 460,461
マラビロク 584
満月様顔貌 326
慢性炎症反応 318
慢性肝炎 503
慢性気管支炎 473
慢性血栓塞栓性肺高血圧症 398
慢性甲状腺炎 531
慢性心不全 367
慢性膵炎 508
慢性疼痛 225
慢性動脈閉塞症 397
慢性白血病 430
慢性閉塞性肺疾患 171,473
D-マンニトール 435,543
MAO-B阻害薬 265,269
Maxi Cl$^-$チャネル 40

ミ

ミアンセリン 256,257
ミエリン鞘 110
ミオクロニー発作 217
ミオクローヌス 268

ミオクローヌス発作　217
ミオシン軽鎖　276
ミオシン軽鎖キナーゼ　355
ミオシン軽鎖ホスファターゼ　356
ミカファンギン　577
ミグリトール　516,517
ミクロソーム・エタノール酸化系　198
ミコナゾール　553,577,578
ミコフェノール酸モフェチル　296
ミソプロストール　102,489
ミゾリビン　296,341,342
ミダゾラム　197,223
ミチグリニド　516
ミデカマイシン　570
ミトキサントロン　599,600
ミトタン　132,133,537
ミドドリン　153,396
ミノサイクリン　571
ミノドロン酸　347
ミラベグロン　154,155,443,444
ミリプラチン　595
ミリモスチム　105,303,430
ミルタザピン　258,259
ミルナシプラン　79,258
ミルリノン　371
μ オピオイド受容体　87
μ 受容体　89

ム

無顆粒球症　430,531
ムスカリン　166
ムスカリン受容体　145,148
ムスカリン受容体拮抗薬　168
ムスカリン受容体作動薬　165
ムスカリン受容体刺激薬　164,165
ムスカリン受容体遮断薬　486
ムスカリン性アセチルコリン受容体　75
ムスカリン M_1 受容体　487
ムスカリン M_3 受容体　479
ムチン　478
ムピロシン　575
ムレイン架橋酵素　561
ムーンフェイス　326

メ

迷走神経反射　481
メカセルミン　119,529
メキサゾラム　213
メキシレチン　236,362
メキタジン　310,311,470,494
メクロフェノキサート　277
メコバラミン　426
メサドン　232
メサラジン　501
メスカリン　283
メスナ　621
メダゼパム　213

メタンフェタミン　156,240,241
メチオニン-エンケファリン　87,88
メチキセン　266,270
メチクラン　437
メチシリン耐性黄色ブドウ球菌　566
メチラポン　132,537
メチラポン投与試験　537
メチルエフェドリン　156,463
メチルエルゴメトリン　451
メチルコバラミン　110
メチルシステイン　465
N-メチルスコポラミン　487
メチルセルロース　497
メチルテストステロン　139
メチルドパ　64,153,154,387
メチルフェニデート　240,241,282
メチルプレドニゾロン　325,326,344,535,603
メチルメチオニンスルホニウムクロリド　489
3,4-メチレンジオキシメタンフェタミン　279
5,10-メチレンテトラヒドロ葉酸　110
メテノロン　139,428
メトカルバモール　185
メトキサミン　153
メトクロプラミド　492,495
メトトレキサート　111,296,297,340,341,598
メトトレキサート・フルオロウラシル交代療法　596
メトプロロール　160,161,375,379,385
メトホルミン　516
メトレレプチン　108
メドロキシプロゲステロン　611
メトロニタゾール　490,585,586
メナキノン類　114
メナテトレノン　114,349,419
メニエール病　547
メピチオスタン　429,609
メフェナム酸　330,332
メフルシド　437
メペンゾラート　170,171,499,501
メベンダゾール　586
めまい　547
めまい治療薬　548
メマンチン　84,273
メラトニン　76,77
メラトニン受容体選択的作用薬　209
メルカプトプリン　595
6-メルカプトプリン　502
メルファラン　594
メロキシカム　331,334,343
メロペネム　566,567
免疫記憶　289
免疫強化薬　301
免疫グロブリン　290

免疫グロブリン製剤　301
免疫系活性化薬　303
免疫担当細胞　287
免疫抑制薬　293,340,554
免疫療法薬　611
Merseburg の三徴　530

モ

毛細血管　355
毛細胆管　482
網状層　532
盲腸　480
網膜　539
網膜色素上皮　545
毛様体筋　539
モガムリズマブ　105,607,608
モキシフロキサシン　573
モザバプタン　121
モサプラミン　247,250
モサプリド　492
モダフィニル　240,241
もち越し効果　201
モノアミンオキシダーゼ　58,64,108,146,467
モノアミン仮説　253
モノアミン酸化酵素　77
モノカイン　103
モノクローナル抗体　298
モノバクタム系　566
モフェゾラク　330,333
モメタゾン　325,326,470
モルヒネ　89,228,499
　作用　281
　鎮痛作用機序　229
モンテプラーゼ　380,418
モンテルカスト　101,313,472
門脈　481

ヤ

薬剤排泄ポンプ　615
薬物アレルギー　293
薬物依存　59,61,208,278
　治療　285
　評価方法　285
薬物受容体　4
薬物相互作用　55
薬物耐性　560
薬物探索行動　61
薬物動態学　1
薬物動態学的相互作用　55,56
薬物乱用　278,279
薬理学　1
薬力学　1
薬力学的相互作用　55
薬理作用　2
ヤナギ　329
ヤヌスキナーゼ　300
Janus キナーゼ　15

ユ

有害作用 3
有害事象 4
有機溶剤 284
融合タンパク質 342
有毛細胞 548
輸送 44
輸送体 45
UDP-グルクロン酸転移酵素 58

ヨ

溶血性尿毒症症候群 431,440
溶血性貧血 428
葉酸 110,427
葉酸欠乏性貧血 427
葉酸合成阻害薬 558
葉酸代謝 574
葉酸代謝拮抗薬 297
溶性ピロリン酸第二鉄 426
陽性変時作用 354
陽性変伝導作用 354
陽性変力作用 354
容積活性化陰イオンチャネル 40
容積活性化Cl⁻チャネル 40
容積感受性外向き整流性陰イオンチャネル 40
ヨウ素 551
容量血管 355
用量-反応曲線 19,20
抑制作用 2
抑制性シナプス後電位 85
抑制性Gタンパク質 8
余剰受容体 22
ヨードチンキ 587
ヨードホル 587
予備吸気量 455
予備呼気量 455
ヨヒンビン 159
Ⅳ型アレルギー 293
四環系抗うつ薬 215,256,257

ラ

らい菌 576
ライ症候群 332
酪酸菌 500
ラクツロース 497,507
ラクトトロフ 117
ラクトミン 500
ラスブリカーゼ 527
ラタノプロスト 102,541
ラタモキセフ 565
ラニチジン 82,484
ラニナビル 582
ラニビズマブ 106,547
ラニムスチン 594
ラノコナゾール 553
ラパチニブ 604
ラパマイシン 295
ラフチジン 485
ラベタロール 160,161,379
ラベプラゾール 486,490
ラマトロバン 101,312,472
ラミブジン 506,580,581,583,584
ラメルテオン 76,209
ラモセトロン 495,501
ラモトリギン 223,260
ラロキシフェン 348
ランゲルハンス細胞 288
ランゲルハンス島 483
ランソプラゾール 486,490
卵胞刺激ホルモン 118,120,450
卵胞ホルモン 120,134
　生理・薬理作用 135
　分泌調節 135
卵胞ホルモン関連薬 136
ランレオチド 117,528
RANKリガンド 104

リ

リアノジン受容体 33,36,69,180,354
リエントリー 359
リオシグアト 98,399
リオチロニン 123,531,532
リガンド 4
リガンド作動性チャネル 28
リキシセナチド 518,518
リザトリプタン 238
リシノプリル 375,389
リシン結合部位 420
リスペリドン 78,250
リセドロン酸 347
リゼルグ酸ジエチルアミド 79,279
リゾチーム 288,336,464,550
離脱症状 61
リツキシマブ 299,607,608
リドカイン 175,179,362,503
リトドリン 154,155,452
リトナビル 580,584
リナグリプチン 519
利尿薬 372,433,435
リネゾリド 571
リパスジル 543
リバスチグミン 167,168,272,273
リバース T₃ 123
リバビリン 504,581,584
リバーロキサバン 382,415,416
リファンピシン 575,576
リーベルキューン腸腺 480
5-リポキシゲナーゼ 99,318
リポキシン 319
リポコルチン 132,319,469
リポタンパク質
　外因性経路 520
　コレステロール逆転送系 521
　代謝経路 520
　内因性経路 520
リポタンパク質リパーゼ 131,413,520
リボフラビン 108
リポポリサッカライド 317
リポモジュリン 319
リマプロストアルファデクス 102,397
硫酸鉄 426
硫酸銅 494
硫酸ナトリウム 497
硫酸抱合 50
硫酸マグネシウム 452,497
流動パラフィン 497
リュープロレリン 118,452,610
両性石鹸 588
量的バイオアベイラビリティ 43
緑内障 540
緑内障治療薬 540,541,542,543
リラグルチド 518
リラナフタート 553
リルピビリン 584
リルマザホン 204
リンコマイシン 571
リンコマイシン系薬 571
リン酸水素カルシウム 350
リン酸水素ナトリウム 497
リンパ球 287
リンパ球性白血病 431
リンパ球増殖阻害薬 296
リンホカイン 103
リンホトキシンα 104

ル

類洞 481
ルキソリチニブ 300
ルセオグリフロジン 517,518
ルビプロストン 102
ルフィナミド 224
ループ利尿薬 372,436
ルリオクトコグアルファ 422

レ

レイノー病 158
レゴラフェニブ 605
レシチン・コレステロールアシルトランスフェラーゼ 521
レジパスビル 459
レジメン 612
レセルピン 64,163,164
レゾルビンD1 320
レゾルビンE1 320
レチナール 111
11-cis-レチナール 112
レチノイド 112
レチノイドX受容体 112,123
レチノイン酸 111
9-cis-レチノイン酸 112
レチノイン酸受容体 112
レチノール 111
裂肛 503

レディパスビル　506
レトロゾール　609
レナリドミド　606
レニン　92,116
レニン-アンギオテンシン-アルドス
　テロン系　383
レニン-アンギオテンシン関連薬
　388
レニン-アンギオテンシン系
　91,131
レノグラスチム　105,303,430
レノックス・ガストー症候群　223
レパグリニド　516
レバミピド　489
レバロルファン　233,459
レビパリン　414
レピリナスト　470
レプチン　107
レフルノミド　296,297,340,341
レベチラセタム　224
レボカバスチン　311
レボシメンダン　371
レボセチリジン　310
レボチロキシン　123,531,532
レボドパ　110,264
　代謝　267

　副作用　268
レボノルゲストレル　452
レボブノロール　541,542
レボブピバカイン　177
レボフロキサシン　572,573
レボホリナート　598
レボメプロマジン　246,247
レミフェンタニル　196,232
レンショウ細胞　185
レンチナン　612
REM睡眠　200

ロ

ロイコトリエン拮抗薬　472
ロイコトリエン受容体拮抗薬　312,
　313
ロイコトリエン類　99,467
　生合成経路　100
ロイコトリエンC_4　317
ロイシン-エンケファリン　87,88
ロキサチジン　485
ロキシスロマイシン　570
ロキソプロフェン　101,331,333,343
ロキタマイシン　570
ロクロニウム　182,183,196

ロサルタン　375,388
ロスバスタチン　523,522
ロチゴチン　268,269
ロドプシン　111
ロピナビル　580
ロピニロール　265,268
ロフェプラミン　256,257
ロフラゼプ酸エチル　213
ロペラミド　499
ロベリン　172,459
ろ胞細胞　529
ろ胞上皮細胞　122
ロミプロスチム　105,431
ロメリジン　239
ロラゼパム　213
ロラタジン　310,311,471
ロルノキシカム　331,334,343
ロルメタゼパム　204

ワ

ワクチン　304
ワクチン製剤　304
ワルファリン　115,381,411

外国語索引

A

AAA 507
AADC 64,76,146
Ab 270
abatacept 300,342
ABCA1 521
absorption 43
acamprosate 285
acarbose 516
ACE 92,375
acebutolol 160,379
acemetacin 332
acetaminophen 335,343,344,621
acetazolamide 223,435,459,542,549
acetylcholine 72,144,165,172
acetylcholine chloride 75
acetylcholine receptor agonist 164
acetylcholinesterase 73,145
acetyl CoA carboxylase 111
acetylcysteine 336,464,621
N-acetylglucosamine 561
N-acetylmuramic acid 561
acetylpheneturide 223
ACh 72,145,165
AChE 73,145
aciclovir 579
acid drugs 490
acid-related diseases 477
acinar cell 483
acitazanolast 307
aclarubicin 599
aclatonium 491
acotiamide 491
acquired immunity 287
acquired immunodeficiency syndrome 583
acrolein 621
ACTH 117,119,532
actinomycin D 600
action potential duration 352
activated carbon 617
activated partial thromboplastin time 421
activated vitamin D_3 552
activator protein-1 293
active transport 26
active vitamin D_3 113
activin 107
acute hepatitis 503
acute pain 225
acute pancreatitis 508
acute phase protein 318

acute poisoning 617
acute promyelocytic leukemia 112
acute respiratory distress syndrome 475
acyl-CoA dehydrogenase 108
adalimumab 104,299,342,502,552
Adams-Stokes syndrome 360
ADCC 607
Addison disease 132
additive effect 55
adefovir pivoxil 506
adenosine 96,366
adenosine trisphosphate 549
adenosylcobalamin 110
adenylate cyclase 8,68
ADH 198,442
ADHD 72
adhesion 402
adhesion molecule 317
adipokine 103,107
adiponectin 107
adjuvant chemotherapy 591
ADME 43
ADP 96
Adr 63
adrenaline 63,125,150
adrenergic drug 149
adrenochrome 418
adrenocortical hormone 532
adrenocorticotropic hormone 117, 119,532
adriamycin 599
adventitia 355
adverse event 4
adverse reaction 3
afferent nerve 141
affinity 19
afloqualone 185
afrivercept 547
agar 497
age-dependent macular degeneration 545
aggregation 402
agonist 19
agoraphobia 212
AIDS 583
AIP 133,434
albendazole 586
albumin tannate 499
alcloxa 550
alcohol 282
alcohol dehydrogenase 198
aldehyde dehydrogenase 198
ALDH 198
aldioxa 489

aldosterone 129,130,133,320
aldosterone-induced protein 133, 434
alendronate 347
alfacalcidol 349,441
ALG 428
alimemazine 309
aliskiren 93,390
allergen 291
allergic conjunctivitis 306
allergic rhinitis 305
allergy 291,305
allodynia 226
allopurinol 526
allosteric antagonist 24
allosteric site 24
all-*trans*-retinal 112
all-*trans*-retinoic acid 112
allylestrenol 446
alminium silicate 500
aloe emodin 499
alogliptin 519
alprazolam 213
alprenolol 160
alprostadil 102,397
alprostadil alfadex 397,550
alteplase 380,418
Alzheimer disease 270
amantadine 269,274,582
ambrisentan 91,391,398
ambroxol 465
amezinium 396
amikacin 569
amino acid metabolism 482
γ-aminobutyric acid 82
ε-aminocaproic acid 420
aminophylline 469
5-aminosalicylic acid 501
p-aminosalicylic acid 575
amiodarone 365
amitriptyrine 256
amlexanox 470
amlodipine 379,387
amobarbital 207
amorolfine 553
amosulalol 160
amoxapine 256
amoxicillin 490,563
AMP-activated protein kinase 516
amphetamine 156,241
ampholytic soap 588
amphotericin B 577
ampicillin 563
ampiroxicam 334,343
AMPK 516

amplification 403
amrubicin 599
amygdala 188
amyl nitrite 98,377
amylopsin 483
anagliptin 519
Anamirta cocculus 242
anandamide 283
anaphylaxis 292
androgen 134,137,320
androgen receptor 138
anemia 424
angina pectoris 376
angiopoietin 106
angiotensin 91
angiotensin converting enzyme 92, 375
angiotensinogen 91
angiotensin receptor blocker 93, 375,388
annexin A1 132,319
ANP 94,354,439
antacids 488
antagonist 19
antagonistic effect 55
antedrug 326
antiallergic drug 470
antibiotic spectrum 557
antibody 290
antibody-dependent cell-mediated cytotoxity 607
anticoagulants 411
antidepressants 254
antidiuretic hormone 442
antiemetics 494
antifibrinolytics 419
antigen 289
antigen presenting cell 289
anti-histaminergics 548
antiplasmins 419
antiplatelet drugs 406
antiport 26
antipsychotics 243
antithrombin 404
antithrombotics 406
anti-TSH receptor-stimulating antibody 530
antitussive 460
antivirotics 505
anus 477
anxiety disorder 210
anxiety neurosis 210
aortic body 458
aortic valve 351
AP-1 293,323
APC 289
APD 352
apex 351
apixaban 415
apomorphine 268

apoptosis 104
apraclonidine 542
aprepitant 495
APRIL 104
aprindine 362
aptamer 546
APTT 421
aquaous humor 539
aquaporin-2 121
AR 138
Ara-A 579,580
arachidonic acid 99
arachidonoylethanolamide 283
ARB 93,375,388
arbekacin 569
ARDS 475
area under the concentration-time curve 43
arecoline 166
argatroban 414
aripiprazole 251
aromatase 134
aromatic amino acid 507
aromatic L-amino acid decarboxylase 64,76,146
aromatic stomachics 490
arotinolol 160
arrestin 60
arrhythmia 358
arteriosclerosis obliterans 397
Arthus reaction 292
5-ASA 501
ascending colon 477
ascorbic acid 111
ASO 397
L-asparaginase 599
aspirin 101,326,343,407
asunaprevir 505
atenolol 160,379
ATG 428
atomoxetine 242
atopic dermatitis 554
atorvastatin 523
ATP 96,549
ATP binding cassette 45
ATP-binding cassette subfamily G member 2 transporter 525
ATP-binding cassette transporter A1 521
ATP-sensitive K^+ channel 126
atrial muscle 352
atrial natriuretic peptide 354,439
atrioventricular node 352
atrium 351
Atropa belladonna 168
atropine 75,168,366,487,494,544, 619
attention deficit hyperactivity disorder 72
atypical antipsychotics 250
AUC 43

Auerbach's plexus 481
auranofin 339
autocrine 102
autoimmune disease 290
autonomic ganglion 141,171
autonomic ganglion stimulant 171
autonomic nervous system 141
autoreceptor 66
axitinib 604
azasetron 495
azathioprine 296,342,502
azelastine 101,102,309,470,554
azelnidipine 387
azidothymidine 583
azithromycin 570
azosemide 372,436
AZT 583
aztreonam 567
azulene 551

B

bacampicillin 563
bacitracin 575
baclofen 86,185,236
barbital 207
barbiturates 86,206,281
basal ganglia 187
base 351
Basedow's disease 123,530
basic fibroblast growth factor 317
basiliximab 103,299
basophil 287
batroxobin 417
bazedoxifene 348
BBB 47
BCAA 507
BCAA/AAA 507
BCRP 615
BCSFB 48
BDNF 107,254
beclometasone 298,326,470
benazepril 389
bendamustine 594
bendazac 554
benserazide 264
benzbromarone 526
benzodiazepines 86,201,281
benzonatate 463
benzylpenicillin 562
bepotastine 311
bepridil 366
beraprost 102,381,397,408
berberine 500
beriberi 108
betacellulin 106
betahistine 548
betamethasone 298,326,344,502, 535,554
betamipron 566
betaxolol 160,542

bethanechol 165,445
bevacizumab 106,608
bevantolol 160
bezafibrate 523
bFGF 317
biapenem 566
bicalutamide 610
bifonazole 553
bile canaliculus 482
biliary tract 482
bilirubin 482
bimatoprost 541
bioavailability 43
biological half-life 43,44
biotin 111
biperiden 270
bipolar disorder 252
bisacodyl 499
bismuth subgallate 499
bismuth subnitrate 499
bisoprolol 160,364,375
bisphosphate 356
bitter stomachics 490
BK 467
bleomycin 600
blocker 19
blonanserin 251
blood-brain barrier 47
blood-cerebrospinal fluid barrier 48
blood clotting factor preparations 422
blood coagulants 419
blood/gas partition coefficient 194
BMP-1 107
BNP 94,354
bone morphogenetic protein-1 107
bone remodeling 113
bopindolol 160
bortezomib 606
bosentan 91,391,398
botulinum toxin 73
botulinum toxin type A 184
botulinum toxin type B 184
bradykinin 93,467
brain-derived neurotrophic factor 107,254
brain natriuretic peptide 354
branched chain amino acid 507
breast cancer related protein 615
brimonidine 542
brinzolamide 543
bromazepam 213
bromelain 550
bromhexine 464
bromocriptine 117,268
brompendol 249
bromvaleryl urea 208
bronchial asthma 467
bronchodilator 467
brotizolam 205

Brunner gland 480
bucillamine 340
bucindolol 160
bucladesine 550
bucolome 526
budesonide 298,326,470
buformin 516
bumetanide 372,436
bunazosin 541
buprenorphine 233
buserelin 118,452
busulfan 594
butenafine 553
butropium 487
butylscopolamine 171,487,494

C

Ca^{2+}-activated Cl^- channel 41
Ca^{2+}-activated K^+ channel 32
Ca^{2+}-ATPase 33,41
cabergoline 117,268
CaCC 41
Ca^{2+} desensitization 358
caffeine 97,239
Ca^{2+}-induced Ca^{2+} release 9,35,36
Calabar bean 166
calcineurin 293
calcipotriol 552
calcitonin 123
calcitonin gene related peptide 466
calcitonin(salmon) 123,348
calcitriol 113,349,441
calcium disodium edetate 618
calcium polystyrene sulfonate 441
calcium-sensing receptor 124
calmodulin 355
calor 315
camostat 508
cAMP 9,68
cAMP response element binding protein 69
canakinumab 103,299,342
candesartan 375,388
cannabidiol 283
cannabinol 283
canrenoate 439
capecitabine 597
capillary stabilizers 418
captopril 389
carbachol 165
carbamazepine 221
carbapenems 566
carbazochrome 418
carbidopa 264
carbocysteine 465
carbohydrate metabolism 482
carbon dioxide 458
carboplatin 595
γ-carboxyglutamate 114
carboxymethylcellulose 497

carboxypeptidase 483
carcinoma 589
carebastine 310
carmofur 597
carmustine 594
β-carotene 111
carotid body 458
carperitide 95,373,439
carpipramine 250
carteolol 160,385,542
carumonam 567
carvedilol 160,364,375,379
Ca^{2+} sensitization 356
caster oil 497
cataract 544
catechol-O-methyltransferase 64,147
cathartics 497,617
Ca^{2+} wave 356
CCK 479
CCL 104
CCR4 105
CD 501
CDC 607
CDCA 508
CDR 298
cecum 480
cefmetazole 566
cefpirome 566
celecoxib 334,343
celiprolol 160,385
cell growth factor 103
cell-mediated immunity 288
celmoleukin 103,303,612
central antitussive 461
central chemosensitive area 457
central muscle relaxants 184
central nervous system 141,187
central nervous system stimulants 239
central sensitization 226
central vein 481
cephalosporinase 566
cephalosporins 564
cephamycins 564
cerebellum 190
cerebral cortex 187
cerebrovascular disease 273
cerebrum 187
certolizumab pegol 104,299,342,503
cetirizine 310,471,554
CETP 521
cetraxate 489
cetrorelix 118,452
cetuximab 106,608
CFTR 39,40
CGRP 466
ChAT 72,145
chemical antagonism 24
chemical mediators 291
chemokine 103,317

chemoreceptor trigger zone 71,461, 493
chemotherapy-induced nausea and vomitting 613
chenodeoxycholic acid 507
Cheyne-Stokes respiration 474
chief cell 478
chimeric antibody 298
chloral hydrate 208
chloramphenicol 571
chlormadinone 446,610
chlorphenesin 185
chlorpheniramine 308
chlorpromazine 159,245,246,494
chlortetracycline 571
chlorzoxazone 185
cholecalciferol 112
cholecystokinin 479
cholekinetic 507
choleretic 507
cholesterol 129
cholesteryl ester transferase protein 521
choline acetyltransferase 72,145
choline esterase inhibitor 164
cholinergic crisis 167
cholinergic drug 164
cholinergic neuron 144
choline theophylline 469
choline transporter 145
chondroitin sulfate・iron colloid 426
chronic hepatitis 503
chronic obstructive pulmonary disease 171,473
chronic pain 225
chronic pancreatitis 508
chronic thromboembolic pulmonary hypertension 398
CHT1 145
chymase 92
chymotrypsin 483
chymotrypsinogen 483
cibenzoline 362
ciclesonide 298,326,470
ciclosporin 294,428,502,551,554
CICR 9,35,36
cideferon 426
cilastatin 566
ciliary muscle 539
cilnidipine 387
cilostazol 381,409
cimetidine 484
cinacalcet 350
CINV 613
ciprofloxacin 572
cisplatin 595
citicoline 101
c-Jun N-terminal kinase 14
cladribine 595
clarithromycin 490,570

clathrin 60
clavulanic acid 563
clearance 43,44
clemastine 309
clenbuterol 154,443
clindamycin 571
clinofibrate 523
clobazam 222
clobetasol 326
clobetasone 554
clofazimine 576
clofedanol 462
clofibrate 523
clomifene 137,450
clomipramine 256
clonazepam 222
clonidine 153,387
clopidogrel 96,380,410
clorazepate 213
clordiazepoxide 213
clotiazepam 213
clotrimazole 577
cloxacillin 563
cloxazolam 213
clozapine 251
cluster of differentiation 288
cNOS 98
CNP 94
CNS 187
coagulation factor 114
cobamamide 426
cocaine 175,178,231,282,461
coenzyme 108
colchicine 527
Colchicum autumnale 527
colestimide 523
colestyramine 523
colforsin daropate 371
colistin 575
collagen 111
collagen diseases 291
colon 480
common bile duct 482
common hepatic duct 482
competitive antagonist 20,23
competitive blocking drugs 180
complement 288
complementarity determinig region 298
complement-dependent cytotoxicity 607
compound iodine glycerin 587
COMT 64,147,467
conduction anesthesia 179
connective tissue diseases 291
connective tissue growth factor 107
constipation 496
constitutive activity 25
constitutive NOS 98
contact dermatitis 556
COPD 171,473

copper sulfate 494
cornea 539
corpus luteum 120
corticolerin 117
corticosteroid 236,469
corticotroph 117,119
corticotropin-releasing hormone 117,532
cortisol 129,318,324,534
cortisone 324,344,534
cough 460
cough center 461
cough gating mechanism 461
cough reflex 457,460
COX 99,318
COX-1 318,380
cPLA2 318
C-reactive protein 318
CREB 69
CRH 117,532
crizotinib 605
Crohn's disease 501
cross dependence 208
cross tolerance 61,208
CRP 318
crystallin 544
CTEPH 398
CTGF 107
CTL 288
CTZ 71,461,493
Cushing syndrome 131
CXCL 104
cyanamide 285
cyanocobalamin 110,426
cyclic nucleotide-gated ion channels 69
cyclooxygenase 99,318
cyclooxygenase-1 380
cyclopentolate 171,544
cyclophosphamide 297,593,621
cycloserine 575
CYP 49,57
CYP17 129
CYP21 129
CYP11B1 129
CYP11B2 130
cyproheptadine 309
cysteinyl leukotrienes 101
cystic duct 482
cystic fibrosis transmembrane conductance regulator 39,40
cytarabine 597
cytochrome P450 49
cytokines 102
cytosolic phospholipase A_2 318
cytotoxic T cell 288

D

DA 63
DAA 504

dabigatran etexilate 415
dacarbazine 594
daclatasvir 505
DAD 69,358,359
DAG 10,68,356
dalfopristin 572
dalteparin 414
danaparoid 414
danazol 452
dantrolene 183
dapagliflozin 517
darbepoetin alfa 105,429
DARPP-32 70
dasatinib 605
DAT 66
daunorubicin 599
DBH 146
DCI 264,265
DCL 310
decamethonium 183
decarboxylase inhibitor 264
decoy receptor 298
decubitus ulcer 549
deferasirox 619
deferoxamine 619
degarelix 118
degranulation 291
dehydroascorbic acid 111
7-dehydrocholesterol 113
dehydroepiandrosterone 532
dehydropeptidase I 566
delayed action 3
delayed afterdepolarization 69,358
delayed allergy 293
delayed hypersensitivity 293
dementia 270
dendritic cell 287
denopamine 154,370
denosumab 104,350
depolarizing blocking drugs 183
depressive disorder 252
descarboethoxyloratadine 310
descending colon 477
desensitization 60
desflurane 195
desmopressin 121,422,442
detoxification 482
dexamethasone 298,326,344,502,535
dexmedetomidine 209
dextromethorphan 462
DHA 320
DβH 64
7-DHC 113
DHEA 532
DHP 35
DHP-I 566
diabetes 511
diacylglycerol 10
1,2-diacylglycerol 68,356
diaminopimelic acid 561

diaphenylsulfone 576
diarrhea 496
diazepam 213,222
dibekacin 569
DIC 406,420
diclofenac 101,332,343
dicyclomine 487
didanosine 583
diencephalon 189
dienogest 452
diethylcarbamazine 586
difenidol 548
diffusion 44
diflorasone 326
digestants 490
digoxin 366,369
dihydrocodeine 461
dihydroergotamine 158,239
dihydrofolate reductase 297
dihydrofolic acid 110
dihydroorotate dehydrogenase 297
dihydrotestosterone 137
dihydroxyphenylalanine 63,146
diiodotyrosine 529
dilazep 101
diltiazem 366,379
dimefline 459
dimemorfan 462
dimenhydrinate 494,548
dimercaprol 618
dimethylisopropylazulene 551
dimethylphenylpiperazinium 172
dimethyltryptamine 283
dimetotiazine 239
dimorpholamine 242,459,622
dinoprost 102,451
dinoprostone 102,451
dioctyl sodium sulfosuccinate 497
dipeptidyl peptidase-4 518
diphenhydramine 81,308,494,548
diphenylpyraline 309
dipivefrin 151,542
diprophylline 469,548
dipyridamole 409
direct acting antivirals 504
direct action 2
direct renin inhibitor 390
disease-modifying anti-rheumatic drugs 339
disinhibition 228
disopyramide 362
disseminated intravascular coagulation 406
dissociation constant 21
dissociative anesthetic 197
distigmine 167,445,543
distribution 43
disulfiram 285
DIT 529
diuretics 433
DMARDs 339

dobutamine 152,370,396
docetaxel 602
docosahexaenoic acid 320
dolor 315
domperidone 495
donepezil 168,272,273
donperidone 492
dopa 146
L-DOPA 63,146,264
dopamine 63,117,146,152,370,396
dopamine and cAMP regulated phosphoprotein of 32 kDa 70
dopamine β-hydroxylase 64,146
dopamine system stabilizer 251
dopamine transporter 66
doripenem 566
dorsal root ganglia 225
dorzolamide 543
dose-response curve 19
down-regulation 61
doxapram 459,622
doxazosin 159,386
doxifluridine 597
doxorubicin 599
doxycycline 571
DPP-4 518
D_1 receptor family 70
D_2 receptor family 70,71
DRI 390
dried aluminum hydroxide gel 488
droperidol 196
droxidopa 64,269,396
drug abuse 279
drug allergy 293
drug dependence 59,61,208,278
DSS 252,497
duloxetine 235,258
duodenal papilla 480,482
duodenum 477,480
dutasteride 139,446
dynorphin 87
dyslipemia 520

E

EAD 358
early afterdepolarization 358
EBA 43
ebastine 310
ecabet sodium 489
ECF 467
ECL 480
ectoparasites 585
ED_{50} 19
edoxaban 415
EDRF 97
edrophonium 167
efavirenz 584
effective dose 50% 19
efferent nerve 141
efonidipine 387

EGF 106,317
eGFR 52
EGFR 604
EGFR/HER2 604
eicosanoid 99,132
eicosapentaenoic acid 320,408
elcatonin 124,348
eldecalcitol 349
electroencephalogram 216
eletriptan 238
eltrombopag 105,431
emedastine 311
emetics 494,617
emetine 494
emodin 499
emorfazone 335
empiric therapy 613
ENaC 30,133
enalapril 375,389
endocardium 351
endoparasites 585
endorphin 87
endothelial cell 355
endothelial nitric oxide synthase 136
endothelin 90,398
endothelium-derived relaxing factor 97
endplate 180
enkephalin 87
enocitabine 597
eNOS 97,136
enoxaparin 414
enprostil 102,489
entacapone 269
entecavir 506,584
enteric nervous system 477
enterochromaffin cell 481,495
enterochromaffin-like cell 128,480
enterohepatic circulation 52,482
enviomycin 575
eosinophil 287
eosinophilic chemotactic factor 467
eotaxin 104
EPA 320,408
Epac 69
eperisone 185
ephedrine 156,463
ephrin 106
epicardium 351
epidermal growth factor 106,317
epidural anesthesia 180
epilepsy 216
epinastine 81,102,310,554
epiregulin 106
epirizole 335
epirubicin 599
epithelial Na$^+$ channel 30,133
eplerenone 134,373,390,439
epoetin alfa 105,429,441
epoetin beta 105,429,441

epoprostenol 102,398
EPSP 83
eptacog alfa 422
eptazocine 233
ER 135
ErbB 106
ERE 135
ergocalciferol 112
ergometrine 158,451
ergosterol 113
ergot alkaloids 158
ergotamime 158
eribulin 602
erlotinib 604
ERV 455
erythromycin 570
erythropoietin 105
escitalopram 257
esmolol 160
esomeprazole 486
esophagus 477
estazolam 205
estimated glomerular filtration rate 52
estradiol 134,138,347
estramustine 611
estriol 134
estrogen 120,134
estrogen receptor 135
estrogen response element 135
estrone 134
eszopiclone 204
etanercept 104,300,342,503
ethambutol 575
ethanol 198,587
ethenzamide 332
ethinylestradiol 452
ethionamide 575
ethosuximide 222
ethyl aminobenzoate 494
ethylcysteine 464
ethyl icosapentate 101,524
ethyl loflazepate 213
etidronate 347
etilefrine 153,396
etizolam 204,213
etodolac 343
etoposide 603
etretinate 112,552
everolimus 295,606
exchange protein directly activated by cAMP 69
excitatory postsynaptic potential 83
excitotoxicity 83
excretion 43
exenatide 518
exocytosis 65,145
expectorant 464
expiratory phase 455
expiratory reserve volume 455
extent of bioavailability 43

ezetimibe 523

F

FAD 108
falecalcitriol 349
famotidine 82,485
faropenem 567
Fas ligand 104
fasudil 278
FD 491,500
febrile neutropenia 430,613
febuxostat 526
felodipine 387
fenipentol 509
fenofibrate 523
fenoterol 468
fentanyl 196,231
ferric pyrophosphate 426
ferrous citrate 426
ferrous fumarate 426
ferrous sulfate 426
fesoterodine 443
fexofenadine 81,310,554
FGF 107
FGIDs 501
fibrinogen 402
fibrinolysis 405
fibrinolytic drugs 417
fibroblast growth factor 107
filgrastim 105,303,430
finasteride 139
fingolimod 300
first-pass effect 45
FK506 295,342
FK506-binding protein 295
FKBP 295
flavin adenine dinucleotide 108
flavin mononucleotide 108
flavoxate 171,443
flecainide 363
flopropione 508
fluconazole 577
flucytosine 577
fludarabine 595
fludiazepam 213
fludrocortisone 133
flufenamic acid 332,343
flumazenil 206,459,620
flunitrazepam 205
fluocinonide 554
5-fluorocytocine 578
fluorouracil 578,596
fluphenazine 246
flurazepam 205
flurbiprofen 333,343
flutamide 610
flutazolam 213
fluticasone 298,326,470
flutoprazepam 213
fluvastatin 522

fluvoxamine 79,257
FMN 108
folic acid 110,427
folinate 427,598
folinate calcium 621
folitropin alpha 120
folitropin beta 120
follicle-stimulating hormone 118, 120,450
folmalin 588
fominoben 462
fondaparinux 414
formoterol 154,468
foscarnet 582
fosfluconazole 578
fosfomycin 567
fosphenytoin 221
fradiomycin 503
FRV 456
FSH 118,120,450
5-FU 596
fudosteine 465
full agonist 20
fulminant hepatitis 503
fulvestrant 609
functional antagonism 24
functional dyspepsia 491,500
functional gastrointestinal disorders 491,500
functional residual volume 456
furosemide 372,436

G

GABA 8,82,202
gabapentin 223,235
GABA transaminase 85
gabexate 101,421,508
GAD 85
galantamine 168,272,273
gallbladder 482
ganciclovir 579
ganglion blockers 172
ganirelix 118,454
GAP 512
gap junction 352
gastric acid 478
gastric/duodenal ulcer 483
gastric emptying rate 56
gastric gland 478
gastric inhibitory peptide 479
gastric pit 478
gastrin 128,479
gastroesophageal reflux disease 484
gastrointestinal prokinetics 491
gastrointestinal tract 477
G-CSF 430
GDF-1 107
GDNF 107
GEF 69,356

gefarnate 489
gefitinib 604
gelatin 420
gemeprost 102,451
gemucitabine 597
gemutuzumab 608
general action 3
general anesthesia 191
general anesthetics 193
generalized anxiety disorder 211
gentamycin 569
GER 56
GERD 484
gestonorone 446
GH 116,118,527
GHR 119
GHRH 116,527
GIP 128,479,518
glaucoma 540
GlcNAc 561
glial cell-derived neurotrophic factor 107
glibenclamide 515
gliclazide 515
glimepiride 515
glomus cell 458
GLP 127
GLP-1 128,518
glucagon 116,125,483
glucagon-like peptide 127
glucagon-like peptide-1 128,518
glucocorticoid 101,129,320
glucocorticoid receptor 131,297,322
glucocorticoid response element 131,323
gluconeogenesis 482
glucose 125
glucose-dependent insulinotropic polypeptide 128,518
glucose transporter 126
glucose transporter 2 511,512
glucose transporter 4 513
glucose transporter 9 525
GLUT2 126,512
GLUT4 513
GLUT9 525
glutamic acid decarboxylase 85
glutathione 545
glycerin 435,543
glycine 86
glycogen 482
glycogen synthase 127
glycopyrronium 171,468
Glycyrrhizae Radix 507
glycyrrhizin 507
GnRH 118
gold sodium thiomalate 339
golimumab 104,299,342,503
gonadorelin 118
gonadotroph 118,120

gonadotropic hormone 120
gonadotropin 120
gonadotropin-releasing hormone 118
goserelin 118,452,610
gout 525
GPCR 8,68
G-protein coupled receptor 8,67
GR 131,297,322
granisetron 78,495
granulocyte-colony stimulating factor 430
granzyme 289
GRE 131,323
griseofulvin 577
growth differentiation factor-1 107
growth hormone 116,118,527
growth hormone-releasing hormone 116,527
GTP 504
GTPase-activating protein 512
guaiacol sulfonate 464
guaifenesin 464
guanabenz 154,387
guanethidine 164
guanine nucleotide exchange factor 69,356
guanosine triphosphate 504
guanylate cyclase 354
gusperimus 296

H

HA 467
hair cell 548
hallucinogen 79
haloperdol 249
halothane 196
haloxazolam 205
hangover 201
hANP 373
H^+-ATPase 42
HB-EGF 108
HDL 520
heat shock protein 131
heat shock protein 90 322
Helicobacter pylori 483
helminthes 585
helper T cell 288
hematopoietic factor 103
heme 425
hemocoagulase 419
hemolytic-uremic syndrome 431,440
hemophilia 421
hemopoiesis 422
hemostatics 418
heparin 382,412
heparin binding-epidermal growth factor-like growth factor 107
heparin cofactor II 404

heparin-induced thrombocytopenia 413
hepatic artery 481
hepatic duct 482
hepatic lobule 481
hepatic stellate cell 482
hepatic triglyceride lipase 520
hepatic vein 481
hepatocyte 481
hepatocyte growth factor 107
hepronicate 397
Hering-Breuer reflex 457
heteroreceptor 68
hexamethonium 173
hexobarbital 207
HGF 107
5-HIAA 77
high density lipoprotein 520
hippocampus 188
histamine 467
histamine H_2 receptor antagonist 484
histone deacetylase 607
HIT 413
HIV 583
H^+,K^+-ATPase 42,128,479,486
HMG 120
homatropine 171
homeostasis 2
homochlorcyclizine 309
homovanillic acid 64
hormone 115
hormone response element 533
house dust mite 306
5-HPETE 100
HRE 533
HSC 353
3β-HSD 129
HSP 131
HSP90 322,533
5-HT 76,467,481
HTGL 521
human antibody 298
human chorionic gonadotropin 120
human immunodeficiency virus 583
humanized antibody 298
human menopausal gonadotropin 120
humoral immunity 289
HUS 431,440
HVA 33,64
hydrochlorothiazide 384,437
hydrocortisone 298,318,324,344, 534
hydrotalcite 488
hydroxocobalamin 426,620
hydroxycarbamide 598
hydroxydine 215
11-hydroxylase 129
17-hydroxylase 129

18-hydroxylase 130
21-hydroxylase 129
25-hydroxylase 113
3β-hydroxysteroid dehydrogenase 129
5-hydroxytryptamine 76,481
hydroxyzine 309
hypercapnic ventilatory response curve 458
hyperpolarization-activated channel 353
hypertension 383
hyperuricemia 525
hyperventilation syndrome 460
hypnotics 201
hypothalamus 115,189
hypoxic ventilatory depression 458
hypoxic ventilatory response curve 458

I

^{131}I 531
IκBα 323
ibandronate 347
IBD 501
ibritumomab 608
IBS 76,500
ibudilast 274,470,549
ibuprofen 333,343
ibuprofen piconol 554
ICAM 317
icosapentate 408
ICSH 120,138
idarubicin 599
idiopathic thrombocytopenic purpura 431
IDL 520
idoxuridine 581
ifenprodil 274,549
IFN 103,301,504
IFNα 103,302,504
IFNα-2α 302,504
IFNα-2β 302,504
IFNβ 103,302,504
IFNβ-1 302
IFNβ-2 302
IFNγ 103,289,302
IFNγ-1α 303
ifosfamide 593,621
Ig 290
IGF 107
IGF-I 118,528
iguratimod 340
IL 103
IL-2 289
IL-6 302
IL-8 105
ileum 477,480
imatinib 605
imidafenacin 171,443

imipenem 566
imipramine 256
imiquimod 303
immediate action 3
immunoglobulin 290
immunological memory 289
immunophilin 295
immunosuppressants 293
IMPDH 504
inactivated vaccine 304
incretin 125
indacaterol 468
indapamide 384,437
indinavir 584
indirect action 2
indisetron 78
indometacin 101,332,343
indometacin farnesil 332
infectious disease 557
infiltration anesthesia 179
inflammatory bowel disease 501
infliximab 104,299,342,502,552
INH 575
inhalation anesthetics 193
inhibin 107
inhibitory action 2
inhibitory postsynaptic potential 85
initiation 403
innate immunity 287
inner ear 547
iNOS 97
inosine monophosphate dehydrogenase 297,504
inosine pranobex 303,585
inositol trisphosphate 10,33,68,356
inositol trisphosphate receptor 37
insomnia 201
inspiratory phase 455
inspiratory reserve volume 455
instrinsic sympathomimetic activity 159
insulin 116,124,483,509
insulin aspart 514
insulin degludec 514
insulin detemir 514
insulin glargine 514
insulin glulisine 514
insulin-like growth factor 107
insulin-like growth factor-I 118, 528
insulin lispro 514
insulin receptor substrate 126,512
insulin resistance 511
integrin 317
intercellular adhesion molecule 317
interferon 103,301,504,611
interferon-γ 289
interferon stimulated response element 504
interleukin 103,611
interleukin-2 289

interleukin-6 302
intermediate density lipoprotein 520
internalization 61
interstitial cell stimulating hormone 120,138
interstitial pneumonia 473
interstrand cross-link 595
interventricular septum 351
intestinal immune system 477
intima 355
intrastrand cross-link 595
intravenous anesthetics 196
intrinsic activity 20
intrinsic factor 110,478
inverse agonist 25
inwardly rectifying K^+ channel 32
iodine 551
iodine tincture 587
iodophor 587
ion channels 26
IP_3 10,33,68,356
IP_3R 37
ipragliflozin L-proline 517
ipratropium 171,468
ipriflavone 350
IPSP 85
irbesartan 388
irinotecan 602
iron(Ⅲ)hexacyanoferrate(Ⅱ) hydrate 620
irritable bowel disease 76
irritable bowel syndrome 500
irritant receptor 457
IRS 126,512
irsogladine 489
IRV 455
ISA 159
ISDN 374
islet of Langerhans 483
isoamyl nitrite 621
isoflurane 195
isoniazid 110,575
isoprenaline 152,548
isopropanol 587
isopropyl unoprostone 540
isosorbide 435,543,549
isosorbide dinitrate 98,374,377
isosorbide mononitrate 377
isoxsuprine 154,397
ISRE 504
istradefylline 97,270
Ito cell 482
itopride 492
ITP 431
itraconazole 553,577

J

JAK 15,300,342,528
Janus kinase 300,342,528
jejunum 477,480
JNK 14
josamycin 570
J receptor 457
Just another kinase 528

K

kalidin 94
kallilrein 94
kanamycin 575
kanrenoic acid 134
K_{Ca} 32
keratin 551
keratinocyte 551
keratosis 551
ketamine 83,197,236
ketoconazole 553,577
ketoprofen 333,343
ketotifen 309,470
α-KG 85
killed vaccine 304
kininogen 94
K_{ir} 32
Kir6.2 126,515
Korsakoff syndrome 108
K_{2P} 33
Kupffer cell 482
K_v 30

L

labetalol 160,379
lactomin 500
lactotroph 117
lactulose 497,507
lamivudine 506,583
lamotrigine 223
Langerhans cell 288
laninavir 582
lanoconazole 553
lanreotide 117,528
lansoprazole 486
lapatinib 604
large colon 477
latanoprost 102,541
laxatives 497
LCAT 521
LD_{50} 19
LDL 520
ledipasvir 506
leflunomide 297,340
left lobe 481
lenalidomide 606
lenograstim 105,303,430
lens 539,544
leptin 107
LES 478
lethal dose 50% 19
Leu-enk 87
leukemia 430
leukopenia 429
leukotrienes 99,467
leuprorelin 118,452,610
levallorphan 233,459
levetiracetam 224
levobunolol 542
levocabastine 311
levocetirizine 310
levodopa 110,264
levofloxacin 572
levofolinate 598
levomepromazine 246
levonorgestrel 452
levosimendan 371
levothyroxine 123,531
LH 118,120,450
LHRH 118
LH surge 120
lidocaine 179,362,503
Lieberkuhn gland 480
ligand 4
limaprost alfadex 102,397
limbic system 188
linagliptin 519
lincomycin 571
linezolid 571
liothyronine 531
lipid metabolism 482
lipid-soluble vitamins 111
lipocortin 132,319,469
lipomodulin 319
lipoprotein lipase 131,520
lipoxin 319
5-lipoxygenase 99,318
liquid parafin 497
liraglutide 518
liranaftate 553
lisinopril 375,389
lithium chloride 260
liver 481
liver cell 481
liver cirrhosis 503
live vaccine 304
lixisenatide 518
lobeline 172,459
local action 2
local hemostatics 420
locus ceruleus 189
lofepramine 256
lomeridine 239
long-acting β_2 agonist 473
long-acting M_3 antagonist 473
long-term potentiation 83
loperamide 499
loratadine 310,471
lorazepam 213
lormetazepam 204
lornoxicam 334,343
losartan 375,388
low density lipoprotein 520
lower esophageal sphincter 478

low-molecular-weight heparins 414
low voltage-activated 33
12-LOX 318
15-LOX 318
5-LOX 99,318
loxoprofen 101,333,343
LPL 520
LRP 615
LSD 79,279,283
LTA$_4$ 100
LTB$_4$ 100,101
LTC$_4$ 99,100,312,317
LTD$_4$ 100,101,312,317
LTE$_4$ 100,101,312
LTP 83
LTs 99,467
lubiprostone 102
lubular duct 482
lung resistance-related protein 615
luseogliflozin 517
luteinizing hormone 118,120,450
luteinizing hormone-releasing hormone 118
LVA 33
LXA$_4$ 319
LXB$_4$ 320
lymphocyte 287
lymphokines 103
lymphotoxin α 104
lysergic acid diethylamide 79,279
lysine binding site 420
lysozyme 288,336,464,550

M

mabuterol 154
MAC 194
mAChR 75
macrophage 287
macrophage colony stimulating factor 346,430
macrophage inflammatory protein-1α 104
magnesium oxide 488
magnesium silicate 500
major basic protein 467
major histocompatibility complex 288
malignant anemia 110
mammalian target of rapamycin 294
D-mannitol 435,543
MAO 58,64,77,147,467
MAPK 13,323
maprotiline 256
maraviroc 584
MARTA 245,250,251
mast cell 291
mast cell stabilizers 307
maxacalcitol 349,441,552

mazaticol 270
mazindol 243
MBP 467
MCH 424
MCHC 424
MCP-1 317
M-CSF 346,430
MCV 424
MDMA 279
mean corpuscular hemoglobin 424
mean corpuscular hemoglobin concentration 424
mean corpuscular volume 424
mebendazole 586
mecasermin 119,529
meclizine 494
mecobalamin 426
medazepam 213
media 355
medroxyprogesterone 611
medulla oblongata 189
mefenamic acid 332
mefruside 437
megaloblastic anemia 110
Meissner's plexus 481
melatonin 76
meloxicam 334,343
melphalan 594
memantine 84,273
memory cell 289
menaquinones 114
menatetrenone 114,349,419
meneralcorticoid 320
Ménière disease 547
MEOS 198
mepenzolate 171,499
mepitiostane 429,609
mequitazine 310,470
6-mercaptopurine 502,595
mercurochrome 587
meropenem 566
mesalazine 501
mescalin 283
mesencephalon 189
mesna 621
metabolism 43
metabotropic glutamate receptor 84
Met-enk 87
metenolone 139,428
metformin 516
methadone 232
methamphetamine 156,241
methicillin-resistant Staphylococcus aureus 566
methocarbamol 185
methotrexate 111,297,340,598
methoxamine 153
methylcellulose 497
methylcobalamin 110
methylcysteine 465

methyldopa 64,154,387
3,4-methylenedioxyme-thanphetamine 279
5,10-methylenetetrahydrofolic acid 110
methylephedrine 156,463
methylergometrine 451
methylmethionine sulfonium chloride 489
methylphenidate 241,282
1-methyl-4-phenylpyridinium 263
1-methyl-4-phenyl-1,2,3,6-tetrahydropyridine 263
methylprednisolone 326,344,535
N-methylscopolamine 487
methyltestosterone 139
meticrane 437
metixene 270
metoclopramide 492,495
metoprolol 160,375,379
metreleptin 108
metronidazole 490,586
metyrapone 132,537
mexazolam 213
mexiletine 236,362
mGluR 84
MHC 288
mianserin 256
MIC 557
micafungin 577
miconazole 553,577
microsomal ethanol oxidation system 198
microsomal PGE synthase-1 319
microvillus 480
midazolam 197,223
midecamycin 570
midodrine 153,396
miglitol 516
migraine 236
milnacipran 79,258
milrinone 371
mineralocorticoid 129
mineralocorticoid receptor 133
mineralocorticoid response element 133
minimal inhibitory concentration 557
minimum alveolar concentration 194
minocycline 571
minodronate 347
MIP-1α 104
mirabegron 154,443
mirimostim 105,303,430
miriplatin 595
mirtazapine 259
misoprostol 102,489
MIT 529
mitiglinide 516
mitogen-activated protein kinase

13,323
mitomycin C 600
mitotane 133,537
mitoxantrone 599
mitral valve 351
mizoribine 296,342
MLCK 355
MLCP 356
MMSC 489
modafinil 241
mofezolac 333
mogamulizumab 105,608
mometasone 326,470
monoamine oxidase 64,77,108,147
monobactams 566
monoclonal antibody 298
monocyte 288
monocyte chemoattractant protein-1 317
monoiodotyrosin 529
monokines 103
montelukast 101,313,472
monteplase 380,418
mood disorder 252
mood stabilizers 260
morphine 89,228
mosapramine 250
mosapride 492
motion sickness 548
motor complications 267
motor nerve 141
mouse antibody 298
mozavaptan 121
MPDP$^+$ 263
mPGES-1 319
MPP$^+$ 263
MPTP 263
MR 133
MRE 133
MRP4 439
MRSA 566
mTOR 294,606
mucin 478
multi-acting receptor targeted antipsychotics 245,251
multidrug resistance-associated protein 4 439
mupirocin 575
murein crosslinked enzyme 561
MurNAc 561
muscarine 166
muscarinic acetylcholine receptor 75
muscarinic acetylcholine receptor antagonist 486
muscarinic receptor 145,148
myasthenia gravis 167
mycophenolate mofetil 296
myelin sheath 110
myenteric plexus 481
myocardial infarction 376

myocardium 351
myosin light chain kinase 355
myosin light chain phosphatase 356

N

Na$^+$/Ca^{2+} exchanger 354
nAChR 74
NAd 63
NAD$^+$ 109
NADH dehydrogenase 108
nadolol 160,379
NADP$^+$ 109
nafamostat 101,421,508
nafarelin 118,452
naftopidil 159,447
Na$^+$,K$^+$-ATPase 28,30,41,133
nalfurafine 89
nalidixic acid 572
naloxone 229,233,459,620
naltrexone 233
NANC 449,465
nandrolone 428
naphazoline 153
naproxen 333,343
naratriptan 238
nartograstim 105,303,430
NaSSA 258,259
NAT 66,146
natalizumab 299
nateglinide 516
natriuretic peptide 94
natural killer cell 288
Na$_v$ 28
NCX 354
nedaplatin 595
nelarabine 595
nelfinavir 584
neoadjuvant chemotherapy 591
neostigmine 75,167,184,445
NERD 484,500
nerve growth factor 107
neticonazole 553
neuregulin 107
neuroendocrine 115
neurokinin 466,494
neuroleptanalgesia 196
neuroma 225
neuromuscular blocking drugs 180
neurosis 210
neurotrophic factor 103
neutrophil 287
nevirapine 584
NF-AT 293
NGF 107
niacin 109
nicardipine 387
nicergoline 274
niceritrol 524
nicomol 524
nicorandil 98,379

nicotinamide 109
nicotinamide adenine dinucleotide 109
nicotinamide adenine dinucleotide phosphate 109
nicotine 172,284,459
nicotinic acetylcholine receptor 7,74
nicotinic acid 109,397
nicotinic receptor 145,148
Niemann-Pick C1 Like 1 523
nifedipine 379,387
nifekalant 365
nilotinib 605
nimetazepam 205
nimustine 594
nipradilol 98,160,542
nisoldipine 387
nitrazepam 205
nitrendipine 387
nitric oxide 97,406
nitroglycerin 98,374,377
nitrous oxide 194
nizatidine 485
nizofenone 278
NK1 494
NKA 466
NMDA 197
nNOS 97
NO 97,378,406
nogitecan 602
nonacog alfa 422
non-adrenergic, non-cholinergic （NANC) nerves 98,465
non-competitive antagonist 24
non-erosive reflux disease 484,500
nonselective action 3
nonspecific action 3
non-steroidal anti-inflammatory drugs 19,101,233,326,342
noradrenaline 63,144,151,371
noradrenaline transporter 66,146
noradrenergic and specific serotonergic antidepressant 259
norethisterone 452
norfloxacin 572
nortriptyline 256
NOS 97
noscapine 462
NO synthase 97
noxious stimuli 225
NPC1L1 523
NPT1 439
NRP1 95
NRP2 95
NRP3 95
NSAIDs 19,101,233,326,342,527
nuclear factor of activated T cell 293
nuclear receptor 112
nystatin 578

O

obsessive-compulsive and related disorders 210
obsessive-compulsive disorder 212
octocog alfa 422
octreotide 116,528
ocular tension 539
ofatumumab 608
ofloxacin 572,576
$1\alpha,25-(OH)_2-D_3$ 113
olanzapine 251
$2',5'$-oligoadenylate synthetase 302
olmesartan 388
olopatadine 311
olprinone 371
omalizumab 472
3-OMD 269
omeprazole 486
oncostatin M 107
ondansetron 495
OPG 346
opioid 87,279
opium 87
opsin 112
opsonization 290
optic nerve 539
oral contraceptives 452
orexin 89
ornoprostil 102,489
oseltamivir 582
OSM 107
osteoblast 113
osteoclast 113,288
osteoprotegerin 346
overactive bladder 442
oxacephems 564
oxaliplatin 595
oxaprozin 343
oxatomide 101,102,309,470,554
oxazolam 213
oxethazaine 179,487,494
oxidized cellulose 420
oxitropium 171,468
OX40L 104
oxprenolol 160
oxybutynin 171,443
oxycodone 231
oxygen 460
oxymetebanol 461
oxytetracycline 571
oxytocin 115,122,451
ozagrel 101,278,312,381,408,471

P

P450aldo 130
P450c11 129
P450c17 129
P450c21 129
PA 405
pA_2 25
PACAP 480
paclitaxel 602
PAF 307,467
PAH 398
PAI-1 107,405
paliperidone 251
palivizumab 585
palonosetron 495
PAM 168
pamidronate 347
pamiteplase 380
pancreas 482
pancreas duct 482
pancreatic amylase 483
pancreatic duct 482
pancreatic lipase 483
pancreatic lobule 482
pancreatin 490
pancytopenia 428
panic disorder 211
panipenem 566
panitumumab 106,608
pantothenic acid 109
papilla Vater 482
paracrine 102
parasomnia 201
parasympathetic nervous system 141
parasympathomimetic 164
parathyroid hormone 124,345
parathyroid hormone receptor 124
parathyroid hormone-related protein 124
parietal cell 478,479
Parkinson disease 261
parnaparin 414
paroxetine 79,257
partial agonist 20
PAS 575
pazopanib 605
PBPs 562
P-CAB 486
PD 1
pD_2 19
PDE 69,469
PDE5 98,399
PDGF 106,402
PEG 504,546
pegaptanib 546
PEG-IFNα-2α 302,504
PEG-IFNα-2β 302,504
pegvisomant 119,528
pemetrexed 598
pemirolast potassium 307
pemoline 241
penems 566
penicillamine 110,340,618
penicillinase 562
penicillin binding proteins 562
Penicillium notatum 562
penis 448
pentamidine 577
pentazocine 233
pentetate calcium trisodium 620
pentetate zinc trisodium 620
pentetrazole 242
pentobarbital 207
pentostatin 595
pentoxyverine 462
peplomycin 600
pepsin 478,490
pepsinogen 478
peptic ulcer 483
peptide histidine methionine 466
peptidoglycan 561
peramivir 582
perampanel 83
perennial allergic rhinitis 306
perforin 289
pergolide 268
pericardial fluid 351
pericyte 355
peripheral antitussive 462
peripheral chemoreceptor 458
peripheral nervous system 141,187
perospirone 78,251
peroxisome proliferator activated receptor γ 517
peroxynitrite 98
perphenazine 246,494,549
pertuzumab 608
pethidine 231
PGD_2 99,100
PGE_1 397
PGE_2 99,100,316
$PGF_{2\alpha}$ 100
PGI_2 100,316,381
PGs 99,467
phagocyte 288
phagocytosis 288
phagosome 288
pharmacodynamic drug interaction 55
pharmacodynamics 1
pharmacokinetic drug interaction 55
pharmacokinetics 1
pharmacological action 2
pharmacology 1
phencyclidine 283
phenobarbital 207,220
phenothiazines 245
phenoxybenzamine 158
phentolamine 157
phenylephrine 153,396,543
phenylethanolamine-N-methyltransferase 64,146
phenytoin 221
PHM 466
phosphatidylinositol

4,5-bisphosphate 68
phosphatidylinositol 3-kinase/AKT 323
phosphodiesterase 69,469
phosphodiesterase 5 98,399
phosphodiesterase inhibitors 409
phospholipase A_2 68,99,132
phospholipase C 8
phospholipase Cβ 68,356
photodermatosis 556
photoreceptor cell 111
phototransduction 111
physical dependence 61,279
physiological antagonism 24
Physostigma venenosum 166
physostigmine 166
phytonadione 114,419,620
α_2-PI 405
picosulfate 499
picrotoxin 86,242
pilocarpine 166,543
pilsicainide 363
pimobendan 371
pindolol 160,379
pioglitazone 517
PIP_2 68,356
pipamperone 249
pipemidic acid 572
piperacillin 563
piperidolate 487
pirarubicin 599
pirbuterol 154
pirenzepine 75,487
piretanide 372
pirfenidone 474
pirmenol 362
piroheptine 270
piroxicam 333,343
pitavastatin 523
pituitary adenylate cyclase-activating polypeptide 480
PIVKA 114,381,411
PK 1
PKA 9,68
PKC 10,68
PKG 98
PK/PD theory 1
PLA_2 68,99
plasma cell 290
plasma membrane Ca^{2+}-ATPase 354
plasmin 405
plasmin inhibitor 405
plasminogen 405
plasminogen activator 405
plasminogen activator inhibitor 1 107,405
platelet-activating factor 307,467
platelet-derived growth factor 106, 402
PLCβ 68,356

PMCA 354
PNMT 64,146
polaprezinc 489
polycarbophil calcium 501
polyethylene glycol 504,546
polymixin B 575
POMC 87,119
pons 189
portal vein 481
posterisan 503
postganglionic nerve 141
post-traumatic stress disorder 212
potassium canrenoate 534
potassium-competitive acid blocker 486
potentiation 56
PPA 572
PPARγ 517
PPI 486
PR 137
pralidoxime 168,619
pralmorelin 116
pramipexole 268
pranlukast 101,313,472
pranoprofen 333,343
prasugrel 96,380,410
pravastatin 522
praziquantel 586
prazosin 159,386,447
PRE 137
preanesthesic medication 198
precipitated calcium carbonate 441
prednisolone 298,325,344,502,535, 554
pregabalin 235
preganglionic nerve 141
pregnenolone 129
prepro-glucagon 127
prepro-insulin 124
prescription abuse 279
pridinol 185
primary action 2
primidone 221
principal action 3
probenecid 526
probucol 524
procainamide 362
procaine 178
procarbazine 594
procaterol 154,468
prochlorperazine 494
prodrug 49
profenamine 270
progesterone 137
progesterone receptor 137
progesterone response element 137
progestin 120,134
proglumetacin 332,343
proglumide 487
pro-insulin 124

prolactin 117,119
prolonged action 3
promethazine 309,494
pronase 336
proopiomelanocortin 87,117,119
propafenone 363
propagation 403
propagermanium 304
propantheline 171,487
propericiazine 246
propiverine 171,443
propofol 196
propranolol 364,379
propylthiouracil 123,531
prostaglandins 99,467
prostanoids 99
protamine 413,620
protease-activated receptor 407
protectin D1 320
protein induced by vitamin K absence or antagonist 114,381,411
protein kinase A 9,68
protein kinase C 10,68
protein kinase G 98
protein metabolism 482
prothrombin 114
prothrombinase 403
prothrombin time 411
proton pump inhibitor 486
protozoa 585
proxyphylline 469
psilocin 283
psilocybin 283
psoriasis 551
psychological dependence 61,278
psychosomatic disease 210
PTH 124,345
PTHrP 124
pulmonary arterial hypertension 398
pulmonary C-fiber 457
pulmonary fibrosis 473
pulmonary surfactant 463
pulmonic valve 351
Purkinje fiber 352
pyrantel 586
pyrazinamide 575
pyrenoxine 545
pyridostigmine 167
pyridoxal 109
pyridoxal phosphate 109
pyridoxamine 109
pyridoxine 109,428
pyruvate carboxylase 111
pyruvate dehydrogenase 108

Q

quazepam 206
querous salicina extract 445
quetiapine 251

quinapril　375,389
quinidine　362
quinine　585
quinoid hypothesis　544
quinupristin　572

R

RA　339
rabeprazole　486
rafutidine　485
raloxifene　348
ramatroban　101,312,472
ramelteon　76,209
ramosetron　495,501
ranibizumab　106,547
ranimustine　594
ranitidine　82,484
RANKL　104,346
RANTES　317
rapamycin　295
rapidly activated delayed rectifier K^+ channel　352
RAR　112,457
RAS　91
rasburicase　527
rate of bioavailability　43
RBA　43
rebamipide　489
receptor　4
receptor activator of nuclear factor kappa-B ligand　346
receptor-operated Ca^{2+} channel　38, 357
receptor tyrosine kinase　12
rectum　477,480
reflux esophagitis　484
regorafenib　605
regulated on activation, normal T cell expressed and secreted　317
remifentanyl　196,232
renin　92,116
renin-angiotensin system　91,131
repaglinide　516
repirinast　470
reserpine　64,164
resibufogenin　459
residual volume　455
resolvin E1　320
respiratory center　456
respiratory cycle　455
respiratory sedative　460
respiratory stimulant　458
respiratory syncytial virus　585
resting membrane potential　7
retina　539
retinal　111
11-*cis*-retinal　112
retinal pigment epithelium　545
retinoic acid　111
9-*cis*-retinoic acid　112

retinoic acid receptor　112
retinoid　112
retinoid X receptor　112
retinol　111
reverse tolerance　282
reviparin　414
Reye's syndrome　332
rheumatoid arthritis　339
rhodopsin　111
ribavirin　505,584
riboflavin　108
rifampicin　575
right lobe　481
rilmazafone　204
riociguat　98,399
riothyronine　123
ripasudil　543
risedronate　347
risperidone　78,250
ritodrine　154,452
ritonavir　584
rituximab　299,608
rivaroxaban　415
rivastigmine　168,272,273
rizatriptan　238
ROC　38
ROCC　357
rocuronium　183,196
rokitamycin　570
romiplostim　105,431
ropinirole　268
rosuvastatin　523
rotigotine　268
roxatidine　485
roxithromycin　570
RTK　12
rubor　315
rufinamide　224
ruroctocog alfa　422
ruxolitinib　300
RV　455
RXR　112,123
ryanodine receptor　36,69,354
RyR　36,69,354

S

saccharated ferric oxide　426
safety margin　20
salazosulfapyridine　340,501,573
salbutamol　154,468
salicylic acid　329
salicylism　331
Salix alba　329
salmeterol　154,468
sanilvudine　583
saponin　464
saquinavir　584
SAR　457
sarcoma　589
sarcoplasmic endoplasmic reticulum

Ca^{2+}-ATPase　69,354
sarpogrelate　78,411
SAS　474
saxagliptin　519
Scatchard plot　22
Schild plot　24
schizophrenia　243
Schlemm canal　539
scopolamine　171,487
scurvy　111
SDA　78,245,250
seaprose　464
seasonal allergic rhinitis　306
secobarbital　207
secondary action　2
second messenger　9
secretin　128,479
secretion　402
secukinumab　103,552
seizure　216
selectin　317
selective estrogen receptor modulator　136,347
selective serotonin reuptake inhibitors　257
selegiline　269
self-tolerance　290
semaphorin　106
sennoside　499
sensitization　59
sensory nerve　141
seratrodast　101,312,472
SERCA　69,354,370
SERM　136,347
serotonin　76,467,481
serotonin-dopamine antagonist　245,250
serotonin noradrenaline reuptake inhibitors　258
serotonin transporter　66
serrapeptase　464
SERT　66,77
sertraline　257
serum disease　292
setiptiline　256
sevelamer　441
severe myoclonic epilepsy in infancy　224
sevoflurane　195
sex hormone　134
sGC　97,357
SGLT2　517
shear stress　402
short-acting β_2 agonist　473
short-acting M_3 antagonist　473
side action　3
side effect　3
sigmoid colon　477
signal transducer and activator of transcription　15,504,528
sildenafil　98,399,449

silodosin 447
silver nitrate 587
simeprevir 504
simvastatin 522
single nucleotide polymorphisms 52
sinoatrial node 352
sinusoid 481
sirolimus 295
sitagliptin 519
skin ulcer 549
SLE 362
sleep apnea syndrome 474
sleep disorder 200
slowly activated delayed rectifier K$^+$ channel 352
slowly adapting pulmonary stretch receptor 457
slow reacting substance of anaphylaxis 312
Smad 107
small conductance Ca^{2+}-activated K$^+$ channel 311
small intestine 477
SMEI 224
SNPs 52
SNRI 79,216,258
sobuzoxane 603
SOC 39
social anxiety disorder 211
sodium alginate 420
sodium azulene sulfonate 489
sodium bicarbonate 441,488,549
sodium citrate 488
sodium cromoglicate 307,470
sodium-dependent phosphate transporter type 1 439
sodium glucose co-transporter 2 517
sodium hyaluronate 344
sodium hypochlorite 588
sodium nitroprusside 98
sodium polystyrene sulfonate 441
sodium salicylate 332
sodium thiosulfate 621
sodium valproate 219,239
sofalcone 489
sofosbuvir 506
solifenacin 171,443
soluble guanylate cyclase 97,357
somatic nervous system 141
somatomedin C 118
somatorelin 116
somatostatin 116,125,479,483
somatotroph 116
somatropin 119,528
sorafenib 605
D-sorbitol 618
sotalol 365
SP 466
spare receptor 22

specific action 3
sphingosine 300
spinal anesthesia 180
spinal cord 190
spiperone 249
spiramycin 570
spironolactone 134,373,390,439,534
Src homology 2 domain 512
SRE 522
SREBP-2 521
SRS-A 312
SSRI 79,214,216,257,258
ST 573
STAT 15,504,528
steapsin 483
steroid hormone 129
sterol regulatory element 522
sterol regulatory element binding protein-2 521
stimulant 19
stimulant action 2
stiripentol 224
stomach 477
stomachics 490
store-operated Ca^{2+} channel 39
streptomycin 569
strontium (^{89}Sr) chloride 236
strychnine 87,242
Strychnos nux-vomica 242
subacute sclerosing panencephalitis 585
submucosal plexus 481
substance P 466
substantia nigra 189
succinate dehydrogenase 108
succinylcholine 183
sucralfate 488
sulbactam 563
sulfadiazine 551
sulfadimethoxine 573
sulfamethoxaole 573
sulfonylurea 515
sulfonylurea receptor 32,126
sulfonylurea receptor 1 515
sulindac 332,343
sulpiride 249,492
sultamicillin 563
sultiame 223
sultopride 249
sumatriptan 78,237
sunitinib 605
supersensitivity 163
suplatast 313,472,554
suprofen 554
SUR 32,126
SUR1 515
surface anesthesia 179
suvorexant 90,209
suxamethonium 183
sympathetic nervous system 141
sympathomimetic 149

symport 26
syncytiotrophoblast 49
synergistic effect 55
synthetic aluminum silicate 488
synthetic anti-thrombins 414
systemic action 2
systemic lupus erythematosus 362

T

T$_3$ 122,529,532
T$_4$ 122,529,532
tacalcitol 552
tachyphylaxis 61
tacrolimus 295,342,502,554
tadalafil 98,399,447,449
tafluprost 102,541
talipexole 268
taltirelin 117
tamibarotene 112,606
tamoxifen 609
tamsulosin 159,447
tandospirone 77,214
TAO 397
tapentadol 232
TARC 104
target of rapamycin 295
tazobactam 563
Tc 288
T-cell antigen receptor 289
T-cell receptor 289
TCR 289
TD$_{50}$ 20
TDM 469
TdP 365
tebipenem pivoxil 566
teceleukin 103,303,612
tegafur 596
teicoplanin 567
telaprevir 504
telithromycin 570
telmisartan 388
temozolomide 595
temsirolimus 606
tenase 404
teneligliptin 519
tenofovir 506
teprenone 489
terazosin 159,386,447
terbinafine 553,577
terbutaline 154,468
terguride 117
teriparatide 124,350
testosterone 120,137,139,428
tetracosactide 119
tetracycline 571
Δ^9-tetrahydrocannabinol 283
tetrahydrofolic acid 110
tetramethylammonium 172
tetravenazine 164
TFPI 404

β-TG　402
TGF-α　106
TGF-β　107,319
TH　63,146
Th　288
thalamus　189
thalidomide　576,606
theobromine　239
theophylline　239,469
therapeutic drug monitoring　469
therapeutic index　20
thiabendazole　586
thiamazole　123,531
thiamine　108
thiamine pyrophosphate　108
thiamphenicol　571
thiamylal　197
thienopyridines　409
thioinosinic acid　297
thiopental　197
thrombin　402,420
thromboangiitis obliterans　397
thromboglobulin　402
thrombolytic drugs　417
thrombomodulin　404
thrombomodulin alfa　416
thrombopoietin　105
thrombotic thrombocytopenic purpura　431
thromboxane A_2　467
thromboxane prostanoid receptor　99
thromboxanes　99
thymidine kinase　581
thymus and activation-regulated chemokine　104
thyroglobulin　122
thyroid follicular cell　122
thyroid hormone　122,529
thyroid hormone receptor　123
thyroid peroxidase　122
thyroid-stimulating hormone　116,119,529
thyrotroph　116
thyrotropin-releasing hormone　117,529
thyroxine　122,529
thyroxine-binding globulin　123
tiapride　250
tiaprofenic acid　333,343
tiaramide　335
ticlopidine　380,410
tidal volume　455
tilisolol　160
timepidium　487
timiperone　249
timolol　160,542
TIMP　297
tinidazole　586
tiopronin　545,619
tiotropium　171,468

tipepidine　462
tiquizium　487
tissue factor　403
tissue factor pathway inhibitor　404
tissue-type plasminogen activators　418
TIVA　196
tizanidine　185
TLC　455
TLR　288
TNF　103
TNFα　104,317
TNFR-II　300
TNFSF　104
TNF superfamily　104
tobramycin　569
tocilizumab　103,299,342
tocopherol　114
d-α-tocopherol　114
tocopherol nicotinate　397,524
tofacitinib　300,342
tofogliflozin　517
tolazoline　157
tolbutamide　515
tolerance　59,208,279
Toll-like receptor　288
tolperisone　185
tolterodine　171,443
tolvaptan　121,374,439
topiramate　223
topiroxostat　526
topoisomerase IV　572
TOR　295
torasemide　372,436
toremifene　609
torsade de pointes　365
total intravenous anesthesia　196
total lung capacity　455
toxic dose 50%　20
toxicity　3
toxoid　304
TPH　76
TPP　108
TR　123
trafermin　107,550
TRAIL　104
tramadol　232
trandolapril　389
tranexamic acid　419
tranilast　307,470
transcellular biosynthesis pathway　320
transforming growth factor-α　106
transforming growth factor-β　107,319
transient action　3
transient receptor potential　33,37
transketolase　108
transport　44
transporter　26,45
transverse colon　477

trapidil　381
trastuzumab　608
trauma- and stressor-related disorders　210
travoprost　102,541
trazodone　256
treprostinil　102
tretinoin　112,606
tretinoin tocoferil　112,550
TRH　117,529
triamcinolone　326,344,535
triamterene　385,439
triazolam　204
tribenoside　503
trichlormethiazide　384,437
triclofos　209
tricuspid valve　351
trientine　619
trihexyphenidyl　270
triiodothyronine　122,529
trilostane　134,537
trimebutine　493
trimetaphan　173
trimethadione　222
trimethoprim　573
tripamide　437
triprolidine　309
tropicamide　171,544
tropisetron　495
trospium　171
troxipide　489
truncus sympathicus　141
trypsin　464,483
trypsinogen　483
tryptophan　109
tryptophan hydroxylase　76
TS-1　596
TSAb　530
TSH　116,119,529
TTP　431
d-tubocurarine　182
tulobuterol　468
tumor　315
tumor necrosis factor　103,342
tumor necrosis factor-α　317
TV　455
TXA$_2$　99,100,467
TXs　99
L-type voltage-dependent Ca^{2+} channel　352
typical antipsychotics　119,245
tyramine　155
tyrosine　63,146
tyrosine hydroxylase　63,146

U

ubenimex　303
UC　501
UCP1　70
UDCA　507

ufenamate 555
UFT 596
UGT 58
ulcerative colitis 501
ulinastatin 475,508
uncoupling 61
uncoupling protein 1 70
u-PA 405
urapidil 159,447
URAT1 525
urate transporter 1 525
urea 553
urokinase 417
urokinase type 405
ursodeoxycholic acid 507
urticaria 556
use-dependent block 176
ustekinumab 103,299,552

V

VAAC 40
vaccine 304
VAChT 73
valaciclovir 579
valganciclovir 582
valproic acid 85
valsartan 388
vancomycin 567
vanillylmandelic acid 64
vaniprevir 506
vardenafil 98,449
varenicline 172,285
varicosity 66
vascular endothelial growth factor 106,317,546
vascular smooth muscle cells 355
vasoactive intestinal peptide 466
vasopressin 115,120,442
VDCC 33,352,356
VDR 113
VDSC 175,352
vecuronium 74,183
VEGF 106,317,546

VEGFR 604
ventricle 351
ventricular muscle 352
verapamil 366,379
verteporphyin 546
very low density lipoprotein 520
vesicular acetylcholine transporter 73
vesicular monoamine transporter 64
vesicular monoamine transporter 2 146
vestibular labyrinth 547
vestibular nerve 547
vestibular nucleus 547
vidarabine 579
vildagliptin 519
vinblastine 601
vincristine 601
vindesine 601
vinorelbine 601
VIP 466
vitamin A 111,552
vitamin B_1 108
vitamin B_2 108
vitamin B_3 109
vitamin B_6 109
vitamin B_{12} 110
vitamin C 111
vitamin D 112
vitamin D receptor 113
vitamin E 114
vitamin K 114
vitamin K_1 114
vitamin K_2 114
vitamin K epoxide reductase complex subunit 1 411
vitamins 108
vitreous 539
VKORC1 411
VLDL 520
VMA 64
VMAT 64
VMAT2 146

voglibose 516
voltage-activated anion channel 40
voltage-dependent Ca^{2+} channel 33,126,356
voltage-dependent K^+ channel 30
voltage-dependent Na^+ channel 28,175,352
volume of distribution 43,44
volume-sensitive outwardly rectifying anion channel 40
vomiting 493
vomiting center 493
vonoprazan 486
von Willebrand factor 402,431
voriconazole 578
vorinostat 607
VSOR 40
vWF 402

W

warfarin 115,381,411
water-soluble vitamins 108
Wernicke's encephalopathy 108
withdrawal syndrome 208,279

Y

yohimbine 159

Z

zafirlukast 102,313,472
zalcitabine 583
zaltoprofen 333,343
zanamivir 582
zidovudine 583
zinc acetate 619
zoledronic acid 236,347
zolmitriptan 238
zolpidem 204
zonisamide 222,270
zopiclone 204
zotepine 250